TRAITÉ

DE

CHIRURGIE

TRAITÉ

DE

CHIRURGIE

Publié sous la direction

DE MM.

SIMON DUPLAY
Professeur de clinique chirurgicale à la Faculté de médecine de Paris
Membre de l'Académie de médecine
Chirurgien de l'hôpital de la Charité

PAUL RECLUS
Professeur agrégé à la Faculté de médecine de Paris
Chirurgien des hôpitaux
Membre de la Société de chirurgie

PAR MM.

BERGER. — BROCA. — DELBET. — DELENS. — GÉRARD-MARCHANT
HARTMANN. — HEYDENREICH. — JALAGUIER. — KIRMISSON. — LAGRANGE
LEJARS. — MICHAUX. — NÉLATON. — PEYROT. — PONCET. — QUÉNU
RICARD. — SEGOND. — TUFFIER. — WALTHER

TOME V

PAR MM.

BROCA, HEYDENREICH, HARTMANN, WALTHER

AVEC CENT SOIXANTE-DIX GRAVURES DANS LE TEXTE

PARIS
G. MASSON, ÉDITEUR
LIBRAIRE DE L'ACADÉMIE DE MÉDECINE
120, BOULEVARD SAINT-GERMAIN

M. D. CCCXCI

TRAITÉ DE CHIRURGIE

TOME V

MALADIES DES RÉGIONS

(*SUITE*)

VICES DE DÉVELOPPEMENT DE LA FACE ET DU COU

Par le Dr A. BROCA

CHIRURGIEN DES HÔPITAUX

Il est d'usage, dans les descriptions didactiques des traités de pathologie externe, de mentionner pour chaque région, pour chaque organe, des *vices de conformation* que l'on divise, dans chacun de ces chapitres, en congénitaux et acquis. Au point de vue purement pratique, cette manière de procéder offre sans doute des avantages, car le traitement opératoire ne diffère souvent pas beaucoup, selon qu'un vice de conformation est congénital ou acquis : une lèvre fendue sera restaurée à peu près de la même façon. Mais, si l'on se place à un point de vue plus scientifique, il n'en va plus ainsi. Les vices de conformation acquis ne sont que le résultat de lésions diverses, et c'est à propos de chacune de ces lésions qu'il faut indiquer les quelques particularités importantes pour le chirurgien. Les vices de conformation congénitaux, au contraire, constituent un tout bien distinct, et c'est exclusivement d'eux que je vais m'occuper ici.

Dans ce tout, cependant, quelques divisions s'imposent, dont il est utile d'indiquer les principales avant d'entrer dans l'étude des cas particuliers.

Lorsqu'un fœtus est malformé, les difformités qu'il présente peuvent être de deux catégories bien différentes : les unes sont de siège et de nature typiques, elles sont dues à un arrêt de développement; les autres, irrégulières d'apparence, déroutent au premier abord la sagacité du théoricien qui chercherait à y voir la persistance anormale d'un état transitoire normal du fœtus. Celles-là, en effet, sont d'ordre purement pathologique. Certes, le dernier mot n'est pas dit sur cette question délicate, mais il est quelques points qui paraissent acquis.

Prenons comme exemple les fissures faciales, puisque aussi bien c'est la face dont nous devons décrire dans un instant les malformations. La fissure la plus vulgaire, celle du bec-de-lièvre simple, est incontestablement typique : la constance de son siège fait que nous devons lui chercher une explication dans un simple arrêt de développement. Dans les cas chirurgicaux courants, cette fissure est la seule preuve du trouble subi par le fœtus dans son évolution. Mais parfois aussi on constate, au niveau de la région cervico-faciale, la trace d'une lésion qui a sans doute agi mécaniquement pour s'opposer à la coalescence de parties primitivement séparées, mais destinées à être jointes : ainsi, lorsqu'une adhérence amniotique s'insère manifestement sur la face ou le crâne d'un fœtus atteint de bec-de-lièvre.

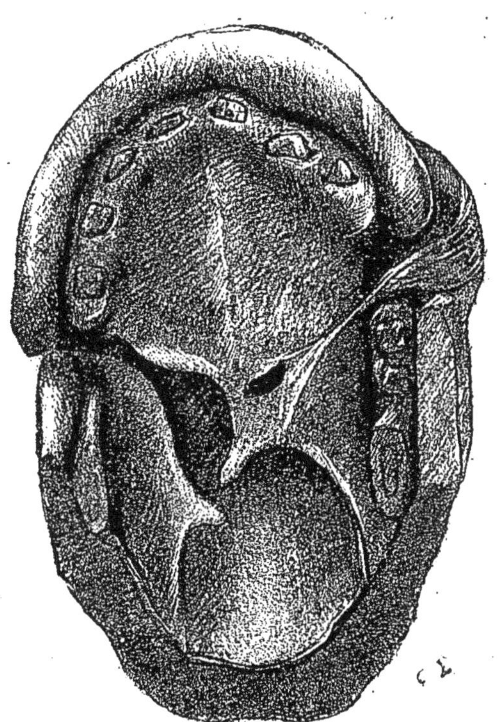

Fig. 1. — Amputation congénitale de la face. (*Bull. de la Soc. anat.*, 1890, p. 137.)

Cette bride amniotique n'a-t-elle le droit de produire qu'un arrêt de développement? Lannelongue l'a presque affirmé à propos d'une pièce présentée par Guéniot à l'Académie de médecine. Cette pièce cependant venait à l'encontre de sa thèse; j'en puis parler, car c'est à moi que sa dissection a été confiée lorsque Chavane l'a montrée à la Société anatomique [1]. Or sur cette face, une bride amniotique très développée prenait la bouche en travers et s'y enfonçait. D'un côté, elle avait à peu près suivi la fente intermandibulaire (quoique vers la tempe elle se fût trop rapprochée de l'orbite), mais à la voûte palatine elle avait marqué une trace transversale et de là elle avait creusé au côté opposé une encoche entre la canine et la première molaire (voy. fig. 1), pour remon-

[1] Guéniot, *Bull. de l'Acad. de méd.*, 1890, 3e sér., t. XXIII, p. 425 et 426. — Chavane, *Bull. de la Soc. anat.*, 1890, p. 137.

ter, à la face cutanée, jusqu'au bord inférieur de l'orbite, en un bec-de-lièvre incontestablement atypique.

Il y a d'autres pièces analogues, d'autres qui sont plus douteuses; mais les premières suffisent pour établir qu'à la région cervico-faciale nous observons des vices de conformation congénitaux de deux ordres :

1° Des vices de développement, avec ou sans la trace de la lésion causale d'ordre mécanique;

2° Des difformités purement pathologiques dont les adhérences amniotiques sont la cause la plus usuelle.

C'est, en somme, exactement la différence qu'il y a entre l'ectromélie ou l'absence d'un membre par arrêt de développement et l'amputation congénitale. Si j'osais risquer un mot hasardé, je dirais qu'à la face, comme partout ailleurs, on observe des amputations congénitales.

Ces dernières ne m'arrêteront pas davantage; elles ne se prêtent pas, dans leur irrégularité extrême, à des considérations générales. Tout autres sont, à cet égard, les arrêts de développement.

Quels sont ces arrêts de développement? n'ont-ils pas des caractères généraux utiles à mettre immédiatement en relief? C'est ce que je vais étudier, en résumant sommairement les principaux faits d'embryologie normale et en tâchant de montrer, en une vue d'ensemble, ce que peuvent, ce que doivent être les vices de développement de la région cervico-faciale.

CHAPITRE PREMIER

DÉVELOPPEMENT NORMAL DE LA FACE ET DU COU [1]

Les premières phases du développement de la face et du cou n'ont pu être étudiées que sur le poulet. C'est seulement après l'apparition du premier arc branchial que l'embryon humain a été examiné, mais à partir de ce moment la ressemblance du processus est telle que l'on peut également admettre la similitude des stades initiaux.

Lorsque l'embryon s'est incurvé en nacelle, lorsque s'est dessiné le capuchon

(1) Pour les données anciennes on consultera les ouvrages classiques, en particulier : Cusset, Thèse de Paris, 1877, citée plus loin à propos des fistules branchiales, et Tarnier et Chantreuil, *Traité de l'art des accouchements*. Paris, 1887, t. I, p. 296 et suiv. — Pour les données nouvelles, étudiées surtout après plusieurs mémoires de His, on trouvera toutes les indications dans les travaux suivants : E. Quénu, *Des arcs branchiaux chez l'homme*. Thèse de concours d'agrég. en anatomie. Paris, 1886. — F. Mall, Entwickelung der Branchialbogen und Spalten des Hünchens. *Arch. f. Anat. und Physiol.*, anat. Abtheil., 1887, fasc. 1, p. 1. — Hermann et Tourneux, articles Thyroïde et Thymus. *Dict. encycl. des sc. méd.*, p. 431 et 455. Paris, 1887. — K. v. Kostanecki et A. v. Mielicki, Die angeborenen Kiemenfisteln des Menschen. *Arch. f. path. Anat. u. Physiologie*, Berlin, 1890, t. CXX, p. 400. — Pour les bourgeons maxillaires, consultez : A. Broca, *Le bec-de-lièvre complexe de la lèvre supérieure*. Paris, G. Steinheil, 1887.

céphalique, le cou n'existe pas encore, la tête touche le cœur. Il y a pourtant entre la tête et le thorax une limite : le point où cesse le clivage du feuillet moyen, où cessent par conséquent et la fente pleuro-péritonéale et le tube intestinal qu'elle entoure. Ce tube intestinal se termine en ce point en un cul-de-sac appelé *aditus anterior*. Du côté de ce qui sera la face, on voit à cette période une simple dépression ectodermique, le *sinus buccal*, qui va à la rencontre de l'*aditus anterior*. A un moment donné les deux culs-de-sac se touchent, puis s'inosculent. Lequel des deux s'est allongé, et l'œsophage est-il endodermique ou ectodermique? Question litigieuse que nous retrouverons plus tard.

Quittons maintenant le poulet et passons à l'homme, car depuis ce moment les phénomènes ont été suivis sur des embryons humains, à partir de la deuxième semaine. Pour se rendre compte de l'aspect grossier, on prendra un embryon de la quatrième semaine à peu près; on apercevra alors sur les côtés du cou, déjà bien allongé, des bourrelets qui s'avancent de la face dorsale vers la face ventrale de l'embryon. Ces bourrelets s'appellent *arcs branchiaux* et entre eux se voient des *rainures branchiales;* nous aurons à nous demander dans un instant s'il y a là des rainures ou des *fentes*.

Le plus élevé de ces arcs (c'est celui qui toujours apparaît le premier) est facial et non point cervical. Il vient de la base du crâne et se soulève sur la paroi latérale du sinus buccal. Entre celui de droite et celui de gauche descend un autre bourgeon, médian celui-là, qui naît de la partie antérieure de la base du crâne, d'où son nom de bourgeon frontal. Par une série de modifications que je décrirai plus loin, ce bourgeon frontal et le premier arc branchial, appelé bourgeon maxillaire, constitueront la face. Aux autres arcs branchiaux est dévolue la formation du cou.

Ainsi, les bourgeons faciaux circonscrivent le sinus buccal, les arcs cervicaux s'incurvent autour du tube pharyngo-œsophagien. Nous savons en outre que des rainures ectodermiques marquent les limites de ces arcs et bourgeons. Des rainures analogues, mais non point semblables, existent à la face endodermique, c'est-à-dire du côté des cavités buccale et pharyngienne. Mais, à un moment donné, les rainures internes s'ouvrent-elles dans les rainures externes correspondantes, y a-t-il, en un mot, des *fentes branchiales* faisant communiquer librement avec l'extérieur la cavité du tube pharyngo-œsophagien? C'est un point sur lequel les recherches modernes ont infirmé la doctrine naguère encore classique.

Autrefois on admettait les fentes branchiales. Les arcs sont, disait-on, des épaississements mésodermiques qui partent de la masse médiane postérieure et s'insinuent peu à peu entre les deux feuillets épithéliaux jusqu'alors accolés sans interposition. Ils vont ainsi, abstraction faite du bourgeon maxillaire supérieur, jusqu'à la ligne médiane, où ils se soudent chacun à son congénère du côté opposé. Entre les bords des arcs d'un même côté il existe donc une étroite bande où l'endoderme et l'ectoderme existent seuls. Sur cette bande ces minces feuillets se résorbent et dès lors chaque arc branchial est séparé de ses deux voisins par une fente, et sur les bords de ces fentes l'endoderme se continue avec l'ectoderme.

Erreur, disait déjà Dursy, dont la doctrine a été récemment confirmée dans ses grandes lignes par His, puis par Fol, de Meuron, Kastschenko, etc. Dans toute cette paroi cervico-faciale, les trois feuillets blastodermiques existent primitivement superposés. Au niveau des arcs le feuillet moyen s'épaissit, entre eux il s'amincit, disparaît même; mais les deux plaques épithéliales adossées ne se résorbent pas. Dès lors il n'y a pas de fentes, mais seulement des rainures internes et externes, et l'on ne peut plus discuter que pour savoir si, en un point ou deux, une communication de médiocre étendue peut s'ouvrir entre le pharynx et la surface épidermique.

Ce n'est pas tout, ajoute His. Au-dessous de l'arc maxillaire inférieur, les arcs cervicaux ne vont pas se souder deux à deux sur la ligne médiane. Sur cette ligne, en effet, le mésoderme existe et s'épaissit, constituant le *champ méso-branchial* (His) dont nous verrons l'importance capitale pour le développement de la base de la langue et de l'épiglotte.

Absence de fentes branchiales au sens propre du mot, absence de ligne de coalescence médiane cervicale; j'ai tenu à mettre ces deux faits en vedette, car leur connaissance nous conduira à renverser une doctrine jusqu'à présent classique quand nous tenterons d'expliquer la genèse des fistules branchiales.

Entrons maintenant dans le détail et étudions successivement les bourgeons faciaux et les arcs cervicaux.

Bourgeons faciaux. — La face se développe aux dépens d'un arc branchial, appelé facial ou mandibulaire, et d'un bourgeon médian descendant, appelé bourgeon frontal. Ce développement a surtout été bien étudié par Coste.

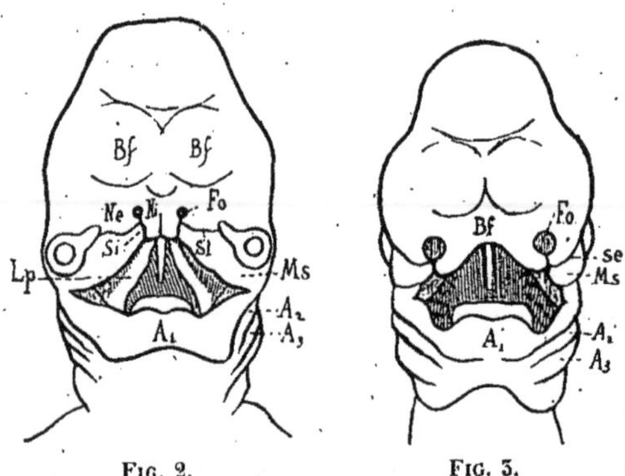

Fig. 2. Fig. 3.

Fig. 2. — Embryon de 40 jours. (Schéma d'après Coste.)
Bf, Bf, partie supérieure du bourgeon frontal. — Fo, fossette olfactive. — Si, sillon nasal. — Ni, bourgeon nasal interne. — Ne, bourgeon nasal externe. — Sl, sillon lacrymal. — Ms, bourgeon maxillaire supérieur. — A_1, A_2, A_3, arcs branchiaux.

Fig. 3. — Embryon de 30 jours. (Schéma d'après Coste.)
Bf, bourgeon frontal. — Fo, fossette olfactive. — Si, sillon lacrymal. — Ms, bourgeon maxillaire supérieur. — A_1, A_2, A_3, premier, deuxième, troisième arcs branchiaux.

L'arc mandibulaire est constamment le premier qui se dessine sur la région cervico-faciale de l'embryon. Il constitue d'abord un bourrelet unique, mais bientôt on voit deux arcs superposés : le maxillaire supérieur et le maxillaire inférieur.

L'arc maxillaire inférieur, facile à étudier dans son évolution, arrive vite jusqu'à la ligne médiane; dès le vingt-cinquième jour il y est soudé à son congénère. Les parties qui s'y développent sont bien connues; c'est simplement le maxillaire inférieur et les parties molles qui le recouvrent. On sait aussi que cet os se développe à côté d'une lame cartilagineuse de même forme, le cartilage de Meckel, dont la partie extra-tympanique est destinée à se résorber tandis que de la portion intra-tympanique se constitueront l'enclume et le marteau.

L'arc maxillaire supérieur est-il une simple bifurcation du bourgeon maxillaire inférieur, ou naît-il, pour son propre compte, de la base du crâne? La seconde de ces opinions, soutenue récemment par M. Duval, semble la plus probable et explique comment la rainure intermandibulaire remonte, légèrement incurvée en avant, jusque entre le méat auditif et la paroi externe de l'orbite.

Entre les deux arcs maxillaires supérieurs s'interposent, sur la ligne médiane, deux formations appelées bourgeons frontal et nasal externe, nées directement de la partie antérieure de la base du crâne. Le bourgeon frontal, d'abord simple, a bientôt un bord inférieur concave : de chaque côté de cette échancrure est une sorte de corne, le bourgeon nasal interne. Entre ce bourgeon et l'œil qui, à cette époque, est très latéral, descend le bourgeon nasal externe, indépendant pour les uns, né par la bifurcation du bord externe du bourgeon frontal pour les autres. Entre le bourgeon nasal externe et le bourgeon nasal interne est, de chaque côté, la fossette olfactive, d'abord très large et très externe.

Les deux bourgeons nasaux internes ne tardent pas à se rapprocher, puis à se fusionner; et cette masse médiane s'élargit, sous le nom de bourgeon incisif, ainsi appelé à cause de ses connexions avec l'os du même nom. Mais quelles sont les connexions exactes de ce bourgeon incisif et de l'arc maxillaire supérieur? C'est un point depuis quelques années remis à l'étude.

Naguère, on admettait sans contestation, avec Coste, que ces connexions étaient les suivantes : l'arc maxillaire, après avoir passé sous le globe oculaire, passe sous la fossette olfactive qu'il transforme ainsi en un trou, la narine, et va se joindre au bourgeon incisif. De la sorte, le bourgeon nasal externe se trouve exclu de toute participation au développement de la lèvre supérieure. Il s'arrête à l'aile de la narine, et avec lui s'arrête la gouttière lacrymale. Albrecht pense, au contraire, que le bourgeon nasal externe descend à la lèvre, et que jusqu'en bas il sépare le bourgeon incisif de l'arc maxillaire supérieur, en sorte que la gouttière lacrymale devient bucco-orbitaire. Nous verrons que cette opinion est séduisante pour expliquer certains faits ostéologiques, mais nous devons reconnaître qu'elle a été combattue par divers embryologistes, parmi lesquels nous citerons His, Biondi.

Pendant que ces phénomènes se passent vers l'extérieur, d'autres ont lieu dans la profondeur, grâce auxquels se cloisonne la cavité bucco-nasale : de la face interne de l'arc maxillaire partent les lames palatines, d'abord très obliquement ascendantes, mais destinées à devenir horizontales, sur lesquelles tombe à angle droit une cloison médiane, dépendance du bourgeon frontal. On décrit encore, tout à fait dans la profondeur, un bourgeon ptérygo-palatin, dépendance du bourgeon maxillaire supérieur, qui se soude d'une part, sur la ligne médiane, avec son homologue, d'autre part à la base du crâne, dans la région du sphénoïde.

Pour terminer, j'indiquerai les parties osseuses développées aux dépens de ces divers bourgeons. L'arc maxillaire donne l'os malaire, le corps du maxillaire supérieur, c'est-à-dire toute la partie postérieure de cet os jusqu'à la canine inclusivement, sauf la branche montante. Le bourgeon nasal externe forme la paroi externe des fosses nasales : masses latérales de l'ethmoïde, unguis, os propres du nez, apophyses montantes de l'intermaxillaire et du maxillaire. Le bourgeon frontal donne la cloison des fosses nasales, lame perpendiculaire de l'ethmoïde et vomer, et tout ou partie de l'intermaxillaire. Ce dernier point est contesté. Autrefois, en effet, on rendait le bourgeon incisif responsable de tout l'os incisif. Déjà je l'ai dépossédé, sans hésitation, de l'apophyse montante de cet os. Faut-il aller plus loin encore et, avec Albrecht, rattacher à l'apophyse montante le germe de l'incisive latérale? La discussion à ce sujet viendra mieux quand j'aurai étudié l'ostéologie du bec-de-lièvre.

Récapitulons maintenant les encoches, rainures et fentes que nous trouvons autour de la cavité buccale. Les lignes de coalescence sont les suivantes :

1° La ligne médiane, aux deux lèvres, aux deux mâchoires, au palais. La question de la langue est réservée jusqu'à nouvel ordre;

2° Une ligne sous chaque narine;

3° La gouttière lacrymale, se branchant en Y sur la précédente, d'après la plupart des auteurs, allant jusqu'à la bouche, d'après Albrecht;

4° La ligne commissurale ou intermandibulaire;

5° La ligne interptérygoïdienne.

La coalescence de toutes ces parties est très rapide. Elle commence superficiellement, sur la ligne médiane. Elle est achevée, sauf au niveau du voile du palais, dès la neuvième semaine.

Bourgeons cervicaux. — Nous rencontrons au cou deux ordres de formations mésodermiques :

1° Sur les parties latérales, les *arcs branchiaux;*

2° Sur la région médiane, le *champ méso-branchial.*

1° *Arcs branchiaux.* — Les arcs cervicaux sont au nombre de trois : ils constituent les arcs branchiaux 2, 3 et 4, l'arc maxillaire étant le 1er arc branchial. Ils sont primitivement parallèles et régulièrement superposés, mais ils ne tardent pas à subir des déplacements réciproques très importants. Les deux premiers arcs, en effet, se développent avec une rapidité bien plus grande que les autres, en sorte que, dès la quatrième semaine, les suivants rentrent dans leur courbe, comme rentrent l'un dans l'autre les cylindres d'une lorgnette, le 4e étant recouvert par le 3e, recouvert à son tour par le 2e. De la sorte, une dépression profonde se creuse, à la face antéro-externe du cou : c'est ce que His appelle le *sinus præcervicalis*. La paroi antérieure de

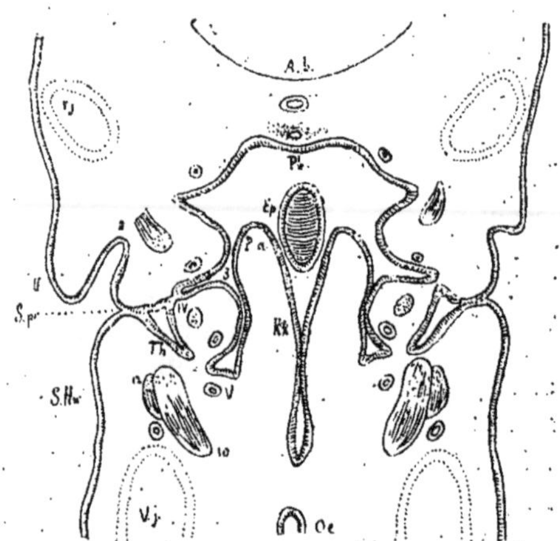

Fig. 4. — Coupe transversale d'un embryon. (D'après His, *Arch. f. An. u. Phys.*, 1886, pl. XXII, fig. 4.)

Ab, artère basilaire. — Ep, épiglotte. — Kk, cavité du larynx. — Nl, nerf laryngé supérieur. — Oc, œsophage. — Pa, repli aryténo-epiglottique. — Ph, pharynx. — SHw, paroi cervicale latérale. — Spr, sinus præcervicalis — Th, rudiment ectodermique du thymus (première opinion de His). — Vj, veine jugulaire. — II, III, IV, 2e, 3e et 4e arcs viscéraux. — V, 5e arc aortique. — 3, 3e poche pharyngienne. — 9, nerf glosso-pharyngien. — 10, nerf pneumogastrique. — 11, nerf hypoglosse.

cette poche est formée par les 3e et 4e arcs, qui dès lors ne sont plus visibles de l'extérieur, cachés qu'ils sont par le 2e arc. La paroi postérieure est constituée par la paroi latérale du cou. L'orifice est limité en haut par le bord inférieur du 2e arc, en bas par le bord supérieur de la paroi thoracique antérieure, et le bord inférieur du 2e arc se prolonge en un *processus operculaire* qui descend peu à peu au-devant de l'orifice et se soude à la paroi cervico-thoracique, elle aussi développée, pour aller à la rencontre de l'opercule. Mais cet opercule ne vient pas au contact des 3e et 4e arcs, définitivement cachés dans la profondeur, et derrière lui le 3e arc se fusionne avec la paroi postérieure du *sinus præcervicalis*, laissant entre cette soudure et le 4e arc, tout à fait profond, une cavité qui, d'après His, servira au développement du thymus.

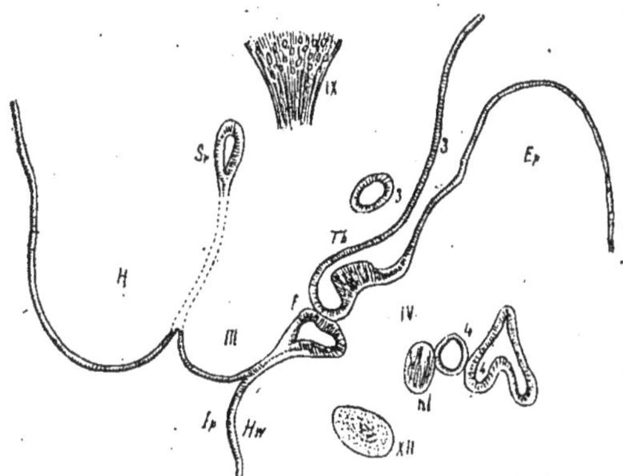

Fig. 5. — D'après His, *Arch. f. Anat. u. Phys.*, 1889, p. 157.
II, 2e arc pharyngien, dont le bord saillant en avant (opercule branchial) recouvre en partie III, 3e arc. — En Sp on voit encore un reste non oblitéré de la rainure — Hw, paroi cervicale qui s'est soudée à III en sorte que IV (4e arc) est tout à fait caché dans la profondeur. — Ip, infundibulum præcervical, reste de l'entrée du sinus præcervical, dont le fond, F, est actuellement isolé. — 3 et 4, 3e et 4e poches branchiales. — 3' et 4', 3e et 4e arcs aortiques. — Th, rudiment endodermique du thymus. — IX, ganglion glosso-pharyngien. — XII, nerf hypoglosse. — nl, nerf laryngé supérieur. — Ep, épiglotte.

Les rainures branchiales ectodermiques sont peu profondes. Je parlerai des dépressions endodermiques quand j'aurai étudié le champ méso-branchial.

Chacun de ces arcs a un nerf axial : le facial pour le 2e, le glosso-pharyngien pour le 3e, le laryngé supérieur pour le 4e ; au 3e répond de même l'origine de la carotide interne ; au 4e à gauche, la crosse de l'aorte, et à droite le tronc brachio-céphalique.

Aux dépens du 2e arc, appelé de ce chef stylo-stapédien, se forment l'étrier et l'appareil suspenseur de l'os hyoïde, y compris les petites cornes. On dit souvent que le corps et les grandes cornes proviennent du 3e arc ; le fait est très admissible pour les grandes cornes latérales, mais il semble qu'il faille rattacher le corps médian à l'évolution du champ méso-branchial.

2° *Champ méso-branchial*. — J'ai déjà dit que, au-dessous du premier, les arcs branchiaux ne se touchent pas sur la ligne médiane. Ils restent d'autant plus écartés qu'ils sont plus inférieurs (d'où le déjettement latéral du *sinus præcervicalis*), et entre eux est interposé un espace mésodermique triangulaire, à base inférieure répondant à la paroi thoracique ; c'est ce que His appelle le champ méso-branchial. Cette région n'a rien d'important à considérer à sa face ectodermique, mais sa face endodermique est fort intéressante. Sa forme, vue de ce côté, est la suivante : tout à fait en haut est une saillie arrondie, le *tuberculum impar* de His, situé juste au-dessous de l'arc mandibulaire ; plus bas est une autre saillie en fer à cheval, et allongée dans le sens vertical, la *furcula* de His, ayant déjà la forme de l'épiglotte, dont elle est en effet le rudiment, et se prolongeant en bas en deux crêtes qui bordent une gouttière. La limite inférieure de la furcula répond au quatrième sillon branchial endodermique, limité en dedans par un bourrelet qui suit le bord de la furcula, et que His appelle *crista terminalis*.

Les *sillons branchiaux internes* sont bien plus accentués que les externes, si

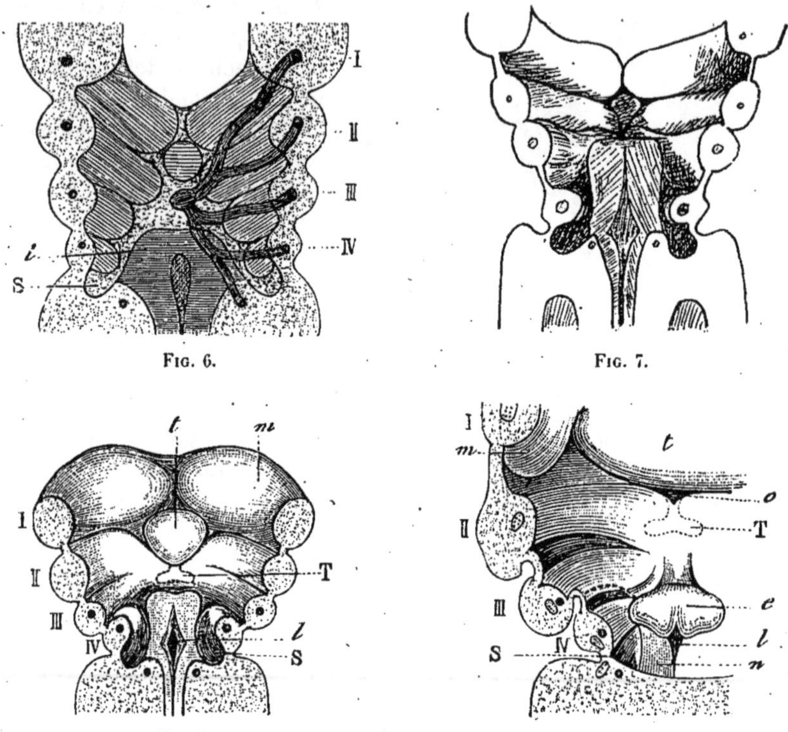

Fig. 6. Fig. 7.

Fig. 8. Fig. 9.

Fig. 6, 7, 8, 9. — Figures de His reproduites par E. Quénu.

Fig. 6. — Paroi antérieure de la cavité bucco-pharyngienne d'un embryon humain de 3,2 millimètres. — I, II, III, IV, arcs branchiaux, avec les arcs aortiques correspondants. — *l*, saillie du larynx (*furcula*). — S, *fundus branchialis*. Au-dessus du tronc aortique on voit le *tuberculum impar*.

Fig. 7. — Même région, embryon de 5 millimètres. — On y constate le rétrécissement du champ branchial et le développement de la saillie du larynx.

Fig. 8. — Même région, embryon de 7 millimètres. — *m*, mâchoire inférieure. — *t*, *tuberculum impar*. — T, involution thyroïdienne médiane. — *l*, entrée du larynx. — S, *fundus branchialis*.

Fig. 9. — Même région, embryon de 10 millimètres. Mêmes lettres. — *o*, orifice conduisant dans T, thyroïde médiane. — *e*, épiglotte. — *n*, repli aryténo-épiglottique.

bien que His les nomme *poches branchiales* ; et surtout le quatrième se creuse, contre la furcula, en une profonde dépression, le *fundus branchialis* de His.

Le premier sillon laisse sa trace, sous la forme de la trompe d'Eustache et de la cavité de la caisse. Le sillon externe correspondant donne le conduit auditif externe.

Le deuxième sillon se prolonge, d'après Rabl, en un *conduit branchial* (Kiemengang) qui se dirige vers l'opercule branchial du 2e arc et se met ainsi en rapport avec la paroi antérieure du *sinus præcervicalis*.

Le troisième sillon, lui aussi, a des connexions fort étroites avec le *sinus præcervicalis*. Son cul-de-sac vient au contact de ce sinus, dans cette partie que nous avons vue isolée par la coalescence du 3e arc et de la paroi thoracique, et il semble, d'après Born, que là naisse le thymus dont l'origine serait ainsi, en partie du moins, mésodermique.

Développement de certains organes. — Nous venons de voir, dans leur ensemble, quels sont les principaux phénomènes observés au niveau du cou pendant la vie embryonnaire. A ces notions générales nous avons besoin d'ajouter quelques renseignements sur la manière dont se développent le thymus, la langue, le corps thyroïde.

1° Pour le *thymus*, j'ai déjà dit que, d'après His, il est d'origine ectodermique et se forme aux dépens du *sinus præcervicalis*. D'après Born, toutefois, il faut faire intervenir la troisième poche pharyngienne. D'après Fol, c'est la quatrième poche qui est en jeu, mais toujours par son épithélium endodermique.

2° Le *développement de la langue* a donné lieu à de grandes discussions. D'après Reichert, elle se forme par deux bourgeons nés, vers la cinquième semaine, de la face interne des arcs mandibulaires. Selon His, il n'en est rien. Le *tuberculum impar* constituera la pointe de la langue; quant à la base, elle naît d'une pièce, égalément impaire, située entre la précédente et la furcula, et dépendant à la fois des extrémités antérieures du 2e et du 3e arcs. La ligne de fusion entre ces deux rudiments est en forme de V : ce sera le V lingual, et le développement du corps thyroïde va nous apprendre ce que c'est que le *foramen cæcum*.

3° Le *corps thyroïde*, d'après les recherches de His, Born, Wölfler, se développe par trois invaginations parties des poches branchiales : une médiane et deux latérales. L'invagination médiane se fait entre la pointe et la base de la langue, puis traverse ce qui sera la membrane thyro-hyoïdienne et descend jusqu'à tomber sur le fer à cheval formé par les deux invaginations latérales. Celles-ci, parties du *fundus branchialis* (quatrième sillon interne), convergent en effet vers la ligne médiane. On voit ainsi comment se forment d'une part les lobes latéraux, d'autre part la pyramide de Lalouette. Quant à la partie supérieure de l'invagination médiane, elle est destinée à se résorber vers le deuxième mois. Quelquefois cependant ce *conduit lingual* ou *thyréo-glosse* persiste et porte souvent alors le nom de *canal de Bochdalek*.

4° Une dernière question se pose : Quelle est, dans la cavité bucco-pharyngienne, la limite de l'endoderme et de l'ectoderme, c'est-à-dire où est la jonction de l'*aditus anterior* et du sinus buccal? On sait avec quelle ardeur, se fondant surtout sur la structure de la muqueuse, Robin soutenait l'origine ectodermique de l'œsophage. Malgré cet argument, certainement puissant, Robin semble avoir tort, et, en particulier, un fait remarquable de cloisonnement persistant, décrit par M. Duval et Hervé, montre que la cloison siège juste en arrière du voile du palais.

CHAPITRE II

ARRÊTS DE DÉVELOPPEMENT DE LA FACE ET DU COU

Les notions générales d'embryologie que je viens d'esquisser nous conduisent en somme à cette conception simple : la face et le cou se développent par une série de bourgeons d'abord indépendants, qui ne tardent pas à se souder entre eux. Sans doute, ils sont toujours unis par des lames épithéliales, mais peu importe au chirurgien que ces lames soient complètes ou non, présentes même ou absentes. Dans leur minceur extrême, elles sont mécaniquement négligeables; une force bien médiocre suffira à les rompre. Cela étant, quels arrêts de développement pouvons-nous concevoir? Ce sera d'abord l'absence d'un ou de plusieurs bourgeons. A un degré moindre, la coalescence seule sera imparfaite, et alors plusieurs cas sont possibles : ici, il y aura simplement un trouble d'évolution tel que la ligne de soudure, au lieu d'être invisible, sera cicatricielle, définitivement apparente et défigurante; là, l'arrêt de développement aura été plus loin et, entre les deux parties qui devaient se fusionner, un hiatus persistera, hiatus ayant, selon la disposition primitive des parties, la forme d'une fissure (c'est le cas ordinaire à la face) ou d'un orifice fistuleux (c'est ce qu'on observe au cou). Mais ce n'est pas tout. Toutes les poches, dépressions, sinus, rainures que nous avons décrits peuvent s'oblitérer à la surface, tandis que dans leur profondeur des débris épithéliaux restent inclus; on aura de la sorte des poches kystiques à revêtement épithélial, des kystes dermoïdes et mucoïdes.

Telle est la conception générale qu'on peut se faire des arrêts de développement de la face et du cou. Je vais passer maintenant à l'étude des cas particuliers, à la face d'abord, puis au cou. A la face, le chapitre de beaucoup le plus important va être celui des fissures et lignes cicatricielles; au cou, ce sera celui des fistules.

I

ARRÊTS DE DÉVELOPPEMENT DE LA FACE

A. — FISSURES ET LIGNES CICATRICIELLES TYPIQUES

Il n'est pas une des fentes ou rainures normales précédemment énumérées qui ne puisse être le siège d'un de ces arrêts de développement.

Toutes les fissures faciales sont réunies sous le nom de *bec-de-lièvre*, par extension de la dénomination affectée depuis bien des siècles à la fissure la plus vulgaire, à celle qui est de chirurgie courante. C'est évidemment très vicieux, car dans le bec-de-lièvre commissural, par exemple, rien ne ressemble à une lèvre de lièvre; mais il est inutile de lutter contre une habitude de langage solidement établie. Je vais décrire toutes ces variétés, en prenant une à une les fentes normales que nous connaissons ([1]).

Outre les traités français classiques et les mémoires spéciaux qui seront cités au fur et à mesure, on consultera les travaux suivants :

BOUISSON, Recherches sur les fissures congénitales des lèvres, etc. *Journ. de la Soc. de méd. prat. de Montpellier*, 1840, et *Tribut à la chirurgie*, 1861, t. II, p. 83; art. LÈVRES. *Dict. encyclop. des sc. méd.*, Paris, 1866. — DEMARQUAY, art. BEC-DE-LIÈVRE. *Nouveau Dict. de méd. et de chir. prat.*, Paris, 1866. — O. WEBER, Angeborene Formfehler des Gesichts. *Handbuch von Pitha u. Billroth*, t. III, fasc. 1, partie III, p. 1, 1873. — FRITZSCHE, Beitr. z. Stat. und Behandlung der angeborenen Missbilder des Gesichts. *Inaug. Dissert.*, Zurich, 1878. — TRENDELENBURG, Verletzungen und chir. Krankheiten des Gesichts. *Deutsche Chir. von Billroth und Lücke*, 1886, livr. XXXIII, p. 1. — JAMAIN et TERRIER, *Manuel de pathologie et de clinique chirurgicales*, 3e édit. par Terrier, Broca et Hartmann, t. III, p. 627 (bibliographie). Paris, 1887. — MORIAN, Ueber schräge Gesichtsspalte. *Arch. f. klin. Chir.*, 1887, t. XXXIV, p. 245.

Variétés. — Quelle que soit la variété considérée, toutes ces fissures présentent des caractères communs sur lesquels il sera insisté à propos du bec-de-lièvre proprement dit : c'est là, en particulier, que sera décrit l'aspect cutanéo-muqueux des bords de la fente. Les caractères généraux dont il faut faire immédiatement mention sont les suivants :

1° Toutes ces fissures partent de l'orifice buccal. A partir de là, dans un premier degré elles fendent la lèvre seule; mais dans un deuxième degré elles sont *prolongées* et s'étendent ainsi plus ou moins loin, soit vers la face, soit vers le cou;

2° Cette prolongation a souvent lieu sous forme non point de fissure, mais sous forme de *lignes cicatricielles* plus ou moins saillantes ou au contraire déprimées. Ces lignes peuvent même être, avec une légère encoche labiale, la seule marque du trouble de développement. Il est classique d'appeler cet état une *guérison intra-utérine du bec-de-lièvre* ([1]), et c'est presque toujours sous ce nom que les observations sont publiées. Cette appellation nous paraît cependant mauvaise. Certes, Klose et Paul, Trendelenburg ont vu au microscope que ce tissu est cicatriciel, mais ce n'est pas un motif pour assimiler le bec-de-lièvre à une plaie. Les plaies intra-utérines existent, elles peuvent même se cicatriser avant la naissance, comme l'a vu A. Verneuil sur un fœtus, atteint à la fois d'une cicatrice à la lèvre et d'une fracture du maxillaire inférieur. Mais c'est essentiellement différent du trouble d'évolution, inconnu dans sa nature, qui rend inodulaire et visible une ligne de soudure normalement invisible : à cela près, d'ailleurs, ces lignes de soudure existent chez tout mammifère, que dès lors on peut dire « guéri » du « bec-de-lièvre » dont il est normalement porteur au

([1]) RENNES, Trois cas de couture congénitale de la lèvre supérieure. *Gaz. des hôp.*, 1848, p. 117, et *Revue médico-chirurgic.*, 1848, t. IV, p. 305. — DIEUDONNÉ, Sur la possibilité de la guérison du bec-de-lièvre dans le sein de la mère. *Ibidem*, p. 307. — GENOUVILLE, P. BROCA, *Bull. de la Soc. anat.*, 1855, p. 150. — VERNEUIL, *Bull. de la Soc. de chir.*, 1867, 2e s., t. VIII, p. 454. — P. KRASKE, Zur Casuistik der retardirten intra-uterinen Verschmelzung von Gesichtsspalten. *Arch. für klin. Chir.*, 1877, t. XX, p. 396. — JACQUIN, Obs. de bec-de-lièvre guéri dans le sein de la mère. *Gaz. des hôpit.*, 30 avril 1881, p. 306. — A. BROCA, Quelques observat., etc. *Arch. de laryngologie*, 1888, p. 120.

début de la vie embryonnaire. Singulière guérison, qui a pour effet de rendre apparente et disgracieuse une coalescence normalement effacée! Rien ne prouve, même, que cette coalescence vicieuse ait été anormalement tardive.

3° Jusqu'ici il n'a été question que des parties molles. Mais toutes ces fissures sont capables de dépasser l'épaisseur de la lèvre et d'entamer, à une profondeur variable, le squelette sous-jacent et les parties molles profondes. Le bec-de-lièvre est dit *simple* quand il ne fend que la lèvre; il est *complexe* quand le squelette y participe.

Ces généralités une fois établies, passons aux cas particuliers. Nous avons à considérer :

1° *Au massif maxillaire supérieur* : *a*, le bec-de-lièvre vulgaire (fissure sous la narine); *b*, le colobome (fissure en dehors de l'aile du nez); *c*, la fissure médiane ;

2° *A la commissure*, la fissure génienne;

3° *Au massif maxillaire inférieur*, la fissure médiane inférieure

1° MASSIF MAXILLAIRE SUPÉRIEUR

a. **Bec-de-lièvre vulgaire**. — J'étudierai l'anatomie pathologique du bec-de-lièvre dans l'ordre suivant : 1° fente labiale ou simple; 2° fente osseuse ou complexe; 3° mode d'association des lésions élémentaires.

1° FISSURE LABIALE OU SIMPLE. — Le bec-de-lièvre vulgaire est une fente située sur la verticale tracée à la lèvre au-dessous de la narine. C'est donc une *fente bucco-nasale*. Cette fissure siège le plus souvent à gauche. Elle occupe une hauteur variable de la lèvre, depuis la simple encoche du bord libre

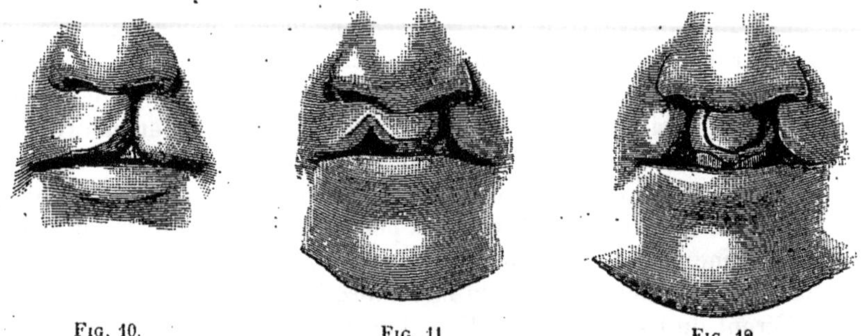

Fig. 10. Fig. 11. Fig. 12.

Fig. 10, 11 et 12. — Les degrés (fente complète et simple encoche) du bec-de-lièvre vulgaire, unilatéral et bilatéral.

jusqu'à la fente qui remonte dans la narine. Les deux bords ont l'aspect des lèvres normales, c'est-à-dire qu'on y voit une muqueuse rouge, légèrement éversée, se continuer avec la peau en un ourlet net et régulier. Le bord interne est vertical, l'externe est oblique en bas et en dehors; tous deux se continuent avec le bord inférieur de la partie correspondante de la lèvre par un angle arrondi, droit pour l'interne, obtus pour l'externe. Un espace en forme de V renversé est donc limité par ces deux bords; on a voulu, jadis, voir là la preuve d'une perte de substance, mais Louis [1] a bien montré que cet écartement est simplement dû à la contraction de l'orbiculaire, exactement comme dans les plaies accidentelles. Cette contraction, S. Cooper, Bouisson l'ont parfois vue dessiner des ondulations légères sur les bords ordinairement rectilignes de la fente : c'est encore elle qui explique comment l'écartement s'accroît dans le rire, les pleurs, pour diminuer, au contraire, quand le sujet fait la moue ou un mouvement de succion.

Lorsque la fissure est étendue, remonte jusque dans la narine, il est de règle que ses bords soient fixés à la gencive correspondante chacun par un repli muqueux fort important au point de vue opératoire. De plus, la narine est très souvent alors aplatie, élargie, moins, il est vrai, que dans le bec-de-lièvre complexe, mais déjà suffisamment pour qu'on doive s'en préoccuper au moment de la restauration plastique. Assez souvent la partie externe de la lèvre est atrophiée en hauteur et en épaisseur, quelquefois même elle présente un aspect cicatriciel.

La fissure labiale est *unilatérale* ou *bilatérale*. Le bec-de-lièvre simple bilatéral est d'ailleurs exceptionnel : presque toujours la fente est alors complexe. D'autre part les fissures ne sont pas toujours symétriques. D'ordinaire, toutefois, elles le sont. Entre elles est comprise la partie médiane de la lèvre, sous forme d'un *tubercule charnu*, situé sous la sous-cloison, volontiers atrophié, sphéroïdal, trop court pour bien recouvrir les dents.

La *fissure prolongée* est celle qui dépasse la narine et l'ouvre du côté de la joue en remontant vers l'angle interne de l'œil. Dans un cas de Paul Broca [2], elle n'arrivait pas jusqu'à cet angle; sur des pièces plutôt tératologiques, il est vrai, que chirurgicales, décrites par Kulmus, Ross, Talko, elle y parvenait. Cette fissure prolongée est fort rare.

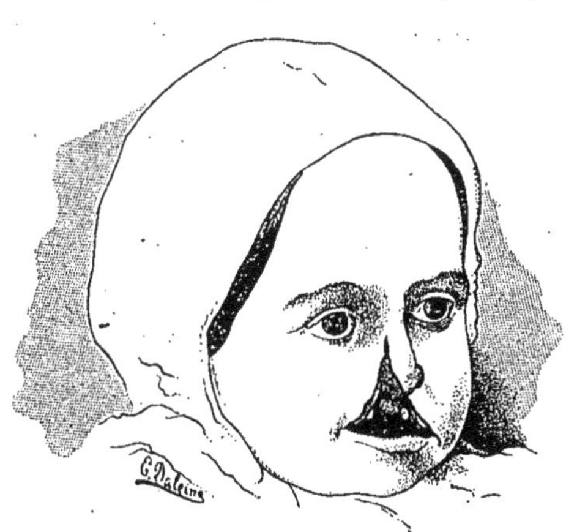

Fig. 15. — Bec-de-lièvre vulgaire prolongé. (P. Broca.)

Le *squelette* est rarement normal, même dans le bec-de-lièvre simple : le corps du maxillaire, sous la lèvre externe de la fissure, est d'ordinaire atrophié, en retrait, et de là une encoche plus ou moins appréciable à la face externe de la gencive. Cette atrophie peut même être considérable et l'intermaxillaire interne, soudé à son congénère du côté opposé, fait dès lors une saillie, parfois très volumineuse, sous le bord interne de la fissure; si bien que la réparation exige une opération portant sur le squelette et que le bec-de-lièvre, simple anatomiquement,

(1) Louis, *Mém. de l'Acad. royale de chirurgie*, éd. in-4°, 1768, t. IV, p. 385, et 1774, t. V, p. 202.

(2) P. Broca, *Bull. de la Soc. de chir.*, 1862, 2e série, t. III, p. 92. Pour les autres observations, voyez le Mémoire de Morian.

devient chirurgicalement complexe. Ce n'est pas tout, et l'évolution dentaire est généralement vicieuse derrière la fente, parfois même au point symétrique du côté opposé : absence de l'incisive latérale, retrait de cette incisive vers la voûte palatine, incisive supplémentaire, telles sont les principales anomalies observées, identiques, d'ailleurs, à ce qu'elles sont dans le bec-de-lièvre complexe.

2° Fissure complexe. — La fissure complexe totale intéresse le rebord alvéolaire, le palais osseux et le voile du palais. Son siège exact au rebord alvéolaire a donné lieu depuis quelques années à des discussions importantes.

Rebord alvéolaire. — Depuis les recherches de Gœthe [1] sur l'os intermaxillaire, on a admis sans conteste, jusqu'à ces dernières années, que, dans le bec-de-lièvre vulgaire, la fissure alvéolaire passe entre la canine et l'incisive externe, c'est-à-dire entre le maxillaire et l'intermaxillaire. De là elle s'avance, oblique, jusqu'au trou palatin antérieur, suivant la suture incisive palatine. Soit donc une fissure alvéolaire bilatérale : elle isolera au milieu de la mâchoire un *tubercule osseux* porteur des quatre incisives. Les recherches embryologiques de Coste n'ont pas tardé à fournir à cette doctrine un puissant appui : tout l'intermaxillaire se forme dans le bourgeon nasal interne (uni à celui du côté opposé sous le nom de bourgeon incisif), et le bec-de-lièvre n'est que la persistance de la fente située entre le bourgeon et l'arc maxillaire supérieur.

Il faut ici distinguer deux choses : le fait ostéologique (théorie de Gœthe), l'explication embryologique (théorie de Coste). Or quoique, sur un fait aussi grossier, la persistance d'une erreur pendant près d'un siècle paraisse bizarre, il semble démontré que la théorie de Gœthe est fausse : P. Albrecht a dirigé contre elle, depuis 1879, des attaques victorieuses, en dépit des réponses de Th. Kœlliker, et je me suis attaché à soutenir sa doctrine [2].

D'après Albrecht, il y a ostéologiquement deux intermaxillaires, un interne et un externe de chaque côté, et très souvent on voit à la naissance une bifurcation de la suture incisive, dont la branche externe va, classique, entre l'incisive latérale et la canine, tandis que l'interne va entre l'incisive médiane et la latérale. A l'alvéole de l'incisive latérale est annexée l'apophyse nasale, ascendante ; à l'alvéole de l'incisive centrale est annexée l'apophyse palatine, antéro-postérieure, de l'intermaxillaire. La fissure alvéolaire passe, affirme Albrecht, entre l'intermaxillaire interne et l'externe. Presque toujours, en effet, une incisive — qu'il appelle *précanine* — borde sa lèvre externe. Des faits de ce genre ont été publiés autrefois, sans doute, par Lafaye, Tenon, Meckel, Nicati ; plus près de nous, Huguier, Désormeaux, Mirault, Volkmann, Lannelongue ont signalé ces exceptions curieuses à la règle de Gœthe. Les dissections attentives ont

(1) Gœthe, *Zur Naturwissenschaft überhaupt, besonders zur Morphologie.* Stuttgart, 1817, 1823 ; reproduit dans les *Œuvres d'histoire naturelle*, trad. Martins, 1837, p. 69. Tout ce qui a trait aux discussions sur l'os intermaxillaire et à la théorie de Gœthe se trouve dans Hamy, Thèse de doct. de Paris, 1868, n° 250. Pour l'exposé de la doctrine de Coste, voyez A. Richard, *Archives gén. de méd.* Paris, 1851, 4e série, t. XXV, p. 419.

(2) Les publications nombreuses d'Albrecht sont à peu près toutes résumées dans son mémoire d'ensemble, publié dans les *Arch. f. klin. Chir.*, 1885, t. XXXI, p. 227. Le principal travail de Th. Kölliker a paru dans les *Actes de l'Académie des naturalistes de Halle*, 1882, t. XLIII, p. 327. — Consultez A. Broca, *Bull. de la Soc. anat.*, 1886, p. 550 ; 1887, p. 255, 325, 385. *Annales de gynécologie*, 1887, t. XXXVIII, p. 81. — Rossi, Thèse de doct. de Paris, 1886-1887, n° 302.

prouvé que ces prétendues exceptions constituent en réalité la règle : si, à mes 58 pièces personnelles, je joins les 52 de Th. Kœlliker, adversaire pourtant de la doctrine nouvelle, je trouve que l'incisive précanine borde 72 fois sur 100 la fissure, que 21 pièces sont insuffisantes ou indifférentes, que 7 fois seulement l'incisive précanine est absente, la fissure passant entre une deuxième incisive et la canine.

Dans la forme typique, donc, le tubercule osseux du bec-de-lièvre complexe

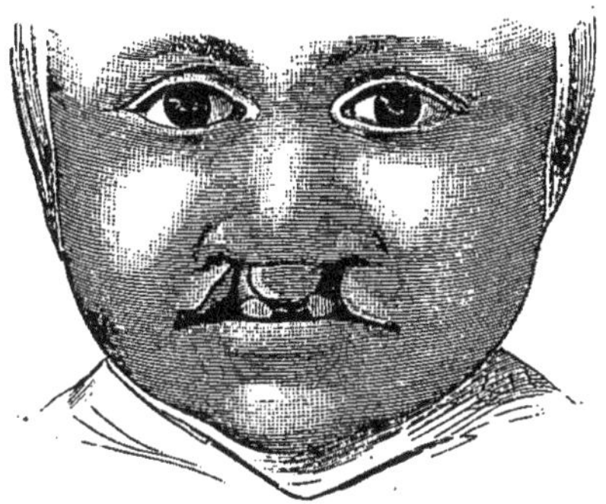

Fig. 14.

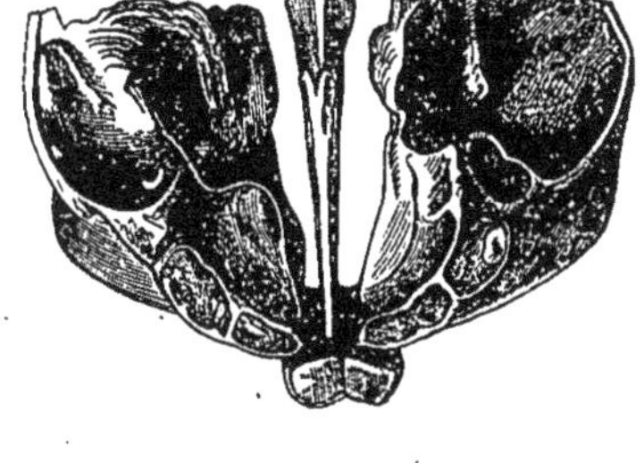

Fig. 15.

Fig. 14 et 15. — Montrant avant et après dissection un tubercule médian à deux incisives Figures empruntées cependant au *Traité* de Follin et Duplay.

bilatéral ne doit porter que deux incisives. Il faut reconnaître que ce fait est assez rare et que l'intermaxillaire interne porte très souvent (on a même dit toujours, mais à tort) deux incisives et non une seule, d'où des tubercules à 4 incisives. De même souvent dans le bec-de-lièvre simple une troisième incisive se développe du côté de la fissure labiale.

Mais quelle est la dent supplémentaire? C'est la moyenne, affirme Albrecht ; la précanine lui répondent ses adversaires. Ici intervient en faveur d'Albrecht un argument important. L'intermaxillaire a une apophyse nasale qui fait partie, avec la branche montante du maxillaire, du contour osseux des fosses nasales. Où donc est, sur la lèvre interne de la fissure, sa saillie ascendante? Personne n'en a jamais montré trace. Prenons au contraire des animaux chez lesquels la suture incisive reste normalement visible pendant toute la vie et sur toute son étendue, et supposons à un de ces animaux un bec-de-lièvre : si la théorie est exacte, nous devrons trouver sur la lèvre externe de la fissure, au-dessus de l'incisive latérale, l'apophyse nasale nettement isolée. Or c'est ce qu'Albrecht a vu sur le cheval, sur le veau (ce dernier animal étant, on le sait, privé d'incisives supérieures), et je l'ai vérifié sur le veau, sur le chat. Mieux encore, Albrecht a trouvé une pièce humaine où la branche externe de la suture incisive palatine était visible en dehors de la fissure. Peu importe, dès lors, que l'incisive précanine soit ou non *gnathogène*, pour emprunter l'expression de Biondi [1], c'est-à-dire née dans le corps du maxillaire et non dans l'intermaxillaire : l'examen de l'apophyse montante suffit pour démontrer que la fissure passe à travers l'intermaxillaire.

Cette question ostéologique une fois jugée — et je la tranche délibérément

[1] Biondi, *Arch. f. path. Anat. u. Phys.*, Berlin, 1888, t. CXI, p. 125.

en faveur d'Albrecht — reste l'interprétation embryologique. Ici je dois déclarer que les auteurs les plus récents et les plus compétents soutiennent la doctrine de Coste : le bourgeon nasal externe s'arrête au-dessus de la lèvre supérieure, et dès lors la fissure labio-alvéolaire provient d'un défaut de coalescence entre le nasal interne et le maxillaire supérieur. Le fait est possible, pourvu que l'on accorde que supérieurement, puisque la narine est ouverte, la fente se prolonge entre le nasal interne et le nasal externe. Cela prouve simplement que les limites osseuses marquées par les sutures, par les alvéoles dentaires, ne sont pas superposables aux limites des bourgeons primitifs; que le bourgeon dit incisif ne donne pas tout l'os incisif.

Voûte palatine. — Une fois parvenue au contact de l'apophyse palatine de l'intermaxillaire, le trou palatin antérieur de son côté une fois traversé, la fissure se redresse : oblique en dedans et en arrière au rebord alvéolaire, elle devient à la voûte palatine exactement antéro-postérieure.

Cette fissure palatine peut être unilatérale ou bilatérale.

Unilatérale, elle longe le bord correspondant du vomer, ordinairement dévié du côté normal. L'atrophie du massif maxillaire supérieur du côté de la fissure est plus considérable que dans le bec-de-lièvre simple, et de là une saillie souvent très marquée du promontoire constitué par l'intermaxillaire interne sous la lèvre. L'atrophie de la lame palatine qui borde la fissure est souvent très accentuée. D'ailleurs, la lame palatine du maxillaire du côté où le palais est intact est, elle aussi, souvent très étroite, mais une modification singulière du vomer vient à son aide. On sait que le vomer se développe par deux lames en forme de V qui flanquent chaque face du cartilage de la cloison et peu à peu s'élèvent, parties du bord inférieur, ou palatin, au niveau duquel elles sont fusionnées. Or, tandis que du côté de la fissure palatine la lame vomérienne reste verticale, du côté opposé elle devient horizontale et vient s'unir avec l'apophyse palatine par une suture tout à fait apparente. Ce détail, que Gratiolet (1) a été le premier à mettre en relief, est presque toujours très net.

La fissure palatine bilatérale est souvent appelée médiane. Terme vicieux s'il en fut. En effet, la ligne médiane est ici représentée par une baguette osseuse — le vomer et les apophyses palatines des intermaxillaires — plus ou moins sinueuse, et bordée sur chacune de ses faces par une fissure. Il ne peut y avoir fissure médiane dans de semblables conditions, et en effet il y a fissure bilatérale, par où, de chaque côté, on pénètre dans la fosse nasale correspondante, la cloison étant intacte.

Voile du palais. — Que la fissure palatine soit unilatérale ou bilatérale, la fente du voile du palais est médiane : ce qui ne veut pas dire qu'elle soit toujours chirurgicalement symétrique car souvent, quand elle prolonge une fissure labio-palatine unilatérale, la moitié située de ce côté est atrophiée. Souvent, d'ailleurs, l'atrophie est bilatérale et très prononcée, en sorte que le voile est raccourci et rétréci, si bien même que parfois on parle de son absence. Il semble toutefois que deux petits rudiments latéraux marquent toujours sa trace. La brièveté trop grande du voile joue un rôle considérable dans certaines

(1) GRATIOLET, *Bull. de la Soc. anat.*, 1859, p. 135, rapport de Pigné, *Ibid.*, p. 143.

théories émises pour expliquer la persistance du nasillement après la staphylorrhaphie. Legendre, Siredey ont disséqué des voiles du palais fendus et ont constaté que, à part l'absence du muscle palato-staphylin, les muscles étaient à leur place normale (1).

5° ASSOCIATION DES LÉSIONS. — Déjà j'ai dit que la division fondamentale, au point de vue chirurgical, était celle en bec-de-lièvre simple et bec-de-lièvre complexe.

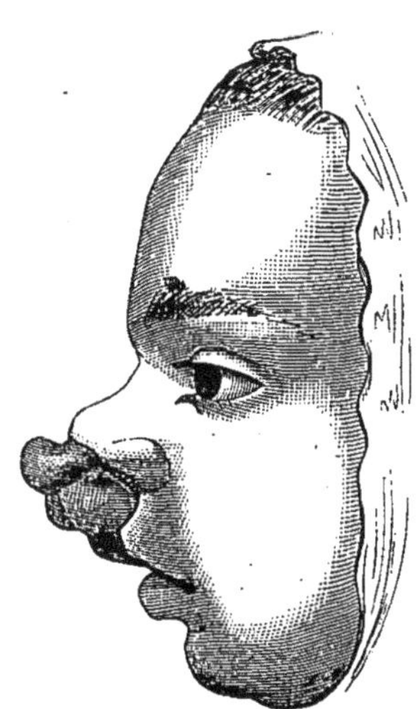

FIG. 16. — Tubercule osseux appendu sous la pointe du nez.

J'ai suffisamment étudié le bec-de lièvre simple. Quant au bec-de-lièvre complexe total, allant de la lèvre à la luette, c'est lui que j'ai pris pour type de la fissure complexe. J'ai seulement à ajouter les quelques remarques suivantes :

1° Une fissure palatine bilatérale peut faire suite à une fente labio-alvéolaire unilatérale. Parfois la seconde fissure palatine (celle du côté de la lèvre saine) n'entame que la partie postérieure de la voûte ;

2° Le bec-de-lièvre complexe bilatéral total est celui que l'on appelle gueule-de-loup. Il est formé de deux fentes, coudées en un angle obtus ouvert en dehors. Entre ces deux fentes est le *tubercule osseux*, porteur typiquement de deux incisives, mais souvent de trois ou quatre incisives. Ces dents surnuméraires font que ce tubercule est souvent fort large ; les latérales sont en général mal rangées. De plus, ce tubercule est d'ordinaire fort proéminent, jusqu'à être presque appendu sous le lobule du nez, la sous-cloison disparaissant. Il est constitué par les deux intermaxillaires internes accolés et sa proéminence est due à l'allongement des apophyses palatines de ces intermaxillaires, apophyses qui prolongent en avant la baguette vomérienne, dont une suture toujours très nette les rend distinctes. Les mensurations prouvent que, quoi qu'on en ait dit, le vomer lui-même n'est pas allongé. Les narines sont aplaties, la face entière est élargie.

J'en arrive maintenant aux *fissures complexes partielles*, et ici je distinguerai deux variétés principales : les fissures antérieures et les fissures postérieures (2).

1° Les *fissures antérieures* sont celles qui, parties de la lèvre, vont plus ou moins loin en arrière.

La fissure osseuse peut se borner au rebord alvéolaire, et cela même dans le cas de bec-de-lièvre bilatéral. Ainsi Lafaye (3), Mirault, Forget, Richet et Depaul, P. Broca ont vu la fissure alvéolaire bilatérale, la voûte étant intacte. Ces faits sont exceptionnels. La fissure antérieure est presque toujours totale. J'ajouterai que le bec-de-lièvre bilatéral est en général complexe.

2° *Les fissures postérieures* sont celles qui, fendant la luette, vont de là plus

(1) LEGENDRE, *Bull. de la Soc. anat.*, 1856, p. 31. — SIREDEY, *Ibid.*, p. 179.

(2) CHRÉTIEN, Thèse de doct. de Paris, 1873, n° 48.

(3) DE LAFAYE, *Mém. de l'Acad. roy. de chir.*, édit. in-4°, 1743, t. I, p. 605. — RICHET et DEPAUL, *Bull. de la Soc. de chir.*, 1861, 2e série, t. II, p. 230 et 350.

ou moins loin en avant. Tous les degrés existent depuis la simple bifidité de là luette à la fente qui atteint le rebord alvéolaire. La fissure osseuse est en général unilatérale, mais elle peut bien être bilatérale. Il est usuel que dans les divisions complètes du voile le bord postérieur de la voûte osseuse subisse une échancrure plus ou moins marquée. A un degré moindre, une autre lésion assez intéressante se constitue. Dans quelques cas, en effet, il y a absence des parties osseuses, les parties molles étant normales et ne présentant qu'une légère division de la luette, et un tissu fibreux revêtu de muqueuse comble

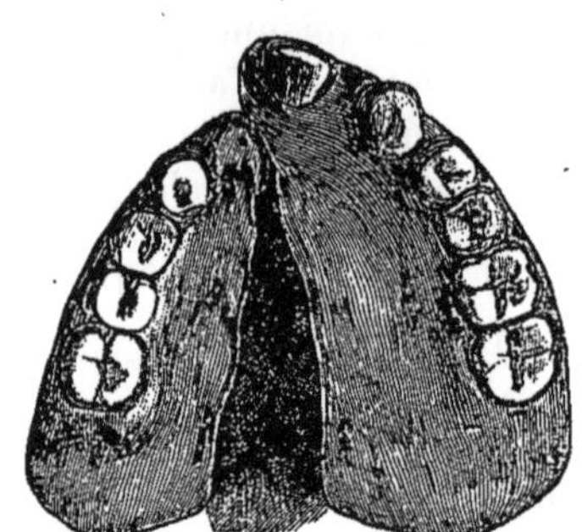

Fig. 17. — Fissure palatine unilatérale.

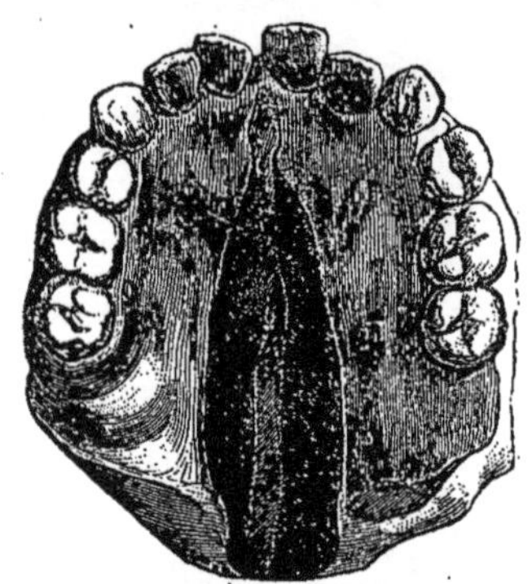

Fig. 18. — Fissure palatine bilatérale.

le vide plus ou moins étendu, généralement triangulaire à bord postérieur, de la lame osseuse. Roux, Demarquay et surtout Trélat, Notta, Passavant, Langenbeck ont observé des cas de ce genre, plus récemment confirmés par J. Wolff et B. Fränkel (1). Ces faits sont considérés par Passavant, par Trélat, par Wolff et Fränkel comme des guérisons spontanées de fissures palatines; pas plus que pour les brides cicatricielles je ne saurais admettre cette dénomination.

3° *Coexistence des deux variétés.* — Chrétien a vu, la partie moyenne étant intacte, une fissure incomplète et une postérieure coexister avec une division de la lèvre et du voile du palais. J'ai observé un enfant de six semaines chez qui, la lésion étant bilatérale, le rebord alvéolaire seul formait deux minces ponts entre les fissures labiales et les fentes palatines. J'en ai examiné un autre chez lequel une fissure unilatérale se comportait de même; mais il est possible que chez ce sujet, assez âgé, la coalescence alvéolaire ait été la conséquence de la restauration labiale faite avec succès dans la première enfance.

4° *Les perforations congénitales* sont admises par Otto Weber : elles seraient dues à un défaut de soudure entre les extrémités antérieure et postérieure normalement réunies. Mais Chrétien, dans ses consciencieuses recherches, n'a pas trouvé une pièce probante de cette espèce; je n'en ai pas vu davantage. J'ai vu, toutefois, une perforation large comme une tête d'épingle sur le voile du

(1) Demarquay, *Bull. de la Soc. anat.*, 1846, t. XXI, p. 11. — Passavant, *Arch. f. klin. Chir.*, 1865, t. XI, p. 333. — Trélat, *Bull. de la Soc. de chir.*, 1867, 2e série, t. VIII, p. 450. — Notta, *Ibid.*, p. 419. — Ehrmann, *Gazette médicale de Strasbourg*, 1880, n° 10, p. 118. — J. Wolff et B. Fränkel, *Berliner klin. Wochenschrift*, 1882, n° 38, p. 583.

palais, mais c'était sur le passage d'une bride amniotique (¹). Trélat a publié un cas de perforation congénitale du voile, mais c'était un cas bien anormal, puisque après la naissance il y a eu, sous les yeux de Trélat, guérison spontanée.

b. **Colobome facial.** — Le colobome de la lèvre supérieure n'est connu qu'à l'état de *fissure prolongée, bucco-orbitaire*, et peut-être n'est-il possible qu'à cet état. Tout au moins, comme dans des observations de Pelvet (²), de Kraske, une ligne cicatricielle marque-t-elle la place où serait la fente faciale au-dessus de la fente labiale. C'est une malformation rare.

Cette fissure siège à la lèvre plus en dehors que celle du bec-de-lièvre vulgaire. De là elle remonte en *dehors de la narine et de l'aile du nez*, et va jusqu'à la paupière inférieure, souvent elle aussi atteinte de colobome.

Du côté du squelette, les dissections assez peu précises de Morian et les miennes (³) ont montré que dans ces conditions la fissure laisse en dedans d'elle l'intermaxillaire entier, le vomer, l'os nasal, l'unguis, l'ethmoïde et le cornet inférieur. Je dirai même qu'alors l'apophyse montante de l'intermaxillaire, suppléant celle du maxillaire, va s'articuler avec l'unguis. La fissure osseuse, selon qu'elle remonte plus ou moins haut, va jusqu'à l'unguis ou en reste séparée par le rebord orbitaire inférieur formant pont.

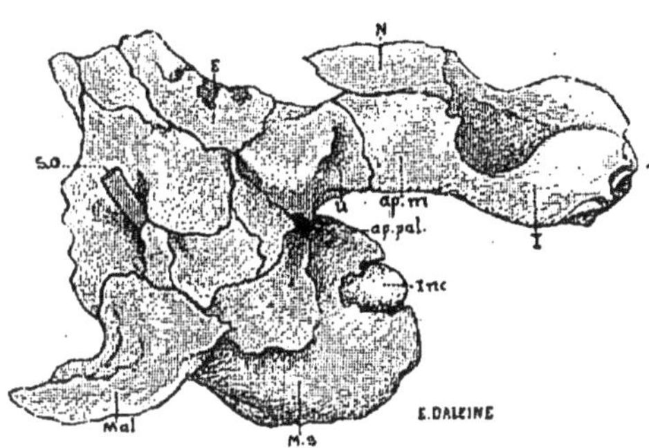

FIG. 19. — L'intermaxillaire. — *ap.m*, son apophyse montante. — N, os nasal. — *u*, unguis. — E, ethmoïde. — Ms, maxillaire supérieur portant une incisive précanine *inc*, et l'apophyse palatine, *ap.pal*, dont le bord libre est fortement relevé en haut. — *so*, Nerf sous-orbitaire. — *mal*, os malaire. (A. Broca, *Arch. d'ophth.*, 1889.)

A l'arcade alvéolaire, on croirait, puisque l'intermaxillaire entier est en dedans, que jamais il ne devrait y avoir d'incisive précanine. Souvent, pourtant, cette incisive borde la lèvre externe de la fissure, et c'est un motif incontestable pour faire des réserves sur sa valeur morphologique.

Pour Albrecht, ce colobome de la lèvre supérieure est tout entier dû à la non-coalescence du bourgeon nasal externe et de l'arc maxillaire supérieur. Il est incontestable qu'il en est ainsi dans la partie supérieure de la fissure, au-dessus de la narine, mais la partie labiale peut fort bien être, en bas, semblable à celle du bec-de-lièvre vulgaire; partir, par conséquent, entre le nasal interne et l'arc maxillaire et, en haut, dévier en dehors et non en dedans, vers la gouttière lacrymale et non vers la gouttière olfactive. Cela irait bien avec la similitude de la fente alvéolaire, avec l'existence de l'incisive précanine dans le colobome facial, et c'est une des raisons pour lesquelles il faut douter un peu

(¹) Voy. p. 2.
(²) PELVET, *Mém. de la Soc. de biol.*, 1863, 2ᵉ série, t. V. p. 181.
(³) A. BROCA, *Arch. d'ophthalm.*, 1889, t. IX, p. 215.

des explications embryologiques d'Albrecht. Le colobome facial peut être unilatéral ou bilatéral (1).

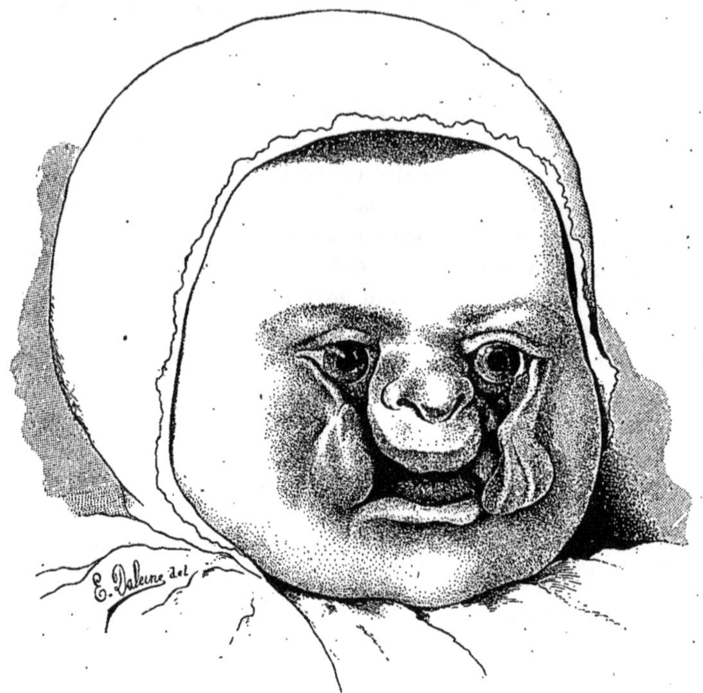

FIG. 20. — Coloboma complexe bilatéral. (Cas de Guersant.)

c. **Fissure médiane.** — Autrefois Osiander, Bertrandi ont affirmé que la fissure médiane de la lèvre supérieure constituait le bec-de-lièvre ordinaire; on se demande comment une pareille erreur a pu être commise. A la fin du siècle dernier et au commencement du nôtre, Lafaye, Boyer, ont admis sans preuves bien précises cette fissure médiane, niée résolument par Chaussier, Dupuytren, Cruveilhier. Mais des faits probants dus à Nicati, Otto, Vrolik, Bouisson ont montré que cette négation était trop absolue.

La fissure peut être simplement labiale, et même dans un cas de Bouisson elle se bornait à une simple encoche. La fissure prolongée divisant le dos du nez a été vue par O. Witzel (2).

La fissure complexe, niée à tort par P. Albrecht, fend le rebord alvéolaire entre les deux incisives centrales et entre les apophyses palatines des deux intermaxillaires. Puis, plus profondément, Kundrat a montré qu'elle dédouble la cloison médiane des fosses nasales, ce qui doit faire admettre avec His et contre A. Kölliker que cette cloison est primitivement formée de deux lames accolées. J'ai vérifié le fait sur un enfant et, avec une netteté absolue, sur un veau (3).

(1) GUERSANT, *Bull. de la Soc. de chir.*, 1860, 2e série, t. I, p. 113.
(2) O. WITZEL, *Arch. f. klin. Chir.*, Berlin, 1882, t. XXVII, p. 893.
(3) KUNDRAT, *Wiener med. Presse*, 1887, p. 185. — A. BROCA, *Bull. de la Soc. anat.*, 1887 p. 395 et 588.

La pathogénie de cette fissure médiane n'est pas contestée; il y a défaut de coalescence entre les bourgeons nasaux internes.

2° FISSURE COMMISSURALE

Les fissures commissurales qui constituent la macrostomie ne sont pas d'une rareté extrême, mais souvent elles ne sont pas absolument typiques.

La première observation nette de fissure génienne semble être celle que Muralt recueillit, en 1715, sur un enfant que Freystage opéra avec succès. Ces faits, signalés par Vidal (de Cassis), étaient passés sous silence par nos traités classiques, lorsque Bouisson, Debout [1] puis Pelvet réunirent les observations éparses.

La fissure commissurale typique des parties molles est *horizontale*, au moins jusqu'au bord antérieur du masséter. C'est d'ailleurs là sa limite habituelle. Mais parfois, que ce soit sous forme de sillon ou de vraie fissure, elle se prolonge, un peu ascendante, vers le tragus, plus ou moins dévié et déformé sur les sujets de Fergusson, de Debout. Lorsque la macrostomie est bilatérale et au premier degré, la bouche est fendue presque d'une oreille à l'autre. Au second degré, la macrostomie bilatérale va d'une tempe à l'autre, la fente devenant sillon plus ou moins près de la tempe.

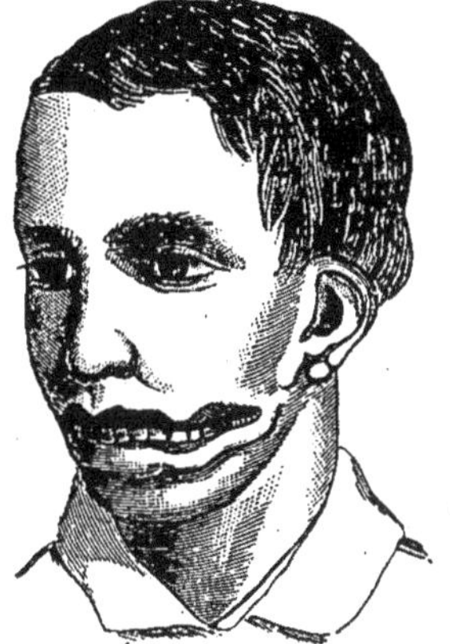

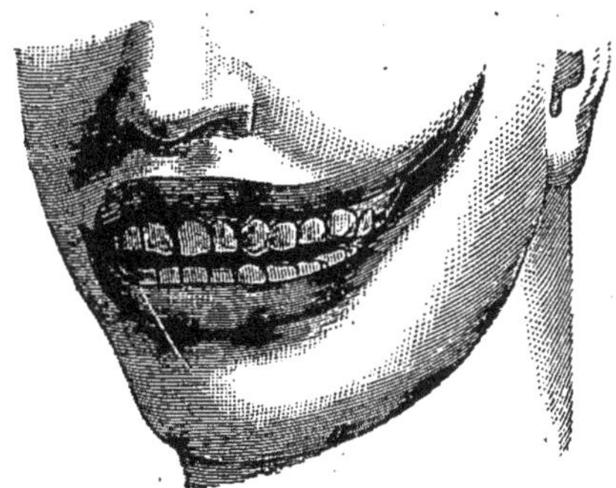

FIG. 21 et 22. — Les deux degrés de la macrostomie.

Le canal de Sténon dans le cas de Rynd s'ouvrait sur la lèvre supérieure de la fente. Au fond de cette fente on voit les gencives et les arcades dentaires dans une étendue variable. Les bords de ces fissures ont le même aspect que dans le bec-de-lièvre ordinaire. Chez le malade de Pelvet, des brides muqueuses les unissaient étroitement aux arcades alvéolaires.

A côté de cette fissure, due certainement à un défaut de soudure de la fente intermandibulaire, Vrolik, Ammon et Langenbeck, Fergusson, Lannelongue ont décrit des fissures géniennes obliques, allant en général de la commissure vers l'angle externe de l'orbite; Vrolik en a montré une allant à l'angle interne; Klein enfin a vu un sujet chez lequel la fissure, commissurale des deux côtés,

[1] DEBOUT, *Bull. gén. de thérap.*, Paris, 1862, t. LXIII, p. 13 et 66.

allait d'un côté à l'angle interne et de l'autre à l'angle externe de l'orbite. Mais dans ce groupe il y a sûrement des confusions. Si l'on pense, avec Mathias Duval, que l'arc maxillaire supérieur naît directement de la base du crâne, on peut admettre que la fissure à concavité supérieure, remontant à la région temporale, soit typique. Mais les sillons et cicatrices allant de la commissure à l'angle externe, au milieu et mieux encore à l'angle interne de l'orbite, ne sauraient s'interpréter ainsi : il s'agit là, évidemment, de brides amniotiques atypiques. Ces brides, d'ailleurs, on les voit sur les pièces de ce genre provenant de sujets mort-nés. C'est de la sorte qu'il faut expliquer le cas de Lannelongue, où une bride allait de la commissure à l'encéphale en passant *par l'angle externe des paupières*. L'origine seule est intermandibulaire.

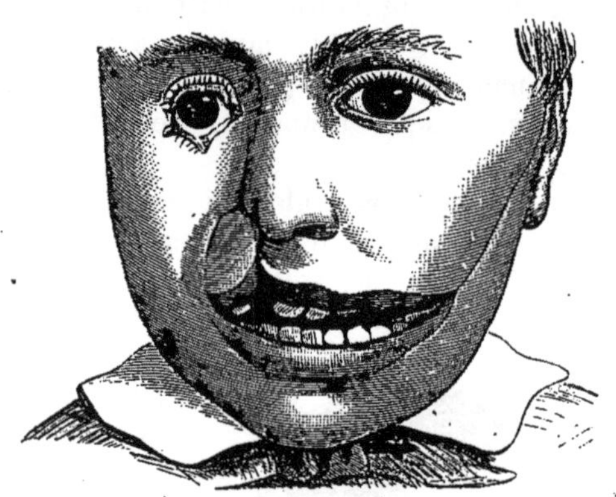

Fig. 25. — Cas de Pelvet.

Une grande confusion règne encore dans le mémoire, moderne cependant, de Morian. Cet auteur y signale la fissure qui, dans quelques cas exceptionnels, intéresse le rebord alvéolaire entre la canine et la première molaire ; et pour lui il n'y a aucune différence fondamentale entre cette fente oblique et la fente transversale. J'affirme, au contraire, qu'il y a une différence fondamentale : cette fissure alvéolaire est absolument inexplicable par un simple arrêt de développement. Je ne sais pas ce qu'étaient au juste les observations de Nicati, de Remacly, de Fergusson — je sais cependant que cette dernière est douteuse — mais j'ai eu la bonne fortune de disséquer deux pièces de cette très rare monstruosité, et les deux fois l'insertion d'une adhérence pathologique donnait de la malformation une explication purement mécanique (1).

La fissure génienne s'accompagne souvent de quelques difformités osseuses; Pelvet a vu le maxillaire inférieur dévié ne plus répondre exactement au supérieur dont le bord était épaissi, tandis que la paroi antérieure du sinus maxillaire était amincie et déprimée. L'atrophie du maxillaire inférieur a été notée par Morgan, par Rynd; l'absence d'articulation temporo-maxillaire par Roulland (2). Il est fréquent, d'autre part, que chez ces sujets l'oreille externe et l'oreille moyenne soient malformées, absentes même, l'oreille interne étant bien conformée; que l'on constate au-devant du tragus l'existence d'appendices préauriculaires (3).

(1) A. Broca, *Gaz. hebd. de méd. et de chir.*, 1887, p. 537. *Ann. de gynécol.*, 1887, t. XXVIII p. 264, obs. XLV. — Chavane, *Bull. de la Soc. anat.*, 1890, p. 137.

(2) Roulland, *Bull. de la Soc. anat.*, 1886, p. 599.

(3) Van Duyse, *Macrostomes congénitaux avec tumeurs préauriculaires et dermoïdes de l'iris*. Gand, 1882.

3° FISSURE DE LA LÈVRE INFÉRIEURE

La fissure typique de la lèvre inférieure ne peut être que médiane, et elle est due à la non-coalescence des deux arcs maxillaires inférieurs. C'est une malformation très rare, si bien que Cruveilhier en contestait l'existence, malgré les observations de Tronchin, de Couronné, de Nicati, de F. Petit. Des faits plus récents et indiscutables sont dus à Bouisson, Parise, Ribell, Lannelongue, Thorndicke, A. Wœlfler. Je ne parle pas du fait de Faucon; là, en effet, la fissure labiale et osseuse était latérale et non point médiane. Ce qui se comprend d'ailleurs, car la malformation était provoquée par une volumineuse tumeur (1).

Du côté des parties molles, on observe une fissure labiale de hauteur variable, depuis une simple encoche jusqu'à une division de toute la lèvre, et même dans les faits de Parise, de Lannelongue, de Wœlfler, un sillon cicatriciel médian descendait de là le long du cou jusqu'à la fourchette sternale.

En regard de la solution de continuité des parties molles existe parfois une solution de continuité du maxillaire inférieur et même, comme chez les sujets de Parise, de Thorndicke, de Wœlfler, à un degré plus avancé, la bifidité de la langue est possible. Cette bifidité a, d'autre part, été observée par Pooley sans que la lèvre et la mâchoire fussent fendues.

Mais ici intervient une difficulté embryologique : on admet aujourd'hui, avec His, que la pointe de la langue, tout comme la base, naît par un germe primitivement unique, le *tuberculum impar*. Aussi His affirme-t-il, dans une lettre à Wœlfler, que la bifidité de la langue ne peut s'expliquer par un simple défaut de coalescence. Mais, ajoute-t-il, le tronc aortique, primitivement pair, puis soudé en un tronc médian, a son origine première dans la région où sera le *tuberculum impar*, et de là, secondairement, il descend jusque dans la cage thoracique. Supposons donc là une *adhérence anormale*, une migration tardive, et nous pouvons comprendre que le *tuberculum impar* soit de la sorte pour ainsi dire coupé en deux. D'ailleurs un autre fait est à mettre en regard de l'explication précédente, l'existence du sillon médian allant du menton au sternum alors que dans cette région, occupée par le champ méso-branchial, aucune coalescence embryonnaire n'a lieu.

Septours (2) a publié une observation bizarre, mais trop peu précise pour être concluante, de *trifidité de la langue*. On ne saurait dire de quoi au juste il s'agissait.

4° ASSOCIATION DES DIVERSES FISSURES

Il est fréquent, pour les fissures prolongées, que les deux côtés de la face

(1) Couronné, *Ann. de la Soc. de méd. de Montpellier*, 1819, p. 107. — Parise, *Bull. gén. de thérap.*, 1862, t. LVII, p. 269. — Lannelongue, *Bull. et mém. de la Soc. de chir.*, 1879, nouv. série, t. V, p. 617. — Thorndicke, *Med. and surg. rep. of the City Hosp. of Boston*, d'après *Centralblatt für Chir.*, 1882, p. 709. — A. Woelfler, *Arch. für klin. Chir.*, 1890, t. XL, p. 795. Pour l'observation de Faucon, voy. Magitot, De la polygnathie. *Ann. de gynéc.*, 1875, t. IV, p. 81 et 161.

(2) Septours, *Union méd.*, Paris, 1876, 3e sér., t. XXI, p. 209.

présentent chacun une fente, mais les lésions dans bien des cas ne sont pas symétriques, et l'on peut observer les associations les plus diverses entre les diverses variétés, simples ou complexes, totales ou partielles, qui viennent d'être décrites. On peut aussi observer l'association d'une lésion purement mécanique, par bride, et d'une fissure typique située du côté opposé. Quelquefois avec une fissure génienne, typique ou atypique, existe un bec-de-lièvre simple du même côté. Au massif maxillaire supérieur en particulier, Meckel a vu un trait médian et un trait latéral, et sur des pièces non moins exceptionnelles de Leuckart, de Hallez (1), de Deramond, au trait médian s'ajoutaient deux traits latéraux. Ce n'est pas tout, et ces diverses fissures se joignent parfois aux malformations déjà étudiées du nez, des oreilles, des yeux.

Étiologie. — Certaines hypothèses anciennes sur l'étiologie du bec-de-lièvre rentrent dans le domaine de la fable : tel le fœtus qui, d'après Jourdain, se déchire lui-même la lèvre avec les poings. Depuis longtemps déjà A. Paré, Harvey, Gœthe, Meckel, Blandin, Isid. Geoffroy Saint-Hilaire ont soutenu qu'il fallait invoquer un arrêt de développement; cette doctrine est définitivement établie depuis les recherches embryologiques de Coste et Gerbe, et à propos de chaque fissure j'ai dit à quelle fente normale elle correspondait. Je ne veux revenir ici que sur un seul point; une fissure déterminée est d'autant plus rare que les bourgeons entre lesquels elle existe doivent se souder plus rapidement. En effet, plus la cause perturbatrice agira sur un embryon jeune et plus il y aura de chance pour qu'elle provoque des troubles profonds, des anomalies incompatibles avec la vie.

Mais cette cause, quelle est-elle? Pourqui ces défauts de soudure? Il est des cas où la réponse est aisée, lorsque sur la région cranio-faciale existent des traces diverses de processus pathologiques, capables de produire des actions mécaniques, d'écarter anormalement les bourgeons qui devraient aller à la rencontre l'un de l'autre. Sans doute Grohe a eu tort d'avancer que dans la fissure palatine l'hypertrophie (douteuse d'ailleurs) du vomer est le fait primitif, et l'on ne saurait accorder à Tenon, à Vrolik, à Nicati que le rôle étiologique principal revienne à l'hypertrophie de la langue. Mais il est impossible de contester les faits suivants : Fernet, Lannelongue (2) ont vu des tumeurs congénitales de la langue sous une fissure palatine; Lannelongue a observé un angiome de la gencive en regard d'un bec-de-lièvre; j'ai disséqué un fœtus chez lequel une tumeur extra-duremérienne faisait issue par une fissure médiane complexe; la polygnathie s'accompagnait de fissure labiale inférieure dans plusieurs cas; enfin Retzius, Otto, Wegelin, Haack ont vu des kystes fœtaux, sans doute par diplogenèse, insérés en des points variables, passer à travers une fente palatine.

Ailleurs il s'agira d'adhérences amniotiques, et ici les faits sont si nombreux que je renonce à les citer. On sait que I. Geoffroy Saint-Hilaire a insisté sur le rôle de ces adhérences dans la genèse des arrêts de développement, rôle mis en évidence expérimentalement par Dareste. Dans son mémoire diffus,

(1) Hallez, *Bull. de la Soc. anat.*, 1868, p. 65.

(2) Fernet, *Bull. de la Soc. anat.*, 1864, p. 131. — Lannelongue, *Arch. gén. de méd.*, 1883, 7e série, t. XI, p. 389 et 549.

mais très documenté, Morian montre bien que ces adhérences, l'hydrocéphalie, l'encéphalocèle, sont la règle dans les fissures faciales prolongées.

Mais si pour ces fissures profondes et graves, nécessitant une action perturbatrice intense, la cause mécanique est très souvent prise sur le fait, il n'en est pas de même pour le bec-de-lièvre vulgaire. Là, dans la grande majorité des cas, aucun indice ne nous guide; c'est sans doute que, pour produire cette malformation légère, il a suffi d'une cause médiocre, disparue sans laisser de trace. Certains faits toutefois sont établis. L'influence de l'hérédité est indiscutable, et parfois à l'hérédité se joint la consanguinité. Il n'est pas rare que ces enfants soient porteurs de malformations diverses des pieds, des doigts et des orteils. Il est admissible qu'un coup sur le ventre de la mère, qu'une émotion vive puissent troubler brusquement le développement de l'embryon; mais autrefois on a abusé de cette étiologie, on a invoqué des émotions survenues à une période assez avancée, où déjà les soudures faciales étaient achevées et parachevées, on a raconté à ce sujet des histoires merveilleuses et de là le discrédit absolu où cette étiologie est tombée. On a parlé, ce qui n'explique pas grand'chose, de la malformation primitive des germes. Enfin, il semble que la syphilis héréditaire puisse parfois intervenir, et elle est notée expressément dans des observations de Lannelongue, de T.-R. Baron, de Brown.

Serres a incriminé l'insuffisance du système artériel; Béclard, Tiedmann, Dugès, celle du système nerveux; rien de tout cela ne repose sur des données scientifiques.

On a discuté pour expliquer la prédominance du bec-de-lièvre à gauche et l'on a parlé de la moindre énergie des phénomènes vitaux dans la moitié gauche du corps; c'est peut-être voiler notre ignorance sous un mot.

Symptômes. — Pronostic. — Les signes physiques, c'est-à-dire l'aspect des parties, ont été suffisamment décrits et figurés dans l'étude des variétés anatomiques. Je n'ai donc à mentionner que les troubles fonctionnels.

Le bec-de-lièvre simple, unilatéral, n'a en général aucune conséquence sérieuse. Il n'entrave pas la succion et l'enfant s'élève aisément au sein ou au biberon.

Il en est de même pour la fente du voile du palais seul, et de plus cette fente ne gêne pas la déglutition. A titre d'exception, je signalerai les faits de Dieffenbach, d'Ad. Alt (¹) où les deux moitiés du voile, rabattues sur les trompes d'Eustache, les ont oblitérées, d'où la surdimutité acquise. Mais presque toujours le seul inconvénient de ces fissures est le nasillement.

Au contraire, la fissure labio-palatine, surtout quand elle est bilatérale, est une malformation grave qui menace souvent et rapidement l'existence. Quelquefois, lorsque la fente est unilatérale et étroite, la succion est possible, mais en général il n'en est pas ainsi, et l'on est forcé d'élever ces enfants à la cuiller. La déglutition est entravée, les fosses nasales et la bouche forment une sorte de cloaque et les mucosités nasales, d'autant plus sécrétées qu'il y a presque toujours du coryza chronique, passent constamment dans la cavité

(¹) A. ALT, *Arch. f. Augen- und Ohrenheilkunde*, t. VII, p. 211.

buccale. Pour nourrir ces enfants, il faut un soin extrême; or souvent la mère ou la nourrice négligent volontiers un être monstrueux qui leur répugne, et c'est une cause de plus pour que ces enfants à fissure complexe totale fournissent une mortalité considérable.

Si le sujet survit, il restera très difforme et de plus la mastication et la déglutition seront gênées, les actes de siffler, de souffler seront impossibles. Chrétien a fait voir que l'olfaction est diminuée, ce qui est sans doute en rapport avec l'existence à peu près constante d'un coryza chronique. La phonation sera rendue vicieuse par un nasillement intense, et souvent même certaines lettres, dites linguo-palatines, ne pouvant être prononcées, elle sera extrêmement indistincte, presque incompréhensible. Un fait assez remarquable est que ce nasillement existe, quelquefois même à un haut degré, chez des sujets où, avec une insignifiante bifidité de la luette, on constate un simple défaut d'ossification de la voûte palatine, la muqueuse étant intacte.

Les fissures prenant toute la largeur de la joue ou toute la hauteur de la lèvre inférieure s'accompagnent d'un symptôme spécial : l'écoulement continu de la salive, capable même d'être une cause de dépérissement.

Traitement. — Toutes ces fissures faciales ont un traitement commun; il faut aviver leurs lèvres et les rapprocher par la suture, après avoir pratiqué les libérations nécessaires pour que l'affrontement se fasse sans tension. Mais il va sans dire que si, pour toutes ces malformations, le principe chirurgical fondamental est le même, le manuel opératoire est essentiellement différent, et d'autre part, il existe, relativement à l'âge où il faut intervenir, des indications thérapeutiques toutes spéciales, selon qu'on doit restaurer les parties molles seules, le rebord alvéolaire ou la voûte palatine. Je vais envisager successivement ces trois cas (1).

1° **Restauration des parties molles.** — C'est proprement le traitement du bec-de-lièvre, et dans les procédés qui ont été décrits c'est le bec-de-lièvre vulgaire qui sera à peu près seul visé.

Il n'y a pas de perte de substance réelle, a dit Louis, et « il s'agit uniquement de rafraîchir le bord de la division pour en faire une plaie susceptible d'être unie. » L'opération comprend donc simplement deux temps : l'avivement et la suture.

a. *Avivement.* — Autrefois, pour éviter l'hémorrhagie, on faisait souvent l'avivement secondaire; on cautérisait les bords de la fente au fer rouge et on réunissait les bords au moment de la chute des eschares. On a absolument renoncé à cette pratique et l'avivement de la fissure se fait toujours à l'instrument tranchant. A cet effet, on a, à diverses époques, de M. A. Séverin à Marc Sée (2), inventé des ciseaux spéciaux tombés en une juste désuétude. Il suffit d'avoir un bistouri ordinaire à lame étroite, des ciseaux ordinaires et, pour

(1) Pour toutes les questions relatives à l'intervention chirurgicale pour le bec-de-lièvre simple ou complexe et à ses indications (non compris les divisions palatines), on consultera les discussions de la *Société de chirurgie de Paris*, 1849-1850, t. I, p. 164, 511, 576, 680; 1852-1853, t. III, p. 227; t. IV, p. 476; t. V, p. 344; t. VI, p. 265, 529, 436; t. IX, p. 265, 435; 1860, 2e série, t. I, p. 113, 353; t. II, p. 162; t. III, p. 432; t. IV, p. 361, 376, 386; t. VIII, p. 308, 336; 1880, nouv. série, t. VI, p. 350; 1884, t. X, p. 953.

(2) MARC SÉE, *Bull. de la Soc. de chir.*, Paris, 1874, 2e série, t. III, p. 129.

une manœuvre spéciale que je décrirai plus loin, une paire de ces petits ciseaux courbes dont se servent les ophthalmologistes. Dans cet avivement, les deux règles principales sont les suivantes :

1° L'avivement doit être complet, ce qui est aisé pourvu qu'on y porte attention. C'est surtout au sommet du V qu'il faut cruenter avec soin, sans quoi il reste en ce point une fistule disgracieuse.

2° Malgré Giraldès et selon le conseil de Franco, puis de Dupuytren, de Chassaignac, il faut avoir soin de débrider largement les freins muqueux qui unissent les bords de la fissure à l'arcade alvéolaire, de mobiliser bien et loin sous la narine et vers la branche montante. Cela est facile au bistouri, mais il en résulte une hémorrhagie en nappe notable, et c'est pour l'éviter que P. Broca pratiquait ces décollements au galvano-cautère [1] quand il opérait sur de très jeunes enfants; Verneuil a remplacé le galvano-cautère par le thermocautère [2] mais ces complications opératoires sont presque toujours inutiles, et un tamponnement compressif bien appliqué arrête le sang en quelques minutes, après quoi on passe à la suture.

Cette suture bien pratiquée est hémostatique pour l'avivement des lèvres de la fissure, et en particulier pour la coronaire qui est toujours coupée et qu'il est inutile de lier, ce qui d'ailleurs échouerait souvent. Pour éviter l'écoulement sanguin avant la suture, on peut se fier à un aide qui, de chaque main, saisit entre le pouce et l'index une des moitiés de la lèvre opérée; mais il est plus simple encore d'appliquer de chaque côté du champ opératoire une pince longuette à forcipressure prenant bien toute la hauteur de la lèvre. Les mors seront, si l'on veut, garnis d'un tube de caoutchouc (un drain y est excellent) pour rendre la compression moins dure.

b. *Suture.* — Jadis combattue par Franco, Pibrac, Louis, qui s'en tenaient aux bandelettes agglutinatives, la suture est aujourd'hui universellement adoptée. On a beaucoup discuté sur le meilleur mode de suture, et bien des pages ont été écrites pour décrire et pour vanter la suture entortillée, pour préciser la manière et le moment d'en retirer ou d'en changer le fil. La suture entortillée était encore d'usage courant il y a quelques années, mais elle semble aujourd'hui reléguée à côté de la suture à plaque de Denonvilliers, de la suture élastique de Rigal (de Gaillac), et nous pouvons résumer en quelques lignes la conduite chirurgicale la meilleure : comme l'avaient affirmé autrefois Heuermann, puis Mirault (d'Angers) [3], il faut appliquer au bec-de-lièvre la vulgaire suture entrecoupée. Quant au meilleur fil à employer, le fil d'argent a ses partisans, la soie a les siens, mais ceux du crin de Florence sont peut-être les plus nombreux. Il faut cependant établir une distinction. A la face cutanée, on appliquera du crin de Florence prenant les trois quarts de l'épaisseur de la lèvre, de façon à bien passer en arrière de la coronaire; de la sorte, la suture sera hémostatique. Mais sur la pointe des lambeaux et à la face postérieure, on mettra un rang de sutures à la soie fine.

(1) P. Broca, *Arch. of clin. Surgery*, New-York, nov. 1876, t. I, p. 163.

(2) Verneuil a réuni ses publications sur le bec-de-lièvre dans ses *Mémoires de chir.* (chir. réparatrice), p. 467 et suiv. Paris, 1877.

(3) Mirault (d'Angers), *Bull. gén. de thérap.*, 1867, t. LII, p. 553, et *Bull. de la Soc. de chir.* Paris, t. VIII, p. 50.

Lorsque le tiraillement de la ligne de suture est notable, et lorsque la narine est largement épatée, Guersant appliquait une serre-fine spéciale; Philips, Thierry, ont conseillé d'embrocher le nez avec une longue aiguille ou avec un fil métallique et d'exercer de la sorte une compression latérale en enfilant à chaque extrémité une lame de plomb fixée par un tube de Galli.

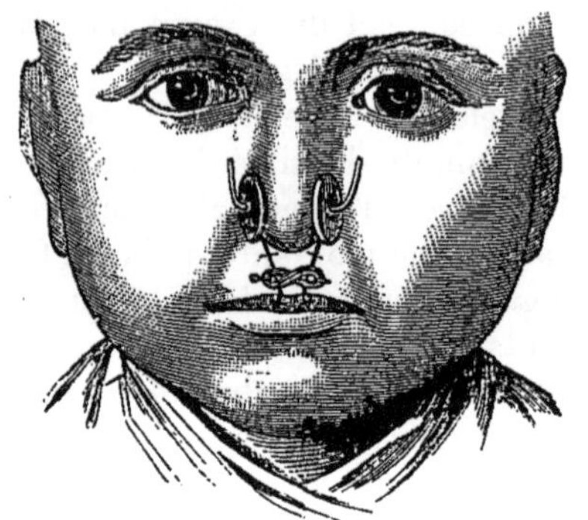

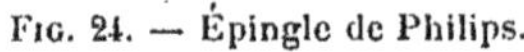

FIG. 24. — Épingle de Philips.

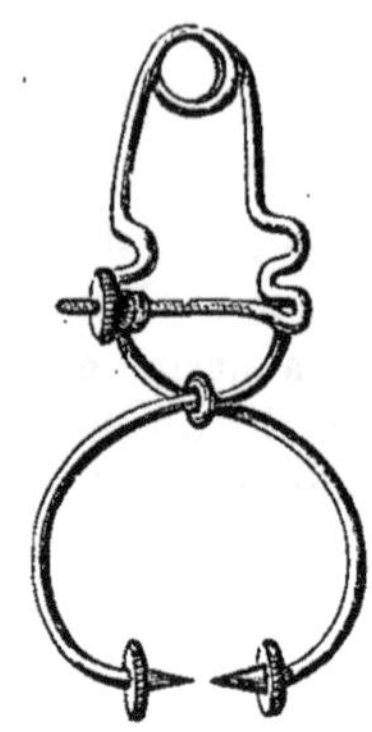

FIG. 25. — Serrefine de Guersant.

On a dit que, si la voûte palatine est fendue, la langue peut venir constamment au contact de la face profonde de la suture et la désunir, et de là des plaques de zinc, de plomb, de caoutchouc auxquelles ont eu recours Heuermann, Eckholdt, P. Broca, pour protéger cette suture. Mais il semble que la septicité inhérente aux opérations anciennes soit en jeu plus qu'une distension mécanique, et ces appareils spéciaux sont abandonnés.

c. *Pansement. — Soins consécutifs.* — Le pansement consiste simplement en une bandelette de gaze antiseptique appliquée transversalement sur la face antérieure de la lèvre; un pansement rigoureusement antiseptique et fermé est ici impossible, et d'ailleurs la plaie muqueuse — que l'on a, il est vrai, affrontée très soigneusement — ne peut être isolée de la cavité buccale.

Un point important est d'empêcher l'écartement mécanique de la suture, dont il faut autant que possible assurer le repos. A cet effet, les auteurs anciens avaient inventé des compresseurs spéciaux refoulant la joue en dedans, avaient imaginé des bandages compliqués. Tout cela est tombé dans l'oubli, comme le précepte de Roonhuysen, d'après lequel, pour faire tenir l'enfant tranquille après l'opération, le mieux était de le priver de sommeil pendant la nuit précédente. Pendant les vingt-quatre premières heures, si l'enfant tette encore, on ne le laissera pas prendre le sein, et on lui donnera à la cuiller du lait en petite quantité. Si l'enfant crie, il faut que la mère ou la nourrice, le surveillant attentivement, exerce immédiatement sur les joues une compression légère.

Les fils de soie du lambeau et de la face postérieure sont enlevés du troisième au quatrième jour. Les crins de Florence sont coupés le sixième ou le septième jour.

a. *Procédés opératoires* — L'avivement simple suffit pour les fissures de la joue. Mais quand on doit reconstituer le bord libre de la lèvre, il n'en est plus de même. Pendant bien longtemps, sans doute, on s'est borné à retrancher d'un coup de ciseaux l'ourlet muqueux de chacun des bords, ensuite réunis par la suture. Mais de la sorte, lorsque la cicatrice se rétracte, il se constitue presque inévitablement à son extrémité inférieure une encoche des plus disgracieuses. Bien des procédés ont été inventés pour remédier à cet inconvénient.

Je passerai sous silence l'avivement courbe de Husson, absolument inefficace, et je ne parlerai que des procédés à lambeaux.

Malgaigne [1] a mis en usage un procédé imaginé par Clémot (de Rochefort). Sur chaque bord, il taille par transfixion au bistouri un petit lambeau adhérent par sa base inférieure, libre par son extrémité supérieure, que l'on mène bien en pointe jusqu'au sommet du V. Ces deux petits lambeaux sont rabattus et suturés l'un à l'autre, ils forment sous la lèvre une sorte de petite trompe, d'abord fort laide, mais qui peu à peu se rétracte, et que d'ailleurs il est aisé de réséquer secondairement. Le procédé de Nélaton n'est qu'une modification insignifiante de celui de Clémot : il consiste à circonscrire le sommet du V, de façon à laisser les deux lambeaux en continuité par leur pointe : une fois qu'ils sont rabattus, on conçoit qu'il y ait, en somme, un point de suture naturel à leur extrémité, ce qui n'a pas un avantage bien considérable. La légère modification de Henry (de Nantes) n'a pas non plus une grande importance : elle consiste à tailler chacun des lambeaux en un biseau inverse, de façon à élargir les surfaces affrontées.

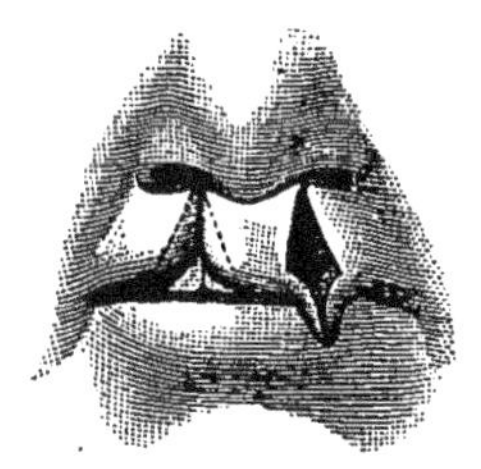

Fig. 26. — Procédé Clémot-Malgaigne.

Le procédé de Mirault [2] est excellent dans bien des cas. Mirault avivait le

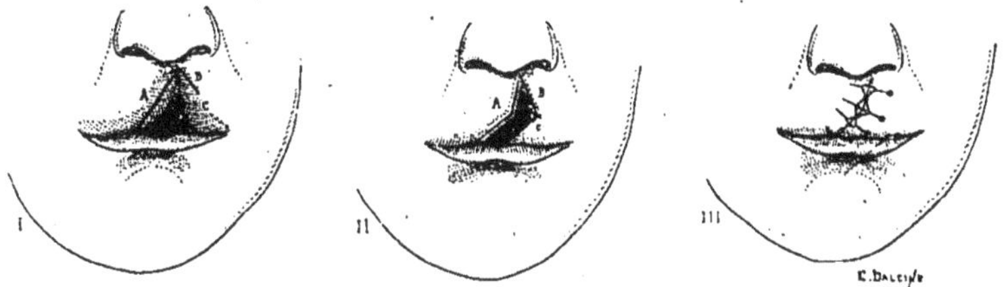

Fig. 27. — Procédé de Mirault.

A, avivement de la lèvre interne. — B, incision de la lèvre externe pour libérer le lambeau C. — Les figures I et II montrent les tracés et la disposition du lambeau. — La figure III montre la suture. (*Traité* inédit de Reclus et Forgues.)

bord interne à la mode ancienne, d'un simple coup de ciseaux, puis il cruentait avec soin l'angle arrondi ; sur le bord externe, il taillait un lambeau semblable à celui de Clémot, et le lambeau était appliqué par la suture contre l'angle avivé du bord interne. De là, donc, une petite languette devenue parallèle au bord libre de la lèvre, qu'elle reconstituait. Le seul défaut de ce procédé, c'est qu'il crée, par l'avivement ancien, une perte de substance du bord interne. Mais une modification bien facile y pare : Lannelongue a coutume de pratiquer, avec les petits ciseaux d'ophthalmologiste, un simple avivement épidermique, et le résultat est excellent [3].

[1] Malgaigne, *Société de chir.*, 20 novembre 1843, et *Journal de chirurgie de Malgaigne*. Paris, 1844, t. II, p. 1.

[2] Mirault, *Journ. de chir. de Malgaigne*, 1844-1845, t. II, p. 257; 1845, t. III, p. 5. *Mémoire sur l'opération du bec-de-lièvre*. Angers, 1845, in-4°. — Rapport de Guersant, *Bull. de la Soc. de chir.*, 1856, t. VII, p. 219, 435.

[3] Denise, Thèse de doct. de Paris, 1883-1884, n° 311.

Giraldès [1] s'est préoccupé tout spécialement de bien fermer la communication entre la narine et le vestibule buccal ; à cet effet, il taille sur le bord interne un petit lambeau, adhérent par sa base supérieure, qu'il relève de façon à le placer en pont sous la narine et à le suturer à un débridement transversal fait à la base du bord externe de la fissure. Le bord libre de la lèvre est restauré comme dans le procédé de Mirault.

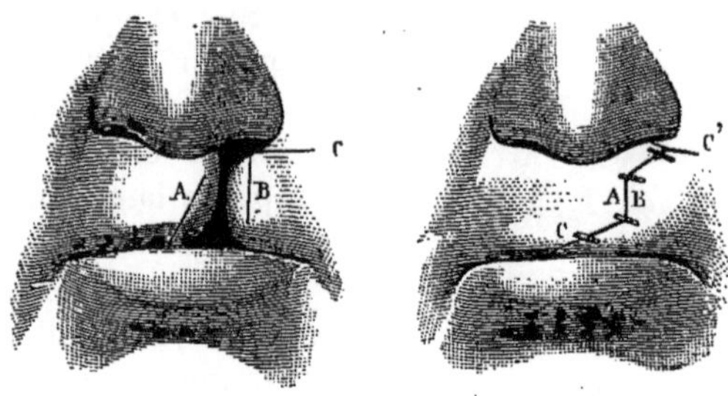

FIG. 28. — Procédé de Giraldès.
I, tracé des incisions. — II, disposition des sutures.

Cette petite complication est en général inutile, et nous restons en face de deux procédés : celui de Clémot-Malgaigne, excellent pour les fissures à grand écartement, celui de Mirault-Lannelongue, applicable à tous les becs-de-lièvre simples et aux becs-de-lièvre complexes à écartement modéré.

Pour le bec-de-lièvre bilatéral, le manuel opératoire dépend de l'état du lobule médian.

Si ce lobule est bien développé, on fait des deux côtés l'opération de Mirault, avec avivement épidermique de tout le pourtour du lobule. Mais souvent le lobule sera étroit, mince, et surtout moins haut que le reste de la lèvre. On ne le réunira alors qu'à la partie supérieure des deux avivements externes, dont les lambeaux rabattus seront suturés l'un à l'autre sur la ligne médiane, à la Clémot-Malgaigne, en sorte que la suture prendra la forme d'un Y. Là encore l'avivement du lobule aura été épidermique et aura porté sur ses trois bords muqueux. Quelquefois enfin, le lobule médian est tout à fait petit, difforme, irrégulier. On a alors conseillé de le réséquer simplement, ce qui semble être une erreur. Ces cas, en effet, sont presque toujours ceux où le tubercule osseux fait saillie en avant, où la sous-cloison est d'une brièveté excessive ; le lobule médian, soigneusement disséqué, servira à reconstituer la sous-cloison, après refoulement du tubercule osseux, selon un procédé établi par Dupuytren. Au-dessous de ce lobule, on suture les deux lèvres externes, comme s'il s'agissait d'une large fissure médiane, et pour cela c'est au procédé de Clémot qu'on aura recours.

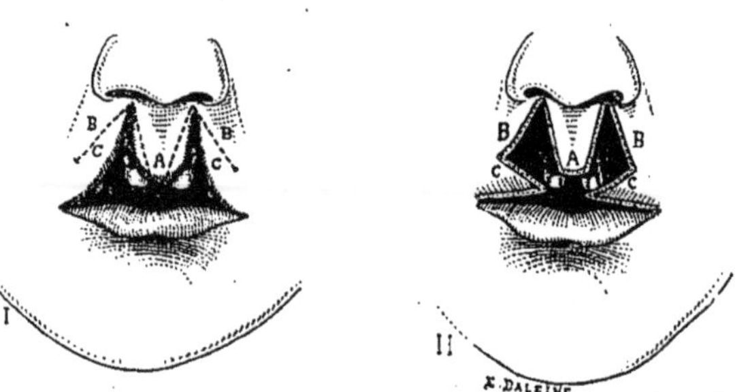

FIG. 29. — Procédé de Clémot appliqué au bec-de-lièvre complexe bilatéral. (*Traité* inédit de RECLUS et FORGUES.)

b. *Accidents. — Age où il faut intervenir.* — L'opération réussit presque tou-

[1] GIRALDÈS, *Bull. de la Soc. de chir.*, 1865, 2e série, t. VI, p. 327, et *Leçons cliniques*, etc., 1868, fasc. 1, p. 140.

jours, et même lorsque la réunion immédiate échoue, le résultat n'est généralement pas nul, car la plaie guérit par seconde intention, par le mécanisme des plaies angulaires. Il est vrai qu'alors il persiste une encoche disgracieuse. Les causes de l'échec sont multiples : la désunion peut être purement mécanique, due aux cris de l'enfant, mais cette éventualité est rare. A l'ordinaire, le défaut d'union est dû à l'infection de la plaie, qui se met à suppurer. C'est ainsi que l'existence d'un coryza antérieur, dont les mucosités coulent constamment sur la lèvre, est une cause d'échec, et doit dès lors faire remettre l'opération.

Ainsi, l'opération est presque toujours efficace. En outre, elle est presque toujours d'une bénignité extrême ; mais ici il faut établir une distinction. Les tout jeunes enfants supportent mal, en effet, les pertes de sang, et de là des discussions, fort anciennes déjà, sur l'âge où il convient d'opérer le bec-de-lièvre. Je me bornerai à mentionner les débats de l'Académie royale de chirurgie, de l'Académie de médecine (1845)([1]), de la Société de chirurgie de Paris (1856, 1865, 1884), les mémoires récents publiés en Allemagne par Hoffa, par Eigenbrodt([1]); en voilà assez pour prouver qu'en tous temps et en tous lieux cette question a été agitée. Il n'est pour ainsi dire pas d'âge, de un jour à quatre ou cinq ans, qui n'ait été donné par quelque chirurgien comme l'âge d'élection. On est aujourd'hui d'accord pour admettre qu'un débat général n'a pas sa raison d'être ; la conduite à tenir dépend de l'état des lésions et de la santé générale.

Pour ne pas opérer un nouveau-né, les seuls arguments sont l'hémorrhagie et la durée de l'intervention. Or, quoi de moins sanglant et de plus rapide que la restauration de l'encoche labiale simple? On est donc parfaitement en droit d'intervenir dans ces conditions, même chez un enfant de quelques jours, même pour une fente bilatérale, pourvu toutefois que l'enfant soit bien vigoureux, bien nourri, bien soigné. Mais on ne saurait contredire aux chirurgiens qui, pour supprimer ces appréciations parfois délicates, posent comme règle d'attendre jusque vers le troisième mois, à moins que les parents ne leur forcent la main. Passé six mois, il sera prudent d'attendre la fin de la dentition.

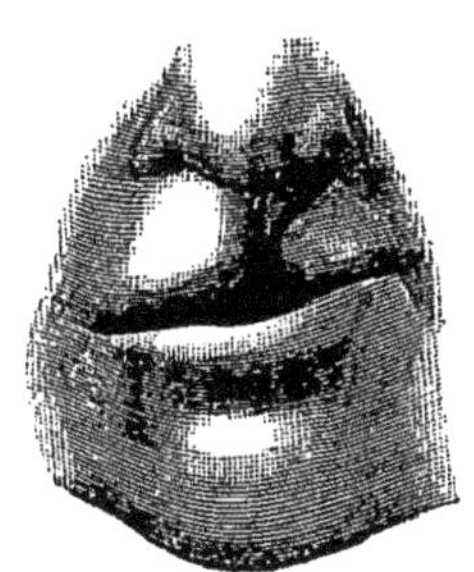

Fig. 30. — Bec-de-lièvre complexe sans saillie ou promontoire.

Voilà pour le bec-de-lièvre absolument simple. Mais opératoirement la simplicité n'est plus telle lorsque la fente est large, lorsque ses bords sont reliés aux gencives par des freins muqueux solides et courts. Alors sont nécessaires de grands décollements à la face interne des joues, et l'hémorrhagie immédiate sera forcément notable. C'est dans ces conditions que l'on a commencé à enregistrer des cas de mort chez les opérés nouveau-nés, et c'est pour eux que P. Broca, partisan de l'opération aussi précoce que possible, a préconisé les débridements profonds au galvanocautère. Même ainsi, on a compté des échecs graves, et peut-être vaut-il mieux attendre l'âge de trois à six mois.

([1]) Eigenbrodt, *Ueber Hasenscharte.* Inaug. Dissert. Halle, 1885. — F. Gotthelf, *Arch. f. kiln. Chir.*, Berlin, 1885, t. XXXII, p. 355 et 573.

Une question analogue se pose pour les becs-de-lièvre anatomiquement simples, c'est-à-dire sans fissure osseuse, mais où, le maxillaire étant très atrophié du côté externe de la fente, l'intermaxillaire interne du côté opposé fait sous la lèvre un volumineux promontoire. Ce promontoire, il faut l'abattre d'un coup de pince, sans quoi il offensera et distendra la suture; mais cette section osseuse saignera et nous sommes, chirurgicalement, en face d'un bec-de-lièvre complexe.

Lorsque le bec-de-lièvre est complexe anatomiquement, c'est-à-dire avec fissure osseuse, il peut être chirurgicalement simple, si le promontoire ou le tubercule osseux ne sont pas saillants, de façon que l'on puisse restaurer la lèvre sans toucher aux os. Dans le cas contraire — qui, il est vrai, est la règle — nous arrivons à la discussion du bec-de-lièvre complexe.

2° **Restauration du rebord alvéolaire.** — Lorsqu'il n'y a pas de projection en avant du promontoire ou du tubercule osseux, il n'y a pas à s'occuper du rebord alvéolaire : on restaure simplement la lèvre, et cela fait, la fissure alvéolaire, généralement étroite dans ces circonstances, s'oblitère d'elle-même ou à peu près. Il ne restera plus qu'à opérer la fissure palatine. Voyons donc les cas compliqués de saillie osseuse.

a. *Procédés opératoires.* — J'ai déjà mentionné plus haut le *bec-de-lièvre simple avec saillie du promontoire* : on résèque à la pince coupante cet éperon osseux, et on réunit la lèvre au devant, par le procédé de Mirault si la fente n'est pas trop large, par celui de Clémot dans le cas contraire.

Le décollement profond de la joue doit ici être porté assez loin. Il en est d'ailleurs de même dans toutes les opérations où l'on s'attaque aux os.

La conduite à tenir est à peu près la même pour le *bec-de-lièvre complexe unilatéral* : le plus simple semble être de faire sauter au bord alvéolaire la saillie de la lèvre interne. Cependant, craignant qu'il ne restât là une trop large brèche, S. Duplay ([1]) a employé un procédé un peu spécial : il a avivé les deux lèvres de la fente osseuse, a fracturé le promontoire et l'a refoulé en arrière, dans la fente, où il l'a maintenu par la suture osseuse, s'en servant ainsi pour reconstituer l'arcade dentaire. Pour restaurer les parties molles, le procédé de Clémot sera souvent nécessaire.

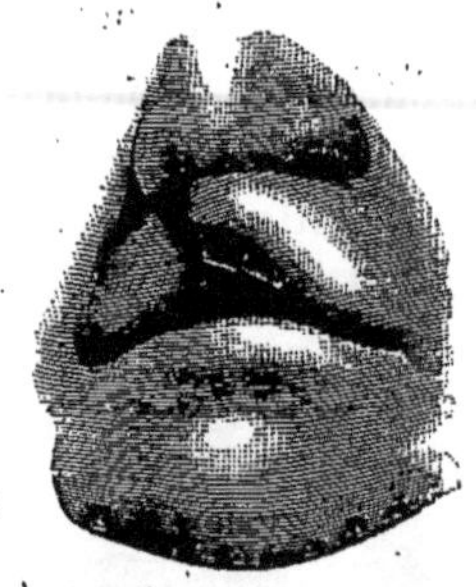

Fig. 31. — Bec-de-lièvre complexe avec saillie du promontoire.

Pour le *bec-de-lièvre complexe bilatéral*, avec saillie du tubercule osseux, l'opération est infiniment plus difficile, et du côté de l'os, et du côté des parties molles.

Le premier temps de l'opération doit toujours consister à faire disparaître la saillie du tubercule osseux. A cet effet, deux procédés sont possibles : l'ablation du tubercule ou son refoulement en arrière. L'ablation pure et simple, jadis préconisée par Franco, a été pendant longtemps seule usitée. On lui a reproché que la suture de la lèvre, privée de soutien, manque souvent et que le résultat plastique n'est pas très beau. Depuis la fin du siècle dernier, on

([1]) S. Duplay, *Bull. de la Soc. de chir.*, Paris, 1875, 3e série, t. II, p. 575.

s'est donc proposé comme but le refoulement du tubercule osseux, et Desault a d'abord recommandé d'exercer sur lui une compression lente avec un appareil spécial. Les essais de ce genre n'ont cependant pas été bien heureux, et Gensoul a conseillé de fracturer brutalement le pédicule osseux, en sorte que le tubercule, dès lors bien mobile, peut être séance tenante remis en place. Mais cette fracture ne pourrait-elle pas dépasser le degré désiré, irradier jusqu'à l'ethmoïde? Aussi Vallet, Blandin ont-ils, derrière le tubercule, sur la cloison, réséqué méthodiquement un fragment triangulaire à base inférieure, ce qui permet le refoulement; Chassaignac, A. Guérin ont préconisé la résection sous-périostée. Mais, dans ce procédé, l'artère naso-palatine a donné, entre les mains de P. Broca, de Verneuil, des hémorrhagies inquiétantes; pour les éviter, Richet a imaginé de couper l'os avec une pince écraseur spéciale; Lund ménage l'artère en donnant une très grande obliquité à la section osseuse. Le tubercule une fois refoulé dans la fente, pendant longtemps on s'en est tenu là, et même Blandin n'avivait pas les bords muqueux de la fissure. Le tubercule médian restait donc mobile et fort gênant. L'avivement simple n'a pas suffi entre les mains de Debrou : le tubercule est encore resté mobile. P. Broca a donc proposé et exécuté la suture osseuse : il n'a pas tardé à être imité, et cette pratique est aujourd'hui classique [1].

Quelquefois le tubercule osseux est trop volumineux pour être refoulé dans la fente. On a donc conseillé de le rétrécir en réséquant ses parties latérales. On ouvre ainsi forcément les alvéoles des incisives latérales supplémentaires, placées de champ, dont l'existence est constante dans ces tubercules hypertrophiés. Peut-être d'ailleurs vaut-il autant de ne pas s'obstiner à conserver toujours et quand même ce tubercule.

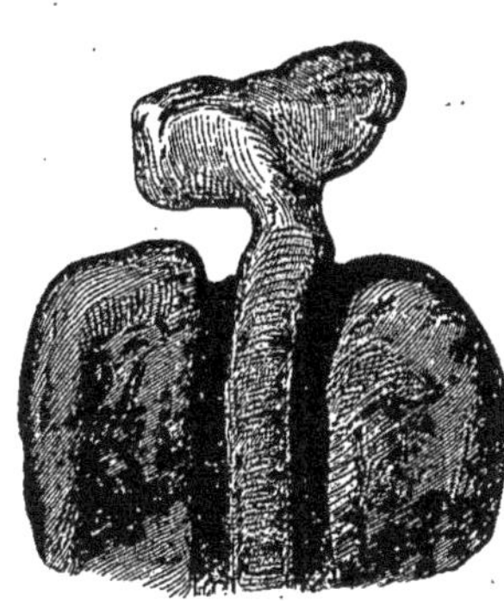
Fig. 52. — Hypertrophie du tubercule osseux.

Le tubercule charnu doit toujours, au contraire, être conservé dans son entier. S'il est en position normale, il servira à reconstituer la lèvre; s'il est appendu au bout du nez, il servira à reconstituer la sous-cloison, en le dédoublant au besoin s'il est trop court. Quelquefois, malheureusement, le tubercule charnu est à peu près nul: la restauration de la lèvre devient une véritable cheiloplastie.

On a discuté pour savoir s'il fallait pratiquer en une seule séance le redressement osseux et la suture labiale. Dupuytren, puis A. Verneuil se sont prononcés en faveur de l'intervention en deux temps, qui ne semble plus compter aujourd'hui beaucoup de partisans.

b. *Accidents. — Age où il faut intervenir.* — Verneuil a publié une observation curieuse où la suffocation a fait périr l'enfant quelques heures après l'opé-

(1) Blandin, *Journ. de chir. de Malgaigne*, 1843, t. I, p. 33. — Costilhes, *Bull. de la Soc. anat.*, 1844, p. 179. — Debrou, *Journ. de chir. de Malgaigne*, 1844, t. II, p. 28. — P. Broca, *Bull. de la Soc. de chir.*, 1868, 2e série, t. IX, p. 147. — G. Petiau, Thèse de doct. de Paris, 1875, n° 93. — Lund, *Norsk. Mag. f. Lägevid.*, 1878, t. VIII, p. 8, d'après *Centralblatt für Chir.*, 1879, p. 29. — Berger, *Bull. et mém. de la Soc. de chir.*, 1884, nouv. série, t. X, p. 888.

ration. C'est là un fait exceptionnel, et on peut dire que toute la gravité de l'intervention tient, chez les jeunes enfants, à l'hémorrhagie. C'est ici surtout qu'ont surgi les discussions sur l'âge où il convient d'opérer. Certains auteurs ont conseillé d'intervenir chez l'enfant à la mamelle, âgé de quelques mois seulement, de quelques jours même, et il est incontestable qu'on peut obtenir ainsi de brillants succès. Mais cette conduite ne saurait prévaloir contre les chiffres et, à lire les mémoires récents de Eigenbrodt, Hoffa, Gotthelf, on voit combien la doctrine de la temporisation a fait de progrès parmi les chirurgiens allemands, naguère partisans de l'opération précoce. Dans les relevés de Hoffa, les enfants âgés de moins d'un an opérés de la sorte donnent 59 pour 100 de mortalité, par décès immédiats ou retardés, incapables qu'ils sont, de par l'anémie traumatique persistante, de résister aux agressions morbides ultérieures, aux fièvres éruptives, aux entérites, à la coqueluche[1]. Quoi qu'on en ait dit, il nous semble que l'opération est, pour une bonne part au moins, la cause indirecte de ces morts tardives, et dès lors l'âge d'élection va se trouver compris de un à deux ans.

Il ne faudra pas attendre davantage, sauf indication spéciale et débilité extrême du sujet, car la réparation rapide de la fissure labio-alvéolaire a incontestablement une influence heureuse pour rétrécir progressivement la fente palatine. Lafaye, Richerand ont même prétendu qu'il en pouvait résulter l'oblitération spontanée, ce qui semble erroné.

3° **Restauration de la voûte palatine et du voile du palais.** — Autrefois, on ne tentait même pas la restauration opératoire du palais et du voile du palais; les premiers essais de staphylorrhaphie ne datent que du commencement de ce siècle, entre les mains de Lemonnier, de de Graefe, de Roux; plus tard, on s'est attaqué aux divisions du palais osseux. Mais, au début, les échecs étaient à peu près constants, si bien que pour Maisonneuve, pour Nélaton, il fallait s'en tenir à la prothèse. Grâce aux efforts de Baizeau, de Langenbeck, d'U. Trélat[2], d'Ehrmann, l'urano-staphylorrhaphie est devenue une opération bien réglée, qui donne dans la grande majorité des cas d'excellents résultats. Elle a donc pris définitivement le pas sur la prothèse.

Il reste toutefois des cas où la prothèse est indiquée. Il existe, en effet, des divisions trop larges pour être comblées, et en particulier il en est presque toujours ainsi pour les fissures bilatérales; de même, on sera trop heureux de se rabattre sur la prothèse quand l'opération aura totalement échoué, avec gangrène des lambeaux. Il faut reconnaître que, dans ces conditions, on pourra obtenir de la prothèse des résultats remarquables, et que depuis une vingtaine d'années, la construction des appareils a fait de grands progrès. Les pièces que l'on fabrique actuellement, et dont la description est vraiment trop spéciale pour trouver place ici, tiennent bien en place, n'ulcèrent pas la perforation, n'ébranlent pas les dents, sont munis d'un voile du palais artificiel souple et

(1) Voyez le relevé des statistiques allemandes dans un article fort complet de FORGUES, *A quel âge faut-il opérer le bec-de-lièvre? Gaz. hebd. de méd. et de chir.*, 1890, n° 11, p. 124.

(2) BAIZEAU, *Bull. de la Soc. de chir.*, 1857-1858, t. VIII, p. 513. — LANGENBECK, *Arch. für klin. Chir.*, 1861, t. II, p. 205; 1864, t. V, p. 951. — U. TRÉLAT, *Bull. de la Soc. de chir.*, 1866, 2e série, t. VII, p. 426; 1877, nouv. série, t. III, p. 440. — *Revue de chirurgie*, 1885, p. 97; 1886, p. 89.

mobile, permettent une phonation parfois étonnamment correcte. Mais néanmoins ils gardent des inconvénients sérieux : ils sont une servitude des plus ennuyeuses, de temps à autre on en voit tomber dans les voies aériennes ou dans l'œsophage ; enfin il est incontestable qu'en moyenne le résultat phonétique est inférieur à celui de l'urano-staphylorrhaphie. C'est donc l'opération sanglante qui est la méthode de choix.

a. *Procédés opératoires.* — Je me bornerai à mentionner, à titre purement historique, les procédés par décollement et par renversement ; ils conduisent à peu près constamment à l'échec. Le seul procédé aujourd'hui employé est celui qui, indiqué par Dieffenbach, par Avery, a été régularisé et vulgarisé par Baizeau, par Langenbeck, par U. Trélat. C'est le procédé *en double pont*, que seul je vais décrire, sommairement d'ailleurs. J'ajouterai quelques mots sur le procédé où Lannelongue a imaginé de prendre un lambeau sur la cloison nasale [1].

Pour pratiquer l'urano-staphylorrhaphie, on chloroformise constamment le sujet ; pendant longtemps, on l'opérait assis, et par conséquent éveillé ; mais, depuis quelques années, on a pris l'habitude de le mettre dans le décubitus dorsal, la tête pendante hors du bord de la table. De la sorte, on peut l'endormir, on est à son aise pour opérer et pour arrêter l'hémorrhagie ; d'autre part, le sang ne passe qu'en petite quantité dans l'œsophage et dans la trachée [2]. Le sujet étant ainsi placé, le chirurgien s'assied derrière sa tête et, à l'aide d'un bâillon, écarte les arcades dentaires ; la pose régulière du bâillon est toujours délicate.

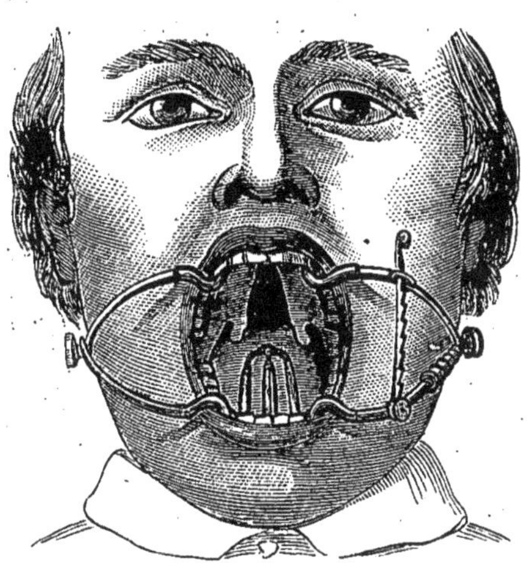

Fig. 33. — Position du bâillon ouvre-bouche.

La *staphylorrhaphie* convient aux divisions limitées au voile du palais. Elle consiste en un simple avivement suivi de suture. L'avivement, assez aisé, se fait au bistouri plutôt qu'aux ciseaux ; il doit être bien complet. Presque toujours, si l'on se bornait après cela à suturer directement, la suture serait soumise à des tiraillements qui compromettraient le succès. Aussi, dès les premières tentatives, Dieffenbach, Roux ont-ils recommandé de faire latéralement des incisions libératrices ; Fergusson a conseillé de sectionner les muscles péristaphylins internes, et Sédillot a prescrit de toujours couper : 1° les péristaphylins par une incision située de chaque côté à 1 centimètre en dehors au-dessus de la base de la luette ; 2° les piliers antérieurs et postérieurs. On peut libérer plus hardiment encore, à l'aide de deux longues

(1) Je signalerai seulement le lambeau ostéoplastique de Fergusson. Cet auteur mobilise au ciseau la lame palatine osseuse. Voy. Lannelongue, *Bull. de la Soc. de chir.*, Paris, 1877, nouv. série, t. III, p. 467.

(2) Rose. *Arch. f. klin. Chir.*, Berlin, 1879, t. XXIV, p. 429.

incisions latérales par lesquelles, avec la rugine, on fait contre l'apophyse ptérygoïde un décollement analogue à celui de l'uranoplastie. Les deux moitiés du voile deviennent de la sorte flottantes et aisées à rapprocher par la suture. Cette suture est semblable à celle de l'uranoplastie.

L'*uranoplastie en double pont* est toujours, lorsqu'elle est appliquée aux fissures congénitales, une *urano-staphylorrhaphie*.

L'avivement est semblable à celui de la staphylorrhaphie. Il lui est même identique pour les divisions n'entamant que la partie postérieure de la voûte osseuse. Il nécessite seulement des précautions et des instruments spéciaux lorsque la fissure arrive juste derrière le bord alvéolaire. Alors il est très difficile de bien aviver l'angle antérieur, peu accessible à la vue et aux instruments.

L'avivement une fois terminé, on trace de chaque côté une incision libératrice qui longe le rebord alvéolaire, d'autant plus en dehors que la fissure est plus large. On a soin de la faire commencer aussi en arrière que possible, contre la dernière molaire, et de lui faire dépasser en avant l'extrémité antérieure de la fissure. En arrière, la pointe du bistouri doit être envoyée bien à fond, contre l'apophyse ptérygoïde. L'incision une fois tracée, on décolle complètement, à l'aide d'une rugine courbe spéciale, la face supérieure du lambeau rectangulaire ainsi circonscrit, en insistant avec soin sur la libération en arrière. Les lambeaux sont, à diverses reprises, approchés l'un de l'autre sur la ligne médiane : quand ils se touchent sans tension aucune on cesse la libération et on place les points de suture.

Pour cette suture, on a inventé tout une série de chasse-fils, d'aiguilles spéciales. L'aiguille de Trélat est incontestablement la plus simple et la plus commode. On a coutume d'employer des fils d'argent pour le palais et pour le voile ; quelques points de fil de soie sont mis sur la luette. Pour tordre les fils d'argent, on a inventé un instrument spécial, *le tord-fils*. Avec de l'habitude, on arrive à les tordre presque tous sans cela, simplement avec les doigts.

Au cours de l'opération l'hémorrhagie est notable, surtout au moment des incisions libératrices. La compression bien exercée en vient toujours à bout, même quand l'artère palatine est coupée.

On a conseillé d'opérer en deux séances : dans une première on libère les lambeaux, puis, quand leur vitalité est assurée, on avive et on suture. De temps à autre, on publie quelques opérations faites de la sorte, mais cette lenteur n'a guère plus sa raison d'être depuis que l'urano-staphylorrhaphie est devenue une intervention bien réglée et aisée à mener à bien en une seule séance.

Le *procédé de Lannelongue* consiste à tailler sur la cloison nasale un lambeau rectangulaire, adhérent par son bord inférieur autour duquel on lui fait décrire un quart de cercle. De la sorte il devient horizontal, face cruentée en haut, et son bord est suturé à la lèvre externe, avivée, de la fissure. Ce procédé, qui a donné à Lannelongue trois succès, sera une précieuse ressource contre les fissures unilatérales où la lame palatine fendue est trop étroite pour fournir au procédé en double pont un lambeau assez étoffé, et il sera sans doute applicable à certaines perforations bilatérales, sans cela inopérables [1].

[1] LANNELONGUE, *Bull. de la Soc. de chir.*, Paris, 1872, 3e série, t. I, p. 197 et 566.

b. *Soins consécutifs.* — Le pansement, cela va sans dire, est nul. Mais les soins consécutifs ont une grande importance dans la réussite. L'opéré doit garder un silence absolu, ne se nourrir d'abord que de boissons, puis de bouillies. Mais pour obtenir un succès certain, il faudrait être en mesure d'assurer l'antisepsie buccale. Sans cela on est toujours exposé à voir la suture échouer en totalité ou en partie, ou les incisions libératrices suppurer abondamment et rester fistuleuses, ou même les lambeaux se sphacéler. La désunion partielle laisse après elle une perforation presque toujours opérable, et la nécessité des opérations successives n'exclut pas le succès définitif. La désunion totale laisse le champ libre à une seconde intervention, mais la gangrène oblige à recourir à la seule prothèse. Elle est rare, sans doute, et presque toujours la septicité ne se traduit que par un liséré diphthéroïde et ulcéreux de la ligne suturée ; mais elle est encore trop fréquente. Or, et cela se conçoit de reste pour qui sait combien de microbes habitent la bouche et les fosses nasales, les lavages avec des solutions de naphthol, d'acide borique, de chloral ne sont pas toujours maîtres de cette infection ; quand apparaît l'exsudat diphthéroïde, on ne l'enraye guère en touchant la ligne blanchâtre avec un antiseptique, le naphthol camphré par exemple. Peut-être la désinfection préalable et prolongée des fosses nasales — chez ces sujets où le coryza est si fréquent — jouerait-elle un rôle important.

c. *Résultats.* — Il n'y a pas longtemps encore, l'urano-staphylorrhaphie ne réussissait qu'entre les mains de certains opérateurs particulièrement adroits, et encore était-elle toujours aléatoire. Aujourd'hui, son manuel est bien réglé, et presque tous les chirurgiens sont habitués au succès. Ce succès opératoire donne déjà aux patients un bénéfice immédiat considérable : le cloaque naso-buccal est supprimé, la déglutition, la mastication, la succion deviennent normales. Mais ce n'est pas assez pour l'opéré et pour son entourage : ils ne sont réellement satisfaits que si la phonation redevient distincte. Or à cet égard il ne faut pas se laisser entraîner à des promesses trop optimistes ; il faut savoir que souvent la phonation reste défectueuse, que toujours même elle le restera si l'enfant ne s'astreint à une éducation post-opératoire minutieuse. On a émis bien des théories pour expliquer cette imperfection persistante de la prononciation ; une de celles qui ont eu le plus de vogue est celle de Passavant (1). D'après cet auteur, tout tient à la brièveté anormale du voile du palais, incapable de venir au contact de la paroi postérieure du pharynx : et Passavant propose une staphylo-pharyngorrhaphie, pour suturer au pharynx le bord postérieur du voile. Mais H. Paul (de Breslau) a répondu à cette proposition que les adhérences du voile suffisent, à elles seules, pour produire le nasillement. En réalité, la persistance du vice de prononciation provient de la conformation vicieuse de tout l'appareil de résonnance, du palais et du naso-pharynx, de la bouche et des fosses nasales. On supprime un des éléments, le principal il est vrai, la fissure palatine, mais on ne restitue pas aux cavités voisines une configuration normale. Néanmoins si, par des exercices bien dirigés, on apprend au sujet à se bien servir de cet outil défectueux, on

(1) PASSAVANT, *Arch. f. klin. Chir.*, t. XI, p. 333, traduit par S. Duplay, *Arch. gén. de méd.*, 1865, 6e série, t. V, p. 54. — H. PAUL, Mémoire traduit par Verneuil, *Ibid.*, t. VI, p. 422.

obtiendra des résultats remarquables, et M. Chervin ajoute qu'en moyenne ces résultats sont meilleurs après l'opération qu'après la prothèse (1).

d. *Age où il convient d'opérer.* — Avant l'emploi de la méthode antiseptique, à l'époque où, de plus, on ne savait pas opérer tête pendante, où l'on n'était pas habitué à bien maîtriser l'hémorrhagie par la compression, les enfants en bas âge succombaient très souvent — soit en quelques jours, soit par débilitation progressive — lorsqu'on les soumettait à l'urano-staphylorrhaphie. Aussi l'opération était-elle à peu près universellement proscrite avant l'âge de trois ou quatre ans. Mais aujourd'hui le danger de mort n'existe plus guère et à Berlin, par exemple, Julius Wolff (2) recommande d'intervenir, si on a le choix, lorsque l'enfant a de six à dix mois. Moins radical, Ehrmann (de Mulhouse) (3) opère vers la troisième année. U. Trélat, enfin, reculait l'acte chirurgical jusque vers six ou sept ans.

L'argument principal des opérateurs précoces est le suivant. Le vice de prononciation est dû au vice de conformation du palais : laissez le sujet s'habituer à parler de la sorte, puis oblitérez la fissure palatine, et le résultat phonétique sera nul, l'habitude étant devenue comme une seconde nature. Il faut donc, au plus vite, remettre les parties en bon état. A cela Trélat répondait que l'efficacité de cette manière de procéder était possible, mais non démontrée ; et qu'elle avait certains faits contre elle. Pour obtenir un très bon résultat fonctionnel, l'éducation post-opératoire est indispensable : or elle ne peut être entreprise avec quelques chances de succès que sur un enfant déjà assez raisonnable pour comprendre le bénéfice qu'il en peut tirer, c'est-à-dire sur un enfant âgé d'au moins six à sept ans. Joignez à cela que c'est l'âge où l'opération est rendue aisée par les dimensions de la cavité buccale, où les soins consécutifs, l'ablation des fils sont facilités par la docilité du sujet. Enfin prenez note d'une constatation importante de M. Ehrmann : plus l'enfant est opéré jeune et plus la voûte palatine se rétrécit par la suite, ainsi qu'on s'en rend compte en mesurant sa largeur entre les canines, entre les molaires. L'intérêt de cette constatation ne saurait échapper et cette difformité définitive est sûrement une mauvaise condition pour le rétablissement d'une phonation correcte. C'est à l'école de Trélat que j'ai appris à pratiquer l'urano-staphylorrhaphie, on me permettra donc de me ranger à son avis, et de conclure, comme il le faisait dans un article publié quelques semaines avant sa mort :

« Le médecin auquel on présente un nouveau-né atteint de division staphylo-palatine doit, d'une manière générale, conseiller aux parents de ne faire faire l'opération que vers la septième année, ou plus tard, selon l'étendue de la lésion. Il doit leur recommander, dès que l'enfant parlera et sera apte à comprendre, de surveiller avec grand soin l'éducation phonétique ; il doit leur dire que tout ce qu'ils auront obtenu de la sorte sera autant de gagné pour plus tard. Il les avertira enfin que l'opération ne donne pas, par elle seule, des résultats phonétiques complets, qu'après elle doit intervenir une éducation

(1) CHERVIN, *Quatrième Congrès franç. de chir.*, Paris, 1889, p. 655.

(2) J. WOLFF, *Arch. f. klin. Chir.*, 1888, t. XXXVI, p. 934.

(3) Ehrmann a publié sur l'uranoplastie plusieurs mémoires importants. Le dernier a été communiqué au *Troisième Congrès franç. de chir.*, Paris, 1888, p. 462, et tiré à part, avec additions, Paris, 1889.

spéciale ; mais qu'avec du soin et de la patience le bénéfice sera presque toujours considérable et parfois même complet. » (1).

B. — KYSTES DERMOIDES

A la face — où je ne ferai pas rentrer la région péri-orbitaire, dont les kystes ont fait l'objet d'une étude spéciale (2) — les kystes dermoïdes sont rares.

On en a observé vers la région parotidienne, dans la profondeur de la joue, sur le trajet de la fente intermandibulaire.

Dans la thèse de Cusset (3) on trouve une observation de Verneuil où la poche, dermoïde et pilifère, était accolée à la face externe du maxillaire. Peut-être faut-il faire entrer en jeu la gouttière lacrymale. Cependant dans un cas analogue, de kyste mucoïde il est vrai, Albarran (4) a préféré invoquer l'invagination épithéliale d'où naît le sinus maxillaire.

Sur la ligne médiane, enfin, tout comme on voit des fissures on voit des kystes dermoïdes, depuis la région intersourcilière (Max Schede) jusqu'à la pointe du nez (Lannelongue), en passant par le dos du nez (Laurence, Lannelongue). Ces kystes sont presque toujours fistuleux (5).

Les kystes dermoïdes de la face n'ont pas de caractères cliniques spéciaux. Leurs signes ne sont guère que négatifs et leur diagnostic ne se porte que par exclusion ; on tiendra aussi grand compte du siège.

Le traitement consiste dans l'ablation, ici presque toujours très facile.

C. — FISTULES

On peut rencontrer à la face des fistules sur le trajet des rainures, des fentes normales, là où je viens de mentionner les kystes dermoïdes. Elles ont été observées à la joue par Cusset, par Trendelenburg. Elles sont exceptionnelles partout ailleurs que sur le dos du nez, et encore là sont-elles rares.

Au dos du nez, on cite des observations de Ruysch, de Cruveilhier, de Beely. Lannelongue a vu sur un enfant une petite poche dermoïde de la pointe du nez s'ouvrir au dehors par un pertuis d'où sortait une touffe de poils. Il s'agissait là, sans doute, d'une de ces fistules secondaires que nous venons de signaler à la face et que nous retrouverons, bien plus importantes, au cou.

Je citerai une observation, difficile à interpréter, où Smith a vu une poche sous-cutanée de la joue s'ouvrir à la face cutanée de la lèvre inférieure. Il faut sans doute croire à une fistule congénitale, avec kyste, de la fente intermandibulaire.

(1) U. Trélat, Indications et résultat thérapeutiques de l'urano-staphylorrhaphie. *Gaz. hebd. de méd. et de chir.*, 1890, n° 5, p. 50.
(2) Voy. t. IV, p. 357.
(3) Cusset, Thèse de doct. de Paris, 1877, n° 181.
(4) Albarran, *Bull. de la Soc. anat.*, 1887, p. 823.
(5) Lannelongue et Achard, *Traité des kystes congénitaux*. Paris, 1886, p. 17.

Le traitement des fistules congénitales, primitives ou secondaires, doit être l'ablation totale du trajet et de la poche, comme nous le dirons pour les fistules du cou.

Je décrirai ici les *fistules congénitales de la lèvre inférieure*, fistules dont la pathogénie est encore obscure (1). On constate quelquefois l'existence de deux petits pertuis, situés symétriquement de chaque côté du frein, s'ouvrant au bord libre de la lèvre, plus près de la face interne que de l'externe et conduisant dans un petit canal sous-muqueux. Ces deux canaux, généralement parallèles ou convergents, mais que Rose a vus divergents, ne communiquent pas entre eux, ainsi qu'on s'en assure par le cathétérisme. La pression en fait sourdre un peu de mucus. Chez les sujets de Demarquay, Murray, Béraud, Richet, pendant les efforts, la muqueuse faisait hernie sous forme d'une petite papille. Ce vice de conformation s'accompagne parfois d'un renversement hideux de la lèvre. Dans un fait de Lannelongue, il y avait une *fente transversale* située sur le bord libre et allant à 1 centimètre de profondeur. Peut-être est-ce un degré plus avancé du vice de conformation précédent.

La pathogénie de cette malformation n'est pas élucidée. Jusqu'à nouvel ordre, en effet, nous ne connaissons pas, sur les côtés de la ligne médiane, d'état transitoire normal dont la persistance puisse être invoquée. Mais pour faire intervenir un vice de développement il y a deux arguments importants : le siège de la disposition constante des pertuis ; leur association à peu près constante au bec-de-lièvre de la lèvre supérieure soit chez le sujet lui même, soit chez ses ascendants, soit chez ses collatéraux. Rose fait intervenir un intermaxillaire inférieur dont Chassaignac parlait il y a déjà longtemps, dont parlent aujourd'hui His, Wœlfler. Mais la question reste obscure.

Le traitement, indiqué surtout lorsque l'ectropion concomitant rend la face hideuse, consiste dans l'excision en V de la région médiane de la lèvre.

D. — ABSENCE DE PARTIES

L'absence complète de la face s'appelle *aprosopie*. L'imperfection plus ou moins marquée de diverses parties de la face s'appelle *atéloprosopie*. L'*astomie* est caractérisée par l'absence de l'orifice buccal et de la cavité correspondante : c'est donc différent de la simple atrésie buccale, par excès de soudure entre les lèvres. L'*agnathie* est l'absence du maxillaire inférieur. Ces vices de conformation n'ont pas d'importance chirurgicale, car ils s'accompagnent presque toujours de malformations incompatibles avec la vie.

L'*achélie*, ou absence des lèvres est plus intéressante, dans quelques cas au moins. Elle peut être totale ou partielle. Comme absence partielle, je men-

(1) DEMARQUAY, *Bull. de la Soc. anat.*, 1844, p. 297. — MURRAY (trad. par L. Le Fort), *Bull. de la Soc. de chir.*, 1861, 2e série, t. II, p. 280. — RICHET et DEPAUL, *Ibid.*, p. 250 et 350. — BÉRAUD, *Ibid.*, p. 233. — DEMARQUAY, *Ibid.*, 1863, 2e série, t. IX, p. 111. — ROSE, *Monatsschr. f. Geburtskunde*, 1868, t. XXXII, p. 99. — FRITZSCHE, Thèse de Zurich, 1878, p. 59. — LANNELONGUE, *Bull. de la Soc. de chir.*, nouv. série, t. V, p. 617. — MADELUNG, *Arch. f. klin. Chir.*, 1888, t. XXXVII, p 271.

tionnerai l'absence des bourgeons nasaux internes, d'où un vaste hiatus médian où font défaut le tubercule charnu et le tubercule osseux du bec-de-lièvre bilatéral. J'en ai disséqué une pièce fort nette. J'ai déjà signalé ces faits pour les opposer à la fissure médiane proprement dite de la lèvre supérieure et à la fissure palatine bilatérale. Houel a décrit un bec-de-lièvre où la peau se continuait directement avec la muqueuse palatine, sans interposition de vestibule buccal.

L'opération pour combler ces pertes de substances devient une véritable cheiloplastie.

Je mentionnerai encore l'absence du *voile du palais*, *de la langue*; mais peut-être s'agit-il le plus souvent dans ces cas de défaut de coalescence avec atrophie des parties non soudées. Pour le voile du palais, il semble constant qu'un tubercule rudimentaire représente chaque moitié du voile réputé absent. Pour la langue de même, chez une jeune fille qui parlait remarquablement bien, de Jussieu (1) a constaté l'existence d'un petit tubercule contractile.

E. — IMPERFORATION BUCCO-PHARYNGIENNE

Dans quelques cas fort rares, la continuité ne s'établit pas entre la cavité buccale et la cavité pharyngo-œsophagienne : entre les deux persiste une cloison membraneuse. C'est anatomiquement et pathogéniquement comparable à l'imperforation ano-rectale. Cette malformation a été décrite par A. Pinard, par M. Duval et Hervé (2) : sur ces fœtus, elle se compliquait de vices de conformation multiples en sorte qu'il n'a pu être question d'intervention chirurgicale. Mais en principe on conçoit fort bien le succès possible d'une opération, exactement comme pour l'imperforation ano-rectale.

Cette cloison bucco-pharyngienne siège juste en arrière du voile du palais, et c'est, comme je l'ai dit précédemment, un argument important pour faire développer tout l'œsophage aux dépens de *l'aditus anterior*.

II

ARRÊTS DE DÉVELOPPEMENT DU COU

A. — FISTULES CONGÉNITALES

Certains enfants naissent porteurs de trajets fistuleux siégeant au cou : ces fistules sont réellement congénitales. A côté d'elles, il faut faire une place à certaines fistules qui leur sont anatomiquement fort analogues, mais qui cliniquement en diffèrent par ce fait qu'elles se produisent après la naissance, par

(1) De Jussieu, *Mém. de math. et de phys. tirés des registres de l'Acad. de sciences de Paris*, 1718, p. 6.

(2) Pinard, *Bull. de la Soc. anat.*, 1873, p. 685. — M. Duval et Hervé, *Comptes rendus de la Soc. de biol.*, 1883, 7e série, t. IV, p. 657.

l'ouverture au dehors d'une cavité kystique. Ces fistules secondaires sont, elles aussi, congénitales, en ce sens qu'elles ont pour origine un trouble d'évolution, que ce trouble d'évolution est, comme pour les fistules primitives, un arrêt de développement. L'identité, toutefois, n'est pas absolue entre les *fistules primitives* et toutes les *fistules secondaires.* Pour qu'une fistule soit réellement primitive, il faut qu'elle corresponde à la persistance d'un état normal dans lequel, passagèrement, un orifice s'ouvre sur le tégument cutanéo-muqueux. Or nous verrons que si les fistules ordinairement primitives peuvent être quelquefois secondaires, il est des fistules secondaires qui ne peuvent pas avoir leurs similaires parmi les fistules primitives. C'est surtout en vue de cette démonstration que j'étudierai ici les fistules secondaires, dont la description clinique doit être rattachée à celle des kystes dermoïdes et mucoïdes.

Ces fistules, de quelque variété qu'elles soient, sont liées à un vice de développement de l'appareil branchial, et à cet égard elles méritent le nom de *fistules branchiales* sous lequel on les désigne souvent. Mais ce que j'ai déjà exposé d'embryologie normale fait comprendre qu'on ne puisse plus, comme il y a quelques années, les appeler ainsi parce qu'elles sont dues à la persistance partielle d'une fente branchiale. Je répéterai, en effet, qu'il n'y a pas de fentes branchiales comme on les comprenait naguère.

Historique. — Il paraît que dès 1789 Hunczowski a publié deux observations de fistules congénitales du cou. Mais ces faits avaient passé inaperçus et ils seraient peut être ignorés encore aujourd'hui si en 1875 G. Fischer ne les avait tirés de l'oubli. On peut dire que Dzondi est le premier, en 1829, à avoir attiré l'attention sur ces fistules, qu'il a appelées *fistules trachéales congénitales.* Cette dénomination prouve, d'ailleurs, que Dzondi est tombé dans une grave erreur, bientôt rectifiée, il est vrai, par Ascherson (1832) : cet auteur fit voir nettement que lorsque ces fistules sont complètes elles sont pharyngiennes et non point trachéales; de plus, il chercha à expliquer leur mode de formation à l'aide des notions alors établies par Rathke, Huschke, de Baer, Burdach, J. Müller sur l'évolution des arcs branchiaux. A partir de ce moment les mémoires et observations se sont succédé, dus en Allemagne, à Luschka, à Roser, à Heusinger; en France, à P. Broca, Faucon, S. Duplay, Sarrazin, Cusset; si bien qu'en 1864, Heusinger réunissait 46 observations, Cusset plus de 60 en 1877, Fischer une centaine en 1880, et enfin en 1890, von Kostanecki et von Mielicki ont basé leur étude sur 125 faits. Ces derniers auteurs ont écrit à ce sujet un mémoire important où ils recherchent surtout les interprétations auxquelles on peut se rattacher depuis les publications de His, Kœlliker, Fol, Rabl, etc., sur le développement normal du cou.

Dzondi, *De fistulis tracheæ congenitis.* Halæ, 1829. — Ascherson, *De fistulis colli congenitis.* Berlin, 1832. — Heusinger, Halskiémenfisteln. *Arch. für pathol. Anat. und Phys.*, 1864, t. XXIX, p. 358. Voy. aussi t. XXXIII, p. 177 et 441, et Virchow, t. XXII, p. 518. — Gass, *Essai sur les fistules branchiales.* Thèse de doct. de Strasbourg, 1867, n° 977. — Sarrazin, art. Cou. *Nouveau Dict. de méd. et de chir. prat.*, t. IX, p. 659. Paris, 1869. — G. Fischer, Historische Notiz zur angeborenen Halsfistel. *Deutsche Zeitschrift für Chir.*, 1875, t. II, p. 570. — Die Krankheiten des Halses. *Deutsche Chir. von Billroth u. Lücke.* Stuttgart, 1880, liv. XXXIV. — S. Duplay, Des fistules congénitales du cou. *Arch. génér. de méd.*, Paris, 1875, t. I, p. 78, et *Traité élém. de pathol. externe*, t. V, p. 34. Paris, 1878. — Cusset, *L'appareil branchial des vertébrés, etc.* Thèse de doct. de Paris, 1877, n° 181. — Gillette, art. Cou. *Dict. encyclop. des sc. méd.*, p. 376. Paris, 1878. — A. Broca, *Bull. de la Soc. anat.*, 1889, p. 385. — K. v. Kostanecki et A. v. Mielicki, Die angeborenen Kiemenfisteln des Menschen. *Arch. für path. Anat. und Phys.*, 1890, t. CXX, p. 385, et t. CXXI, p. 55 et 247.

Étiologie. — Nous sommes fort peu instruits sur les causes des fistules congénitales du cou. Le fait le plus saillant est la fréquence de l'hérédité : sur 82 individus, porteurs de 100 fistules, Fischer la note 21 fois. Elle peut porter sur plusieurs générations et à cet égard on cite un fait d'Ascherson, où, dans une famille, il y eut 8 de ces fistules en 3 générations. Il faut également admettre une influence héréditaire dans une observation du même auteur où, les parents étant indemnes, 5 enfants sur 8 furent atteints du vice de conformation.

Quoiqu'il s'agisse d'un vice de développement de l'appareil branchial, la coexistence de malformations faciales est rare, le bec-de-lièvre en particulier est exceptionnel. Toutefois des malformations concomitantes ont été constatées à l'oreille externe par Heusinger, aux oreilles moyenne et interne par Virchow, et un des sujets d'Ascherson était frappé de surdité. On a dit que l'influence sexuelle est nulle. Cependant les relevés de Kostanecki et Mielicki accusent une certaine prédominance du sexe masculin.

D'après toutes les statistiques, les observations allemandes forment grosse majorité. Est-ce parce que la lésion est réellement plus fréquente en Allemagne que dans les autres pays? Est-ce parce qu'elle est plus volontiers étudiée dans le pays où elle a été découverte? L'explication reste obscure, mais le fait est que 72 des 82 observations relevées par Fischer sont publiées par des auteurs allemands et dans les tableaux de Kostanecki et Mielicki, la proportion est de 90 sur 125.

Variétés. — Je me suis déjà expliqué sur la division en fistules primitives et fistules secondaires.

Ces fistules sont, comme toutes les fistules, complètes, borgnes internes et borgnes externes. Les premières s'ouvrent à la fois sur la peau et sur une muqueuse. Les secondes ne s'ouvrent qu'à la peau et les troisièmes sur une muqueuse seulement.

On a divisé ces fistules en pharyngiennes et trachéales, suivant que l'orifice interne communique avec le pharynx ou avec la trachée. Dzondi a même prétendu que la communication trachéale était la règle, erreur bientôt rectifiée par Ascherson. Depuis, on a cité, en Allemagne surtout, quelques exemples exceptionnels de fistule trachéale, et d'après Ahlfeld, Schüller, Fischer, il faut considérer comme telles les fistules médianes décrites par Luschka, Riecke, Jenny, König. Mais ces faits n'ont pas entraîné la conviction de Sarrazin, de S. Duplay; et c'est avec raison, nous font savoir Kostanecki et Mielicki, car dans le fait de Luschka la fistule était borgne, et dans ceux de Jenny, de Riecke, l'orifice interne était, quoiqu'on en ait dit, pharyngien. Je ne décrirai donc pas ces fistules trachéales, dont aucun fait précis ne démontre l'existence.

Les fistules pharyngiennes et borgnes externes sont de deux espèces, selon que l'orifice cutané est latéral ou médian.

Aspect extérieur et signes objectifs. — Je prendrai pour type de ma description la fistule complète latérale et j'envisagerai successivement l'orifice externe, le trajet et l'orifice interne.

A. Fistule complète latérale. — 1° *L'orifice cutané* est situé en avant du bord antéro-interne du muscle sterno-mastoïdien. Le plus souvent il est à la partie inférieure du cou, à 1, 2 ou 3 centimètres seulement au-dessus de l'articulation sterno-claviculaire. Les exceptions, toutefois, ne sont pas très rares et on a vu l'orifice au niveau du larynx (Jenny, Faucon, Katholicki), à hauteur du bord supérieur du cartilage thyroïde (Dzondi, Berg, Koslowski, Sabarow) ou de l'os hyoïde (Menzel, Steinbrügge) et même près de l'angle de la mâchoire (Serres). Sarrazin, Faucon ont prétendu que cet orifice est d'autant plus rapproché de la ligne médiane qu'il est plus élevé, mais Kostanecki et Mielicki contestent absolument cette assertion.

Il n'y a en général qu'une seule fistule, qui est alors le plus souvent située à droite : 40 fois sur 64 dans la statistique de Fischer. Mais la bilatéralité n'est pas rare, si bien que dans la même statistique elle existe 18 fois et que 82 individus sont porteurs de 100 fistules. Les fistules bilatérales sont d'ordinaire symétriques, mais pas toujours ; Seidel a même vu un orifice médian s'associer à un orifice latéral.

Quelquefois il y a plusieurs orifices superposés sur le même côté du cou : il y en avait trois dans un fait d'Ascherson. Les cas de ce genre sont exceptionnels.

Les dimensions de cet orifice sont très variables. Le plus souvent il est petit, quelquefois même à peine visible, et n'admettant qu'un stylet filiforme. Parfois il peut recevoir une sonde de femme, exceptionnellement même le petit doigt. En général circulaire, il peut avoir la forme d'une fente transversale à lèvres inégales. Il est soit à fleur de peau, soit supporté par un petit mamelon charnu ; quelquefois il est garni d'une sorte d'opercule cutané, et l'on conçoit qu'un orifice petit, caché dans un repli de la peau, échappe aisément à la vue. La difformité, sans doute, saute aux yeux, lorsque le pourtour a l'aspect d'une muqueuse rouge, éversée, très sensible au contact des instruments explorateurs. Mais d'ordinaire ce bord, renversé en dedans, a l'aspect cutané.

Garnissant pour ainsi dire cet orifice et fichées dans la paroi de la fistule, on a observé de petites excroissances cartilagineuses, ostéo-cartilagineuses et même osseuses, signalées pour la première fois par Heusinger. Les faits se sont multipliés depuis. Ces appendices, de longueur et de saillie très variables, sont mobiles sous la peau et sur les parties profondes. Ils sont semblables à ceux qui peuvent exister, indépendamment de toute fistule, à la face ou au cou (¹).

Par cet orifice, parfois oblitéré par une petite croûte, s'écoule un liquide d'ordinaire peu abondant, clair, visqueux, inodore, quelquefois jaunâtre, purulent même, plus abondant pendant les repas. Mais presque jamais on ne voit sortir par là des matières alimentaires. Fischer cependant l'a observé une fois.

2° Le *trajet* est souvent senti par la palpation, sous forme d'un cordon dur,

(¹) Voy. plus loin, p. 57.

en moyenne gros comme une plume de corbeau, se dirigeant vers la grande corne de l'os hyoïde. Mais c'est surtout par le cathétérisme qu'on apprécie ses caractères. Son diamètre, très variable, variable même d'un point à l'autre sur sa longueur, n'est nullement proportionnel à celui de l'orifice externe. Ces inégalités de calibre, les flexuosités possibles rendent quelquefois le cathétérisme difficile, et cela d'autant mieux que cette exploration est susceptible de provoquer des sensations pénibles. Certes, un patient de Fischer y prenait plaisir, mais la plupart des sujets en souffrent au contraire, accusant des douleurs vives, présentant des accès de toux avec des picotements dans le pharynx, de l'enrouement et même de l'aphonie tant que la sonde est dans le trajet. Cette sonde, verticale ou légèrement oblique en haut et en dehors, se trouve presque toujours arrêtée au niveau de la grande corne, ou tout au moins vers l'angle de la mâchoire, et souvent alors on constate qu'elle est mobile dans une partie élargie. Cet arrêt n'est pas la preuve que la fistule est borgne externe et souvent il est dû seulement à une coudure du trajet dans sa portion terminale, et l'on peut alors, si on a la main heureuse, pénétrer jusque dans le pharynx grâce à une inclinaison particulière de la tête ou à une flexion déterminée de la sonde. Certains auteurs ont réussi après avoir fendu la partie inférieure, verticale, du trajet.

3° L'*orifice interne* a, dans le pharynx, un siège constant, vers la région amygdalienne et la base de la langue. Il a été vu sur le cadavre par Neuhöfer, par Heusinger, par Watson; sur le vivant c'est dans la même région que Lesser, Larrey, Berkley Hill l'ont mis en évidence par le cathétérisme, Katholicki, Schrœtter par le laryngoscope, Serres, Kolowski par les injections de lait. Ces injections colorées, déjà recommandées par Ascherson, ne permettent d'ailleurs souvent pas de déterminer le siège exact de l'orifice, mais au moins prouvent-elles dans certains cas que la fistule est complète, alors que l'échec du cathétérisme eût fait conclure volontiers à une fistule borgne externe.

On a aussi parlé d'injections incolores, mais sapides : la sensation gustative perçue démontrerait le passage dans le pharynx. Mais cette expérience ne serait pas décisive, car on se demande, sans l'avoir il est vrai nettement démontré, si le haut du trajet, innervé par le glosso-pharyngien, n'est pas apte à percevoir ces sensations. J'ajouterai que ces diverses injections peuvent provoquer des incidents semblables à ceux du cathétérisme.

Chez certains malades, et je citerai ceux de Lesser, de Fischer, le cathétérisme a pu être fait par la bouche à l'aide d'une sonde courbe.

Cet orifice est en général très petit, en sorte qu'il échappe aisément à l'inspection clinique; tantôt c'est une petite fente ; tantôt, analogue à un point lacrymal, il s'ouvre au sommet d'un petit mamelon. Mais Heusinger l'a vu assez large pour recevoir la dernière phalange de l'index, et même, dans un cas de Mayr, il s'accompagnait de poches diverticulaires où s'accumulaient des aliments.

B. Fistule borgne externe. — Quelques mots suffiront sur la fistule borgne externe latérale, la seule envisagée pour le moment. Son orifice cutané est identique à celui de la fistule complète. Le trajet qui lui fait suite se termine en cul-de-sac, quelquefois en ampoule, à une hauteur variable, plus ou moins près de l'os hyoïde. Quelquefois même il dépasse cet os et vient presque sous la muqueuse du pharynx : ainsi dans des observations de Rehn, de Steinbrügge, de Münchmeyer. Sous l'influence d'injections irritantes, P. Broca et Faucon ont vu une fistule complète se transformer en borgne externe [1]. L'oblitération de l'orifice interne pourrait même être spontanée (Seidel).

On a cru, naguère, que les fistules complètes étaient fort rares relativement aux borgnes externes. C'est qu'on se fondait dans bien des cas sur le seul insuccès du cathétérisme. Mais dans la statistique de Kostanecki et Mielicki, les fistules certainement complètes constituent plus d'un tiers des cas.

C. Fistules borgnes internes. — Ces fistules sont rares, et même Sarrazin doute de leur existence. Cette existence est cependant aujourd'hui hors de contestation, et en particulier je signalerai une autopsie minutieuse de Watson [2]. Dans ce fait la fistule, canaliculée, descendait fort bas au cou, et c'est sans doute par une disposition analogue qu'il faut expliquer les observations de P. Broca et S. Duplay, de Cusset, où une fistule complète s'est formée secondairement, par ouverture à la peau, après la naissance, d'une fistule borgne interne pendant plus ou moins longtemps latente.

A côté de ces fistules je mentionnerai les diverticules « par pulsion » du pharynx et de l'œsophage, pour employer une expression de Ziemssen. Ces diverticules se forment sous l'impulsion des matières alimentaires qui s'accumulent dans une dépression peu à peu élargie. Ces diverticules, observés, par exemple, par Heusinger, par Gass, par Pertik, par Wheeler, par von Bergmann [3], forment quelquefois une véritable tumeur cervicale, provoquent des troubles dysphagiques spéciaux, et dès lors leur étude clinique ne saurait être distraite des maladies de l'œsophage. Mais je ferai remarquer que la plupart du temps ils s'ouvrent sur la paroi latérale du pharynx et que, dans certains cas tout au moins, leur pathogénie doit les faire rapprocher des fistules borgnes internes.

D. Fistules médianes. — Il y a des fistules médianes, ou à peu près médianes, qui siègent *au-dessous du larynx*. Elles sont souvent borgnes externes (Luschka, Kœhler, Ribbert, Roth, Arndt), mais quelquefois elles sont complètes, et c'est alors qu'on a parlé de fistules trachéales. Je me suis déjà expliqué sur ce point. J'ajouterai seulement ici que toutes les fois qu'on a trouvé ici un orifice interne, cet orifice était pharyngien et identique à celui des fistules latérales : il en était ainsi dans les observations de Jenny, Riecke, Dzondi, Berg, Cusset, König.

Il existe un autre groupe de fistules médianes : les *fistules thyro-hyoïdiennes*. Mais celles là sont cliniquement presque toujours secondaires, c'est-à-dire consécutives à un kyste. Comme fistule primitive, il n'y a qu'un fait de Heschl. En pathogénie, elles doivent être toujours secondaires, et nous les étudierons avec les kystes thyro-hyoïdiens dont elles ne sont qu'un épiphénomène.

(1) Faucon, *Bull. de la Soc. de chir.*, 1874, 3e série, t. III, p. 212.

(2) Watson, *Journ. of anat. and phys.*, Londres, 1874, t. IX, p. 134.

(3) Pertik, *Arch. f. pathol. Anat. u. Physiol.*, 1885, t. XCIV, p. 1. — Wheeler, *The Dublin journ. of med. sc.*, 1886, t. LXXXII, p. 349. — Kostanecki, *Arch. für pathol. Anat. und Physiol.*, 1889, t. CXVII, p. 108. — Bergmann, Soc. de méd. berlinoise, 1890, d'après *Mercredi médical*, 1890, p. 584 et 609.

Il n'y a pas de fistules médianes sus-hyoïdiennes, et l'embryologie normale nous fait comprendre pourquoi.

Anatomie pathologique. — 1° *Dissection.* — Les dissections précises ne sont pas nombreuses. La plupart, en effet, n'ont été faites qu'opératoirement, sur le vivant. Il y a cependant quelques autopsies, et en particulier une dissection très soignée de Watson.

Parti de l'orifice externe, le trajet traverse la peau, puis l'aponévrose, longe la

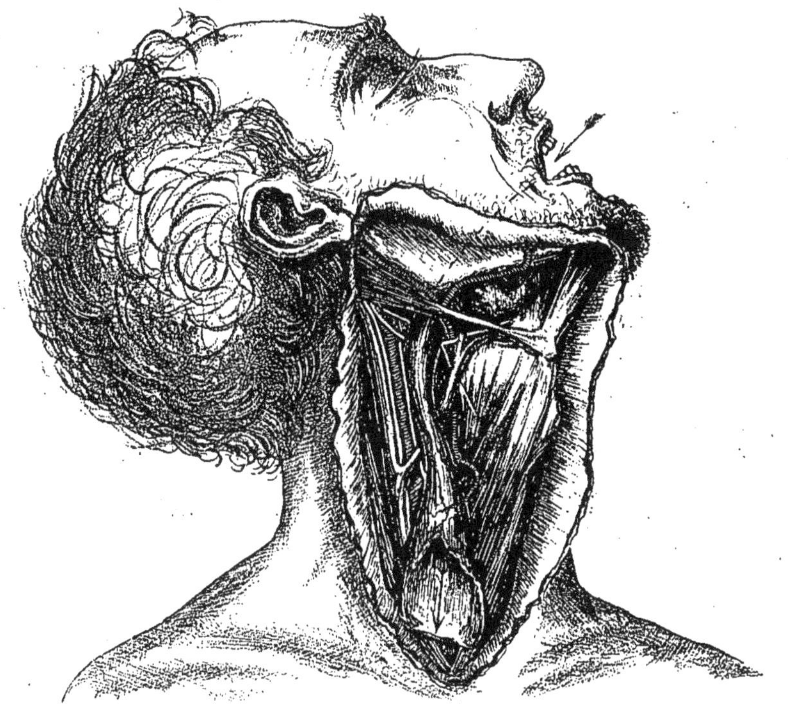

Fig. 51. — Rapport d'un trajet fistuleux avec les muscles, vaisseaux et nerfs. (Pièce de Watson.)

face profonde du sterno-mastoïdien, puis s'engage derrière le digastrique pour s'approcher plus ou moins du pharynx. Rehn dit avec netteté qu'il passe devant l'hypoglosse ; C. Hüter, Watson ajoutent qu'il s'engage entre les deux carotides secondaires, au devant du nerf glosso-pharyngien et du ligament stylo-hyoïdien. Dans le fait de Watson, l'innervation du trajet par le glosso-pharyngien a été bien constatée.

Ce trajet est uni aux parties voisines par un tissu conjonctif soit lâche, soit serré.

L'orifice interne a souvent des connexions avec le muscle pharyngo-staphylin, connexions établies par les dissections de Neuhöfer, de Heusinger, de Watson, de Rehn.

2° *Structure histologique.* — Le trajet des fistules congénitales est formé de deux tuniques : une fibreuse, une muqueuse. C'est cette dernière surtout qui est intéressante. On lui trouve un revêtement épithélial continu soit pavimenteux, soit cylindrique vibratile. Il n'est pas rare, d'après les examens de Ch. Robin, de Roth, de Zahn, que ces deux formes coexistent, cas auquel le revêtement pavimenteux occupe d'ordinaire la partie inférieure du trajet et le revêtement vibratile sa partie supérieure. Mais il faut remarquer que la fistule borgne interne de Watson avait un revêtement partout pavimenteux. Chandelux et Cusset, Roth, Guzmann, etc., ont vu des culs-de-sac glandulaires annexés à cette muqueuse. Watson a trouvé des fibres musculaires dans la paroi.

Pathogénie. — Lorsque j'ai résumé l'évolution des arcs branchiaux, j'ai dit que naguère encore il était classique de les considérer comme des languettes primitivement séparées par des fentes. On expliquait dès lors les fistules par une soudure incomplète de ces fentes, et la fistule était complète, borgne interne ou borgne externe selon que la coalescence faisait défaut sur toute l'épaisseur d'une fente, ou seulement sur sa lèvre interne ou sur sa lèvre externe. De même, on admettait que ces arcs se soudaient entre eux sur la ligne médiane et de là, par arrêt de développement, la formation des fistules médianes.

Cusset s'est attaché à vulgariser cette doctrine et à donner un schéma indiquant les lignes de soudure, de façon qu'on pût, selon la hauteur et le siège

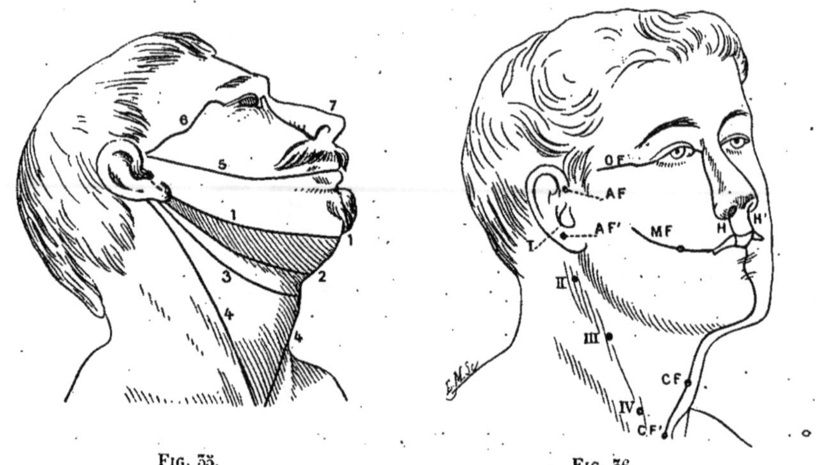

Fig. 35. Fig. 36.

Fig. 35. — *Schéma de Cusset*. — 1, 2, 3, 4, 1re, 2e, 3e, 4e fente. — 5, fente inter-maxillaire. — 6, fente fronto-maxillaire ou fronto-orbitaire. — 7, fente naso-maxillaire.

Fig. 36 — *Schéma de Bland Sutton*. — AF, AF', situation des fistules auriculaires congénitales. — I, II, III, IV, orifice cutané des fistules branchiales (I, est le méat auditif). — OF, fente orbitaire. — MF, fissure intermandibulaire. — H, H', ligne du bec-de-lièvre vulgaire. — CF, CF', orifices des fistules cervicales congénitales.

de l'orifice externe, déterminer de quelle fente provenait le vice de conformation. Un schéma analogue est dû à Bland Sutton. On voit ainsi que la plupart des cas répondraient à la 4e fente, quelques-uns à la 3e, à la 2e, à la 1re. Laissons de côté la fistule de la première fente et l'observation partout citée de Virchow : c'est avant tout une malformation de l'oreille et son intérêt chirurgical est médiocre. Mais faut-il admettre encore des fistules de la 2e, de la 3e, de la 4e fentes? Il y a déjà un fait grossier qui cadre mal avec la théorie de Cusset : si l'orifice externe répondait, selon sa hauteur, à une fente variable, d'où viendrait la constance du siège de l'orifice interne vers la région amygdalienne.

Mais les recherches embryologiques modernes ont ruiné cette théorie, et je ne reviendrai pas sur la description déjà donnée des rainures branchiales externes et des poches branchiales internes. L'orifice interne appartient certainement au domaine de la 2e poche branchiale, prolongée par le canal branchial de Rabl, et ceci nous explique en outre comment à sa partie supérieure le trajet passe au-dessous du facial et au-devant du glosso-pharyngien, entre la carotide interne et la carotide externe, c'est-à-dire, en somme, entre les vaisseaux et les nerfs du 2e arc en haut et en avant et du 3e arc en bas et en arrière. Voilà donc pour les fistules borgnes internes et pour la partie supérieure, identique, des fistules complètes. Quant aux fistules borgnes externes, il semble qu'il faille les expliquer par une béance persistante du *sinus præcervicalis*; or l'on sait combien ce sinus s'approche de la 2e poche interne, si bien même que certains auteurs admettent là, malgré His, une communication normale entre le pharynx et l'ectoderme. N'est-ce pas là une explication toute naturelle pour la fistule complète? Mais pourquoi, puisque le *sinus præcervicalis* est toujours en cause, le siège si variable de l'orifice externe, presque toujours, il est vrai, latéral et inférieur, comme celui du sinus, mais quelquefois supérieur, et même médian, sans que rien change à l'orifice supérieur? A cet égard le mieux est de confesser notre ignorance actuelle, en remarquant toutefois que cet orifice externe n'existe jamais à la région qui dépend du champ méso-branchial.

Dans cette région, il est vrai, non pas au-dessus, mais au-dessous de l'os hyoïde, on observe des fistules médianes. Mais déjà en clinique ces fistules, toujours borgnes externes et presque toujours secondaires, ne sont guère comparables à celles dont je viens de m'occuper, et il est probable qu'il faut dans bien des cas faire intervenir pour les expliquer l'invagination thyroïdienne médiane. C'est un point que je traiterai à propos des kystes dermo-mucoïdes. Peut-être les invaginations thyroïdiennes latérales jouent-elles un rôle, encore inconnu d'ailleurs, dans la genèse de certaines fistules latérales secondaires.

Signes fonctionnels. — Marche. — Pronostic. — Les signes fonctionnels sont nuls ou à peu près. La déglutition est presque toujours normale. Dans le fait de Mayr, il y avait sans doute de la dysphagie, mais il est à noter qu'il existait des diverticules pharyngiens concomitants. Quelquefois les mouvements de déglutition font remonter l'orifice externe, qui se déprime.

On a signalé la rougeur, la sensibilité du trajet, l'exagération de la sécrétion, une sensation prurigineuse au moment des règles. Quelquefois, même en dehors de ce cas particulier, la peau, irritée par le liquide qui s'écoule, rougit quelque peu.

J'ai déjà mentionné les troubles fonctionnels provoqués par le cathétérisme et les injections.

L'état stationnaire est à peu près constant. Toutefois on a pu voir, comme je l'ai dit plus haut, une fistule complète devenir borgne externe spontanément (Seidel) ou sous l'influence d'injections irritantes (P. Broca et Faucon).

C'est une lésion absolument bénigne, une difformité et non une maladie, et sans doute Sarrazin exagère la fréquence des complications pulmonaires. Pourtant Cusset prétend que chez ces sujets il y a volontiers un développement insuffisant du poumon.

Diagnostic. — Le diagnostic, fondé sur les commémoratifs, le siège de l'orifice, le cathétérisme du trajet, est d'une évidence telle qu'il serait déplacé d'établir les caractères différentiels des fistules acquises du cou, ganglionnaires ou osseuses.

Autrefois on a décrit des fistules salivaires congénitales qui sont très probablement des fistules branchiales.

Le diagnostic anatomique exact, pour déterminer si la fistule est complète ou borgne externe, repose sur l'exploration du trajet par le cathétérisme ou les injections colorées, sur l'examen laryngoscopique : mais il est bien difficile d'affirmer que l'orifice interne n'existe pas.

Les fistules borgnes ne seront guère reconnues que lorsqu'elles s'enflammeront et deviendront secondairement des fistules complètes, ou bien lorsqu'elles se dilateront en de véritables diverticules pharyngiens causant de la dysphagie.

Traitement. — Des traitements fort variés ont été proposés et mis en œuvre contre les fistules congénitales du cou. Leur principe, d'ailleurs, est toujours le même : on cherche à détruire l'épithélium, sans quoi l'oblitération du trajet est impossible.

On a eu recours tout d'abord aux cautérisations, et surtout aux injections caustiques. Mais ces injections ne sont pas d'une bénignité constante et Dzondi a vu périr en sept jours une fillette de trois ans à laquelle il avait injecté du nitrate acide de mercure dans une fistule cervicale. Le cautère actuel semble moins dangereux, et on a enfoncé dans ces trajets des stylets rougis, des fils métalliques que l'on a fait rougir galvaniquement. Mais les succès sont fort rares, si même il en est de probants.

Weinlechner a conseillé l'excision de la muqueuse suivie de cautérisation : mais si l'excision est complète la cautérisation est inutile. Il faut dire, d'ailleurs, que Weinlechner a obtenu un succès (1).

Après la cautérisation viennent les injections simplement irritantes, et en particulier les injections d'iode. Dans une discussion de la Société de chirurgie, Boinet a prétendu que par ce procédé le succès était à peu près constant. Mais ce partisan à outrance de l'iode n'a pas ébranlé le scepticisme de ses collègues, et il semble établi, au contraire, que l'injection iodée échoue presque toujours. La guérison obtenue de la sorte par Serre (d'Alais) (2) est restée à l'état d'exception ; et l'on cite de même comme rareté le demi-succès de P. Broca, qui a pu transformer ainsi une fistule complète en fistule borgne externe. Pour juger l'injection, on n'oubliera pas, en outre, les accidents

(1) WEINLECHNER, *Jahrb. der Kinderheilk.*, 1862, t. V, p. 172.
(2) SERRE (d'Alais), *Gaz. des hôpit.*, Paris, 1866, n° 11, p. 44.

qu'elle peut provoquer et que j'ai déjà énumérés avec ceux du cathétérisme.

L'extirpation totale est, en somme, le procédé de choix. Un chirurgien antiseptique et qui sait disséquer finement enlèvera sans peine et sans danger la plupart de ces fistules. Pour mener à bien cette opération, on suivra le manuel indiqué par Sarrazin. On introduira d'abord dans le trajet une sonde qui servira de conducteur et autour de laquelle on fera la dissection.

Pour les fistules borgnes externes, tout le monde accorde que l'intervention est indiquée. Il faut seulement avoir soin de pousser bien au fond du trajet la sonde conductrice et d'extirper complètement le cul-de-sac épidermique. Si l'extirpation totale est impossible, on se rabattra sur le procédé de Weinlechner.

Il est classique de dire que dans les fistules complètes il faut s'abstenir de l'intervention sanglante. On s'en tiendra, dit-on, aux injections irritantes, quitte à prendre le bistouri si par hasard on transforme ainsi la fistule complète en borgne externe. Peut-être — mais l'expérience ne s'est pas encore bien prononcée à cet égard — les progrès de la forcipressure et de l'antisepsie doivent-ils faire réformer ce jugement. Étant donné qu'on a extirpé avec succès des diverticules pharyngo-œsophagiens, l'extirpation d'une fistule complète n'est sans doute pas impossible. Mais il faut reconnaître que l'opération est sérieuse et ne l'entreprendre que si elle est indiquée par des troubles fonctionnels.

III

KYSTES BRANCHIAUX

Les kystes branchiaux sont souvent décrits avec bien des confusions. Jusqu'au milieu de ce siècle, on donnait une description d'ensemble pour les kystes congénitaux du cou et à chaque instant on empiétait d'une variété sur l'autre, on mêlait des faits relatifs aux kystes séreux multiloculaires, aux kystes dermoïdes, aux kystes mucoïdes. Peu à peu la clarté s'est faite dans ce sujet complexe et on a isolé le groupe des *kystes branchiaux*, à paroi dermoïde ou mucoïde, liés à une évolution vicieuse de l'appareil branchial ou de ses dépendances. Dans un mémoire récent, toutefois, Senn range encore les kystes séreux multiloculaires dans les kystes branchiaux. C'est, croyons-nous, une erreur aujourd'hui jugée.

VOILLEMIER, *Des kystes du cou.* Thèse de concours de Paris, 1851. — LORAIN, Mémoire sur les kystes congénitaux du col. *Comptes rendus de la Soc. de biol.*, Paris, 1854, p. 134. — VIRLET, *Des kystes congénitaux.* Thèse de doct. de Paris, 1854, n° 150. — P. BOUCHER, *Étude sur les kystes congénitaux du cou.* Thèse de doct. de Paris, 1868, n° 215. — M. SCHEDE, Ueber die tiefen Atherome des Halses. *Arch. f. klin. Chir.*, 1872, t. XIV, p. 1. — BIDDER, Zur Casuistik und Behandlung der tiefen Atheromcysten des Halses. *Ibidem*, 1876, t. XX, p. 434. — PILON, *Des kystes dermoïdes du cou.* Thèse de doct. de Nancy, 1882-1883, n° 170. — N. SENN, On branchial cysts of the neck. *Journ. of the Amer. med. Ass.*, 1884, t. III, p. 197. — SEIDMANN, *Beitr. zur Casuistik und Kenntniss der Dermoidcysten in der Halsgegend.* Inaug. Diss., Wurzbourg, 1886. — SAMTER, Ein Beitrag zur Lehre von den Kiemenganggeschwülsten. *Arch. für pathol. Anat. und Physiol.*, 1888, t. CXII, p. 70. — LANNELONGUE et ACHARD, *Traité des kystes congénitaux.* Paris, 1886. — K. v. KOSTANECKI et A. v. MIELICKI, *Arch. für path. Anat. u. Physiol.*, 1890, t. CXXI, p. 55.

Anatomie pathologique. — D'après la structure de la paroi, il y a deux ordres de kystes branchiaux : 1° les kystes dermoïdes; 2° les kystes mucoïdes. Cette structure a déjà été indiquée par Quénu (1), dans ses traits principaux et je n'ai plus à mentionner que les particularités régionales.

Les *kystes branchiaux latéraux* ont pour caractère ordinaire, à la dissection grossière, d'adhérer au squelette. Lücke, Langenbeck ont constaté qu'ils sont quelquefois unis à l'apophyse styloïde; plus souvent ils adhèrent à la grande corne de l'os hyoïde.

Ces connexions osseuses ne sont pas les seules, et pour les kystes latéraux il en existe souvent avec la gaine des vaisseaux carotidiens, avec la jugulaire interne surtout; il en était ainsi chez des opérés de Langenbeck, de Schede. Mais il est à remarquer, disent Volkmann, Max Schede, que ces adhérences sont peut-être secondaires : elles sont en effet inconstantes et ne s'observent guère que lorsque le kyste a été enflammé, à la suite d'une ponction par exemple. De même c'est sans doute par une altération secondaire de la paroi veineuse qu'il faut expliquer le cas où Gluck a vu la jugulaire interne s'ouvrir largement dans un kyste mucoïde.

Les kystes dermoïdes du cou sont presque toujours le type des kystes dermoïdes simples, ne contenant que de la matière sébacée et des poils, et même peu de poils. Sur des pièces examinées par Robin, Neumann, Baumgarten il y avait association de la paroi dermoïde et de la paroi mucoïde. D'autre part, certains histologistes ont quelquefois trouvé dans la paroi du tissu lymphoïde, autour de la membrane dermoïde, et de là Lücke, J. Bœckel, M. Schede ont conclu à la participation des ganglions lymphatiques. Mais Pilliet fait remarquer que, vu l'abondance du tissu lymphoïde autour du pharynx, dans la zone branchiale par conséquent, cette participation n'est nullement nécessaire. Peut-être donc les kystes ganglionnaires du cou, sur lesquels on a beaucoup discuté autrefois, sont-ils une variété des kystes branchiaux.

Weiss, Gillette, Malherbe (de Nantes) (2) ont observé au cou des kystes à contenu huileux. On a parfois attribué une origine traumatique à ces kystes, rencontrés chez l'adulte. Mais si l'on s'en rapporte à ce que nous savons sur les divers kystes huileux étudiés histologiquement, il est probable qu'il s'agit de kystes dermoïdes pendant longtemps latents.

Virchow, de Saussure Ford ont décrit des kystes dermoïdes complexes, contenant des masses ostéo-cartilagineuses. Mais nous nous rapprochons alors des tératomes au moins autant que des kystes par simple enclavement. S'agit-il d'un processus néoplasique ayant envahi secondairement un de ces kystes? Le fait est possible, car il existe certainement des épithéliomas qui ont pour point de départ un kyste dermoïde pendant plus ou moins longtemps inconnu et Volkmann nous a fait connaître ces *carcinomes branchiogènes*, vérifiés depuis par Bruns, Quarrey Silcock, Regnault, Reverdin et Mayor (3).

(1) Voy. t. I, p. 466.
(2) MALHERBE, *Bull. et Mém. de la Soc. de chir.*, 1878, nouv. sér., t. IV, p. 257.
(3) VOLKMANN, *Centralblatt für Chir.*, 1882, n° 4, p. 49. — REGNAULT, *Arch. für klin. Chir.*, 1887, t. XXXV, p. 50. — RICHARD, *Bruns Beiträge zur klin. Chir.*, Tubingen, 1887, t. III, p. 165. — REVERDIN et MAYOR, *Rev. méd. de la Suisse romande*, 1888, p. 162.

Les *kystes médians* ont eux aussi la plupart du temps des connexions avec le squelette. Il faut les diviser en plusieurs groupes.

Ceux de la région sus-hyoïdienne appartiennent cliniquement au plancher de la bouche. Ils se fixent, souvent par un prolongement plein ou canaliculé, soit à la symphyse du menton, soit au corps de l'os hyoïde. Ils sont de structure dermoïde.

Ceux de la région thyro-hyoïdienne constituent la grande majorité des kystes mucoïdes du cou, revêtus d'un épithélium cylindrique, souvent vibratile. Il faut d'ailleurs ajouter qu'en cette même région il y a et même plus souvent des kystes dermoïdes.

Tachard a vu un kyste dermoïde médian inférieur adhérer à la trachée.

Pathogénie. — Ces kystes dermoïdes et mucoïdes, quoique souvent ils ne soient reconnus que tardivement, ne peuvent guère s'expliquer que si on admet l'existence d'une poche à paroi épithéliale liée à une soudure incomplète du système branchial ou de ses dépendances. C'est la théorie de l'enclavement, émise pour la première fois par Verneuil en 1852, appliquée aux kystes dermoïdes du cou en particulier par W. Roser en 1859. Cette théorie ne doit sans doute pas être généralisée pour tous les kystes dermoïdes, mais pour ceux du cou elle semble bien établie.

Les kystes latéraux dermoïdes sont probablement dus au pincement, dans la profondeur, d'une des rainures branchiales au niveau du *sinus præcervicalis*. Les kystes mucoïdes latéraux, plus rares, sont sans doute dus à l'enclavement du cul-de-sac du conduit branchial de Rabl, au niveau de la deuxième poche branchiale; et ce que j'ai dit des connexions de ce conduit avec le *sinus præcervicalis* explique la possibilité des kystes à paroi mixte. Peut-être certains kystes mucoïdes latéraux sont-ils en relation avec l'évolution vicieuse d'une des invaginations thyroïdiennes latérales, nées d'ailleurs elles ausssi dans le *fundus branchialis*. On le voit, l'analogie pathogénique est grande avec les fistules congénitales; et d'autres faits encore parlent en faveur de cette assimilation. Max Schede a noté l'existence d'un kyste dermoïde chez un garçon dont la sœur portait une fistule; souvent les fistules borgnes se terminent dans une véritable ampoule, et par contre les faits de Larrey [1], S. Duplay, Neumann, Baumgarten prouvent que les kystes dermoïdes du cou ont volontiers une forme canaliculée.

Pour les kystes médians, on ne saurait invoquer les rainures et poches branchiales, le *sinus præcervicalis*, toutes formations qui n'existent pas au niveau du champ méso-branchial.

Les kystes du plancher buccal, toutefois, s'expliquent encore assez bien si l'on admet un enclavement produit entre les arcs mandibulaires et au-dessous d'eux, à une période très précoce, avant la formation du *tuberculum impar*.

Quant aux kystes thyro-hyoïdiens, je crois pouvoir passer complètement sous silence la théorie de Boyer, théorie dite de l'hygroma [2]. Quoi qu'on en

(1) LARREY, *Bull. de la Soc. de chir.*, Paris, 1852-1853, t. III, p. 489, 503, 507.

(2) DUPUYTREN, *Gaz. des hôpit.*, 1831, p. 101. — VERNEUIL, *Arch. génér. de méd.*, 1853, t. I, p. 185 et 450. — LUSCHKA, *Arch. f. path. Anat. u. Phys.*, 1864, t. XXX, p. 234. — AFFRE, Thèse de doct. de Paris, 1875, n° 373. — ULLIAC, Thèse de doct. de Paris, 1878, n° 201.

ait dit, il n'y a pas très longtemps encore, le revêtement épithélial implique une origine congénitale. Or ici nous rencontrons l'invagination thyroïdienne médiane, celle qui passe entre la base et la pointe de la langue et va traverser la membrane thyro-hyoïdienne, et sur tout son trajet nous trouvons des canalicules persistants sur une longueur plus ou moins grande à partir du *foramen cæcum* (canal de Bochdalek[1]); nous trouvons des kystes mucoïdes ciliés dans la base de la langue et devant la membrane thyro-hyoïdienne, et ces derniers se prolongent quelquefois en un canal qui traverse la membrane et remonte plus ou moins haut dans la base de la langue. Mais les kystes *dermoïdes* de cette même région sont difficiles à interpréter.

Les kystes médians inférieurs[2] restent aussi obscurs dans leur interprétation que les fistules médianes inférieures. Peut-être faut-il faire intervenir quelquefois dans leur genèse les involutions épithéliales, encore discutées, d'où provient le thymus. Ces kystes, souvent canaliculés, peuvent plonger derrière le sternum (Bidder).

Étude clinique. — Ces kystes sont congénitaux au sens pathogénique du mot, et quelquefois aussi ils le sont cliniquement. Mais il est fréquent qu'ils ne se manifestent que plus tard, comme tous les kystes dermoïdes d'ailleurs, après ce que Verneuil a appelé une phase de stagnation plus ou moins longue. Souvent alors c'est vers la puberté qu'ils se mettent à croître. Je n'insisterai pas davantage sur ces faits, qui ne sont pas spéciaux à la région.

Ces kystes constituent au cou une masse indolente, molle et fluctuante, en général peu volumineuse, mais susceptible d'acquérir de grandes dimensions. La peau est mobile sur eux; ils sont assez peu mobiles sur les parties profondes.

Les latéraux occupent ordinairement la région sterno-mastoïdienne, en haut (Virchow, Bryant), au milieu (M. Schede), en bas (Baumgarten). Quain, Esmarch, en ont vu à la région sous-maxillaire. Ils peuvent être bilobés quand ils sont bridés par une aponévrose ou par un muscle. Dans certains cas, ils peuvent transmettre les pulsations de la carotide. Une poche observée par Langenbeck faisait saillie dans le pharynx.

Les kystes médians sus-hyoïdiens seront étudiés cliniquement avec les tumeurs du plancher buccal.

Les kystes médians sus-sternaux n'ont rien de bien spécial : le chirurgien doit seulement se souvenir que quelquefois ils descendent dans le médiastin.

Les kystes médians thyro-hyoïdiens[3] sont surtout remarquables par leur évolution. Sur un sujet en général jeune, quelquefois chez une femme à la suite d'une couche, il se forme une collection fluctuante, globuleuse, tantôt indolente, tantôt légèrement inflammatoire. On diagnostique volontiers soit une adénite, soit un abcès froid, erreur qu'on ne commettra pas si l'on se souvient qu'il peut exister là un kyste congénital. On incise et il s'écoule

(1) Bochdalek, *Oesterr. Zeit. für Heilk.*, Vienne, 1866, t. VII, nos 36, 37, 42, 43, 44 et 45. *Reichert u. Dubois Raymond's Arch.*, Leipzig, 1867, p. 775. Voy. la bibliographie de *Kystes de la langue*.

(2) Després, *Gaz. des hôpit.*, 1888, p. 593.

(3) Fauvel (J.), Thèse de doct. de Paris, 1886-1887, n° 241.

quelquefois du pus, le plus souvent un mucus visqueux. Après quoi il reste une fistule intarissable, au fond de laquelle le stylet ne rencontre aucun os dénudé.

Nous avons donc là une de ces *fistules secondaires* dont, spontanément, les divers kystes branchiaux du cou sont coutumiers, et des kystes latéraux peuvent ainsi devenir secondairement fistuleux. Mais il est un point sur lequel j'ai déjà attiré l'attention et sur lequel je veux insister à nouveau. Parmi les fistules latérales secondaires, il en est certainement qui, à la soudure superficielle près, sont pathogéniquement identiques aux fistules primitives, borgnes ou complètes. Mais les fistules médianes secondaires sus-hyoïdiennes et thyro-hyoïdiennes ne peuvent pas être primitives, pas plus qu'elles ne peuvent être pharyngiennes, et tout ce qu'on peut admettre *théoriquement*, comme fistule complète, c'est une fistule sous-hyoïdienne secondaire située au-dessus de l'isthme du corps thyroïde et allant jusqu'au canal de Bochdalek et au *foramen cæcum*. Le canal de Bochdalek représente ici la fistule borgne interne.

Cette fistulisation secondaire est le résultat de phénomènes inflammatoires aboutissant à la suppuration du kyste, et dans ces cas on a trouvé, ce qui est naturel, des microbes pyogènes dans le pus(1).

Le *diagnostic*, en dehors de la notion de congénitalité, n'est possible que par exclusion et se fondera surtout sur les caractères négatifs de la tumeur.

La *marche* est essentiellement chronique, et le *pronostic* est bénin, toutes réserves faites pour les rares carcinomes branchiogènes que j'ai précédemment signalés.

Traitement. — On a obtenu quelques succès, pour les kystes à structure simple, par les injections irritantes, à la teinture d'iode surtout, faites dans la poche complètement évacuée. Mais c'est une méthode presque toujours inefficace. Comme pour les fistules et pour les mêmes motifs, le seul traitement rationnel est l'extirpation totale de la poche toutes les fois qu'elle est possible. Or elle l'est toujours pour les kystes médians et presque toujours pour les kystes latéraux. Pour ces derniers, il est vrai, elle est quelquefois rendue difficile par les adhérences vasculaires, et certains opérateurs ont dû réséquer la jugulaire interne entre deux ligatures. Mais, avec l'innocuité conférée aux plaies veineuses par la méthode antiseptique, il n'y a pas lieu de s'en inquiéter outre mesure. C'est seulement lorsque, le bistouri en main, on aura reconnu l'impossibilité de l'extirpation totale, qu'on se contentera, comme pis aller, de la résection partielle de la poche avec grattage et cautérisation de la partie restante suturée à la peau (2). Par ce procédé de nécessité, la cure est beaucoup plus longue et la cicatrice est beaucoup plus apparente et difforme.

(1) On consultera sur ce sujet un chapitre intéressant du livre de Lannelongue et Ménard, p. 208. Je signale, à la fin de mon article, quelques passages importants de cet ouvrage, paru lorsque la mise en pages de mon travail était déjà terminée.
(2) C.-S. Keetly, *Ann. of surg.*, 1888, t. VIII, p. 3?6.

CHAPITRE III

VICES DE CONFORMATION PAR EXCÈS DE COALESCENCE

ATRÉSIE CONGÉNITALE DE L'ORIFICE BUCCAL

L'atrésie buccale[1] est le résultat d'une coalescence exagérée des bourgeons maxillaires, en sorte que l'orifice buccal est rétréci ou nul. Dans le premier cas, l'atrésie est dite incomplète, dans le second elle est complète et s'appelle encore imperforation. L'imperforation diffère de l'astomie en ce que, derrière les lèvres, il y a un vestibule buccal et une cavité buccale.

L'atrésie incomplète, ou phimosis labial, est nettement établie par des observations de de Marque, d'Ammon ; les faits de Buchner, de Conrad Lycosthènes sont plus douteux.

L'imperforation a été vue par Alix sur un fœtus monstrueux. Mais elle peut avoir un intérêt chirurgical réel, et Percy a opéré avec succès un enfant porteur de cette infirmité.

Dans certains cas, l'excès de coalescence en un point s'associe à un défaut de coalescence en un autre point. Tel ce fait de Borrichius où, la bouche normale étant oblitérée, un orifice buccal latéral résultait d'une fissure génienne. Cette malformation a été vue par Otto sur plusieurs animaux.

Quelquefois, et il y a à cet égard un fait d'Adam de Lebenwaldt, l'amnios adhère à l'orifice buccal et l'oblitère. C'est, en pathogénie tout au moins, différent de l'anomalie typique par excès de coalescence.

Le *traitement* ne diffère pas de celui de l'atrésie acquise. L'atrésie congénitale est généralement exempte d'adhérences vestibulaires et la simple suture cutanéo-muqueuse en ourlet après incision de la membrane anormale donnera un bon résultat. Pour les détails opératoires, je renvoie à l'atrésie acquise.

CHAPITRE IV

FIBRO-CHONDROMES BRANCHIAUX

On voit quelquefois des enfants porteurs depuis leur naissance d'appendices de petit volume, insérés sur la peau de la région cervico-faciale. Ces petits appendices, signalés par Sue, Colson, Reissmann, Rynd, Morgan, Southam,

(1) VERDUC, *Les opérations de la chirurgie*. Paris, 1694, t. I, p. 129. — GRESSY, Thèse de doct. de Paris, 1857, n° 154.

Van Duyse, ont fait l'objet des études de Lannelongue, puis de Buttersack, de Poirier et de Retterer(¹).

L'aspect de ces appendices est aisé à décrire. Ils constituent de petits prolongements conoïdes, longs au plus de 1 centimètre, à corps parfois un peu renflé, quelquefois portés par un pédicule légèrement rétréci. Sur eux, les téguments sont normaux. Leur consistance souvent est ferme et, à la palpation, on sent, dans bien des cas, une petite tige centrale plus résistante.

Ces appendices congénitaux ont pour siège de prédilection la région pré-auriculaire, près du tragus, puis, avec une fréquence moindre, la région faciale inférieure, au-dessous d'une ligne allant du tragus à la commissure. Ils peuvent, mais le fait est rare, faire saillie sous la muqueuse de la lèvre inférieure. Souvent les appendices pré-auriculaires sont multiples, et alors volontiers disposés par paires sur une ligne verticale; ils peuvent être symétriques. On observe des appendices analogues sur les autres régions de la face, mais le fait est rare.

Au cou, ils occupent presque toujours le siège de l'orifice externe des fistules congénitales, un peu au-dessus de l'articulation sterno-claviculaire. Nous avons vu d'ailleurs que des excroissances analogues s'élèvent parfois à l'orifice cutané de ces fistules. Ici encore la bilatéralité est fréquente.

Quand on excise ces appendices, on leur trouve la structure suivante. Sous un épiderme et un derme normaux existe une petite tige fibro-cartilagineuse entourée d'un mince périchondre et se continuant avec un pédicule fibreux. Il semble, pour les appendices pré-auriculaires, que ce pédicule se continue quelquefois avec le tragus; quelquefois il se dirigerait vers le maxillaire inférieur, mais sans s'y insérer d'une façon nette.

Cette tige fibro-cartilagineuse n'est d'ailleurs pas constante et, par exemple, elle ferait défaut dans les appendices de la région faciale supérieure, sur le territoire du bourgeon frontal en particulier.

L'interprétation pathogénique de ces petites productions n'est pas encore fixée, et peut-être y a-t-il à ce point de vue plusieurs variétés à distinguer. Ainsi Lannelongue, Trélat, Magitot, se sont demandé si les appendices de la région faciale inférieure ne proviendraient pas d'un bourgeonnement vicieux du cartilage de Meckel. Mais cette explication, à laquelle Lannelongue a renoncé, ne s'applique qu'à cette région. Il est vrai que pour les appendices cervicaux, avec ou sans fistule, on peut invoquer une persistance anormale, avec excroissance, de la tigelle cartilagineuse qui forme le squelette primitif des arcs branchiaux. Ce qui est certain, c'est que ces petites tumeurs coexistent souvent avec des malformations dans le domaine des arcs branchiaux. Outre les fistules cervicales déjà mentionnées, il faut savoir que les appendices pré-auriculaires accompagnent fréquemment la macrostomie, les malformations de l'oreille externe, l'atrophie du maxillaire inférieur : à cet égard, je citerai les observations de Rynd, Morgan, Van Duyse, Trélat, Lan-

(¹) LANNELONGUE et ACHARD, *Traité des kystes congénitaux*. Paris, 1886, p. 171. — REVERDIN et MAYOR, *Revue méd. de la Suisse romande*, 1887, p. 458. — POIRIER et RETTERER, *Bull. de la Soc. anat.*, 1889, p. 538, et *Journ. de l'anat.*, 1890, p. 49. — A. BROCA, *Bull. de la Soc. anat.*, 1889, p. 385. — KOSTANECKI et MIELICKI, *Arch. de Virchow*, 1890, t. CXXI, p. 75 (bibliographie). — Consultez en outre la bibliographie de la *Macrostomie*, p. 22.

nelongue a noté l'hérédité. Il semble donc qu'il faille admettre un trouble dans l'évolution de l'appareil branchial, mais nous ignorons la nature exacte et la cause de ce trouble. D'après Van Duyse toutefois, il faudrait faire jouer un rôle important aux adhérences amniotiques, et à cet égard j'ai examiné une pièce démonstrative : c'est celle d'un fœtus macrostome, chez qui deux brides funiculaires, symétriques, prolongeant une vaste adhérence cranio-encéphalique, s'inséraient symétriquement sur les deux pommettes et avaient attiré de la sorte deux petites colonnes cutanées longues d'environ 5 millimètres.

En clinique, l'importance de ces appendices est à peu près nulle. Quelquefois ceux qui font saillie sur la muqueuse labiale sont susceptibles de s'engager entre les arcades dentaires et de devenir gênantes. Mais presque toujours leur seul inconvénient est d'être disgracieux.

Ils semblent s'accroître un peu après la naissance, mais ne tardent pas à rester stationnaires. On s'est demandé s'ils ne pourraient pas subir ultérieurement une évolution néoplasique : le fait est possible, quoique obscur, pour certains débris cartilagineux congénitaux de la profondeur du cou, mais pour les appendices cutanés, aucune observation ne le démontre.

L'ablation au bistouri est indiquée quand les appendices sont gênants ou disgracieux.

CHAPITRE V

DIPLOGENÈSE FACIALE ET TÉRATOMES

Après l'ovaire, le testicule et la région sacro-coccygienne, la face est un des endroits où s'insèrent le plus volontiers les tumeurs complexes, où l'on reconnaît des parties fœtales hétérotopiques plus ou moins complètement développées. Les faits de ce genre ont donné lieu à d'ardentes controverses; certains auteurs affirmant qu'il suffisait d'admettre, pour les expliquer, le bourgeonnement anormal de quelques parties fœtales; d'autres pensant qu'il fallait voir dans la production hétérotopique les restes d'un second fœtus greffé sur l'enfant principal. Cette dernière doctrine, dite de la diplogenèse, a été fortement battue en brèche il y a quelques années; mais, depuis les recherches de Hertwig, Selenka, H. Fol, sur le rôle du spermatozoïde dans la fécondation, elle a pris, pour certains cas au moins, un regain de faveur(1).

Je dis : pour certains cas. En effet, je crois qu'on a tort de chercher à donner pour toutes ces tumeurs, au sens clinique du mot, une explication univoque. Du simple kyste dermoïde de la queue du sourcil aux frères Siamois, il y a

(1) Consultez à ce sujet Mathias Duval, art. Spermatozoïde. *Nouv. Dict. de méd. et de chir. prat.*, Paris, 1885.

bien une série en apparence continue, mais ceux qui, selon qu'ils remontent ou descendent la série, admettent ou repoussent en bloc la diplogenèse, ceux-là semblent avoir tort. Il est démontré que le kyste de la queue du sourcil ou du cou est dû à un enclavement d'origine branchiale. Il est à peu près évident d'autre part que les frères Siamois étaient dus à la fusion de deux germes. Entre ces deux extrêmes, où est la démarcation dans la série? Nous l'ignorons, et la série *nous paraît* continue, ce qui n'est pas un motif pour qu'elle le soit. Peut-être même lui donnons-nous cette unité apparente en intercalant entre les cas typiques un troisième groupe de faits; celui des tératomes. Le kyste dermoïde complexe, qui d'ailleurs n'existe guère à la face et au cou, n'est-il qu'un degré plus élevé du kyste dermoïde simple? C'est une hypothèse contestable. Il semble prouvé que le kyste dermoïde simple de la face et du cou est seulement une cavité close constituée par un enclavement épithélial; il n'y a là rien qui révèle un processus néoplasique. Il en est tout autrement pour les tératomes, rares il est vrai dans la région qui nous occupe. Là nous sommes en présence, quelquefois au moins, d'un véritable néoplasme.

Il est donc bien possible que cette série prétendue unique se décompose en trois : les kystes par enclavement, les tératomes, les monstruosités doubles. Seulement nous ne connaissons pas leurs limites.

J'ai déjà, résolument, rangé les kystes branchiaux dans les arrêts de développement. Que dire maintenant de la diplogenèse et des tératomes?

La *diplogenèse* est évidente dans quelques observations, quand on voit s'implanter dans la cavité buccale, au pharynx, à la base du crâne, des masses où l'on reconnaît des os, des membres plus ou moins formés, des intestins, et même un fœtus à peu près entier. Telles sont des observations, anciennes déjà, de Vrolik, Bury, Breschet, Haack, Sœmmering. De même, bien probablement, la tumeur insérée sur la voûte palatine que Kidd a pu extirper après la naissance. Certes, les cas capables de devenir réellement chirurgicaux ne sont pas les plus typiques au point de vue théorique; ils sont, au contraire, des cas limite sur lesquels on discute et on discutera sans doute longtemps encore. Ainsi, dans le fait remarquable communiqué en 1885 par Clément (de Bukarest) à la Société de chirurgie, et où Severeanu a pu enlever avec succès une masse morbide implantée sur une bifurcation anormale de l'os nasal et où on reconnaissait l'ébauche grossière d'un fœtus ; en bas, entre deux cuisses, pendait un pénis caverneux et érectile(¹). Dans le même ordre d'idées, je citerai la duplicité de la face, pour signaler une observation de Bimar où cette malformation, en général constatée sur des monstres non viables, a été parfaitement compatible avec la vie(²).

Les *tératomes* enfin ne rentrent pas dans le chapitre actuel. Il traite, en effet, des vices de développement; or, je me trouve ici en présence de néoplasmes. Chaque région en particulier possède des tératomes qui lui sont propres. La polygnathie est une tumeur des mâchoires. Les tumeurs à tissus multiples existent à la langue, au voile du palais, identiques quand elles sont

(¹) Cette observation n'a pas été rapportée devant la Société par Lucas-Championnière, chargé du rapport, mais ce chirurgien a eu la grande obligeance de nous communiquer le texte et les dessins.

(²) Bimar, *Gaz. hebdom. des sc. méd. de Montpellier*, 1881, nos 15-17, p. 171 et 194.

manifestes dès la naissance ou quand elles ne commencent à évoluer que plus ou moins tard. Quand ces tumeurs existent chez le fœtus, elles peuvent mécaniquement provoquer des arrêts de développement concomitants, et c'est en cela qu'il faut les mentionner ici.

Telles sont les réserves que je voulais faire sur la manière dont il faudrait chercher à comprendre cette classification. Mais, cela une fois dit, je vais décrire succinctement ces diverses tumeurs, en me plaçant au point de vue clinique, puisque aussi bien, je le répète, les lignes de démarcation pathogéniques sont encore à peu près inconnues.

Je devrais donc, prenant successivement chacune des régions secondaires de la face et de la cavité buccale, passer en revue les diplogenèses et les tératomes de la face, du palais et du voile, de la langue, etc. Mais déjà, chemin faisant, j'ai mentionné, pour la face, l'observation de Severeanu et celle de Bimar; pour la langue, je donnerai quelques explications à propos des lipomes et des tumeurs mixtes; là il s'agit surtout de tératomes. Pour le palais, le voile et le pharynx, je vais signaler quelques observations ayant de l'intérêt chirurgical.

Il y a un instant, j'ai fait allusion à certains faits semblant se rapporter à de la vraie diplogenèse. Les cas chirurgicaux sont bien rarement ceux qui ont cette netteté; mais plutôt ceux où des tumeurs complexes, entourées de muqueuse et de peau, contenant des tissus graisseux, musculaires, cartilagineux, osseux, ont quelquefois été opérables. Ces tumeurs, analogues à certaines tumeurs congénitales de la langue, s'implantent en des points variables. Elles ont été vues — et quelques-unes ont été enlevées — par Clérault (1), au palais, par A. Richard et Legroux (2) au voile du palais; par Arnold (3), par B. Schuchardt au pharynx; par Sonnenburg (4), à la base du crâne. Et Sonnenburg a opéré avec succès ce prétendu épignathe. Quelles relations y a-t-il entre ces tumeurs complexes et les kystes simples à contenu sébacé observés à la voûte palatine par J. Cruveilhier, par Ad. Henrot? Je dois ici rester dans le doute, car bien des observations sont insuffisamment étudiées.

J'en arrive maintenant aux tumeurs congénitales complexes greffées sur un des maxillaires, c'est-à-dire à la polygnathie.

POLYGNATHIE

C'est de Geoffroy-Saint-Hilaire que datent les premières notions scientifiques sur les monstres polygnathiens. Depuis, ce sujet a été étudié par Ahlfeld, et plus récemment par Magitot. Enfin, en 1886, Lannelongue et Achard ont rassemblé une série d'observations. Peu à peu, les confusions tendent à diminuer, mais il en subsiste encore et je n'ai certes pas la prétention de les dissiper.

(1) Clérault, *Bull. de la Soc. anat.*, 1874, p. 380.
(2) Legroux, *Bull. de la Soc. anat.*, 1867, p. 10.
(3) Arnold, *Arch. f. path. Anat. u. Physiol.*, Berlin, 1888, t. CXI, p. 676.
(4) Sonnenburg, *Deutsche Zeitschr. f. Chir.*, Leipzig, 1874, t. V, p. 99.

Un point, toutefois, me semble devoir être acquis. Souvent — et cette nomenclature vicieuse se trouve au plus haut degré dans la mémoire d'Ahlfeld — on qualifie de polygnathes tous les sujets dont la bouche laisse sortir une tumeur complexe. Ces polygnathes sont divisés en hypognathes et épignathes, selon que la tumeur s'insère sur la mâchoire supérieure ou sur la mâchoire inférieure. Pour les hypognathes, pas de contestation. Mais parmi les épignathes on compte les fœtus, où une tumeur insérée dans le naso-pharynx, dans les fosses nasales, à la base du crâne, dans l'encéphale même comme l'a vu Rippmann, vient faire saillie dans la bouche à travers une fente due à l'écartement ou à l'absence des os de la voûte palatine. Ainsi, Sonnenburg appelle épignathe l'enfant qu'il a opéré d'une tumeur de la base du crâne, dans le naso-pharynx.

Il faut, croyons-nous, éliminer entièrement les faits de ce genre et se restreindre aux tumeurs implantées sur un des maxillaires. Une distinction encore est utile : on tend à restreindre l'emploi du terme polygnathie aux cas où cette tumeur reproduit plus ou moins les caractères d'un maxillaire supplémentaire. Il est certain qu'étymologiquement c'est on ne peut plus rationnel ; mais en pratique cette distinction n'est pas toujours aisée et c'est par approximation qu'on attribue à ces masses osseuses et polykystiques, une ressemblance avec une des mâchoires.

L'épignathie est représentée par quelques observations de Hoffmann, Hess, Pœlmann : elle est surtout intéressante au point de vue théorique. L'hypognathie, moins rare, a donné lieu à quelques interventions chirurgicales.

HYPOGNATHIE

En 1875, Magitot (1), dans un mémoire spécial sur ce point, a réuni 14 observations dont trois, dues à Gilles, Faucon, Lafont et Nepveu (2), ont trait à l'espèce humaine. Depuis cette époque, des faits nouveaux relatifs à l'homme ont été publiés par S. von Rosciszenski (3), Israel (4), Lannelongue (5), W. Meyer (6).

Anatomie pathologique. — Le maxillaire surnuméraire s'implante ordinairement, par sa symphyse, au voisinage de la symphyse normale. Il offre, plus ou moins altérée, la forme d'un maxillaire inférieur et on y trouve des follicules dentaires. Ces follicules peuvent être ceux de la série des dents temporaires et permanentes. Mais il ne faudrait pas croire que cette disposition soit d'une netteté parfaite. La plupart du temps, les incisives et canines ont été trouvées au complet ; mais les molaires sont le plus souvent remplacées

(1) Magitot, *Ann. de gynéc.*, Paris, 1875, t. IV, p. 81 et 161.

(2) Magitot y joint une observation douteuse de Rippmann.

(3) S. von Rosciszenski, *Arch. f. path. Anat. u. Physiol.*, Berlin, 1875, t. LXIV, p. 540.

(4) Israel, *Ein Fall von Verdoppelung der linken Unterkieferhälfte*. Thèse inaugurale de Berlin, 1877.

(5) Lannelongue, *Bull. et mém. de la Soc. de chir.*, Paris, 1879, n. s., t. V, p. 621. *Arch. gén. de méd.*, 1883, t. I, p. 394. *Traité des kystes congénitaux*. Paris, 1886, p. 46.

(6) W. Meyer, *Arch. f. klin. Chir.*, Berlin, 1883, t. XXIX, p. 511.

par une masse polykystique, constatée également chez les animaux par Geoffroy-Saint-Hilaire, Goubaux, Dareste. Ces kystes ont la structure et le contenu des kystes ordinaires des mâchoires.

Anatomiquement, une constatation est importante pour le chirurgien. Tantôt, en effet, la tumeur s'implante sur l'os, lui adhère avec une solidité variable, par une continuité osseuse; tantôt au contraire — et c'est ce qu'Isidore Geoffroy-Saint-Hilaire appelait les *myognathes* — cette union n'est due qu'à des parties molles; et tantôt enfin — et c'est ce que Geoffroy-Saint-Hilaire appelait les *desmiognathes*, — la tumeur est véritablement pédiculisée.

Symptômes. — La tumeur, dont le volume varie d'après le développement de la masse kystique, peut évoluer dans divers sens. Chez le sujet de Gilles, elle occupait la joue, au-dessous de la ligne allant de la commissure au tragus; chez celui de Lafont et Nepveu, elle envahissait le plancher buccal; chez ceux de Faucon, de Lannelongue, elle proéminait à la région antérieure du cou. C'est une masse de consistance inégale, par place de dureté osseuse, par place molle et même fluctuante.

Cette tumeur peut subir après la naissance une augmentation de volume, par accroissement des kystes et dans le cas de Gilles, elle est devenue assez grosse pour provoquer des phénomènes dyspnéiques. Dans le cas de Faucon, elle était assez lourde pour que dès la naissance l'articulation temporo-maxillaire fût luxée; et plus tard elle s'est accrue en même temps que ses kystes s'enflammaient et s'ouvraient à l'extérieur en des fistules rebelles, tandis que ses dents faisaient éruption en perforant la peau.

Pendant la vie intra-utérine, la tumeur était assez volumineuse dans le cas de Lafont et Nepveu, pour avoir causé des accidents de dystocie.

Une masse morbide semblable n'est pas sans troubler autour d'elle, mécaniquement, les phénomènes du développement normal; ainsi Faucon, Lannelongue, ont vu la polygnathie associée à la fissure congénitale de la mâchoire inférieure et à des altérations de la région antérieure du cou. Mais tandis que dans le cas de Lannelongue, la fissure osseuse était bien médiane, c'est-à-dire due à un arrêt de développement, dans celui de Faucon elle était latérale, c'est-à-dire d'ordre purement mécanique.

Traitement. — Si j'ai consacré quelques lignes à ces malformations, c'est qu'elles sont, parfois au moins, justiciables de la chirurgie. Lorsque le sujet est né viable, l'ablation est possible : elle a été pratiquée avec succès par Faucon (de Lille), par Chevalier (de Provins) et déjà anciennement par Gilles. Gilles avait opéré en plusieurs séances; Chevalier a agi de même et il a commencé dès le troisième jour après la naissance, puis a continué au bout de cinq semaines. Il sera souvent indiqué, si la tumeur ne gêne pas la succion, la déglutition, la respiration, de ne pas opérer dès la naissance, mais d'attendre que l'enfant ait acquis quelque résistance, car l'opération sera quelquefois laborieuse, intéressera le squelette et donnera du sang. Mais il va sans dire qu'à cet égard il est impossible de donner une règle précise et qu'il n'y a aucune parité à établir entre les tumeurs largement adhérentes au squelette et celles qui lui sont unies seulement par un pédicule fibreux, comme l'a vu Goubaux sur un animal([1]).

([1]) Il vient de paraître, au moment où je donnais le « bon à tirer » de cet article, un livre fort important de LANNELONGUE et MÉNARD, intitulé : *Affections congénitales*, t. I, *tête et cou* (*Maladies des bourgeons de l'embryon, des arcs branchiaux et de leurs pentes*). On le voit, c'est exactement le sujet que je viens de traiter, mais on le trouvera développé dans ce volume avec une ampleur que je ne pouvais — que je n'aurais d'ailleurs pas su — lui donner. Certains chapitres sont d'ordre purement scientifique, et je signalerai ceux qui concernent la cyclocéphalie, l'otocéphalie, l'opocéphalie. Pour compléter ce que j'ai dit, je donnerai, d'après ce livre extrêmement riche en faits personnels et en bibliographie, des renseignements sur quelques points.

Une des questions dont l'étude est la plus neuve (à part les atrophies déjà mentionnées des bourgeons faciaux) est celle des kystes et fistules dermoïdes du dos du nez. Daprès Lannelongue, ces fistules et kystes sont d'origine crânienne et non point faciale, il faut les rapprocher des kystes de la glabelle, de l'inion. Ils sont dus, en effet, à un défaut de soudure de la rainure ectodermique postérieure (neurale) de l'embryon. Mais juste au-dessous de l'extrémité de cette gouttière, qui s'arrête à la glabelle, naît le bourgeon frontal, de là descendant à la face. Or, dans sa descente, le bourgeon est capable d'entraîner, même jusqu'à la pointe du nez, l'extrémité restée béante de la rainure crânio-rachidienne; et voilà pourquoi ces fistules dermoïdes conduisent dans un trajet toujours ascendant, capable de s'engager dans le frontal au niveau de la glabelle et même d'aller jusqu'au contact de la dure-mère.

Pour toutes les malformations faciales, Lannelongue a de nombreuses observations personnelles. En particulier je mentionnerai trois kystes intermandibulaires; une fistule remarquable du frein de la lèvre supérieure.

Pour le bec de lièvre, je ne puis que remercier mon éminent maître d'avoir confirmé dans ses grandes lignes la théorie d'Albrecht, théorie à la démonstration de laquelle je m'étais attaché; et d'avoir bien voulu analyser longuement les divers mémoires que j'ai consacré à cette étude.

Dans ce livre, il y a un point qui diffère assez notablement des idées que j'ai émises sur le rôle des invaginations thyroïdiennes dans la genèse des kystes et fistules de la base de la langue et de la région thyro-hyoïdienne. Lannelongue et Ménard ne nient, d'ailleurs, nullement que cette invagination puisse jouer un rôle, mais à leur sens c'est tout à fait exceptionnel. Mais je ferai observer, pour les kystes linguaux et sublinguaux surtout, que les auteurs ont omis une division que je crois importante. Ils réunissent en un même chapitre les kystes médians de la langue et de la région sus-hyoïdienne. Or il est bien certain que le canal de Bochdalek n'a rien à voir avec les kystes dermoïdes de la pointe de la langue et du plancher buccal. Mais je crois que l'on doit l'invoquer pour expliquer les kystes et fistules médians et mucoïdes de la base de la langue et de la région thyro-hyoïdienne.

MACHOIRES

Par le Dr ALBERT HEYDENREICH

PROFESSEUR DE CLINIQUE CHIRURGICALE ET DOYEN DE LA FACULTÉ DE MÉDECINE DE NANCY

CHAPITRE PREMIER

LÉSIONS TRAUMATIQUES DES MACHOIRES

Les luxations de la mâchoire ayant été décrites déjà (t. III, p. 84), je n'étudierai dans ce chapitre que les fractures du maxillaire supérieur et du maxillaire inférieur.

Je donnerai, au fur et à mesure de la description de ces lésions, les indications bibliographiques qui s'y rapportent, me contentant de citer ici quelques traités généraux :

Malgaigne, Traité des fractures et des luxations, t. I, p. 371, 1847. — Bérenger-Féraud, Traité de l'immobilisation directe des fragments osseux dans les fractures. Paris, 1870. — Gillette, Art. Maxillaires (*Fractures*). In *Dict. encycl. des sc. méd.*, 2e sér., t. V, p. 277, 1872. — Hamilton, Traité pratique des fractures et des luxations. Trad. par Poinsot. Paris, 1884, p. 105. — Christopher Heath, Lésions et maladies des mâchoires. Trad. par Darin. Londres et Paris, p. 7.

I

FRACTURES DU MAXILLAIRE SUPÉRIEUR

Les *fractures du maxillaire supérieur* sont *rares* malgré la situation superficielle de cet os et la minceur de ses parois. C'est qu'en effet il est protégé contre les violences extérieures par la saillie du nez, celle de l'os malaire et celle du menton.

Étiologie. — Le plus souvent, le maxillaire supérieur se fracture sous l'action d'une *cause directe*, telle qu'un coup de poing, un coup de pied de cheval, un coup de bâton, le passage d'une roue de voiture. Dans cette catégorie rentrent les fractures par armes à feu.

Dans d'autres cas, la cause de la fracture est *indirecte :* le traumatisme a porté *sur le crâne, sur le menton, sur l'os malaire ou sur le nez.*

Ainsi une *fêlure, partie de la voûte crânienne,* peut se propager sur l'un des maxillaires supérieurs. Un *choc frappant la mâchoire inférieure de bas en haut* fracture parfois la mâchoire supérieure.

Il peut même arriver que la mâchoire supérieure se trouve prise entre deux forces agissant en sens opposé, l'une sur le crâne, l'autre sur le menton. Témoin le cas signalé par J. Cloquet et Bérard dans le *Dictionnaire en 30 volumes* et concernant un mécanicien, qui se fractura le maxillaire supérieur en tombant par l'ouverture d'une trappe; le menton avait porté violemment sur le bord de l'ouverture, en même temps que le couvercle était retombé de tout son poids sur le crâne.

Hamilton a insisté sur les fractures du maxillaire supérieur produites par un *coup porté sur l'os malaire,* et il a démontré par des expériences la possibilité de ce mécanisme. Il a pu produire ainsi l'enfoncement de l'antre d'Highmore, la fracture de l'apophyse montante près de sa base, la fracture de l'arcade dentaire, le diastasis des deux maxillaires supérieurs au niveau de la suture intermaxillaire. Ces lésions pouvaient être accompagnées de fractures des os voisins (os malaire, arcade zygomatique, ethmoïde, sphénoïde).

Enfin il arrive qu'un *choc sur la racine du nez* détermine une fracture du maxillaire supérieur. Lannelongue a même observé, à la suite d'un semblable traumatisme, une disjonction des deux maxillaires supérieurs.

Variétés. — Parmi les fractures du maxillaire supérieur, les unes ne portent que sur un point limité de l'os, d'autres atteignent une portion notable du maxillaire, d'autres enfin s'étendent à la totalité de l'os.

Les *fractures limitées au bord alvéolaire* sont fréquentes; elles résultent d'un choc direct ou de l'extraction d'une dent.

L'*apophyse montante* est facilement atteinte par les traumatismes portant sur la racine du nez, et sa fracture peut accompagner alors celle des os propres du nez.

La *voûte palatine* est parfois enfoncée soit par un projectile, soit par un corps pointu pénétrant par la bouche; ce dernier mécanisme s'observe en particulier dans les chutes chez les enfants.

Le *sinus maxillaire* est susceptible également de présenter des fractures par perforation, comme dans ce fait, rapporté par Béclard, dans lequel le bout d'un parapluie poussé avec violence traversa les téguments de la face et brisa la paroi antérieure du sinus. Les plaies par armes à feu peuvent produire la même lésion, souvent avec complication d'esquilles et de désordres plus ou moins étendus.

D'autres fois, l'enfoncement du sinus se fait par cause indirecte, par un choc sur l'os malaire, comme dans les expériences de Hamilton. Dubrueil (Soc. de chirurgie, juin 1870) a observé l'enfoncement de l'os malaire dans le sinus après fracture de l'arcade zygomatique; le bord alvéolaire du maxillaire supérieur était resté intact. Kirmisson (*Manuel de pathologie externe,* t. II, p. 594), chez un homme qui avait reçu un coup de pied de cheval sur la joue gauche, a constaté que l'apophyse malaire avait pénétré dans le sinus; la pommette était affaissée; on sentait, sur le rebord orbitaire inférieur, une dépression très nette répondant au trait de fracture; il y avait de l'emphysème de la paupière inférieure; le rebord alvéolaire était intact. Il peut arriver, dans ces fractures du sinus, que le nerf sous-orbitaire se trouve lésé, le trait de fracture ayant passé à son niveau.

Ces dernières fractures constituent déjà des lésions sérieuses, *étendues à une portion notable du maxillaire*. Dans cette même catégorie rentre le cas observé par Bassereau. Il s'agit d'une fracture atteignant à la fois les deux maxillaires supérieurs : deux traits verticaux, portant chacun sur un maxillaire et réunis par une fissure transversale, avaient isolé un fragment médian qui supportait les incisives. Le malade ne s'étant pas traité convenablement, ce fragment était encore mobile au bout de six semaines; cette mobilité gênait beaucoup la mastication et était l'occasion de névralgies faciales violentes.

Parmi les *fractures qui s'étendent à la totalité du maxillaire*, il faut citer en première ligne celles qu'a décrites Alphonse Guérin (*Archives générales de médecine*, 1866, 5e série, t. VIII, p. 1). Par les données cliniques et par l'expérimentation, ce chirurgien a montré qu'un choc horizontal, porté d'avant en arrière sur la face au-dessous de l'orifice des narines, choc ordinairement médian, mais parfois latéral, peut produire une *fracture transversale*, passant à 1 centimètre environ au-dessous de l'os malaire. Cette fracture, d'ordinaire bilatérale, divise également la lame verticale de l'os palatin et se propage même en arrière jusqu'aux apophyses ptérygoïdes; toutefois, contrairement à l'opinion de Guérin, la fracture de ces apophyses n'est pas constante. Quelquefois la lésion se complique d'une fracture de la lame perpendiculaire de l'ethmoïde.

Prestat (Soc. de chir., novembre 1854) a fait connaître un fait intéressant, qui offre de l'analogie avec les fractures décrites par A. Guérin. Ce cas concerne un jeune homme de vingt-cinq ans, qui, monté sur la plate-forme d'une locomotive, fut précipité sur le coffre à charbon du tender; la face porta rudement sur le bord de ce coffre. A la suite de ce traumatisme, la lèvre supérieure fut séparée du nez par une fente transversale de 8 centimètres; à travers cette fente, le doigt constatait que la voûte palatine était séparée par une fracture horizontale du reste du squelette de la face, de sorte que cette portion palatine isolée rappelait la disposition des moules de palais qu'on voit exposés à la porte des dentistes.

On cite encore deux cas de Velpeau, qui sont évidemment semblables au précédent : il est dit que la voûte palatine était détachée des deux côtés en bloc.

Il peut arriver, lors de grands traumatismes, que *les deux maxillaires supérieurs soient séparés l'un de l'autre*. Ainsi Harris (de New-York), cité par Hamilton, rapporte l'observation d'un enfant, âgé de deux ans, qui était tombé sur le pavé d'une hauteur de cinquante pieds, et chez qui on trouva un diastasis des deux maxillaires supérieurs et des deux palatins; l'écartement était suffisant pour admettre le petit doigt et s'étendait de l'intervalle, qui sépare la première incisive droite de la première incisive gauche, jusqu'au voile du palais.

Simonin (de Nancy), dans une observation que rapporte Malgaigne, a signalé un fait dans lequel il y avait *enfoncement vers le pharynx d'un des maxillaires supérieurs en totalité.*

Wiseman a constaté, chez un enfant, l'*enfoncement de la mâchoire supérieure tout entière* par un coup de pied de cheval. L'ethmoïde était séparé de sa lame criblée et complètement enfoncé; la voûte palatine appuyait contre la paroi postérieure du pharynx.

Dans un cas rapporté par Willbur (*The American Journ. of the med. sc.*, 1873, p. 430), un homme, blessé par la chute d'une cheminée, présentait une fracture, dans laquelle *les deux maxillaires supérieurs et les os du nez étaient mobiles ensemble dans le sens vertical.* La solution de continuité répondait, en avant, aux articulations des maxillaires supérieurs avec les os malaires et à celles des os propres du nez avec le frontal.

Les fractures du maxillaire supérieur peuvent être *comminutives*, et dans cette classe se rangent les fractures produites par les gros projectiles de guerre ou par l'expansion de la poudre dans la cavité buccale. Les désordres sont alors des plus variés et souvent compliqués de graves lésions des parties molles et des os voisins.

On a vu, par les détails qui précèdent, que les *os, exposés à se fracturer en même temps que les maxillaires supérieurs*, sont surtout ceux qui appartiennent au même massif. Mais ils ne sont pas les seuls : une fracture du maxillaire supérieur peut venir compliquer une fracture de la base du crâne. Plus souvent, le maxillaire inférieur est brisé par le même traumatisme que le maxillaire supérieur; c'est dans les cas où le choc a porté sur la mâchoire inférieure. Il est à remarquer que celle-ci peut être intacte malgré la fracture de la mâchoire supérieure, si la direction du choc a été exactement verticale.

Symptômes. — Un certain nombre de fractures du maxillaire supérieur se présentent avec des signes si évidents qu'il n'est pas possible de les méconnaître. Dans d'autres cas, il suffit d'un examen méthodique pour assurer le diagnostic. On explorera à l'aide du doigt les différentes parties du maxillaire, le bord alvéolaire, la voûte palatine; on recherchera s'il existe une déformation, une saillie ou un enfoncement, s'il y a de la mobilité anormale, de la crépitation. Toutefois, ces moyens peuvent n'être pas suffisants : parfois la fracture se dissimule, et, pour poser le diagnostic, il faut recourir à quelque manœuvre spéciale ou se baser sur des symptômes dont la connaissance est indispensable.

A. Guérin a soutenu qu'on avait constamment méconnu les fractures du maxillaire supérieur sans déplacement notable et que cependant ces fractures sont fréquentes. Partant de ce fait que, dans la variété qu'il a décrite, l'apophyse ptérygoïde est généralement brisée, il conseille d'introduire le doigt dans la bouche et de *presser sur l'aile interne de cette apophyse;* cette pression détermine chez le malade une douleur vive et limitée et permet quelquefois de sentir la mobilité de l'aile interne de l'apophyse ptérygoïde. A. Guérin considère ce signe comme presque pathognomonique de la fracture simple, horizontale du maxillaire supérieur. Parfois il existe, en même temps, une ecchymose dans l'épaisseur du voile du palais ou une phlyctène gingivale.

L'*ecchymose palatine* n'est pas la seule qu'il y ait à signaler. Terrier a observé qu'une *ecchymose sous-conjonctivale tardive* peut faire diagnostiquer une fracture du maxillaire supérieur restée douteuse jusque-là.

Les fractures du maxillaire supérieur peuvent être accompagnées d'une *hémorrhagie* notable par le nez ou par la bouche. Cette hémorrhagie, qui constitue parfois une complication sérieuse, n'a pas, au point de vue du diagnostic, une signification bien importante. Il n'en est pas de même de l'*emphysème de la paupière inférieure*.

Cet emphysème a pour cause la rupture des parois du sinus maxillaire; c'est un signe important dans les cas où il existe une simple fêlure de la paroi antérieure du sinus sans déplacement. Morel-Lavallée (Soc. de chir., novembre 1854) dit avoir observé trois cas de fracture de la paroi antérieure du sinus maxillaire, par cause directe, accompagnée d'une tumeur renfermant de l'air et d'un emphysème s'étendant jusqu'à la région du cou.

Gillette (Maxillaires, in *Dict. encycl. des sc. méd.*, 2e série, t. V, p. 282) cite une observation intéressante recueillie par Rendu dans le service de Désormeaux. Elle a trait à un homme de quarante-deux ans, qui avait reçu un coup de pied de cheval. Il eut une épistaxis immédiatement après, et le lendemain il se présenta à l'hôpital avec une ecchymose autour de l'œil gauche et un gonflement manifeste. Une vive douleur, provoquée par la pression au-dessous de l'os malaire et un peu en dehors du trou sous-orbitaire, fit supposer l'existence d'une fracture du maxillaire supérieur. Le lendemain de l'accident, apparut tout autour de l'œil une saillie globuleuse, donnant la crépitation emphysémateuse et se distendant subitement avec bruit, comme une vessie qu'on insuffle, lorsqu'on faisait moucher le malade. Pendant les trois jours suivants, l'emphysème atteignit de grandes proportions, couvrant toute la face, s'étendant jusqu'à l'apophyse mastoïde gauche, gagnant le cou et les régions sus-claviculaires; la crépitation gazeuse se percevait même au niveau du grand pectoral gauche et, en arrière, sur l'épine de l'omoplate. La santé générale restait excellente. L'emphysème diminua ensuite graduellement, et, après sa disparition, on sentit nettement une fente linéaire due à un léger enfoncement de la paroi antérieure du sinus maxillaire au niveau du trou sous-orbitaire. Le malade sortit guéri douze jours après son entrée à l'hôpital.

Un autre symptôme, qui a son importance, est la *perte de la sensibilité dans la zone de distribution du nerf sous-orbitaire;* ce phénomène tient à ce que le nerf peut être déchiré ou comprimé par les fragments. Hiffelsheim (Société de biologie, 1853, et *Gazette médicale*, 1854, p. 148), dans un cas de fracture de l'arcade zygomatique avec fissure du rebord orbitaire du maxillaire, remarqua une anesthésie de la joue et de la partie correspondante du nez et de la lèvre supérieure, anesthésie qui existait encore au bout de deux ans.

Une *complication* rare des fractures du maxillaire supérieur est la *commotion cérébrale*. Il est à remarquer qu'un traumatisme portant sur les os de la face arrive plus facilement à ébranler l'encéphale quand ces os ne sont pas brisés et jouent le rôle de tiges de transmission. Si les os se fracturent, la violence du choc s'épuise en partie au niveau de la solution de continuité, et les accidents cérébraux sont moins à craindre. Du reste, lorsqu'une fracture du maxillaire supérieur accompagne une fracture du crâne, elle passe au second plan par suite de l'importance de cette dernière lésion.

Enfin il reste à citer, parmi les complications, la *présence d'un corps étranger*; cet accident s'observe surtout dans les blessures par armes à feu.

J'ai passé sous silence les *troubles fonctionnels* occasionnés par les fractures du maxillaire supérieur. Il est évident que la mastication, la déglutition, la phonation, etc., se trouvent plus ou moins gênées et même entravées suivant la forme et la gravité de la fracture.

Pronostic. — Les *fractures sans plaie* ont ordinairement des suites simples et se consolident rapidement. Cependant il n'est pas rare qu'une *déformation* persiste ou qu'un certain nombre de dents soient définitivement perdues. On a observé encore, parmi les accidents consécutifs, le *rétrécissement des voies lacrymales* et les *névralgies sous-orbitaires;* ces dernières sont dues à la compression du nerf par le cal ou par les fragments déplacés.

Les *fractures avec plaie* peuvent être graves par le fait des lésions concomitantes ou par suite de l'étendue des désordres. Par elles-mêmes elles sont, en général, bénignes, et les accidents constituent l'exception. Il se peut que *le foyer de la fracture suppure* et que le pus s'accumule dans le sinus maxillaire; dans certains cas, des *nécroses partielles* entretiennent la suppuration, des trajets fistuleux s'établissent. Un malade présenté par Chassaignac (Soc. de chir., 1854), et qui avait reçu un coup de pied de cheval, offrait consécutivement une *perte de substance de la voûte palatine* qui faisait communiquer la bouche avec la fosse nasale. Enfin des *phénomènes septicémiques* peuvent être observés à la suite d'une fracture suppurée du maxillaire supérieur; cependant, même à la suite des grands traumatismes par armes à feu, cette complication est bien plus rare au maxillaire supérieur qu'au maxillaire inférieur.

Traitement. — Dans les *fractures sans déplacement*, il suffit de recommander au malade l'*immobilité des mâchoires*. Il devra éviter de parler, de mâcher des corps durs; au besoin, on appliquera un bandage en forme de fronde, qui soutiendra la mâchoire inférieure, de manière que les dents de cette mâchoire fournissent un point d'appui à la mâchoire supérieure.

Dans les *fractures avec déplacement*, il est indiqué de remettre les fragments en place quand c'est possible. La *réduction* sera faite par des pressions appropriées; on la facilitera parfois en introduisant un doigt dans la bouche sur la voûte palatine ou derrière le voile du palais, en même temps qu'on agira soit dans le vestibule de la bouche sur la fosse canine, soit à l'extérieur sur le rebord orbitaire, soit encore dans la fosse nasale.

Hamilton indique plusieurs procédés, qui permettent de relever l'os malaire, lorsqu'il a été enfoncé. On peut, si une dent fait défaut, perforer le sinus maxillaire par l'alvéole ouvert et introduire par cette ouverture un instrument convenable pour relever l'os enfoncé; mais ce procédé n'est pas sans danger, l'instrument pouvant pénétrer dans l'orbite et blesser l'œil. Hamilton conseille encore de relever l'os malaire en plaçant le pouce sous son angle inférieur par l'intérieur de la bouche, ou encore de faire une petite incision cutanée sur le centre de l'os malaire et de visser dans l'os un élévateur, à l'aide duquel on le remet en place.

On éprouve souvent, dans ces diverses manœuvres, des difficultés insurmontables. Hamilton a pu nettement s'en rendre compte dans ses expériences sur des crânes dépouillés de parties molles. Dans une de ces expériences, un coup porté sur l'os malaire avait fait basculer le maxillaire supérieur, de telle manière que la partie supérieure de l'os était projetée en dedans, tandis que la portion inférieure était rejetée en dehors et que la suture intermaxillaire se trouvait ouverte. Hamilton ne parvint pas à obtenir la réduction sans employer une force vraiment dangereuse; l'obstacle résidait uniquement dans la rencontre des dentelures des deux bords de la suture intermaxillaire, dentelures qui, faisant de chaque côté une saillie de 2 à 4 millimètres, ne pouvaient s'engrener de nouveau, mais s'arc-boutaient solidement les unes contre les autres.

D'après Malgaigne, dans toutes les fractures compliquées de la mâchoire supérieure, il est un principe que les chirurgiens ne sauraient trop méditer : c'est que *toutes les esquilles, si peu adhérentes qu'elles soient, doivent être scrupuleusement conservées;* elles se reprennent avec une facilité admirable. Ce précepte est sage, et l'observation suivante de Hamilton montre à quels dangers expose parfois une intervention intempestive.

Chez un malade, qui présentait un enfoncement de l'os malaire droit dans l'antre d'Highmore, Hamilton et son confrère, le docteur Potter, s'apercevant que plusieurs dents étaient branlantes au niveau de la fracture, résolurent de les extraire et d'essayer de relever l'os à l'aide d'un instrument, qu'ils pensaient introduire dans les alvéoles devenus vides. Mais, au premier effort fait pour extraire une molaire, plusieurs dents suivirent, ainsi que tout le plancher de l'antre. Ce fragment se trouva alors détaché, au point que les chirurgiens jugèrent nécessaire de l'enlever complètement; ils n'y arrivèrent qu'au prix de grandes difficultés, obligés de porter la dissection jusque dans le pharynx et finalement d'extirper, avec le fragment auquel elle adhérait, une portion considérable de l'apophyse pyramidale du palatin. L'opération ne demanda pas moins d'une heure, et les chirurgiens craignaient à tout moment de blesser la carotide interne, dont ils sentaient distinctement les battements. Une fois l'os enlevé, ils eurent à lutter pendant plus d'une heure contre une hémorrhagie profuse; ils ne parvinrent à l'arrêter que par une compression énergique à l'aide d'éponges introduites dans la bouche et dans la cavité de l'antre.

Lorsqu'une fracture du maxillaire supérieur est accompagnée d'*emphysème*, il est important que le malade évite de se livrer à des efforts, de souffler, de se moucher, etc. Dans ces conditions, l'emphysème disparaît, en général, au bout de quelques jours.

Il est évident que les *corps étrangers* devront être enlevés, s'il en existe, et que toute *fracture compliquée de plaie* devra, dès le début, être traitée par des lavages antiseptiques.

Il peut arriver, à la suite d'une fracture du maxillaire supérieur, que le *maintien des fragments* présente de grandes difficultés, et qu'il soit nécessaire de recourir à des moyens spéciaux. La *ligature métallique* enroulée autour des dents, conseillée déjà par Hippocrate, peut rendre des services. Il en est de même des *moules en liège* ou mieux *en gutta-percha*. On a imaginé divers *appareils* plus compliqués; mais la plupart d'entre eux, construits en vue d'une indication particulière, demandent à être modifiés suivant les circonstances.

J. Salter (*The Lancet*, 16 juin 1860) a guéri une fracture du maxillaire supérieur en soulevant les fragments avec une plaque d'or, du genre de celles dont les dentistes se servent dans les râteliers, et convenablement disposée sur les points qui tendaient au déplacement.

Dans un cas signalé précédemment, la voûte palatine se rejetait en arrière, bien que la réduction fût possible. Wiseman, cité par Malgaigne, imagina de faire exercer par le malade et par son entourage une traction continue en avant avec une érigne mousse.

De Græfe, pour le cas où les fragments sont largement séparés et déplacés, recommande un appareil consistant en un bandeau frontal d'acier *a*, convenablement garni, qui est maintenu par une courroie bouclée derrière la tête. De chaque côté descend une tige d'acier *b*, qui, arrivée au bord libre de la lèvre supérieure, se recourbe et porte à son extrémité une gouttière en argent *c*, destinée à embrasser les dents de la mâchoire supérieure rompue ; les tiges d'acier

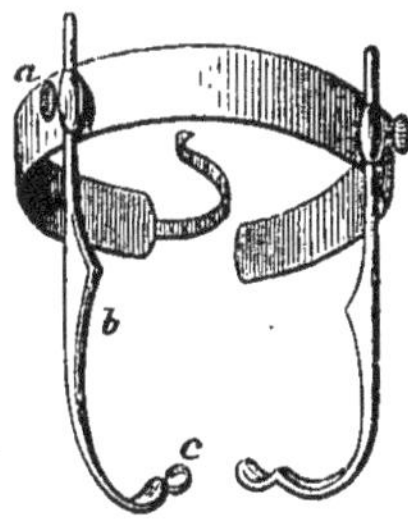

Fig. 37. — Appareil de de Græfe.

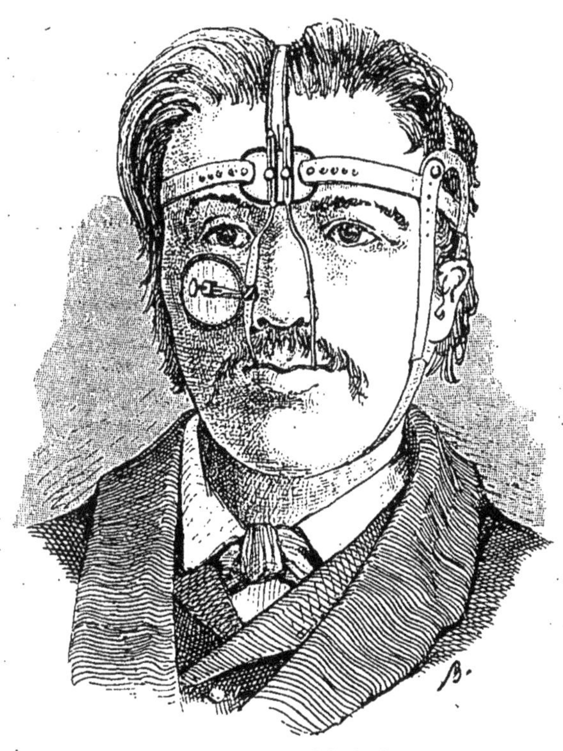

Fig. 38. — Appareil de Goffres.

peuvent être élevées ou abaissées; on les maintient à la hauteur voulue à l'aide d'une vis de pression.

C'est sur le même principe, mais avec des variantes dans l'exécution, que sont basés les appareils de Goffres et de Prestat.

J'ajouterai que, si la fracture laisse après elle une perte de substance, la *prothèse* pourra y remédier.

II

FRACTURES DU MAXILLAIRE INFÉRIEUR

Bien que les *fractures du maxillaire inférieur* soient plus communes que celles de la mâchoire supérieure, elles ne sont cependant *pas très fréquentes*. Malgaigne dit que, dans l'espace de onze années, il ne s'est présenté que 27 cas à l'Hôtel-Dieu. Cette rareté relative des fractures du maxillaire inférieur semble tenir à la mobilité de l'os de haut en bas, ainsi qu'à la mobilité de la tête sur la colonne vertébrale; grâce à ces conditions, la mâchoire inférieure fuit facilement devant les violences extérieures, et, d'autre part, l'instinct, qui pousse tout individu à se protéger la face à l'aide du bras et à étendre les bras en cas de chute, sauvegarde bien souvent le maxillaire. Une preuve de ce fait est la fréquence assez grande des fractures de cet os chez les ivrognes, qui ont perdu cet instinct de préservation.

Les diverses portions du maxillaire inférieur (corps, branches, condyles, apophyses coronoïdes) peuvent être brisées. Mais *les fractures du corps de l'os sont incomparablement plus fréquentes que les autres*, à tel point que Hamilton, sur 53 fractures du maxillaire inférieur qu'il a observées, a noté que 50 fois la fracture intéressait le corps de l'os.

Étiologie. — Rares chez l'enfant, plus communes chez l'adulte et le vieillard, les fractures du maxillaire inférieur reconnaissent des *causes directes* et des *causes indirectes*.

Les *causes directes* sont les plus fréquentes : ce sont des chutes sur le menton, sur l'angle de la mâchoire, des coups, tels que coups de feu, coups de pied de cheval, coups de bâton, coups de poing; cette dernière cause intervient assez souvent chez les boxeurs. Ici, comme à la mâchoire supérieure, la fracture du rebord alvéolaire peut succéder à l'avulsion d'une dent.

Toutes les portions de l'os sont susceptibles d'être brisées par des causes directes. Les fractures des branches et celles des apophyses coronoïdes semblent même être toujours directes.

Parmi les *causes indirectes*, il en est qui agissent en *redressant la courbure de la mâchoire inférieure;* c'est ce qui a lieu pour la déflagration d'un coup de feu tiré dans la bouche. Vidal, cité par Gillette, a rapporté un cas, dans lequel une balle pénétra dans la bouche au niveau de la commissure gauche des lèvres, broya la partie antérieure du rebord alvéolaire supérieur et sortit à droite, au niveau du sterno-mastoïdien, en écornant l'angle du maxillaire inférieur; or, en agissant sur la face interne de cet angle, le projectile augmenta l'ouverture du fer à cheval du maxillaire et détermina une solution de continuité au niveau de la symphyse.

Bien plus souvent, les causes indirectes agissent en *diminuant le diamètre de la courbure de la mâchoire*. C'est ce que l'on observe lorsqu'un corps pesant, tel qu'une roue de voiture, un tonneau, etc., presse sur un côté du maxillaire, dont l'autre côté est appuyé sur le sol. Dans ces conditions, d'ailleurs, il peut arriver qu'il se produise à la fois une fracture directe aux points d'application de la force et de la résistance et une fracture indirecte au voisinage de la symphyse.

J'ai observé, chez un homme de cinquante-huit ans, une fracture indirecte de la mâchoire inférieure, curieuse par son mécanisme : à la suite d'un coup de pied de cheval ayant porté sur la joue droite, sans qu'il y eût le moindre contre-coup, le maxillaire inférieur se fractura à gauche, entre la canine et la première petite molaire.

Les causes indirectes, dont je viens de parler, fracturent le corps du maxillaire. Il existe également des *fractures indirectes des condyles;* elles portent sur le col du condyle et rentrent, d'après Malgaigne, dans deux catégories. Dans l'une, la cause du traumatisme est une chute sur le menton et la fracture est parfois bilatérale. Dans l'autre, la cause est une violence exercée sur un côté de la face; alors, outre la fracture du col du condyle de ce côté, il se produit d'ordinaire, du côté opposé, une fracture du corps du maxillaire.

Les *fractures du maxillaire inférieur par cause musculaire* ne semblent pas avoir été observées chez l'homme. Mais Holmes Coote (*System of surgery*, t. IV, p. 226. London, 1865) affirme que, chez des chevaux enragés, on a vu la contraction des muscles temporaux et masséters déterminer une division de la mâchoire.

Variétés. — On a observé, au maxillaire inférieur, des *fractures incomplètes*, siégeant sur la table externe, plus souvent sur la table interne, et consistant dans de simples fêlures ou dans l'éclatement d'une des tables, avec rayons multiples se détachant d'un point central.

Il faut citer aussi des *fractures partielles*. Les unes portent sur le bord alvéolaire et sont constituées soit par l'avulsion d'une paroi d'alvéole, soit par une lésion étendue à plusieurs alvéoles. D'autres fractures partielles consistent dans l'ablation d'une portion d'os, par un coup de sabre, par exemple.

Si je passe aux *fractures complètes* du maxillaire inférieur, je trouve tout d'abord les *fractures siégeant au niveau de la symphyse du menton;* leur direction est d'ordinaire verticale. Ces fractures, niées à tort par Boyer, ne sont pas absolument rares : Gillette en cite jusqu'à 22 cas.

Mais, le plus souvent, *la fracture occupe les parties latérales du corps de l'os.* Elle peut être verticale; habituellement elle est oblique; quelquefois le trait de fracture a une direction brisée, verticale d'abord, puis oblique. L'obliquité est le plus souvent dirigée de haut en bas et d'avant en arrière, plus rarement en sens inverse. Les faces sont presque toujours taillées en biseau, et, à part de très rares exceptions, le biseau du fragment antérieur est taillé aux dépens de sa face externe, celui du fragment postérieur aux dépens de sa face interne. Ces fractures du corps ont une prédilection marquée pour la région voisine du trou mentonnier; il n'est pas rare qu'elles aboutissent entre la seconde incisive et la canine.

La fracture du corps peut être *multiple*. S'il existe deux traits de fracture, il est possible qu'ils occupent tous deux le même côté; mais la règle est que l'un d'eux siège à droite et l'autre à gauche, de manière à isoler un fragment médian. Parfois les traits de fracture sont plus nombreux.

Les *fractures des branches* du maxillaire inférieur affectent des directions variées. Celles des *condyles* siègent, en général, sur la partie la plus mince du col, au-dessous du point d'insertion du ptérygoïdien externe et sont horizontales; on a observé toutefois des fractures verticales des condyles. Enfin les *fractures de l'apophyse coronoïde*, extrêmement rares, ont une direction horizontale.

Houzelot a rapporté un curieux exemple de fractures multiples du maxillaire inférieur. On constatait à la fois une fracture de la symphyse, une fracture des deux condyles et une fracture des deux apophyses coronoïdes.

Le plus souvent, les fractures du maxillaire inférieur sont *compliquées de plaie* faisant communiquer le foyer de la fracture avec l'air; ces plaies résultent de la déchirure de la muqueuse buccale; quelquefois il existe une plaie cutanée. On comprend, d'ailleurs, que, dans certains cas, à la suite de grands traumatismes, on puisse observer de véritables broiements de l'os avec lésions étendues des parties molles.

Symptômes. — Le premier symptôme d'une fracture du maxillaire inférieur est la douleur ressentie au moment de l'accident; cette douleur est réveillée par la pression, par les mouvements de la mâchoire. A la douleur se joignent la difficulté ou l'impossibilité de la mastication, la gêne de la déglutition, de l'articulation des sons.

La région fracturée est tuméfiée. Le blessé rejette, en général, par la bouche une certaine quantité de sang mêlé à de la salive, et la salivation est considérablement augmentée.

La mobilité anormale et la crépitation sont d'ordinaire faciles à constater, si l'on saisit la mâchoire avec les deux mains de part et d'autre du point fracturé. Mais l'étude la plus intéressante à faire est celle de la *déformation* et du *déplacement*.

A l'ouverture de la bouche, *lorsque la fracture siège sur le corps de l'os*, on constate une irrégularité de l'arcade dentaire inférieure; le malade éprouve la sensation que ses dents sont plus longues. Parfois une ou plusieurs dents sont ébranlées ou même arrachées. La muqueuse gingivale, souvent déchirée, prend d'ordinaire une teinte violacée, due à l'infiltration sanguine du tissu sous-muqueux.

D'après Malgaigne, dans la fracture du maxillaire inférieur, il n'y a de *déplacement* qu'autant que la violence extérieure en aura produit d'abord. La nature du déplacement serait donc commandée par le mode d'action de la force vulnérante. Cette opinion semble cependant excessive; deux autres facteurs entrent en ligne de compte : la direction du trait de fracture et l'action musculaire.

Lorsqu'il existe un biseau, on observe un chevauchement, généralement peu marqué, dans le sens du biseau : le fragment postérieur, dont le biseau est habituellement taillé aux dépens de la face interne de l'os, est porté en dehors. D'autre part, les muscles élévateurs de la mâchoire entraînent en haut le fragment postérieur, tandis que le fragment antérieur est porté en bas et en arrière par les muscles sus-hyoïdiens. Ce déplacement est encore favorisé par l'obliquité du trait de fracture en bas et en arrière, obliquité qui est fréquente.

Dans les fractures verticales et sans biseau, surtout lorsqu'elles sont voisines de la symphyse, le déplacement peut être presque nul, ou consister uniquement dans une légère ascension d'un des fragments, ascension grâce à laquelle les dents cessent d'être sur le même plan.

Lorsqu'il s'agit d'une de ces *fractures doubles*, qui détachent du maxillaire un fragment médian, celui-ci est porté en bas et en arrière tout à la fois par son propre poids et par l'action musculaire; on note alors l'aplatissement des joues, et la déformation est généralement très marquée.

Dans les *fractures des branches* de la mâchoire, il n'y a pas de déplacement, parce que les fragments sont maintenus par les muscles masséter et ptérygoïdien interne. Le diagnostic s'établit d'après la douleur ressentie par le malade, d'après celle que provoque la pression sur la face externe de la branche montante ou la pression par l'intérieur de la bouche sur sa face interne, enfin d'après la mobilité anormale et la crépitation. Ces derniers phénomènes peuvent être d'une constatation difficile. On cherchera à produire la crépitation en imprimant des mouvements à l'angle de la mâchoire, ou en comprimant les deux angles de l'os comme si on voulait les rapprocher; cette manœuvre détermine parfois, à défaut de crépitation, une douleur vive et fixe au point fracturé.

Dans les *fractures de l'apophyse coronoïde*, il n'y a de déplacement que lorsque la fracture occupe la base. L'apophyse est alors entraînée en haut par le muscle temporal. En portant le doigt sur l'apophyse dans le vestibule de la bouche, on parvient à constater cet écartement des fragments, ainsi que la mobilité anormale, mais on perçoit rarement de la crépitation. Il va de soi que cette pression sur le point fracturé provoque une douleur vive.

Enfin, dans les *fractures qui divisent le col du condyle*, le fragment détaché est entraîné en avant et en dedans par le ptérygoïdien externe qui s'y insère. Ce déplacement a pour conséquence une dépression au-devant du conduit auditif, et l'on constate que, dans les mouvements de la mâchoire, la saillie qui surmonte cette dépression ne suit pas la branche du maxillaire; dans la luxation, au contraire, le condyle suit les mouvements de la mâchoire. Le menton est dévié du côté de la lésion, tandis que, dans la luxation, il est dévié du côté opposé. La pression directe sur le condyle fracturé détermine une douleur vive. Quant à la crépitation, on peut la percevoir pendant les mouvements du maxillaire inférieur, soit en plaçant le doigt au niveau du col du condyle, soit en l'introduisant dans le conduit auditif, qui se trouve en rapport intime avec le condyle.

Complications. — Les fractures du maxillaire inférieur sont le plus souvent des lésions sans gravité, et elles sont consolidées au bout de trente à quarante jours. Cependant leur pronostic peut être aggravé par diverses *complications*, les unes *immédiates*, les autres *consécutives*.

Parmi les *complications immédiates*, je n'insisterai pas sur les *plaies cutanées ou muqueuses*, qui font communiquer plus ou moins largement le foyer de la fracture avec l'air extérieur. Elles tirent leur importance surtout des accidents consécutifs qu'elles peuvent provoquer et sur lesquels je reviendrai.

Une complication, heureusement rare, des fractures de la mâchoire inférieure est la *commotion cérébrale*. Dans ce cas, le choc se transmet au cerveau, soit par les maxillaires supérieurs, soit plutôt par les condyles de la mâchoire, et le blessé perd connaissance. Au lieu d'une simple commotion cérébrale, on a pu observer une contusion cérébrale, suivie de phénomènes inflammatoires graves et même mortels. Mais on est en droit d'élever des doutes sur l'interprétation de ces faits.

On a vu, à la suite d'une chute ou d'un choc portant sur le menton, un *écoulement de sang se faire par une oreille ou par les deux oreilles à la fois*, sans qu'il y eût fracture du rocher. Ce phénomène, étudié par Tessier (*Journal de méd.*, t. LXXIX, p. 246) et par Morvan (*Arch. gén. de méd.*, 1856, 5e série, t. VIII, p. 653), peut se manifester avec ou sans fracture du maxillaire inférieur. Une pièce, présentée par Holmes en 1860 à la *Pathological Society* de Londres, fait bien comprendre la cause de cette hémorrhagie : le col du condyle était fracturé, il avait enfoncé la paroi postérieure de la cavité glénoïde et avait pénétré dans le conduit auditif externe. Cette particularité est importante à connaître; car on pourrait admettre à tort l'existence d'une fracture de la base du crâne, alors qu'il existe uniquement une fracture de la paroi antérieure du conduit auditif externe.

On sait que l'artère et le nerf dentaires inférieurs cheminent dans l'épaisseur du maxillaire inférieur; une fracture de la mâchoire inférieure peut donc occasionner une blessure de ces organes. Toutefois, en dehors des blessures par armes à feu (blessures qui peuvent atteindre également l'artère faciale et la maxillaire interne), ces lésions sont rares. La *rupture de l'artère dentaire inférieure* ne donne pas lieu généralement à une hémorrhagie sérieuse. La *déchirure ou le tiraillement du nerf* peuvent avoir pour conséquence une paralysie de la sensibilité de la lèvre inférieure, paralysie d'habitude passagère, parfois définitive. D'autres fois, on a vu des névralgies du nerf dues à son irritation par une esquille, un corps étranger, ou encore par un cal qui l'englobe. Wernher a observé, à la suite de l'*oblitération du canal dentaire* par le cal, une atrophie de l'arcade alvéolaire, atrophie accompagnée de la chute des dents.

Une complication rare, qui appartient spécialement aux fractures doubles du maxillaire inférieur, est la *suffocation survenant immédiatement après l'accident et causée par la chute de la langue dans l'arrière-gorge*. Cette complication, étudiée par Decrossas (*De la suffocation dans quelques cas de fracture double de la mâchoire inférieure*. Thèse de Paris, 1878), se traduit par une inspiration pénible et sifflante, avec expiration relativement facile, et par un bruit de drapeau au niveau du larynx; elle cesse immédiatement après l'application de l'appareil. La chute de la langue tient à plusieurs causes : le déplacement en arrière du fragment antérieur, l'action musculaire qui maintient le déplacement, mais surtout l'action de la pesanteur et celle du courant inspiratoire.

Je citerai enfin, au nombre des complications immédiates, les *fractures concomitantes*. On les voit porter surtout sur le crâne et le maxillaire supérieur.

On signale dans la science un grand nombre de cas où le maxillaire inférieur présentait des fracas épouvantables, qui cependant n'ont pas empêché la guérison. Certains de ces blessés avaient perdu la presque totalité de la mâchoire inférieure et des parties environnantes, et, en dépit d'une horrible difformité, ils ont pu vivre jusqu'à un âge avancé, munis d'un appareil prothétique.

Parmi les *complications consécutives*, les *accidents inflammatoires ou infectieux* tiennent le premier rang. On peut observer une stomatite intense ou un phlegmon sus-hyoïdien. Il importe de ne pas perdre de vue que la plupart des fractures du maxillaire inférieur sont des fractures ouvertes; il n'y a donc pas lieu de s'étonner des accidents de suppuration. Parfois c'est le foyer de la fracture qui suppure, et cette ostéite suppurée peut occasionner une nécrose.

Mais un accident bien plus redoutable, sur lequel Richet (*Bullet. de la Soc. de chir.*, 1865) a attiré l'attention, est la *septicémie*. Richet a insisté sur ce fait que, grâce à la déchirure de la membrane périosto-gingivale, le foyer de la fracture est en rapport, non seulement avec l'air extérieur, mais encore avec les aliments et les liquides sécrétés dans la bouche. Ce sont là des conditions favorables à l'infection du malade, et Richet a donné à cette complication le nom d'*intoxication putride aiguë*. Les phénomènes observés sont des frissons, de la fièvre, de la diarrhée, des vomissements, un aspect typhoïde, etc., en un mot les symptômes de la septicémie. Ces accidents, qui peuvent venir compliquer une fracture en apparence simple, amènent quelquefois la mort; mais celle-ci n'est pas fatale. Au lieu de la septicémie, on a observé exceptionnellement l'*infection purulente*.

En dehors de ces graves accidents, on peut voir survenir une *pseudarthrose* à la suite d'une fracture du maxillaire inférieur. La pseudarthrose est surtout le résultat d'une perte de substance considérable de l'os ou d'un traitement défectueux. Il est des pseudarthroses qui ne causent pas d'inconvénient sérieux; d'autres, au contraire, gênent la mastication. Quand il existe une perte de substance notable, le court fragment présente des déviations progressives : d'ordinaire, il est attiré en dedans et subit une rotation, en vertu de laquelle son bord alvéolaire regarde en dedans et sa face externe en haut. Cette déviation paraît due à la pression des dents de la mâchoire supérieure et à la rétraction du plancher de la bouche devenu cicatriciel.

D'autres fois, il survient une *ankylose de la mâchoire*, principalement quand la fracture occupe les condyles, ou quand de grands désordres des parties molles accompagnent la lésion osseuse et entraînent la formation de larges cicatrices.

Enfin Panas (Société de chirurgie, 5 mai 1869) a signalé une conséquence singulière des fractures de la mâchoire inférieure survenues à un âge où les os de la face n'ont pas encore atteint leur entier développement : c'est une *atrophie de toute une moitié de la face*. Dans le cas de Panas, il s'agissait d'un homme de vingt-cinq ans, ayant eu une fracture à l'âge de dix ans; l'atrophie occupait, du côté fracturé, les deux maxillaires, l'os malaire et l'arcade orbitaire.

Traitement. — En général, *il est facile de réduire une fracture du maxillaire inférieur*, en saisissant les fragments à la fois par l'intérieur de la bouche et par l'extérieur. Dans les fractures doubles, il peut être nécessaire d'exercer une assez forte traction sur le fragment antérieur, qui se trouve attiré par les muscles en arrière et en bas. On reconnaît que la fracture est bien réduite, quand les dents occupent leur situation normale et que toute inégalité a disparu à la base de l'os.

Mais s'il est aisé d'opérer la réduction, *la contention des fragments est, au contraire, très difficile*, d'autant plus qu'il n'est guère possible d'interdire au malade d'ouvrir légèrement la bouche pour s'alimenter. Si l'on voulait immobiliser la mâchoire inférieure en l'appliquant étroitement contre le maxillaire supérieur, on serait obligé de nourrir le blessé au moyen d'un tube de caoutchouc introduit par le nez et pénétrant jusque dans l'estomac. D'habitude, on renonce à un mode de traitement aussi rigoureux; on a soin toutefois de prescrire au malade une alimentation exclusivement liquide, qu'il prend à l'aide d'un biberon ou d'un appareil analogue.

Les *moyens de contention* peuvent être classés dans trois groupes : les *bandages*, les *moyens agissant par l'intermédiaire des dents*, enfin *ceux qui agissent directement sur les fragments eux-mêmes*.

Comme *bandage*, on a employé le *chevestre* simple ou double, ou mieux encore la *fronde du menton*. Les bandages peuvent être remplacés par des bandelettes de diachylon disposées d'une façon semblable, ou encore par des appareils en cuir ou en tissu élastique. L'un des mieux combinés est celui de Bouisson (fig. 39), dans lequel des lanières élastiques relient la fronde *a b* à un système de courroies *c d* fixé sur le crâne.

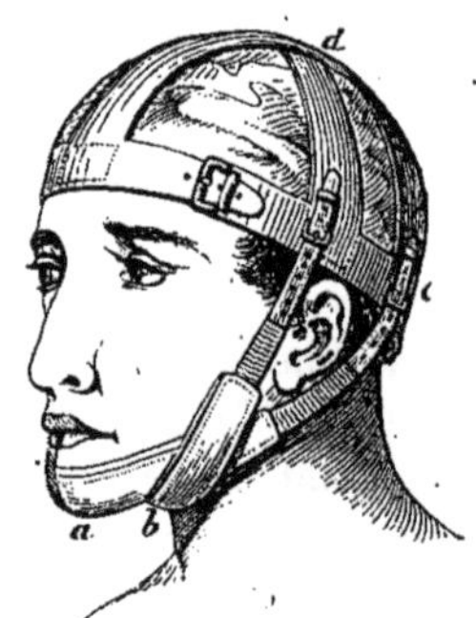

Fig. 39. — Appareil de Bouisson.

Parmi les *moyens de contention agissant par l'intermédiaire des dents*, le plus ancien est la *ligature des dents*, qui semble avoir été connue d'Hippocrate. Il consiste à enrouler autour des deux dents les plus voisines de la fracture un fil de métal ou de soie destiné à les relier entre elles. Ce procédé, parfois inapplicable, d'autres fois insuffisant, a l'inconvénient de causer souvent une douleur vive et une inflammation de la gencive, et d'ébranler les dents.

Hammond, cité par Heath (*Lésions et maladies des mâchoires*, trad. par Darin, p. 40), a imaginé un appareil, qui n'est autre chose qu'une ligature prenant point d'appui sur la totalité de l'arcade dentaire. Hammond prend l'empreinte de cette arcade et se sert de cette empreinte pour faire un modèle de l'arcade en plâtre. Avec un fil métallique fort, il suit exactement, en avant et en arrière, le contour des dents sur le modèle et soude les extrémités de ce fil. Le fil métallique ainsi disposé est transporté dans la bouche du malade, où il embrasse l'arcade dentaire; il est maintenu solidement en place par une série de ligatures faites avec des fils métalliques plus fins, qui prennent point d'appui sur lui, en même temps qu'ils enclavent les dents (fig. 40).

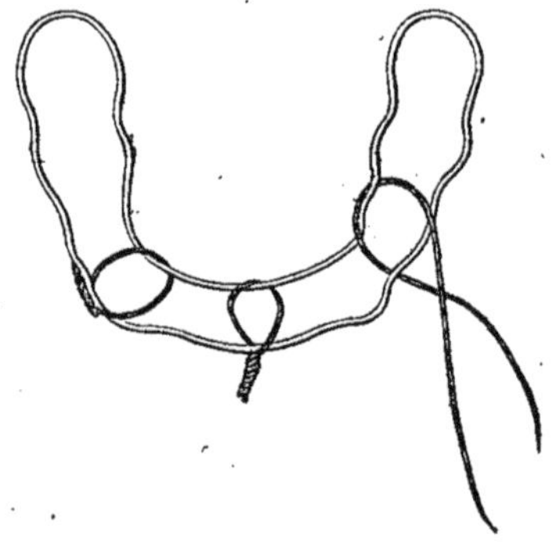
Fig. 40. — Appareil de Hammond.

Il existe un grand nombre d'*appareils* qui, comme celui d'Hammond, prennent leur *point d'appui sur les dents seulement*, et ces appareils ont été associés souvent à l'un des bandages dont j'ai parlé. Boyer se servait d'une lame de liège dans laquelle s'enfonçaient les dents. Fauchard, Nicole, Malgaigne, Prestat avaient recours à des lames métalliques appliquées sur les faces antérieure et postérieure des dents. La gutta-percha a été employée par Morel-Lavallée et par Hamilton, et cette substance est d'un maniement commode. Il suffit de prendre une lanière de gutta-percha, de la ramollir en la plongeant dans de l'eau chaude, puis, après réduction de la fracture, de l'appliquer exactement sur l'arcade dentaire inférieure; en se durcissant sous l'influence du refroidissement, la gutta-percha forme un moule résistant qui immobilise les fragments dans leurs rapports normaux.

Des appareils un peu plus compliqués prennent leur *point d'appui à la fois sur les dents et sur le menton*, exerçant ainsi une double pression et maintenant l'immobilité des fragments entre ces deux points d'appui. Dès 1780, Chopart et Desault avaient imaginé cette méthode. Depuis cette époque, Ruthenick, Kluge, Bush, Malgaigne, Jousset, Houzelot, Morel-Lavallée, Kingsley, Martin, etc., ont suivi la même voie.

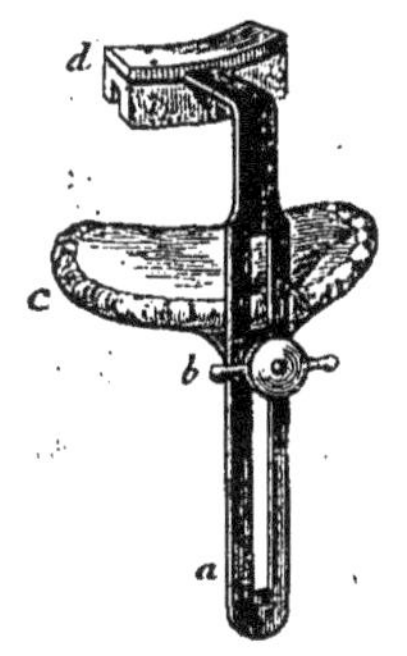

Fig. 41. — Appareil de Houzelot.

Un des plus connus de ces appareils est celui de Houzelot (fig. 41), qui remonte à 1826. Il se compose de deux plaques métalliques réunies par une tige verticale; la plaque supérieure *d* est garnie d'une gouttière de liège qui s'applique sur les dents; la plaque inférieure *c*, rembourrée, est placée sous le menton. Cette dernière plaque est susceptible de glisser sur la tige verticale *a*,*b*; on arrive ainsi à rapprocher les deux plaques et à obtenir une contention exacte des fragments. Toutefois cet appareil n'est pas sans inconvénient : la plaque inférieure occasionne souvent une douleur très vive et même la formation d'un abcès dans la région sous-mentale.

L'appareil de Martin (de Lyon) (*Revue de chirurgie*, 1887, p. 890) est composé d'une gouttière en tôle d'acier qui se moule exactement sur toute l'étendue de l'arcade dentaire. Sur cette première gouttière est appliquée une seconde gouttière semblable, portant à sa face antérieure et sur la ligne médiane un ressort, qui se recourbe pour sortir de la bouche sans comprimer la lèvre inférieure, et va se fixer sur une pièce mentonnière en tôle vernie. Cette pièce embrasse le menton et se prolonge de chaque côté sur les joues; à l'extrémité de ces prolongements sont de petits crochets servant à fixer une bande de caoutchouc, qui passe sur le sommet de la tête. Entre la plaque mentonnière et le menton, on interpose des compresses destinées à recueillir la salive, le pus ou les débris alimentaires, ou bien des pansements s'il est nécessaire; l'appareil est disposé de manière à permettre le renouvellement facile des compresses ou des pansements.

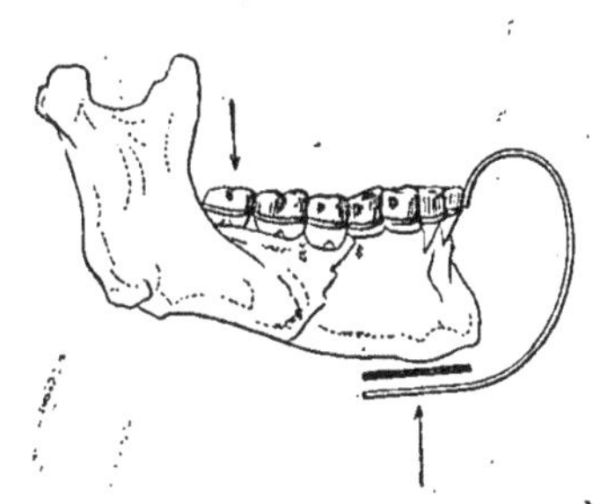
Fig. 42. — Schéma représentant l'appareil de Martin.

Hamilton se loue particulièrement de l'appareil de Kingsley. Il se compose d'une pièce buccale en caoutchouc vulcanisé, figurant une gouttière moulée sur l'arcade dentaire. Sur cette pièce sont fixées latéralement deux branches d'acier, qui se recourbent pour sortir de la bouche au niveau des commissures et longer les joues de chaque côté. L'appareil est complété par une fronde de mousseline résistante passant au-dessous du menton et allant d'une branche à l'autre.

Kirmisson dit avoir vu à l'hôpital Lariboisière, dans le service de Panas, un malade qui, ne pouvant supporter aucun des appareils qu'on lui avait appliqués, s'était construit lui-même un petit appareil très simple et parfaitement suffisant. Il se composait d'une tige recourbée appuyant sur la partie de l'arcade dentaire qui s'élevait au-dessus du reste de la mâchoire, de façon à l'abaisser; cette tige prenait son point d'appui sur une ceinture fixée sous les aisselles du malade.

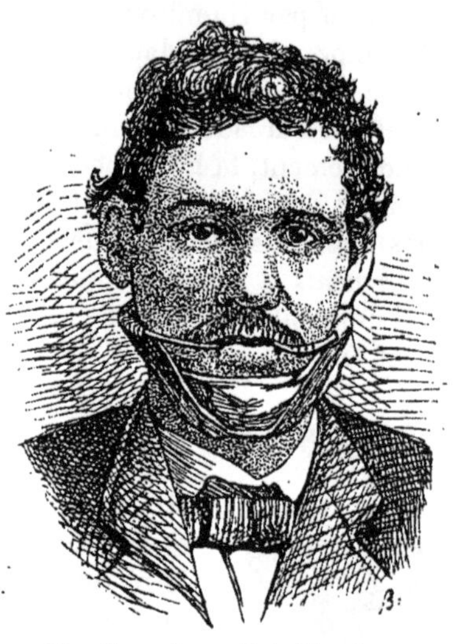

Fig. 43. — Appareil de Kingsley.

Il me reste à parler des *méthodes de traitement qui agissent directement sur les fragments eux-mêmes*. Elles sont au nombre de deux : la *suture osseuse* et la *ligature osseuse*.

La *suture osseuse* consiste à fixer les fragments l'un contre l'autre à l'aide d'un fil métallique qui les traverse. Elle a été employée principalement dans les fractures compliquées de plaie, ou dans les fractures accompagnées d'un déplacement considérable et dont les fragments ne pouvaient être contenus par aucun appareil. Sainte-Colombe (*Des fractures du corps du maxillaire inférieur considérées au point de vue de leurs complications et de leur traitement.* Thèse de Paris, 1873) cite 15 observations de suture osseuse pour fracture récente ou pseudarthrose; le résultat a été 11 succès, 1 échec, 2 morts par affection interne, 1 mort à la suite de la pénétration d'un fragment d'aliment dans le larynx. En somme, les décès ne peuvent pas être imputés au mode de traitement, qui reste une ressource sérieuse dans les cas difficiles.

La *ligature osseuse* a été pratiquée pour la première fois par Baudens. Dans une fracture oblique siégeant près de l'angle de la mâchoire, et dans laquelle il ne parvenait pas à empêcher les fragments de se déplacer en dedans, Baudens passa une anse de fil fort autour des fragments, en contact immédiat avec eux, et la lia sur les dents à l'intérieur de la bouche; il n'y eut aucun accident, et, le trente-troisième jour, quand Baudens enleva la ligature, l'os était complètement consolidé. La ligature osseuse pourra être faite encore avec un fil métallique. Bérenger-Féraud (*Traité de l'immobilisation directe des fragments osseux dans les fractures.* Paris, 1870) cite 5 cas, dont 1 cas personnel, concernant des fractures du maxillaire inférieur avec plaie traitées par la ligature; ils se sont tous terminés par la guérison. Bérenger-Féraud préconise chaudement cette méthode, qui mérite d'être appliquée.

On voit que les moyens de contention, dans les fractures du maxillaire inférieur, sont nombreux, et qu'un choix peut être embarrassant. Dans les cas simples, où la tendance au déplacement est faible, les bandages suffisent. Dans les cas où il existe une plaie et où la fracture très oblique est difficile à contenir, c'est la suture ou la ligature qui mérite la préférence.

Entre les deux catégories précédentes se placent les fractures, dont le déplacement ne peut être contenu par un simple bandage, et qui, d'autre part, ne s'accompagnent pas d'une large plaie. Ici encore la suture et la ligature sont applicables, et ces méthodes seront souvent préférées par les chirurgiens, parce qu'elles sont plus expéditives. Toutefois les appareils peuvent rendre d'incontestables services, et, parmi eux, je recommanderai surtout les moules en gutta-percha de Morel-Lavallée (que l'on peut employer concurremment avec les bandages), l'appareil de Martin, l'appareil de Kingsley. L'inconvénient de ces derniers appareils est d'être d'une fabrication assez délicate, d'ordinaire peu familière aux chirurgiens, et de nécessiter alors l'intervention d'un dentiste.

Quelle que soit, d'ailleurs, la méthode de traitement à laquelle on aura recours, on se rappellera que *la plupart des fractures du maxillaire inférieur sont des fractures compliquées*, exposant par conséquent le malade au danger de septicémie. On ordonnera donc de fréquents lavages de la cavité buccale avec des liquides antiseptiques (chloral, acide borique, acide salicylique, etc.). Les appareils exigeront, au point de vue de l'antisepsie, des soins tout particuliers et incessants.

Dans les *fractures comminutives*, il est bon d'enlever les esquilles, qui, au maxillaire inférieur, ont en général peu de vitalité. Dupuytren allait plus loin : dans les fractures par armes à feu, il fendait la lèvre inférieure et réséquait l'os, après avoir enlevé les esquilles. Il ne semble pas, à moins de circonstances exceptionnelles, que cette conduite soit à imiter. Mais il pourra être indiqué parfois de faire une contre-ouverture à la région sus-hyoïdienne et d'y introduire un drain pénétrant jusque dans la bouche et servant à faire des lavages du foyer de la fracture.

Je n'insisterai par sur le traitement des *pseudarthroses* du maxillaire inférieur. La meilleure méthode paraît être la résection des fragments, suivie de la suture osseuse. Toutefois, s'il existe une large perte de substance, la résection est contre-indiquée, car elle rendrait impossible la correspondance des arcades dentaires; la seule ressource réside alors dans l'emploi des appareils prothétiques.

Les considérations qui précèdent s'appliquent principalement aux fractures du corps du maxillaire inférieur. Dans les fractures des branches, des apophyses coronoïdes, des condyles, on peut se contenter d'un simple bandage immobilisant la mâchoire.

Cependant, dans les *fractures des condyles*, la réduction n'est possible que si l'on agit directement sur le fragment supérieur ou condylien. Ribes, qui a le premier insisté sur cette indication, a conseillé la manœuvre suivante : Si la fracture siège à droite, on saisit la partie antérieure de la mâchoire avec la main gauche pour l'attirer horizontalement en avant, tandis que l'on porte l'index droit à la partie latérale et supérieure du pharynx. Là on rencontre d'abord la saillie formée par l'apophyse styloïde; mais, en ramenant le doigt en avant; on trouve bientôt le bord postérieur de la branche de la mâchoire, et, en longeant ce bord de bas en haut, on arrive au côté interne du condyle, que l'on repousse en dehors, de manière à l'engrener avec l'autre fragment. La réduction obtenue, on reporte la mâchoire en arrière et en haut, pour presser et fixer le condyle entre elle et la cavité glénoïde; puis on la rapproche de la mâchoire supérieure, et on la maintient avec une fronde.

CHAPITRE II

LÉSIONS INFLAMMATOIRES DES MACHOIRES

Un fait domine toute la pathologie des mâchoires; c'est la présence des dents implantées dans ces os. Si l'évolution des dents se fait d'une façon vicieuse, il en peut résulter des accidents inflammatoires ou des néoplasmes (kystes dentaires, odontomes) des maxillaires. Les lésions dentaires, la carie principalement, ont, par suite de leur extrême fréquence, une importance encore plus grande : l'irritation partie de la dent malade peut s'étendre au maxillaire qui la supporte, attaquer le bord alvéolaire ou même le corps de l'os. Le traumatisme opératoire ou accidentel portant sur les dents agit de même dans certains cas.

On sait que les racines des dents sont implantées dans les alvéoles des maxillaires et qu'il existe, entre chaque racine et le tissu osseux qui l'engaine, une membrane que l'on nomme *périoste alvéolo-dentaire*, *membrane alvéolo-dentaire*, *membrane péridentaire*, *membrane intra-alvéolaire*, *ligament alvéolo-dentaire*. Les racines dentaires, abstraction faite de la cavité qui contient la pulpe, sont constituées par de l'ivoire entouré d'une couche de cément, et le cément est une véritable substance osseuse. Il résulte de là que la membrane alvéolo-dentaire est interposée entre deux surfaces osseuses. Mais ses connexions sont plus étroites avec la dent qu'avec la paroi alvéolaire.

En effet, ses adhérences sont plus intimes du côté de la surface dentaire. Au point de vue physiologique, il existe entre la membrane alvéolo-dentaire et le cément un véritable échange de matériaux nutritifs. Bien que la structure de cette membrane, vestige de la paroi du follicule dentaire, ne soit pas identique à celle du périoste osseux, on peut dire que la membrane alvéolo-dentaire joue, relativement à la couche de cément, le rôle d'une sorte de périoste.

J'insiste particulièrement sur cette considération, dont les conséquences, au point de vue pathologique, sont de la plus haute importance. La membrane alvéolo-dentaire, en effet, se comporte, dans les maladies, comme un périoste de la dent. Les affections dentaires ont leur répercussion du côté de ce périoste, et lorsque, dans ces cas, une suppuration se déclare, le pus s'accumule entre la membrane alvéolo-dentaire et la dent; on sait que, sur les os en général, les suppurations périostiques siègent le plus souvent entre le périoste et l'os qu'il recouvre.

On a voulu, dans ces dernières années, assimiler la membrane alvéolo-dentaire à un simple ligament reliant la dent à l'alvéole. On a fait remarquer qu'elle se compose de solides faisceaux fibreux, qui, des parois de la cavité alvéolaire, vont, en convergeant, s'insérer à la surface de la racine dentaire et forment ainsi dans leur ensemble une sorte de ligament circulaire. Cependant les considérations physiologiques et pathologiques ne me paraissent pas favorables à une assimilation absolue. La membrane participe à la fois des propriétés du périoste et de celles des ligaments.

I

PÉRIODONTITES

On donne le nom de *périodontites* aux lésions inflammatoires qui ont leur point de départ dans la membrane alvéolo-dentaire. Ce terme, introduit récemment dans le langage médical, est préférable à celui de *périostite* ou d'*ostéo-périostite alvéolo-dentaire*: il est plus simple et a l'avantage de désigner par un nom spécial une affection qui diffère sensiblement d'une ostéo-périostite.

Il existe deux variétés distinctes de périodontites : la *périodontite simple*, de cause locale, et la *périodontite expulsive*, de cause générale.

1° PÉRIODONTITE SIMPLE

Cette affection, généralement désignée sous le nom de *périostite alvéolo-dentaire*, est encore appelée *périostite dentaire*, *ostéo-périostite alvéolo-dentaire*, *alvéolite*.

Historique. — Elle n'est connue que depuis un petit nombre d'années. Albrecht, en 1860, est le premier auteur qui en ait tracé une description réellement scientifique. Mais le travail le plus complet sur la question est la thèse inaugurale de Pietkiewicz, en 1876. Quelques autres travaux méritent encore d'être cités. Je signalerai ici les principales publications sur ce sujet.

ALBRECHT, Die Krankheiten der Wurzelhaut der Zähne. Berlin, 1860. — ARCHER, Étude sur les abcès odontopathiques compliqués de dénudation de l'os maxillaire inférieur. Thèse de Paris, 1870. — VINSAC, Considérations sur les abcès sous-périostiques consécutifs à la carie dentaire. Thèse de Paris, 1874. — DOLBEAU, De la périostite alvéolo-dentaire. In *Gaz. des hôp.*, 1874, p. 457. — JULIUS SCHEFF, Periostitis dentalis. In *Wien. med. Presse*, 1875, t. XVI, p. 556. — PIETKIEWICZ, De la périostite alvéolo-dentaire. Thèse de Paris, 1876. — RICHAUD, Essai sur les fistules dentaires. Thèse de Paris, 1877. — MAGITOT, De la périostite alvéolaire au point de vue de sa marche et de sa terminaison. In *Bull. de la Soc. de chir.*, 1879, t. V, p. 826. — MAGITOT, De la greffe chirurgicale dans ses applications à la thérapeutique des lésions de l'appareil dentaire. In *Bull. de la Soc. de chir.*, 1879, t. V, p. 70. — BERMONDY, Considérations sur les abcès dentaires. Thèse de Paris, 1879. — DAVID, De la greffe dentaire. In *Journ. de thérap.*, 1880, p. 282, 336 et 361. — REDIER, Greffes dentaires par transplantation. Lille, 1880. — MAGITOT, Maladies du périoste dentaire. In *Dict. encycl. des sc. méd.*, 1re série, t. XXVII, p. 226, 1882. — COLLE, Considérations sur les fistules osseuses d'origine dentaire. Thèse de Paris, 1884. — PONCET (de Cluny), Carie et périostite dentaire. In *Bull. de la Soc. de chir.*, 1886, t. XII, p. 120. — BRASSEUR, Abcès alvéolaires. In *Encycl. internat. de chir.*, t. V, p. 631, 1886.

Étiologie. — La périodontite simple est une affection dont *les causes sont essentiellement locales*.

La cause la plus fréquente, sans contredit, est la *carie dentaire*. On sait que la carie attaque la couronne dentaire en procédant toujours de l'extérieur à l'intérieur. Il est rare qu'elle provoque une périodontite quand elle n'a pas dépassé l'émail de la dent. La périodontite est plus fréquente déjà lorsque la carie a altéré plus ou moins profondément l'ivoire. Elle s'observe surtout dans la carie pénétrante, c'est-à-dire dans celle où une communication s'est établie, à travers la dent, entre l'extérieur et la cavité centrale où siège la pulpe. L'inflammation de la pulpe, ou *pulpite*, précède souvent, d'ailleurs, la périodontite.

Une deuxième cause est le *traumatisme*. Les violences extérieures, les chocs qui ébranlent ou fracturent les dents, peuvent déterminer une périodontite. Celle-ci est susceptible d'être produite encore par un corps étranger, une arête de poisson, par exemple, qui s'introduit au niveau du collet pendant les mouvements de mastication.

A côté du traumatisme accidentel, il faut citer le *traumatisme opératoire* : extraction dentaire faite par des mains inexpérimentées, nettoyage des dents, aurification, résection d'une dent, introduction dans sa cavité d'une substance irritante, telle que l'acide arsénieux, pose d'une dent à pivot, etc. La pratique, qui consiste à écarter deux dents contiguës en plaçant dans leur interstice un corps étranger, agit de même. La périodontite succède encore à une obturation dentaire entreprise prématurément, sans traitement préalable suffisant.

Une variété de périodontite, sur laquelle j'aurai à revenir dans un autre chapitre, est celle qui est liée à l'*éruption difficile d'une dent de sagesse.*

Je ne ferai que mentionner également la périodontite due à l'*action des vapeurs phosphorées*, me réservant d'en discuter ultérieurement la pathogénie.

Les *influences de voisinage* ne sont pas étrangères à la production de la périodontite. C'est ainsi qu'on la voit succéder à un traumatisme de la gencive, à une dénudation du bord alvéolaire, mais surtout à une *gingivite*, en particulier à la gingivite mercurielle. Dans ce dernier cas, la périodontite s'étend parfois à un plus ou moins grand nombre d'alvéoles.

La périodontite peut apparaître, sans cause locale appréciable, sur une dent dépourvue de toute lésion antérieure, en d'autres termes être *spontanée;* et alors elle a comme siège habituel la région des incisives et comme terminaison fréquente la résolution. La diathèse rhumatismale, le froid humide, la menstruation chez la femme semblent jouer un rôle dans la production de cette périodontite spontanée. Ces mêmes influences interviennent quelquefois comme causes déterminantes dans les autres périodontites.

Anatomie pathologique. — Magitot (article DENT, in *Dict. encyclop. des sc. méd.*, 1re série, t. XXVII, p. 227) divise la périodontite simple en *quatre* *périodes*, suivant que l'affection est *subaiguë*, *aiguë*, *phlegmoneuse*, *chronique*. La maladie, d'ailleurs, ne passe pas forcément par ces quatre périodes; elle peut s'arrêter à l'une des premières phases.

La *forme subaiguë* est caractérisée, au point de vue anatomique, par une injection généralisée ou localisée de la membrane alvéolo-dentaire, avec arborisation vasculaire et léger épaississement; en même temps, l'adhérence de la membrane à la couche de cément est moindre.

Dans la *forme aiguë franche*, il y a exagération de l'état précédent, et l'épaississement de la membrane a pour conséquence un allongement apparent de la dent. A cette période, il existe quelques lésions de voisinage : injection de la gencive, injection de la pulpe, lorsqu'elle subsiste, formation de nouvelles couches de cément à la surface de la racine.

Dans la *forme phlegmoneuse*, la membrane alvéolo-dentaire est en pleine suppuration. Les éléments du pus apparaissent entre le cément et la membrane et décollent celle-ci sur une plus ou moins grande étendue, cherchant une issue. Souvent cet écoulement se fait par le canal dentaire devenu perméable grâce à la carie. Sinon, le pus chemine entre la membrane et le cément et vient se faire jour au collet de la dent, sur un point du pourtour gingival. A cette période, les tissus voisins présentent des lésions plus sérieuses. La couche de cément est atteinte d'ostéite et s'exfolie; la résorption peut s'étendre du cément à l'ivoire, au point d'amener la destruction de la racine et la chute de la dent. La pulpe, dont les vaisseaux sont détruits, se mortifie, et, dès lors, la couronne prend une teinte grise ou noirâtre. La gencive, enflammée de son côté, perd ses connexions avec la membrane alvéolo-dentaire au niveau du collet de la dent.

Dans l'*état chronique de la périodontite*, les lésions ont pour lieu d'élection presque constant le sommet. La membrane alvéolo-dentaire est séparée de la dent par une collection de pus. Elle est considérablement épaissie; des fongosités peuvent s'y développer. Le tissu osseux de l'alvéole ne tarde pas à participer aux lésions voisines et à être atteint d'ostéite; la cavité de l'alvéole s'élargit. Si le pus ne s'est pas fait jour par le canal dentaire ou sur le pourtour gingival, la paroi de l'alvéole se laisse perforer par le pus, et il s'établit une fistule, qui s'ouvre sur le bord gingival ou à la région palatine, parfois à la peau.

Symptômes. — On divise les symptômes de la périodontite simple en *symptômes locaux*, *symptômes de voisinage*, et *symptômes généraux*.

Les *symptômes locaux* marquent toujours le début de la maladie; parfois ils subsistent seuls pendant toute sa durée. C'est d'abord un sentiment de gêne, de tension au niveau de la dent affectée et un besoin instinctif d'exercer une pression sur cette dent en rapprochant les mâchoires; cette manœuvre a pour résultat un soulagement notable.

Si l'affection, continuant sa marche, passe à la *deuxième période*, la *douleur* devient lancinante, continue, avec battements isochrones aux pulsations artérielles. En même temps, il existe un *allongement de la dent;* ce phénomène, parfois difficile à constater, est très perceptible pour le malade, qui sent, dans le rapprochement des deux mâchoires, que la dent affectée est rencontrée la première. Ce contact, qui primitivement était un moyen de soulagement, occasionne maintenant une douleur vive. Enfin la douleur est légèrement exaspérée par la chaleur, en particulier par la chaleur du lit. Ajoutons que la gencive présente une rougeur disposée sous forme de bande et accompagnée bientôt d'un commencement de décollement au collet.

Dans la *périodontite phlegmoneuse*, l'évolution est bien plus rapide. Quand le pus est formé, la dent est soulevée, ébranlée; la gencive devient le siège d'un véritable *phlegmon*, qui d'habitude s'ouvre spontanément et donne issue à une notable quantité de pus ordinairement fétide. A ce moment, l'affection peut suivre plusieurs marches différentes : tantôt la guérison a lieu; tantôt, mais rarement, le travail de destruction continue pour aboutir, après de nouvelles exacerbations aiguës, à l'élimination de la dent; plus souvent, la périodontite *passe à l'état chronique et se localise au sommet.*

Dans ce dernier cas, les phénomènes s'atténuent progressivement, et l'affection se caractérise par un *état presque indolent*, sur lequel se greffent des *poussées aiguës*. A la suite de chacune de ces crises, l'indolence devient moindre, et il se forme, en même temps, des noyaux d'induration. La portion du maxillaire, voisine de la dent, se trouve atteinte à son tour, comme je l'ai exposé en traitant de l'anatomie pathologique; et, là également, on observe des alternatives de calme apparent et de crises aiguës. Des abcès gingivaux se déclarent et sont suivis de fistules, qui s'ouvrent et se ferment tour à tour. Ces abcès peuvent fuser loin de leur point d'origine et même s'ouvrir à la peau.

Parmi les *symptômes de voisinage* de la périodontite simple, il faut citer en première ligne la *fluxion*, c'est-à-dire le gonflement œdémateux et presque indolent des parties molles de la face, gonflement qui occupe la joue, gagne souvent les paupières et gêne la parole et la mastication. La fluxion ne s'observe pas dans la périodontite subaiguë ou aiguë; c'est la forme phlegmoneuse, ce sont les poussées aiguës de la forme chronique qui la produisent.

Il y a lieu aussi de faire rentrer dans les symptômes de voisinage les *névralgies* et les *troubles des organes des sens*. Ces divers accidents ont comme point de départ des névrites des nerfs qui se distribuent aux dents. Les névralgies, qui souvent sont des symptômes de début, ont pour siège de prédilection les branches de la cinquième paire; elles s'étendent parfois aux filets cutanés du plexus cervical ou du plexus brachial. Les troubles des organes des sens sont des troubles oculaires (blépharospasme, paralysie des muscles de l'œil, amblyopie, cécité), ou des troubles de l'ouïe (bourdonnements, surdité); le plus souvent, ces accidents cessent immédiatement avec la périodontite ou après l'extraction de la dent malade.

Tomes (*Traité de chirurgie dentaire*, traduct. Darin. Paris, 1873, p. 533-535) cite deux cas d'*épilepsie* et un cas de *tétanos* dus selon lui à des périodontites. Bien que l'un des malades atteints d'épilepsie ait guéri après l'extraction de dents cariées, l'interprétation de ces faits est sujette à caution.

Les *symptômes généraux* sont à peu près nuls dans la forme subaiguë et dans la forme aiguë de la maladie. La périodontite phlegmoneuse peut s'accompagner de fièvre, parfois d'un véritable frisson. Quant à la forme chronique, elle est susceptible d'amener, grâce à l'intensité de la suppuration et à l'absorption par l'estomac d'une grande quantité de pus, un état d'épuisement, décrit par Chassaignac sous le nom de *cachexie buccale.*

Marche. — Complications. — La périodontite peut fort bien ne point parcourir toutes ses phases, soit qu'elle se termine par résolution, soit qu'elle reste stationnaire à un moment donné. Dans ce dernier cas, se constitue un état caractérisé par une diminution très marquée dans l'intensité de presque tous les symptômes.

J'ai signalé déjà les terminaisons diverses de la périodontite phlegmoneuse. C'est surtout à cette forme et à la périodontite chronique que se rattachent les *complications* dont il me reste à parler. Ce sont, en première ligne, des phénomènes inflammatoires, qui s'étendent de proche en proche, gagnent d'abord les parties les plus voisines, pour frapper ensuite des parties plus éloignées.

L'*inflammation de la pulpe dentaire*, qui si souvent précède la périodontite, peut lui être consécutive. D'autre part, la *gingivite*, qui accompagne la périodontite, s'étend parfois à tout le bord gingival, provoquant la formation d'un enduit blanchâtre constitué par une desquamation épithéliale de la muqueuse. Si l'inflammation gagne toute la bouche, on est en face d'une véritable *stomatite*. Une *amygdalite* n'est pas rare dans la périodontite des dernières molaires, surtout des molaires inférieures. Enfin il me reste à citer, parmi les complications bénignes de la périodontite, l'*adénite*, qui occupe d'ordinaire la région sous-maxillaire, et la propagation, rarement observée, de l'inflammation à la membrane alvéolo-dentaire d'une dent voisine.

Une complication importante, qui mérite une étude spéciale, est la *suppuration* dans ses diverses variétés. Le *phlegmon des gencives* ou *parulie*, dont j'ai parlé déjà à l'occasion de la symptomatologie, peut être produit de deux façons différentes.

Dans une première forme, l'inflammation de la membrane alvéolo-dentaire se transmet directement à la gencive par continuité de tissus, et il est rare que cette inflammation de la gencive se termine par résolution. Ce phlegmon de la gencive se traduit par un gonflement douloureux, d'abord rouge, puis livide; le centre de la petite tumeur devient saillant, blanchit et finit par se rompre, donnant issue au pus. Il s'agit ici d'un *abcès sus-périostique*, et la terminaison habituelle est la guérison.

Dans la seconde forme de phlegmon des gencives, le pus, formé autour de la racine, a détruit sur un point la membrane alvéolo-dentaire, puis s'est creusé un chemin à travers l'os maxillaire et est arrivé sous le périoste du maxillaire, constituant ainsi au niveau de la gencive un *abcès sous-périostique.* Quand cet abcès est ouvert, on constate avec le stylet que l'os est dénudé. Ce n'est pas, à proprement parler, une parulie, c'est une suppuration provenant de l'os. Cette forme se signale par une douleur plus intense, une marche moins rapide et par la tendance de l'abcès à rester fistuleux, avec alternatives de fermeture et d'ouverture de la fistule.

La suppuration provoquée par la périodontite, surtout quand elle a suivi le dernier chemin indiqué, peut donner lieu à la formation d'*abcès plus éloignés du point de départ de l'affection*. A la mâchoire supérieure, le pus se porte soit vers la face externe de l'os, avec tendance à se faire jour dans la bouche plutôt qu'à la peau de la joue, soit vers la voûte palatine, où il forme une collection sous-périostée. A la mâchoire inférieure, les abcès sont principalement sous-cutanés, et parfois l'inflammation se propage rapidement vers la partie inférieure du cou et même vers la poitrine. C'est dans ces abcès sous-maxillaires surtout qu'on a observé la *phlébite* des veines faciales, suivie de phlébite des sinus de la dure-mère et de méningo-encéphalite. Ce sont eux encore qui peuvent se compliquer d'un *œdème de la glotte* nécessitant la trachéotomie. D'une manière générale, lorsque les abcès péri-maxillaires s'ouvrent à la peau, on constate que l'extrémité des racines dépasse le niveau où la muqueuse se réfléchit de la joue sur les gencives. Quel que soit, d'ailleurs, le lieu d'ouverture de ces abcès, l'orifice ne se ferme pas, constituant ainsi une fistule dentaire.

Les *fistules dentaires* occupent les sièges les plus variés. Sur la muqueuse buccale, elles peuvent être ignorées des malades ; d'autres fois, elles occasionnent ces petits abcès à répétition, dont les gencives sont le lieu d'élection. A la peau, on les a vues sur la joue, vers l'orbite, vers la fosse temporale, au voisinage de l'aile du nez, dans les fosses nasales, au menton, à la région sus-hyoïdienne, même au-dessous de la clavicule. Elles peuvent donc s'ouvrir plus ou moins loin de la dent qui leur a donné naissance ; elles sont, du reste, uniques ou multiples.

Toutes les fois que la migration du pus se fait à travers la paroi osseuse d'un alvéole, il y a forcément une *ostéite* à ce niveau. Ordinairement ces lésions osseuses sont assez limitées pour ne donner lieu à aucun symptôme bien tranché. Mais il est possible que l'inflammation de l'os s'étende davantage et gagne le corps du maxillaire. Parfois cette ostéite prend un caractère inquiétant, provoque une suppuration diffuse et peut même amener la mort avec des phénomènes généraux graves.

La *nécrose*, suite possible de l'ostéite, s'observe égalcment dans la périodontite. La nécrose très limitée est des plus fréquentes. D'autres fois, la mortification de l'os est plus considérable ; elle s'étend à toute la hauteur de l'alvéole, ou à une notable portion du bord alvéolaire, ou même à toute une portion du corps du maxillaire, surtout du maxillaire inférieur. La nécrose, à ses différents degrés, a pour effet d'entretenir des fistules, qui ne pourront se tarir qu'après l'ablation du séquestre.

Une autre complication de la périodontite est l'inflammation suppurative de la muqueuse du sinus maxillaire, communément appelée *abcès du sinus maxillaire*. On sait que l'extrémité des racines des petites molaires et des deux premières grosses molaires est à peine séparée de la cavité du sinus par une mince lamelle osseuse. La périodontite de ces dents peut donc donner lieu à un abcès du sinus par simple propagation de l'inflammation. Mais, d'autres fois, l'abcès du sinus succède à l'ouverture d'un abcès odontopathique dans sa cavité.

Enfin j'ai à citer la *contracture des mâchoires*, qui s'observe surtout dans la périodontite phlegmoneuse des dernières molaires de la mâchoire inférieure. Elle semble due à la propagation de l'inflammation aux muscles masséter et ptérygoïdien interne.

Ajoutons que Magitot rattache à la périodontite la formation des kystes périostiques des mâchoires, et que Pietkiewicz fait dépendre de la même affection les tumeurs de la membrane alvéolo-dentaire.

Cette longue énumération des complications de la périodontite montre que l'affection, bénigne par elle-même, peut devenir sérieuse par ses complications. Ajoutons que celles-ci sont plus fréquentes à la mâchoire inférieure, et que, par suite, la périodontite de cette mâchoire est plus grave que celle du maxillaire supérieur.

Diagnostic. — La périodontite à l'état aigu se présente avec des caractères si tranchés qu'il est à peu près impossible de la méconnaître ou de la confondre avec une autre maladie. Cependant la *carie dentaire*, surtout quand elle se complique de pulpite, peut offrir quelque similitude avec la périodontite, qui, du reste, en est une complication fréquente. On se rappellera que, dans la périodontite, la douleur est plus sourde, continue, qu'il existe un besoin de pression sur la dent malade, qu'au bout d'un certain temps la dent est allongée, mobile, douloureuse à la pression et à la percussion, enfin que, dans le cas de suppuration, l'ouverture de l'abcès n'est pas suivie de la disparition immédiate de tous les symptômes.

J'indiquerai ultérieurement les caractères qui distinguent la périodontite simple de la *périodontite expulsive* ou de certains *accidents provoqués par l'éruption de la dent de sagesse.*

Lorsqu'on se trouve en présence de l'une des lésions, qui figurent au nombre des complications possibles de la périodontite, il ne faut jamais négliger d'*examiner attentivement le système dentaire et les maxillaires.* C'est ainsi qu'on pourra rapporter à leur véritable cause des lésions, qui reconnaissent des origines multiples, telles que les phlegmons sous-maxillaires, les abcès du sinus maxillaire, les fistules s'ouvrant à la face ou au cou, etc. Les *fistules dentaires* seront facilement distinguées des fistules salivaires, qui donnent issue, principalement au moment des repas, à un liquide clair et limpide. Elles risquent surtout d'être confondues avec les fistules consécutives à une lésion osseuse indépendante de la périodontite ; mais on ne perdra pas de vue que le plus souvent c'est le système dentaire qui est le point de départ de ces lésions.

Traitement. — La périodontite peut souvent être évitée par des *soins prophylactiques*, consistant à traiter les lésions dentaires, en particulier la carie. Lorsque la maladie est constituée, il suffit parfois, pour faire disparaître les accidents, de *supprimer la cause* qui les a produits (appareil de prothèse défectueux, obturation intempestive, etc.).

La *périodontite subaiguë* est d'ordinaire justiciable de lotions dans la bouche avec une décoction tiède, émolliente, et d'applications de teinture d'iode ou d'acide chromique pur sur la gencive. Dans la périodontite consécutive à une carie, on se trouve bien également de l'introduction dans la cavité de la dent d'une boulette de coton imbibée de laudanum.

Si l'affection devient *plus aiguë*, on pourra continuer l'emploi des mêmes moyens, à l'exception des lotions tièdes qui deviennent intolérables. On y ajoutera des cataplasmes sur la joue, des applications de pointes de feu ou de sangsues ou des scarifications sur la gencive, l'emploi du chlorate de potasse, surtout en pastilles. Dès qu'un abcès se déclare, on donnera issue au pus, autant que possible du côté de la bouche.

Les mêmes moyens seront utilisés contre la *périodontite chronique* non suppurée. Lorsque la périodontite chronique entretient un suintement de sérosité purulente, on peut essayer de conserver néanmoins la dent, en favorisant l'écoulement du pus, soit entre le collet de la dent et la membrane alvéolo-dentaire, soit à travers une fistule gingivale, soit à travers la dent elle-même. Ce dernier résultat s'obtient par le *drainage*, qui peut être pratiqué concurremment avec l'obturation des cavités cariées ; il suffit, pour cela, ou bien de ménager un canal à travers la substance obturatrice, ou bien de trépaner la dent au niveau du collet en faisant l'obturation comme d'habitude.

Ce traitement palliatif amène parfois la guérison de la périodontite ; mais ce n'est jamais qu'au bout d'un temps fort long que les fistules se cicatrisent définitivement. Si la périodontite persiste, si la dent reste douloureuse et que de petits abcès s'ouvrent coup sur coup à la gencive, une opération radicale s'impose ; c'est l'*avulsion de la dent*. Elle a pour résultat la cure définitive de la périodontite. On peut, d'ailleurs, réimplanter immédiatement la dent, après avoir réséqué sa portion malade, qui occupe d'ordinaire le sommet de la racine ; c'est ce que l'on appelle une *greffe dentaire*.

Je me contenterai de citer une autre opération, palliative ou curative suivant les cas, et qui consiste dans la *résection de la couronne* ou plutôt des débris qui la représentent. Cette opération a pour effet de soustraire la racine malade aux pressions et aux chocs, qui l'entretiennent dans un état constant d'inflammation ; et la conservation de la racine a l'avantage d'empêcher la résorption du bord alvéolaire et le déchaussement des dents voisines et de faciliter l'application ultérieure d'un appareil prothétique.

Je n'ai pas à aborder ici le *traitement des complications* de la périodontite. En même temps qu'on s'occupera d'elles, on devra toujours s'attaquer à la cause première du mal, c'est-à-dire à la dent malade. Bien souvent l'ablation de cette dernière suffit à amener la guérison d'une fistule rebelle. D'une manière générale, la suppression de la dent malade est ordinairement indiquée dans le cas de complications sérieuses, tandis qu'elle peut être évitée dans la périodontite aiguë, souvent même dans la périodontite chronique suppurée.

2° PÉRIODONTITE EXPULSIVE

La *périodontite expulsive*, selon la définition de Magitot, paraît essentiellement caractérisée par une destruction lente et progressive de la membrane alvéolo-dentaire et de la couche de cément qui lui est sous-jacente, destruction de nature inflammatoire, à marche chronique, procédant constamment du collet au sommet de la racine et entraînant fatalement la chute des dents.

Historique. — Cette affection, remarquée d'abord par Fauchard, fut décrite ensuite par Jourdain sous le nom de *suppuration conjointe des alvéoles* *et des gencives*. Toirac l'appela *pyorrhée inter-alvéolo-dentaire*. Oudet la mentionne dans ses articles d'odontologie du *Dictionnaire en 30 volumes*, en 1835; il suppose, le premier, que le siège de l'affection est la membrane alvéolo-dentaire. Marchal (de Calvi), en 1861, considère la maladie comme une *gingivite expulsive*. Enfin Magitot, en 1867, en a donné une bonne description, sous le nom d'*ostéo-périostite alvéolo-dentaire*. On a nommé encore cette affection *goutte dentaire*, *gingivite arthro-dentaire*, *arthrite alvéolaire*, *alvéolite expulsive*, *alvéolite infectieuse*, *maladie de Fauchard*, etc.

Parmi les publications les plus importantes sur le sujet, je citerai :

FAUCHARD, Sur une forme particulière de scorbut. In *Le chirurgien dentiste*. Paris, 1728, 1re édition, t. I, p. 275. — JOURDAIN, De la suppuration conjointe des alvéoles et des gencives. In *Maladies de la bouche*, 1778, t. II, p. 396. — TOIRAC, Pyorrhée inter-alvéolo-dentaire ou écoulement du pus entre l'alvéole et la racine de la dent. In *Dict. de méd. du docteur Beaude*, 1849, t. I, p. 100. — MARCHAL (de Calvi), Sur une affection très commune et non décrite des gencives, qui occasionne la perte des dents. In *Union médicale*, 1860, 2e série, t. VII, p. 499. — CARRIÈRE, De la gingivite expulsive et de sa coïncidence géographique avec la scrofulose et l'helminthogénésie. In *Union médicale*, 1860, 2e série, t. VIII, p. 417 et 439. — TEISSIER, De la gingivite expulsive considérée dans ses rapports avec les états diathésiques. In *Gaz. méd. de Lyon*, 1861, t. XIII, p. 35 et 55. — MAGITOT, De l'ostéo-périostite alvéolo-dentaire. In *Arch. gén. de méd.*, 1867, t. I, p. 678, et t. II, p. 35. — DOLBEAU, De l'ostéo-périostite alvéolo-dentaire. In *Gaz. des hôp.*, 1874, p. 625. — DESPRÉS, De la maladie appelée périostite alvéolo-dentaire ou gingivite expulsive. In *Chir. journalière*. Paris, 1877, p. 656. — AGUILHON DE SARRAN, Pathogénie et traitement de la gingivite expulsive. In *Bull. de la Soc. de chir.*, 1880, t. VI, p. 402. Rapport par Magitot, p. 411. — MAGITOT, De la valeur diagnostique, dans le diabète sucré, de la périostite alvéolaire des mâchoires. In *Bull. de l'Acad. de méd.*, 1882, 2e série, t. X, p. 1615, et t. XI, p. 231. — MAGITOT, De l'ostéo-périostite alvéolo-dentaire. In *Dict. encycl. des sc. méd.*, 1re série, t. XXVII, p. 286, 1882. — MALASSEZ et GALIPPE, Note sur l'étiologie et le traitement de l'ostéo-périostite alvéolo-dentaire. In *Comptes rendus de la Soc. de biol.*, 1884, 8e série, t. I, p. 521. — DAVID, De la maladie de Fauchard. In *Gaz. des hôp.*, 1885, p. 667. — DAVID, La maladie de Fauchard. In *Gaz. hebd.*, 1889, p. 139. — RICHER, De la périodontite expulsive et de son traitement. Thèse de Paris, 1890.

Étiologie. — Les auteurs ne sont pas d'accord sur l'étiologie de la périodontite expulsive. Cependant il paraît acquis que la maladie survient en dehors de toute altération des dents et de la muqueuse buccale, et que c'est, avant tout, l'*état général* des sujets qui se trouve en cause.

L'affection s'observe principalement pendant la période moyenne de la vie, de trente à cinquante ans ; elle est de fréquence égale dans les deux sexes.

Parmi les influences, dont l'action est la moins douteuse, il faut citer *certains états généraux* : l'arthritisme, l'anémie consécutive aux longues maladies, l'ataxie locomotrice, le mal de Bright, mais surtout le *diabète*. D'après Magitot, la périodontite expulsive est constante dans le diabète, et elle apparaît dès le début de l'affection. L'influence de la ménopause chez les femmes, celle de l'hérédité sont également à signaler.

La maladie frappe soit *une dent isolée*, soit *plusieurs dents à la fois*; mais, dans ce dernier cas, les dents atteintes ne sont pas nécessairement contiguës. Toirac et Oudet indiquaient comme siège de prédilection de l'affection les incisives inférieures. Magitot classe, par ordre de fréquence, les grosses molaires, les incisives inférieures, les petites molaires, les incisives supérieures et les canines.

Les dents affectées de périodontite expulsive sont, en général, saines ; la carie dentaire n'offre aucune relation avec cette maladie. S'il n'est pas rare de constater l'existence d'une certaine quantité de tartre, ce n'est là, d'après Magitot, qu'un accident secondaire.

Les hypothèses sur la *cause déterminante* de l'affection ne manquent pas. Pour Lécorché, c'est l'action de l'acide lactique contenu dans la salive des diabétiques. Pour Després, c'est la compression des alvéoles par les dents trop serrées au moment de l'évolution de la dent de sagesse. Enfin Malassez et Galippe font intervenir des micro-organismes, qui s'introduiraient sous la gencive décollée et détruiraient la membrane alvéolo-dentaire et le cément. De ces diverses hypothèses, les deux premières semblent ne pouvoir se soutenir; la dernière ne saurait être considérée comme démontrée.

En somme, l'étiologie et la pathogénie de la périodontite expulsive restent obscures, et cela d'autant plus qu'on a vu survenir la maladie chez des sujets, chez qui l'état général et les conditions locales de la bouche paraissaient également satisfaisants.

Anatomie pathologique. — Au début, on constate sur la membrane alvéolo-dentaire, *au voisinage du collet, point de départ constant de l'affection*, une légère injection et un épaississement de la membrane, qui devient plus molle. Bientôt elle se décolle, et la couche de cément ainsi découverte est atteinte d'ostéite, puis de nécrose, et prend un aspect rugueux, mamelonné.

L'altération, partie du collet, se propage vers le sommet de la racine. Les parties de la membrane et du cément primitivement atteintes disparaissent par voie de résorption, et l'ivoire reste à découvert. D'autre part, la gencive et le bord alvéolaire ne tardent pas à être altérés à leur tour, à présenter des phénomènes inflammatoires avec fongosités ou ulcérations marginales. En même temps, l'alvéole se remplit d'un pus crémeux, dont la production incessante entraîne les lambeaux mortifiés de la membrane alvéolo-dentaire et du cément. Au voisinage du sommet, les lambeaux de la membrane offrent souvent des végétations fongueuses. *Finalement la dent, complètement décollée, est soulevée et expulsée.*

L'organe dentaire lui-même ne change pas ordinairement d'aspect. Toutefois lorsque l'affection est ancienne et que la pulpe se trouve frappée de gangrène, la dent prend la coloration grise ou noirâtre caractéristique de cette lésion. D'après Magitot, quand la couche de cément a été détruite par la maladie, l'ivoire serait parfois attaqué et éprouverait un commencement de destruction. Ajoutons qu'à titre d'exception il peut arriver que le cément, au lieu de disparaître complètement, offre, mais uniquement vers le sommet, un épaississement avec végétations festonnées.

La description qui précède est celle que donne Magitot; pour lui, *le point de départ de la périodontite expulsive est dans la membrane alvéolo-dentaire.* Mais cette opinion n'est pas admise sans conteste. Il n'est plus guère possible de soutenir aujourd'hui que l'affection est primitivement gingivale, l'inflammation des gencives n'étant qu'un épiphénomène qui fait souvent défaut. Par contre, un certain nombre d'auteurs, Bourdet, Piorry, Gosselin, David, *considèrent la maladie comme une lésion osseuse*, et cette manière de voir mérite qu'on s'y arrête.

L'enchaînement des phénomènes serait alors le suivant. Les procès alvéolaires s'atrophieraient, se résorberaient par le fait d'une ostéite raréfiante. Les parties osseuses atteintes d'ostéite se trouvant exposées à l'air, l'action du milieu buccal et des nombreux parasites qui s'y trouvent déterminerait des lésions concomitantes des gencives et de la membrane alvéolo-dentaire, lésions auxquelles serait due la suppuration intra-alvéolaire. De nouvelles recherches sont nécessaires pour trancher définitivement cette question.

Symptômes. — La périodontite expulsive a une *marche essentiellement lente* et chronique. Sa durée est au moins de quelques mois et ordinairement de plusieurs années. On peut distinguer *trois périodes* dans la maladie.

Le *phénomène initial*, presque constant, est une déviation de la dent malade. Bientôt cette déviation s'accompagne d'un léger allongement. Puis la gencive, vers le collet de la dent, présente un petit liséré rougeâtre. A cette période, la dent n'offre encore aucune mobilité; mais, avec un stylet fin, on constate qu'il s'est produit déjà un certain décollement, et la pression de la gencive fait sourdre une petite quantité d'un pus blanc jaunâtre, épais.

A une *phase plus avancée*, la rougeur de la gencive se propage dans le sens vertical, formant devant la racine malade une petite bande verticale. Le bord libre de la gencive s'épaissit légèrement, ou devient le siège soit de fongosités, soit d'ulcérations marginales grisâtres, reposant sur un tissu violacé, tuméfié et ramolli. Ces altérations gingivales donnent lieu à des hémorrhagies peu abondantes, mais assez fréquentes. En même temps, la suppuration, phénomène constant, devient plus abondante, à mesure que le décollement s'étend.

L'affection, parfaitement indolente d'abord, s'accompagne ensuite d'une sensation de chaleur de la bouche, jointe à une saveur âcre, sensation qui répond parfois à une élévation réelle de la température locale. Les sujets se plaignent d'un chatouillement de la gencive et ont comme un besoin de passer le cure-dent dans les interstices dentaires. D'autres fois, la douleur est sourde, pongitive, et il arrive que la pression des dents opposées produise un soulagement à l'agacement éprouvé par les malades. Enfin l'haleine est chaude, et, quand plusieurs dents sont prises, elle devient fétide.

A cette série de phénomènes succède la *deuxième période* de la maladie, ou *période d'état*. L'alvéole est alors en pleine suppuration; la dent est ébranlée. L'allure chronique de l'affection est entrecoupée par de courtes poussées aiguës, avec douleurs permanentes s'exaspérant par la pression et avec formation de petites pustules gingivales, qui s'ouvrent et laissent après elles des fistules.

Dans la *troisième et dernière période*, la dent, complètement dénudée, ne tient plus à la mâchoire que par de faibles adhérences au sommet; la gencive, décollée, flotte dans la bouche; la paroi alvéolaire s'est affaissée par résorption, et la dent subit d'ordinaire les changements de couleur déjà indiqués. Enfin la dent se soulève, se balance dans la bouche, provoquant au moindre contact une sensation intolérable, et finit par se détacher et tomber. Après son expulsion, la gencive revient sur elle-même et se cicatrice rapidement.

Quelques *complications* peuvent être observées, dans le cours de la périodontite expulsive. La salivation et l'adénite sous-maxillaire sont fréquentes. Plus rarement on voit survenir une stomatite généralisée ou une fluxion ; mais il est exceptionnel que celle-ci aboutisse à la suppuration.

Diagnostic. — *L'intégrité et la multiplicité des dents atteintes* sont, avec la *suppuration alvéolaire*, les signes les plus importants de la périodontite expulsive, dont la terminaison est la *chute des dents*.

Cette maladie présente quelques points de ressemblance avec la *périodontite simple*, surtout avec la forme chronique de l'affection, qui se signale par des exacerbations aiguës et des périodes de calme intermédiaires. Mais la périodontite simple est bornée à une seule dent, elle succède d'ordinaire à une lésion grave de la dent, elle est constamment douloureuse ; enfin la suppuration, au lieu de débuter au niveau du collet de la dent, débute au niveau de la racine et ne se montre que plus ou moins tardivement, et dans certains cas seulement, autour du collet.

La *résorption spontanée des racines des dents permanentes*, résorption qui aboutit à la chute de l'organe, se distingue de la périodontite expulsive en ce qu'elle n'affecte qu'une seule dent, et qu'elle résulte constamment d'un traumatisme antérieur ou d'une gangrène de la pulpe, particularités appréciables soit à l'examen direct, soit à l'étude des antécédents.

L'*atrophie des maxillaires*, qui se manifeste par la résorption des alvéoles dentaires et la chute des dents, évolue sans suppuration. Elle ne se rencontre que chez les vieillards et les ataxiques.

La *gingivite*, quelle que soit sa cause, occupe toute une région de la bouche ; l'ébranlement de la dent, au lieu d'être primitif, est secondaire et le plus souvent très tardif ; la suppuration, quand elle se produit, est superficielle et ne s'étend pas à l'intérieur de l'alvéole ; enfin la chute des dents n'est pas une terminaison habituelle.

Pronostic. — La périodontite expulsive est une affection sérieuse par sa longue durée, par la chute des dents qu'elle amène, par l'état général défectueux dont elle est ordinairement l'indice. Mais c'est à tort qu'on l'a considérée comme incurable : un traitement convenable réussit à l'améliorer et même à la guérir.

Traitement. — Le traitement comprend des indications tirées de l'état général du sujet et sur lesquelles je n'ai pas à insister, et des indications dérivant de l'état local.

Parmi les *moyens locaux* que l'on a employés, il faut citer l'extraction des dents malades, les émissions sanguines locales, le cautère actuel, la cautérisation au nitrate d'argent, les applications d'alun, de teinture d'iode, de perchlorure de fer, de chlorure de zinc, etc.

A tous ces moyens Magitot préfère l'emploi de l'*acide chromique* solide, ou en déliquescence, ou seulement en solution. Il promène cette substance à la partie antérieure du collet de la dent, en ayant soin de soulever légèrement la gencive, et après avoir enlevé les dépôts de tartre, s'il s'en est formé. L'acide chromique s'écoule aussitôt le long de la racine et baigne toutes les parties malades. Pendant ce temps, on protége les muqueuses voisines à l'aide d'un tampon de coton. L'effet de cette cautérisation est une réaction inflammatoire avec exagération des phénomènes morbides, réaction suivie d'une amélioration sensible. Magitot répète les applications d'acide chromique tous les six ou huit jours. Il administre, de plus, à l'intérieur, du chlorate de potasse, sous forme de pastilles et à la dose quotidienne de 1 à 3 grammes.

Malassez et Galippe recommandent, pour supprimer les clapiers, la destruction partielle du rebord gingival, suivie de lavages au sublimé. Ils espèrent ainsi détruire les microbes auxquels ils attribuent la maladie.

II

OSTÉITES DES MAXILLAIRES

Lorsqu'on lit les descriptions, que les auteurs consacrent à l'ostéite ou ostéo-périostite des maxillaires, on ne tarde pas à se convaincre qu'ils confondent sous le même nom des lésions essentiellement différentes, les unes de nature franchement inflammatoire, les autres appartenant à la classe des inflammations bâtardes qui sont sous la dépendance d'une diathèse. Parmi ces dernières, les lésions tuberculeuses surtout me paraissent avoir été souvent méconnues ; elles sont certainement beaucoup plus fréquentes qu'on ne l'a cru.

J'aurai à reparler ultérieurement de cette question. Pour le moment, je ne m'occuperai que des *ostéites de nature franchement inflammatoire.*

Je ne reviendrai pas sur l'*ostéite du bord alvéolaire*, que l'on observe dans la périodontite simple et dans la périodontite expulsive, ostéite qui est susceptible de se terminer par suppuration.

Je me contenterai de citer l'*ostéite simple des maxillaires*, qui survient à la suite d'un traumatisme, d'une lésion dentaire, d'une tumeur de l'os, d'un phlegmon de la région sus-hyoïdienne. Cette ostéite, qui atteint le corps des mâchoires, et qui ne dépasse pas le premier degré de l'inflammation, ne constitue, à vrai dire, qu'un détail d'anatomie pathologique sans intérêt pour le chirurgien.

Les variétés, que j'ai à étudier ici, sont : l'*ostéite suppurée* et l'*ostéite hypertrophiante des maxillaires.*

1° OSTÉITE SUPPURÉE DES MAXILLAIRES.

Étiologie. — L'*ostéite suppurée des maxillaires* reconnaît des *causes locales* et des *causes générales.*

Elle peut succéder à une *fracture compliquée* de l'un des maxillaires, à un *traumatisme* accidentel ou chirurgical de ces os, à une *périodontite suppurée.* L'inflammation suppurative limitée au bord alvéolaire est un phénomène extrêmement fréquent dans la périodontite ; mais l'inflammation peut gagner le corps du maxillaire. Cette complication se présente surtout chez des sujets débilités ou sous le coup de la diathèse scrofulo-tuberculeuse. On en peut conclure que beaucoup d'ostéites suppurées du corps des maxillaires, développées dans ces conditions, sont en réalité des ostéites tuberculeuses.

L'ostéite suppurée s'observe dans des cas d'*éruption difficile de la dent de sagesse*, principalement à la mâchoire inférieure.

Elle a été signalée aussi comme un accident de l'éruption des dents de lait. Mais cette étiologie est-elle bien réelle? Et ne s'agit-il pas de lésions tuberculeuses dans la plupart de ces cas?

Je ne ferai que mentionner l'ostéite due à l'*action des vapeurs phosphorées*, ostéite dont la pathogénie est encore douteuse. Un chapitre spécial sera consacré à cette affection.

Parmi les *causes générales*, il faut citer en première ligne la *fièvre typhoïde* et les *fièvres éruptives* (rougeole, scarlatine, variole). C'est pendant la convalescence de ces maladies, particulièrement chez les enfants, que l'on voit se développer des ostéites suppurées des mâchoires à marche aiguë, qui d'ordinaire aboutissent à la nécrose; cette forme a été décrite par Salter sous le nom de *périostite exanthématique*. Je signalerai encore l'ostéite suppurée de *cause puerpérale*.

A côté de ces ostéites se place l'*ostéomyélite* de la période de croissance, qui n'est autre chose qu'une variété d'ostéite suppurée à marche aiguë et de cause infectieuse. D'après Lannelongue, le maxillaire inférieur est, de tous les os plats, le plus exposé à l'ostéomyélite, bien que cependant cette affection n'y soit pas très fréquente. La lésion est presque toujours unilatérale; une vaste nécrose peut en être la conséquence.

Y a-t-il lieu d'admettre, avec Graves et la plupart des auteurs, une ostéite suppurée des maxillaires d'*origine rhumatismale?* Je ne le pense pas. D'après ce que l'on sait des ostéites rhumatismales, ces lésions semblent obéir à la loi générale de la non-suppuration des altérations rhumatismales. Les ostéites suppurées des maxillaires, attribuées au rhumatisme, ne sont, le plus souvent, suivant moi, que des ostéites d'origine dentaire, consécutives à une périodontite.

Anatomie pathologique. — L'ostéite suppurée peut se limiter aux bords alvéolaires, c'est-à-dire aux parties osseuses recouvertes par la muqueuse; c'est la *variété sous-gingivale* des auteurs du *Compendium*, variété fréquente aux deux mâchoires.

D'autres fois, l'ostéite atteint les parties de l'os non recouvertes par la muqueuse; elle est *sous-cutanée*. Cette forme est beaucoup plus fréquente à la mâchoire inférieure, où elle occupe de préférence l'angle et la branche montante; elle peut s'étendre à tout un côté et même à la totalité de l'os.

Je n'insisterai pas sur les lésions elles-mêmes, qui sont celles de l'ostéite suppurée en général. Le plus souvent, le périoste est décollé sur une grande surface, et l'affection se termine par une nécrose, parfois limitée à une portion du bord alvéolaire, d'autres fois étendue à toute la hauteur de l'os.

Les auteurs décrivent une forme rare d'ostéite suppurée des mâchoires, aboutissant à la formation d'*abcès centraux dans les maxillaires*. Je ne conteste pas la possibilité de cette lésion due à une semblable cause. Mais, à en juger par les faits publiés, les abcès centraux des mâchoires me paraissent être, soit des kystes dentaires suppurés, soit des collections tuberculeuses. J'ai eu l'occasion d'observer un abcès de ce genre, occupant le voisinage de l'angle du maxillaire inférieur : son origine tuberculeuse ne pouvait être mise en doute.

Symptômes. — L'ostéite suppurée limitée au bord alvéolaire d'un maxillaire est une complication fréquente de la périodontite suppurée, et a été décrite à l'occasion de cette dernière affection.

L'ostéite suppurée du corps des maxillaires se présente, suivant sa cause, soit d'emblée, soit consécutivement à une ostéite suppurée du bord alvéolaire. C'est une affection à *marche éminemment aiguë*. Les suppurations des mâchoires, qui affectent dès le début une allure subaiguë ou chronique, ne sauraient, selon moi, être considérées comme de nature franchement inflammatoire ; le plus souvent, elles sont d'origine tuberculeuse.

L'ostéite suppurée, plus fréquente au maxillaire inférieur qu'au maxillaire supérieur, se manifeste d'abord par des douleurs vives dans une moitié de la mâchoire, avec gonflement de la gencive et de la joue ; la fièvre est d'ordinaire violente, parfois il y a du délire. La *suppuration* peut s'établir très rapidement, au bout de deux ou trois jours déjà. Le pus s'échappe par les alvéoles, occasionnant la chute des dents correspondantes; en même temps, il se fait jour travers la paroi alvéolaire au niveau du sommet des racines dentaires. On peut voir ainsi plusieurs ouvertures, correspondant à un nombre égal d'alvéoles. Puis la phlegmasie s'étend de la portion alvéolaire au corps de l'os; la tuméfaction des parties molles augmente ; la constriction des mâchoires survient ou s'accentue, surtout quand la lésion occupe le voisinage des dernières molaires; enfin des abcès viennent s'ouvrir à la peau. Arrivée à ce degré, l'inflammation peut se calmer, mais en laissant à sa suite des désordres plus ou moins étendus : nécrose de l'os, arthrite suppurée de l'articulation temporo-maxillaire, fistules cutanées, décollements des parties molles par la suppuration pouvant s'étendre au loin vers le cou ou la poitrine.

A côté de ces cas à terminaison relativement favorable, on observe des *cas mortels*, et ceux-ci sont loin d'être rares. Tantôt la mort est le résultat de l'extension rapide de la maladie, de l'abondance de la suppuration et de la gravité des phénomènes généraux; cette issue est surtout à redouter quand la totalité du maxillaire inférieur se trouve envahie, ou quand les deux mâchoires sont atteintes à la fois. Dans d'autres cas, le malade succombe à une complication, telle que l'*infection purulente* ou la *phlébite suppurée des sinus de la dure-mère*.

Desmons (*Bullet. de la Soc. de chir.*, 1879, p. 819. Rapport de Périer) relate plusieurs faits, dans lesquels cette dernière complication s'est présentée. Les symptômes sont alors : une tuméfaction de l'orbite, avec projection de l'œil en avant et chémosis, une fièvre violente, de la céphalalgie, du délire, de la stupeur et finalement la mort dans le coma. Cette terminaison, qui est constante, survient au bout d'un à deux septénaires. A l'autopsie, on trouve une phlébite suppurée des veines de la face et du cou, des veines ophthalmiques, des sinus de la dure-mère, enfin une méningo-encéphalite suppurée, sans parler des abcès métastatiques, que l'on peut rencontrer dans les poumons ou les autres viscères.

Diagnostic. — Le diagnostic de l'ostéite suppurée des maxillaires est d'ordinaire facile. En portant son attention sur l'examen des maxillaires, en particulier de leurs bords alvéolaires, on évitera de confondre cette affection avec une lésion inflammatoire des parties molles voisines, par exemple avec une adénite, avec un phlegmon de la face ou du cou, ou avec une parotidite suppurée.

Pronostic. — L'ostéite suppurée des mâchoires, dans sa forme suraiguë et diffuse, est extrêmement grave, et sa marche se déroule avec une rapidité qui rend souvent toute intervention inutile. Mais il existe des formes moins sérieuses de la maladie; les lésions ont alors une extension moins rapide, elles tendent à se limiter. Toutefois, même dans ces cas d'une gravité moindre, il persiste généralement une *nécrose*, parfois très étendue, qui retarde la guérison et nécessite une intervention chirurgicale tardive.

Traitement. — Lorsque l'ostéite suppurée est consécutive à une périodontite, c'est à cette dernière et à sa cause habituelle, la carie dentaire, qu'il faut s'adresser. Mais, avant tout, il est urgent de *donner issue au pus* : de larges débridements sont nécessaires; on aura recours au drainage, aux injections antiseptiques. L'avulsion des dents malades pourra faciliter parfois l'écoulement du pus; mais la constriction des mâchoires rendra souvent cette avulsion très difficile.

Dans les ostéites suppurées indépendantes de toute cause dentaire, c'est encore aux larges ouvertures et aux lavages antiseptiques que l'on s'adressera. Quelle que soit l'origine de l'affection, ce sont les accidents infectieux qui en constituent la gravité, et on comprend dès lors toute l'importance d'une *antisepsie rigoureuse*. On y joindra un *traitement général* tonique, destiné à combattre la prostration provoquée par la maladie.

Quant à la nécrose, conséquence fréquente de l'ostéite suppurée, j'indiquerai dans un autre chapitre la thérapeutique qui lui convient.

2° OSTÉITE HYPERTROPHIANTE DES MAXILLAIRES

L'*ostéite hypertrophiante* peut siéger sur le *bord alvéolaire* ou sur le *corps des maxillaires*.

OSTÉITE HYPERTROPHIANTE DU BORD ALVÉOLAIRE

La périodontite chronique aboutit parfois à la formation de dépôts osseux, soit du côté de la dent, soit du côté de la paroi alvéolaire. Sur la dent on constate alors un épaississement de la couche cémentaire, ou encore une production de petites tumeurs appendues à la racine et qui sont de véritables exostoses dentaires.

Du côté de la paroi alvéolaire, un phénomène, pour ainsi dire physiologique, se produit constamment après l'extraction d'une dent : l'alvéole est progressivement rempli par une masse osseuse qui en comble la cavité. La même lésion peut atteindre l'alvéole d'une dent encore en place; celle-ci est soulevée peu à peu et finit souvent, mais après un temps très long, par tomber spontanément.

On a observé encore une hypertrophie osseuse péri-alvéolaire, se présentant sous forme de petites nodosités siégeant à la face antérieure ou à la face postérieure de l'os et gênant à peine le malade. Dans d'autres cas, l'os s'épaissit uniformément dans l'intervalle de deux dents voisines et produit un écartement de ces dents.

Enfin il y a lieu de citer une forme de tuméfaction des maxillaires, *généralisée à toute l'étendue des bords alvéolaires*, et coïncidant d'ordinaire avec un épaississement considérable des gencives, parfois même avec une longueur anormale des dents. Cette lésion rare n'a été observée que chez des enfants; dans certains cas, elle a paru être congénitale; dans un cas, on l'a considérée comme liée à la diathèse scrofulo-tuberculeuse. Guyon et Ch. Monod (MAXILLAIRES, in *Dict. encyclop. des sc. méd.*, 2e série, t. V, p. 342) citent des observations de cette affection, dues à Tomes, Salter, Gross (de Philadelphie), Erichsen, Watermann. Suivant la remarque de Salter, la tuméfaction des gencives, le volume anormal des dents, leur évolution prématurée, le développement exagéré des poils constaté dans un cas indiqueraient plutôt une tendance à l'hypertrophie du système tégumentaire; l'os sous-jacent ne serait atteint que secondairement.

OSTÉITE HYPERTROPHIANTE DU CORPS DES MAXILLAIRES

Cette variété, qui s'observe surtout sur le maxillaire inférieur, est caractérisée par la formation de dépôts osseux à la surface de l'os. *Elle peut résulter de ce qu'une dent, particulièrement la dent de sagesse inférieure, a été anormalement retenue dans l'épaisseur de la mâchoire.* Elle est signalée alors par une douleur sourde, s'exaspérant par moments; au bout d'un temps souvent fort long, on voit se former une tumeur dure, quelquefois bosselée; la tumeur occupe l'angle de la mâchoire, s'il s'agit de la dent de sagesse.

Cette lésion a été confondue plus d'une fois avec un ostéosarcome, et l'erreur n'a été reconnue qu'après une intervention opératoire, telle que la résection de la mâchoire. Pour éviter une semblable confusion, on aura soin d'examiner les dents, de s'assurer s'il n'en manque aucune; l'absence de la dent de sagesse devra surtout éveiller l'attention. On se rappellera également que l'ostéite hypertrophiante due à une inclusion dentaire n'affecte guère que les sujets jeunes, que le développement de la tumeur est parfois rapide, que celle-ci présente une dureté uniforme.

Dans cette variété d'ostéite, le seul traitement efficace est l'extirpation de la dent retenue dans l'épaisseur du maxillaire. L'opération, presque impraticable par la bouche, devra être faite par l'extérieur.

A côté de cette ostéite de cause locale, il faut citer l'*ostéite hypertrophiante rhumatismale*. Elle est caractérisée par un gonflement quelquefois considérable de l'os par néoformation osseuse, avec épaississement du périoste. Au point de vue clinique, elle se manifeste par un gonflement douloureux du maxillaire malade, à marche chronique, progressive; parfois l'inflammation procède par poussées ou prend un caractère très aigu; mais jamais elle n'aboutit à la suppuration.

Cadiat (*Rhumatisme osseux ou ostéite rhumatismale;* in *Rev. de méd.*, 1882, p. 733), qui avec Adams et Féréol a appelé l'attention sur l'ostéite rhumatismale et lui a assigné les caractères précédents, signale un cas où toute la branche horizontale du maxillaire inférieur était le siège d'une tuméfaction considérable; le canal dentaire était élargi au point d'avoir le diamètre de l'alvéole d'une canine, et l'artère dentaire avait doublé de volume.

Dans un autre fait de Cadiat, il survint, dans l'espace de trois semaines, une tuméfaction telle de la mâchoire inférieure et des douleurs si violentes que des médecins très expérimentés, réunis en consultation, conclurent à une affection cancéreuse et firent la résection du maxillaire inférieur. Le malade, un an après son ostéite, fut pris d'une violente poussée d'eczéma, et, deux ans après, il mourut d'une attaque intense de dyspnée avec congestion pulmonaire. Toutefois, d'après Cadiat, il est exceptionnel que le rhumatisme osseux alterne ainsi avec d'autres formes du rhumatisme.

Soignée de bonne heure, l'ostéite rhumatismale peut disparaître en quelques semaines ou quelques mois. La résolution est quelquefois complète; bien plus souvent, on voit persister une tuméfaction osseuse. Comme la maladie se développe d'ordinaire chez des sujets soumis au froid et surtout à l'humidité, on devra, avant tout, soustraire le malade à ces influences; au besoin, on aura recours au traitement général du rhumatisme et aux révulsifs locaux.

III

HYPERTROPHIE DIFFUSE DES MAXILLAIRES

On trouve décrits dans la science des cas, dans lesquels la plupart des os de la face et du crâne étaient le siège d'une hypertrophie considérable. Virchow compare cette hypertrophie à l'éléphantiasis des parties molles. Il lui donne le nom de *leontiasis ossea*, à cause de l'aspect léonin que prend la face des malades. L'*hypertrophie diffuse des maxillaires* n'est qu'un des éléments de cette affection; elle ne paraît pas exister isolément.

Dans un certain nombre de cas, dont je n'ai pas à parler ici, les os du crâne se trouvent seuls atteints. D'autres fois, l'hypertrophie s'étend à la face et au crâne: elle commence par les maxillaires, presque toujours par les maxillaires supérieurs, gagne les autres os de la face, puis enfin envahit les os du crâne. Il n'est pas certain que l'hypertrophie puisse rester limitée à la face.

La première observation d'hypertrophie des os de la face et du crâne appartient à Ribell, au XVIIIe siècle. On trouve un certain nombre d'autres cas cités par Guyon et Monod (MAXILLAIRES, in *Dict. enc. des sc. méd.*, 2e série, t. V, p. 344, 1872). Parmi les faits plus récents, je noterai celui de Le Dentu (*Rev. men-*

suelle de méd. et de chir., 1879, p. 871), publié sous le titre de *Périostose diffuse non syphilitique des os de la face et du crâne*, et ceux de Paquet (*Bull. de la Soc. de chir.*, 1881, p. 329) et de Poisson (*Semaine méd.*, 1890, p. 2).

Presque toujours la maladie a débuté chez des *adolescents* ou des *jeunes gens*. Son développement est d'ordinaire symétrique. *Sa marche est lente*, et sa durée peut se prolonger un très grand nombre d'années (trente-trois ans dans le cas de Ribell).

A mesure que l'affection progresse, la face prend un aspect spécial, dû à l'énorme saillie formée à droite et à gauche par les maxillaires supérieurs. Le maxillaire inférieur, dans le cas de Ribell, avait acquis un volume tel qu'il pesait 1560 grammes. Ces difformités ont pour conséquence la difficulté de

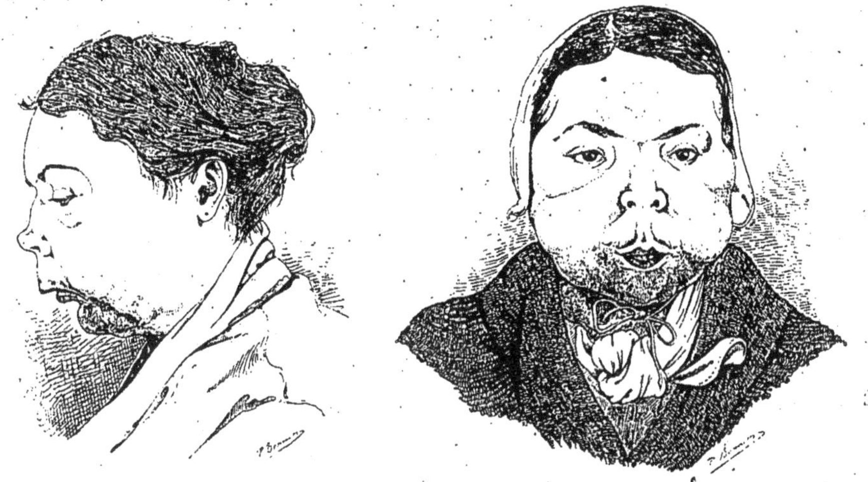

Fig. 44. — Hyperostose des maxillaires supérieurs. (Verneuil.)

l'alimentation et de l'articulation des sons, l'oblitération des fosses nasales et des sinus. Puis peu à peu, quand l'hypertrophie envahit l'orbite et les os du crâne, on voit survenir de l'exophthalmie, la cécité et la destruction suppurative des globes oculaires, l'abolition de l'ouïe, enfin des accidents cérébraux, tels que l'aliénation mentale ou une apoplexie méningée.

L'hypertrophie des maxillaires n'est pas douloureuse par elle-même ; les souffrances, qu'on peut observer, sont des phénomènes de compression. La *mort* est amenée par le défaut d'alimentation ou par les troubles cérébraux, à moins que le malade ne soit emporté par une complication accidentelle, un érysipèle par exemple.

Dans l'observation de Le Dentu, la durée totale de la maladie a été de moins d'un an, et les masses morbides offraient une consistance élastique avant de présenter la dureté osseuse. Cette marche insolite de l'affection autorise à se demander s'il ne s'agissait pas, dans ce cas, d'un sarcome ossifiant, d'autant plus que l'examen histologique d'un morceau de la tumeur a montré que la structure était celle d'un sarcome. Le Dentu, qui rejette l'hypothèse d'un sarcome en raison du mode d'envahissement si particulier du mal, suppose que, sous l'influence de la vitalité des os de la face et du crâne pendant l'adolescence et sous l'action d'irritations locales, il peut survenir une prolifération périostique qui aboutit à l'ossification.

Quoi qu'il en soit de cette explication, l'hypertrophie diffuse des maxillaires semble n'être sous la dépendance d'aucune diathèse, d'aucune cause saisissable, et toutes les méthodes de traitement essayées jusqu'ici sont restées impuissantes. Cependant Le Dentu (*Bull. de la Soc. de chir.*, 1888, p. 166) a pratiqué, dans un cas, une *résection partielle*, et le résultat, constaté après un an, a été un certain degré d'atrophie des masses déjà formées.

IV

ATROPHIE DES MAXILLAIRES

La *résorption des alvéoles dentaires, suivie de la chute des dents*, est un phénomène normal chez le vieillard. Mais la même lésion a été observée en dehors de ces conditions.

Cette résorption pathologique des arcades alvéolaires a été signalée pour la première fois par Léon Labbé (*Bull. de la Soc. de chir.*, 1868, p. 162), sous le nom d'*affection singulière des arcades alvéolaires*. D'autres observations ont été publiées par Dolbeau (*Bull. de la Soc. de chir.*, 1869, p. 210), Vallin (*Soc. médicale des hôp.*, 11 juillet 1879), Demange (*Rev. de méd.*, 1882, p. 247), enfin Dubrueil, qui a inspiré la thèse de Manoha (*Quelques considérations sur l'atrophie du maxillaire supérieur dans l'ataxie locomotrice*. Thèse de Montpellier, 1885).

L'affection se manifeste d'abord par un ébranlement des dents, sans lésion préalable de celles-ci. Puis les dents tombent sans douleur, sans hémorrhagie (sauf de rares exceptions), sans suppuration. Chez certains malades, la lésion ne s'arrête pas là : des fragments d'os sont expulsés; la maladie, qui peut atteindre les deux mâchoires, mais qui a une prédilection marquée pour les maxillaires supérieurs, gagne la voûte palatine et détermine sur elle des perforations souvent multiples, faisant communiquer la bouche et les fosses nasales. A cette période, l'haleine devient fétide, la parole est plus difficile, la voix est modifiée; non seulement la mastication est impossible, mais les aliments pénètrent dans les fosses nasales. Les désordres, qui n'arrivent pas toujours à ce degré, mettent à se développer un temps, qui a varié de quatre mois à neuf années.

Dans les cas où l'examen anatomique a pu être pratiqué, on a constaté la disparition plus ou moins complète du rebord alvéolaire des maxillaires, ainsi que de la portion osseuse de la voûte palatine. Sur la partie restante des maxillaires, on a trouvé, suivant les points, les lésions de l'ostéite raréfiante, de l'ostéite condensante, de la nécrose.

Quelle est la *nature* de cette singulière affection? La *syphilis* a été accusée par Labbé et par Duplay, et, en effet, plusieurs des sujets atteints de cette atrophie étaient syphilitiques. Pour Duplay, il s'agirait là d'une forme de la carie sèche, assez fréquente, comme l'on sait, dans les os du crâne et de la face chez les syphilitiques.

Vallin a montré le premier que cette lésion pouvait survenir chez les *ataxiques*, quelquefois au début de la maladie; et, en parcourant les observations antérieures à celles de Vallin, on arrive à se convaincre que plusieurs d'entre elles concernent des sujets probablement atteints d'ataxie locomotrice. Des observations ultérieures sont venues à l'appui des assertions de Vallin. Actuellement, *l'ataxie peut être considérée comme une cause certaine, peut-être comme la cause unique de l'atrophie des maxillaires.*

Dès lors, l'explication des phénomènes devient facile. L'atrophie des maxillaires est une lésion trophique, analogue à celles qui s'observent chez les ataxiques sur les os longs, et qui occasionnent l'usure si rapide des extrémités articulaires. Elle mérite une place parmi les symptômes céphaliques du tabes dorsalis, et il n'y a pas lieu de s'étonner qu'on l'ait vue coïncider avec d'autres troubles céphaliques : névralgies faciales, anesthésie faciale, atrophie de divers muscles de la face, paralysie des muscles de l'œil, paralysie du voile du palais, atrophie de la papille, etc. Demange, qui a fait l'autopsie de deux ataxiques ayant présenté une chute spontanée des dents, a trouvé chez eux une sclérose des trijumeaux, coïncidant avec l'atrophie des noyaux d'origine de ces nerfs. C'est là une confirmation de l'origine trophique de l'atrophie des maxillaires.

Il résulte de ces considérations que le pronostic de l'affection est sérieux, parce qu'elle est l'indice d'une maladie générale grave. Son traitement se confond avec celui de l'ataxie locomotrice.

V

TUBERCULOSE DES MAXILLAIRES

La *tuberculose des maxillaires* me paraît avoir été souvent méconnue. D'après les auteurs, elle ne se montrerait que rarement au maxillaire inférieur, tandis qu'elle serait relativement fréquente au maxillaire supérieur, avec une prédilection marquée pour ses *portions palatine* et *nasale*.

Ces localisations sont réelles, et elles s'expliquent par ce fait que souvent les lésions osseuses sont le résultat de l'extension d'un processus ayant débuté par la muqueuse palatine et surtout par la muqueuse nasale. Je ne m'occuperai pas, dans ce chapitre, de ces variétés de tuberculose, qui se trouvent étudiées avec les maladies des fosses nasales et celles de la voûte palatine.

Mais, indépendamment de ces localisations spéciales, la tuberculose des maxillaires est loin d'être rare. Si je m'en rapporte à mon expérience personnelle, elle est fréquente surtout chez les enfants et a pour siège de prédilection le *maxillaire inférieur*, particulièrement le *voisinage de son angle.*

Depuis longtemps les auteurs ont remarqué que les suppurations étendues au corps du maxillaire, consécutivement à une périodontite, s'observent surtout chez les sujets scrofuleux. C'est que, dans beaucoup de cas, ces suppurations sont de nature tuberculeuse; la périodontite est alors la cause occasionnelle de la localisation de la tuberculose sur l'un des maxillaires; la lésion primitive est de nature purement inflammatoire; la lésion diathésique vient se greffer sur elle. Il se passe là un phénomène d'observation courante ; ne voit-on pas souvent une entorse ou une contusion articulaire être le point de départ d'une tumeur blanche?

Les ostéites suppurées, attribuées à l'éruption des dents de lait, ne se voient guère, de l'aveu des auteurs, que chez les enfants scrofuleux. Ici encore, il s'agit généralement d'ostéites tuberculeuses, et il est probable que l'éruption des dents de lait joue le rôle de cause occasionnelle.

Anatomie pathologique. — Les diverses formes de la tuberculose des os peuvent se rencontrer aux maxillaires. On remarque surtout celle qui aboutit à une *nécrose* plus ou moins étendue. Je considère aussi comme se rapportant à des lésions tuberculeuses les rares observations connues d'*abcès centraux* des maxillaires, qui ne concernent pas des kystes dentaires suppurés.

J'ai eu l'occasion, chez une fille de sept ans, présentant des antécédents scrofuleux manifestes, d'observer la lésion suivante. Il existait, vers l'angle du maxillaire inférieur, du côté gauche, une fistule, trace d'une opération pratiquée deux ans auparavant et sur laquelle je n'ai pu avoir de renseignement précis; cette fistule conduisait dans une cavité creusée dans l'épaisseur de l'os. Avec la gouge et le maillet j'ouvris largement cette cavité; elle avait le volume d'une noisette et était remplie de fongosités ; j'en pratiquai le raclage. Cependant la guérison n'eut pas lieu, et il resta une ouverture fistuleuse. Je dus pratiquer cinq autres opérations, avant d'obtenir la guérison; celle-ci ne survint que trois ans après ma première intervention. A aucun moment il ne se produisit de séquestre ; à la suite de chaque opération, on observait une tendance à la guérison, puis un état stationnaire; finalement la fistule persistait.

Symptômes. — La tuberculose des maxillaires évolue, en général, d'une manière chronique. Le premier phénomène appréciable est le gonflement de la mâchoire ; les parties molles participent à la tuméfaction de l'os, et il existe de la douleur à la pression et des douleurs spontanées. La maladie peut se terminer par résolution. Le plus souvent, après une durée qui se chiffre par des semaines ou des mois, parfois après une période de calme apparent, les symptômes s'exagèrent, il survient de la fièvre, un ou plusieurs *abcès* s'ouvrent à la joue, ou à la partie supérieure du cou, ou encore dans la bouche.

Ces abcès ont une tendance à rester fistuleux. Tantôt les *fistules* correspondent à des séquestres, qui peuvent occuper le bord alvéolaire ou le corps de l'os. D'autres fois, comme dans l'observation que j'ai rapportée, la fistule conduit dans une cavité remplie de pus ou de fongosités. On a vu combien ce cas a été rebelle. Ollier déjà avait remarqué que, dans certaines ostéites suppurées des maxillaires (il s'agit certainement d'ostéites tuberculeuses), le tissu osseux ne se nécrose pas ; il continue à vivre, mais sans se cicatriser, et l'on observe des suppurations interminables.

Une variété de tuberculose, dont la marche est souvent insidieuse et le diagnostic difficile, est celle qui occupe la face orbitaire du maxillaire supérieur. L'exophthalmie et des troubles de la vision sont parfois les seuls indices du mal.

Diagnostic. — Le diagnostic de la tuberculose des maxillaires peut présenter parfois quelques difficultés au début de la maladie; la confusion avec un *néoplasme* est alors possible. Le jeune âge des sujets, l'existence d'antécédents scrofulo-tuberculeux personnels ou héréditaires seront des arguments en faveur de la tuberculose. Celle-ci ne sera plus douteuse si la suppuration se déclare.

Il est généralement facile de distinguer une tuberculose suppurée de l'un des maxillaires d'avec une *ostéite suppurée franchement inflammatoire*. Indépendamment des antécédents et des circonstances dans lesquelles s'est développée la maladie, on devra tenir compte de sa marche, chronique dans un cas, aiguë dans l'autre. Il n'y aura guère de doute que dans les cas où le point de départ de l'affection est une périodontite, et où son allure n'est pas nettement dessinée.

Pronostic. — Le pronostic de la tuberculose des maxillaires est sérieux, en ce que la lésion est l'indice d'une diathèse redoutable. Mais, par elle-même, elle n'est pas, en général, bien grave. Toutefois elle peut donner lieu à une nécrose étendue, à une suppuration prolongée, et il est rare qu'elle guérisse sans intervention chirurgicale.

Traitement. — Le traitement général de la tuberculose et les révulsifs locaux constituent, au début, toute la thérapeutique. Si la suppuration n'a pu être empêchée, on se hâtera d'ouvrir une issue au pus, de préférence dans la bouche lorsque ce sera possible. Mais la guérison ne sera obtenue qu'après que l'on aura attaqué directement et extirpé le foyer tuberculeux; on aura recours surtout à l'*évidement*, qui permet de respecter les parties saines. En cas de nécrose, on peut enlever les petits séquestres, lors même qu'ils sont encore adhérents, et l'on abrège ainsi la durée de la suppuration; pour les séquestres plus volumineux, il vaut mieux, à moins d'indication urgente, n'intervenir que lorsqu'ils sont mobiles. Quant aux règles de l'intervention dans la nécrose, elles seront indiquées dans un autre chapitre.

VI

SYPHILIS DES MAXILLAIRES

La *syphilis des maxillaires*, de même que la tuberculose, a une prédilection pour les *portions palatine et nasale* du maxillaire supérieur. Mais j'écarterai ici ces variétés, qui sont décrites avec les maladies de la voûte palatine et celles des fosses nasales.

Les autres lésions syphilitiques des maxillaires ont été peu étudiées, à tel point que les auteurs du *Compendium*, ainsi que Guyon et Monod, professent que ces lésions n'atteignent jamais la mâchoire inférieure. Cette assertion ne saurait plus être maintenue aujourd'hui. La *syphilis du maxillaire inférieur* est relativement rare; mais on l'a observée, et un certain nombre d'exemples de cette affection, empruntés à divers auteurs (Senftleben, O. Weber, Duplay,

Lumbroso, Downes, Zambaco, Fournier, etc.), sont cités par Jullien (*Traité pratique des maladies vénériennes*, 2e édition. Paris, 1886, p. 910) et par Chabaud (*Contribution à l'étude de la syphilis du maxillaire inférieur*. Thèse de Paris, 1885).

Les lésions syphilitiques, qui frappent le maxillaire inférieur, appartiennent surtout à la période tertiaire. Elles sont *circonscrites* ou *diffuses*.

Les *lésions circonscrites* semblent siéger de préférence vers l'angle de la mâchoire. Elles occasionnent un gonflement de l'os, ordinairement indolent, et présentent les divers modes de terminaison des gommes : résolution, formation d'une exostose ou d'une hyperostose, nécrose, ramollissement. Dans ce dernier cas, les gommes peuvent s'ouvrir du côté de la peau ou du côté de la muqueuse buccale.

L'*infiltration gommeuse diffuse* du maxillaire inférieur amène presque fatalement une nécrose étendue.

Il n'est pas absolument rare de rencontrer au maxillaire inférieur des *exostoses* ou des *périostoses* syphilitiques. Elles occupent l'angle de la mâchoire, la face externe de la branche montante, plus souvent encore le corps de l'os. Boyer a observé une exostose syphilitique du sinus maxillaire.

Zambaco (*Des affections nerveuses syphilitiques*. Paris, 1862, p. 250) et Fournier (*Gaz. hebdomad.*, 1876, p. 804) ont vu survenir une *paralysie du nerf mentonnier* à la suite d'une exostose syphilitique occupant la région du trou mentonnier; une moitié de la lèvre inférieure était devenue insensible. Chez le malade de Fournier, la paralysie se dissipa à la suite de l'administration de l'iodure de potassium.

Ajoutons que la *syphilis héréditaire* peut, elle aussi, déterminer des localisations sur le maxillaire inférieur. Témoin un cas de Lannelongue, dans lequel il existait une hyperostose des deux branches montantes.

Le *diagnostic* de la syphilis des maxillaires mérite une grande attention. Elle peut être confondue avec d'autres variétés d'ostéite, avec la tuberculose, avec un ostéosarcome. Cette dernière confusion a été commise par Enrico Berti (de Livourne), cité par Chabaud : le volume énorme de l'os, l'existence d'une ulcération fongueuse, l'état cachectique du malade expliquaient l'erreur. Dans les cas douteux, le traitement spécifique permettra de fixer le diagnostic; il amènera une amélioration rapide des lésions syphilitiques.

En terminant, je rappellerai que la résorption progressive des arcades alvéolaires a été considérée comme étant de nature syphilitique. J'ai discuté déjà cette question à l'occasion de l'atrophie des maxillaires.

VII

ACTINOMYCOSE DES MAXILLAIRES

L'*actinomycose*, observée d'abord sur la mâchoire du bœuf par Rivolta, en 1868, puis par Perroncito et Bollinger, a été rencontrée également chez l'homme par Israël, Langenbeck, Ponfick, Jeandin, Moosbrugger, Hochenegg, etc. C'est principalement en Allemagne qu'elle a été observée. Elle est provoquée par un champignon spécial, nommé *actinomyces*, et occasionne chez l'homme la production de collections purulentes, avec décollements étendus et trajets fistuleux multiples.

Le mode de contamination de l'homme n'est pas encore bien connu. C'est par la bouche que semble pénétrer habituellement le champignon, et il peut y rester localisé. Mais il arrive qu'il gagne le thorax ou l'abdomen. Dans la bouche, l'actinomycose peut envahir les parties molles; toutefois les mâchoires constituent son lieu de prédilection.

On admet que l'actinomycose des maxillaires est produite par la pénétration du champignon à travers le trou d'une dent cariée ou à travers un alvéole altéré. Ce mode de production de la maladie explique que son début soit signalé par des douleurs dentaires.

Bientôt, avec ou sans fièvre, on voit apparaître, de préférence au niveau de l'angle du maxillaire inférieur, des *tumeurs* faisant corps avec l'os; proéminentes du côté de la peau ou de la muqueuse, de consistance molle ou dure. Ces tumeurs, en progressant avec une apparence semi-inflammatoire, finissent par s'ouvrir à l'extérieur en ulcérant la peau; d'autres fois, elles sont ouvertes par un chirurgien. Il s'en écoule un liquide plus ou moins séreux, contenant en suspension de *petits grains jaune soufre*, formés d'amas d'actinomyces. L'ulcération ainsi produite végète parfois sous forme d'un champignon fongueux et grisâtre.

Si l'on explore les orifices fistuleux, on tombe sur un os dénudé, raréfié. Comme complication de la maladie, on peut observer l'engorgement des ganglions sous-maxillaires, la constriction des mâchoires, des décollements étendus, une tuméfaction inflammatoire occupant une partie du cou et descendant même jusqu'à la clavicule en donnant naissance à une série de petits abcès.

La *marche* de l'actinomycose des maxillaires est chronique. Exceptionnellement, la maladie prend une allure rapide, rappelant celle de l'ostéomyélite.

Le *pronostic* paraît plus sérieux lorsque l'affection atteint le maxillaire supérieur que lorsqu'il s'agit de la mâchoire inférieure. D'une façon générale, il est assez grave : quand la suppuration est abondante, le malade tombe dans un état d'amaigrissement et même de cachexie; d'autre part, on doit redouter des productions secondaires d'actinomycose, particulièrement dans les poumons.

Différents éléments sont de nature à faire songer à l'actinomycose : la profession des sujets, qui les met en contact avec les bestiaux, la bizarrerie du mal, sa ténacité, ses récidives faciles, l'extension continue des foyers de suppuration, la multiplicité des trajets fistuleux, l'induration au voisinage des abcès. Le *diagnostic* sera confirmé par l'examen histologique des grains jaunes dont j'ai parlé, examen qui fera reconnaître la structure des actinomyces.

Comme il est probable que l'actinomycose nous vient des animaux, les plus grandes précautions doivent être prises vis-à-vis des bêtes qui sont atteintes de la maladie. Il est prudent de les isoler et de les abattre. Quant au *traitement* de la maladie elle-même, il consiste dans le raclage des foyers morbides. On se rappellera que les récidives sont fréquentes, et on ne reculera pas devant une large intervention; souvent une opération précoce et radicale arrête le développement de l'affection.

VIII

NÉCROSE DES MAXILLAIRES

Parmi les nombreuses publications relatives à la *nécrose des maxillaires*, je me contenterai de citer les suivantes :

SENFTLEBEN, Bermerkungen über Periostitis und Nekrose des Unterkiefers. In *Arch. f. pathol. Anat.*, 1860, t. XVIII, p. 346. — BROCA, Art. NECROSIS. In *Costello, Cyclopedia of practical surgery*, 1861, t. III, p. 277. — OLLIER, Régénération des maxillaires. In *Traité de la régénération des os.* Paris, 1867, t. I, p. 192. — GUYON et CH. MONOD, Art. MAXILLAIRES (*Nécrose*). In *Dict. encycl. des sc. méd.*, 2e série, t. V, p. 349, 1872. — DESPRÉS, Art. MACHOIRES. In *Dict. de méd. et de chir. prat.*, 1875. — VERNIER, Essai sur la nécrose des maxillaires. Thèse de Paris, 1880. — ROSE, Ueber die Behandlung der Kieferentzündung. In *Centralblatt f. Chir.*, 1885, p. 850. — ROSE, Das Leben der Zähne ohne Wurzel. In *Deutsche Zeitschr. f. Chir.*, 1887, t. XXV, p. 193-237.

Étiologie. — On peut classer en deux groupes les *causes* de la nécrose des maxillaires : les unes sont *de nature traumatique*, les autres *de nature inflammatoire*.

Parmi les premières, il faut citer, mais à titre d'exception, une violente contusion ou une compression portant sur l'un des maxillaires. Plus souvent, la nécrose succède à une fracture, surtout à une fracture du maxillaire inférieur, soit que la violence initiale détache primitivement un fragment de ses connexions périostiques et vasculaires, soit que la nécrose se produise secondairement par suite d'une inflammation suppurative. Le traumatisme chirurgical, les brûlures, les applications de caustiques peuvent occasionner également une nécrose.

Les *causes de nature inflammatoire* jouent un rôle bien plus important dans l'étiologie de la nécrose des maxillaires. J'ai parlé de la plupart d'entre elles dans les articles précédents ; il me suffira de les rappeler rapidement.

Au premier rang, se place l'*ostéite suppurée des maxillaires* ; toutes les causes, capables de provoquer le développement de cette affection, peuvent donc être des causes indirectes de nécrose. Je viens de citer l'ostéite suppurée de cause traumatique. Celle qui succède à une périodontite suppurée occasionne très souvent une nécrose limitée à une parcelle osseuse. Parfois la mortification s'étend à toute la hauteur d'un alvéole, ou à une notable portion du bord alvéolaire, ou même à toute une portion du corps de la mâchoire, surtout du maxillaire inférieur. Une autre nécrose de cause dentaire est celle qui est due à une ostéite dépendant de l'éruption difficile de la dent de sagesse, principalement de la dent de sagesse inférieure.

Les ostéites suppurées de la convalescence des fièvres éruptives et de la fièvre typhoïde aboutissent d'ordinaire à la nécrose. Salter, qui a insisté sur cette *nécrose exanthématique des mâchoires*, l'a observée 15 ou 16 fois après la scarlatine, 2 fois seulement après la variole et 5 ou 6 fois après la rougeole. Parmi les cas de nécrose consécutive à la fièvre typhoïde, on cite le fait rapporté par Heath (*Medical Times and Gazette*, 18 décembre 1869) et relatif à un jeune homme de vingt-deux ans, qui perdit de la sorte toute la mâchoire inférieure, à l'exception de la branche droite. Dans un cas de Gurdon Buck (*Trans. of the New-York State med. Soc.*, février 1864), le maxillaire supérieur, mis à nu par une gangrène étendue des parties molles, se nécrosa tout entier, y compris sa portion palatine. J'ai observé, chez un homme de trente et un ans, dont les dents étaient absolument saines, une nécrose de la branche montante droite du maxillaire inférieur, survenue, trois ans auparavant, à la suite d'une fièvre typhoïde : les séquestres étaient contenus dans une cavité assez vaste, occupant la branche montante.

L'ostéomyélite, l'ostéite suppurée puerpérale doivent être citées également comme causes de nécrose des maxillaires.

Les *lésions inflammatoires, ulcéreuses et gangréneuses de la muqueuse buccale* peuvent, lorsque le périoste est intéressé, être suivies de nécrose des mâchoires. C'est ce que l'on a observé dans la gangrène de la bouche ou noma, dans la stomatite scorbutique, dans la stomatite ulcéro-membraneuse (Bouchut, in *Union médicale*, 1863, nouv. série, t. XVII, p. 243), dans la stomatite mercurielle.

Je ne fais que mentionner ici la *nécrose phosphorée*, qui sera l'objet d'une étude spéciale.

Mais j'ai à signaler la *nécrose arsenicale*, dont l'existence n'est pas admise, en général, par les auteurs. Porte (*De la nécrose phosphorée*. Thèse de Paris, 1869, p. 19) dit avoir vu, dans le service de Laugier, un jeune homme de vingt-cinq ans atteint d'une nécrose des mâchoires produite par un séjour prolongé dans un atelier de papiers peints. Ce fait, rapporté sans autre détail, ne pouvait être considéré comme concluant. Par contre, j'ai fait connaître (Soc. de méd. de Nancy, 24 juin 1885; et *Revue médicale de l'Est*, 1885, p. 505) un cas de nécrose arsenicale du maxillaire inférieur, sur la réalité duquel il ne saurait y avoir aucun doute. Je relaterai cette observation à l'occasion du diagnostic de la nécrose. Doit-on admettre que cette nécrose arsenicale a succédé à une gingivite, provoquée, comme la gingivite mercurielle, par l'élimination du poison par la bouche? S'agit-il, au contraire, d'une action directe et locale de l'arsenic sur la bouche? Il n'est pas possible actuellement de trancher la question.

A côté de ces nécroses se placent celles qui reconnaissent pour cause l'*extension d'un épithéliome de la face ou des lèvres*. Tantôt l'os est envahi et détruit par le néoplasme; tantôt on trouve, au milieu de la masse dégénérée, de véritables séquestres.

Les lésions des maxillaires *de cause diathésique* peuvent, ainsi que nous l'avons vu, se terminer par nécrose. La *nécrose tuberculeuse* est fréquente, surtout pendant les premières années de la vie. La *nécrose syphilitique* est plus rare, du moins si l'on fait abstraction de la nécrose de l'apophyse palatine du maxillaire supérieur.

Existe-t-il une *nécrose d'origine rhumatismale?* J'ai fait remarquer déjà que, en vertu d'une loi générale, les altérations rhumatismales ne suppurent pas. Les infractions à cette loi sont rares et s'expliquent d'ordinaire par des conditions spéciales. Aussi n'est-ce qu'avec une grande circonspection qu'il y a lieu d'admettre des ostéites suppurées rhumatismales et des nécroses consécutives à ces ostéites. Bryant (*Guy's Hospital Reports*, 1870, p. 230) rapporte le cas d'une jeune fille de quatorze ans, qui, à la suite d'un rhumatisme articulaire, perdit, par nécrose, la voûte palatine entière. Je citerai ce fait sans commentaire, me trouvant dans l'impossibilité d'en contrôler l'interprétation.

Une dernière variété de nécrose s'observe dans l'*atrophie des maxillaires* chez les ataxiques; elle atteint surtout la voûte palatine.

Anatomie pathologique. — La nécrose est *plus fréquente au maxillaire inférieur* qu'au maxillaire supérieur. On a attribué cette particularité à la texture compacte du maxillaire inférieur, à sa position superficielle, qui l'expose aux violences extérieures, à sa situation déclive dans la bouche, situation qui permet le contact habituel des liquides buccaux avec les parties enflammées. Guyon et Monod invoquent encore la facilité avec laquelle se fait, au maxillaire inférieur, le décollement du périoste.

Habituellement la nécrose débute au niveau du bord alvéolaire de l'os. Elle peut se limiter à un ou deux alvéoles, ou détruire une notable étendue de l'arcade alvéolaire, ou enfin frapper le corps de l'os, quelquefois même la mâchoire tout entière.

Au maxillaire inférieur, cette dernière forme n'est pas très rare; plus souvent le mal se limite à une moitié de l'os; plus fréquemment encore il n'atteint que l'angle et les portions voisines de la branche montante et de la branche horizontale.

Au maxillaire supérieur, la nécrose des alvéoles peut se compliquer de l'ouverture du sinus maxillaire. Sur la ligne médiane, on a vu la nécrose se limiter aux os intermaxillaires. Ajoutons que les nécroses éloignées du bord alvéolaire sont plus fréquentes à la mâchoire supérieure qu'à la mâchoire inférieure.

Les *caractères du séquestre* varient suivant les conditions de la nécrose. Si celle-ci s'est produite rapidement, sous l'influence d'une ostéite à marche aiguë, la surface de l'os est lisse, unie et d'apparence normale. Si la nécrose s'est produite lentement, la surface de l'os est rugueuse, érodée, parfois recouverte de couches osseuses de nouvelle formation unies à l'os ancien. En effet, l'os destiné à être frappé de mort continue à vivre un certain temps et devient le siège d'une ostéite raréfiante; peu à peu il se mortifie et se sépare de la portion vivante; mais quelquefois des couches osseuses de nouvelle formation se nécrosent également et restent adhérentes au séquestre, dont elles font partie intégrante.

Lorsque la nécrose intéresse le bord alvéolaire, le séquestre fait saillie du côté de la cavité buccale, dont il n'est séparé que par la gencive; s'il ne comprend qu'une portion du bord alvéolaire, son élimination est souvent spontanée. Quand, au contraire, la nécrose n'atteint que le corps de l'os, le séquestre se porte du côté de la peau, où il entretient des fistules, et il est rare qu'il soit expulsé spontanément. L'élimination est d'ordinaire plus tardive au maxillaire inférieur, parce que sur cet os, ainsi que nous allons le voir, le séquestre peut être au moins partiellement invaginé, ou encore peut adhérer à des couches osseuses de nouvelle formation.

L'étude du *mode de réparation* de la nécrose des mâchoires est intéressante et demande à être suivie séparément sur chacun des maxillaires.

Les exemples de *régénération plus ou moins complète du maxillaire inférieur*, à la suite de nécrose, sont nombreux, ainsi que l'ont montré Lesser, Gerdy, Wagner, Ollier, mais surtout Broca, qui a donné, des phénomènes qui se passent dans la nécrose du corps de l'os, une description devenue aujourd'hui classique.

Lorsque la nécrose du maxillaire inférieur intéresse le bord alvéolaire, l'os nouveau se présente sous la forme d'une gouttière ouverte en haut; il n'enveloppe le séquestre que sur ses deux faces et sur son bord inférieur. C'est qu'en effet les minces bandes périostiques, qui s'étendent entre les alvéoles, sont ordinairement détruites de bonne heure par la suppuration. Le périoste n'est plus représenté que par ses lames antérieure et postérieure, réunies en bas par leurs bords inférieurs; il a la forme d'une gouttière ouverte en haut et l'os nouveau se moule dans cette gouttière. D'autre part, l'os nouveau a moins de hauteur que l'os ancien, parce que le périoste, détaché de ses insertions supérieures, tend à se rétracter et ne recouvre plus toute la hauteur des faces du maxillaire.

Cette rétraction du périoste est d'autant plus facile que la nécrose est plus étendue dans le sens transversal. Elle atteint son maximum lorsque le corps de l'os est nécrosé tout entier. Dans ce cas, le périoste n'adhère plus à la mâchoire qu'au niveau des branches; toute la portion du périoste, qui tapissait le corps du maxillaire, est détachée de l'os, et les muscles génio-glosses, génio-hyoïdiens et digastriques, qui conservent leurs insertions sur cette bande fibreuse, tendent à en redresser la courbure. Il en résulte que la mâchoire nouvelle a une courbure moins prononcée que l'ancienne; de plus, elle est moins longue et moins haute, et elle est située plus en arrière.

Il peut arriver que le périoste soit détruit, non seulement au niveau du bord alvéolaire, mais aussi le long du bord inférieur de l'os; la reproduction osseuse est opérée alors par les deux bandes périostales, qui subsistent en avant et en arrière du maxillaire.

Dans une observation de Smith (*Saint-Barthol. Hosp. Rep.*, 1865), l'os nouveau était situé en avant du séquestre, entre les téguments et la surface externe du périoste; la régénération osseuse, d'après Smith, s'était faite aux dépens des parties fibreuses de la gencive. Toutefois ce cas est si singulier qu'il y a lieu de formuler des réserves à son sujet.

Par contre, il est incontestable que *parfois les dents ont été conservées après l'extraction de séquestres contenant les alvéoles*. Perry, Sharp, Skey, Maisonneuve, Billroth, Thiersch, Rose ont rapporté de ces exemples de persistance des dents; celles-ci, maintenues par le ligament alvéolo-dentaire, s'entourent plus tard d'un alvéole de nouvelle formation. Il est évident que la conservation des dents n'est possible que si le périoste du bord alvéolaire n'a pas été détruit. Ces dents conservées sont parfois de peu d'utilité pour les malades; elles peuvent même les gêner par leur manque de solidité.

Quant à la prétendue reproduction des dents, qu'Olivier Shalk croit possible, elle n'a jamais été constatée que chez l'enfant, et il est rationnel d'admettre, avec Tomes, que, dans ces cas, les germes dentaires avaient été respectés par la nécrose.

Lorsque la nécrose se limite aux branches du maxillaire inférieur, le séquestre est ordinairement compris dans une gaine osseuse, formée par le périoste des deux faces de l'os. Des trajets fistuleux, siégeant de préférence au niveau du bord postérieur ou de la face externe de la branche, perforent cette gaine pour donner issue au pus. Dans deux observations de Desault (*Journ. de chir.* de Desault, t. I, p. 107 et t. II, p. 179), l'os nouveau était situé en dehors et en arrière du séquestre.

Quand la nécrose a envahi toute une moitié du maxillaire inférieur, y compris la branche montante, l'os nouveau présente deux particularités signalées par Ollier. L'angle de la mâchoire est effacé, et l'os nouveau a une longueur moindre que l'os ancien. L'os semble décrire une courbe à convexité inférieure ; mais, à un examen plus attentif, on découvre sur son trajet deux angles à peine sensibles, dont l'un représente l'angle normal de la mâchoire et dont l'autre, antérieur au premier, siège au point d'union de la formation nouvelle avec l'os ancien. La moindre longueur de la partie régénérée est due à la tendance de cette portion à se porter en dedans.

D'ailleurs, quelle que soit la partie du maxillaire atteinte de nécrose, *la régénération peut faire absolument défaut*. L'âge avancé ou l'état de débilité du malade, la destruction du périoste ou tout au moins de sa couche ostéogène, l'ostéite raréfiante des couches osseuses nouvellement formées sont les causes de cette absence de régénération.

Les *phénomènes de réparation, au maxillaire supérieur*, sont très différents de ceux du maxillaire inférieur. Le corps de la mâchoire supérieure, creusé d'une cavité centrale, le sinus maxillaire, peut être rangé parmi les os minces, et ces parties osseuses se prêtent fort peu à la réparation ; aussi la régénération de la partie centrale de l'os n'est-elle représentée que par quelques tractus fibreux présentant de rares incrustations osseuses. La voûte palatine, plus épaisse et tapissée de périoste sur ses deux faces, est susceptible de se reproduire plus ou moins complètement. On a vu quelques productions osseuses se former au niveau de l'apophyse montante et du rebord orbitaire. Quant au bord alvéolaire, il ne se reproduit jamais.

Symptômes. — Les symptômes du début de la nécrose des maxillaires ne sont autres que ceux de l'affection qui l'occasionne. Quand la maladie est confirmée, elle ne diffère pas des autres nécroses ; cependant quelques points particuliers méritent d'être signalés.

Dans la nécrose du bord alvéolaire, tout se passe, suivant l'expression de Bérard, dans l'intérieur de la bouche. Une ou plusieurs fistules se forment, soit au niveau du collet des dents, soit à une certaine distance de lui sur la gencive ou la muqueuse buccale ; ces fistules, par lesquelles s'écoule parfois une grande quantité de pus, permettent de sentir l'os à nu. Peu à peu le séquestre devient mobile ; il finit par être absolument libre du côté de la bouche, et, s'il ne se détache pas spontanément, il est extrait sans difficulté. Les symptômes généraux manquent ou sont peu marqués ; il peut y avoir un certain gonflement de la joue ou des ganglions. Quant à la perte de substance, elle ne se répare jamais. Toutefois, principalement chez les jeunes sujets, elle paraît diminuer avec le temps, les dents voisines tendant à se rapprocher et à rétrécir l'espace vide laissé entre elles. Chez une jeune femme, qui, par suite de nécrose survenue pendant l'enfance, avait perdu le bord alvéolaire supérieur droit presque tout-entier, Bryant a constaté une hypertrophie compensatrice du maxillaire inférieur.

Lorsque la nécrose occupe le corps ou les branches montantes du maxillaire inférieur, on observe un gonflement de la joue et de la partie supérieure du cou ; ce gonflement est dur, on sent que l'os est manifestement tuméfié. Le pus, extrêmement fétide, s'écoule à la fois par la bouche et par des fistules extérieures de siège variable, souvent groupées autour de l'angle de la mâchoire. L'examen de la bouche, d'ordinaire rendu difficile par un certain degré de constriction des mâchoires, permet de constater l'absence ou la mobilité de plusieurs dents, ainsi que l'augmentation de volume de l'os ; quelquefois il laisse apparaître le séquestre à nu. Enfin le séquestre devient mobile, et il est extrait par la bouche ou par l'extérieur. Mais son extraction n'amène pas toujours la guérison, la nécrose envahissant parfois d'autres portions de l'os. Généralement les mouvements de la mâchoire se rétablissent, même dans le cas où l'un des condyles a été compris dans le séquestre. Pour peu que la nécrose ait été étendue, il subsiste une difformité de la face, en rapport avec le mode de réparation du maxillaire ; j'ai suffisamment insisté sur ce point pour n'avoir pas à y revenir.

Dans la nécrose du corps du maxillaire supérieur, le gonflement et les fistules occupent la joue. Le sinus maxillaire peut être ouvert et rester fistuleux. Bien que l'absence de régénération osseuse soit la règle à la suite de cette nécrose, la difformité n'est pas considérable : la joue s'affaisse peu ; elle est maintenue par des tractus fibreux résistants, qui peuvent combler presque complètement la cavité résultant de l'extraction du séquestre. Du côté de la bouche, le défaut de réparation est plus sensible ; il peut en résulter une communication persistante entre la cavité buccale et les fosses nasales, avec les troubles de la déglutition et de la phonation qui en sont la conséquence.

Marche. — La marche de la nécrose des maxillaires est toujours *chronique*, lors même que l'affection, cause de la nécrose, a une allure aiguë. En général, il ne se passe pas moins de trois à quatre mois avant que le séquestre soit expulsé, et bien souvent cette terminaison n'est observée qu'au bout d'une année et davantage encore.

Chez l'enfant, il arrive quelquefois que l'évolution de la maladie soit plus rapide. Ainsi, dans un cas cité par Senftleben et relatif à un garçon de sept ans, une affection, qui était certainement une ostéomyélite, produisit, au bout de quinze jours, un décollement considérable du périoste sur les deux faces du maxillaire inférieur ; six semaines après, le séquestre était mobile, et l'on pratiquait l'extraction de toute la moitié du maxillaire ; la guérison était complète deux mois plus tard.

Pronostic. — La *guérison* est la terminaison habituelle de la maladie. Il peut arriver, en particulier chez les enfants, dans l'ostéomyélite et dans la nécrose exanthématique, que la marche des accidents soit très aiguë et que la mort en soit la conséquence ; mais alors c'est l'affection primitive et non la nécrose qui amène la terminaison fatale.

Cependant à titre d'exception, la *mort* peut être le résultat de la nécrose elle-même, par exemple par suite d'un érysipèle ou d'une phlébite propagée aux sinus de la dure-mère. Demarquay (*Gaz. des hôp.*, 1874, n° 55), chez un malade atteint d'une vaste nécrose du maxillaire inférieur, a vu la mort être provoquée par une ulcération de la carotide interne. Citons encore le cas de Bérard, dans lequel une nécrose avait donné lieu à une fistule ouverte d'une part dans la bouche, d'autre part à la partie supérieure du cou, et donnant issue à des quantités considérables de salive; il en était résulté un état de maigreur et d'épuisement très prononcés.

Diagnostic. — Le diagnostic est d'ordinaire facile. Toutefois une erreur est possible dans le cas d'un abcès alvéolaire consécutif à une périodontite et ayant donné lieu à une fistule; l'exploration au stylet peut conduire sur une dent dénudée, qui est prise à tort pour un séquestre. Quoi qu'il en soit, l'extraction de la dent malade tranche la difficulté, en faisant disparaître rapidement les accidents, s'il n'y a pas nécrose.

Il ne suffit pas de diagnostiquer une nécrose des maxillaires; l'origine de la nécrose doit être recherchée avec soin. J'ai étudié cette question à l'occasion de l'étiologie de la maladie. Je me contenterai de relater ici, pour qu'aucun doute ne s'élève sur sa réalité, le cas de *nécrose arsenicale du maxillaire inférieur* que j'ai observé.

Il s'agit d'un teinturier de quarante et un ans, qui, trois ou quatre mois avant son entrée à l'hôpital civil de Nancy, avait présenté un gonflement considérable de la joue droite et un boursouflement des gencives des deux mâchoires, surtout de la mâchoire inférieure. Un grand nombre de dents parfaitement saines de la mâchoire supérieure étaient tombées; et, quelques semaines après, le malade avait perdu presque toutes les dents de la mâchoire inférieure. Le gonflement avait fini par se localiser sur une portion du maxillaire inférieur, des fistules s'étaient ouvertes, et, quand je vis le malade, il me fut facile d'extraire par la bouche un séquestre comprenant les alvéoles de la canine et des deux incisives droites du maxillaire inférieur et une partie de l'alvéole de la première incisive gauche; ce séquestre n'atteignait pas le bord inférieur de l'os, mais il présentait, à droite, un prolongement inféro-externe, sur lequel se voyait le trou mentonnier.

Cet homme n'avait aucun antécédent syphilitique, scrofulo-tuberculeux ou rhumatismal. L'idée d'une intoxication phosphorée, mercurielle ou saturnine, dut être également écartée. Par contre, le malade, teinturier depuis son enfance, maniait des couleurs d'aniline, en particulier de la fuchsine, et ces couleurs contiennent d'ordinaire de l'arsenic. L'hypothèse d'une intoxication arsenicale fut confirmée par l'examen attentif du malade.

Depuis des mois, il était sujet à des démangeaisons, et on constatait, chez lui, des lésions cutanées multiples : prurigo disséminé sur tout le corps; éruptions vésiculeuses aux aines, aux aisselles et aux plis du coude; squames sèches sur le scrotum; enfin, sur le tronc, petites croûtes brunâtres, qui, arrachées par le malade, laissaient voir des ulcérations superficielles suivies de cicatrices blanches, arrondies. D'autres phénomènes ne tardèrent pas à apparaître : desquamation de toute la surface du corps sous forme de farine blanche; abcès tubéreux des aisselles; œdème des régions malléolaires. Enfin il existait, depuis sept ou huit mois, une faiblesse des jambes, accompagnée d'hyperesthésie des pieds et des jambes; il s'y joignait passagèrement de la somnolence.

Ces symptômes étaient bien ceux d'une intoxication arsenicale, ayant débuté par des phénomènes du côté du système nerveux et s'étant manifestée ensuite par des lésions de la bouche (gingivite, chute des dents, nécrose du maxillaire inférieur) et par des lésions cutanées multiples. L'examen des urines vint confirmer le diagnostic : elles ne contenaient pas d'albumine; mais la présence de l'arsenic y était manifeste, bien que le malade eût quitté son travail depuis près de quatre mois. On ne trouva pas d'arsenic dans le séquestre du maxillaire.

Traitement. — A la période où le séquestre n'est pas encore mobile, le traitement consiste à pratiquer des incisions susceptibles d'assurer l'écoulement du pus et à faire des lavages antiseptiques. Autant que possible, les abcès seront ouverts du côté de la bouche.

Lorsque le séquestre est devenu mobile, il faut procéder à son extraction. Le plus souvent, la disposition même du séquestre, qui fait saillie dans la bouche, commande au chirurgien de faire l'extraction par la cavité buccale. L'opération est d'une extrême simplicité, quand la nécrose ne dépasse pas l'arcade alvéolaire. Elle peut encore être facile dans les cas où la nécrose est plus étendue; mais parfois il n'en est pas ainsi et il devient nécessaire de fragmenter le séquestre.

L'extraction du séquestre par la bouche a le double avantage d'éviter les cicatrices extérieures et de laisser intactes les couches osseuses de nouvelle formation. Cette méthode a été chaudement défendue par Rizzoli, qui, dans un mémoire lu à l'Académie des sciences de l'Institut de Bologne, a insisté sur ce qu'il a appelé l'*ablation complète intra-buccale et sous-périostique de la mâchoire inférieure*. Rizzoli, d'ailleurs, a eu tort de parler d'opération sous-périostique; car on respecte par ce procédé la gaine osseuse nouvelle.

Il est des séquestres qui ne peuvent être extraits par la bouche et qui doivent être attaqués par l'extérieur. C'est ce qui a lieu pour les nécroses limitées au corps du maxillaire supérieur et pour certaines nécroses des branches ou du corps de la mâchoire inférieure.

Rose, préoccupé de la possibilité de conserver les dents, conseille, contrairement à sa pratique antérieure, de *respecter la gencive lorsqu'on fait des incisions au cours d'une nécrose;* pour lui, le lieu d'élection des incisions est le bord inférieur du maxillaire inférieur. C'est aussi par cette voie qu'il recommande d'extraire plus tard les séquestres; car la conservation des dents et leur consolidation sont possibles, même après l'ablation totale de l'os sur lequel elles s'implantent, et bien que leurs racines aient perdu toute connexion vasculaire et ne tiennent plus que par le collet. Il est évident que la manière de procéder de Rose n'est applicable qu'à un certain nombre de cas; mais comme elle a donné des succès à son auteur, et que la conservation des dents constitue un sérieux avantage, cette méthode mérite d'être prise en considération.

Après l'extraction du séquestre, le traitement se réduit aux lavages et aux pansements antiseptiques. Enfin, quand la cicatrisation est achevée, on doit songer à corriger la difformité ou les imperfections fonctionnelles à l'aide d'un appareil prothétique.

IX

NÉCROSE PHOSPHORÉE

On donne le nom de *nécrose phosphorée* à une affection des maxillaires, qui reconnaît pour cause l'exposition prolongée aux vapeurs de phosphore. Elle consiste dans une ostéite, suivie de nécrose et susceptible de s'étendre par continuité ou par contiguïté de tissus aux autres os de la face et même aux os du crâne.

Historique. — Observée pour la première fois en 1839, cinq ans après l'établissement en Allemagne de l'industrie des allumettes chimiques, la nécrose phosphorée fut étudiée, en 1845, à peu près simultanément, par Lorinser (de Vienne), par Heyfelder, et par Strohl (de Strasbourg). A partir de ce moment, les travaux sur la question se sont succédé rapidement. Parmi les plus importants, il faut citer le mémoire de Bibra et Geist, en 1847, la thèse d'agrégation de Trélat, en 1857, enfin une thèse soutenue à Zurich, en 1866, par Haltenhoff, élève de Billroth.

La littérature médicale est riche en mémoires relatifs à la nécrose phosphorée. Je me bornerai aux indications suivantes :

LORINSER, Necrose der Kieferknochen in Folge der Einwirkung von Phosphore-Dämpfen. In *Med. Jahrb. des Ost. Staates.* Wien, 1845, t. LI, p. 257. — HEYFELDER, Ueber Necrose der Kieferknochen durch die Einwirkung von Phosphordämpfen. In *Arch. f. phys. Heilkunde.* Stuttgard, 1845, t. IV, p. 400. — STROHL, Note sur une nécrose particulière des maxillaires, développée dans les fabriques d'allumettes chimiques. In *Gaz. méd. de Strasbourg*, 1845, t. V, p. 360. — ROUSSEL et GENDRIN, Recherches sur les maladies des ouvriers employés à la fabrication des allumettes chimiques. In *Revue méd.*, 1846. — WILKS, Premier cas de nécrose phosphorée en Angleterre. In *Guy's Hosp. Rep.*, 1846-1847, 2ᵉ série, vol. XII, p. 163. — BIBRA und GEIST, Die Krankheiten der Arbeiter in den Phosphorzündholzfabriken. Erlangen, 1847. — STANLEY, Necrosis of the whole of the lower jaw from exposure to the fumes of phosphorous acid vapour, etc. In *Med. Times*, 1849, t. XX, p. 394. — U. TRÉLAT, De la nécrose produite par le phosphore. Thèse d'agrég. Paris, 1857. — VERNEUIL, Nécrose phosphorée du maxillaire supérieur; régénération partielle. In *Bull. de la Soc. de chir.*, 5 juin 1862. — BRISTOWE, On the manufactories in which phosphorus is produced and employed. In Fifth Rep. of the med. Officer of the privy Council. London, 1863, p. 162. — HALTENHOFF, De la périostite et de la nécrose phosphoriques. Thèse de Zurich, 1866. — PORTE, De la nécrose phosphorée. Thèse de Paris, 1869. — A. GUÉRIN, Nécrose phosphorée. In *Bull. de la Soc. de chir.*, 1870, p. 64, 1871, p. 307 et 1872, p. 11. — GUYON et CH. MONOD, Art. MAXILLAIRES (*Nécrose phosphorée*). In *Dict. encycl. des sc. méd.*, 2ᵉ série, t. V, p. 367, 1872. — JAGU, Contribution à l'étude de la nécrose de cause phosphorée. Thèse de Paris, 1874. — HAAS (de Sarreguemines), Mémoire sur la nécrose produite par la vapeur du phosphore, Rapport de Magitot et Discussion à la Soc. de chir., 3 décembre 1873. — MAGITOT, Pathogénie et prophylaxie de la nécrose phosphorée. In *Comptes rendus de l'Acad. des sciences*, 26 octobre 1875. — HUTCHINSON, Nécrose du maxillaire inférieur à la suite de l'usage du phosphore à l'intérieur. In *Semaine médicale*, 1886, p. 119. — STRUELENS, Nécrose phosphorée. In *Semaine méd.*, 1887, p. 442 (Congrès international d'hygiène de Vienne). — MAGITOT, Nouvelles recherches sur la pathogénie et la prophylaxie des accidents industriels du phosphore et en particulier de la nécrose phosphorée. In *Bull. de l'Acad. de méd.*, 27 novembre 1888. — A. BROCA, De la nécrose phosphorée. In *Gaz. hebd.*, 1889, p. 66.

Étiologie et pathogénie. — La nécrose phosphorée s'observe presque exclusivement *chez les ouvriers employés dans les fabriques d'allumettes chi-*

miques; elle est très rare chez ceux qui travaillent à la fabrication du phosphore. Cette immunité, sur laquelle Dupasquier et Ebel se sont fondés pour nier l'influence des vapeurs phosphorées dans la production de la nécrose des mâchoires, est due, en réalité, aux conditions hygiéniques meilleures, dans lesquelles sont placés les ouvriers employés à la fabrication du phosphore : les ateliers sont vastes, aérés, puissamment ventilés; le travail est fréquemment interrompu; mais surtout le phosphore est manié sous l'eau et n'entre pas en combustion.

Ce qui est le plus dangereux, en effet, c'est l'oxydation du phosphore et son passage à l'état d'acide phosphorique. Or, dans les fabriques d'allumettes, l'acide phosphorique est largement répandu dans l'atmosphère. Les vapeurs phosphorées, dont la composition est complexe, s'oxydent au contact de l'air, et cette transformation est favorisée par la température élevée à laquelle est porté le phosphore et par les inflammations qui surviennent souvent pendant la fabrication.

A l'époque où les premières études ont été faites sur la nécrose phosphorée, la maladie frappait un ouvrier sur 12. Aujourd'hui, d'après P. Dubois, la proportion serait abaissée à un malade sur 200 ouvriers.

La nécrose n'a été observée que *dans les fabriques d'allumettes au phosphore blanc;* le maniement du phosphore rouge est sans danger. Les deux occupations les plus périlleuses, dans les fabriques, sont la trempe des allumettes dans le mastic chimique et le séchage.

L'âge, le sexe, la constitution, le tempérament, l'état de santé ou de débilité des sujets sont sans influence sur le développement de la maladie. Par contre, ainsi que nous le verrons, l'*état du système dentaire* des ouvriers joue un rôle important. Enfin il semble exister, pour bon nombre d'entre eux, en dépit des conditions les plus défavorables, une réelle *immunité*.

En général, l'éclosion des accidents est précédée par une *période d'incubation* assez longue. D'après Trélat, cette période a une durée moyenne de 5 ans en Allemagne, de 7 à 8 ans en France; on l'a vue varier de 5 mois à 18 ans. Ces différences tiennent aux conditions diverses dans lesquelles se trouvent placés les ouvriers. Ajoutons que parfois l'ouvrier a quitté l'atelier depuis plusieurs mois ou même une année lorsqu'il constate les premières atteintes du mal.

Un point très controversé est le *mode d'action des vapeurs phosphorées*. Agissent-elles seulement, comme le mercure, après avoir été absorbées, provoquant, au moment de l'élimination du poison par les glandes salivaires, l'inflammation de la muqueuse buccale? Leur action est-elle, au contraire, directe et locale?

Lorinser, frappé de l'état de débilité de ses malades et des troubles généraux qu'ils présentaient, a soutenu dès l'origine la première opinion, qui a été reprise ensuite par Adams (*Med. Times and Gaz.*, 1862, t. II, p. 2) et par Wegner (*Virchow's Archiv*, 1872, t. LV, p. 11).

Wegner, ayant vu amputer la cuisse chez un ouvrier qui avait travaillé à la fabrication des allumettes, fut frappé de l'épaississement et du facile décollement du périoste du fémur et ultérieurement de la rapidité de l'ostéomyélite et de la nécrose qui suivirent l'opération. Il institua des expériences chez des animaux et constata : 1° que l'administration prolongée du phosphore sous forme pilulaire produit une intoxication chronique, caractérisée par une altération du sang et par des lésions osseuses (épaississement du périoste, ostéite condensante) ; 2° que l'action locale du phosphore sur le périoste mis à nu détermine des périostites.

Plus récemment, Hutchinson (*Sem. méd.*, 1886, p. 119) a cité l'observation d'une dame, qui fut atteinte d'une nécrose du maxillaire inférieur à la suite d'une ingestion journalière de 6 milligrammes de phosphore; l'affection osseuse s'était déclarée au point d'implantation d'une dent cariée, neuf mois après le début du traitement par les pilules de phosphore. Ce cas viendrait à l'appui de la *théorie de l'intoxication générale.* Il en serait de même du fait observé par Lorinser, et dans lequel la nécrose avait débuté par l'os malaire ; toutefois cette dernière lésion n'était-elle pas d'origine tuberculeuse?

En opposition avec cette théorie se place la *théorie de l'action locale*, soutenue par Strohl. Pour cet auteur, les acides du phosphore dissous dans la salive imbibent les gencives et les enflamment; l'inflammation se propage à la membrane alvéolo-dentaire et occasionne la chute des dents et la nécrose de l'os dénudé par la suppuration.

Cette théorie ne rend compte ni de la rareté relative des nécroses comparativement au nombre des ouvriers, ni de l'intégrité constante des muqueuses linguale,nasale et bronchique, soumises à la même influence délétère que les gencives. Th. Roussel a expliqué cette apparente anomalie par l'*influence de la carie dentaire.* D'après lui, quand la pulpe dentaire est mise à nu par la carie, le canal dentaire est une voie ouverte aux vapeurs phosphorées, et celles-ci arrivent en contact immédiat avec la membrane alvéolo-dentaire. Cette manière de voir est défendue avec beaucoup de vigueur par Magitot. Pour lui, la nécrose phosphorée débute toujours par une périodontite, provoquée par l'action directe des vapeurs phosphorées, et cette action n'est possible qu'à la faveur d'une carie pénétrante. Les faits cliniques viennent à l'appui de cette idée, en montrant qu'en général les ouvriers atteints de nécrose ont une ou plusieurs dents cariées. D'ailleurs, les expériences déjà anciennes de Bibra et Geist ont prouvé que, chez les lapins soumis à l'influence des vapeurs phosphorées, la nécrose n'apparaît que si on a préalablement arraché les dents où brisé les maxillaires, mettant ainsi les os directement en contact avec les vapeurs.

Cependant Trélat a établi que la théorie de Roussel n'est pas applicable à tous les cas. Après avoir fait remarquer que les expériences de Bibra et Geist s'écartent trop des conditions, dans lesquelles ont vécu les ouvriers malades, Trélat a rapporté plusieurs observations parfaitement concluantes, concernant des sujets dont les dents étaient saines lors du début des accidents. Trélat a cherché à expliquer l'*action élective du phosphore pour les gencives*, et il l'attribue à la constitution anatomique du tissu gingival ; les gencives, en effet, sont dépourvues de cet appareil glandulaire, qui lubrifie les autres muqueuses, et de cette mue épithéliale incessante, qui constitue un élément de protection; elles sont exposées sans défense à l'influence fâcheuse des vapeurs phosphorées.

Que faut-il conclure de cet exposé des différentes théories émises ? Bien que la théorie surtout en faveur aujourd'hui soit certainement celle de l'action locale, *l'influence de l'intoxication générale ne me paraît pas contestable.* Si l'action des vapeurs phosphorées se fait sentir particulièrement sur les maxillaires, cela tient à ce que les mâchoires, grâce aux *conditions locales* sur lesquelles j'ai insisté, se laissent attaquer par le phosphore éliminé par les glandes salivaires. Parmi ces conditions locales, la carie dentaire occupe le premier rang; mais elle n'est pas indispensable. Cette théorie, à laquelle me paraît conduire l'examen des faits, est intermédiaire, on le voit, entre les théories exclusives, que l'on a longtemps opposées l'une à l'autre.

Anatomie et physiologie pathologiques. — La maladie débute toujours par un des maxillaires ; mais elle peut envahir consécutivement les autres os de la face et même du crâne. La mâchoire inférieure est frappée un peu plus souvent que la mâchoire supérieure. Quand cette dernière est prise, les deux maxillaires supérieurs sont d'ordinaire atteints ensemble. Enfin il peut arriver que les deux mâchoires soient malades à la fois ou successivement.

Au point de vue anatomo-pathologique, la nécrose phosphorée n'a pas de caractères propres. Toutefois *la lenteur de sa marche est remarquable*, et elle a pour conséquence certaines particularités qu'il importe de signaler.

La phase initiale et la plus longue de l'affection correspond à des lésions de nature inflammatoire; la nécrose est une terminaison fréquente, mais non fatale, de cette ostéite. *L'ostéite phosphorée a une tendance à envahir progressivement les parties primitivement restées saines*, de telle sorte que la nécrose, occasionnée par elle, ne se limite que tardivement.

Bien que l'on ait rarement l'occasion d'observer sur le cadavre les lésions initiales de la nécrose phosphorée, on peut admettre que *l'affection débute par une périodontite.* Le périoste, qui recouvre le bord alvéolaire, est également attaqué de bonne heure et détruit par la suppuration. Puis l'affection s'étend vers la profondeur, provoquant une suppuration, qui s'accumule à la face profonde du périoste qui tapisse le corps de l'os. La nécrose est la conséquence ordinaire de ces désordres. Mais, en même temps, l'inflammation a pour effet la formation sous le périoste de productions osseuses nouvelles, désignées sous le nom d'*ostéophytes phosphoriques.*

Parmi ces ostéophytes, les uns restent adhérents à l'os ancien, dont ils couvrent la surface, sous forme de fines lamelles osseuses, grisâtres, entrecroisées en sens divers, disposées en traînées ou en plaques de 1 à 3 millimètres d'épaisseur, et rappelant par leur aspect l'éponge de platine ou la pierre ponce. Les autres, accolés à la face profonde du périoste, forment des couches successives, dont les plus rapprochées du périoste ont souvent un aspect éburné, tandis que les couches qui s'en éloignent sont plutôt spongieuses et raréfiées.

Dans le *séquestre*, l'os ancien présente des altérations de même ordre que celles des ostéophytes. Sa surface est irrégulière, poreuse, creusée de dépressions et d'anfractuosités nombreuses; parfois, en un point limité, le tissu osseux est compact, éburné.

Ces différentes lésions indiquent que le processus dominant est celui de l'ostéite raréfiante, et que cette ostéite raréfiante atteint, non seulement l'os ancien, mais encore les ostéophytes. L'ostéite condensante ne s'observe qu'en quelques points plus éloignés du foyer de l'inflammation. J'ai expliqué, à l'occasion de la nécrose des maxillaires en général, comment, par suite de l'extension de la nécrose aux ostéophytes, une portion de ceux-ci peut rester adhérente à l'os ancien mortifié.

La nécrose ayant une tendance à s'étendre progressivement, il n'est pas rare qu'elle envahisse la totalité de l'une ou de l'autre mâchoire. De toute manière, elle ne se limite que tardivement. Le séquestre, par suite de la destruction précoce du périoste du bord alvéolaire et du défaut de réparation osseuse à ce niveau, se porte d'ordinaire du côté de la bouche. Mais, au maxillaire inférieur, l'expulsion spontanée du séquestre se trouve entravée et retardée par la disposition des couches osseuses nouvelles.

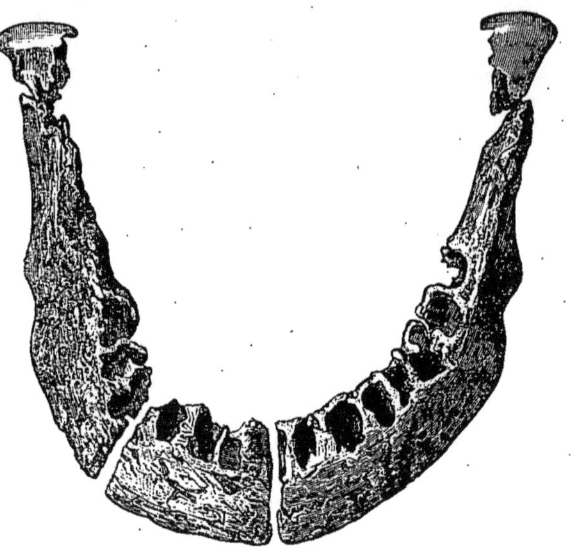

Fig. 45. — Nécrose phosphorée. — Séquestre comprenant la presque totalité de la mâchoire inférieure. (Trélat.)

Le *mode de régénération* des maxillaires dans la nécrose phosphorée est le même que dans les nécroses d'une autre nature. Cependant, au maxillaire inférieur, la régénération est souvent très incomplète, à cause de la résorption plus ou moins prononcée des couches osseuses nouvellement formées. Il peut arriver que toute l'épaisseur de l'os nouveau soit résorbée et détruite ; Salter a vu ce fait se produire, même au bout d'un certain nombre d'années (huit ou dix ans). Quant au maxillaire supérieur, l'absence de régénération est, pour lui, la règle ; à titre d'exception, on y a observé des reproductions partielles.

La nécrose phosphorée, dans certains cas, ne se limite pas aux maxillaires ; *elle se propage aux os voisins*. C'est ainsi qu'on l'a vue envahir les os malaires, les palatins, les cornets, le vomer, l'ethmoïde, le frontal, le sphénoïde, le temporal et même l'occipital. On trouve, dans la thèse de Jagu, l'observation d'une femme, qui avait été opérée par Verneuil, et qui vint mourir plus tard, dans le service de Desnos, d'une phlébite suppurée des sinus de la dure-mère ; tous les os de la région étaient nécrosés et baignaient dans le pus ; le mal s'étendait jusqu'au trou occipital.

Les *lésions viscérales* sont rares dans la nécrose phosphorée. On a cité la dégénérescence amyloïde du foie, de la rate et des reins, ou encore une stéatose généralisée. Dans un cas de Bucquoy (*Union méd.*, 23 et 25 juin 1868), le foie, les reins, le cœur et les muscles étaient atteints de dégénérescence graisseuse. Il est difficile de juger quelle est, dans la production de ces diverses lésions viscérales, la part de l'intoxication phosphorée et celle de la suppuration prolongée ; cependant il paraît bien établi aujourd'hui que la stéatose est un des effets de l'intoxication par le phosphore.

Symptômes. — La nécrose phosphorée débute habituellement par des *douleurs dentaires*, continues ou intermittentes, survenant le plus souvent au niveau d'une dent cariée. L'avulsion de la dent, si elle est pratiquée, ne soulage en rien le malade, dont les souffrances continuent.

Dès le début, les *gencives* sont rouges, douloureuses, tuméfiées, saignantes ; la salive est souvent teintée de sang. Bientôt apparaît, du côté de la face, une *tuméfaction*, qui ne tarde pas à prendre l'aspect phlegmoneux et qui correspond à la région de l'os malade. Dans des cas rares, ce gonflement est le premier de tous les symptômes.

A mesure que l'affection se développe, les douleurs augmentent ; parfois elles se manifestent à la tempe, à l'oreille, à l'épaule, ou bien elles prennent le caractère d'une névralgie limitée à un côté de la face.

Du côté des dents, la progression de la maladie se manifeste par les phénomènes de la *périodontite suppurée :* sensibilité à la pression, déchaussement et finalement chute des dents. Les gencives, de plus en plus fongueuses, s'ulcèrent, et leur destruction permet de voir l'os à nu. La tuméfaction de la face s'étend au loin : elle envahit le cou dans la nécrose de la mâchoire inférieure, et atteint les paupières, le nez et même le front quand la mâchoire supérieure est prise. La peau est chaude et présente une rougeur diffuse.

Tous ces symptômes se modèrent lorsque *la suppuration s'établit*. Les douleurs s'apaisent, et il n'est pas rare qu'elles disparaissent complètement. Du pus, parfois franchement phlegmoneux, plus souvent ichoreux, mal lié et fétide, s'écoule à la fois par la bouche et par des fistules, qui se forment à la peau ; d'après Bibra et Geist, ce pus contient plus d'acide phosphorique que le pus ordinaire. Les fistules permettent d'arriver avec un stylet sur l'os dénudé, en même temps que le séquestre est aperçu par la bouche.

Cependant le séquestre peut tarder longtemps à devenir mobile, et le malade reste exposé aux inconvénients d'une suppuration intarissable : son haleine est fétide, sa bouche laisse écouler du pus ou de la salive, l'alimentation est difficile pour lui, et les aspérités du séquestre, qui irritent les parties molles de la bouche, lui occasionnent de vraies souffrances.

Pendant que se déroulent ces phénomènes, la *santé générale* peut rester bonne. Toutefois il n'est pas rare que l'on constate les signes d'une irritation bronchique et pulmonaire attribuée à l'influence des émanations phosphorées. D'autre part, certains malades perdent peu à peu leurs forces, deviennent maigres et pâles, offrent de l'albuminurie et succombent avant l'élimination du séquestre. Cet épuisement n'est pas dû seulement à l'abondance et à la durée de la suppuration, à la déglutition incessante du pus, mais aussi à la perte énorme de salive : dans un cas d'A. Guérin (*Soc. de chir.*, 16 février 1870), le malade perdait 3 à 4 kilogrammes de salive par jour.

D'autres *causes de mort* méritent d'être signalées. Rarement les malades succombent, au début, par suite de l'intensité des phénomènes locaux, avec un sphacèle général des parties molles. A une période tardive, la mort peut résulter d'une méningo-encéphalite suppurée, consécutive à la propagation de l'affection aux os du crâne. Elle est rarement due à un érysipèle, bien que cette complication soit fréquente. Il est plus exceptionnel encore qu'elle survienne à la suite d'hémorrhagies. Enfin Lailler a vu, dans un cas, des brides cicatricielles étrangler le larynx et produire ainsi une asphyxie lente qui devint mortelle. Je ne fais que citer la mort par phthisie pulmonaire, assez fréquente chez les ouvriers atteints de nécrose phosphorée; il n'est pas prouvé qu'elle soit le résultat de la maladie.

La *durée* de la nécrose phosphorée est très longue, surtout à cause de l'extrême lenteur de la période de mortification et d'isolement du séquestre. Sauf les cas exceptionnels, où la nécrose se limite à un fragment du bord alvéolaire, l'affection dure au moins un an et s'étend ordinairement à plusieurs années. Il faut remarquer toutefois que la nécrose n'est pas une terminaison fatale de l'ostéite phosphorée; la maladie peut, mais très rarement, s'arrêter à la première période.

Diagnostic. — Le diagnostic différentiel entre la nécrose phosphorée et les autres formes de nécrose est basé uniquement sur l'interrogatoire du malade. Cependant la longue durée de la maladie et l'envahissement des autres os de la face seront de nature à éveiller l'attention.

Un point important et difficile du diagnostic est la détermination de la période à laquelle est arrivée la nécrose. La mobilité même du séquestre ne prouve pas que la nécrose soit limitée; car elle peut continuer à s'étendre sur une portion d'os voisine. D'autre part, il n'est pas exact que l'étendue de la nécrose soit en rapport absolu avec celle du gonflement. On devra se renseigner par l'exploration avec un ou plusieurs stylets; mais cet examen est parfois rendu difficile par la présence des ostéophytes qui invaginent le séquestre.

L'extension de la maladie aux os du crâne s'annonce, d'après Trélat, par des douleurs profondes dans l'intérieur de l'oreille, s'accompagnant d'un écoulement par le conduit auditif.

Pronostic. — La nécrose phosphorée est une affection grave. D'après les relevés de Trélat, la *mortalité* est de 1 sur 2 pour la nécrose des deux mâchoires, de 1 sur 3 pour celle de la mâchoire supérieure, de 1 sur 4 pour celle du maxillaire inférieur. La nécrose de la mâchoire supérieure est plus grave que celle du maxillaire inférieur en raison de l'extension possible de la maladie aux autres os de la face et aux os du crâne.

Billroth, à l'hôpital de Zurich, n'a observé que 4 morts sur 24 malades : deux de ces décès étaient dus à la phthisie pulmonaire, le troisième à un érysipèle survenu au cours d'une maladie de Bright, le quatrième à une méningo-encéphalite par propagation du mal au crâne.

Magitot (*Acad. de méd.*, 27 nov. 1888), sur un total de 65 cas, qu'il a recueillis personnellement depuis 1875, compte 46 cas de nécrose confirmée, dont 20 suivis de mort, et 19 cas de nécrose au début, qui ont tous guéri; ce qui représente une mortalité de 30 pour 100.

Ajoutons que, dans les cas suivis de guérison, il subsiste une *infirmité* plus ou moins prononcée et souvent une difformité et des cicatrices de la face. Enfin le gonflement des parties molles peut persister longtemps, surtout dans la nécrose de la mâchoire inférieure, même après guérison en apparence complète.

Traitement. — Le seul *traitement prophylactique* réellement efficace consisterait dans la *substitution du phosphore rouge ou amorphe au phosphore ordinaire dans la préparation des allumettes.* A défaut de cette réforme, il serait indiqué d'améliorer l'installation des ateliers où se manie le phosphore, de surveiller l'hygiène des ouvriers et, en particulier, d'examiner avec soin leur système dentaire. Tout sujet atteint de carie pénétrante serait, comme le propose Magitot, éloigné de l'atelier jusqu'à obturation ou ablation de la dent malade.

Lorsque la maladie a éclaté, la première indication est de soustraire l'ouvrier à ses occupations dangereuses. Le traitement de la période inflammatoire est purement symptomatique; l'iodure de potassium à haute dose a cependant été préconisé. Dès que la suppuration se sera déclarée, on insistera sur les lavages antiseptiques.

Mais le point, sur lequel les chirurgiens se divisent, est celui du *moment de l'intervention chirurgicale.* Lorinser attendait, pour extraire le séquestre, que *celui-ci fût mobile.* D'après lui, le chirurgien n'est autorisé à agir différemment que pour mettre un terme à des douleurs trop vives, ou pour supprimer une suppuration inquiétante par son abondance. Les idées de Lorinser, défendues également par Lailler, ont été adoptées par Trélat, qui les trouve pleinement justifiées par l'étude des faits cliniques. Pour lui, lorsqu'on opère de bonne heure, on s'expose à faire trop ou trop peu; le plus souvent on n'atteint pas les limites du mal, et, en tout cas, jamais de cette façon on n'a arrêté la maladie. La pratique des chirurgiens anglais est conforme à cette même doctrine.

Mais, en Allemagne, Langenbeck, Pitha, Billroth se sont élevés contre ces idées, soutenant qu'il peut être dangereux de différer si longtemps l'intervention chirurgicale, qu'il est avantageux, au point de vue de la régénération, d'opérer avant l'isolement complet du séquestre, enfin qu'en agissant ainsi on peut abréger la durée de la maladie. Billroth soutient que la *résection précoce* est toujours suivie d'une amélioration notable de l'état général, par suite de la suppression de la suppuration et des accidents qu'elle entraînait à sa suite; lors même que de nouvelles portions osseuses se mortifient, le malade n'en a pas moins été placé dans des conditions meilleures pour supporter cette prolongation de la maladie. En faisant une large part au mal, on parviendrait même, d'après Billroth, à arrêter complètement les progrès de l'affection. Enfin comme l'os nouveau est soumis à un travail de résorption tant que la nécrose n'est pas achevée, le volume de la nouvelle mâchoire, dit Billroth, sera d'autant plus faible que l'on retardera davantage l'opération.

Ces idées, que Billroth a développées au Congrès médical de Zurich en 1861, avaient été mises en pratique dès 1849, en France, par Maisonneuve (*Gaz. des hôp.*, 1850, p. 441). Plus tard Verneuil et A. Guérin n'ont pas hésité à agir de même. Dans ces divers cas, l'épuisement du malade avait poussé les chirurgiens à intervenir; mais ceux-ci n'érigeaient pas en règle le principe de la résection précoce.

Bien qu'il soit difficile de formuler une ligne de conduite absolue, on peut admettre que l'opération précoce est absolument indiquée lorsque le malade s'épuise par suite d'une suppuration abondante et fétide, ou ne paraît pas en état de supporter la longue durée de la maladie. La question devient délicate à résoudre dans les cas moins tranchés; car beaucoup de malades tolèrent bien une suppuration de longue durée, et il n'est nullement démontré qu'une intervention hâtive ne trouble pas la formation de l'os nouveau. La conclusion, qui semble résulter de l'examen des faits, c'est que, si le chirurgien ne doit pas reculer au besoin devant une intervention précoce, celle-ci n'est indiquée qu'à titre d'exception; *la méthode générale doit être l'extraction tardive du séquestre lorsqu'il est devenu mobile.*

Je ne reviendrai pas ici sur la manière d'opérer. L'extraction d'un séquestre mobile est sans difficulté. Quant à l'intervention précoce, elle se rapproche davantage d'une véritable résection.

X

DES ACCIDENTS PROVOQUÉS PAR L'ÉRUPTION DE LA DENT DE SAGESSE

Bien que l'étude des maladies des dents n'entre pas dans le plan de ce Traité, je ne puis passer sous silence les *accidents provoqués par l'éruption de la dent de sagesse.* Leur fréquence, leur importance au point de vue chirurgicale obligent le chirurgien à les connaître.

Historique. — Ces accidents semblent avoir passé longtemps inaperçus. Les lésions des parties molles ont été mentionnées sommairement par Urbain Hémard en 1581 et par John Hunter en 1771. Jourdain, en 1778, a entrevu les accidents osseux. Mais il faut arriver au mémoire de Toirac (*Revue médicale*, 1828, t. I, p. 396) pour trouver des données précises sur la question.

A partir de cette époque, les observations se sont multipliées, et, en 1878, j'ai pu, dans ma thèse d'agrégation (A. Heydenreich, *Des accidents provoqués par l'éruption de la dent de sagesse.* Thèse d'agrégation, 1878), donner une description d'ensemble de ces accidents.

Pathogénie. — A l'époque de la vie, où se fait l'éruption des dents de sagesse, les gencives ont acquis des qualités de solidité et de résistance, qui leur faisaient défaut pendant le jeune âge. Pour peu que cette résistance soit exagérée, il en résulte une difficulté dans l'éruption et des accidents ayant pour point de départ l'irritation de la gencive. D'autres fois, la dent de sagesse est recouverte, en totalité ou dans sa partie postérieure seulement, par le repli muqueux qui réunit les deux maxillaires.

Ces *obstacles, dus aux parties molles*, limitent d'ordinaire à celles-ci leur action nuisible. Si les troubles qui en résultent peuvent se propager plus ou moins loin sur les muqueuses et avoir un retentissement ganglionnaire, il est rare qu'ils s'étendent aux os.

Mais *les difficultés de l'éruption peuvent tenir également aux parties dures,* c'est-à-dire à une disproportion entre le volume de la dent de sagesse et l'espace qu'elle est destinée à occuper. Cette disproportion reconnaît rarement pour cause un volume exagéré de la dent. Bien plus souvent, *c'est l'espace destiné à recevoir la dent qui est insuffisant.*

Sur le maxillaire inférieur, cet espace est limité en avant par la deuxième grosse molaire, en arrière par le bord antérieur de l'apophyse coronoïde. Or, au moment de l'éruption de la deuxième molaire, aucun intervalle n'existe entre cette dent et l'apophyse coronoïde; l'espace destiné à la troisième molaire ne se forme qu'ultérieurement par un travail de résorption graduel du bord antérieur de l'apophyse coronoïde. Supposons que ce travail ne s'accomplisse pas d'une façon complète; la dent de sagesse, ne trouvant pas l'espace nécessaire pour accomplir son éruption, ne pourra pas gagner le bord alvéolaire. D'autres obstacles, dont l'importance est moindre, peuvent encore s'opposer à l'éruption de la dent de sagesse inférieure : je citerai le volume excessif de la deuxième molaire, la disposition de l'apophyse coronoïde à angle aigu par rapport au corps de la mâchoire, enfin le rapprochement des bords de l'alvéole de la dent de sagesse.

A la mâchoire supérieure, à part cette dernière disposition qui peut se rencontrer également, les conditions sont toutes différentes. Évidemment l'espace, situé entre la deuxième molaire et la partie la plus reculée du maxillaire supérieur, peut être insuffisant; mais il n'existe aucun obstacle analogue à l'apophyse coronoïde, et l'os oppose bien moins de résistance à la distension. On comprend donc que les accidents dus à l'éruption de la dent de sagesse soient incomparablement plus fréquents à la mâchoire inférieure.

Qu'arrive-t-il lorsqu'une dent de sagesse est arrêtée dans son éruption par le manque d'espace? Les racines continuant à croître, la pression s'exerce à la fois dans la direction du bord alvéolaire et du côté du corps de la mâchoire. Il en peut résulter des *phénomènes inflammatoires des os,* tantôt franchement aigus, tantôt à marche lente et sourde. Cependant il y a des sujets qui ne souffrent pas de ce travail, soit que l'os se laisse user peu à peu sans réaction violente, soit que l'accroissement de la dent se trouve arrêté, soit enfin que *la couronne finisse par se faire jour dans une direction anormale.*

Ainsi, à la mâchoire inférieure, on a vu la dent de sagesse se développer au-dessous du bord alvéolaire, ou s'élever en partie dans la branche montante du maxillaire, ou même occuper complètement la branche montante. Plus souvent la dent de sagesse prend une direction oblique et se dévie, principalement en avant, quelquefois en dehors, plus rarement en dedans ou en arrière. Dans les déviations en dehors ou en dedans, la dent de sagesse ne rencontre que des parties molles, d'un côté la joue, de l'autre la langue; les accidents, qui peuvent survenir, sont donc muqueux. Au contraire, dans les inclinaisons antéro-postérieures, la dent est toujours plus ou moins entravée dans sa sortie, et l'on a à craindre des phénomènes inflammatoires dans le tissu osseux ambiant, à moins que les dents, situées en avant de la dent de sagesse déviée, ne se laissent repousser et ne chevauchent les unes sur les autres.

A la mâchoire supérieure, la troisième molaire peut également ne pas atteindre l'arcade alvéolaire, ou être repoussée dans la partie postérieure de la tubérosité sans perdre sa direction verticale. Quant aux déviations proprement dites de la dent de sagesse supérieure, la plus fréquente est l'inclinaison en dehors.

Il est à remarquer que les déviations de la dent de sagesse, à l'un et à l'autre des maxillaires, ne sont pas toujours explicables par l'insuffisance de l'espace réservé à la dent. On est obligé alors de faire intervenir une autre cause : le développement primitif de la dent en un lieu anormal.

Une complication assez fréquente, qu'on ne saurait négliger, est la *carie de la dent* dont l'éruption rencontre des obstacles. Cette carie ne peut se produire qu'après que la dent a éraillé la membrane qui la coiffe; mais, à ce moment, elle est d'autant plus à craindre que les irrégularités de la gencive inégalement divisée forment une sorte de clapier, où s'accumulent des liquides putrides. Une carie, qui vient s'ajouter aux obstacles rencontrés par l'éruption, est de nature à aggraver encore les accidents.

La théorie, que je viens d'exposer, est admise par la généralité des auteurs. Elle a été combattue récemment par Cornudet (*De la dent de sagesse en général et en particulier; des accidents provoqués par son éruption*. Thèse de Paris, 1886), dans un travail écrit sous l'inspiration de son maître Redier. Ces auteurs soutiennent que les accidents se déclarent quelquefois là où manifestement la place ne fait pas défaut; ils ajoutent qu'en général, lorsqu'un organe en voie d'évolution est soumis à une compression prolongée, il s'atrophie, et que les dents gênées dans leur éruption se dévient facilement sans provoquer d'accidents inflammatoires.

D'après Redier et Cornudet, *les accidents sont dus, dans l'immense majorité des cas, à une véritable infection putride locale.* Ils font remarquer qu'à la mâchoire inférieure la fibro-muqueuse adhère faiblement à l'os; au moment où elle se laisse perforer par la dent de sagesse, cette muqueuse se décolle et forme un capuchon à la dent; dès lors les agents infectieux, qui abondent dans la bouche, trouvent sous ce capuchon des conditions favorables à leur développement. Or Redier et Cornudet affirment que jamais ils n'ont vu les accidents éclater avant que la muqueuse eût été perforée en un point, quelque petit qu'il fût.

Cette infection locale, sur laquelle insistent Redier et Cornudet, semble jouer effectivement un rôle dans certains accidents, qui accompagnent l'éruption de la dent de sagesse. Chassaignac avait insisté déjà sur ce genre d'infection, dont une conséquence possible était ce qu'il appelait la *cachexie buccale*. Mais, si l'interprétation de Redier et Cornudet était exacte, on ne comprendrait pas pourquoi les accidents, si fréquents lors de l'éruption de la dent de sagesse, sont si rares lors de l'éruption des autres dents. La cause de cette différence si tranchée réside, à mon avis, dans les conditions anatomiques qui président à l'éruption de la dent de sagesse. Ces conditions, sur lesquelles j'ai longuement insisté, sont la cause première des accidents; c'est grâce à elles que l'infection trouve un terrain favorable à son développement.

Étiologie. — Les accidents, provoqués par l'éruption d'une dent de sagesse, sont d'une extrême fréquence, si l'on tient compte des manifestations même les plus légères. Mais les accidents plus sérieux ne sont pas très communs.

L'*âge*, qui fournit le contingent le plus considérable, est celui de vingt à vingt-cinq ans. Les accidents deviennent ensuite de plus en plus rares jusqu'à trente-six ans. Au delà de cet âge, on n'observe plus que des cas isolés; un malade de Jourdain avait soixante ans, un malade de Richet avait soixante-six ans.

D'après mes relevés, le nombre des *hommes* atteints est plus que le double de celui des *femmes*, et j'attribue cette particularité au prognathisme plus marqué de la femme.

De même, les *races inférieures prognathes* semblent être moins sujettes aux accidents d'éruption de la dent de sagesse que les *races supérieures*. L'espace réservé à la troisième molaire dans les races prognathes est considérable, et la dent elle-même est volumineuse. Les conditions opposées se rencontrent dans les races supérieures; ce qui a fait dire à Darwin que la dent de sagesse est, chez l'homme, un organe en décadence et qui tend à disparaître.

Les accidents sont au moins 10 fois *plus fréquents à la mâchoire inférieure* qu'à la mâchoire supérieure. Le côté gauche est plus souvent atteint que le côté droit; ce que Reclus attribue à la longueur moindre du côté gauche du corps de la mâchoire inférieure.

Nature des accidents. — Bien que les divers accidents provoqués par l'éruption de la dent de sagesse puissent se compliquer les uns les autres et se grouper de plusieurs façons, il importe, pour la clarté de la description, de faire des divisions.

Parmi ces accidents, il en est qui sont *franchement inflammatoires*, tandis que d'autres consistent dans des *troubles du système nerveux*. Les accidents inflammatoires, à leur tour, se divisent en *accidents muqueux* et *accidents osseux*, suivant que la lésion initiale siège sur une muqueuse ou sur l'os.

Les *accidents muqueux* bénins sont d'une extrême fréquence. Le plus souvent il ne s'agit que d'une légère *irritation de la gencive*, accompagnée d'une faible douleur et se calmant spontanément au bout de quelques jours ou de quelques semaines. D'autres fois, la gencive est rouge, enflammée; du pus se forme entre elle et la dent, et cet abcès s'ouvre dans la bouche. Des ulcérations se déclarent; on voit des lambeaux sphacélés et des bourgeons charnus baignant au milieu d'un liquide sanieux, qui s'accumule dans les anfractuosités. Parfois la muqueuse offre un repli, qui recouvre la partie postérieure de la dent; d'où la formation d'une sorte de cavité artificielle ouverte en avant et où s'accumulent des détritus de toute sorte; ces détritus sont, pour la couronne de la dent, une cause d'altération expliquant la carie prématurée dont elle est si souvent atteinte.

Pour peu que ces phénomènes inflammatoires présentent quelque intensité, ils s'étendent aux parties voisines. C'est alors qu'on peut voir survenir, du côté malade, une *amygdalite* souvent très tenace. Ailleurs il s'agit d'une *angine* étendue aux piliers, au voile du palais, à la luette et même au pharynx, ou encore d'une *stomatite;* d'après Magitot et Catelan, la *stomatite ulcéro-membraneuse* reconnaîtrait fréquemment une semblable origine. Une complication fréquente, et qui s'observe dans toutes les variétés d'accidents de la dent de sagesse, est une *adénite*, qui souvent passe à suppuration; elle occupe d'habitude les ganglions sous-maxillaires, parce que son point de départ ordinaire est la dent de sagesse inférieure. Enfin l'irritation partie de la gencive peut provoquer une *fluxion*, ou se propager au tissu osseux, ainsi qu'aux muscles élévateurs de la mâchoire; je me bornerai ici à mentionner ces dernières complications, sur lesquelles j'aurai à revenir.

Les accidents muqueux n'ont pas toujours leur point de départ à la gencive. Lorsqu'une dent de sagesse s'incline en dedans, on peut observer une *ulcération de la langue*, surtout si la couronne, par suite de carie, présente des aspérités. Quand la dent de sagesse se dévie en dehors, c'est une *ulcération* ou même une *perforation de la joue* qui est à craindre. Ces ulcérations ont une couleur gris sale, une forme irrégulière, des bords taillés à pic et un pourtour induré.

Les *accidents osseux* peuvent résulter de l'extension de l'inflammation des parties molles. Plus souvent ils éclatent d'emblée, par suite des obstacles que les parties dures opposent à la sortie de la dent de sagesse. On ne saurait dire si, comme on l'a prétendu, certains néoplasmes des maxillaires sont susceptibles de se développer sous l'influence de cette difficulté d'éruption. En tout cas, le doute n'est pas possible relativement aux *accidents inflammatoires des mâchoires*.

Dans une première forme, essentiellement chronique et limitée au voisinage de l'alvéole, les symptômes se bornent à des douleurs, accompagnées parfois d'un certain gonflement; il n'existe guère que de la *périodontite*. Mais il peut arriver que le gonflement de l'os devienne considérable, qu'il se développe une véritable *ostéite hypertrophiante;* cette variété a été observée sur la mâchoire inférieure, qui alors se tuméfie au voisinage de son angle.

Dans une autre forme, l'ostéite suppure. C'est naturellement la membrane alvéolo-dentaire qui ressent les premières atteintes, et c'est une périodontite suppurée qui ouvre la scène; puis le corps du maxillaire peut être envahi à son tour par la suppuration. A la mâchoire inférieure, le pus a une grande tendance à se porter vers la peau; d'où la fréquence des phlegmons et des fistules des régions cervicale et faciale. En même temps, le pus s'écoule dans la bouche. Dans certains cas, la suppuration s'étend à une grande partie du maxillaire et envahit au loin les parties molles, occasionnant un gonflement énorme, des désordres considérables et des phénomènes généraux graves. Parmi les conséquences possibles de cette ostéite suppurée, il faut citer la nécrose, la suppuration de l'articulation temporo-maxillaire, les accidents septiques, l'infection purulente, les abcès du cerveau.

Une complication fréquente des accidents inflammatoires provoqués par l'éruption de la dent de sagesse, principalement des accidents osseux, est la *constriction des mâchoires. Dans la grande majorité des cas, cette constriction est de nature inflammatoire* et reconnaît pour cause la propagation de l'inflammation aux muscles élévateurs de la mâchoire, surtout au masséter si voisin de la dent de sagesse inférieure. Lorsque cette myosite se prolonge (et, en l'absence d'intervention chirurgicale, elle risque de persister de longs mois), elle peut aboutir à la transformation fibreuse des muscles et à leur rétraction.

Il est inutile que je rappelle les preuves démontrant la nature inflammatoire de la plupart des constrictions qui nous occupent ; ce fait n'est plus sérieusement contesté aujourd'hui.

Par contre, la *constriction par contracture réflexe des muscles élévateurs de la mâchoire* est niée par bien des auteurs, en particulier par Magitot. Je n'ai jamais contesté que cette variété fût rare; mais, à mon avis, elle n'en existe pas moins. Dans un cas de Salter, la constriction survint brusquement, persista pendant quatre mois et disparut dans l'espace de vingt-quatre heures après ablation de la deuxième molaire. Dans une observation de Duplay, des accidents de la vue et de l'ouïe et une constriction des mâchoires avaient pour point de départ une ulcération de la joue due à la direction vicieuse de la dent de sagesse supérieure : or, pour peu que l'on touchât la surface de la petite plaie, le malade serrait brusquement les mâchoires, en même temps qu'il voyait apparaître tous les troubles sensoriels dont il se plaignait. L'origine réflexe de la contracture me paraît évidente dans ces deux cas; d'ailleurs, chez les deux malades, les phénomènes inflammatoires étaient de peu d'importance.

J'arrive à l'étude des *accidents nerveux* provoqués par l'éruption de la dent de sagesse.

Les *douleurs névralgiques* occupent le premier rang. Le plus souvent, elles viennent compliquer une phlegmasie de l'os ou de la gencive; de ce nombre sont les douleurs d'oreille et l'odontalgie. D'autres fois, une douleur intense, sans inflammation visible, constitue le seul symptôme. Enfin quelquefois il s'agit de névralgies franches, affectant l'un des nerfs dentaires, ou s'étendant à l'une des branches du trijumeau, parfois à toute la cinquième paire; ainsi s'expliquent les douleurs de l'oreille et du globe de l'œil. Il peut arriver que les irradiations douloureuses se propagent aux nerfs occipitaux ou bien gagnent le cou, l'épaule et même le bras du côté correspondant. Tantôt ces douleurs sont continues avec exacerbations, tantôt elles sont franchement intermittentes, régulièrement périodiques. Sont-elles dues à une névrite, à une compression nerveuse ou à une action réflexe? Il est difficile d'être fixé sur ce point.

Indépendamment des névralgies, on a signalé d'autres *troubles nerveux* liés à l'éruption d'une dent de sagesse; je me contenterai d'indiquer les suivants, sur lesquels il ne semble pas y avoir de doute. Dans l'observation déjà citée de Duplay, le malade ressentait une douleur atroce dans l'œil, avec obscurcissement de la vue et apparition de brillants éclairs; du côté de l'ouïe, il éprouvait une vive douleur et des bourdonnements; à ces phénomènes se joignaient des douleurs névralgiques du trijumeau et une constriction des mâchoires. Salter a vu une paralysie du bras cesser brusquement après l'avulsion d'une dent de sagesse, dont l'éruption se faisait dans une direction vicieuse. Portal mentionne deux cas, dans lesquels des convulsions épileptiformes ont paru liées à l'éruption difficile d'une dent de sagesse; dans le premier cas, les convulsions se limitaient à un côté de la face; dans le second, elles étaient généralisées.

Quelle que soit la nature des accidents, qu'il s'agisse d'accidents inflammatoires ou d'accidents nerveux, le *diagnostic* ne peut être posé que si l'on examine es dents de sagesse, pour s'assurer si elles n'offrent aucune particularité anormale. Le diagnostic de la cause des accidents a une importance d'autant plus grande que le *pronostic* est sous la dépendance du diagnostic. En effet, les accidents ont une tendance à persister indéfiniment et à s'aggraver jusqu'au moment où une thérapeutique rationnelle, basée sur la connaissance de leur cause, les fait céder rapidement.

Traitement. — Une considération domine le traitement : *il faut s'adresser le plus tôt possible à la cause des accidents*, sans se laisser égarer dans un traitement symptomatique.

Si la gencive fait obstacle à l'éruption de la dent de sagesse, il est indiqué de l'inciser, ou mieux d'en faire l'excision pour empêcher les lèvres de la plaie de se réunir aussitôt après l'opération. Les cautérisations rendent des services lorsqu'il existe des ulcérations ou des fongosités. Enfin les lavages antiseptiques de la bouche ne doivent jamais être négligés.

S'agit-il d'une ulcération de la langue ou de la joue due à une déviation de la dent de sagesse? Le sacrifice de cette dernière est généralement nécessaire. Toutefois si la dent est saine et si la déviation est faible et tend à se corriger, on pourra essayer un traitement palliatif consistant dans l'isolement et la cautérisation de la partie ulcérée.

Supposons maintenant que les entraves à l'éruption résident dans le manque d'espace offert à la dent de sagesse par les parties dures. Il faudra de toute nécessité ou extraire cette dent, ou lui ouvrir la voie en supprimant l'obstacle. Cette dernière méthode est applicable quand l'étroitesse de l'alvéole est seule en cause. Mais comme le plus souvent, à la mâchoire inférieure, le manque d'espace tient à la distance insuffisante qui sépare l'apophyse coronoïde de la deuxième grosse molaire, le sacrifice de la dent de sagesse devient nécessaire. Si son avulsion rencontre de trop grandes difficultés, on peut faire l'extraction de la deuxième molaire, dans l'espérance que la troisième, n'étant plus gênée dans sa sortie, achèvera normalement son éruption. Toutefois, il arrive souvent que cette pratique ne fasse pas disparaître les accidents. Aussi Magitot n'admet-il l'ablation de la deuxième molaire que comme un moyen d'arriver à l'extraction de la troisième, et il conseille de réimplanter aussitôt la deuxième molaire.

L'instrument, que l'on emploie généralement pour extraire la dent de sagesse inférieure, est la langue de carpe. Mais lorsque cette dent est incluse dans l'épaisseur du maxillaire, il faut se frayer un passage à l'aide de la gouge et du maillet. Assurément il serait préférable d'opérer par la bouche; mais on peut se trouver obligé, surtout dans le cas de constriction des mâchoires, d'attaquer l'os par l'extérieur après division de la peau. La résection du maxillaire n'est indiquée que dans des cas exceptionnels, où les altérations osseuses sont considérables.

La *constriction des mâchoires*, si gênante pour le malade, ne l'est pas moins pour le chirurgien au point de vue du traitement et même du diagnostic. Il est donc indispensable de triompher de cette complication, et le moyen à employer est l'écartement forcé et progressif des mâchoires à l'aide d'un coin de bois ou d'un instrument spécial. Le chloroforme pourra faciliter cet écartement et permettre l'extraction de la dent de sagesse, extraction qui aura pour effet de faire cesser la constriction. Quant à une intervention plus radicale, telle que la section des fibres du masséter, l'opération d'Esmarch ou celle de Rizzoli, elle doit être écartée.

CHAPITRE III

TUMEURS DES MACHOIRES

Les divers néoplasmes, que l'on observe dans les os, peuvent siéger sur les maxillaires. Mais les mâchoires offrent de plus des tumeurs absolument spéciales, en rapport avec la présence des dents. Les tumeurs des mâchoires se divisent donc en deux groupes : 1° *tumeurs d'origine dentaire;* 2° *tumeurs indépendantes du système dentaire.*

Toutefois, les altérations pathologiques des dents peuvent avoir une influence même sur le développement des tumeurs du second groupe. D'autre part, certains néoplasmes des maxillaires, tels que les épithéliomes, ne sont pas forcément d'origine dentaire. Je les classerai dans le groupe des néoplasmes indépendants du système dentaire.

I

TUMEURS D'ORIGINE DENTAIRE

Parmi les néoplasmes d'origine dentaire, il est un groupe de tumeurs dont je ne dirai que quelques mots; ce sont les *tumeurs solides qui atteignent une dent arrivée à son complet développement.* Ces néoplasmes peuvent prendre naissance aux dépens de la pulpe, de la membrane alvéolo-dentaire ou du cément.

Les *tumeurs* ou *polypes de la pulpe* paraissent n'être qu'une simple hypertrophie de la pulpe, provoquée par une carie pénétrante. Elles se présentent sous forme de masses molles, charnues, faisant saillie à l'extérieur à travers la perforation dentaire, saignant facilement et sécrétant un produit d'une odeur repoussante. Ces productions, qui occasionnent une certaine douleur, nécessitent d'ordinaire l'extraction de la dent malade; quelquefois il suffit de réséquer la partie saillante de la tumeur et de cautériser le pédicule.

Les *tumeurs de la membrane alvéolo-dentaire* ont été divisées par Magitot en *tumeurs extra-alvéolaires* et en *tumeurs intra-alvéolaires.* Les premières, molles, rougeâtres, pédiculées, sont implantées au niveau du collet d'une dent (d'habitude une molaire), dont la couronne est envahie par la carie. Elles sont formées d'éléments fibreux et fibro-plastiques. Le traitement de ces polypes consiste dans leur excision, suivie de la cautérisation du pédicule. Les *tumeurs intra-alvéolaires* paraissent étrangères à un processus inflammatoire antérieur, et Magitot en distingue cinq espèces, suivant que la tumeur est *fibreuse*, *fibro-plastique*, *épithéliale*, *à myélopiaxes* ou *à cytoblastions*. Ces tumeurs, développées entre les racines d'une molaire, ou entre l'alvéole et la dent, peuvent atteindre le volume d'une petite noix. Elles provoquent des crises douloureuses, avec phénomènes inflammatoires du côté de la gencive, déviation et ébranlement de la dent. L'extraction de la dent constitue le seul moyen de mettre fin à ces symptômes.

Les *tumeurs du cément*, véritables exostoses, résultent soit d'une exagération d'un processus normal chez le vieillard, soit d'une irritation causée par une périodontite à forme chronique ou par des traumatismes faibles, mais répétés; elles peuvent être liées aussi à une anomalie dentaire. Magitot distingue : l'*exostose en sphère*, consistant dans une masse sphérique, qui occupe le sommet des racines; l'*exostose en nappe*, qui amène la réunion anormale des racines, et l'*exostose en masse*, qui constitue une tumeur hypertrophique. Ces tumeurs, d'ordinaire indolentes et ignorées, occasionnent d'autres fois des douleurs, qui poussent le malade à réclamer une intervention. L'ablation de la tumeur est le seul traitement possible; mais elle rencontre parfois des obstacles de nature à faire hésiter le chirurgien.

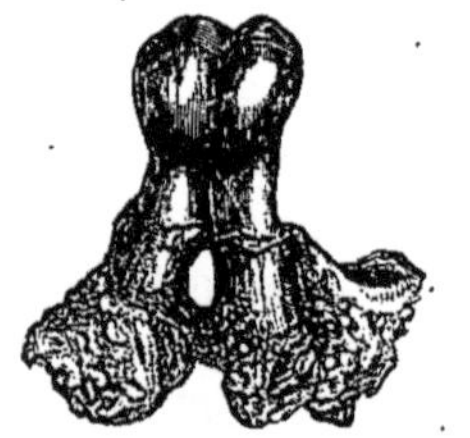
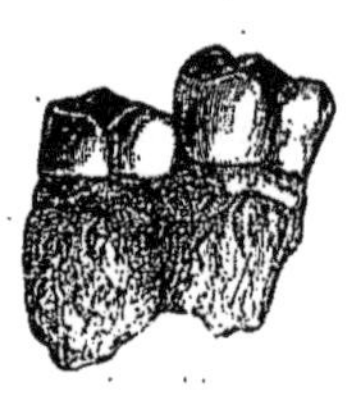

Fig. 46. — Exostoses des dents. (Tomes.)

A côté des tumeurs solides, dont je viens de parler et qui attaquent des dents complètement développées, se placent les *tumeurs solides liées à une anomalie de développement du système dentaire*, tumeurs appelées *odontomes*.

Les tumeurs liquides ou *kystes d'origine dentaire* se divisent également en deux groupes : 1° les *kystes qui se forment à l'époque de l'évolution dentaire*; 2° les *kystes qui se forment après le développement des dents*. Ces derniers, à leur tour, comprennent deux variétés distinctes, suivant qu'ils sont *uniloculaires* ou *multiloculaires*. Nous verrons que tous les kystes dentaires paraissent avoir une seule et même origine.

Des considérations dans lesquelles je viens d'entrer, il résulte que les anomalies de développement du système dentaire jouent un rôle important dans la production des tumeurs des mâchoires. La pathogénie de ces tumeurs ne peut être comprise que si l'on a bien présents à l'esprit les traits principaux du développement physiologique des dents. Je vais rappeler brièvement ces notions.

Résumé du développement des dents. — Vers le quarantième ou le quarante-cinquième jour de la vie intra-utérine, l'épithélium, qui recouvre le bord gingival de chacune des mâchoires, forme, sur toute la longueur de ce bord, une saillie lisse, le *bourrelet épithélial*. La partie profonde de ce bourrelet s'enfonce dans le tissu embryonnaire du maxillaire, sous forme d'une bande épithéliale, légèrement convexe en dehors, du côté qui regarde la joue. Bientôt du milieu de la face concave du bourrelet se détache perpendiculairement une saillie, dont le bord opposé s'incurve légèrement en forme de crosse; cette saillie est la *lame épithéliale*.

Le bord libre incurvé de la lame épithéliale ne tarde pas à présenter, de distance en distance, de petits renflements, germes des dents futures. Ces bourgeons s'allongent et ne restent attachés à la lame épithéliale que par des pédicules rétrécis, qui portent le nom de *cordons folliculaires;* la partie renflée du bourgeon est l'*organe adamantin* ou *organe de l'émail*. Chaque bourgeon adamantin, au lieu de s'enfoncer perpendiculairement dans les tissus sous-jacents, se dirige d'abord en dedans, puis directement en bas (le maxillaire inférieur étant pris comme type).

Dès que l'organe de l'émail occupe sa place définitive, il se déprime en cul-de-bouteille à son extrémité profonde. Dans cette dépression vient se loger la *papille*, ou *organe de l'ivoire*, ou *bulbe dentaire*, qui, partie du tissu conjonctif de la mâchoire, est coiffée peu à peu par l'organe adamantin et ne reste libre qu'au niveau de la base.

A cette période, le tissu embryonnaire, qui entoure l'organe de l'émail, tend à devenir fibrillaire, et cette transformation, qui commence à la base pour gagner progressivement la partie supérieure du follicule, finit par constituer une capsule conjonctive, ou *paroi du follicule*. Cette capsule s'insère en bas tout autour de la base de la papille. En haut, elle se ferme complètement et elle sépare ainsi l'organe adamantin d'avec le cordon folliculaire qui le rattachait à la lame épithéliale.

On donne le nom de *follicule dentaire* à l'ensemble représenté par la papille, par l'organe adamantin qui la coiffe et par la paroi du follicule. Avant d'étudier les modifications du follicule qui aboutissent à la formation des dents, j'ajouterai quelques mots relatifs à la seconde dentition.

De la paroi postéro-inférieure du cordon épithélial de la dent de lait part un bourgeon secondaire, aux dépens duquel va se former la *dent de remplacement* par un processus semblable à celui que je viens d'indiquer. Un autre bourgeon part, en arrière, du cordon épithélial de la dent de remplacement; ce bourgeon semble représenter une ébauche de troisième dentition; mais, chez l'homme, il n'arrive qu'exceptionnellement à constituer une dent.

D'autres bourgeons épithéliaux partent de l'épithélium de la gencive, de la lame épithéliale, des cordons folliculaires et de la face externe de l'organe de l'émail. Ils sont destinés à disparaître presque complètement, comme les bourgeons qui représentent une ébauche de troisième dentition, et ce qui en reste constitue les *débris épithéliaux paradentaires* de Malassez (*Arch. de physiologie*, 1885, p. 129). Ces productions épithéliales forment trois groupes : le *groupe superficiel* est placé tout près du bord de la gencive; le *groupe moyen* est situé dans l'épaisseur de la gencive, entre la muqueuse et les follicules dentaires; le *groupe profond* provient de l'organe de l'émail.

Or les débris paradentaires, chez l'adulte, occupent l'épaisseur même du ligament alvéolo-dentaire, dans sa partie la plus interne au voisinage de la dent, bien plus rarement dans sa partie la plus externe; parfois on les rencontre dans les espaces médullaires voisins. Les débris les plus profonds vont jusqu'à l'extrémité de la racine, les plus superficiels se continuent jusque dans l'épaisseur du rebord gingival. Malassez admet que ces derniers sont les restes des deux premiers groupes de productions épithéliales dont je viens de parler, tandis que tous les débris plus profondément situés sont constitués par le groupe adamantin.

Les débris épithéliaux paradentaires semblent jouer, au point de vue pathologique, un rôle important. Ce sont eux, en effet, qui expliquent la production de tumeurs franchement épithéliales au sein des maxillaires, loin de tout épithélium connu.

Cela posé, j'arrive aux modifications que subit le follicule dentaire et qui aboutissent à la formation des dents. Ainsi que je l'ai fait remarquer, la paroi du follicule ne constitue pas un sac complet; elle manque dans le point où la papille pénètre dans l'intérieur du follicule, et c'est par là qu'arrivent les vaisseaux et nerfs destinés à la dent. Dans l'intérieur du follicule, l'organe de l'émail comble tout l'espace compris entre la papille et la paroi folliculaire.

On retrouve, dans le développement de la dent, les deux processus qui ont abouti à la formation du follicule : un processus épithélial, qui, après avoir amené la formation de l'organe adamantin, détermine la production de l'émail, et un processus conjonctif, d'où est né le bulbe dentaire et d'où dérivent ultérieurement l'ivoire, la pulpe et le cément.

Les modifications, qui aboutissent à la formation de la dent, ont été distribuées par Broca en quatre périodes, qu'il a nommées : *période embryoplastique*, *période odontoplastique*, *période coronaire* et *période radiculaire*.

A la *période embryoplastique*, les éléments spéciaux, qui doivent former la substance de la dent, n'existent pas encore. Une couche épithéliale continue recouvre l'organe de l'émail sur ses deux faces, c'est-à-dire sur la face qui est appliquée contre la papille et sur celle qui est en contact avec la paroi du follicule. Mais, à part cette couche, on ne rencontre, soit dans l'organe de l'émail, soit dans la papille, que des éléments embryonnaires ou fusiformes, éléments qui se retrouvent dans tous les tissus en voie de développement.

La *période odontoplastique* est caractérisée par l'apparition des éléments spéciaux destinés à donner naissance aux tissus définitifs de la dent. Ces éléments sont : les *cellules de l'ivoire*, ou *cellules de la dentine*, ou *odontoblastes*, et les *cellules de l'émail* ou *adamantoblastes*.

Les cellules de l'ivoire se forment à la surface de la papille; elles s'y disposent en une rangée unique et continue. Ce sont des éléments allongés, de forme ovoïde, à grand diamètre perpendiculaire à la surface de la papille; ces cellules renferment un noyau, et l'extrémité périphérique de chacune d'elles s'allonge, s'amincit et constitue un véritable filament ou prolongement caudal.

En même temps que se montrent les odontoblastes, on voit naître de la surface de l'organe de l'émail, qui est en contact avec la papille, une couche de cellules spéciales, qui sont les cellules de l'émail. Ce sont des corps prismatiques à cinq ou six pans, comprimés les uns contre les autres, étroits, allongés et toujours rectilignes. L'extrémité périphérique de chaque cellule, ou, en d'autres termes, l'extrémité qui regarde la papille est coupée régulièrement à angle droit, et son bord extrême est marqué par la présence d'un véritable plateau; la réunion des divers plateaux contigus peut former, dans certains cas, une sorte de membrane, décrite à tort sous le nom de *membrane préformative* des cellules de l'émail.

A partir du moment où existent les cellules de l'ivoire et les cellules de l'émail, le follicule dentaire possède tous les éléments qui concourent à la formation des tissus définitifs de la dent. Dès lors, la dentification commence et l'on entre dans la troisième période ou *période coronaire*.

C'est l'*ivoire* qui apparaît le premier. Il se produit autour du prolongement caudal des odontoblastes, et constitue d'abord des plaques isolées répondant à chacun des mamelons de la dent. Ces différentes plaques, ou *chapeaux de dentine*, arrivent à se rejoindre; puis l'ivoire continue à se former à la face profonde de la coque primitivement produite; le volume de la papille se trouve ainsi progressivement réduit.

A mesure que l'on voit apparaître la première couche de dentine, l'*émail* vient se déposer à sa surface. La substance de l'émail transsude manifestement au niveau des plateaux qui surmontent les cellules de l'émail. Chaque cellule élabore les matériaux nécessaires à la formation d'un prisme d'émail. La couche d'émail ainsi formée augmente peu à peu d'épaisseur par l'allongement des prismes qui la constituent, allongement qui a lieu dans la direction de l'organe de l'émail, c'est-à-dire dans le sens opposé à la surface de l'ivoire. Quant à l'organe de l'émail, il s'atrophie et se résorbe; les cellules de l'émail elles-mêmes disparaissent après l'achèvement de leur fonction physiologique. Seul le plateau persisterait à la surface extérieure de l'émail et constituerait, d'après certains auteurs, la *cuticule de l'émail*.

A cette période, la *couronne* de la dent est complètement formée. Elle est constituée, de dehors en dedans, par l'émail, par l'ivoire, enfin par la papille notablement réduite de volume et devenue la *pulpe dentaire*; la limite de la couronne est marquée par l'insertion circulaire de la paroi du follicule. A ce moment commence la *période radiculaire*, qui correspond à la formation de la racine et, par suite, à l'éruption de la dent.

La pulpe s'accroît en hauteur et, par son allongement, soulève la couronne. D'autre part, à mesure que la pulpe s'accroît, l'ivoire s'étend continuellement à sa surface, de telle sorte que la base de la coque d'ivoire correspond toujours exactement à la base de la pulpe. Mais, en même temps, parallèlement à la formation de l'ivoire de la racine, la face profonde de la paroi du follicule donne naissance au *cément*, véritable tissu osseux, qui recouvre l'ivoire de la racine. Ainsi se forme la *racine* de la dent.

Naturellement l'espace primitivement occupé par la dent devient trop étroit, et, comme la racine rencontre un plan osseux résistant qui l'empêche de s'enfoncer dans la mâchoire, elle communique à la dent tout entière un mouvement lent de translation vers la gencive. La couronne traverse à la fois la gencive et la paroi du follicule, pour faire saillie sur le bord alvéolaire; la racine prend dans l'alvéole la place qu'y occupait la couronne, et la partie de la paroi folliculaire, qui persiste autour du collet et de la racine de la dent, devient la *membrane alvéolo-dentaire*.

Supposons que le développement de la dent vienne à être troublé; on assistera à la formation de tumeurs très variées suivant les cas. Les unes sont solides et portent le nom d'*odontomes*; d'autres présentent la forme kystique et constituent les *kystes dentifères*.

Les kystes dentifères, considérés primitivement comme le résultat d'un vice de développement du follicule dentaire, semblent dus plutôt à une prolifération des débris épithéliaux paradentaires à l'époque de l'évolution des dents. Les mêmes débris paraissent être l'origine des *kystes uniloculaires* et des *kystes multiloculaires*, qui se forment après le développement complet des dents.

Enfin l'*épithéliome des mâchoires* naît souvent aux dépens des débris épithéliaux paradentaires. Mais comme il existe aux mâchoires des épithéliomes qui reconnaissent une autre origine, je décrirai l'épithéliome avec les tumeurs indépendantes du système dentaire.

1° ODONTOMES

Broca a désigné, sous le nom d'*odontomes*, les tumeurs constituées par l'hypergenèse des tissus dentaires transitoires ou définitifs. Le mot hypergenèse étant pris ici dans le sens d'augmentation de la force formatrice, les odontomes résultent d'un trouble survenu pendant l'évolution des follicules dentaires, et se distinguent absolument des tumeurs qui prennent naissance sur une dent arrivée à son complet développement.

Il est à remarquer que Virchow et ses élèves, adoptant une terminologie différente, réunissent, sous la dénomination d'*odontomes*, tout à la fois les odontomes de Broca, les seuls dont il soit question ici, et les tumeurs des dents complètement développées, tumeurs dont j'ai parlé déjà.

A part les importants travaux de Broca, je ne citerai qu'un petit nombre de mémoires sur les odontomes :

DUPUYTREN, Kyste à parois osseuses et contenant une tumeur fibreuse, etc. In *Gaz. des hôp.*, 1829-1830, t. II, p. 134. — SALTER, On warty teeth. In *Guy's Hosp. Rep.*, 1850, 3e série, t. IV, p. 276. — AM. FORGET, Des anomalies dentaires. Paris, 1859. — ROBIN, Sur une nouvelle espèce de tumeur formée aux dépens du tissu des bulbes dentaires. In *Mém. de la Soc. de biol.*, 1862, p. 199. — BROCA, Recherches sur un nouveau groupe de tumeurs désignées sous le nom d'odontomes. In Acad. des sciences, 30 septembre 1867. — LETENNEUR, Odontome radiculaire cémentaire. In *Bull. de la Soc. de chir.*, 1868, p. 69. — BROCA, Traité des tumeurs. Paris, 1869, t. II, p. 275. — HEIDER und WEDL, Atlas zur Pathologie der Zähne. Leipzig, 1869. — TOMES, Description of an odontome. In *Trans. of the odont. Soc. of Great Britain*, 1871, nouv. série, t. IV, p. 103. — GUYON et MONOD, Odontomes. In *Dict. encycl. des sc. méd.*, 2e série, t. V, p. 444, 1872. — MAGITOT, Traité des anomalies du système dentaire. Paris, 1877, p. 232. — LAGRANGE, Note sur un cas d'odontome embryoplastique développé aux dépens d'une dent surnuméraire. In *Gaz. hebd.*, 1885, p. 241. — CHRISTOPHER HEATH, Odontomes. In *Brit. med. Journ.*, 1887, t. I, p. 1375.

Anatomie pathologique. — Les odontomes, étant liés essentiellement au développement des dents, peuvent survenir à chacune des périodes de ce développement. Ils se divisent, par conséquent, en quatre espèces, correspondant aux quatre périodes de l'évolution des dents. On distingue ainsi les *odontomes embryoplastiques*, les *odontomes odontoplastiques*, les *odontomes coronaires* et les *odontomes radiculaires*.

Les *odontomes embryoplastiques* consistent rarement dans une simple hypertrophie du bulbe dentaire sans changement de structure. Cependant Wedl a cité deux exemples de cette variété, et un troisième cas a été décrit, sous le nom de *myxome papillaire*, par Debove (Soc. anatomiq., 1873). La tumeur est alors mollasse, vaguement fibrillaire, et on y trouve des cellules embryonnaires éparses dans une substance muqueuse. Elle présente, en un mot, la structure du bulbe dentaire à l'état embryonnaire.

Le plus souvent, la tumeur offre une organisation plus avancée, rappelant, par sa structure, le tissu normal de la pulpe dentaire. Broca distingue les *odontomes fibro-plastiques*, riches en éléments étoilés ou fusiformes disséminés au milieu de faisceaux de tissu conjonctif, et les *odontomes fibreux*, offrant tous les caractères des fibromes. Des trois variétés d'odontomes embryoplastiques, ce sont les odontomes fibreux qui sont les plus fréquents.

Les odontomes fibreux et fibro-plastiques correspondent aux corps fibreux et fibro-cellulaires de Dupuytren. Pour Virchow, les trois variétés d'odontomes embryoplastiques ne sont autre chose que des myxomes, des sarcomes et des fibromes. Virchow n'appelle odontomes que les tumeurs caractérisées par la présence des tissus propres de la dent.

Il faut reconnaître, d'ailleurs, qu'il est souvent fort difficile de distinguer les odontomes embryoplastiques d'avec les tumeurs de structure analogue qui occupent les mâchoires. Le caractère qui les différencie, c'est que ces dernières tumeurs sont diffuses et se continuent insensiblement avec le tissu osseux voisin, tandis que les odontomes sont nettement enkystés dans le sac folliculaire et isolés du tissu osseux ambiant. Toutefois ce caractère différentiel est loin d'être toujours aussi tranché, et l'on s'explique que l'origine de bien des tumeurs fibreuses des mâchoires reste douteuse.

2° Les *odontomes odontoplastiques* constituent la variété la plus importante des odontomes. Broca a parfaitement démontré que ces productions sont formées à l'origine par une hypergenèse du bulbe dentaire. Elles sont donc primitivement molles, et ce n'est qu'ultérieurement qu'elles peuvent devenir le siège d'un travail de dentification analogue au travail physiologique. Il résulte de là que, parmi les odontomes remontant à la période odontoplastique, les uns sont *non dentifiés*, les autres *en voie de dentification* ou *dentifiés*.

Les *odontomes non dentifiés*, rarement mous, sont ordinairement durs ; c'est qu'en effet, pour que la dentification fasse défaut, il est nécessaire que les cellules de l'émail et les cellules de l'ivoire, qui se trouvent à la superficie du bulbe, soient étouffées ou atrophiées par le développement de la tumeur; et une tumeur dure produit plus facilement ce résultat. La consistance des odontomes non dentifiés est alors celle des fibromes. D'autres fois, ils offrent presque la résistance d'une production osseuse, par suite de la présence dans leur tissu d'un grand nombre de petites concrétions calcaires, connues sous le nom de *grains dentinaires*.

Les *odontomes dentifiés* forment des masses de consistance osseuse, à surface mamelonnée, dans lesquelles on reconnaît, au microscope, les tissus dentaires définitifs (émail et surtout ivoire). Chez l'homme, ils ne contiennent jamais de cément ; mais on peut observer des *odontomes odontoplastiques cémentaires* chez les herbivores pourvus d'un organe du cément, qui existe déjà à la période odontoplastique. La dentification des odontomes est ordinairement irrégulière, plus intense dans un sens que dans l'autre ; d'autre part, le bulbe, qui donne naissance à la tumeur, a une tendance à se diviser en bulbes secondaires, qui peuvent se dentifier isolément. Ainsi s'explique l'aspect d'ordinaire informe de l'odontome.

Dans certains cas, la tumeur, en s'accroissant, peut englober un ou plusieurs follicules voisins, et l'on trouve, enkystées dans le tissu morbide, des dents véritables incomplètement développées ; ou bien ce sont des follicules dentaires surnuméraires qui se développent dans l'épaisseur de la tumeur. Ces variétés correspondent aux *odontomes composés* de Broca. Le même auteur décrit des *odontomes hétérotopiques*, nés aux dépens de follicules surnuméraires.

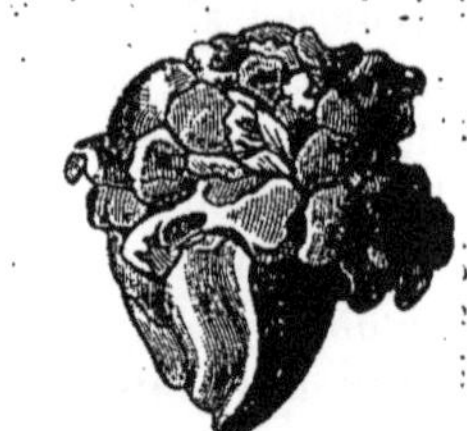

Fig. 47. — Odontome odontoplastique. (Broca.)

Les odontomes odontoplastiques, quelle que soit leur forme, restent d'abord contenus dans le sac folliculaire, qui leur constitue une véritable enveloppe kystique. Ils lui adhèrent par leur base, au point où les vaisseaux pénètrent dans l'odontome ; les autres points de la surface de la tumeur sont libres, parfois séparés de la paroi kystique par un suc visqueux transparent. Le kyste lui-même est logé dans une cavité creusée dans l'épaisseur de l'os, et, à mesure que la tumeur s'accroît, les parois de cette cavité s'amincissent, au point d'être réduites à une coque parcheminée. En même temps, l'odontome tend à faire saillie au niveau du bord alvéolaire.

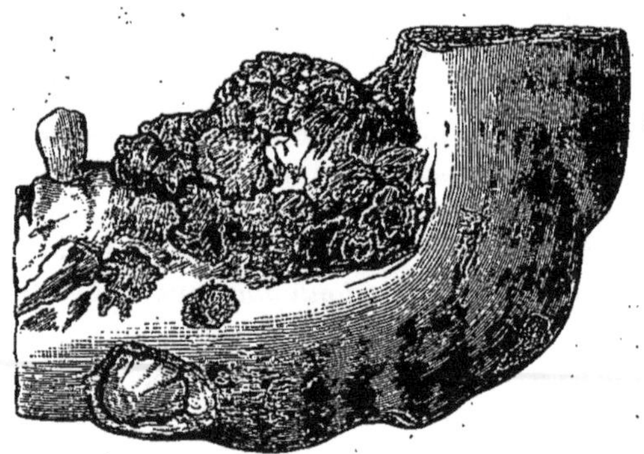

Fig. 48. — Odontome odontoplastique. (Forget.)

Les odontomes augmentent de volume tant que le travail de dentification, dont ils sont le siège, n'est pas achevé ; après achèvement de ce travail, ils peuvent rester indéfiniment stationnaires et même se détacher d'eux-mêmes et devenir libres dans la cavité qui les contient. Parfois la tumeur provoque autour d'elle des accidents d'inflammation et de suppuration. On l'a vue aussi perforer la gencive et se présenter d'elle-même au dehors.

3° Les *odontomes coronaires* naissent à une période où la dent n'a pas encore de racine, mais où la couronne, en voie de formation, a sa pulpe centrale recouverte d'ivoire et d'émail. C'est toujours la partie encore molle et vasculaire, c'est-à-dire la pulpe, qui seule peut s'hypertrophier ; mais, enfermée dans une cavité inextensible, elle ne peut se développer en tumeur qu'en un point, au niveau de la base du follicule.

L'odontome coronaire siégera donc au niveau du collet de la dent, et il sera constitué par une partie centrale pulpaire, recouverte d'ivoire seul ou d'ivoire et d'émail. L'odontome est *diffus*, quand la tumeur occupe toute la circonférence de la dent ; dans ce

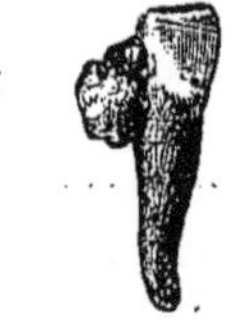

Fig. 49. — Odontome coronaire.

cas, qui est extrêmement rare, la racine ne peut se former, et la dent reste incluse dans la mâchoire. D'ordinaire l'odontome coronaire est *circonscrit*, constituant sur une des faces de la dent une tumeur plus ou moins grosse, qui paraît quelquefois appartenir aussi bien à la racine qu'à la couronne. L'odontome circonscrit ne s'oppose pas, le plus souvent, à la formation de la racine et à l'éruption de la dent, et celle-ci porte le nom de *dent verruqueuse*.

4° Les *odontomes radiculaires* sont les seuls odontomes, qui, chez l'homme, puissent contenir du cément; en effet, c'est à la période radiculaire seulement que le cément apparaît chez l'homme. Si, à cette période, la pulpe s'hypertrophie et forme tumeur, cette tumeur, en se dentifiant ultérieurement, pourra renfermer de l'ivoire et du cément, mais jamais de l'émail; la partie principale de la tumeur est toujours cémentaire, c'est-à-dire constituée par du tissu osseux.

L'éruption de la dent atteinte d'odontome radiculaire pourra être rendue impossible par la déformation de sa racine, surtout si la dent n'a qu'une racine. Mais habituellement l'odontome siège sur une grosse molaire, et les

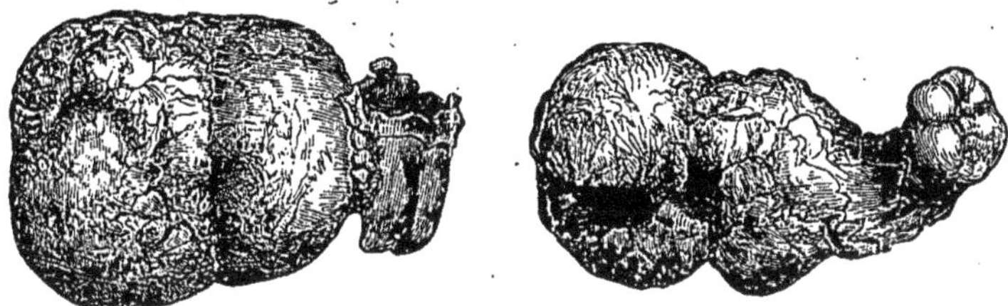

FIG. 50. — Odontomes radiculaires. (Tomes.)

racines non hypertrophiées de cette molaire achèvent leur évolution normale et suffisent à l'éruption de la dent. Le volume des odontomes radiculaires est d'ordinaire assez considérable; presque toujours l'extraction de la dent, sur laquelle siège la tumeur, entraîne l'extraction de l'odontome.

Il ne faut pas confondre les odontomes radiculaires avec les *exostoses du cément*, qui surviennent sur des dents complètement développées et ne forment jamais une tumeur considérable. J'ai parlé déjà de ces tumeurs, sur lesquelles je ne reviendrai pas.

Étiologie. — Les odontomes ne peuvent prendre naissance qu'à la période de développement des dents; c'est dire qu'*ils ne s'observent que chez des sujets encore jeunes*. Toutefois les odontomes des follicules surnuméraires peuvent, comme ces follicules eux-mêmes, se développer à l'âge adulte.

Les causes de ces tumeurs nous sont inconnues. Dans un cas de Fauchard, cité par Broca, le traumatisme a paru jouer un rôle.

Presque toujours les odontomes siègent sur les molaires, en particulier sur les grosses molaires. Seuls les odontomes coronaires circonscrits ont été vus sur les incisives. Dans l'immense majorité des cas, c'est la mâchoire inférieure qui est affectée, et jusqu'à présent les dents atteintes ont toujours été des dents permanentes.

Symptômes. — Pendant la *première période* de leur développement, les odontomes ne trahissent souvent leur présence par aucun symptôme. D'autres fois, les malades éprouvent, en un point de la mâchoire, un sentiment de gêne ou de tension, ou encore de vraies douleurs susceptibles de revêtir la forme névralgique.

Le début de la *seconde période* est marqué par l'apparition d'une tuméfaction, siégeant généralement dans la région des grosses molaires et dans un point rapproché du bord alvéolaire. Cette tuméfaction augmente lentement; en même temps, elle tend à se rapprocher du bord alvéolaire et à venir faire saillie sous la gencive. A la longue, les odontomes, comme beaucoup de tumeurs des mâchoires, peuvent écarter et amincir les parois osseuses qui les entourent, au point que celles-ci finissent par donner la sensation de crépitation parcheminée.

Si on examine l'état de la dentition, on constate d'ordinaire l'absence d'une ou de plusieurs dents. En effet, si les odontomes coronaires circonscrits et les odontomes radiculaires ne s'opposent pas généralement à l'éruption de la dent, dans tous les autres cas la dent atteinte d'odontome reste incluse dans la mâchoire. Il arrive même que la tumeur gêne l'éruption des dents voisines et que celles-ci manquent ou sont déviées de leur direction normale.

A une *troisième période*, la présence de l'odontome est signalée par des accidents inflammatoires. Le tissu osseux de la mâchoire, après être resté longtemps indifférent, finit par s'enflammer. Des douleurs se manifestent, une suppuration se déclare autour de l'odontome, et on voit survenir des fistules qui donnent issue au pus; souvent la mâchoire se nécrose partiellement. Exceptionnellement la destruction osseuse peut être suffisante pour livrer passage à l'odontome et permettre son expulsion.

Généralement ces trois périodes se succèdent avec une grande lenteur. La seconde période est celle qui présente la plus longue durée, la tumeur arrivée à un certain volume ayant une tendance à rester indéfiniment stationnaire.

Pronostic. — Les odontomes sont des tumeurs bénignes par elles-mêmes. Les phénomènes inflammatoires et la suppuration, qu'ils peuvent provoquer autour d'eux, constituent seuls une complication sérieuse. Mais cette complication est justiciable d'une opération, et l'extirpation des odontomes est d'ordinaire possible sans résection de la mâchoire.

Diagnostic. — Suivant la remarque de Broca, la notion qui doit, avant tout, guider le chirurgien, c'est celle de l'époque du début de la tumeur. *Tout néoplasme, qui se montre dans les mâchoires après l'achèvement de l'évolution dentaire, n'est certainement pas un odontome.*

Nous avons vu que les odontomes coronaires circonscrits et les odontomes radiculaires n'empêchent pas, en général, l'éruption des dents sur lesquelles ils siègent. Aussi l'*odontome coronaire circonscrit*, ou dent verruqueuse, que l'on aperçoit à l'extérieur, est-il d'un diagnostic facile; on reconnaît sans peine que la petite saillie latérale de la dent est en continuité directe avec la tuméfaction du bord libre du maxillaire, dans le cas où cette tuméfaction existe.

Les *odontomes radiculaires* sont déjà plus difficiles à diagnostiquer, à moins que l'on n'ait pu constater, avant la sortie de la dent, la présence, dans l'arcade alvéolaire, d'une tumeur dure qui persiste après l'éruption de la dent. En dehors de ces conditions, l'époque d'apparition de la tumeur, sa dureté, son siège feront songer à une relation avec le développement des dents; la présence de toutes les dents fera écarter l'hypothèse d'un odontome odontoplastique ou embryoplastique, et l'intégrité de la couronne éloignera l'idée d'un odontome coronaire; le diagnostic d'odontome radiculaire deviendra ainsi probable.

Le diagnostic des *odontomes odontoplastiques* et *embryoplastiques* et, en général, de tous les *odontomes qui restent cachés dans l'épaisseur des maxillaires*, offre souvent de grandes difficultés. Cependant les odontomes se distinguent des autres tumeurs solides des mâchoires par deux points : l'*âge auquel apparaît la tuméfaction* et l'*absence d'une ou de plusieurs dents*. Ces deux mêmes caractères sont de nature à faire songer à un *kyste dentifère*, et la distinction ne peut être faite d'une façon certaine que lorsque l'exploration directe de la tumeur est possible sous la peau ou sous la muqueuse; on reconnaît alors le kyste à sa fluctuation et l'odontome à sa dureté osseuse ou à sa consistance fibreuse.

Avant ce moment, il ne saurait être question que d'un diagnostic de probabilité, et Broca le base sur les considérations suivantes : Le kyste dentifère se développe de préférence du côté de la face antéro-externe du maxillaire, à une certaine distance du bord alvéolaire; tandis que l'odontome fait, en général, saillie sur les deux faces de l'os et tend à envahir le bord alvéolaire. D'autre part, le kyste dentifère, tout en empêchant l'éruption de la dent affectée, ne porte aucune atteinte à l'éruption des dents voisines; l'odontome, au contraire, entrave d'ordinaire l'éruption des dents qui suivent et même de celles qui précèdent. Enfin on a la ressource, dans la plupart des cas, de pratiquer une ponction exploratrice.

A une période tardive, après formation des fistules, l'exploration au stylet permet de constater l'existence d'un corps dur et mobile situé dans une cavité. Si on négligeait les antécédents, on pourrait songer à une nécrose; mais cette erreur serait sans importance au point de vue du traitement.

Traitement. — L'indication unique est d'*enlever la tumeur*, en respectant, autant que possible, l'os dans lequel elle s'est développée.

S'il s'agit d'un odontome coronaire circonscrit ou d'un odontome radiculaire, l'extraction de la dent malade suffit ordinairement. Tout au plus, sera-t-il nécessaire parfois de faciliter la sortie de la tumeur en réséquant une petite portion du bord alvéolaire.

Lorsque l'odontome est inclus dans l'épaisseur de l'os, on est obligé d'aller à sa recherche en enlevant une lame osseuse. On opérera de préférence par la bouche, en incisant la gencive et en attaquant le bord alvéolaire ou la lame externe du maxillaire; si la tumeur occupe la région des dernières molaires, on pourra se trouver forcé d'aborder l'os à la faveur d'une incision faite à la joue. Après énucléation de l'odontome, il sera prudent de ruginer la cavité osseuse qui le contient, de peur de laisser en place un fragment du néoplasme. Dans des cas exceptionnels, le volume de l'odontome et les désordres qu'il a occasionnés sont si considérables que la seule ressource est la résection du maxillaire ou même la désarticulation de toute une moitié de la mâchoire.

2° KYSTES DENTIFÈRES.

Historique. — Les kystes des mâchoires, bien que mentionnés par les anciens chirurgiens, ont été longtemps mal connus. Delpech, en 1816, a présenté sur ce sujet des considérations intéressantes, mais qui ne s'appliquent qu'à une seule variété, les *kystes radiculaires*, que j'étudierai dans un autre article.

On s'accorde généralement à faire dater de Dupuytren l'étude sérieuse des kystes des mâchoires. Puis viennent les travaux de Forget, dont les plus anciens remontent à 1840. Forget décrivit, le premier en France, les *kystes multiloculaires*.

En 1847, Guibout, reprenant une idée déjà émise par Diday, en 1839, soutint que certains kystes des mâchoires sont dus à un arrêt de développement du follicule dentaire; ce sont précisément les *kystes dentifères*, les seuls dont il soit question dans cet article. Broca, puis Magitot ont appuyé la même théorie, en ajoutant qu'il n'existe pas dans les mâchoires de kystes indépendants du système dentaire.

Plus récemment, Malassez s'est appliqué à démontrer une nouvelle théorie, qu'il a formulée dès 1874. D'après lui, les kystes dentaires, à quelque variété qu'ils appartiennent, se développent aux dépens des débris épithéliaux paradentaires. Les recherches toutes récentes d'Albarran viennent à l'appui des idées de Malassez.

Si cette nouvelle théorie venait à être confirmée définitivement, les divers kystes des mâchoires, à l'exception des kystes muqueux du sinus maxillaire (dont je n'ai pas à m'occuper), reconnaîtraient une même origine. Les différences, que l'on remarque entre eux, correspondraient à de simples variétés d'une seule et même affection. Toutefois, en l'absence de démonstration formelle de la théorie de Malassez, je me conformerai à l'usage et je décrirai isolément les *kystes dentifères*, les *kystes uniloculaires* et les *kystes multiloculaires*.

Les travaux relatifs aux kystes dentifères sont nombreux. Voici l'indication des plus importants d'entre eux :

DUPUYTREN, Kystes du maxillaire. In *Leçons orales de clin. chir.*, 2ᵉ édit. Paris, 1839, t. II, p. 129. — FORGET, Recherches sur les kystes des os maxillaires et leur traitement. Thèse de Paris, 1840. — GUIBOUT, Des kystes séreux qui se développent dans l'épaisseur des maxillaires, considérés spécialement au point de vue de leur diagnostic et de leur étiologie. In *Union méd.*, 1847, t. I, p. 449 et suiv. — STANLEY, Dentigerous cysts. In *Diseases of the bones*. London, 1849, pl. XVIII. — PAGET, Dentigerous cysts. In *Lectures on tumours*. London, 1853, p. 90. — FORGET, Mémoire sur les kystes des os maxillaires et leur traitement. In *Mém. de la Soc. de chir.*, 1853, t. III, p. 229. — BROCA, Traité des tumeurs. Paris, 1869, t. II, p. 55. — GUYON et MONOD, Kystes des maxillaires. In *Dict. encycl. des sc. méd.*, 2ᵉ sér., t. V, p. 414, 1872. — MAGITOT, Mémoire sur les kystes des mâchoires. In *Arch. gén. de méd.*, 1872, t. II, p. 349 et 681, et 1873, t. I, p. 154 et 437. — J. et CH. TOMES, Kystes dentigènes. In *Traité de chir. dent.*, trad. Darin. Paris, 1873. — RAYNAUD, Étude sur les kystes du maxillaire inférieur. Th. de Paris, 1873. — Kystes des mâchoires, communications diverses. In *Comptes rendus de la Soc. de biol.*, 1884, 8ᵉ série, t. I : MAGITOT, p. 173 et 174; MALASSEZ, p. 175 et 241; AGUILHON DE SARRAN, p. 184. — MALASSEZ, Sur l'existence d'amas épithéliaux autour de la racine des dents chez l'homme adulte et à l'état normal (débris épithéliaux paradentaires). In *Arch. de physiol.*, 1885, 3ᵉ série, t. V, p. 129. — MALASSEZ, Sur le rôle des débris épithéliaux paradentaires. In *Arch. de physiol.*, 1885; 3e série, t. V, p. 309 et t. VI, p. 579. — LAFORESTERIE, Essai historique et critique sur les kystes dentaires. Thèse de Paris, 1886-1887. — HEATH, Dentigerous cysts. In *Brit. med. Journ.*, 1887, t. I, p. 1319. — ALBARRAN, Kystes des mâchoires; anatomie pathologique, pathogénie et quelques points de clinique. In *Revue de chir.*, 1888, p. 429 et 716.

Anatomie pathologique. — Les *kystes dentifères*, appelés encore *kystes dentigères* ou *kystes folliculaires*, offrent ce caractère remarquable de contenir soit dans leur paroi, soit dans leur cavité, des dents ou bien des grains dans la composition desquels entrent l'ivoire ou l'émail.

Ces kystes sont habituellement uniques, parfois multiples. Leur volume est, en général, peu considérable; cependant on a vu de ces tumeurs qui dépassaient les dimensions du poing.

Les kystes dentifères sont plus fréquents à la mâchoire inférieure qu'à la mâchoire supérieure. Ils siègent ordinairement dans l'épaisseur des arcades alvéolaires, de préférence dans la région occupée par les molaires.

A la mâchoire inférieure, le kyste, en se développant, écarte les deux tables de l'os, mais en proéminant presque toujours du côté de la face externe du maxillaire. Cette paroi osseuse peut même être détruite, et le kyste se trouve alors en contact avec le tissu sous-muqueux. Quant au canal dentaire, il peut être refoulé, mais il est rare qu'il soit ouvert par le néoplasme.

A la mâchoire supérieure, le kyste fait saillie au-dessus de l'arcade alvéolaire et déforme la joue. En même temps, il refoule la paroi du sinus maxillaire. Dans quelques cas, on a vu la mince cloison osseuse, qui sépare le sinus d'avec les alvéoles, être détruite; dès lors, le kyste pénètre dans l'intérieur du sinus, qu'il ne tarde pas à distendre.

Les kystes dentifères peuvent se développer auprès d'une *dent hétérotopique*. Ils occupent alors les sièges les plus variés : la voûte palatine, le rebord orbitaire, l'apophyse montante du maxillaire supérieur, la branche montante du maxillaire inférieur, etc.

En général, l'adhérence de la poche kystique à l'os n'est pas intime et on arrive à l'en séparer facilement. Les dents, qui sont en rapport avec le kyste, peuvent rester intactes, ou, au contraire, être déviées et tomber.

Les kystes dentifères sont formés d'ordinaire par une seule loge, plus rarement par deux loges communiquant ou non entre elles. Leur *contenu* est un liquide, le plus souvent clair et filant; d'autres fois, le liquide est méliçérique, ou teinté en brun, ou laiteux; parfois même le contenu du kyste consiste dans une masse molle analogue à une agglomération d'œufs de poisson.

La *paroi des kystes* présente une épaisseur très variable suivant les points. Sa surface interne est rugueuse, mamelonnée, et offre généralement, *implantée dans la paroi, une dent*, dont la couronne fait saillie dans l'intérieur de la poche. Le plus souvent, il s'agit d'une dent molaire présentant les caractères d'une dent de remplacement; ailleurs, c'est une canine, ou plus rarement une incisive. Au lieu d'une dent unique, on a vu, dans la paroi du kyste, jusqu'à 15 ou 25 dents. Ces dents peuvent être irrégulières, plus ou moins rudimentaires, parfois réduites à de petites masses formées par les tissus qu'on rencontre dans les dents. Elles n'affectent pas toujours les rapports que j'ai indiqués; on a vu la couronne de la dent regarder l'os par sa face triturante, ou la dent se trouver incluse tout entière dans la paroi ; enfin il arrive que des dents soient libres dans la cavité du kyste.

La paroi des kystes est constituée par deux couches : une *couche externe conjonctive* et une *couche interne épithéliale*. Albarran a trouvé la couche épithéliale formée par un épithélium pavimenteux stratifié, à filaments d'union ; par places on voyait des cellules épithéliales étoilées, anastomosées par leurs prolongements (cellules adamantines) ; la paroi du kyste renfermait de nombreuses masses épithéliales de même nature. Dans le cas d'Albarran, une petite molaire, dont la couronne n'offrait pas de cavité pulpaire, était implantée dans la paroi ; dans le voisinage de cette dent se trouvait un petit kyste, de la grosseur d'un grain de millet, dont la structure reproduisait absolument celle du grand kyste. Albarran conclut de là que les kystes dentifères peuvent être proligères et récidiver, et que la récidive doit avoir lieu naturellement sous forme de kyste multiloculaire.

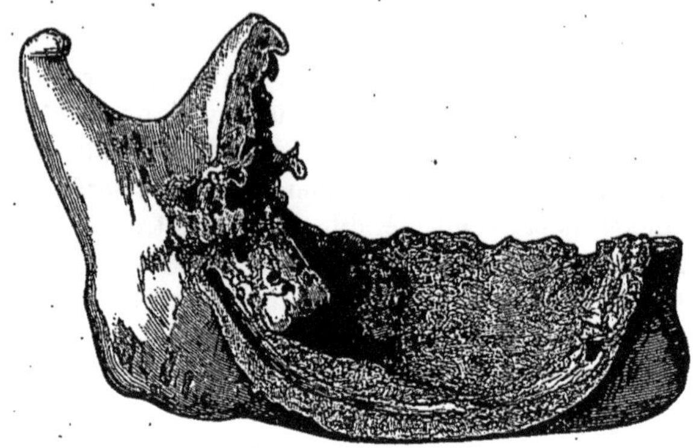

Fig. 51. — Kyste dentifère de la mâchoire inférieure contenant la dent de sagesse renversée. (Lisfranc.)

Étiologie. — Les kystes dentifères s'observent, en général, chez des sujets arrivés *à l'âge de la seconde dentition* et qui n'ont pas dépassé celui de l'éruption de la dernière molaire. Ils sont rares chez les enfants au-dessous de sept ans et chez les adultes au-dessus de trente ans. Il existe des exemples de kystes dentifères congénitaux.

Pathogénie. — Diday avait soutenu, dès 1839, que *les kystes dentifères sont en rapport avec le développement des dents* et reconnaissent pour cause soit une altération du bulbe dentaire, soit un épanchement intra-folliculaire. Cette théorie, admise par Forget et par Guibout, fut développée magistralement par Broca et dès lors généralement acceptée.

D'après Broca, l'intervalle compris entre le bulbe et la paroi du follicule, intervalle occupé normalement par l'organe de l'émail, peut former une cavité par suite du ramollissement de cet organe. Broca distingue *trois variétés de kystes*, suivant que cette transformation s'accomplit à une période plus ou moins avancée du développement de la dent. Si le kyste remonte à la période embryoplastique, le bulbe, atrophié par la pression du liquide, s'aplatit, s'étale sur la paroi du kyste, avec laquelle il peut même se confondre entièrement, et, à l'ouverture de la tumeur, on n'y trouve ni dent, ni rudiment de dent. Dans le kyste de la période odontoplastique, il n'existe que des rudiments de dents. Enfin le kyste de la période coronaire contient une couronne bien développée. Lorsqu'un kyste renferme plusieurs dents, cela tient, suivant Broca, soit à la fusion de plusieurs kystes, soit à la division d'un bulbe unique.

Guyon et Monod, qui admettent la théorie de Broca, font une exception pour ces kystes volumineux, qui s'étendent à toute une moitié de la mâchoire inférieure ou même à l'os tout entier, et dont le contenu est séreux ou purulent. D'après eux, il s'agit là d'une *ostéite raréfiante à marche lente, développée autour d'une dent retenue dans la mâchoire et jouant le rôle de corps étranger.* Cette hypothèse ne saurait s'accorder avec ce que l'on sait aujourd'hui sur le revêtement épithélial des kystes dentifères.

Malassez a adressé à la théorie de Broca de sérieuses objections. D'après lui, cette théorie explique mal la formation des kystes contenant plusieurs dents incluses. Elle permet encore plus difficilement de comprendre les kystes dans lesquels la dent ou les rudiments de dents se trouvent séparés de la cavité kystique par une couche conjonctive. Enfin elle n'explique pas comment des kystes dentifères uniloculaires ont pu donner lieu à des kystes multiloculaires plusieurs années après leur ouverture et l'extirpation de la dent incluse.

Malassez admet que *tous les kystes dentaires* (*non seulement les kystes dentifères, mais encore les autres variétés qu'il me reste à décrire*) *ont une même origine et proviennent des débris épithéliaux paradentaires.* Dès lors, il lui est facile d'expliquer les récidives et les transformations de ces kystes.

Dans le cas particulier des kystes dentifères, suivant la théorie de Malassez, les débris épithéliaux qui donnent naissance à un kyste sont voisins d'une dent en voie de formation. Si cette dent est très jeune, elle se trouve entravée dans son développement et reste rudimentaire. Si, au contraire, elle est déjà à la période de formation de la racine, elle va être amenée par sa poussée à percer la paroi kystique.

Albarran, qui défend les idées de Malassez, ajoute que l'on peut encore expliquer la présence des grains dentaires dans la paroi des kystes en supposant que quelques débris épithéliaux, aboutissant à un développement plus parfait, en sont le point de départ.

Albarran fait jouer, dans le développement des kystes dentifères, un rôle important à l'*iter dentis*, c'est-à-dire au canal osseux qui fait communiquer l'alvéole de la dent de remplacement avec la gencive. Ce canal contient le *gubernaculum*, formé lui-même par un trousseau fibreux, dans l'épaisseur duquel se trouvent des débris épithéliaux. Quand la racine de la dent de remplacement se développe, la dent suit, pour accomplir son éruption, le chemin que lui trace l'*iter dentis*, et cela d'autant plus facilement qu'à ce moment les débris épithéliaux s'hypertrophient, frayant ainsi sa route à la nouvelle dent. Or supposons que, par le fait d'une malformation, l'*iter dentis* soit oblitéré ou dévié. Au moment du développement de la racine, il arrivera, dit Albarran, que la dent ne trouvera plus un chemin tout formé, et qu'elle pressera sur le *gubernaculum*, amenant ainsi une prolifération exagérée des débris épithéliaux et la formation d'un kyste.

Cette théorie rend compte, d'après Albarran, de l'extrême rareté des kystes dentifères de la première dentition ; car à ce moment l'*iter* n'existe pas. De même, si ces kystes sont fréquents autour des dents hétérotopiques, ce fait s'explique par l'impossibilité où se trouve alors la dent d'effectuer sa poussée.

Entre ces théories opposées il n'est pas possible encore de se prononcer définitivement. Mais il faut reconnaître que la théorie paradentaire explique mieux les faits que la théorie folliculaire de Broca. C'est à elle que je me rallierai, tout en reconnaissant qu'elle se présente encore à nous comme une hypothèse et non comme un fait démontré.

Symptômes. — Les kystes dentifères sont rarement accompagnés de souffrances véritables. Ils provoquent parfois un sentiment de gêne ou de tension, ou encore des troubles fonctionnels.

La *tumeur* formée par le kyste proémine surtout vers la face antérieure des maxillaires. Tantôt elle est de faibles dimensions; tantôt elle augmente de volume, au point de déformer la face et de repousser les organes voisins. A mesure que le kyste se développe, il peut déterminer l'amincissement des parois osseuses qui l'entourent. Si l'os est réduit à une coque osseuse flexible, on percevra la crépitation parcheminée. A un degré plus avancé, la paroi osseuse disparaît, et on arrive à sentir la fluctuation. Ajoutons qu'on a indiqué comme un signe important la vascularisation marquée de la muqueuse au-devant de la paroi antérieure du kyste.

Marche. — Durée. — Terminaisons. — *Les kystes dentifères se développent d'ordinaire avec une extrême lenteur.* Ceux du corps du maxillaire supérieur restent longtemps inaperçus; au contraire, les kystes des arcades dentaires et ceux du maxillaire inférieur sont reconnus de bonne heure. Généralement les malades, ne souffrant pas, se présentent tardivement au chirurgien, par exemple à la suite d'un accroissement subit de leur tumeur.

Abandonnés à eux-mêmes, les kystes dentifères ont une durée presque indéfinie; les termes de dix, quinze ans ne sont pas rares. Ils s'accroissent peu à peu, et, en l'absence d'intervention, ils finiraient probablement par s'ouvrir et par rester fistuleux. Ou bien le kyste suppure et la collection se fait jour à l'extérieur. Mais ni l'ouverture spontanée, ni l'incision d'un kyste dentifère ne suffisent à en amener la guérison; il est nécessaire que la poche et la dent soient extirpées complètement.

Un point important de l'histoire de ces tumeurs est la possibilité d'une *récidive*, et la tumeur récidivée n'est pas toujours semblable à la tumeur primitive. Ainsi un kyste dentifère peut récidiver sous forme de kyste multiloculaire. Cette particularité se trouve parfaitement expliquée par la théorie paradentaire, qui attribue une seule et même origine à tous les kystes des mâchoires. La possibilité des récidives montre combien il est important d'extirper la totalité du kyste.

Diagnostic. — Les kystes dentifères ne sauraient être confondus avec une *tumeur maligne* : la lenteur de leur développement, leur forme circonscrite, l'absence de douleurs vives, l'absence d'engorgement ganglionnaire et la conservation de la santé générale sont autant de circonstances qui feront éviter une pareille erreur.

On arrivera donc à conclure à l'existence d'une *tumeur bénigne*. Mais, tant que la fluctuation n'est pas perceptible, il n'est pas possible d'affirmer qu'il s'agit d'un kyste. Cependant, même en l'absence de fluctuation, un signe de la plus haute importance peut mettre sur la voie du diagnostic : ce signe, c'est l'*absence d'une dent du côté de la mâchoire où siège le kyste*.

En effet, quelle que soit la théorie par laquelle on explique la formation des kystes dentifères, un fait certain, c'est qu'à ces kystes correspond une dent arrêtée dans son évolution ; cette dent n'accomplit pas son éruption et manque à la rangée dentaire. Or cette particularité ne se remarque ni dans les autres kystes des mâchoires, ni dans les tumeurs solides, à l'exception des odontomes.

Plusieurs causes d'erreur doivent toutefois être évitées. On doit s'assurer d'abord qu'aucune dent n'a été arrachée. D'un autre côté, le système dentaire peut paraître complet, bien qu'en réalité une dent ait été arrêtée dans son évolution ; c'est quand la dent de lait, correspondante à la dent de seconde dentition arrêtée dans son évolution, a persisté. Enfin, si le kyste correspond à une dent surnuméraire, le système dentaire est complet.

Il importe, d'ailleurs, de se rappeler que les kystes dentifères, de même que les odontomes, commencent à se développer, en général, *à l'âge de la seconde dentition*.

Il résulte de ces considérations que les kystes dentifères peuvent être confondus surtout avec les *odontomes*. Ainsi que je l'ai fait remarquer déjà à l'occasion de ces dernières tumeurs, le diagnostic n'est facile qu'autant que l'enveloppe osseuse s'est laissé détruire par la tumeur et que celle-ci peut être explorée directement sous la peau ou sous la muqueuse. Avant ce moment, le diagnostic reste incertain ; mais on devra tenir compte des remarques suivantes, faites par Broca. L'odontome tend à envahir le bord alvéolaire et à faire saillie sur les deux faces de l'os ; le kyste dentifère siège à une certaine distance du bord alvéolaire et se développe plutôt du côté de la face antéro-externe du maxillaire. L'odontome ne se borne pas, comme le kyste, à empêcher l'éruption de la dent atteinte ; il entrave d'ordinaire l'éruption de quelques dents voisines. Enfin, on a généralement la ressource de pratiquer une ponction exploratrice.

Traitement. — Il est bien établi aujourd'hui que les kystes dentifères peuvent récidiver, et que cette récidive est loin d'être toujours sans gravité. La conséquence, qui découle de ce fait, est que l'*ablation* du kyste doit être préférée aux méthodes de traitement moins radicales, telles que le drainage, l'incision, l'excision, etc.

Si l'extirpation totale de la poche, avec la dent qu'elle renferme, n'est pas possible, on enlèvera du moins la dent et la plus grande partie du kyste, et on aura soin de racler ou de cautériser la portion restante. Cette opération nécessitera le plus souvent l'excision d'une certaine étendue de la coque osseuse qui entoure le kyste. Mais il est rare qu'une véritable résection de la mâchoire soit indiquée ; on n'y aura recours que dans des cas exceptionnels, dans lesquels les désordres sont considérables.

3° KYSTES UNILOCULAIRES

Les kystes, que j'étudierai dans cet article, sont ceux que Delpech a décrits dès 1816. Forget les a nommés *kystes alvéolo-dentaires*. Ce sont les *kystes périostiques* de Magitot, *odontopathiques* de Duplay, *radiculaires* d'Aguilhon de Sarran, *radiculo-dentaires* de Malassez.

L'histoire des théories successives, par lesquelles on a expliqué leur formation, trouvera sa place quand je m'occuperai de leur pathogénie. Je me contenterai ici de citer quelques travaux relatifs à cette forme de kystes :

Delpech, Kystes dentaires. In *Précis des maladies réputées chirurg.* Paris, 1816, t. III, p. 440, et in *Clinique chir.* Montpellier, t. II, p. 118. — Forget, Recherches sur les kystes des os maxillaires et leur traitement. Thèse de Paris, 1840. — Forget, Mémoire sur les kystes des os maxillaires et leur traitement. In *Mém. de la Soc. de chir.*, 1853, t. III, p. 229. — Magitot, Essai sur la pathogénie des kystes des mâchoires. In *Gaz. des hôp.*, 1869, p. 245. — Magitot, Mémoire sur les kystes des mâchoires. In *Arch. gén. de méd.*, 1872, t. II, p. 349 et 681, et 1873, t. I, p. 154 et 437. — Reclus, De l'épithélioma térébrant du maxillaire supérieur. In *Progrès médical*, 18 nov. et 2 déc. 1876. — Charvot, Étude clinique sur les kystes périostiques de la mâchoire supérieure. In *Archives générales de médecine*, 1881, t. I, p. 414 et 565. — Aguilhon de Sarran, Note sur la pathogénie des kystes des mâchoires. In *Bull. de la Soc. de biol.*, 5 avril 1884. — Malassez, Sur le rôle des débris épithéliaux paradentaires. In *Arch. de physiol.*, 1885, 3e série, t. V, p. 309, et t. VI, p. 379. — Magitot, Du drainage métallique à faible diamètre dans le traitement des kystes des mâchoires. In *Congrès français de chirurgie*, 2e session, 1886, p. 622. — David, Pathogénie des kystes radiculaires des dents adultes. In *Odontologie*, 1886, p. 517, et 1887, p. 5. — Albarran, Kystes des mâchoires; anatomie pathologique, pathogénie et quelques points de clinique. In *Revue de chir.*, 1888, p. 429 et 716.

Anatomie pathologique. — Les *kystes uniloculaires*, dont il est question ici, sont les kystes des maxillaires à une seule loge et ne contenant ni dent, ni rudiment de dent.

Les auteurs distinguent deux variétés de ces kystes : les uns sont en rapport avec une racine dentaire, et c'est à eux qu'on a appliqué les dénominations de *kystes alvéolo-dentaires*, *périostiques*, *odontopathiques*, *radiculaires*, *radiculo-dentaires;* les autres ne présentent pas de rapport direct avec les dents. Les recherches modernes tendent à démontrer que cette distinction n'est pas justifiée. Aussi réunirai-je ces deux variétés de kystes dans une description commune.

Les kystes uniloculaires sont plus fréquents à la mâchoire supérieure qu'à la mâchoire inférieure. Ils semblent se développer plus souvent au voisinage des incisives et des canines qu'au voisinage des molaires.

Les kystes uniloculaires *naissent presque toujours dans la membrane alvéolo-dentaire*, plus spécialement dans sa partie profonde, près du sommet de la racine. Dans certains cas, leur point de départ est un peu plus excentrique; mais constamment ils sont logés, au début de leur évolution, dans le bord alvéolaire de la mâchoire.

Il n'est pas rare de voir un de ces kystes attaché à la racine d'une dent qu'on vient d'enlever; tantôt cette poche, dont le volume peut atteindre celui d'une noisette, se trouve appliquée immédiatement contre la dent, soit latéralement, soit sur toute la périphérie de la racine; tantôt elle lui est rattachée par un pédicule plus ou moins long.

Ces petits kystes se développent lentement; bientôt ils sont logés trop à l'étroit dans la cavité alvéolaire, et, grâce à une ostéite qui fait disparaître les cloisons osseuses, ils arrivent à occuper une loge en rapport avec leur volume. D'ordinaire moins considérables que les kystes dentifères, rarement plus gros qu'une noix, ils peuvent atteindre exceptionnellement des dimensions énormes; dans un cas de Dupuytren, un de ces kystes avait le volume d'une tête d'enfant. A la mâchoire supérieure, le néoplasme pénètre quelquefois dans l'intérieur du sinus maxillaire; en général, il se borne à refouler la paroi du sinus.

Souvent piriforme, d'autres fois arrondie ou un peu bosselée, la poche kystique présente parfois une *paroi* très épaisse. Son *contenu* est ordinairement clair et légèrement filant, plus rarement butyreux ou purulent. Dans quelques cas, la cavité kystique est presque entièrement remplie par des fongosités implantées sur ses parois. Quand le kyste est volumineux, sa paroi est d'habitude mince et souple, sa surface interne lisse et unie.

Dans les kystes non pédiculés, la paroi se continue avec le ligament alvéolo-dentaire; mais, *du côté de la dent, cette paroi fait presque toujours défaut*, en sorte que la racine dentaire se voit à nu dans la cavité kystique; la racine est alors rugueuse et a subi un travail de résorption plus ou moins marqué. Cependant cette disposition n'est pas constante, et on a vu des kystes sessiles, petits ou grands, qui se trouvaient séparés de la racine dentaire par une portion plus ou moins épaisse du tissu ligamenteux, ou même par une couche osseuse. Dans les kystes pédiculés, l'extrémité dentaire du pédicule se continue avec la membrane alvéolo-dentaire.

La *structure* des petits kystes qui se laissent arracher avec une dent (*kystes appendiculaires* d'Albarran) a été étudiée avec soin par Malassez. Les parois de la poche sont constituées par du tissu conjonctif, dont les lamelles se confondent, au niveau de leur insertion sur la dent, avec les fibres de la membrane alvéolo-dentaire. Les couches les plus internes de la paroi sont plus riches en éléments cellulaires et forment parfois des végétations. Enfin *la surface interne du kyste est tapissée, sauf au niveau de la dent, par une couche épithéliale* se continuant avec des prolongements épithéliaux cylindriques ou ramifiés qui s'enfoncent dans l'épaisseur de la paroi.

Les cellules de l'épithélium sont pavimenteuses et présentent des filaments d'union, qui les font ressembler aux cellules centrales de l'organe de l'émail. D'ailleurs, l'épithélium offre plusieurs couches, dont les plus profondes sont formées par des cellules malpighiennes ou adamantines, et les plus superficielles par ces mêmes cellules aplaties parallèlement à la surface.

Albarran, qui a eu l'occasion d'examiner de grands kystes uniloculaires, a montré que leur structure est semblable à celle des kystes appendiculaires. Toutefois leur épithélium présente des caractères moins tranchés, à cause de l'aplatissement des cellules qui le forment, et les masses épithéliales contenues dans la paroi sont plus clair-semées

Étiologie. — L'*âge* des sujets est important à considérer. Les kystes uniloculaires s'observent plus souvent ou au moins aussi souvent chez les adultes que chez les enfants ou les adolescents.

Ils se développent d'ordinaire à la suite d'une *lésion dentaire* ou d'une *opération pratiqué sur les dents*.

Pathogénie. — Si nous considérons d'abord les opinions relatives à la *pathogénie des petits kystes appendiculaires*, nous voyons que Delpech faisait naître ces kystes *dans l'épaisseur du cordon vasculo-nerveux, qui aborde le sommet de la racine*. Cette explication ne saurait être admise.

Une autre théorie, ou *théorie périostique*, a été émise, en 1869, par Magitot. D'après elle, les kystes appendiculaires seraient le résultat d'une inflammation de la membrane alvéolo-dentaire. Une inflammation violente donnerait lieu à un épanchement de pus et à la formation d'un abcès entre la membrane et la dent; tandis qu'une inflammation lente aurait pour effet la production d'un liquide séreux entre la dent et le ligament alvéolo-dentaire, et, par conséquent, la constitution d'un kyste. Lorsque (ce qui est fréquent) la dent en contact avec le kyste est le siège de lésions (carie pénétrante, fracture), la théorie périostique oblige à admettre qu'une production accidentelle de dentine ou une obturation intempestive sont venues clore le canal central de la pulpe ainsi ouvert et s'opposer à l'effusion du liquide au dehors; et, en effet, ces conditions se trouvent assez souvent réalisées.

Les idées de Magitot furent d'abord admises; mais les objections ne tardèrent pas à se présenter. D'abord il fut démontré que la membrane alvéolo-dentaire est plutôt un ligament et qu'elle se continue avec la substance fondamentale du cément sous forme de fibres de Sharpey; dès lors, un liquide ne saurait se collecter entre le ligament et le cément, car tout naturellement il irait se répandre entre les fibres du ligament en les dissociant. En second lieu, la théorie périostique n'explique pas les cas dans lesquels le kyste est séparé de la racine par une épaisseur de tissu conjonctif. Enfin cette théorie est passible d'une objection capitale: d'où naît l'épithélium qui revêt les kystes?.

Pour répondre à cette dernière objection, Magitot a donné successivement trois explications : l'épithélium naît par genèse; il provient d'une couche épithéliale qui existerait entre le ligament alvéolo-dentaire et la dent (couche dont l'existence n'a pu être démontrée); il résulte d'une transformation des cellules conjonctives. Mais aucune de ces hypothèses n'est vraisemblable.

Verneuil est arrivé, en 1876, à une théorie que Reclus a exposée, la même année, au Congrès de l'Association française pour l'avancement des sciences, tenu à Clermont (*Progrès médical*, 18 novembre et 2 décembre 1876). Verneuil admet que, parmi les nombreux *bourgeons épithéliaux* qui se trouvent dans les gencives à l'époque de la première formation des dents, un certain nombre peuvent persister chez l'adulte et *se convertir, à un moment donné, en kystes par une simple production de sérosité à leur intérieur*.

Vers la même époque, Malassez poursuivait ses recherches, qui le conduisirent à une théorie analogue. Malassez démontra que, *dans les fongosités radiculo-dentaires, il existe souvent des masses épithéliales reproduisant tous les caractères des débris épithéliaux paradentaires* et formées apparemment par ces débris hypertrophiés; parfois *ces masses épithéliales se creusent d'une petite cavité* représentant un kyste en miniature. Or la paroi des kystes appendiculaires présente des traînées et des masses épithéliales absolument semblables à celles qu'on observe dans les fongosités des racines, et la cavité de ces kystes est tapissée de cellules identiques à celles des kystes-miniature. Il est donc évident que *le kyste appendiculaire représente un stade avancé du développement des petits kystes.*

On sait que, la plupart du temps, les kystes appendiculaires siègent à l'extrémité de la racine. Cette particularité s'explique par ce fait que, les kystes étant presque toujours en rapport avec des dents cariées, les micro-organismes, qui pénètrent en suivant le canal dentaire provoquent l'irritation des débris paradentaires les plus voisins, c'est-à-dire de ceux qui occupent les parties les plus profondes de la membrane alvéolo-dentaire.

Comment se fait-il, d'autre part, que la racine dentaire se trouve le plus souvent à nu dans la cavité du kyste? C'est que l'épithélium, en se développant, tend à s'insinuer entre le cément et la membrane alvéolo-dentaire. Si le débris irrité, point de départ du kyste, est éloigné de la racine, il aura un développement plus excentrique, et la racine de la dent ne fera pas saillie dans l'intérieur du kyste.

La théorie que je viens d'exposer est déduite scientifiquement de recherches positives et donne une explication satisfaisante des faits observés. Aussi tend-elle à être généralement acceptée.

Je ne ferai donc que citer la théorie émise, en 1884, par Aguilhon de Sarran. D'après cet auteur, *la paroi du kyste serait de nouvelle formation* et pourrait être comparée aux parois d'enkystement, qui se produisent autour des corps étrangers; *quant à l'épithélium, il proviendrait de l'endothélium des nombreux vaisseaux*, qui se rendent à l'extrémité de la dent.

Les détails qui précèdent s'appliquent aux petits kystes appendiculaires. La *pathogénie des kystes uniloculaires non appendiculaires* a été expliquée de plusieurs façons. Les kystes, même volumineux, survenus chez l'adulte et en rapport avec une racine dentaire, ont été considérés comme des *kystes appendiculaires plus développés*. Mais une explication différente a dû être cherchée pour les kystes uniloculaires qui ne sont pas en rapport direct avec une racine de dent.

Lorsque ces derniers débutent avant la fin de l'évolution dentaire, on a admis qu'ils proviennent de la *dilatation d'un follicule dentaire;* ils constitueraient le groupe des *kystes de la période embryoplastique* de Broca.

Gosselin (*Clinique chirurgicale*, 1879, t. III, p. 268) a expliqué de la manière suivante les kystes développés au voisinage de dents sorties depuis longtemps. D'après lui, les mâchoires peuvent éprouver, au voisinage d'une racine altérée, une lésion se traduisant par la formation de sérosité dans l'épaisseur de l'os; cette *ostéite séreuse* serait un diminutif de l'ostéite purulente, que les dents produisent si fréquemment.

Mikulicz (*Beitrag zur Genese der Dermoïde am Kopfe*. In *Wiener med. Woch.*, 23-30 sept. et 7 oct. 1876, p. 952, 983 et 1004), ayant observé un kyste séparé d'une racine dentaire par une coque osseuse et par la paroi kystique, le regarda comme un *kyste dermoïde, dû à un renversement et à une inclusion du feuillet externe*, lesquels se seraient produits pendant la période fœtale.

Parmi ces diverses théories, celle de Gosselin n'est plus soutenable depuis que l'on connaît la présence constante d'un revêtement épithélial tapissant la cavité kystique. Quant aux autres théories, elles ne s'appuient sur aucun argument probant.

Au contraire, tout porte à admettre, avec Malassez, que *les kystes uniloculaires non appendiculaires ont la même origine que les petits kystes appendiculaires*, et qu'ils naissent des débris paradentaires, aussi bien chez l'adulte que chez l'enfant. Ces débris, au lieu de se trouver au voisinage de la racine d'une dent sortie, comme dans les kystes soi-disant périostiques, seraient à une certaine distance des dents, de telle sorte que les kystes qui en dérivent pourraient prendre tout leur développement sans jamais venir au contact des dents. Il est possible, d'ailleurs, que des kystes uniloculaires, primitivement indépendants de toute racine, arrivent, en se développant, à se mettre en contact avec une racine et même à être percés par elle.

En résumé, *les kystes uniloculaires appendiculaires ou non appendiculaires semblent reconnaître la même origine que les kystes dentifères*, dont j'ai parlé dans le précédent article. Dans les kystes dentifères, les débris épithéliaux, point de départ du kyste, sont voisins d'une dent en voie de formation. Dans les kystes uniloculaires, ces débris sont voisins de la racine d'une dent sortie, ou se trouvent à une certaine distance des dents.

Symptômes et diagnostic. — Les kystes uniloculaires se développent ordinairement *à la suite d'une carie dentaire ou d'une opération pratiquée sur les dents;* ce sont ces causes qui produisent l'irritation nécessaire au développement des kystes. Le plus souvent, il existe des *douleurs* plus ou moins vives, siégeant soit dans une des moitiés de la face, soit au niveau de l'alvéole atteint.

Les caractères présentés par la *tumeur* sont semblables à ceux des kystes dentifères; mais le volume des kystes uniloculaires est d'ordinaire moindre. La *marche* des kystes uniloculaires est également lente; de même que les kystes dentifères, ils peuvent finir par s'ouvrir ou par suppurer. Enfin on a observé des *récidives* du néoplasme, soit sous forme de kyste uniloculaire, soit sous forme de kyste multiloculaire ou d'épithélioma solide.

Le *diagnostic* des kystes uniloculaires est parfois difficile. Les circonstances dans lesquelles ils se développent et les douleurs qui les accompagnent peuvent faire croire à l'existence d'un *abcès dentaire*, et bien souvent ils ne sont reconnus que lorsqu'on arrache la dent, à laquelle ils se trouvent appendus. Une ponction exploratrice sera indiquée dans les cas douteux.

Bien que les douleurs fassent partie du cortège symptomatique habituel des kystes uniloculaires, la lenteur de leur développement, leur forme circonscrite, l'absence d'engorgement ganglionnaire, la conservation de la santé générale empêcheront qu'on les confonde avec une *tumeur maligne*. Mais, tant que la fluctuation n'est pas perceptible, il est très difficile de poser un diagnostic précis.

Cependant l'existence d'une dent cariée au voisinage de la tumeur est un argument en faveur d'un kyste uniloculaire. D'autre part, si le système dentaire est au complet, on ne se trouve pas en présence d'un *kyste dentifère*, à moins que celui-ci ne soit en rapport avec une dent surnuméraire. On se rappellera, d'ailleurs, que, si les kystes uniloculaires se voient à tout âge, les kystes dentifères (de même que les *odontomes* inclus dans la mâchoire) ne surviennent guère qu'au moment de la seconde dentition ou du développement de la dent de sagesse.

L'*hydropisie du sinus maxillaire* pourrait être confondue avec un kyste volumineux de la mâchoire supérieure. D'après Verneuil, l'hydropisie du sinus se reconnaît à ce caractère que la dilatation se fait autant du côté des fosses nasales que du côté de la voûte palatine ou de l'orbite. Mais il peut en être de même dans les cas où le kyste a pénétré dans le sinus et lui a fait subir une dilatation excentrique. L'existence d'une hydropisie du sinus ne devra donc être considérée comme probable que si l'on constate, en même temps que la dilatation du sinus, l'absence de lésion dentaire dans son voisinage.

D'une manière générale, la *ponction exploratrice*, quand elle est praticable, est de nature à éclairer le diagnostic. Lors même que le contenu de la poche serait trop épais pour s'écouler au dehors, le trocart promené dans la cavité du kyste fournirait des renseignements utiles.

Traitement. — Quand un petit kyste appendiculaire se trouve arraché en même temps que la dent à laquelle il adhère, cela peut suffire à amener la guérison. Les kystes plus volumineux ont été traités par diverses méthodes, parmi lesquelles le drainage à l'aide de drains incompressibles et la résection de la paroi externe du kyste ont été les procédés jugés les meilleurs.

Mais on sait aujourd'hui que les kystes uniloculaires, de même que les kystes dentifères, sont susceptibles de récidiver et que les récidives ne sont pas sans gravité. Le seul traitement rationnel de ces kystes consiste donc dans l'*extirpation aussi complète que possible de la poche.* Toutefois les dents en rapport avec les kystes pourront quelquefois être conservées.

4° KYSTES MULTILOCULAIRES

Les *kystes multiloculaires* des mâchoires, désignés encore sous les noms de *maladie kystique* ou d'*épithéliome kystique multiloculaire* des mâchoires, sont des néoplasies macroscopiquement composées de plusieurs poches kystiques et dans lesquelles l'élément kyste domine par rapport au stroma. Cette définition, que j'emprunte à Albarran, élimine tout à la fois les kystes uniloculaires qui renferment dans leur paroi une ou deux cavités microscopiques et les tumeurs solides contenant des kystes.

Historique. — Cette affection a été signalée pour la première fois par Cusack (*Dublin Hosp. Rep.*, 1826, vol. IV, p. 29). En France, la première observation a été rapportée par Forget (*Recherches sur les kystes des os maxillaires et leur traitement.* Thèse de Paris, 1840).

Depuis cette époque, les faits publiés se sont multipliés à tel point que Bernays (*Medical Record*, 1885, t. XXVIII, p. 1) a pu réunir 122 cas de kystes multiloculaires. Je rapporterai, à l'occasion de la pathogénie, les opinions successivement émises pour expliquer la formation de ces kystes.

Anatomie pathologique. — Les kystes multiloculaires sont *incomparablement plus fréquents à la mâchoire inférieure* qu'à la mâchoire supérieure. Ils atteignent d'ordinaire un *volume* considérable, envahissant la moitié de la branche horizontale du maxillaire inférieur, parfois la branche montante jusqu'au-dessous du condyle, plus rarement la presque totalité de l'os. On a vu de ces kystes arrivés au volume d'une tête d'enfant. Nés au centre du maxillaire, ils écartent les deux tables de l'os, qu'ils détruisent plus ou moins, et ils repoussent ou font tomber les dents; le bord inférieur de l'os résiste habituellement.

La *tumeur* est bosselée, irrégulière, osseuse par places, fluctuante ailleurs. Lorsqu'on y pratique une coupe, on aperçoit un nombre plus ou moins considérable de kystes, les uns grands, les autres petits. Ces poches kystiques communiquent entre elles; elles sont tapissées par une membrane souvent pulpeuse, rouge, vasculaire, et leur contenu peut présenter toutes les variétés observées dans les autres kystes des mâchoires. Le plus souvent, les kystes sont séparés par des travées formées par un tissu ferme et, en certains points, par des cloisons osseuses; celles-ci peuvent être assez nombreuses pour donner au maxillaire macéré un aspect alvéolaire; de même, la partie solide de la tumeur peut dominer dans un point déterminé. Enfin les poches kystiques sont quelquefois, tout comme les kystes uniloculaires, en rapport avec des racines dentaires qui se trouvent à nu dans la cavité.

Au point de vue histologique, le stroma de la tumeur est formé par du tissu fibreux et par des lamelles osseuses; par places, ce tissu fibreux est riche en éléments cellulaires. Le stroma contient de nombreuses *productions épithéliales* sous forme de cordons, de tubes irrégulièrement anastomosés, de masses irrégulières et de kystes microscopiques. Ces productions se rattachent à deux types : le type pavimenteux et le type adamantin.

Dans les productions du *type épithélial pavimenteux*, on voit des cellules polygonales avec ou sans filaments d'union. Certaines productions épithéliales présentent à leur périphérie une couche unique de cellules allongées, le centre de la masse étant formé par des cellules polygonales. Des globes épidermiques peuvent se rencontrer dans les kystes multiloculaires.

Dans les productions du *type adamantin*, les masses épithéliales offrent une rangée périphérique de cellules cylindriques et une partie centrale formée par de petites cellules indifférentes ou par des cellules étoilées semblables à celles du tissu muqueux épithélial de l'organe de l'émail. Parfois on rencontre une couche d'émail entre les cellules épithéliales et la paroi conjonctive du kyste.

Les petits kystes disséminés dans le stroma ont une structure analogue à celle des productions épithéliales pleines. Il en est de même des grands kystes; mais, dans ces derniers, le revêtement épithélial présente des modifications dues à l'aplatissement des éléments par le liquide contenu dans la cavité.

Étiologie. — Les kystes multiloculaires des mâchoires se développent à tout *âge*. On les a rencontrés chez des enfants et chez des vieillards; mais il semble qu'ils soient plus fréquents vers l'âge de vingt ans.

On a noté comme cause déterminante du néoplasme l'existence de *lésions dentaires*, de la carie en particulier. D'autre part, ainsi que je l'ai fait remarquer dans les articles précédents, les kystes dentifères et les kystes uniloculaires peuvent récidiver sous forme de kystes multiloculaires.

Pathogénie. — Les théories émises sur la pathogénie des kystes multiloculaires sont nombreuses.

Lorsque je me suis occupé de la pathogénie des kystes uniloculaires, j'ai mentionné la théorie de Gosselin, qui explique la formation de ces kystes par une *ostéite séreuse*. Cette théorie, du reste inadmissible, a été appliquée par quelques auteurs aux kystes multiloculaires.

Denucé et Magitot ont considéré les kystes multiloculaires comme des *kystes folliculaires*. Magitot (*Arch. gén. de méd.*, 1872, t. XX, p. 399 et 680, et 1873, t. XXI, p. 157 et 437; *Bull. de la Soc. de chir.*, 1878, p. 410 et 437) suppose que plusieurs follicules dentaires deviennent simultanément kystiques, ou bien qu'un follicule kystique se cloisonne ultérieurement, ou encore que des débris épithéliaux déterminent une néoformation de follicules dentaires qui deviennent kystiques.

Kolaczek (*Arch. f. klin. Chir.*, Bd. XXI, p. 442, 1877), ayant eu l'occasion d'observer un kyste multiloculaire de la mâchoire inférieure, l'a regardé comme congénital et l'a rapporté à une *formation hétérotopique suivant le type glandulaire*.

Busch (*Berliner klin. Woch.*, 1877) croit (comme Mikulicz, pour les kystes uniloculaires) qu'il s'agit d'une *invagination du feuillet externe*, qui serait resté emprisonné dans la gencive.

D'après Falkson (*Arch. f. path. Anat.*, Bd. LXXVI, p. 505, 1879), les kystes multiloculaires ont pour point de départ un *développement anormal d'une partie de l'organe de l'émail*.

Pour Malassez (*Arch. de physiologie*, 1885, t. II, p. 397), *les débris paradentaires sont l'origine des kystes multiloculaires*, comme de tous les autres kystes des mâchoires. Malassez estime que les débris les plus superficiels donnent plus volontiers naissance à des productions épithéliales pavimenteuses, tandis que les débris profonds sont le point de départ des néoformations adamantines.

Enfin une dernière théorie a été émise par Eve (*Brit. med. Journal*, 1883, t. I, p. 1) et n'a pas tardé à être acceptée par Heath et par la plupart des auteurs anglais. Eve a vu des prolongements épithéliaux de la gencive, dont le centre avait subi une dégénérescence analogue à celle des kystes, et il a constaté, dans certains kystes multiloculaires, la continuité des masses épithéliales de la tumeur avec l'épithélium proliféré de la gencive. Il a conclu de là que *les kystes multiloculaires proviennent de l'épithélium de la gencive*.

Parmi toutes ces théories, les deux dernières sont certainement celles qui se basent sur les arguments les plus sérieux. Toutefois la théorie d'Eve ne saurait expliquer la formation des kystes développés au centre de la mâchoire, alors que l'épithélium de la gencive est normal. La théorie de Malassez, au contraire, rend parfaitement compte de ces faits; seule aussi, elle explique d'une façon satisfaisante les cas dans lesquels un kyste dentifère ou un kyste uniloculaire récidive sous forme de kyste multiloculaire.

Albarran (*Revue de chir.*, 1888, p. 741), tout en admettant la théorie paradentaire pour certains kystes multiloculaires, pense que ces kystes peuvent naître également de l'épithélium de la gencive. A l'appui de son opinion, Albarran dit que, dans un cas d'épulis, il a vu des prolongements partis de l'épithélium de la gencive et ayant subi la transformation adamantine.

Bien qu'on ne puisse émettre sur cette question que des hypothèses, il me paraît rationnel d'admettre, pour les kystes multiloculaires, une *origine unique : les débris paradentaires*. Lorsqu'il existe des prolongements épithéliaux de la gencive s'enfonçant dans la tumeur, ces prolongements ne joueraient qu'un rôle accessoire, comme le croit Malassez, et seraient le produit du même processus pathologique, qui agirait à la fois sur les débris paradentaires et sur l'épithélium gingival.

D'après cette manière de voir, *tous les kystes des mâchoires, quelle que soit leur forme, reconnaissent une seule et même origine.*

Symptômes. — Dans la grande majorité des cas, la *tumeur* naît dans la partie centrale d'une moitié du maxillaire inférieur et se développe surtout du côté externe de l'os. Assez régulière d'aspect, bosselée à la palpation, elle présente une consistance variable suivant les points et selon l'état de la lame osseuse. Ainsi on peut percevoir de la dureté, de la crépitation parcheminée, de la fluctuation.

Le *développement* de ces kystes est extrêmement lent, et leur évolution est celle des tumeurs bénignes. La *durée* de la maladie se chiffre par des années (parfois quinze et même vingt ans). En dehors des *douleurs dentaires*, les kystes multiloculaires n'occasionnent que rarement des souffrances ; ils n'adhèrent pas aux téguments ; les ganglions restent indemnes, et la santé générale n'est altérée que si le néoplasme, par son énorme volume, refoule le plancher de la bouche, gêne la respiration et la déglutition et rend l'alimentation difficile. Parfois une ou plusieurs poches s'ouvrent dans la bouche ou du côté de la peau, et les ouvertures peuvent rester fistuleuses.

Dans certains cas, *après une longue période de bénignité, le kyste prend les allures d'une tumeur maligne*. La partie solide de la tumeur se développe d'une façon prépondérante, et le kyste devient un sarcome ou un épithéliome. Cette transformation s'observe surtout dans les cas où les kystes multiloculaires ont récidivé.

La *récidive* se présente soit sous une forme semblable à celle de la tumeur primitive, soit sous la forme d'une tumeur solide sarcomateuse ou épithéliale, contenant un plus ou moins grand nombre de kystes. Il n'est pas rare que l'on observe des récidives multiples, parfois séparées les unes des autres par des intervalles de quelques années (douze ans dans un cas de Letenneur). Enfin la *généralisation* du néoplasme a été vue par Heath (*Brit. med. Journal*, 1887, t. I, p. 1322) à la suite de plusieurs récidives.

Diagnostic. — Les kystes multiloculaires peuvent être confondus avec un *cystosarcome*, et les difficultés du diagnostic sont parfois très grandes. Cependant la marche du sarcome est beaucoup plus rapide ; sa consistance est charnue en certains points ; enfin, s'il existe des douleurs violentes, un engorgement des ganglions, une altération de la santé générale, ce sont là autant d'arguments en faveur de l'existence du sarcome.

Traitement. — En Angleterre, on a longtemps appliqué aux kystes multiloculaires une opération préconisée par Butcher et consistant à inciser la muqueuse qui recouvre la tumeur, à détruire la lame externe de l'os et à enlever avec la gouge le contenu des kystes et leur membrane.

L'expérience a prouvé que ce procédé ne met nullement à l'abri de la récidive. L'*extirpation totale du néoplasme* est certainement, pour les kystes multiloculaires comme pour tous les néoplasmes, la méthode qui donne le plus de garanties contre la récidive. C'est à elle que l'on devra recourir, en pratiquant les résections nécessaires pour enlever la totalité du kyste, quelque étendues que puissent être ces résections.

II

TUMEURS D'ORIGINE NON DENTAIRE

Les tumeurs dont j'ai à m'occuper dans ce chapitre sont toutes des tumeurs solides. En effet, il ne semble pas que l'on ait observé des kystes hydatiques dans les mâchoires, et les kystes du sinus maxillaire ont été décrits dans une autre partie de ce livre. Les autres kystes des mâchoires sont d'origine dentaire, à l'exception peut-être de quelques cas isolés (Heurtaux, Albarran), considérés comme des *épithéliomas mucoïdes à cellules caliciformes* ou *à cellules vibratiles*, et dont la pathogénie est obscure.

Parmi les néoplasmes solides des mâchoires, les tumeurs de l'orbite, des fosses nasales, du sinus maxillaire ont déjà été étudiées. Celles de la voûte palatine seront décrites ultérieurement. Enfin l'étude des épulis sera rattachée à celle des affections des gencives, bien que ces tumeurs aient en réalité pour point de départ le squelette.

J'aurai donc à considérer ici principalement les néoplasmes, qui occupent le corps proprement dit du maxillaire supérieur ou le maxillaire inférieur, abstraction faite des tumeurs limitées au bord alvéolaire.

Les néoplasmes que je vais étudier sont d'une *fréquence* très inégale. O. Weber, dans le *Traité de chirurgie* de Pitha et Billroth, a donné, relativement aux tumeurs des mâchoires, les deux tableaux suivants, qui portent sur un total de 710 cas.

MAXILLAIRE SUPÉRIEUR

Tumeurs osseuses	32 cas.
Tumeur vasculaire	1 —
Fibromes et fibromes caverneux	17 —
Sarcomes	84 —
Enchondromes	8 —
Kystes	20 —
Polypes muqueux	7 —
Carcinomes	133 —
Mélanomes	5 —
	307 cas.

MAXILLAIRE INFÉRIEUR

Ostéomes vrais	25 cas.
Angiomes	2 —
Fibromes	23 —
Sarcomes	132 —
Enchondromes	14 —
Chondromes ostéoïdes	18 —
Kystes	25 —
Carcinomes	162 —
Mélanomes	2 —
	403 cas.

Il y a des réserves à faire sur cette statistique, qui remonte à une époque relativement ancienne. Ainsi les angiomes, qui y figurent, sont probablement des sarcomes très vascularisés. D'autre part, suivant la remarque de Weber lui-même, le nombre des carcinomes (dénomination sous laquelle les Allemands réunissent les épithéliomes et les carcinomes proprement dits) se trouve exagéré par suite de la confusion souvent faite entre les sarcomes et les cancers. En réalité, les sarcomes sont, de toutes les tumeurs des mâchoires, les plus fréquentes.

D'après les chiffres de Weber, les tumeurs du maxillaire inférieur seraient plus fréquentes que celles du maxillaire supérieur. Birnbaum (*Deutsche Zeitschr. f. Chir.*, t. XXVIII, p. 499), en réunissant les cas observés à l'hôpital Augusta, à Berlin, dans le service de Küster, de 1871 à 1887, est arrivé à une proportion inverse : 42 tumeurs à la mâchoire supérieure et 21 à la mâchoire inférieure.

Je vais passer successivement en revue les ostéomes, les fibromes, les myxomes, les lipomes, les chondromes, les sarcomes, enfin les épithéliomes et les carcinomes des mâchoires. Pour éviter des redites, je commencerai par exposer les caractères spéciaux à chaque tumeur; je réunirai ensuite dans un article d'ensemble les considérations relatives au diagnostic et au traitement de ces tumeurs.

1° OSTÉOMES

Je n'ai pas à m'occuper, dans cet article, de l'affection que j'ai décrite précédemment sous le nom d'*hypertrophie diffuse des maxillaires*. Je laisserai de côté également les *ostéomes du sinus maxillaire*, variété toute spéciale, dont il a été question à propos des maladies du sinus.

Anatomie pathologique. — Les *ostéomes* des maxillaires ont été divisés par les auteurs en *ostéomes centraux* ou *énostoses* et en *ostéomes sous-périostiques* ou *exostoses proprement dites*.

Les ostéomes du sinus maxillaire rentrent dans la première catégorie. D'autre part, il semble que certains ostéomes prennent naissance sur l'une des parois du sinus et envahissent le sinus en se développant; cette variété est essentiellement distincte de la précédente et forme un autre groupe d'ostéomes centraux. Il est douteux que des ostéomes puissent naître dans l'épaisseur du maxillaire supérieur ou du maxillaire inférieur.

La plupart des ostéomes des mâchoires sont sous-périostiques. Au maxillaire inférieur, leur siège de prédilection est la face externe de la branche montante ou encore l'angle de la mâchoire. Au maxillaire supérieur, ils occupent de préférence les portions nasale et palatine de l'os.

Il est à remarquer que bien souvent on a pris pour des ostéomes des tumeurs de nature différente. Ainsi des *odontomes* ont été considérés comme des ostéomes éburnés siégeant dans l'épaisseur de l'os. Les tumeurs, décrites sous le nom d'*ostéomes spongieux*, se rapportent, en général, à des néoplasmes primitivement mous (fibromes, chondromes, sarcomes) ayant subi la métamorphose calcaire ou l'ossification.

Ces confusions, faites par les auteurs anciens, obligent à n'accepter qu'avec circonspection les observations qu'ils ont publiées. Si l'existence des ostéomes compacts ou éburnés des mâchoires n'est pas douteuse, il n'en est pas de même des ostéomes spongieux. J'ai déjà fait des réserves sur les énostoses, à l'exception de celles du sinus maxillaire. Enfin, il n'est pas démontré que les néoplasmes énormes, considérés comme des ostéomes, appartiennent réellement à cette classe de tumeurs.

Étiologie. — On sait que, d'une manière générale, les exostoses diffèrent absolument, par leur étiologie, des autres tumeurs des os : elles sont le résultat soit d'un travail inflammatoire, soit d'un vice de développement.

Aux mâchoires, les exostoses semblent être toujours *de nature irritative*. Les unes sont d'*origine traumatique*. D'autres sont dues à la *syphilis*. Enfin le développement des exostoses des mâchoires est assez souvent sous l'influence d'une affection du système dentaire, en particulier de l'*éruption difficile d'une dent de sagesse*. Dans ce dernier cas, c'est vers l'angle du maxillaire inférieur que siège le gonflement.

Symptômes. — Le symptôme caractéristique des exostoses des mâchoires est l'*extrême dureté* de ces tumeurs. Ces néoplasmes ont d'ordinaire une forme lisse et arrondie.

Si on s'en rapporte aux faits publiés, les exostoses des mâchoires atteignent parfois un *volume* considérable, au point de causer des troubles graves; la destruction du globe oculaire, des accidents cérébraux mortels auraient été observés dans des cas d'exostoses de la mâchoire supérieure. Toutefois, ainsi que je l'ai fait remarquer déjà, il n'est pas certain que ces tumeurs énormes aient été des ostéomes.

Les ostéomes des mâchoires peuvent se développer *lentement* et *sans douleur*. D'autres fois, leur développement est *assez rapide*, ou bien il existe des *douleurs vives*, qui éveillent l'idée d'une tumeur maligne. Ces particularités ne sauraient étonner, si l'on songe que l'affection prend habituellement naissance sous l'influence d'un processus inflammatoire.

Pronostic. — Les ostéomes sont des *tumeurs éminemment bénignes*. Cependant l'ablation incomplète d'un ostéome peut être suivie d'une *récidive*, comme le prouve un fait observé par Jalaguier (*Semaine médicale*, 1889, p. 131). Il s'agissait d'un ostéome sous-périosté du maxillaire inférieur, survenu chez un garçon de quinze ans consécutivement à l'éruption vicieuse d'une dent de sagesse; la tumeur, de volume notable, occupait le côté droit du maxillaire inférieur depuis le niveau de la canine jusqu'à celui de l'arcade zygomatique. Jalaguier se fit jour à travers la masse osseuse et enleva la dent de sagesse déviée. Malgré cette intervention qui s'était attaquée à la cause de la tumeur, la néoformation osseuse recommença; deux opérations successives furent encore nécessaires, et la guérison ne fut obtenue qu'après l'ablation complète des couches osseuses sous-périostées qui constituaient le néoplasme.

2° FIBROMES

Anatomie pathologique. — Les *fibromes*, plus rares au maxillaire supérieur qu'au maxillaire inférieur, où ils ont été bien étudiés par Bauchet (*Des tumeurs fibreuses du maxillaire inférieur*. Thèse de Paris, 1854) et par Paget, se divisent en deux variétés : les *fibromes centraux* et les *fibromes périphériques*.

Au *maxillaire supérieur*, les *fibromes centraux* atteignent parfois un énorme développement. On les voit faire saillie à la face externe du maxillaire, proéminer dans la bouche en envahissant la voûte palatine, repousser le plancher du sinus maxillaire ou détruire sa paroi et pénétrer dans sa cavité. La formation d'une coque osseuse autour de la tumeur est rare à la mâchoire supérieure; le plus souvent, le néoplasme débute dans le voisinage de la surface de l'os et traverse rapidement la lame osseuse qui le sépare du périoste.

Les *fibromes centraux du maxillaire inférieur* siègent presque exclusivement sur les parties latérales de la branche horizontale de l'os. En se développant ils peuvent envahir la branche verticale et même s'étendre jusqu'au condyle et à l'apophyse coronoïde. L'existence d'une coque osseuse autour de la tumeur est fréquente. Cette coque, parfois très volumineuse, est toujours interrompue en haut, et à ce niveau la masse fibreuse dépasse le bord alvéolaire, déviant ou faisant tomber les dents. Il est même arrivé, dans quelques cas, qu'une tumeur fibreuse volumineuse de la mâchoire inférieure ait amené par compression une déformation du maxillaire supérieur.

Nous avons vu précédemment que, dans le groupe des odontomes embryoplastiques admis par Broca, les *odontomes fibreux* constituent la variété la plus fréquente. Pour Virchow, les odontomes fibreux ne sont autre chose que des fibromes. Il n'est pas possible encore de trancher définitivement cette question. On dit que les fibromes sont des tumeurs diffuses, qui se continuent insensiblement avec le tissu osseux voisin, tandis que les odontomes fibreux sont nettement enkystés et isolés du tissu osseux ambiant; mais il faut reconnaître que ce caractère différentiel est loin d'être toujours nettement appréciable.

Quoi qu'il en soit, le *point de départ des fibromes centraux d'origine non dentaire* n'est pas encore clairement établi. On a songé au ligament alvéolo-dentaire, au tissu conjonctif des canalicules de Havers, au tissu médullaire de l'os. Si l'on considère que les fibromes centraux des os ne se rencontrent guère que dans les maxillaires, on arrive à conclure qu'ils doivent prendre naissance dans un tissu spécial aux mâchoires, probablement *dans le ligament alvéolo-dentaire.*

Les *fibromes périphériques* des mâchoires sont plus rares que les fibromes centraux. Il est exceptionnel qu'on les rencontre sur le corps de l'un ou de l'autre des maxillaires. Ils sont un peu plus fréquents au niveau du rebord alvéolaire et constituent alors une des variétés des tumeurs désignées sous le nom d'*épulis*.

Les épulis (de ἐπί, sur, et οὖλον, gencive), en dépit de leur nom, ne naissent pas dans les gencives; elles ont pour point de départ l'os ou le périoste. Le plus souvent, les épulis sont des sarcomes. Les *épulis fibreuses*, beaucoup moins fréquentes, se présentent sous plusieurs formes : petites tumeurs saillantes entre deux dents, ou, au contraire, tumeurs débordant en tout sens l'arcade alvéolaire, pouvant occuper une grande étendue de la mâchoire et même envahir le corps de l'os; tantôt elles ont une base assez large, tantôt elles sont pédiculées. Je n'insisterai pas sur cette forme de fibrome des mâchoires; conformément à l'usage, les épulis seront décrites avec les maladies des gencives.

Les fibromes des mâchoires sont des *fibromes fasciculés*. Ils subissent assez souvent certaines *transformations* partielles, telles que la calcification, l'ossification, plus rarement la transformation cartilagineuse. Dans d'autres cas, des cavités kystiques se développent dans l'épaisseur de la tumeur, ou bien celle-ci présente une vascularisation anormale. Enfin il paraît bien démontré que parfois les fibromes des maxillaires se transforment en sarcomes.

Étiologie. — Bien que les fibromes des mâchoires aient été observés à tous les *âges*, ces tumeurs se développent surtout chez des sujets encore jeunes.

Assez souvent ces fibromes reconnaissent une *cause locale*, par exemple un coup sur la région où se forme la tumeur, ou quelque phénomène pathologique du côté de l'appareil dentaire (avulsion d'une dent, racine abandonnée dans un alvéole, carie dentaire). Ces tumeurs sembleraient donc être de nature irritative, et leurs relations avec les affections dentaires viennent à l'appui de l'hypothèse qui leur assigne comme origine le ligament alvéolo-dentaire.

Symptômes. — Les *symptômes fonctionnels* des fibromes des mâchoires se réduisent d'ordinaire aux troubles produits par l'augmentation de volume de l'os : gêne de la mastication, de la parole et même de la respiration. Les fibromes du maxillaire supérieur peuvent, en se développant vers le haut, provoquer l'obstruction des fosses nasales et l'exophthalmie. Ceux de la mâchoire inférieure refoulent la langue en arrière et arrivent à comprimer le larynx. Les fibromes, qui envahissent les arcades alvéolaires peuvent faire tomber les dents ou simplement les dévier. Du reste, les *douleurs* font défaut, sauf dans les cas exceptionnels où la tumeur exerce une compression sur un des nerfs de la région.

Comme *signes physiques*, on constate l'augmentation de volume de l'os, augmentation dont la forme est des plus variables. S'il s'agit d'un fibrome central, la consistance de la tumeur n'est pas perceptible au début; elle est masquée par la couche osseuse qui entoure le néoplasme. Au maxillaire inférieur, la sensation de crépitation parcheminée n'est pas rare; au maxillaire supérieur, elle est exceptionnelle. Quoi qu'il en soit, les caractères des fibromes ne peuvent être constatés que lorsqu'on se trouve en face d'un fibrome périphérique ou d'un fibrome central qui a franchi sa coque osseuse.

Dans ces conditions, la tumeur est dure, plus ou moins élastique, mais de consistance égale partout. Sa surface est lisse ; la peau ou la muqueuse qui la recouvrent sont saines. Cependant on a vu la muqueuse s'ulcérer par la pression des parties voisines; mais elle ne présente pas alors les fongosités saignantes qui s'observent dans les tumeurs malignes.

Marche et pronostic. — Les fibromes des mâchoires se développent d'ordinaire avec une *grande lenteur*. Quelquefois cependant la marche de la tumeur, d'abord lente, *devient tout à coup rapide*, à la suite d'un traumatisme ou même sans cause appréciable. Les fibromes peuvent atteindre alors un volume considérable ; même dans ce cas, ils se bornent habituellement à repousser les tissus voisins sans les envahir, et ils ne déterminent pas l'engorgement des ganglions.

Les fibromes des mâchoires sont des *tumeurs bénignes*, en ce sens qu'ils ne se généralisent pas et qu'ils ne récidivent pas après ablation, à moins que l'extirpation n'ait pas été complète. Toutefois le pronostic doit être réservé, à cause de la *transformation possible du fibrome en sarcome;* quand cette transformation s'observe, l'évolution de la tumeur est celle d'une tumeur maligne.

3° MYXOMES

Les *myxomes* des os, assez rares en général, se rencontrent particulièrement aux deux mâchoires. Volkmann les fait naître de l'intérieur de l'os. D'après Cornil et Ranvier, au contraire, ils prennent naissance sous le périoste.

Le plus souvent, le myxome des mâchoires n'est pas un myxome pur ; quelques points de la tumeur ont subi la transformation fibreuse, cartilagineuse, ou même sarcomateuse ; d'autres fois, des cavités kystiques se forment au sein de la masse morbide.

Les myxomes des maxillaires peuvent atteindre un très grand volume. Lorsqu'ils apparaissent à l'extérieur, on constate qu'ils sont mous, presque fluctuants. Ils ne déterminent, d'ailleurs, ni l'ulcération de la peau, ni l'engorgement des ganglions.

Les myxomes sont des *tumeurs bénignes*, à marche assez lente. Le pronostic devient plus sérieux quand le néoplasme présente des points sarcomateux.

4° LIPOMES

Il existe dans la science deux observations de *lipomes* du maxillaire supérieur.

La première, due à Viard (*Bull. de la Soc. anat.*, mai 1850, t. XXV, p. 142), concerne une tumeur trouvée sur le cadavre d'un homme mort de méningite.

Le maxillaire supérieur droit présentait à peu près le volume d'un œuf de dinde. Une masse graisseuse avait pris presque entièrement sa place et remplissait la cavité du sinus maxillaire. Cependant l'affection paraissait n'avoir pas débuté par ce sinus ; car on trouvait, dans l'épaisseur de la tumeur, des lamelles osseuses entre-croisées et séparées les unes des autres par du tissu adipeux.

Le second exemple de lipome du maxillaire supérieur est une pièce recueillie également sur un cadavre par Triquet (Soc. de biologie, 5 avril 1851). La tumeur, tout à fait analogue à la précédente, avait le volume d'un œuf de poule.

5° CHONDROMES

Anatomie pathologique. — Les *chondromes* des mâchoires, notablement plus rares que les fibromes, s'observent plus souvent à la mâchoire inférieure qu'à la mâchoire supérieure.

Ils prennent naissance soit dans l'épaisseur même de l'os (*enchondromes*), soit sous le périoste (*périchondromes*). D'après certains auteurs, l'enchondrome se développe surtout à la mâchoire inférieure, tandis que les tumeurs cartilagineuses du maxillaire supérieur sont presque exclusivement des périchondromes. Mais il faut reconnaître qu'en général la distinction entre les deux variétés est difficile ou même impossible à faire, à moins que la tumeur ne soit de date récente.

Dans un rapport lu à la Société de chirurgie à propos d'une observation de Kirmisson, Paul Berger (*Bull. de la Soc. de chir.*, 1885, p. 295) a étudié spécialement les *chondromes du maxillaire supérieur*. Il indique comme point de départ de la tumeur, par ordre de fréquence : le bord alvéolaire de l'os (10 cas), sa face antérieure (7 cas), le sinus maxillaire (4 cas), l'apophyse nasale (3 cas), enfin la voûte palatine, la paroi externe des fosses nasales, la face interne de l'orbite. Dans trois cas, le chondrome, parti de l'ethmoïde ou de la base du crâne, n'avait envahi le maxillaire supérieur que consécutivement.

Le développement ultérieur de ces chondromes est, dans une certaine mesure, sous la dépendance de leur siège originel. Mais, quand ils ont acquis un volume notable, l'aspect de la tumeur est sensiblement semblable, quel qu'en soit le point de départ. On peut voir alors la cavité buccale envahie, au point que le maxillaire inférieur est repoussé, les fosses nasales oblitérées, l'œil recouvert par la tuméfaction ou chassé de son orbite ; les prolongements de la tumeur peuvent envahir même la région parotidienne et la cavité naso-pharyngienne.

A la *mâchoire inférieure*, où les chondromes débutent plutôt dans l'intérieur de l'os, ces tumeurs sont alors enfermées dans une coque osseuse habituellement incomplète. On a observé, au maxillaire inférieur, des périchondromes énormes, entourant la presque totalité de l'os et le débordant considérablement en haut et en bas. Dans un cas de ce genre, dont la pièce est conservée au Collège des chirurgiens de Londres, la tumeur mesurait deux pieds de circonférence et six pouces d'épaisseur.

La plupart des tumeurs cartilagineuses des maxillaires sont des *chondromes proprement dits*, appartenant surtout aux groupes des chondromes hyalins, des chondromes ossifiants et des fibro-chondromes. D'autres fois, *la tumeur est mixte*, tenant à la fois du chondrome et du sarcome (*chondro-sarcome*); ou bien il s'agit d'un de ces néoplasmes, que Virchow appelle *chondromes ostéoïdes* et que Cornil et Ranvier séparent des chondromes sous le nom de *tumeurs ostéoïdes*.

Étiologie. — Les chondromes des mâchoires ont été observés à tout *âge*. Mais ils se voient principalement chez des sujets jeunes. Les causes de leur développement sont inconnues.

Symptômes. — Le début de la tumeur est quelquefois marqué par des *douleurs dentaires* ou par un sentiment de gêne et de pesanteur. Dans d'autres cas, le malade constate simplement l'augmentation de volume de l'os.

Les progrès de la tumeur sont généralement *très lents*. Les *troubles*, qui résultent de son accroissement sont les mêmes que ceux que provoquent les fibromes des mâchoires ; je n'y insisterai donc pas. D'autre part, tous les néoplasmes des maxillaires présentent des *signes physiques* analogues, tant qu'ils restent enfermés dans l'enceinte de l'os. Les chondromes, une fois qu'ils ont franchi cette enceinte, sont des tumeurs d'ordinaire dures, de consistance parfois inégale, avec des portions molles, presque fluctuantes et des saillies noueuses.

Marche et pronostic. — *Une distinction capitale doit être faite, au point de vue de la marche, entre les chondromes proprement dits et les faux chondromes.* C'est ainsi que les chondro-sarcomes évoluent rapidement, dans l'espace d'un ou deux ans par exemple, avec les caractères des tumeurs malignes. Les tumeurs ostéoïdes semblent avoir une marche encore plus rapide. Quant aux chondromes proprement dits, ce n'est qu'exceptionnellement qu'ils évoluent d'une semblable façon; le plus souvent, leur développement est très lent, la tumeur n'atteint un certain volume qu'au bout de longues années, parfois après vingt ou trente ans, davantage même.

Les chondromes, en se développant, peuvent amener des troubles graves : la perte de la vision par compression de l'œil ou du nerf optique, la perforation de la base du crâne et l'irruption de la tumeur dans la cavité encéphalique ont été observées. Mais les tissus voisins ne sont envahis que rarement par le produit pathologique, qui reste d'ordinaire parfaitement circonscrit ; l'ulcération est exceptionnelle, et l'engorgement des ganglions fait constamment défaut. Enfin, les chondromes des mâchoires semblent ne pas se généraliser.

D'après les détails qui précèdent, ces tumeurs seraient donc *bénignes*, et cependant les *récidives* ne sont pas absolument rares, non seulement pour les faux chondromes, mais encore pour les chondromes proprement dits. Pour ces derniers toutefois, la récidive provient le plus souvent d'une ablation incomplète du mal, due à une opération trop restreinte. Ajoutons que l'extension de la tumeur peut occasionner la *mort* du malade.

6° SARCOMES

De toutes les tumeurs des maxillaires, les *sarcomes* sont les plus fréquentes. Si la statistique d'O. Weber aboutit à une conclusion différente, cela tient à ce que beaucoup de sarcomes ont été considérés à tort par les auteurs comme de vrais cancers.

Les travaux relatifs aux sarcomes des mâchoires sont nombreux ; je me bornerai à citer les suivants :

EUG. NÉLATON, Mémoire sur une nouvelle espèce de tumeurs bénignes des os, ou tumeurs à myéloplaxes. Thèse de Paris, 1860. — TERRILLON et BEZ, Tumeur à myéloplaxes du maxillaire supérieur; généralisation osseuse. In *Bull. de la Soc. anat.*, 1872, p. 56. — KOLACZEK, Ueber den Angiosarkom. In *Deuts. Zeitschrift f. Chir.*, 1878, t. IX, p. 1 et 165. — ESTLANDER, Étude clinique sur le sarcome du maxillaire supérieur. In *Revue de méd. et de chir.*, 1879, t. III, p. 380. — KOLACZEK, Acht neue Fälle von Angiosarkom. In *Deutsche Zeitschrift für Chir.*, 1880, t. XIII, p. 1. — TRUKA, Ein Fall von ungewöhnlich grossem centralen Osteosarcom des Oberkiefers; Extirpation; Heilung. In *Zeitschrift f. Heilk.* Prague, 1880, t. I, p. 343. — MARSHALL, Sarcoma of superior maxilla in a child eight years old; removal. In *British med. Journ.*, 1883, t. II, p. 1017. — ANDRIEU, Sarcome ossifiant de la mâchoire inférieure. In *Revue odontologique*. Paris, 1884, t. III, p. 401.

Anatomie pathologique. — Parmi les *sarcomes* des mâchoires, les uns se développent au centre même de l'os (*sarcomes centraux*), d'autres naissent sous le périoste (*sarcomes périphériques* ou *périostéaux*) ; enfin il est des sarcomes qui partent du bord alvéolaire et dont on a fait une variété spéciale sous le nom d'épulis (*épulis sarcomateuses*).

Les *sarcomes centraux* se développent en écartant les parois du maxillaire ; celles-ci cèdent d'ordinaire d'une façon inégale, de sorte que la tumeur proémine davantage vers l'extérieur ou vers l'intérieur. La paroi amincie de l'os se laisse traverser plus vite par les sarcomes que par les autres tumeurs que je viens d'étudier.

Le plus souvent, les sarcomes centraux des mâchoires sont des *sarcomes myéloïdes*, c'est-à-dire de ces néoplasmes appelés encore *tumeurs myéloïdes* ou *tumeurs à myéloplaxes*. La description, qu'Eugène Nélaton a donnée, en 1860, des tumeurs à myéloplaxes, s'applique principalement à celles de ces tumeurs qui occupent les maxillaires. Les sarcomes myéloïdes se distinguent par une coloration rouge brun, sanguine, que l'on a comparée à celle de la rate ou du poumon hépatisé. Leur consistance est tantôt assez ferme, tantôt tout à fait molle, d'autres fois seulement friable. Au point de vue de la structure, la tumeur est constituée surtout par des myéloplaxes.

Cependant, indépendamment de ces éléments, les sarcomes myéloïdes contiennent des cellules arrondies, petites, ou cellules embryonnaires, souvent aussi des cellules allongées, fusiformes. Lorsque ces éléments accessoires sont en nombre plus considérable, la tumeur change d'aspect : elle devient plus ferme, et sa coloration est blanchâtre ou grisâtre. Alors on n'est plus en présence d'un sarcome myéloïde ; suivant que les cellules embryonnaires ou les cellules fusiformes prédominent, il s'agit d'un *sarcome encéphaloïde* ou d'un *sarcome fasciculé*.

Parmi les transformations que peuvent subir les sarcomes centraux des mâchoires, il faut citer la formation de kystes au sein de la tumeur (*kystosarcomes*) et surtout la *vascularisation* du néoplasme. Cette vascularisation, qui a pour conséquence, pendant la vie, la production de battements, et qui se reconnaît, après la mort, à la présence de petits foyers hémorrhagiques, se remarque surtout dans les sarcomes myéloïdes et dans les sarcomes encéphaloïdes.

Les sarcomes centraux des mâchoires présentent, dans leurs rapports avec l'os malade, deux formes distinctes : la *forme intra-osseuse enkystée* et la *forme intra-osseuse infiltrée*. Dans la première de ces formes, la tumeur constitue une masse unique, nettement limitée, contenue dans une coque osseuse complète ou incomplète. Dans la forme intra-osseuse infiltrée, il n'existe pas de coque osseuse, et on n'observe pas de ligne de démarcation tranchée entre le tissu sain et le tissu malade. Les tumeurs de cette seconde variété sont, le plus souvent, des sarcomes encéphaloïdes.

Le *siège de prédilection* des sarcomes centraux myéloïdes est l'arcade alvéolaire ; les uns apparaissent alors de bonne heure à l'extérieur sous forme d'épulis, les autres restent pendant longtemps enkystés dans l'intérieur de l'os. Eug. Nélaton a signalé un autre siège d'élection des sarcomes myéloïdes ; c'est la petite masse de tissu spongieux, qui se trouve près des racines de la canine et de la deuxième incisive, au maxillaire supérieur.

Si les sarcomes myéloïdes constituent, parmi les sarcomes centraux, la variété le plus fréquemment observée au bord alvéolaire, les sarcomes du corps des maxillaires appartiennent plutôt au groupe des sarcomes encéphaloïdes ou à celui des sarcomes fasciculés. Les grosses tumeurs des mâchoires, décrites souvent sous le nom de cancers, sont d'ordinaire des sarcomes encéphaloïdes.

Les *sarcomes périphériques* ou *périostéaux* des maxillaires appartiennent rarement à la *variété myéloïde*. Ce sont habituellement des *sarcomes fasciculés* ou des *sarcomes encéphaloïdes*.

La tumeur constitue à la surface de l'os une masse arrondie ou aplatie, recouverte par le périoste épaissi ; mais le tissu osseux sous-jacent est d'habitude attaqué plus ou moins profondément. Au maxillaire inférieur, le néoplasme peut se développer à la face interne ou à la face externe de l'os ; parfois il enveloppe l'os entier en contournant son bord inférieur. Il n'est pas rare qu'il occupe l'angle de la mâchoire ou sa branche montante.

L'ossification est fréquente dans les sarcomes périphériques (*sarcomes ossifiants, sarcomes ostéoïdes*) ; des aiguilles osseuses partent de la surface de l'os et pénètrent dans la tumeur. Dans d'autres cas, il ne s'agit que d'une simple calcification, et la distinction entre l'ossification et la simple calcification n'a pas toujours été faite par les auteurs. La formation de kystes dans les sarcomes périostéaux est plus rare que dans les sarcomes centraux.

Les *épulis sarcomateuses* constituent la variété d'épulis de beaucoup la plus fréquente. Il semble que, suivant les cas, elles aient pour point de départ la moelle osseuse, ou au contraire le périoste ou le ligament alvéolo-dentaire. De même, leur structure est tantôt celle des sarcomes myéloïdes, tantôt celle des sarcomes fasciculés. Enfin ces tumeurs ne restent pas toujours limitées au bord alvéolaire; elles peuvent gagner le corps du maxillaire. Je renverrai, d'ailleurs, pour l'étude des épulis, à l'article consacré aux maladies des gencives.

Étiologie. — Les sarcomes des mâchoires, comme tous les sarcomes, s'observent de préférence *chez les sujets relativement jeunes.* D'après Eug. Nélaton, les sarcomes myéloïdes se développent ordinairement entre quinze et vingt-cinq ans, à un âge moins avancé que les autres sarcomes. Toutefois cette règle n'a rien d'absolu, et j'ai eu l'occasion de pratiquer la résection du maxillaire supérieur chez un homme âgé de cinquante-sept ans, atteint d'un sarcome myéloïde, qui avait débuté un an auparavant sous forme d'une épulis, pour gagner ensuite le corps du maxillaire.

Assez souvent le développement de la maladie paraît en rapport avec un *traumatisme* ou avec une *altération des dents.* Terrillon (*Revue de chir.*, 1881, p. 907) a montré que parfois un sarcome prend naissance autour d'une dent incluse ou déviée.

Symptômes. — Parmi les sarcomes des mâchoires, la variété de beaucoup la plus fréquente est l'*épulis sarcomateuse*, que je n'ai pas à décrire ici. Mais bien souvent une tumeur, qui primitivement n'était qu'une épulis, gagne peu à peu le corps du maxillaire et prend un grand développement.

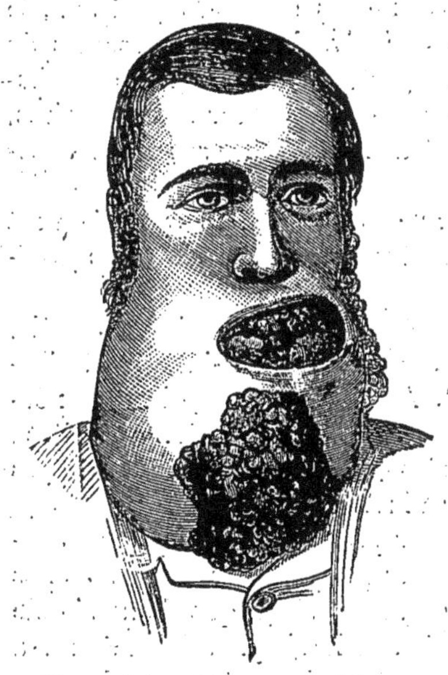

Fig. 52. — Sarcome fasciculé du maxillaire inférieur (Heath).

Les *symptômes de début* des sarcomes des mâchoires varient nécessairement suivant que la tumeur est originairement intra-osseuse ou sous-périostique, ou suivant qu'elle a pris naissance sur le bord alvéolaire pour n'envahir qu'ensuite le corps de l'os. Lorsque le sarcome est central, ses symptômes ne diffèrent pas d'abord de ceux des autres tumeurs intra-osseuses des mâchoires. Quand il est périphérique, on peut dès le début percevoir la consistance du néoplasme.

Quoi qu'il en soit, les sarcomes des mâchoires présentent souvent, dans leur marche, *deux périodes :* une première, dans laquelle la tumeur, bridée par une coque osseuse ou simplement par le périoste, progresse lentement et ordinairement sans douleur; puis une deuxième période, dans laquelle le néoplasme a franchi le périoste et se développe avec rapidité. Ce mode d'évolution est surtout celui des sarcomes myéloïdes et des sarcomes fasciculés; les sarcomes encéphaloïdes ont généralement une marche plus rapide, analogue à celle des vrais cancers.

Le *volume* de la tumeur peut devenir énorme, produire une difformité considérable, gêner les fonctions de la bouche, déterminer un écoulement de salive incessant. Au maxillaire inférieur, on a vu des sarcomes descendre jusqu'au sternum. Au maxillaire supérieur, où la tumeur donne au malade un facies de batracien, on peut assister à l'envahissement des fosses nasales, de l'orbite, de la cavité crânienne. Souvent *la muqueuse buccale s'ulcère*; elle devient fongueuse; des hémorrhagies se produisent; les dents s'ébranlent et tombent. La peau résiste plus longtemps; mais elle se laisse parfois traverser.

Les *douleurs*, quelquefois absentes, sont assez vives dans d'autres cas; elles peuvent affecter la forme névralgique. On a observé *l'anesthésie* du menton, ou celle de la zone innervée par le nerf sous-orbitaire.

La *consistance* des sarcomes est loin d'être toujours semblable. La même tumeur est souvent dure en certains points, molle ou même franchement fluctuante en d'autres endroits. Les sarcomes myéloïdes se distinguent par leur mollesse, par leur grande vascularisation; certains d'entre eux présentent des *battements artériels*, qui les ont fait prendre pour des tumeurs anévrysmales de l'os. Ce même caractère peut s'observer, mais plus rarement, dans les sarcomes encéphaloïdes.

La *coloration* de la tumeur ne doit pas être négligée. Les sarcomes myéloïdes ont une teinte rouge brun ou violacée caractéristique, et cette teinte est facile à constater quand le néoplasme est aperçu dans la bouche à travers une mince couche de tissu gingival.

Pronostic. — Les sarcomes des mâchoires sont, comme tous les sarcomes, des *tumeurs d'une malignité relative* seulement. Ils sont susceptibles d'envahir les tissus voisins et de s'ulcérer. Par contre, l'infection ganglionnaire est rare, et, lorsqu'on trouve les ganglions augmentés de volume, il s'agit bien souvent d'une simple adénite inflammatoire et non d'une infection proprement dite.

Les sarcomes des maxillaires peuvent *récidiver* sur place. Mais il faut admettre que souvent alors l'ablation du néoplasme n'a pas été complète; d'ailleurs, plus la tumeur est volumineuse, plus il devient difficile d'en dépasser les limites par une opération. Enfin les sarcomes sont susceptibles de *se généraliser*, et les tumeurs secondaires sont de même nature que la tumeur primitive.

Le pronostic des sarcomes des mâchoires varie suivant diverses conditions : le volume de la tumeur, la rapidité de son accroissement, sa diffusion, l'envahissement des tissus voisins, l'existence d'une ulcération. Mais un facteur qu'il importe de ne pas perdre de vue, c'est la variété de sarcome à laquelle on a affaire.

Les sarcomes myéloïdes, ou tumeurs à myéloplaxes, sont relativement bénins. Leur marche est plus lente, ils épargnent d'ordinaire les ganglions; il est rare qu'on les voie récidiver après extirpation complète, et la généralisation du néoplasme est encore plus exceptionnelle. Cependant on a exagéré la bénignité de ces tumeurs. Terrillon et Bez (Soc. anatom., mars 1872) ont observé, dans le service d'A. Guérin, une femme qui avait subi, longtemps auparavant, la résection partielle du maxillaire inférieur pour une tumeur à myéloplaxes; elle présentait, à cette époque, une tumeur analogue au maxillaire supérieur. Trois ans après, elle se fit coup sur coup une fracture spontanée du tibia et une fracture spontanée de l'humérus. Elle ne tarda pas à mourir épuisée et, à l'autopsie, on constata que la tumeur du maxillaire inférieur n'avait pas récidivé, et que celle du maxillaire supérieur était en partie atrophiée; par contre, il existait des tumeurs secondaires dans toute l'étendue du squelette.

Les sarcomes encéphaloïdes et les sarcomes fasciculés sont incontestablement plus graves que les sarcomes myéloïdes. D'après Estlander (*Nordiskt med. Arkiv*, 1879), la durée moyenne de la maladie, en l'absence d'intervention, n'est guère que d'un an. Quant à la récidive sur place ou à distance, Estlander l'a observée 10 fois sur un total de 12 malades ayant survécu à l'opération. Certaines formes du sarcome encéphaloïde ont été prises, d'ailleurs, à cause de la malignité de leur marche, pour des carcinomes.

7° ÉPITHÉLIOMES ET CARCINOMES

Les *épithéliomes* et les *carcinomes*, c'est-à-dire les cancers proprement dits des mâchoires, ont été longtemps confondus avec les sarcomes ou du moins avec certains sarcomes, que l'on considérait comme de vrais cancers. Ces tumeurs sont fréquentes ; mais, contrairement à la statistique d'O. Weber, elles ne se placent, au point de vue de la fréquence, qu'après les sarcomes.

Un point, resté longtemps obscur, est l'origine de ces néoplasmes. Des travaux assez nombreux, parus dans ces dernières années, ont jeté un certain jour sur cette question. Les plus importants de ces travaux sont les suivants :

Terrillon, Remarques sur une tumeur épithéliale du maxillaire inférieur, pulsatile et vasculaire. In *Bull. de la Soc. anat.*, 1873, p. 685. — Jacquelin, Étude sur l'épithélioma des maxillaires. Thèse de Paris, 1875. — Guillaume, Études cliniques sur quelques tumeurs malignes du maxillaire supérieur et principalement sur le cancer de cet os. Thèse de Paris, 1875. — Reclus, De l'épithélioma térébrant du maxillaire supérieur. In *Progrès méd.*, 1876, p. 705 et 836. — Morel, Contribution à l'étude des épithéliomas du maxillaire supérieur et en particulier de l'épithélioma térébrant. Thèse de Paris, 1879. — Verneuil, Épithélioma des maxillaires. In *Journ. des connais. médic.*, 1883, p. 234. — Barker, Epithelioma of upper jaw. In *Brit. med. Journ.*, 1884, t. II, p. 909. — Malassez, Sur le rôle des débris épithéliaux paradentaires. In *Arch. de physiol.*, 1885, 3e série, t. V, p. 309, et t. VI, p. 379. — Allgayer, Ueber centrale Epithelialgeschwülste des Unterkiefers. In *Bruns, Beitr. zur klin. Chirurgie*, Bd. II, Heft 3. — Bonde, Zur Statistik der Carcinome der oberen Gesichtsgegend. In *Arch. f. klin. Chir.*, 1887, t. XXXVI, p. 207. — Albarran, Kystes des mâchoires. In *Revue de chir.*, 1888, p. 429 et 716.

Anatomie pathologique et pathogénie. — Il est généralement admis aujourd'hui que l'épithéliome et le carcinome sont des tumeurs d'origine épithéliale. C'est dire que ces néoplasmes ne peuvent prendre naissance primitivement dans les os. Les cancers, que l'on rencontre dans les os, sont ou des cancers secondaires, ou des cancers par propagation d'une tumeur de même nature des parties molles voisines.

Cependant, aux maxillaires, on observe des cancers qui ne rentrent pas dans ces deux catégories et qui prennent naissance dans le corps même de l'os. Cette exception apparente à une loi générale est aujourd'hui expliquée. L'origine de ces tumeurs épithéliales, de même que celle des kystes des mâchoires, doit être cherchée dans les débris épithéliaux paradentaires. J'ai suffisamment insisté sur cette question à l'occasion des kystes, pour n'avoir pas à y revenir ici.

Je ne m'étendrai pas sur les *cancers secondaires* des mâchoires, dont l'importance clinique est tout à fait accessoire. Les *cancers par propagation d'une tumeur des parties molles* méritent, au contraire, de nous arrêter.

Ils peuvent succéder à un épithéliome de la peau de la face; les cancers de la lèvre inférieure surtout sont susceptibles de gagner le maxillaire inférieur et de l'envahir sur une grande étendue. Dans d'autres cas, le point de départ du néoplasme est la muqueuse buccale; il s'agit, par exemple, d'un cancer de la langue, qui se propage à la mâchoire inférieure. De même, le cancer des ganglions lymphatiques, de la glande sous-maxillaire, de la parotide, de l'amygdale, etc., peut envahir les maxillaires.

Il est des cas où les parties molles, atteintes primitivement de cancer sont en rapports si intimes avec les maxillaires, qu'il est difficile de savoir si réellement c'est sur elles que la tumeur a pris naissance. C'est ce qui a lieu quand le néoplasme se développe dans la *muqueuse du sinus maxillaire ou des fosses nasales* ou sur les *gencives*.

Si maintenant nous passons aux *cancers nés dans le corps des maxillaires*, nous trouvons d'abord une variété, sur laquelle Verneuil et Reclus (*Progrès médical*, 1876, p. 795 et 836) ont appelé l'attention. Cette variété, décrite sous le nom d'*épithélioma térébrant*, affecte le maxillaire supérieur et est caractérisée par la production d'une cavité spacieuse tapissée de bourgeons épithéliaux exubérants. Cette forme, à marche très rapide, aurait son point de départ, d'après Verneuil, dans un des petits kystes appendus si souvent aux racines dentaires; et ces kystes eux-mêmes naîtraient des débris épithéliaux, vestiges du bourgeonnement des cordons des dents temporaires et permanentes.

Verneuil a, d'ailleurs, généralisé cette théorie; pour lui, *les épithéliomes ordinaires des mâchoires ont pour point de départ les débris épithéliaux paradentaires*. Les mêmes idées sont défendues par Malassez, qui fait naître de ces débris, non seulement les épithéliomes, mais les différentes variétés de kystes des mâchoires. Nous avons vu que les kystes des maxillaires sont susceptibles de récidiver sur place sous forme de tumeur épithéliale solide.

Lorsqu'un épithéliome prend naissance dans la portion alvéolaire de la mâchoire, il semble, d'après les détails qui précèdent, qu'il débute parfois dans l'épithélium de la gencive, tandis que, dans d'autres cas, il tire son origine des débris épithéliaux paradentaires. Or ces débris occupent l'épaisseur du ligament alvéolo-dentaire; les plus profonds siègent au niveau de l'extrémité de la racine; les plus superficiels se continuent jusque dans l'épaisseur du rebord gingival.

Au point de vue de la *structure*, le cancer des mâchoires est rarement un *carcinome*; les tumeurs décrites comme des carcinomes des maxillaires paraissent devoir être rattachées, pour la plupart, au groupe des sarcomes encéphaloïdes. Malassez admet cependant que des tumeurs de forme carcinomateuse peuvent naître de l'épithélium gingival ou des débris épithéliaux paradentaires superficiels. D'autre part, O. Weber signale la fréquence relative, aux maxillaires, de *carcinomes mélaniques*, nés nans le tissu gingival ou dans l'épaisseur de la joue et envahissant secondairement les mâchoires; O. Weber affirme qu'il s'agit bien de carcinomes mélaniques et non de sarcomes mélaniques.

Les *épithéliomes* proprement dits des mâchoires, bien plus fréquents que les carcinomes, appartiennent au type pavimenteux ou au type cylindrique. Les *épithéliomes pavimenteux lobulés* ou *tubulés* peuvent résulter de la propagation d'une tumeur de la peau, de la lèvre, de la langue, etc., ou provenir soit de l'épithélium gingival, soit des débris épithéliaux paradentaires les plus superficiels, c'est-à-dire de ceux qui dérivent des productions épithéliales de type malpighien. Les *épithéliomes cylindriques* ont leur point de départ soit dans la muqueuse du sinus maxillaire ou des fosses nasales, soit peut-être dans les débris paradentaires qui ont la forme de tubes revêtus d'épithélium cylindrique. Dans les épithéliomes d'origine paradentaire, on rencontre parfois des cellules de type adamantin et de petites cavités kystiques.

Indépendamment des cancers proprement dits, on a observé, dans les mâchoires, des tumeurs contenant des productions épithéliales disséminées dans leur intérieur. Tel était le cas pour une tumeur fibreuse du maxillaire inférieur, examinée par Malassez et provenant d'un garçon de onze ans.

Étiologie. — Le cancer des mâchoires est plutôt une affection de l'*âge mûr*. On a cité des cas de tumeurs de cette nature chez des enfants; mais le diagnostic anatomique du néoplasme dans ces observations est sujet à caution.

Il est incontestable cependant que le cancer des mâchoires peut atteindre des *sujets encore jeunes*. Ainsi, chez une femme de trente-deux ans, que j'avais opérée un an auparavant d'un épithéliome de la lèvre inférieure, je dus enlever toute la moitié gauche du maxillaire inférieur envahie par une récidive du néoplasme. De même, j'ai pratiqué, chez un homme de trente-sept ans, l'ablation du maxillaire supérieur droit pour un épithéliome à marche extrêmement rapide, né probablement dans le sinus maxillaire.

On a noté parfois, comme *cause déterminante* du cancer, un traumatisme, une lésion dentaire, une opération faite sur une dent.

Symptômes. — Le cancer des mâchoires débute souvent par des *douleurs* sourdes, qui peu à peu deviennent très vives. Les douleurs peuvent affecter la forme de névralgies dentaires et faire croire à l'existence d'une altération des dents. Dans le cancer de la mâchoire supérieure, elles irradient vers le pourtour de l'orbite ou vers la tempe; dans le cancer du maxillaire inférieur, elles irradient vers l'oreille. Plus rarement, elles s'étendent à la tête, au cou, à l'épaule.

Lorsque l'affection commence par le bord alvéolaire, une ou plusieurs dents s'ébranlent et tombent; les gencives se ramollissent, deviennent saignantes; une masse fongueuse apparaît à leur niveau. Cette forme de la maladie a reçu le nom d'*épulis épithéliale*.

Au maxillaire supérieur, le premier symptôme observé peut être un gonflement de la joue; dans ce cas, le cancer ne gagne que secondairement le bord alvéolaire. Au maxillaire inférieur, il arrive également que la tumeur prenne naissance dans le corps ou dans la branche montante de l'os. En général, quelle que soit l'origine du néoplasme, *l'envahissement de la portion alvéolaire est précoce*.

Le cancer s'étend, d'ailleurs, avec une grande rapidité. Au *maxillaire supérieur*, le nez est refoulé, les fosses nasales s'obstruent, le palais est repoussé ou ulcéré ; la tumeur gagne souvent le maxillaire supérieur de l'autre côté, envahit l'orbite, provoquant la tuméfaction des paupières, l'exophthalmie, parfois même la perte de l'œil, enfin pénètre dans l'intérieur du crâne et attaque le cerveau. Du côté de la cavité buccale, l'extension du cancer peut se faire vers le palais, le voile du palais, l'amygdale, le pharynx, et une vaste ulcération peut couvrir ces parties. La peau est susceptible également d'être envahie et ulcérée.

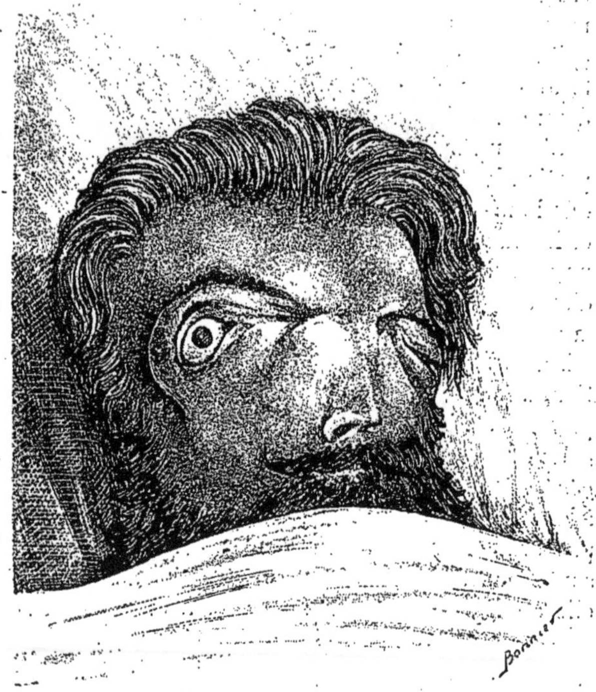

Fig. 53. — Cancer du maxillaire supérieur. Propagation de la tumeur au cerveau par l'orbite (Tillaux).

Toutefois cette dernière lésion s'observe plutôt dans le cancer de la *mâchoire inférieure;* de même, le cancer du maxillaire inférieur s'étend fréquemment au plancher de la bouche, aux muscles masséter et ptérygoïdien interne. Il envahit de bonne heure les ganglions sous-maxillaires et cervicaux, tandis que l'engorgement ganglionnaire est ordinairement tardif dans le cancer de la mâchoire supérieure.

On conçoit combien les *troubles fonctionnels* doivent être sérieux dans les cas où la tumeur a pris un semblable développement. La mastication, la déglutition, la phonation sont entravées, la perte de salive est incessante, une sécrétion ichoreuse est versée dans la bouche et en partie déglutie. Les douleurs, les hémorrhagies hâtent encore l'épuisement du malade, et celui-ci, s'il n'est pas emporté par une complication, succombe avec tous les signes de la *cachexie cancéreuse*.

Certains phénomènes particuliers, parfois observés, méritent d'être signalés. Ainsi, Terrillon (Soc. anatom., 18 juillet 1873) a donné la description d'une tumeur du maxillaire inférieur enlevée par Verneuil; cette tumeur était si vasculaire qu'on y percevait des *pulsations* et un *souffle*. Au microscope, Malassez constata qu'il s'agissait d'un épithéliome cylindrique.

Dans les *épithéliomes térébrants* du maxillaire supérieur, décrits par Verneuil et Reclus, la maladie débute par des douleurs, puis se caractérise bientôt par la chute des dents et le bourgeonnement fongueux du rebord alvéolaire. Le stylet pénètre ces bourgeons sans difficulté, mais en déterminant des hémorrhagies, et il arrive à des profondeurs de plusieurs centimètres sans rencontrer de surface osseuse dénudée; partout là paroi est recouverte de fongosités bourgeonnantes. Cette forme de cancer de la mâchoire est remarquable par sa gravité exceptionnelle.

Marche et pronostic. — La *marche* des tumeurs épithéliales des mâchoires est généralement *rapide*. J'ai eu l'occasion de faire trois fois la résection du maxillaire supérieur et trois fois la résection du maxillaire inférieur pour des épithéliomes, qui tous étaient très étendus. Sur ces 6 cas, il en est 4 dans lesquels la maladie ne remontait pas à plus de trois ou quatre mois. Dans les deux derniers cas, l'affection datait de six mois et de huit mois.

Chez un homme de cinquante-trois ans, l'épithéliome avait débuté sur la portion la plus reculée du bord alvéolaire du maxillaire supérieur droit; bien que le mal ne remontât qu'à trois mois, le palais, le voile du palais, l'amygdale et le pharynx étaient envahis. Un autre malade, âgé de trente-sept ans, avait vu un épithéliome se développer dans le maxillaire supérieur droit, à la suite d'un coup sur la pommette; au bout de quatre mois, le néoplasme avait envahi la presque totalité de l'os, sauf la portion tout à fait antérieure du bord alvéolaire, et il s'était étendu à tout l'os malaire; ce qui m'obligea, lors de la résection, à faire porter les traits de scie sur l'apophyse zygomatique et sur l'apophyse orbitaire externe du frontal.

Le cancer des mâchoires *récidive* presque toujours après l'ablation, et il *se généralise*. Je veux dire par là que les malades qui en sont atteints, succombent à la cachexie cancéreuse; mais, à part l'envahissement des ganglions, il n'existe pas ordinairement de tumeur secondaire. Il faut ajouter que les récidives sont d'autant plus à craindre qne bien souvent il devient de bonne heure difficile de dépasser par une opération les limites du mal.

8° DIAGNOSTIC ET TRAITEMENT DES TUMEURS DES MACHOIRES.

Diagnostic. — Je me contenterai, dans cet article de résumer, en quelques mots les traits principaux relatifs au diagnostic des tumeurs des mâchoires.

Parmi ces tumeurs, les unes sont accessibles de bonne heure à l'exploration, ce sont les tumeurs sous-périostiques; les autres prennent naissance à l'intérieur de l'os et dérobent plus ou moins longtemps leurs caractères.

Les néoplasmes de ce deuxième groupe, *entourés d'une coque osseuse*, présentent une grande similitude dans leurs symptômes, tant qu'ils n'ont pas perforé leur coque. Ces symptômes résultent surtout de l'augmentation de volume de l'os et des divers troubles qu'elle occasionne; la consistance de la grosseur est toujours la même; ce n'est pas le néoplasme lui-même que l'on perçoit, mais bien son enveloppe osseuse, avec la *crépitation parcheminée* qu'elle fournit.

Cependant, même à cette période, on peut distinguer, parmi les tumeurs des maxillaires, plusieurs catégories. Certaines d'entre elles semblent *en relation manifeste avec une affection du système dentaire*, soit que l'on remarque l'absence d'éruption d'une dent, soit qu'il existe une lésion évidente d'une dent en contact avec la tumeur. Il est probable alors qu'on se trouve en présence d'un odontome ou d'une des variétés de kyste dentaire. J'ai suffisamment insisté sur le diagnostic des tumeurs d'origine dentaire pour n'avoir pas à y revenir ici.

Les néoplasmes des mâchoires *d'origine non dentaire* offrent également des différences entre eux; je ne parle ici, bien entendu, que des néoplasmes entourés d'une coque osseuse. Les uns ont une *évolution lente* et se développent d'habitude sans douleur; ce sont des tumeurs bénignes (ostéomes, fibromes, myxomes, chondromes). Les autres ont un *développement plus rapide* et peuvent s'accompagner de douleurs; ce sont des tumeurs plus ou moins malignes (sarcomes, épithéliomes); les douleurs caractérisent surtout les épithéliomes et carcinomes. Quant à l'engorgement des ganglions et à l'altération de l'état général, ils ne surviennent d'ordinaire qu'à une période plus avancée.

Quand le néoplasme a franchi son enveloppe osseuse, ou lorsqu'il a été d'emblée sous-périostique, il est possible de percevoir sa *consistance;* dès lors intervient un nouvel élément de diagnostic. On se rappellera que les ostéomes sont d'une extrême dureté; que les fibromes sont durs, plus ou moins élastiques, mais de consistance égale partout; que les myxomes sont mous, presque fluctuants; que les chondromes, habituellement durs, présentent assez souvent des portions molles ou même fluctuantes à côté de saillies noueuses. La consistance des sarcomes est variable : dure en certains points, molle ou franchement fluctuante en d'autres, quelquefois pulsatile. Le cancer est primitivement dur; ultérieurement la tumeur se ramollit; dans quelques cas elle est pulsatile. Enfin les kystes sont franchement fluctuants; mais il ne faut pas oublier que la fluctuation n'est pas l'apanage exclusif de cette variété de tumeur.

Les diverses tumeurs bénignes peuvent amener l'*ulcération* des parties molles ambiantes, mais uniquement dans le cas où la distension est excessive. Au contraire, cette ulcération s'observe, dans les sarcomes, par envahissement des tissus voisins. Elle est encore plus fréquente et plus précoce dans les cancers.

L'*envahissement ganglionnaire* fait défaut dans les tumeurs bénignes; il se voit quelquefois dans les sarcomes; dans les cancers, il est précoce et extrêmement fréquent, surtout dans les cancers du maxillaire inférieur. La *marche très rapide* du néoplasme, l'*altération de l'état général* observée de bonne heure, sont encore des symptômes de nature à faire penser à un cancer ou à un sarcome d'une grande malignité.

Traitement. — Je n'ai pas à revenir ici sur le traitement des tumeurs d'origine dentaire. Parmi les tumeurs d'origine non dentaire, les exostoses syphilitiques des mâchoires sont justiciables, du moins pendant les premiers temps qui suivent leur apparition, du *traitement spécifique.* A part cette exception, les tumeurs des maxillaires réclament une *intervention chirurgicale.* Toutefois, lorsqu'il s'agit d'une tumeur bénigne qui reste stationnaire, par exemple d'un ostéome, on peut s'abstenir de toute intervention, si le néoplasme ne détermine pas de trouble notable.

Quelle que soit la tumeur à laquelle on s'attaque, *il est indispensable que l'ablation soit complète.* Mais, tandis que les tumeurs bénignes sont, en général, nettement circonscrites, les tumeurs malignes sont plus ou moins diffuses et s'étendent presque toujours au delà de leurs limites apparentes. Il résulte de là que, dans le cas de tumeur bénigne, la résection totale ou partielle de l'os peut souvent être évitée; on se contente alors de l'*ablation du néoplasme*, suivie au besoin de la rugination et de la cautérisation des parties voisines. Au contraire, les tumeurs malignes commandent une *large résection* de l'os ou des os malades, avec extirpation de toutes les parties suspectes d'envahissement. Cette règle peut être appliquée sans trop de rigueur, quand on se trouve en présence d'un sarcome myéloïde. Elle est de la plus haute importance, au contraire, lorsqu'il s'agit d'une tumeur ostéoïde, d'un chondrosarcome, d'un sarcome encéphaloïde ou fasciculé, surtout d'un cancer proprement dit.

Le *manuel opératoire* de la résection totale ou partielle du maxillaire supérieur, des deux maxillaires supérieurs réunis ou du maxillaire inférieur, est exposé dans les ouvrages classiques de médecine opératoire. Je n'ai pas à m'y arrêter ici; mais j'ai à signaler quelques points très importants, qui touchent à la manière d'opérer.

Au *maxillaire supérieur*, le principal danger des résections consiste dans la *pénétration possible du sang dans les voies aériennes* et dans la *suffocation* qui peut en résulter. Ce danger est accru encore par l'*anesthésie chloroformique*, qui supprime la sensibilité du larynx et la toux expulsive.

Pour prévenir ce danger, un certain nombre de chirurgiens opèrent *sans chloroforme*, ou du moins n'emploient le chloroforme qu'au début de l'opération. Ils interrompent l'anesthésie, dès qu'ils sont arrivés au temps de l'opération, qui expose le malade au danger de l'écoulement du sang dans le larynx.

Verneuil (*Archiv. gén. de méd.*, 1870, t. II, p. 386) a conseillé d'employer le *tamponnement postérieur des fosses nasales*, qui s'oppose à l'irruption dans l'arrière-gorge du sang qui s'écoule dans les fosses nasales. D'autre part, il a modifié le manuel opératoire, de manière à n'ouvrir la cavité buccale, à n'inciser la muqueuse qu'au dernier moment, lorsque le maxillaire, déjà séparé de ses attaches supérieures, ne tient plus que par l'apophyse ptérygoïde. Le sang ne peut plus alors tomber dans la bouche que pendant le temps assez court nécessaire pour terminer l'opération.

Nussbaum recommandait la *trachéotomie préventive;* tandis que l'anesthésie était maintenue à travers la canule, il fermait le larynx et l'œsophage à l'aide d'une compresse huilée. Ce procédé a été perfectionné par Trendelenburg, qui imagina une *canule-tampon*; la canule est entourée d'un cylindre creux en caoutchouc, et ce cylindre est susceptible d'être gonflé d'air après que la canule a été mise en place; la trachée se trouve ainsi fermée hermétiquement tout autour de la canule.

Rose (*Arch. f. klin. Chir.*, 1874, t. XVII, p. 454) a proposé une méthode applicable à toutes les opérations qui intéressent les cavités nasale ou buccale. Elle consiste à chloroformer le malade, puis à le placer de telle façon que *sa tête, attirée au delà du bord bien matelassé de la table, pende naturellement dans l'extension forcée;* un aide maintient solidement la tête dans cette situation; la langue est attirée hors de la bouche, pour qu'elle ne vienne pas s'appliquer sur l'isthme du gosier. Dans ces conditions, le champ opératoire se trouve situé sur un plan moins élevé que le larynx, et le sang, au lieu de s'écouler vers le larynx, s'accumule dans l'arrière-cavité des fosses nasales et sort librement par le nez.

Quelle est la conduite à tenir, en présence de ces diverses manières de procéder? Un premier point me paraît hors de doute, c'est qu'*il est prudent de ne jamais tenter la résection du maxillaire supérieur sans anesthésie préalable*. L'opération est, en général, excessivement douloureuse; l'opéré crie et se débat, et le chirurgien, qui de nos jours n'est plus habitué à ce spectacle, risque de ne pas conserver tout le sang-froid nécessaire pour une semblable intervention.

La méthode de Rose, d'un autre côté, présente de sérieux inconvénients. *La position déclive de la tête tend à exagérer considérablement l'hémorrhagie*. Kœnig (*Traité de pathologie chirurgicale spéciale*, trad. par Comte, t. I, p. 435, 1888) dit que, dans plusieurs opérations pratiquées par lui suivant ce procédé, la perte de sang fut véritablement effrayante. Dès lors, la méthode de Rose ne saurait convenir pour des opérations de longue durée, pratiquées chez des sujets anémiques ou chez des malades très jeunes ou avancés en âge. Il est à remarquer aussi que la méthode de Rose favorise la production de *congestions passives* chez les vieillards et les individus très sanguins. Eug. Bœckel, vivement frappé de cet inconvénient, évite autant que possible de recourir à cette méthode chez des personnes âgées de plus de vingt-cinq à trente ans. La conclusion qui se dégage, c'est que, dans la résection du maxillaire supérieur, qui est pratiquée d'ordinaire chez des sujets d'un certain âge, la méthode de Rose est généralement contre-indiquée.

Le procédé de Trendelenburg, séduisant au premier abord par le sentiment de sécurité qu'il donne au chirurgien, offre un double inconvénient : il nécessite une opération préalable, la trachéotomie, qui ne saurait être considérée comme inoffensive; d'autre part, la canule demande une surveillance continuelle, car il arrive que le tampon de caoutchouc ne ferme pas hermétiquement la trachée et que du sang s'écoule tout à coup dans les voies respiratoires. Kœnig dit qu'il a failli perdre ainsi un de ses opérés, sans qu'il eût d'abord le moindre soupçon de l'accident; il ne put le rappeler à la vie qu'après avoir enlevé la canule et aspiré le sang contenu dans la trachée.

Le tamponnement des fosses nasales, conseillé par Verneuil, ne me paraît pas très recommandable. Il suffit d'un incident imprévu pendant l'opération pour que le tampon tombe dans le pharynx et passe de là dans les voies aériennes.

Par contre, il est évidemment indiqué de *s'attaquer d'abord à l'attache supéro-externe du maxillaire*, pour retarder le moment où le sang peut s'écouler dans la gorge. Une fois arrivé à ce moment, j'ai l'habitude de *ralentir la chloroformisation*, pour ne pas supprimer les réflexes du côté de la gorge, tout en maintenant l'anesthésie; en même temps, j'ai soin d'assurer l'écartement des mâchoires, et j'ai à mes côtés un aide toujours prêt à porter une éponge au fond de la gorge. Grâce à cette manière de faire, je n'ai jamais eu d'accident ni au cours d'une résection du maxillaire supérieur, ni au cours d'aucune opération pratiquée sur la bouche.

Lorsqu'il s'agit d'une *résection du maxillaire inférieur*, les dangers de l'anesthésie chloroformique ne sont pas aussi grands que dans les opérations pratiquées sur la mâchoire supérieure; la suffocation par irruption du sang dans les voies respiratoires est moins à craindre. Par contre, certaines résections du maxillaire inférieur exposent l'opéré à l'*asphyxie par suite du retrait de la langue*, qui rabat l'épiglotte sur l'orifice supérieur du larynx.

Bien que la pathogénie de cet accident ne soit pas complètement élucidée, on sait qu'il se produit quand on détache de la face postérieure de l'os les muscles qui s'y insèrent, principalement les génio-glosses et les génio-hyoïdiens. Le retrait de la langue est dû alors à la contraction des muscles antagonistes des précédents, c'est-à-dire à la contraction des hyo-glosses, des stylo-glosses et des stylo-hyoïdiens; il est favorisé, d'ailleurs, par le renversement de la tête en arrière. On ignore pourquoi cet accident survient dans certains cas et manque dans d'autres. Il peut se présenter immédiatement après l'opération ou au bout de quelques jours seulement, et on connaît un certain nombre de cas de mort qui lui sont imputables.

Pour obvier à ce danger, il faut naturellement *attirer la langue en avant*. On cherchera à la maintenir dans cette situation en la *traversant à l'aide d'un fil*, qu'on fixera dans les environs, ou dont on ramènera les bouts en arrière de la tête. Ce fil pourra généralement être enlevé le troisième ou le quatrième jour. Parfois il est possible de prévenir le retrait de la langue par une *suture appropriée*, par la réunion de la muqueuse linguale avec les téguments de la joue et de la lèvre inférieure.

Dans d'autres cas, il s'agit, non plus du retrait de la langue, mais d'un véritable refoulement de l'organe. C'est ce qu'on observe après la résection de la partie médiane du maxillaire inférieur, lorsqu'on tente le rapprochement des deux fragments. On voit alors la *langue refoulée en arrière* par le rétrécissement du plancher de la bouche. Les symptômes de suffocation disparaissent dès qu'on sépare les fragments.

Il est difficile d'apprécier par des chiffres la *gravité des résections des maxillaires*. O. Heyfelder (*Traité des résections*, trad. par Eug. Bœckel, 1863, p. 271), sur 141 résections totales du *maxillaire supérieur*, note 57 terminaisons inconnues, 33 morts ou récidives et 51 succès. 11 résections totales des deux maxillaires supérieurs se sont terminées, d'après lui, 6 fois par la mort et 5 fois par la guérison; sur ces 6 décès, 2 morts sont dues à l'opération, un opéré a succombé à une apoplexie, 3 autres ont été enlevés par des récidives du cancer après six, quinze et vingt-trois mois. Pour les résections partielles du maxillaire supérieur, Heyfelder, sur un total de 153 cas, compte 48 guérisons, 35 morts ou récidives et 70 terminaisons inconnues; les cas de mort sont dus, en grande partie, à des récidives et non à l'opération elle-même.

Enfin, suivant Heyfelder, 321 résections de toute nature du *maxillaire inférieur* ont donné 211 succès, 81 morts ou récidives et 29 résultats inconnus; les morts et les récidives forment donc 25 pour 100 du total; les opérés de cancer donnent 60 pour 100 d'insuccès, les autres seulement 14 pour 100.

O. Weber a réuni 486 cas de résection de la mâchoire inférieure pour causes diverses, avec 87 morts, soit une mortalité de 18 pour 100. Dans les cas où la cause de la mort est indiquée, la terminaison fatale est due à la suffocation (4 cas), à un érysipèle (3 cas), à un phlegmon (7 cas), à une pneumonie avec pleurésie (1 cas), à une méningite (1 cas), à la pyémie (11 cas), à l'affaiblissement (11 cas), à une prompte récidive (7 cas).

Ces diverses statistiques n'ont qu'une valeur très relative. Heyfelder réunit les cas de mort et les cas de récidive, ce qui ne permet pas de se rendre compte de la gravité de l'opération prise en elle-même. Une autre objection, c'est que ces statistiques remontent à une époque où l'antisepsie était inconnue.

Cependant, il ne semble pas que l'antisepsie ait modifié d'une manière très sensible le pronostic des résections des maxillaires. Ainsi Küster (*Berlin. klin. Woch.*, 2 et 9 avril 1888) rapporte que 29 résections totales du maxillaire supérieur pour tumeurs lui ont donné 8 décès, soit une mortalité de 27,5 pour 100. La *mort* a été occasionnée 4 fois par une broncho-pneumonie, 2 fois par l'épuisement consécutif à des hémorrhagies, 1 fois par la cachexie due à des métastases multiples, 1 fois par une gastro-entérite hémorrhagique provoquée par l'emploi thérapeutique du sublimé.

Cette statistique nous montre quelle est l'importance, au point de vue du pronostic, des hémorrhagies et surtout des complications du côté de l'appareil respiratoire. Il faut prendre garde, non seulement aux *hémorrhagies immédiates*, mais encore aux *hémorrhagies secondaires*, et cette complication s'observe dans les résections des deux mâchoires. La ligature de la carotide externe et même de la carotide primitive a été pratiquée dans des cas de ce genre.

Quant aux *complications pulmonaires*, elles peuvent survenir à la suite des opérations intéressant soit les maxillaires, soit les cavités buccale, nasale ou pharyngienne. Elles consistent dans une *pneumonie lobulaire septique*, appelée à tort *pneumonie par déglutition*. L'introduction d'aliments dans la trachée, par suite de troubles de la déglutition, ne joue, dans la production de cette pneumonie, qu'un rôle tout à fait accessoire. Il s'agit essentiellement de la pénétration dans les voies aériennes de particules de substances putrides provenant de la plaie. Pour lutter contre ce danger, il est indiqué de recourir aux lavages antiseptiques de la bouche déjà avant l'opération; l'usage des tampons de gaze iodoformée après l'opération rend également de grands services. Enfin, dans les résections du maxillaire inférieur, on cherchera, si c'est possible, à fermer en bas, par des sutures, la cavité buccale.

La *difformité*, à la suite de la résection du maxillaire supérieur, n'est pas aussi forte qu'on serait tenté de le supposer. Il en est même ainsi après l'extirpation des deux maxillaires supérieurs. Les résections de la mâchoire inférieure modifient davantage la physionomie, surtout lorsqu'elles portent exclusivement sur l'une des moitiés du maxillaire; on observe, dans ce dernier cas, la déviation du menton, qui est repoussé du côté où la résection a été faite. Du reste, après les résections des maxillaires, les *appareils prothétiques* auront le double avantage de diminuer la difformité et de remédier, autant que possible, aux troubles fonctionnels.

CHAPITRE IV

MALADIES DE L'ARTICULATION TEMPORO-MAXILLAIRE

Les *luxations de la mâchoire inférieure* ont été décrites déjà. Les seules affections dont j'aie à m'occuper ici sont les *arthrites temporo-maxillaires* et la *constriction des mâchoires.*

I

ARTHRITES TEMPORO-MAXILLAIRES

Les *arthrites temporo-maxillaires*, longtemps considérées comme très rares, semblent être plus fréquentes qu'on ne l'a supposé. Il y a lieu d'étudier successivement les *arthrites aiguës*, l'*arthrite tuberculeuse* et l'*arthrite sèche.*

1° Arthrites aigues. — Les *arthrites aiguës* reconnaissent des *causes* multiples. Elles peuvent être produites par un traumatisme : plaie, contusion, chute sur le menton ayant déterminé une fracture du condyle ou même de la paroi antérieure du conduit auditif externe. D'autres fois, ces arthrites résultent de la propagation d'une inflammation de voisinage, par exemple d'une parotidite suppurée, d'une otite moyenne suppurée, mais surtout d'une ostéite suppurée du maxillaire inférieur. Enfin il convient de citer les arthrites dues à des causes générales : rhumatisme, blennorrhagie, scarlatine, rougeole, fièvre typhoïde, fièvre puerpérale, etc.

Les arthrites aiguës de l'articulation temporo-maxillaire diffèrent suivant leur cause et surtout suivant qu'elles sont suppurées ou non suppurées.

Parmi *les arthrites aiguës non suppurées, l'arthrite rhumatismale* a une grande tendance à devenir bilatérale. Indépendamment de la douleur locale et du gonflement, elle s'accompagne parfois de névralgies dans la tempe et dans l'oreille. La mâchoire inférieure est légèrement abaissée et portée en avant. La bouche, un peu entr'ouverte, se trouve immobilisée par la contracture des muscles voisins et ne peut s'ouvrir ni se fermer sans de vives souffrances; d'où une gêne considérable de la phonation et surtout de la mastication. L'arthrite rhumatismale guérit d'ordinaire au bout d'un mois ou six semaines.

Les autres arthrites aiguës non suppurées, telles que l'*arthrite traumatique simple* et l'*arthrite blennorrhagique,* se terminent assez souvent par une ankylose plus ou moins complète.

Dans les *arthrites suppurées*, il n'est pas rare que l'affection première, cause de l'arthrite, masque en partie les symptômes de l'inflammation articulaire; c'est ce qu'on observe quand l'arthrite succède à une lésion suppurative de voisinage. Il en est autrement quand la suppuration est limitée à la jointure, par exemple dans certaines arthrites traumatiques suppurées ou dans les arthrites infectieuses consécutives à la scarlatine, à la rougeole, etc. Le pus provenant de l'articulation tend à se faire jour à la peau ou dans le conduit auditif externe. La terminaison habituelle des arthrites suppurées est l'ankylose.

2° Arthrite tuberculeuse. — L'*arthrite tuberculeuse* ou *tumeur blanche* de l'articulation temporo-maxillaire est très rare. Elle peut être primitive ou succéder à une tuberculose du temporal, ayant elle-même pour point de départ une otite tuberculeuse. Elle se traduit par l'existence d'une douleur et d'un gonflement au niveau de l'articulation. Les mouvements de la jointure sont gênés; la mastication est entravée. Enfin il se forme des fongosités et des abcès, qui s'ouvrent à la peau ou dans le conduit auditif.

L'arthrite tuberculeuse présente quelquefois de graves *complications*, non seulement du côté de l'oreille, mais encore du côté de l'encéphale. Dans un cas communiqué par Lannelongue à la Société anatomique (*Bull. de la Soc. anatomique*, 1866, p. 354), le condyle de la mâchoire, séparé du reste de l'os et poussé en haut par les muscles, avait pénétré lentement à travers le conduit auditif externe et la partie antérieure du rocher jusque dans la cavité crânienne, refoulant le nerf facial et le ganglion de Gasser et amenant la formation d'un abcès du lobe moyen du cerveau.

3° Arthrite sèche. — L'*arthrite sèche* a été assez souvent observée à l'articulation temporo-maxillaire. Dans cette affection, le condyle de la mâchoire, tantôt hypertrophié, tantôt atrophié, s'aplatit et s'étale. La cavité glénoïde devient presque plane par suite de l'épaississement de son fond. Le ménisque semble disparaître de bonne heure. Il existe fréquemment des corps étrangers dans l'intérieur de la jointure. Mais le point le plus important à signaler est la *formation possible de stalactites osseuses périarticulaires, allant du condyle au pourtour de la cavité glénoïde et produisant une ankylose.*

L'arthrite sèche peut se traduire par une simple crépitation indolente, perçue pendant les mouvements par le malade et par le chirurgien. Dans d'autres cas, on observe de la douleur et une gêne marquée des mouvements. La marche de l'affection est chronique, mais souvent interrompue par des poussées subaiguës; il n'est pas rare que des poussées concomitantes se manifestent dans les articulations de la colonne cervicale et provoquent de la contracture des muscles de la nuque. Le pronostic de l'arthrite sèche doit être réservé à cause de sa terminaison possible par ankylose.

Le *traitement* des diverses formes d'arthrite de l'articulation temporo-maxillaire ne diffère pas de celui des arthrites des autres jointures. Toutefois on ne perdra pas de vue qu'il est à peu près impossible de condamner cette articulation à une immobilité absolue.

II

CONSTRICTION DES MACHOIRES

On désigne sous le nom de *constriction des mâchoires* la perte complète ou incomplète du mouvement d'abaissement de la mâchoire inférieure, quelle qu'en soit la cause. La constriction des mâchoires n'est donc pas une maladie propre, mais un symptôme. Une distinction capitale doit être faite, non seulement au point de vue de la cause, mais au point de vue du traitement, suivant que la constriction est *temporaire* ou *permanente*.

La *constriction temporaire* reconnaît pour cause immédiate la *contracture des muscles élévateurs de la mâchoire et plus particulièrement du masséter*.

Elle peut n'être qu'un épiphénomène dans le tétanos, dans l'éclampsie, dans certaines affections des méninges ou du cerveau. Parfois on l'observe chez les femmes hystériques. Ainsi Duplay, chez une jeune femme de trente ans, vit une constriction des mâchoires débuter brusquement après une suppression de règles et se reproduire ensuite pendant quatre mois à chaque époque menstruelle.

Le plus souvent, *la contracture des muscles élévateurs de la mâchoire est symptomatique d'une lésion inflammatoire des parties voisines ;* l'engorgement des tissus enflammés s'ajoute alors à la contracture pour gêner les mouvements de la mâchoire. Ainsi la contracture peut venir compliquer une arthrite aiguë de l'articulation temporo-maxillaire, une stomatite, une amygdalite, une parotidite, les oreillons. Mais elle succède surtout aux affections inflammatoires du maxillaire inférieur, et plus spécialement à celles qui sont d'origine dentaire; pour plus de précision, ce sont les lésions des dernières molaires qui s'accompagnent surtout de constriction des mâchoires. L'*éruption vicieuse de la dent de sagesse* mérite une mention particulière comme cause fréquente de constriction des mâchoires. Ajoutons qu'on a signalé la contracture du temporal dans les ostéites de la fosse temporale.

Cette constriction, consécutive à une lésion inflammatoire de voisinage, semble pouvoir être de nature réflexe. Mais, dans la grande majorité des cas, elle est évidemment de nature inflammatoire et reconnaît pour cause la propagation de l'inflammation aux muscles. Il s'agit donc d'une *myosite*, et, lorsque cette myosite se prolonge, elle peut aboutir à la transformation fibreuse des muscles et à leur rétraction. Dès lors, la constriction des mâchoires, primitivement temporaire, est devenue permanente.

Toutes les myosites peuvent amener une constriction temporaire. Mais on admet généralement que la myosite syphilitique et la myosite rhumatismale ne déterminent jamais une constriction permanente.

Le *traitement* de la constriction temporaire des mâchoires doit s'adresser avant tout à la cause de cette complication; dès que la cause est supprimée, la constriction guérit spontanément. C'est ainsi qu'on peut se trouver obligé d'extraire une molaire cariée ou une dent de sagesse dont l'éruption est impossible. On s'attaquera, de plus, directement à la constriction, en ayant recours à l'écartement forcé et progressif des mâchoires à l'aide d'un coin de bois ou d'un instrument spécial. L'électricité est applicable aux contractures hystériques. Le chloroforme peut rendre aussi des services, ne fût-ce que pour permettre l'application des moyens mécaniques.

La *constriction permanente* des mâchoires est un accident bien plus grave que la constriction temporaire. Les travaux, qui lui ont été consacrés, sont des plus nombreux. Je ne citerai que les suivants :

SARAZIN, De la constriction des mâchoires au point de vue de ses causes et de son traitement. Thèse de Paris, 1855. — ESMARCH, Du traitement du resserrement des mâchoires par la création d'une fausse articulation de la mâchoire inférieure, traduit par Verneuil. In *Arch. génér. de méd.*, 1860, 5e série, t. XV, p. 174. — BLAVETTE, Du resserrement des mâchoires. Thèse de Paris, 1860. — VERNEUIL, Série d'articles sur la constriction des mâchoires. In *Gazette hebdom.*, 1863, p. 97, 577, 729, 745, 747. — MATHÉ, Recherches sur les résultats fournis par les procédés d'Esmarch et de Rizzoli. Thèse de Paris, 1864. — DUPLAY, Du resserrement permanent des mâchoires et de son traitement par les procédés d'Esmarch et de Rizzoli. In *Arch. gén. de méd.*, 1864, 6e série, t. IV, p. 464. — BERRUT, De la constriction permanente des mâchoires et des moyens d'y remédier. Thèse d'agrég. de Paris, 1866. — MAAS, Ankylose des Unterkiefers, Heilung durch Bildung eines falschen Gelenkes auf beiden Seiten. In *Arch. f. klin. Chir.*, 1871-1872, t. XIII, p. 425. — GUYON et MONOD, Constriction des mâchoires. In *Dict. encycl. des sc. méd.*, 2e sér., t. V, p. 402, 1872. — WESTRUM, Ein Beitrag zur Ankylosis Mandibulæ. Thèse de Göttingen, 1873. — BÉAL, Étude sur la constriction permanente des mâchoires. Thèse de Paris, 1875. — GUSSENBAUER, Ueber ein neues Verfahren der Stomatoplastik zur Heilung der narbigen Kieferklemme. In *Arch. f. klin. Chir.*, 1877. t. XXI. — BRUNCKE, Beiträge zur Kenntniss der Kieferklemme mit besonderer Berücksichtigung der chirurgischen Behandlung der Ankylosis Mandibulæ vera. Thèse de Göttingen, 1878. — DE SCHULTEN, De l'ankylose de la mâchoire inférieure et de son traitement. In *Arch. gén. de méd.*, 1879, t. I, p. 543, 686, 706, et t. II, p. 166. — URDY, Étude sur l'immobilité permanente de la mâchoire inférieure. Thèse de Paris, 1879. — R. ABBE, An operation for the relief of ankylosis of the temporo-maxillary joint, by exsection of the neck of the condyle of the lower jaw. In *New York med. Journ.*, avril 1880. — HEATH, Four cases of closure of the jaw, three of which were treated by removal of the condyle and neck of the jaw, a fourth by Esmarch's operation. In *Brit. med. Journ.*, 1884, t. II, p. 1190. — LEWY, Die Kieferklemmen und ihre Behandlung. Thèse de Berlin, 1885. — RANKE, Zur Resection der Unterkiefergelenke bei Ankylosis vera Mandibulæ. In *Arch. für klin. Chir.*, 1885, t. XXXII, p. 525. — ZIPFEL, De l'ankylose osseuse de l'articulation temporo-maxillaire au point de vue chirurgical. Thèse de Paris, 1885-1886. — KÜSTER, Ueber die Ankylose des Kiefergelenkes. In *Arch. für klin. Chir.*, 1888, t. XXXVII, p. 723. — LEVRAT, Opération de Rizzoli-Esmarch. In *Congrès français de chir.*, 3e session, 1888, p. 652. — LE DENTU, Traitement de la constriction des mâchoires. In *Bull. de la Soc. de chir.*, 14 janv. 1891.

Étiologie et anatomie pathologique. — La *constriction permanente* des mâchoires reconnaît des *causes* variées. Ces causes peuvent être distribuées en trois groupes, suivant que la constriction est d'*origine musculaire*, d'*origine cicatricielle* ou d'*origine articulaire*.

1° *Constriction d'origine musculaire.* — Nous avons vu que les myosites, en se prolongeant, peuvent aboutir à la transformation fibreuse et à la *rétraction permanente des muscles*. La constriction temporaire des mâchoires de nature inflammatoire devient ainsi une cause de constriction permanente. Toutefois la rétraction musculaire est rarement la cause unique de la constriction; le plus souvent, elle vient compliquer une constriction d'origine cicatricielle ou articulaire, et ce n'est pas elle qui joue le rôle principal.

Duchenne (de Boulogne) a signalé, comme cause de constriction des mâchoires, la rétraction du buccinateur consécutive à la paralysie faciale.

2° *Constriction d'origine cicatricielle.* — La constriction cicatricielle des mâchoires est la forme de constriction à la fois la plus fréquente et la plus importante. Presque toujours elle succède à des *ulcérations* ou à des *gangrènes de la joue* (stomatites ulcéreuses, stomatite mercurielle, ulcérations tuberculeuses ou syphilitiques, noma). Bien plus rarement, elle a pour cause des *brûlures* ou des *traumatismes* accidentels ou chirurgicaux.

Quand la joue a été atteinte dans toute son épaisseur, la constriction des mâchoires peut se compliquer d'une perte de substance qui met à découvert les dents et les gencives. Si la destruction n'a pas envahi toute l'épaisseur de la joue, c'est habituellement la peau qui est respectée ; les brides cicatricielles sont alors intra-buccales, et elles sont plus redoutables que les brides simplement cutanées. Du reste, il faut distinguer, avec Verneuil (*Arch. gén. de méd.*, 1860, p. 10), *deux groupes de cicatrices intra-buccales, les antérieures et les postérieures*. Ces dernières, situées au niveau des grosses molaires ou vers l'angle de la mâchoire, sont les plus graves au point de vue de la gêne des mouvements.

Les cicatrices sont plus ou moins étendues, plus ou moins épaisses. Dures et résistantes, elles peuvent subir la *transformation cartilagineuse ou osseuse*. Ainsi on a vu des plaques osseuses unissant les arcades alvéolaires. Ces cas doivent être distingués de ceux où, à la suite de dénudations osseuses, il y a soudure de l'apophyse coronoïde avec la tubérosité du maxillaire supérieur ou avec l'os malaire.

3° *Constriction d'origine articulaire.* — Cette variété reconnaît pour cause les diverses arthrites de l'articulation temporo-maxillaire ; elle est le résultat d'une *ankylose*. Cette ankylose peut être osseuse ou fibreuse, intra-articulaire ou périarticulaire.

L'ankylose osseuse intra-articulaire peut succéder à une arthrite suppurée, à une fracture articulaire. D'autres fois, elle accompagne l'ankylose osseuse de presque toutes les articulations du corps, et dans ce cas elle est d'ordinaire bilatérale. L'ankylose osseuse périphérique est une terminaison possible de l'arthrite sèche. Elle s'observe encore comme complication d'une constriction cicatricielle. Quant à l'ankylose fibreuse, elle est rare. Il ne semble pas que la simple immobilisation des mâchoires, même très prolongée, soit susceptible de produire une ankylose.

Symptômes. — La constriction des mâchoires peut exister à divers degrés. Quand l'immobilité n'est pas absolue et que les arcades dentaires arrivent encore à s'écarter un peu, l'alimentation n'est pas compromise. Au contraire, si les dents sont maintenues au contact, l'alimentation devient difficile ; les aliments ne peuvent être introduits que par un orifice résultant de la perte d'une dent. La parole est troublée ; la respiration est gênée, pour peu qu'il y ait un catarrhe nasal. Le séjour prolongé et la décomposition des détritus alimentaires dans la bouche déterminent des altérations dentaires et des accidents inflammatoires, ulcératifs ou même infectieux. Enfin, en cas de vomissement, il y a danger de suffocation ; les matières vomies se trouvant gênées dans leur sortie et risquant d'être repoussées dans les voies aériennes.

On a observé quelquefois des déviations dentaires résultant de la pression des mâchoires l'une contre l'autre. Si la constriction survient pendant la période de croissance, le maxillaire inférieur subit un arrêt de développement le plus souvent unilatéral, et la dentition est entravée.

Diagnostic. — Le diagnostic de la constriction des mâchoires consiste essentiellement dans la détermination de la nature de la constriction.

S'agit-il d'une constriction temporaire ? On recherchera les causes habituelles de cette variété. Dans le doute, on aura recours au chloroforme, qui fera cesser la contracture. Toutefois lorsqu'il existe une myosite avec engorgement des tissus voisins, le chloroforme ne fait pas disparaître la constriction ; il se borne à l'atténuer.

Quand il est établi qu'on a affaire à une *constriction permanente*, il reste à en déterminer la variété. La présence de brides cicatricielles étendues, surtout de brides postérieures, rend bien secondaire tout autre point du diagnostic ; la rétraction musculaire et l'ankylose articulaire ne sont alors que des complications sans influence sur le traitement. Par contre, il importe de *s'assurer de l'état de l'articulation du côté opposé* ; il est difficile de vérifier si ses mouvements sont intacts ; mais, en général, son fonctionnement est normal quand la région est extérieurement saine.

En l'absence de cicatrices, la constriction permanente est due à une rétraction musculaire ou à une ankylose; parfois à ces deux causes réunies. Ce diagnostic est souvent difficile ; on examinera avec soin la région, on recherchera les antécédents. La rétraction du masséter se reconnaît par le toucher intra-buccal et par le palper à travers la joue. L'absence de rétraction doit faire songer à une ankylose, et il faut tâcher de reconnaître si l'ankylose est fibreuse ou osseuse.

Pronostic. — Lorsque les lésions sont *bilatérales*, la constriction permanente des mâchoires est le plus souvent au-dessus des ressources de la chirurgie.

Le pronostic est moins grave, mais reste sérieux dans la constriction à lésions *unilatérales*. La constriction d'origine cicatricielle est celle qui entrave le plus l'alimentation et qui est la plus difficile à traiter ; de plus, il s'y joint souvent une difformité du visage. La constriction d'origine musculaire est la moins grave de toutes.

Traitement. — Je n'insisterai pas sur le *traitement préventif* de la constriction permanente des mâchoires. Il consiste à surveiller la cicatrisation des plaies de la région, à recourir en temps voulu à une autoplastie, à traiter les arthrites de l'articulation temporo-maxillaire, à combattre par les moyens appropriés la constriction temporaire des mâchoires, etc.

Quand la lésion est constituée, on peut lui appliquer un *traitement palliatif* ou un *traitement curatif*.

Le *traitement palliatif* est seul applicable à la plupart des constrictions à lésions bilatérales. Il a pour but d'assurer l'alimentation du malade à travers une brèche faite à l'arcade dentaire, soit par l'extraction de deux ou trois dents, soit même par une résection partielle du maxillaire.

Le *traitement curatif* comprend divers moyens, que l'on peut réunir en quatre groupes : 1° la *dilatation mécanique* ; 2° la *section des parties molles;* 3° l'*autoplastie;* 4° la *section osseuse avec établissement d'une pseudarthrose.*

1° La *dilatation mécanique* peut donner des résultats dans les constrictions peu serrées. On y a recours, non seulement pour obtenir un certain écartement des mâchoires, mais encore pour maintenir l'écartement, que l'on a pu obtenir par un procédé quelconque. Divers instruments sont utilisés pour pratiquer la dilatation, depuis le simple coin de bois ou la vis conique en ivoire ou en buis jusqu'aux différents ouvre-bouche ; ceux-ci sont, en général, composés de deux plaques parallèles, qui s'écartent à l'aide d'une vis ou d'un système analogue. La dilatation se pratique soit d'une façon lente et graduelle, soit d'une façon brusque, et dans ce dernier cas on opère sous le chloroforme.

2° La *section des parties molles* peut porter sur des brides cicatricielles muqueuses ou cutanées ou sur les muscles. Le plus souvent, elle est combinée avec l'action des dilatateurs mécaniques, ou d'appareils prothétiques, à l'aide desquels on maintient l'écartement pendant la durée de la cicatrisation et même au delà de cette période. Les sections ont été faites à ciel ouvert ou par la méthode sous-cutanée.

Il est rare que la *section des brides muqueuses* donne des succès, si ce n'est dans des cas très simples, sans adhérences entre la joue et les maxillaires. La *section des brides cutanées* est plus favorable dans ses résultats, mais on a rarement l'occasion d'y recourir. Quant à la *myotomie*, qu'a pratiquée pour la première fois Dieulafoy (de Toulouse) en 1838, elle ne peut guérir que les constrictions d'origine musculaire. En somme, la méthode des sections portant sur les parties molles est une méthode d'exception, à moins qu'elle ne soit le complément d'une section osseuse avec établissement d'une pseudarthrose.

Quand il s'agit de sectionner le muscle temporal, la crainte d'hémorrhagies graves a fait préférer à cette opération la division, au ciseau, de l'apophyse coronoïde.

Le Dentu (Soc. de chir., 14 janvier 1891) conseille de remplacer la section du masséter par la *désinsertion* de ce muscle. Il a obtenu un succès par cette méthode, en poussant la désinsertion très loin et en complétant l'opération par la rupture de fortes adhérences de la muqueuse au bord antérieur de la branche montante; les mâchoires ont été maintenues fortement écartées après l'opération à l'aide d'un bâillon, puis à l'aide d'un coin de bois.

3° L'*autoplastie*, pratiquée dès 1853 par Rizzoli, est habituellement combinée avec la section des parties molles ou même avec la section osseuse. Tantôt il s'agit d'une simple autoplastie par glissement; d'autres fois, l'opération est bien plus complexe.

Ainsi Gussenbauer (*Arch. f. klin. Chir.*, 1877, t. XXI), dans un cas de constriction des mâchoires due à la destruction complète de la muqueuse des joues par une gangrène de la bouche, pratiqua sur chaque joue l'opération suivante. Il tailla un lambeau cutané ayant son sommet à la commissure labiale et sa base adhérente en arrière. Après avoir divisé transversalement, à partir de la commissure, le tissu cicatriciel qui occupait le fond de la plaie résultant de la dissection du lambeau, il replia le lambeau en dedans sur lui-même et fixa sa pointe dans l'angle de division de la cicatrice; de cette façon, sa face cutanée venait remplir le rôle de la muqueuse buccale. Quand le lambeau eut pris de solides adhérences par sa pointe, sa base fut coupée en plusieurs temps, puis renversée en avant et fixée à la commissure labiale. A ce moment, la base du lambeau occupait la place où se trouvait primitivement le sommet, et réciproquement; la face cutanée était tournée vers la bouche, la face cruentée était superficielle. Au bout d'une huitaine de jours, Gussenbauer compléta l'opération en recouvrant cette face cruentée avec un autre lambeau cutané.

L'autoplastie par la méthode italienne peut être utilisée également. Toutefois, d'une manière générale, la méthode de l'autoplastie n'est applicable qu'aux constrictions cicatricielles, spécialement aux constrictions produites par des cicatrices antérieures.

4° On sait que Rhea Barton a proposé, en 1826, de traiter les ankyloses par une *section osseuse faite au voisinage de l'articulation ankylosée*. Dès 1828, A. Bérard songea à appliquer cette méthode à l'ankylose de la mâchoire, et la même idée fut reprise par Carnochan, Richet, Dieffenbach. Ces différents chirurgiens conseillaient de *faire porter la section sur le col du condyle*. Il est évident que ce procédé n'est applicable qu'aux constrictions dues à une ankylose de l'articulation temporo-maxillaire; il est, du reste, applicable aux ankyloses bilatérales. Cette méthode n'a été mise en pratique que beaucoup plus tard, et elle n'a été suivie que par un petit nombre de chirurgiens. Les uns, comme Grube, ont fait la section à l'aide d'un ciseau introduit dans la bouche et appliqué contre le col du condyle. Les autres ont abordé le col en divisant la peau par des incisions qui ont varié.

Abbe (*New-York med. Journ.*, avril 1880) indique le procédé suivant : On fait deux incisions à angle droit, l'une horizontale de l'angle postérieur de l'os malaire au tubercule de l'apophyse zygomatique, l'autre verticale descendant depuis ce même tubercule jusqu'à la partie moyenne du creux parotidien. On détache avec soin les insertions supérieures du masséter et on rejette ce muscle en bas avec la parotide et le nerf facial. Le col du condyle est attaqué avec le ciseau; il n'est divisé qu'en partie, l'écartement forcé des mâchoires achevant de rompre l'os. Abbe a obtenu un succès par cette méthode, et il cite plusieurs autres faits tout aussi heureux.

Au lieu de diviser simplement le col du condyle, on peut pratiquer l'*excision du col*, ou encore la *résection du condyle* lui-même. Enfin la *résection de l'apophyse coronoïde* a été, dans certains cas, un complément jugé nécessaire.

L'idée de *créer une pseudarthrose, non pas au niveau du col du condyle, mais sur le corps du maxillaire*, appartient à Esmarch, qui exposa en 1854, au Congrès de Gœttingen, les réflexions que lui suggérait un cas, où l'élimination spontanée d'un séquestre avait créé une fausse articulation et avait permis à la mâchoire de recouvrer ses mouvements. En 1857, Rizzoli, qui ignorait les idées d'Esmarch, pratiqua le premier, dans un cas de constriction cicatricielle, la section de l'os en avant des adhérences.

La manière de faire des deux chirurgiens n'est pas la même. Esmarch met le maxillaire à nu à l'aide d'incisions, qui varient suivant l'état des parties molles. L'os est sectionné en deux points avec la scie à chaîne ou avec l'ostéotome, et le fragment ainsi enlevé est tantôt limité par deux sections verticales, tandis que d'autres fois il a une forme triangulaire à base inférieure.

Rizzoli se contente d'écarter la commissure pour inciser la muqueuse dans le sillon gingivo-labial. Le maxillaire ainsi mis à nu, il emploie des cisailles spéciales, dont il glisse la branche non coupante au-dessous du bord inférieur du maxillaire, puis le long de sa face interne; il applique ensuite la branche coupante de l'instrument sur la face antérieure de l'os, et il sectionne celui-ci d'un seul coup. L'opération peut être pratiquée aussi avec la pince de Liston ou la scie à chaîne.

Levrat (Congrès français de chir., 17 mars 1888) a proposé de modifier les opérations d'Esmarch et de Rizzoli suivant un procédé déjà indiqué par Carnochan. Levrat fait une incision le long du bord inférieur du maxillaire inférieur, décolle le périoste sur les deux faces de l'os, et, à l'aide d'une pince coupante, fait la section ou la résection de la mâchoire, entre la dernière molaire et le bord antérieur de la branche montante, sans ouvrir la cavité buccale.

Les *résultats immédiats* des opérations d'Esmarch et de Rizzoli sont l'écartement des fragments et la possibilité, pour l'opéré, d'ouvrir largement la bouche. Quant aux *résultats définitifs*, d'après Mathé (Thèse de Paris, 1864) et Duplay (*Arch. gén. de méd.*, 1864, 6e série, t. IV, p. 464), ils seraient en faveur de l'opération de Rizzoli, qui, d'autre part, est d'une exécution plus simple. Les auteurs que je viens de citer estiment qu'après cette opération la récidive est moins fréquente; suivant eux, la pseudarthrose s'établit mieux; enfin, la symétrie de la face est moins altérée. Sur 12 opérations faites par le procédé d'Esmarch, Duplay a noté 1 mort, 4 récidives et 7 succès. Les opérations pratiquées suivant le procédé de Rizzoli ont donné, sur un total de 13 cas, 5 morts, 1 récidive et 7 succès. L'un des opérés par le procédé de Rizzoli est mort de scarlatine; les deux autres, ainsi que le malade opéré par le procédé d'Esmarch, ont succombé à l'infection purulente. Ces chiffres ne permettent donc pas de comparer les dangers respectifs des deux méthodes, d'autant plus que l'antisepsie permet aujourd'hui d'éviter l'infection purulente.

Quoi qu'il en soit de cette comparaison, la section osseuse doit toujours être faite franchement en avant des adhérences. L'expérience prouve aussi que, lorsqu'une autoplastie est nécessaire, il est indiqué de ne la pratiquer qu'ultérieurement. Enfin les soins consécutifs ont une grande importance au point de vue du succès. Pour favoriser l'établissement définitif de la pseudarthrose, il est essentiel de communiquer régulièrement des mouvements à la mâchoire et de maintenir l'écartement des fragments par l'interposition d'un coin de bois entre les dents. L'interposition entre les fragments d'un corps isolant ou de lambeaux périostés et muqueux paraît moins recommandable. Par contre, le sacrifice du périoste sur une étendue plus ou moins grande est parfois utile.

Après l'opération d'Esmarch ou celle de Rizzoli, l'élévation de la mâchoire n'est plus produite que par les muscles élévateurs du côté sain; l'arcade dentaire inférieure pivote sur elle-même. son extrémité libre s'abaisse et se porte en dedans. Mais les opérés s'habituent peu à peu à cette gêne et se servent bien des grosses molaires du côté sain.

Les opérations d'Esmarch et de Rizzoli sont applicables à tous les cas de constriction unilatérale des mâchoires. Mais comme elles ont l'inconvénient de supprimer la correspondance des arcades dentaires, de limiter la mastication aux dernières molaires d'un seul côté, enfin de causer une difformité de la face, comme, d'autre part, elles ne sont pas sans offrir quelque danger, il est indiqué de ne les entreprendre que dans les cas réfractaires à toute autre intervention, particulièrement dans les constrictions produites par des cicatrices étendues ou situées très en arrière. Il appartiendra au tact du chirurgien de faire, dans chaque cas particulier, un choix judicieux parmi les moyens qui s'offrent à lui.

CHAPITRE V

VICES DE CONFORMATION DES MACHOIRES

Les *vices de conformation de la voûte palatine* ont été étudiés avec le bec-de-lièvre et les maladies de la voûte palatine. Les autres *vices de conformation des mâchoires* ne méritent pas de nous arrêter longuement. Ces vices de conformation sont *acquis* ou *congénitaux*.

1° Vices de conformation acquis. — On observe parfois des *pertes de substance* plus ou moins considérables des mâchoires, à la suite d'une nécrose, d'une opération chirurgicale, mais surtout d'un grand traumatisme. A la mâchoire supérieure, on peut assez souvent remédier aux désordres par un appareil prothétique. A la mâchoire inférieure, la difformité est généralement plus apparente.

Quand *le corps du maxillaire inférieur a subi une perte de substance*, les deux fragments de l'os se rapprochent et s'unissent dans cette situation par un cal ou par du tissu fibreux. La portion antérieure de la mâchoire forme alors un angle plus ou moins aigu, la partie inférieure de la face est rétrécie, les arcades dentaires ne se correspondent plus, la langue est refoulée en arrière; la mastication, la déglutition et la phonation s'exercent avec difficulté.

Les *ablations plus ou moins complètes du corps de la mâchoire inférieure* par des coups de feu ou par de gros projectiles donnent parfois lieu à des difformités considérables. Legouest (*Traité de chirurgie d'armée*, 2e édit., p. 693) cite 3 cas, dans lesquels des blessés avaient perdu toute la partie antérieure de la mâchoire, sans que la langue se rétractât ou se pelotonnât en arrière sur le larynx. La salive s'écoulait constamment, la déglutition était difficile, la phonation était très imparfaite. Les joues se continuaient avec les parties latérales du cou ; ce qui restait de la lèvre inférieure se réunissait avec la partie supérieure du larynx et la base de la langue. Après la perte du maxillaire inférieur, la mâchoire supérieure éprouve souvent des modifications importantes : les dents se renversent en dedans, au point de devenir à peu près horizontales; ou bien, tout en restant verticales, elle se rapprochent par le rétrécissement latéral de la voûte du palais, qui s'élève en ogive vers les fosses nasales.

La *restauration* des pertes de substance de la mâchoire inférieure, lorsqu'elle est possible, peut réclamer une série d'opérations successives. Cette restauration devient plus difficile, quand elle est entreprise tardivement, alors que les tissus, indurés et rétractés, se sont cicatrisés irrégulièrement et ont contracté des adhérences avec les os.

Indépendamment des pertes de substance, les mâchoires peuvent présenter, à la suite de fractures, de nécroses, etc., toutes sortes de difformités, sur lesquelles je n'insisterai pas. Je ne parlerai pas non plus de la *constriction des mâchoires*, que j'ai étudiée dans le chapitre précédent.

Parmi les autres vices de conformation acquis, il faut citer l'*exagération unilatérale de la courbure du maxillaire inférieur*, l'*atrophie d'une moitié du maxillaire inférieur. La mâchoire inférieure peut être poussée en avant* et déformée par une tumeur de la langue. Une déformation analogue résulte des tractions exercées par des cicatrices ou par certaines tumeurs de la lèvre inférieure. Les tumeurs de la lèvre supérieure, au contraire, *refoulent plutôt le maxillaire supérieur.*

Dans le *rachitisme*, par suite de l'action des muscles génio-hyoïdiens, mylo-hyoïdiens et massétcrs, la partie antérieure du maxillaire inférieur s'aplatit, tandis que les parties postérieures basculent, de telle façon que le bord alvéolaire est déjeté en dedans et le bord inférieur évasé en dehors. Le maxillaire supérieur présente un rétrécissement correspondant à l'insertion des arcades zygomatiques; par suite, son bord alvéolaire se trouve déjeté en dehors.

2° Vices de conformation congénitaux. — Il est une monstruosité rare, qui consiste dans l'existence d'une mâchoire supplémentaire adhérente à la mâchoire principale; c'est la *polygnathie*. Parmi les polygnathes, on distingue les *épignathes*, chez qui la mâchoire supplémentaire adhère à la voûte palatine, et les *hypognathes*, chez qui la mâchoire supplémentaire adhère à la mâchoire inférieure. Chez les hypognathes, le maxillaire surnuméraire s'implante d'ordinaire, par sa symphyse, au voisinage de la symphyse normale; il renferme des follicules dentaires et des kystes. Ces tumeurs, suivant le sens dans lequel elles se développent, peuvent occasionner des accidents, qui engagent le chirurgien à pratiquer l'ablation de la mâchoire supplémentaire.

L'*atrophie du maxillaire inférieur* n'est pas rare chez les enfants idiots: leur menton est alors fuyant et ils ont une face de batracien. Par suite de cette difformité, l'arcade dentaire inférieure entre dans la parabole palatine. Il résulte de là une gêne fonctionnelle, qui se trouve diminuée toutefois par une mobilité exagérée de l'articulation temporo-maxillaire ou même par une disposition spéciale de cette articulation, qui la fait ressembler à celle des rongeurs, la cavité glénoïde ayant une direction antéro-postérieure et permettant à la mâchoire de glisser fortement en avant. L'atrophie du maxillaire inférieur est accompagnée d'une atrophie de la langue et parfois d'une des malformations dont il me reste à parler.

Le *développement exagéré de l'apophyse coronoïde* est une cause de constriction congénitale des mâchoires, par un mécanisme analogue à celui qui permet la luxation de la mâchoire par accrochement osseux. Il est indiqué, dans ce cas, de réséquer l'apophyse coronoïde. L'*ankylose congénitale de la mâchoire inférieure* a été observée à titre exceptionnel.

Enfin on a décrit des *luxations congénitales*; mais, ainsi que l'ont fait remarquer Malgaigne et Ogston, il ne s'agit pas, à proprement parler, de luxations. Il existe, en effet, non seulement une laxité anormale de la capsule et une déformation des surfaces articulaires, mais encore des lésions bien plus complexes : absence totale ou partielle de la cavité glénoïde, de la racine transverse, du condyle, de la branche montante. Ces anomalies coexistent assez souvent avec l'atrophie du maxillaire inférieur ou avec d'autres vices de conformation ; elles s'observent surtout sur des fœtus monstrueux.

FACE, LÈVRES, CAVITÉ BUCCALE GENCIVES, LANGUE, PALAIS ET PHARYNX

Par le Dr A. BROCA

CHIRURGIEN DES HÔPITAUX

CHAPITRE PREMIER

MALADIES DE LA FACE

La face se subdivise en plusieurs régions, à chacune desquelles est consacré un chapitre, et même une partie de cet ouvrage. Mais quelques généralités sont utiles, surtout pour l'étude des lésions traumatiques.

Bérard (A.), art. Face du *Dict. en 30 vol.*, Paris, 1835, t. XII, p. 525. — Le Dentu, art. Face. *Nouv. Dict. de méd. et de chir. prat.*, Paris, 1871. — Weber (O.), *Handb. von Pitha u. Billroth*, t. III, fasc. 1, 3e partie, p. 86, 1873. — Servier, art. Face. *Dict. encycl. des sc. méd.*, Paris, 1877. — Trendelenburg, *Deutsche Chir. von Billroth u. Lücke*, livr. XXXIII. Stuttgart, 1886, p. 52. — Jamain et Terrier, *Man. de pathol. externe*, 3e éd., par Terrier, Broca et Hartmann, Paris, 1887, t. III, p. 530 (bibliographie).

I

LÉSIONS TRAUMATIQUES

Les parties molles seules seront envisagées ici, car les lésions traumatiques des maxillaires sont déjà exposées (1).

A. — CONTUSIONS

Les contusions sont fréquentes, chez les enfants surtout, qui tombent à chaque instant. Elles ont pour siège de prédilection les régions saillantes : rebord orbitaire, os malaire, nez, menton. Lorsque le plan osseux est superficiel, l'épanchement sanguin se collecte en une bosse, comme au cuir chevelu.

(1) Voy. t. V, p. 65.

Dans les points où les tissus sont lâches, il s'infiltre et il y a un gonflement considérable, mais qui cesse rapidement, et l'ecchymose disparaît ensuite en passant par ses couleurs habituelles.

Le traitement est à peu près nul. On peut écraser les bosses sanguines et appliquer quelques compresses humides antiseptiques sur la peau, souvent un peu excoriée, des parties contuses.

B. — PLAIES

Variétés. — Les plaies de la face sont produits par des instruments piquants, tranchants, contondants et par des armes à feu.

1° Pour les *plaies par instrument piquant* la seule particularité digne de remarque est la pénétration possible de la pointe dans une cavité où elle se brise : ainsi dans le sinus maxillaire, l'orbite, le crâne.

2° Les *plaies par instrument tranchant* sont dues à des coups de couteau ou de sabre, à des chutes dans un vitrage ou sur des débris de verre. Dupuytren semble avoir exagéré leur tendance à l'écartement. Boyer signale, à la joue surtout, l'interposition fréquente de pelotons adipeux qu'il faut réséquer ou réduire si l'on veut que la suture soit exacte. L'abondance des nerfs de la région explique que ces plaies soient fort douloureuses. Vu la richesse vasculaire de la face, l'hémorrhagie est souvent notable : mais on en vient facilement à bout. Les lésions du squelette sont moins fréquentes que par les piqûres; quelquefois il existe sur les os des sillons superficiels qui n'ont aucune importance.

Les coups de sabre, plus rares ici qu'au crâne, détachent parfois complètement des parties saillantes, ainsi qu'il a été dit pour le nez, pour l'oreille (1). On a observé de même l'abrasion de la pommette, du menton. A un degré moindre, le lambeau, quelquefois énorme, comprenant ou non des lames osseuses, reste adhérent par sa base inférieure, et dans les œuvres de Ravaton, de Dominique Larrey, on trouvera des exemples où pendait au devant du menton un lambeau formé par le nez, la lèvre supérieure et une étendue variable de la voûte palatine. Ces plaies, d'ailleurs, sont fort contuses, car le sabre y agit par son poids au moins autant que par son tranchant.

3° Les *plaies par instruments contondants* présentent deux variétés, d'aspect bien différent.

Les unes sont produites de dedans en dehors, dans les régions où le squelette est superficiel et saillant. Le fait est fréquent pour le rebord orbitaire. Il s'observe de même au niveau de la pommette, du bord inférieur du maxillaire inférieur. En regard des dents, il y a quelquefois plaie de la muqueuse et simple contusion de la peau. Ainsi, c'est l'os sous-jacent qui est le véritable instrument vulnérant, et cela explique comment ces plaies, faites par un rebord osseux tranchant, ont souvent l'aspect de coupures, fait important à connaître pour certaines expertises médico-légales.

Les plaies produites de dehors en dedans sont plus fréquentes. La plupart

(1) Voy. t. IV, p. 593 et 777.

du temps, elles sont banales, et il n'y a à signaler que leur grande tendance à la guérison. Lorsque la cause vulnérante est intense, et ici il faut citer les coups de pied de cheval, les délabrements squelettiques sont la règle. Au fond de ces plaies contuses, dit O. Weber, les nerfs, surtout le frontal et le mentonnier, sont souvent ménagés et comme disséqués. Les coups de pied de cheval peuvent créer de véritables arrachements avec formation d'un lambeau rabattu en bas et comprenant une grande partie du masque. De Lamotte en a observé autant à la suite d'une chute sur une masse de bois.

De ces *arrachements* on peut rapprocher ceux qui accompagnent les *morsures* d'animaux, de chien surtout : il y a deux plaies, qui correspondent aux arcades dentaires de l'animal, et sont arrachées chacune en sens inverse. A un degré plus avancé, il y a arrachement complet et perte de substance. Lindemann a vu un homme chez qui une morsure de cheval avait arraché la lèvre inférieure avec déchirures profondes des joues.

4° Les *plaies d'armes à feu* des parties molles seules sont exceptionnelles. Je citerai, à titre de curiosité, l'histoire d'un officier allemand qui eut les deux joues perforées de part en part, les rebords alvéolaires restant intacts, par une balle qui le saisit au moment où, la bouche largement ouverte, il poussait un victorieux hurrah !

C'est d'une arme à feu que sont partis les grains de plomb qui, lorsque le coup est tiré à distance, s'arrêtent dans les parties molles ou n'atteignent le squelette que d'une manière insignifiante. Mais ce n'est pas là, à vrai dire, des plaies d'armes à feu.

Presque toujours il y a lésion simultanée des parties molles et du squelette, et, contrairement à ce qu'on observe aux membres, les lésions des parties molles ne perdent pas leur importance en regard de celles du squelette.

Il y a deux catégories de coups de feu : les uns sont tirés à distance, les autres à bout portant.

Les coups de feu tirés à distance sont la règle en guerre. Ils ont pour projectiles des balles, des biscaïens, des éclats d'obus. Je n'insisterai pas sur les désordres étendus et variés des gros projectiles ; sur les fractures esquilleuses produites par les balles, au maxillaire inférieur surtout, car le maxillaire supérieur, spongieux, se laisse parfois perforer sans grand éclatement ; sur les fractures des arcades alvéolaires. La balle, une fois arrivée dans la bouche, ressort de l'autre côté en brisant de nouveau les dents et le rebord alvéolaire ; et quelquefois, entraînant des fragments osseux et dentaires, elle détermine plusieurs orifices de sortie. Lorsque ces divers projectiles ont une direction antéro-postérieure, ils vont souvent jusque dans l'axe cérébro-spinal causer des lésions mortelles. Mais lorsque leur direction est transversale ou oblique, ils se bornent dans la majorité des cas à des délabrements de la face ; délabrements quelquefois énormes, dont on trouvera des exemples dans les livres des chirurgiens militaires, et je mentionnerai en particulier le blessé, soigné par Legouest, qui avait perdu de la sorte toute la face sauf les deux yeux.

Les coups de feu tirés à bout portant, que l'arme soit chargée à plomb ou à balle, résultent presque toujours de tentatives de suicide. Les bords de la plaie sont brûlés, criblés de grains de poudre incrustés qui, après guérison, persistent sous forme de tatouage. A cela se joignent des lésions produites par la balle et des éclatements dus à la déflagration de la poudre. Ces lésions sont un peu différentes selon que le suicidé s'est mis le canon de l'arme dans la bouche ou sous le menton.

Les coups de feu tirés dans la bouche sont assez fréquents(1). Le projectile suit un trajet très varié. Si l'arme était tenue bien verticale sous le palais, l'atteinte de la base du crâne serait certaine. Mais le fait est assez rare, comme le fait remarquer Boyer. Lorsque le sujet use d'un revolver ou d'un pistolet, par réflexe il a coutume de renverser la tête en arrière. Lorsqu'il emploie un fusil, qu'il fait partir avec le pied après avoir enlevé le pontet, d'habitude il incline la tête en avant. Toutes les directions sont d'ailleurs possibles. Dans certains cas, la mort est immédiate, la balle allant couper le bulbe, la moelle cervicale; d'autres fois, le projectile laboure la partie antérieure de la face, faisant sauter la lèvre supérieure, la voûte palatine et le nez. La balle s'arrête encore à la nuque, dans les corps vertébraux, dans les tissus de la face, etc. Mais la balle ici n'est pas seule en jeu : les gaz produits en quantité énorme par la combustion de la poudre font éclater la cavité buccale, et les lésions ainsi produites sont au moins aussi importantes que les précédentes. Si bien que les accidents ne diffèrent guère lorsque l'arme est chargé à blanc : il n'est pas rare, dit Legouest, que dans les suicides au pistolet la balle tombe fortuitement, et souvent on ne s'en douterait pas à voir la plaie. Inversement, lorsque la charge de poudre est faible les délabrements sont volontiers médiocres : et par exemple dans un fait de Hernu (2) tout se borna à une perforation palatine, quoique l'arme contînt plusieurs chevrotines. La cavité buccale est brûlée, noircie, incrustée de grains de poudre, la langue et le voile du palais sont déchirés, des fissures se prolongent au loin dans le pharynx; et d'après les remarques de Dupuytren, la brûlure de ce dernier organe se traduit par une sensation de corps étranger. Les joues, les lèvres, la région sus-hyoïdienne sont déchiquetées et repoussées en dehors. Le maxillaire inférieur est fracturé, généralement sans perte de substance; le massif maxillaire supérieur est au contraire dilacéré avec perte de substance esquilleuse.

Ces lésions sont certainement très graves, mais bien des sujets manquent leur but : la balle ne va léser aucun organe essentiel à la vie et les délabrements de la face guérissent.

Le suicide manque plus souvent encore dans les coups de feu tirés sous le menton, car l'arme est en général verticale tandis que le blessé renverse la tête en arrière. De la sorte, la lèvre inférieure et le corps du maxillaire inférieur sont emportés; par contre, les lésions du massif maxillaire supérieur et surtout l'éclatement des parties molles sont moindres que par les coups de feu tirés dans la bouche.

Lorsque l'axe cérébro-spinal est respecté par la balle, lorsque les fissures n'irradient pas à la boîte crânienne, ces sujets sont encore exposés à l'œdème de la glotte, aux complications septiques, etc. Mais ils guérissent parfois d'une manière étonnante, au prix d'une horrible difformité, il est vrai.

(1) Koehler, *Deutsche Zeitschr. f. Chir.*, Leipzig, 1885-1886, t. XXIII, p. 381.
(2) Hernu, *Journal de chir. de Desault*, Paris, 1792, t. III, p. 236.

Au reste, c'est là un fait général dans les plaies contuses de la face : leur pronostic est relativement bénin, si bien que pendant la guerre d'Amérique 998 plaies d'armes à feu ont fourni 891 guérisons et 107 morts.

Complications. — Les complications des plaies de la face sont de deux ordres : 1° immédiates; 2° secondaires.

1° Complications immédiates. — Ces complications sont dues soit à la lésion de certains organes spéciaux, soit à la présence des corps étrangers.

Les corps étrangers sont ici ce qu'ils sont partout : les accidents qu'ils provoquent sont surtout des accidents d'inflammation secondaire.

Parmi les complications relevant de certaines lésions spéciales, il en est qui ont été ou seront décrites séparément. Ainsi l'emphysème, lorsque sont fracturés les fosses nasales ou les sinus (1). Ainsi les plaies du canal de Sténon (2).

La commotion cérébrale existe quelquefois, mais les auteurs du *Compendium* exagèrent sa fréquence. L'absence des phénomènes cérébraux est souvent remarquable après un trauma très violent de la face, et on a cherché à l'expliquer par la facilité avec laquelle se laissent écraser les os si spongieux du massif maxillaire supérieur, par l'épuisement rapide de la force vulnérante dans les sutures multiples.

Les sections nerveuses se traduisent par leurs phénomènes habituels d'anesthésie et de paralysie motrice.

L'hémorrhagie est toujours abondante, et cela se conçoit vu la grande vascularité de la région. En général elle s'arrête vite, car les artères sont ici petites et très musculaires; d'autre part, Le Dentu pense que les veines sont pour beaucoup dans la perte de sang. La blessure de troncs un peu volumineux, tels que la faciale, la temporale, est plus sérieuse. Mais ce qui est surtout grave, c'est la lésion des artères profondes, de la maxillaire interne, de la vertébrale même, car le sang s'écoule dans la bouche sans que, dans bien des cas, on sache trop d'où il vienne, et à ces profondeurs l'intervention chirurgicale est malaisée.

Dans les plaies par armes à feu, l'hémorrhagie est très variable. Tantôt elle est insignifiante, tantôt elle est assez abondante pour provoquer la syncope. Dardignac l'a vue se prolonger pendant plusieurs jours sous forme de suintement, quelquefois même on observe des hémorrhagies à répétition, pour lesquelles Dupuytren, Marjolin, M. Raynaud ont lié la carotide primitive.

2° Complications secondaires. — La majorité de ces complications sont d'ordre septique et ne présentent que peu de particularités propres à la région.

Le gonflement inflammatoire peut, en gagnant la langue et le pharynx, causer des accès de suffocation. Il empêche, en outre, la déglutition, et est une indication à l'alimentation par une sonde nasale.

Le *tétanos céphalique*, propre aux plaies de la face, a été déjà décrit (3).

Les esquilles osseuses sont souvent atteintes d'ostéite, d'où des cals volumineux, exubérants; et ces cals enserrent quelquefois des filets nerveux, d'où

(1) Voy. t. IV, p. 914 et 930.
(2) Voy. t. V, p. 389.
(3) Voy. t. I, p. 267.

des névrites, avec névralgies plus ou moins rebelles. Des névralgies analogues ont été constatées après des plaies contuses, des piqûres, des sections des nerfs de la face, par exemple, dans des cas de Petit, Bertrandi, Benivieni, après des ablations de tumeurs de la joue; mais les faits de ce genre sont exceptionnels lorsque la plaie n'a pas suppuré. Les nerfs moteurs traduisent leur irritation par des crampes et contractures.

A côté de ces accidents, je signalerai les *contractures réflexes* sur lesquelles S. Duplay, F. Terrier, Dumollard (de Vizille), Nicolaysen ont attiré l'attention : ces contractures, nées après une plaie de la face ou du cuir chevelu, occupent la moitié correspondante de la face et gagnent les muscles masticateurs; dans le fait de F. Terrier, la participation de la branche externe du spinal s'est traduite par du torticolis [1]. Le pronostic de ces accidents est bénin, et ils sont peut-être de nature hystérique.

La cicatrisation une fois achevée, on reste souvent en présence de la constriction des mâchoires, avec ses diverses variétés, des ectropions des paupières ou des lèvres, de l'atrésie buccale, etc.

Traitement. — Avec Le Dentu, on peut dire que le traitement comporte trois indications : 1° arrêter le sang ; 2° extraire les corps étrangers ; 3° réunir la plaie.

1° On se rend facilement maître de l'hémorrhagie fournie par les artères superficielles : il est aisé de lier les deux bouts dans la plaie. Cela est même inutile, d'après O. Weber, pour qui la suture suffit pour assurer l'hémostase, voire celle de la faciale et de la temporale. D'autant mieux que, ces artères reposant sur un plan osseux, le pansement exerce aisément sur elles une compression efficace. La conduite est plus délicate lorsque le sang vient des vaisseaux profonds : cependant aujourd'hui, on réussit en général bien, grâce à la forcipressure et au tamponnement antiseptique. On laisse les pinces à demeure lorsque la profondeur est telle que la pose d'une ligature est impossible. On évitera avec grand soin l'emploi des styptiques, du perchlorure de fer en particulier.

Quelquefois on ne peut parvenir de la sorte à l'hémostase primitive; ou bien il se déclare des hémorrhagies secondaires à répétition. On commencera alors par lier à distance le tronc principal d'où on supposera que vient le sang : la faciale, par exemple, ou la linguale. Si cela ne suffit pas, on s'adressera aux troncs carotidiens. Autrefois, on recourait à la ligature de la carotide primitive, pratiquée par Ch. Collier, Morton, Dupuytren, M. Raynaud. Mais maintenant il est admis que la ligature de la carotide externe est l'opération de choix : elle est plus efficace et moins grave.

2° L'extraction des corps étrangers doit, en principe, être pratiquée lorsqu'elle est facile, lorsqu'elle ne nécessite pas de grands débridements. Mais les chirurgiens militaires exagèrent un peu l'application de ce principe. Les observations où les corps étrangers sont bien tolérés, pour un temps tout au moins, ne se

(1) S. Duplay, *Bull. et mém. de la Société de chirurgie*, Paris, 1877, n. s., t. III, p. 591. — F. Terrier, *Ibid.*, p. 592. — Nicolaysen, *Norsk. mag. f. Lagevid.*, t. IX, p. 580, d'après *Schmidt's Jahrbücher*, 1880, t. CLXXXV, n° 1, p. 27. — Sereins, Thèse de doct. de Paris, 1880, n° 445.

comptent plus, et l'on admet en général, précepte déjà donné par Boyer, par A. Bérard, qu'il ne faut pas abuser des recherches pour la constatation et l'extraction immédiates des corps étrangers; quitte à pratiquer l'extraction secondaire à la moindre menace de complication inflammatoire.

3° La réunion immédiate est de toute rigueur pour les plaies non contuses. Autrefois on a beaucoup disserté sur les avantages respectifs de la suture sèche ou de la suture sanglante. Les débats sont clos et tout le monde admet que la méthode de choix est la suture à points séparés, faite de préférence avec le crin de Florence. Dans la pose de ces points de suture, on aura toujours soin, chaque fois qu'un bord cutanéo-muqueux sera intéressé, de commencer par réunir ce bord, de façon à restituer le mieux possible la forme des lèvres, des paupières.

Les plaies contuses à lambeaux reprennent d'une manière remarquable, ce qui tient à la vascularité considérable des tissus de la face. Lorsque les bords sont très mâchés, on les avive et on les suture. Le même conseil était donné par Larrey père pour les plaies d'armes à feu. Mais ici la contusion est intense et l'avivement nécessite des sacrifices assez larges. Or, pour réduire au minimum les difformités ultérieures, il faut réduire au minimum les pertes de substance. A cet effet, les auteurs modernes sont d'accord pour ne rien retrancher primitivement. On rapproche les parties autant que possible à l'aide du pansement, en mettant quelques points de suture aux endroits les moins meurtris; on draine soigneusement et on laisse les éliminations des parties sphacélées se faire spontanément. Après quoi on a recours à la suture secondaire, après avivement des surfaces bourgeonnantes; aux diverses autoplasties.

C. — BRULURES ET FROIDURES

1° **Brûlures.** — Les quelques points un peu spéciaux de l'étiologie des brûlures faciales ont été exposés déjà à l'article BRULURES DES PAUPIÈRES [1]. En effet, ces brûlures sont graves surtout par les cicatrices qu'elles laissent, et les paupières sont le siège principal de ces difformités. Elles n'en sont pas toutefois le siège exclusif, et il faut se souvenir aussi de l'occlusion de la narine, de la constriction des mâchoires [2], de l'ectropion labial [3]. Si, ce qui n'est pas rare, le cou est brûlé en même temps que la face, le menton est attiré vers la poitrine et tout le visage le suit, les parties molles glissant de plusieurs centimètres sur les os sous-jacents.

2° **Froidures.** — A la face il existe des parties saillantes, l'oreille et le nez surtout, susceptibles d'être le siège d'engelures. Dans les pays froids, la véritable gelure s'observe, capable d'aller jusqu'à la gangrène. Pour éviter cette gangrène, il faut éviter de réchauffer trop vite, devant un foyer, par exemple, la partie ischémiée; un des meilleurs moyens de réchauffement lent consiste

(1) Voy. t. IV, p. 379.
(2) Voy. t. V, p. 181.
(3) Voy. t. V, p. 232.

dans les frictions, et dans les pays froids on a coutume, paraît-il, de faire des frictions avec de la neige.

Après les froidures, au nez surtout, il reste quelquefois une teinte violacée persistante, contre laquelle Riedinger, Trendelenburg recommandent les injections sous-cutanées d'ergotine.

II

LÉSIONS INFLAMMATOIRES ET ULCÉREUSES

L'étude des lésions inflammatoires de la face sera d'une brièveté extrême.

La *gangrène* sera étudiée plus loin [1].

Pour l'*érysipèle*, le *furoncle* et l'*anthrax* avec leurs complications de phlébite, lymphangite ou phlegmon diffus, l'étude générale suffit [2].

Les *phlegmons* et *abcès* sont presque d'origine dentaire et liés à des ostéopériostites des mâchoires [3]. J'en dirai autant de la *fluxion*.

Les diverses variétés de *tuberculose cutanée* ne présentent ici aucune particularité digne d'être notée. La *tuberculose osseuse* des mâchoires est étudiée p. 104, celle de l'os malaire n'est intéressante qu'en raison de l'ectropion consécutif [4].

Le *chancre mou* de la face a été nié par Ricord. Mais si l'on peut contester les observations de Devergie, Diday, Venot, les expériences de Bassereau, de Nadaud des Islets sont probantes et les faits cliniques de O. Weber, Kaposi, Trendelenburg semblent démonstratifs. Le chancre mou de la face existe donc, mais il est rare; et cette rareté s'explique bien, car étiologiquement le contact direct est indispensable et le chancre mou, presque toujours génital, est plus facile à voir qu'une plaque muqueuse ou même qu'un petit chancre induré.

Le chancre induré, étudié spécialement dans ses localisations aux paupières, aux lèvres, peut occuper n'importe quel point de la face, mais y est bien plus rare qu'autour des orifices. Au menton, il résulte surtout de plaies faites par un barbier avec un rasoir contaminé ; en ce lieu, il est volontiers croûteux ; je me souviens d'en avoir vu un qui, modifié par des topiques irritants ressemblait beaucoup à un anthrax, erreur vite écartée par la constatation de la roséole. Sur les parties saillantes telles que le nez, les oreilles, son origine remonte quelquefois à une morsure dans une rixe : on trouvera des faits de ce genre dans la thèse de Guignard. D'après Otto Weber, la face porte assez souvent plusieurs chancres : Cochez en a compté trois sur le menton, et Vicenti un sur chaque joue. Cliniquement, les caractères sont ceux de tout chancre induré de la peau. En général, m'a appris mon maître Ch. Lailler, le chancre facial s'accompagne d'un œdème dur, violacé, qui fait penser, au premier abord, à une lésion profonde. L'adénopathie sous-maxillaire est

(1) Voy. NOMA, p. 241.
(2) Voy. t. I, p. 226 et 526.
(3) Voy. t. V, p. 84.
(4) Voy. t. IV, p. 419.

d'ordinaire plus volumineuse et plus inflammatoire que les adénopathies inguinales de même nature.

La connaissance exacte du chancre facial intéresse le chirurgien surtout au point de vue du diagnostic, et principalement pour ne point enlever au bistouri un chancre pris pour un cancroïde cutané; mais je renverrai à l'étude du cancroïde cutané en général (1). La face, d'autre part, est un des lieux d'élection des ulcérations arsenicales, appelées *chancres arsenicaux* en raison de leur ressemblance objective avec l'ulcère syphilitique initial. Les bords, cependant, sont nettement découpés, sans réaction inflammatoire; le fond est grisâtre et un peu humide; il n'y a pas d'adénopathie, l'induration est moindre; et surtout on sera guidé, outre les commémoratifs professionnels, par la constatation d'ulcérations analogues des mains, du scrotum, des fosses nasales.

Les lésions de la *syphilis tertiaire* ne m'arrêteront pas. Dans leur forme tuberculo-ulcéreuse, elles ne méritent mention qu'en raison de leur diagnostic avec le lupus, surtout quand elles relèvent de la syphilis héréditaire : ce point a déjà été traité (2); je signalerai seulement la possibilité d'une évolution très rapide et rebelle au traitement spécifique, avec destruction des parties molles, du squelette, et de là des délabrements du nez, des cicatrices vicieuses causant l'atrésie ou l'ectropion des orifices naturels. Le syphilome diffus existe à la face, à laquelle il donne un aspect analogue à celui de la lèpre (3) : c'est le plus souvent un envahissement d'une syphilis labiale (4). Les gommes, enfin, n'ont à la face rien de spécial dans leur évolution : O. Weber prétend seulement qu'à la racine du nez elles engendrent parfois des ulcérations rebelles, aisément prises pour des cancroïdes.

L'*actinomycose* a été observée à la peau de la face par Hochenegg (5), sous forme de plusieurs tubercules durs, mobiles, indolents, bientôt abcédés puis ulcérés. Le diagnostic avec les gommes scrofuleuses s'établit par la constatation, au microscope, du parasite spécial.

III

ECTASIES VASCULAIRES

Huguier (6) a observé, près de la commissure labiale, un cas remarquable d'*ectasie de la veine faciale*, et l'on pourrait sans doute trouver dans la littérature quelques faits analogues. Mais leur intérêt chirurgical est médiocre.

Les *anévrysmes* sont, eux aussi, rares et peu importants.

L'*anévrysme artériel* peut occuper toutes les artères de la région et il suffit d'énumérer la faciale au devant du masséter, la coronaire labiale, la sous-

(1) Voy. t. I, p. 615.
(2) Voy. t. I, p. 571.
(3) F. Cerasi, *Ann. de dermat. et de syphil.*, 1876-1877, 1re série, t. VIII, p. 153. — Goutard, Thèse de doct. de Paris, 1878, n° 68. — Bidon, Thèse de Paris, 1885-1886, n° 132.
(4) Voy. t. V, p. 213.
(5) Hochenegg, *Wiener med. Presse*, 1887, p. 614.
(6) Huguier, *Bull. de la Soc. de chir.*, Paris, 1857-1858, t. VIII, p. 118.

orbitaire, les diverses branches de la région frontale, la temporale [1]. Ces anévrysmes ont souvent une origine traumatique, que le corps vulnérant ait ou non causé une plaie, et c'est pour cela qu'ils siègent surtout dans les points où le plan osseux est superficiel. Ils sont presque toujours petits : étant donnée la région, cependant, ils deviennent vite une cause de difformité. Leurs symptômes sont ceux de tous les anévrysmes. Comme diagnostic, O. Weber signale la confusion possible avec un ganglion lymphatique soulevé par l'artère faciale. Le traitement est très simple, et presque tous les moyens ont réussi : Boinet est venu à bout, sur lui-même, d'un anévrysme labial par la compression, les injections coagulantes ont donné des succès à Raoult-Deslongchamps, à Lussana. La méthode de choix est l'extirpation.

J'en dirai autant pour les *anévrysmes artério-veineux*, dont la temporale est le siège de prédilection ; on en a observé quelques-uns, autrefois, à la suite de l'artériotomie.

IV

TUMEURS

La plupart des tumeurs qu'on rencontre à la face n'ont pas besoin d'être décrites ici. Ou bien elles sont suffisamment connues après la description générale donnée dans un volume précédent de ce *Traité* : c'est le cas pour toutes les tumeurs de la peau. Ou bien il convient de les étudier parmi les lésions des diverses régions secondaires de la face ; le nez, les paupières, les mâchoires, les lèvres : c'est le cas, par exemple, pour l'éléphantiasis du nez, pour l'angiome et le cancer des lèvres, etc. Cela étant, il nous reste, en somme, à peu près exclusivement à nous occuper des tumeurs de la joue comprises entre le plan muqueux et le plan cutané. Encore parmi ces tumeurs en est-il qui seront seulement nommées : celles qui, nées derrière l'arcade zygomatique, dans la fosse sphéno-maxillaire, viennent envahir les parties superficielles de la face. Ainsi, d'après A. Bérard, Velpeau a vu une tumeur soulevant l'arcade zygomatique et à laquelle la maxillaire interne communiquait des battements ; si bien même que Velpeau la prit pour un anévrysme et lia la carotide primitive. Burow [2] a enlevé avec succès, après résection temporaire du maxillaire supérieur, un de ces fibromes de la face. Dans les cas de ce genre, il semble que cette conduite soit la bonne.

Parmi les tumeurs de la joue proprement dites, il en est encore qui seront à peu près passées sous silence : celles qui dépendent de la parotide et du canal de Sténon. Outre certaines dilatations, encore assez mal connues, de ce canal, on observe des tumeurs qui occupent la joue, à la région massétérine, et qui dépendent de la parotide accessoire. C'est là l'origine des enchondromes, rares d'ailleurs, du plan sous-cutané, tout comme les enchondromes

(1) On trouvera la bibliographie de ces observations dans G. DE SCHUTTELAERE, Thèse de Paris, 1881, n° 99. Voy. aussi JAMAIN et TERRIER, *loc. cit.*, t. III, p. 612 et 616. Paris, 1887.

(2) BUROW. *Berlin. klin. Wochensch.*, 1877, p. 60.

du plan sous-muqueux de la joue, rares eux aussi, proviennent des glandules salivaires géniennes. A côté de ces tumeurs solides, une mention est due à des tumeurs kystiques dans lesquelles Roser, Güterbock, Ranke (1) ont trouvé un revêtement épithélial glandulaire, en sorte qu'ils croient à une sorte de grenouillette de la parotide accessoire, et que Ranke distingue ainsi nettement ces tumeurs des kystes à endothélium vasculaire dont je parlerai dans un instant.

A. — TUMEURS CONJONCTIVES

1° **Lipomes.** — La face est le siège de lipomes superficiels, en général petits et de nulle importance, mais intéressants par leur étiologie. On remarque en effet, qu'ils ont une prédilection pour les régions où le squelette est superficiel : P. Broca, Bruns, Trendelenburg en ont vu au front; Liston, Stetter à la racine du nez; X. Gouraud (2) à la joue, en avant du masséter, au niveau du maxillaire inférieur. De plus, on constate assez souvent qu'en ces points une contusion a précédé le néoplasme.

Je mentionnerai encore les lipomes multiples de la face observés par O. Weber; les lipomes congénitaux, avec les faits de Weinlechner, Arnold, S. Duplay, P. Reclus (3). Mais parmi ces derniers on a peut-être réuni des cas assez disparates : le vrai lipome, toutefois, existe réellement, et à son propos doit être soulevée la discussion de l'angiome lipogène. Il en est d'ailleurs de même pour certains *lipomes buccaux* très vasculaires que l'on rencontre, par exemple, sous la muqueuse des lèvres, mais dont nous avons à la joue une variété, *les lipomes de la boule graisseuse de Bichat.*

Ces lipomes sont rares. Quelquefois ils deviennent superficiels devant le masséter, peuvent même passer devant l'os malaire; ou bien, profonds au contraire, ils remontent sous l'aponévrose temporale et c'est probablement ainsi qu'il faut interpréter des faits de König, de Trendelenburg. Mais la plupart du temps c'est vers la bouche que proéminent ces lipomes buccaux, comme les appelait Dolbeau (4). On sent alors une tumeur assez bien circonscrite, arrondie, molle, fluctuante même, lobulée; cette lobulation permettra, dans certains cas tout au moins, de ne pas croire à un kyste, à un abcès froid. On sera encore guidé quelquefois par la couleur jaune du lipome transparaissant sous la muqueuse; on n'oubliera pas enfin que certains kystes sont transparents. Mais on saura que souvent une ponction exploratrice est indispensable pour lever les doutes. Le diagnostic est encore à établir avec les *angiomes de la boule graisseuse de Bichat*, angiomes caverneux ordinairement bien circonscrits, stationnaires, capables d'oblitérer le canal de Sténon et de s'accompagner de lithiase parotidienne (5). Ces angiomes, dont la consistance

(1) Güterbock, *Arch. f. klin. Chir.*, Berlin, 1873, t. XV, p. 484. — Ranke, *Ibid.*, 1878, t. XXII, p. 72.

(2) X. Gouraud, *Bull. de la Soc. anat.*, Paris, 1863, p. 21.

(3) P. Reclus, *Bull. de la Soc. anat.*, 1881, p. 192. — Müller, *Einige seltenere kong. Neubildungen am Kopf und Gesicht*. Thèse d'Iéna, 1885.

(4) Labat, Thèse de doct. de Paris, 1874, n° 355. — Consulter encore sur ce sujet : Cerné, *Bull. de la Soc. anat.*, 1881, p. 333, et Villar, *Ibid.*, 1888, p. 954.

(5) P. Berger, *Bull. et mém. de la Soc. de chir.*, Paris, 1883, n. s., t. IX, p. 897.

est à peu près identique à celle des lipomes, ne seront guère différenciés, en l'absence de dilatations vasculaires superficielles, que par leur réductibilité, partielle il est vrai et inconstante.

L'extirpation est le seul traitement qui convienne à ces divers lipomes. Ceux de la boule graisseuse de Bichat seront abordés par la muqueuse buccale, ce qui a le double avantage d'éviter une cicatrice faciale et la fistule du canal de Sténon.

2° **Sarcomes.** — La plupart des sarcomes de la face ne méritent pas une étude spéciale.

Dans leur étiologie, il suffira de mentionner l'existence des sarcomes congénitaux, constatés par Zahn, par Müller; l'évolution sarcomateuse possible, à un âge variable, de certains angiomes ou de certains nævi pigmentaires [1]. Dans ce dernier cas, on observe volontiers le sarcome mélanique. Cette variété anatomique, avec sa malignité si terrible, est d'ailleurs, en dehors de cette étiologie particulière, relativement fréquente à la face.

Les *sarcomes de la boule graisseuse de Bichat* ont été observés par Horteloup, par Zahn [2] : celui d'Horteloup était un sarcome fasciculé; celui de Zahn, un myxosarcome avec cavités kystiques. Ces tumeurs étaient indolentes, mobiles sous la peau et sur les parties profondes; celle de Zahn avait acquis un volume considérable. Dans ces deux cas, la tumeur était bien encapsulée et les ganglions étaient normaux. D'après le siège, la forme, la mobilité, Horteloup pense que l'on peut aisément reconnaître que la tumeur occupe la boule de Bichat, d'autant mieux qu'en pareil cas le néoplasme se développe d'avant en arrière, et non point d'arrière en avant comme les tumeurs parotidiennes envahissant la joue. Mais chez le malade d'Horteloup, le diagnostic de la nature était à peu près impossible; cette tumeur molle et lobulée faisait infailliblement croire à un lipome. Chez le malade de Zahn, la tumeur était ulcérée, ce qui faisait faire le diagnostic. Mais cette ulcération était due à la distension et non à l'envahissement de la peau. La tumeur était bien encapsulée et, comme dans le cas d'Horteloup, put être énucléée de sa loge.

L. Thomas [3] a publié l'observation d'un *kyste sanguin sarcomateux* de la région massétérine. A la première opération, il trouva simplement une collection sanguine dont la paroi semblait n'avoir rien de suspect. Mais bientôt la récidive vint démontrer la malignité du mal.

B. — LYMPHANGIOMES ET KYSTES SÉREUX

La face est le siège de prédilection du lymphangiome simple, mais le lymphangiome kystique y est beaucoup plus rare qu'au cou.

Le *lymphangiome simple ou caverneux* répond en grande partie à ce qu'on appelle souvent les hypertrophies congénitales. A la face, les hypertrophies

(1) ARMAIGNAC, *Journ. de méd. de Bordeaux*, 1878, n° 16, p. 148. — A. MATHIEU, *Bull. de la Soc. anat.*, Paris, 1880, p. 544. — RAYMOND (P.), *Ibid.*, 1887, p. 20.

(2) ZAHN, *Deutsche Zeitschrift f. Chir.*, Leipzig, 1885, t. XXII, p. 386. — HORTELOUP, *Bull. et mém. de la Soc. de chir.*, Paris, 1885, n. s., t. XI, p. 251.

(3) L. THOMAS, *Bull. et mém. de la Soc. de chir.*, Paris, 1887, n. s., t. XIII, p. 265.

peuvent atteindre soit une région en particulier, telles que la paupière, l'oreille, le nez, les lèvres, la langue, soit plusieurs régions à la fois. Parmi les hypertrophies localisées, étudiées aux régions que je viens d'énumérer, je nommerai celle des joues ou *macromélie*, observée par Beck, Weinlechner, Kindler [1], O. Lannelongue [2]. Dans le cas de Lannelongue, elle était bilatérale et les joues formaient des saillies volumineuses, fermes, élastiques, descendant jusqu'au niveau du menton. Comme je le dirai pour la macrocheilie et la macroglossie, le rôle exact du système vasculaire sanguin dans la genèse de ces productions n'est pas encore très bien élucidé. Schüller, Lannelongue ont noté la présence d'un nævus sur les parties voisines; en opérant, Schüller a vérifié ce développement vasculaire considérable, et C. Weil, en incisant la tumeur, a vu s'écouler de la lymphe en même temps qu'il constatait l'existence d'artères grosses comme la radiale et de grosses veines à parois minces.

Le *lymphangiome kystique* est représenté par des kystes séreux multiloculaires semblables à ceux du cou. Dans ces faits, auxquels il faut sans doute rapporter quelques observations anciennes signalées par A. Bérard, la joue est soulevée par une tumeur de volume variable, à peu près arrondie, tantôt limitée, tantôt plus diffuse. Cette masse est lobulée, mal fluctuante si l'on ne circonscrit un lobule par la palpation, mobile sur la peau et sur la muqueuse. La tumeur peut remonter sous l'arcade zygomatique et même s'étendre ainsi assez loin. Au premier abord, l'aspect est simplement, dans bien des cas, celui de l'œdème; mais à la palpation on trouvera toujours quelques noyaux isolés et durs. Ces mêmes noyaux, joints à la fluctuation de quelques bosselures et à la notion de congénitalité, permettront d'éliminer le lipome; le diagnostic sera évident lorsque les bosselures les plus superficielles auront une couleur bleuâtre par transparence; un autre signe est fourni par la possibilité de rapprocher les deux parois l'une de l'autre en pressant la masse entre le pouce et l'index placés l'un sur la peau et l'autre sur la muqueuse génienne; quelquefois on restera dans le doute jusqu'à la ponction exploratrice.

Le diagnostic est encore à établir avec d'autres kystes de la joue et je rappellerai les kystes du canal de Sténon, les kystes salivaires décrits par Güterbock, par Ranke. Ranke fait observer que pour les premiers le cathétérisme du canal de Sténon est démonstratif. Quant aux grenouillettes de la parotide accessoire, leur étude a besoin d'être complétée et, s'il y a quelques observations anatomiquement précises, il est probable que la plupart de ces prétendus kystes salivaires sont des kystes séreux multiloculaires attribués à la parotide seulement à cause de leur voisinage avec cette glande. On aura un élément de diagnostic dans l'évolution, les kystes salivaires étant acquis et les kystes séreux multiloculaires étant congénitaux.

Les lymphangiomes sont-ils toujours congénitaux? Cette question a déjà été débattue par Quénu [3]. Wagner aurait vu un lymphangiome caverneux du front ayant débuté à quarante et un ans.

(1) KINDLER, *Ueber Lymphangiome mit besonderer Berücksichtigung des Lymphangioms der Wange (Makromelie)*. Thèse inaug. de Munich, 1884.
(2) LANNELONGUE et ACHARD, *Traité des kystes congénitaux*, Paris, 1886, p. 320 et 389.
(3) Voy. t. I, p. 409.

Traitement. — Les lymphangiomes sont justiciables du bistouri: Pour le lymphangiome simple (hypertrophie congénitale), on aura recours à l'excision partielle cunéiforme suivie de suture. Pour les kystes multiloculaires, c'est l'extirpation qui convient. Lorsque la masse kystique est bien limitée à la joue, cette extirpation sera assez aisément totale, mais les prolongements profonds ne sont pas rares, surtout vers la fosse sphéno-maxillaire, où pour les aborder franchement il faudrait des délabrements osseux étendus. Or cela est inutile et on a de forts bons résultats en laissant dans la profondeur ces parties difficilement accessibles; Volkmann a opéré ainsi et n'a pas eu de récidive.

C. — KYSTES

Je n'ai rien à ajouter sur les kystes sébacés, sudoripares [1] et branchiaux. Je viens d'étudier les kystes salivaires et les kystes séreux multiloculaires.

D'après Servier, Verneuil a signalé des kystes ayant pour origne un *hygroma* d'une petite bourse muqueuse existant quelquefois près des insertions ou sur le trajet du muscle grand zygomatique.

Les *kystes hydatiques* de la face sont très rares; leur histoire est établie sur des observations de Dupuytren, Ricord, O. Weber, Guttmann [2]; on ne les diagnostique guère avant la ponction exploratrice. Cette ponction une fois faite, on pourra attendre pendant quelque temps, car elle suffit parfois à la cure, mais on n'hésitera pas trop à pratiquer l'extirpation de la poche.

V

MALADIES DES NERFS DE LA FACE

A la face, les nerfs moteurs sont distincts des nerfs sensitifs, et cette indépendance physiologique se retrouve en pathologie. Mais les symptômes fournis par les nerfs moteurs ne concernent guère le chirurgien. La paralysie faciale n'est importante qu'en séméiologie, en particulier pour les lésions du rocher, de la parotide. Lorsque cette paralysie est ancienne, elle s'accompagne de contracture des muscles innervés par ce nerf et, d'après Duchenne, cela pourrait aller jusqu'à provoquer de la constriction des mâchoires; cas auquel la myotomie serait indiquée.

En somme, c'est seulement contre les douleurs que le chirurgien est appelé à intervenir.

NÉVRALGIE FACIALE [3]

La névralgie faciale a son siège dans le trijumeau, dont elle atteint les

(1) Voy. t. I, p. 355 et 603.
(2) GUTTMANN, *Wiener med. Presse*, 1881, p. 144.
(3) Dans cet aperçu rapide des faits chirurgicaux relatifs à la névralgie faciale, il m'est impossible de citer les observations, les procédés. Je renverrai, pour tous les détails et

branches en totalité ou en partie. Le nerf facial n'a rien à y voir, c'est un point qu'il serait oiseux de discuter. Je ne m'occuperai d'ailleurs que des indications opératoires.

Je ne m'attarderai donc pas à décrire symptomatiquement la névralgie faciale, avec ses crises douloureuses intenses, atroces même, revenant par accès, dont le point de départ, à peu près constant dans chaque cas déterminé, est tantôt l'émergence du nerf sus-orbitaire, tantôt celle du sous-orbitaire ou mentonnier, tantôt le nerf lingual, etc.; quelquefois la névralgie s'accompagne d'accès convulsifs des muscles innervés par le facial, c'est ce qu'on appelle le tic douloureux. Tout cet ensemble clinique est étudié par le médecin, et c'est seulement après avoir épuisé les ressources de la médication interne que l'on s'adresse au chirurgien.

Mais avant de prendre le bistouri, le chirurgien devra encore rechercher avec soin si l'on ne trouve pas une cause générale, jusqu'à ce moment méconnue. Il cherchera ensuite s'il n'existe pas, sur un des rameaux périphériques du trijumeau, une cause quelconque d'irritation. Parmi ces causes, les caries dentaires sont incontestablement les plus vulgaires, et il faut être bien averti que la dent malade provoque souvent une névralgie sans que le patient accuse à son niveau une souffrance quelconque; on doit donc faire examiner de parti pris le système dentaire de tout sujet se plaignant d'une névralgie faciale. Cette cause, d'ailleurs, n'est pas la seule et j'énumérerai les cicatrices douloureuses, les corps étrangers, les cals étreignant un nerf; les tumeurs diverses, malignes ou bénignes, un angiome même, des parties molles ou du squelette, les inflammations des sinus de la face, etc. Autant de causes contre lesquelles le chirurgien est armé et qu'il doit supprimer, dans la mesure du possible, avant de songer à s'attaquer au nerf. Par contre, il est en général impuissant lorsque l'origine du mal est dans une lésion du rocher, dans une tumeur intracrânienne; on sait cependant combien la chirurgie crânio-cérébrale a fait de progrès depuis quelques années.

Lorsqu'on ne trouve pas une lésion causale contre laquelle on puisse agir, on essayera d'abord de calmer les souffrances par les médicaments antinévralgiques; mais on fera tous ses efforts pour empêcher le sujet de devenir morphinomane. On pourra essayer la réfrigération au chlorure de méthyle, préconisée par Debove [1].

Mais on tend aujourd'hui à conseiller de ne pas s'attarder à ces moyens dont l'inefficacité est trop fréquente; une fois l'échec duement constaté, on n'hésite plus guère à intervenir opératoirement.

Dans ces conditions, on a quelquefois tenté la ligature de la carotide primitive, mais la vraie méthode consiste à s'attaquer directement au nerf.

Trois méthodes sont ici en présence : la névrotomie, la névrectomie, l'élongation.

L'élongation a été pratiquée soit sur le facial, nerf moteur, en cas de tic convulsif, soit sur le trijumeau ou ses branches. L'élongation du facial a

pour les indications bibliographiques, à l'important mémoire publié par P. Segond au *Quatrième Congrès français de chir.*, Paris, 1889, p. 442. On trouvera d'autres indications dans Jamain et Terrier, 3e éd., Paris, 1887, t. III, p. 622.

[1] Peyrounet de la Fonville, Thèse de doct. de Paris, 1885-1886, n° 122.

conduit Bernhardt à un échec; elle a au contraire réussi à Hinsdale, associée il est vrai à la section du sous-orbitaire. Quant aux élongations des branches du trijumeau, on ne les compte plus. On s'est beaucoup refroidi à leur égard depuis qu'on a constaté qu'elles pouvaient entraîner des lésions encéphaliques sérieuses. La névrotomie est pratiquée plus souvent, mais certains auteurs pensent qu'elle ne suffit pas et que pour éviter à coup sûr la régénération, et partant la récidive, il faut réséquer le nerf mis à nu, c'est-à-dire recourir à la névrectomie.

Névrotomie et névrectomie peuvent porter soit sur les rameaux, soit sur les troncs du trijumeau. Rien de plus simple que la section ou la résection du sous-orbitaire, du sus-orbitaire, du lingual, du mentonnier; on aborde par une minime incision le nerf dont la souffrance est sinon isolée, au moins prédominante, ou celui dont le point douloureux est le point de départ des crises. Mais trop souvent, on ne peut s'en tenir à ces opérations insignifiantes : la névralgie occupe le territoire de tout une branche, de deux branches ou même des trois; après section d'un filet elle récidive ou bien se porte sur un autre filet. Dans ces cas, Letiévant (de Lyon) a conseillé de la poursuivre de rameau en rameau par la polynévrotomie. D'autres chirurgiens, plus hardis, ont été à la recherche des troncs principaux eux-mêmes, des nerfs maxillaires supérieur et inférieur, à leur émergence du crâne. Pour le nerf maxillaire supérieur en particulier, Lücke, Esmarch l'ont découvert après résection temporaire de l'os malaire, et ce procédé opératoire, avantageusement modifié par Lossen et Braun, a été régularisé et vulgarisé en France par Paul Segond. Il semble incontestable qu'on arrive ainsi au but, quoi qu'en ait dit D. Mollière (1), avec bien plus de certitude qu'en trépanant simplement le sinus maxillaire, selon le conseil de Carnochan. Ce n'est pas tout et, soit que la névralgie ait été d'emblée trifaciale, soit qu'elle ait récidivé avec persévérance, certains chirurgiens n'ont pas craint de tenter l'ablation du ganglion de Gasser; Horsley (2) n'a pu la mener à bien, mais il y a quelques mois, à Londres, W. Rose (3) y est parvenu.

Mais même cette intervention radicale sera-t-elle suivie de la guérison définitive? W. Rose l'espère sans oser l'affirmer, et l'histoire des diverses élongations, névrotomies, névrectomies, prouve que cette prudente réserve s'impose. Bien des fois, que l'opération ait été simple ou complexe, on a obtenu quelques semaines, quelques mois même de répit; mais la récidive est fréquente, elle est même la règle. Sur près de 100 opérations qu'il réunit, O. Weber ne compte que 18 guérisons durables. Sans doute Letiévant prétend qu'aujourd'hui, les indications étant mieux précisées, le succès est devenu banal, mais il croit que la cure est assurée si le malade a quelques semaines de calme. Or l'avenir lui a donné bien des démentis éclatants.

Le chirurgien ne doit donc pas se faire illusion; dans bien des cas, dans la majorité peut-être, il entreprend une opération destinée à rester palliative.

(1) D. Mollière, *Quatrième Congrès français de chir.*, Paris, 1889, p. 720.

(2) Horsley, *Dix-huitième Congrès de la Société allem. de chirurgie*, 1889. *Comptes rendus*, t. I, p. 51.

(3) W. Rose, *Société médicale de Londres*, 27 octobre 1890. D'après *Mercredi médical*, 1890, p. 557.

Mais, même s'il devait en être toujours ainsi, son intervention est justifiée. Elle procure, en effet, un temps variable, quelquefois fort long, de bien-être à des malheureux torturés par des souffrances atroces et elle recule d'autant la morphinomanie à laquelle, en cas de récidives rebelles, ils sont à peu près fatalement voués.

CHAPITRE II

MALADIES DES LÈVRES

I

LÉSIONS TRAUMATIQUES

Les lésions traumatiques des lèvres n'offrent pas un grand intérêt.

Dans les *contusions*, l'ecchymose siège surtout à la face muqueuse, dont les tissus, plus tendres, sont comprimés contre le rebord alvéolaire. Cette constatation a une assez grande importance en médecine légale, pour les infanticides par occlusion directe des voies aériennes supérieures.

Les *plaies par instruments tranchants* présentent deux particularités :

1° Quand elles sont complètes et perpendiculaires à l'orbiculaire, elles ont une grande tendance à l'écartement. Abandonnées à elles-mêmes, elles se réparent, il est vrai, assez bien, par le mécanisme des plaies angulaires ; néanmoins il persiste toujours une encoche plus ou moins disgracieuse. Il y a donc une indication formelle à la suture.

2° Lorsque la coronaire labiale est intéressée, ce qui est fréquent dans les plaies comprenant toute l'épaisseur de la lèvre, car l'artère est fort voisine du bord libre, l'hémorrhagie est abondante, d'autant plus que la plaie est plus voisine de la commissure. Le vaisseau est facile à saisir dans une pince, car il se rétracte moins que les fibres musculaires voisines et dès lors fait saillie. Mais la ligature est presque toujours inutile et la suture est hémostatique si l'on a soin de la pratiquer suivant les règles que nous avons indiquées pour l'opération du bec-de-lièvre.

Les *plaies avec perte de substance* ne sont pas rares aux lèvres, et la forme des parties explique cette fréquence. Parmi leurs causes il faut mentionner les projectiles d'armes de guerre. Nous signalerons aussi les morsures produites soit par un homme dans une rixe, soit par un animal tel que le chien, le furet [1], le cheval [2].

Parmi les lésions traumatiques il faut ranger les *brûlures*, produites surtout par les acides du commerce (acide nitrique, chlorhydrique, sulfurique), soit à

(1) BOUISSON, art. LÈVRES du *Diction. encycl. des sc. méd.*, Paris, 1869, p. 458.
(2) LINDEMANN, *Arch. f. klin. Chir.*, 1878-1879, t. XXIII, p. 877.

la face cutanée, et alors en conséquence, le plus souvent, d'une agression criminelle; soit à la face muqueuse, et alors en général par suite d'une tentative de suicide. Ces brûlures sont un épiphénomène de celles de la face ou de la cavité buccale; si nous en parlons, c'est à cause de leur rôle dans la genèse d'une atrésie buccale ultérieure.

Les *froidures* sont représentées ici par la vulgaire gerçure des lèvres, siégeant d'ordinaire sur la ligne médiane de la lèvre inférieure, à son bord libre, plus rarement aux commissures. On observe une ulcération linéaire, recouverte d'une croûte qui se détache dans les mouvements de la bouche, ou que le malade arrache avec ses dents, avec ses ongles. De là de petits suintements sanguins. Cette lésion s'observe surtout chez les sujets jeunes et lymphatiques. Elle peut être une cause d'adénite strumeuse. Elle ne mérite à l'ordinaire aucun traitement. Parfois pourtant ses bords s'indurent un peu, elle devient assez rebelle et quelques cautérisations sont nécessaires.

II

LÉSIONS INFLAMMATOIRES

Les lésions inflammatoires des lèvres ne méritent guère qu'une énumération car elles n'ont rien de bien spécial.

Exception, sans doute, devrait être faite pour le *furoncle* et *l'anthrax* avec leurs importantes complications. Mais ces faits ont été rattachés à l'étude générale de ces lésions (1). Le seul point pratique sur lequel il nous faille insister est que le gonflement porte surtout sur la face muqueuse, doublée d'un tissu conjonctif lâche tandis que la densité est grande dans le plan sous-cutané. Par suite de la résistance opposée à ce gonflement par le plan des arcades alvéolaires, la lèvre malade est refoulée en avant, souvent même ulcérée et déviée en ectropion. De là un pli dans lequel disparaît aisément la lésion initiale, d'autant mieux que ce furoncle est souvent petit; c'est peut-être de cette méconnaissance que viennent les discussions sur l'anthrax de la muqueuse, les descriptions données par Dolbeau et son élève Tujague (2) du phlegmon diffus sous-muqueux. Nous ne reviendrons pas sur ces débats théoriques, mais de ceci résulte, au point de vue pratique, la nécessité d'examiner avec grand soin la face cutanée si l'on veut trouver le foyer initial, dont le débridement est indispensable.

Rien de particulier pour les *phlegmons* et *abcès*. La *gangrène* n'est qu'un épiphénomène du noma (3).

Parmi les inflammations aiguës superficielles, certaines dermatoses intéressent le chirurgien. Certes, il serait déplacé de faire ici plus que nommer l'herpès, l'impétigo. De même pour les lésions subaiguës ou chroniques de l'eczéma. Mais notre attention doit être attirée sur ce point, car c'est ici, au

(1) Voy. t. I, p. 526.
(2) TUJAGUE, Thèse de doct. de Paris, 1874, n° 197.
(3) Voy. t. V, p. 241.

pourtour des orifices naturels, le siège de prédilection de ces diverses ulcérations et excoriations qui sont si volontiers l'origine des adénites cervicales strumeuses, tout en n'étant pas elles-mêmes de nature tuberculeuse comme Hipp. Martin l'a bien fait voir (¹).

Ce n'est pas tout, et c'est le plus souvent à ces exulcérations chroniques qu'est due la *tuméfaction chronique des lèvres*, rangée par la plupart des classiques dans le chapitre si diffus de l'hypertrophie des lèvres. C'est, en réalité, une inflammation chronique, due à une lymphangite chronique. Peut-être les adénopathies cervicales, dont nous venons de parler, aggravent-elles encore la lymphangiectasie en mettant obstacle au cours de la lymphe. Anatomiquement, on constate une infiltration œdémateuse, et depuis Paillard on sait que cette infiltration porte surtout sur le tissu sous-muqueux.

Cette lésion occupe principalement la lèvre supérieure, chez les scrofuleux dont c'est un des attributs connus du vulgaire; et ici trouve place une étiologie spéciale, l'irritation incessante par les sécrétions d'un coryza chronique. La lèvre est épaisse, proéminente, surtout à sa partie moyenne; elle surplombe la lèvre inférieure, et la bouche prend un peu l'aspect d'un groin. Les dents marquent parfois leur empreinte dans l'œdème de la face muqueuse. Ce gonflement augmente par le froid; il est toujours indolent.

A la lèvre inférieure, cette tuméfaction est plus rare chez les scrofuleux. Mais d'autres causes entrent en jeu. Chez les idiots, les crétins, les paralytiques, la lèvre inférieure, pendante, toujours humide d'une salive qui s'écoule continuellement, expose constamment à l'air et au froid sa face muqueuse, exulcérée, et de là un gonflement par inflammation chronique.

Chez les scrofuleux, le traitement général classique est seul important dans presque tous les cas. C'est à peine s'il est utile de recourir à des applications astringentes. Parfois, cependant, l'induration est ancienne et rebelle, et il est nécessaire de s'adresser aux opérations chirurgicales que nous décrirons à propos de la macrocheilie (²).

III

TUBERCULOSE DES LÈVRES

Les lèvres peuvent être le siège des deux formes de la tuberculose tégumentaire, la tuberculose franche et le lupus.

1° TUBERCULOSE FRANCHE

La tuberculose franche ne mérite pas une description spéciale quand elle occupe la face cutanée et je renverrai à la description générale de la tuberculose de la peau. Je mentionnerai toutefois un fait, où Verneuil (³) a vu, dans

(¹) Hipp. Martin. *Rev. de méd.*, 1884, p. 775.
(²) Voy. t. V, p. 217.
(³) Verneuil, *Gaz. des hôp.*, Paris, 1885, p. 732.

une lèvre, avant l'ulcération, une tumeur dure, ayant cinq ans de date, qui fut enlevée et dont l'examen histologique, pratiqué par Cornil, révéla la nature tuberculeuse.

La tuberculose labiale est surtout intéressante quand elle occupe le bord libre et la face muqueuse. L'ulcération tuberculeuse constitue alors une lésion assez rare, mais que le chirurgien doit connaître et qui a été bien étudiée par les auteurs suivants.

FÉRÉOL, Ulcérations tuberculeuses de la langue et de la lèvre. *Bull. de la Soc. méd. des hôpit.*, Paris, 1872, p. 188. (Moule au musée Saint-Louis, n° 255). — DU MÊME, Note sur quelques ulcères spéciaux développés au voisinage des orifices naturels chez les tuberculeux. *Ibid.*, 1874, 2° série, t. XI, p. 159. — LE DENTU, Des ulcérations tuberculeuses de la bouche en général, à propos d'un cas d'ulcération tuberculeuse des lèvres. *France médicale*, 1877, t. XXIV, p. 25. — SPILLMANN (P.), *De la tuberculisation du tube digestif*. Thèse d'agrég. de méd. de Paris, 1878. — EICHOFF, Ein Fall von ausgebreiteter Tuberculose der Mundschleimhaut. *Deutsche med. Wochenschrift*, 1881, n° 30, p. 415. — BABÈS, Ulcération de la lèvre inférieure. *Bull. de la Soc. anat.*, 1883, p. 541. — HANSEMANN (de Kiel), Ueber Tuberculose der Mundschleimhaut. *Virchow's Archiv*, 1886, t. CIII, p. 264.

Anatomie pathologique. L'anatomie pathologique est celle de la tuberculose en général; les bacilles ont été constatés par Ehrlich, par Hansemann; la dissociation des fibres musculaires par les follicules tuberculeux, bien vue par Babinski (1), est ici ce qu'elle est à la langue.

Étiologie. — L'étiologie, elle aussi, est à peu près calquée sur celle de la tuberculose linguale. Presque toujours la lésion labiale atteint un tuberculeux avéré, est secondaire; mais Poncet (2) a étudié un fait où l'ulcération externe et la phthisie pulmonaire eurent une évolution parallèle, et Hansemann a même noté la tuberculose labiale primitive.

Dans une dizaine de cas, l'inoculation directe au niveau d'une plaie a été prise sur le fait, et ici interviennent, par exemple, les dents acérées et déviées en avant (H. Hartmann), le contact répété d'une pipe (Féréol), une piqûre de fourchette, etc. (Ehrlich) (3).

Le siège paraît indifférent sur une quelconque des lèvres; d'après Féréol, Ehrlich, Hansemann, il y aurait une légère prédilection pour la commissure.

Symptômes. — Le début a lieu soit par points isolés, multiples, alors petits et assez longtemps superficiels, soit par un foyer unique et profond. A la période d'état, d'ailleurs, l'aspect est identique dans les deux cas. L'ulcération, qui tend à gagner la face muqueuse de la joue quand elle siège à la commissure, offre un fond blafard, granuleux, limité par des bords peu saillants, irréguliers, à pic, un peu serpigineux; autour, la muqueuse est d'un violet pourpre, souvent parsemée d'un semis de petits points jaunâtres. Les tissus voisins ne sont pas indurés, tout au plus sont-ils empâtés; mais l'induration réelle est possible, et de là des difficultés de diagnostic. L'engorgement des ganglions sous-maxillaires a été observé, et A. Poncet (de Lyon) l'a vu évoluer, dès le début, parallèlement à l'ulcération.

Les faits de Féréol, d'Hansemann démontrent que les phénomènes fonc-

(1) BABINSKI, *Bull. de la Soc. anat.*, Paris, 1882, p. 236

(2) PONCET, *Lyon méd.*, 1886, t. LI, p. 227.

(3) EHRLICH, *Berl. klin. Wochenschrift*, 1885, p. 665.

tionnels (douleur, gêne de la mastication, salivation) sont en général fort peu accentués.

Diagnostic. — Le diagnostic saute aux yeux quand le sujet est tuberculeux, quand il n'y a pas d'induration, quand on voit le semis périphérique de points jaunes, quand les ganglions sont indemnes. Quand un seul de ces signes est en défaut, le clinicien ne s'y trompera encore guère. Mais plusieurs d'entre eux pourront prêter à la fois à l'erreur, et l'on croira volontiers à un cancroïde. Il est sans doute classique de dire qu'on sera guidé par l'âge des malades, ce qui est douteux; par la cachexie cancéreuse, ce qui est un peu tardif. En réalité, les faits ne manquent pas où la pièce, enlevée comme cancer n'a été diagnostiquée que sous le microscope.

Marche. — Pronostic. — La marche est chronique et la durée est longue; elle dépend, d'ailleurs, de l'état des poumons. Le pronostic local est grave, car la cicatrisation n'a guère été observée.

Traitement. — Si l'ulcération est très étendue, si le sujet qui la porte est tuberculeux avancé, on s'en tiendra au traitement palliatif. Le fer rouge ne semble pas avoir donné de bien bons résultats. Les applications de chlorate de potasse ont amélioré un malade de Féréol.

Si la lésion n'est pas trop volumineuse et si le sujet est assez vigoureux, on n'hésitera pas à pratiquer l'ablation large au bistouri, suivie de suture. Il faut être averti, toutefois, que Hansemann a signalé la récidive.

2° LUPUS

Le lupus des lèvres est fréquent, mais le plus souvent il n'est que l'extension d'un lupus de la face.

Le lupus primitif des lèvres est rare, et surtout il est exceptionnel qu'il débute par la face muqueuse.

Le lupus de la lèvre supérieure a tendance à envahir et à détruire le nez. Il est quelquefois remarquable par le gonflement concomitant, et lorsque alors le nez est détruit, ce *lupus hypertrophique*, comme disait Bazin, peut faire penser au rhinosclérome. Cette dernière lésion semble être d'une dureté ligneuse caractéristique. Au besoin, pour faire le diagnostic on chercherait les microbes spéciaux dans un fragment enlevé.

Le siège n'a d'importance spéciale qu'au point de vue des difformités consécutives de l'orifice buccal, par destruction des lèvres, par atrésie [1].

IV

SYPHILIS DES LÈVRES

La syphilis peut atteindre les lèvres à ses trois périodes, et nous devons étudier successivement le chancre, les lésions secondaires, les lésions tertiaires.

[1] Voy. t. V, p. 230.

1° CHANCRE

Au dire de Bouisson, le chancre des lèvres, connu au temps de Fallope, de Brassavole, de Botal, aurait été oublié sous l'influence des idées de Hunter. Puis, plus près de nous, il a été soigneusement décrit par Delpech, Lallemand, Ricord et ses élèves, Rollet, etc., et maintenant il est bien connu.

ROLLET, Études cliniques sur le chancre du mamelon et la bouche. *Arch. génér. de méd.*, 1850, 5e série, t. XIII, p. 129, 309 et 397. — WORMALD et H. COOTE, Primary syphilitic sore of the upper lip, etc. *Med. Times and Gaz.*, London, 1861, t. I, p. 470. — SIGMUND, Die prim. Syphilis an den Mundlippen. *Wiener med. Woch.*, 1868, t. XVIII, nos 9 et 10, p. 137 et 160. — D. BULKLEY, Two cases of chancre of the lip probably acquired through cigars. *Arch. of dermat.*, 1879, p. 343. — PROTOPOPOW, Un cas de chancre induré de la lèvre supér., *Wratch*, 1880, n° 8, anal. in *Centralbl. für Chir.*, 1880, n° 30, p. 495. — R. CLÉMENT LUCAS, Chancre of the lip and epithelioma. *The Practitioner*, 1882, t. XXVIII, p. 352. — HOMOLLE, art. SYPHILIS du *Nouv. Dict. de méd. et de chir. prat.*, t. XXIV, p. 548, Paris, 1883.

Étiologie. — Les statistiques de Melchior-Robert, de Ricord, de Fournier, prouvent que c'est le plus fréquent des chancres extra-génitaux, surtout chez la femme et l'enfant, ce qu'explique bien l'étude des causes efficientes.

La contagion se fait *par contact direct* avec un chancre ou avec des plaques muqueuses. Aussi est-il exagéré de prétendre que le chancre labial se contracte surtout à l'occasion du *coït ab ore*. Un baiser sur une bouche atteinte de plaques muqueuses peut produire le même effet. Il n'est pas rare qu'une mère, un parent, une nourrice gagne une syphilis imméritée en embrassant un enfant contaminé; de même certains israélites, en suçant selon les rites le nouveau-né qu'on vient de circonscrire. Inversement, c'est l'enfant qui prendra le mal du mamelon ou de la bouche de sa nourrice. Syphilis imméritée encore chez le sujet traité par Lordat, dont la lèvre fut, au cours d'une rixe, mordue par un syphilitique.

La contagion par contact indirect a pour agents le doigt, l'usage en commun des objets les plus divers : pipes, cuillers, verres, bonbons. Rollet, Viennois, Diday, Chassagny, Dechaux (1), ont attiré spécialement l'attention sur le chancre labial assez souvent transmis dans les verreries, par les cannes à souffler qui passent de bouche en bouche.

Symptômes. — *Au début*, on voit soit une écorchure qui peu à peu s'accroît, soit une petite vésicule à laquelle fait suite un petit tubercule ulcéré.

Le *chancre constitué* est ordinairement, dit Rollet, le chancre induré bombé, formant une sorte de tumeur dont la surface plane, grisâtre, assez lisse, porte une ulcération qui n'a guère plus de 1 centimètre de diamètre. Il siège, en général, à la face muqueuse où il est grisâtre, exulcéré, mais il gagne assez souvent vers la peau et y devient croûteux. La lèvre est gonflée et se renverse en dehors. Autour du chancre l'induration est presque toujours nette et son absence, notée par Gosselin, par G. Marchant, est exceptionnelle.

Parmi les formes spéciales à la lèvre je nommerai le *chancre fissurique*,

(1) P. DIDAY, *Gaz. médic. de Lyon*, 1857, p. 481 et 497. — CHASSAGNY, *Ibid.*, 1862, p. 571. — VIENNOIS, *Congrès méd.-chir. de France*, 1re session, Rouen, 1863, t. I, p. 75.

commissural ou médian, formé de deux mamelons qui s'écartent l'un de l'autre; le *chancre ecthymateux*, les *chancres nains*, simples érosions d'un diagnostic obscur jusqu'au moment où l'éclosion des accidents secondaires vient lever les doutes.

Le chancre labial est presque toujours unique au début, mais l'inoculation de la lèvre saine au point en contact avec la première lésion n'est pas très rare, et deux fois je l'ai observé.

L'adénopathie sous-mentale et sous-maxillaire est à peu près constante. Elle est précoce, indolente et volontiers volumineuse.

Diagnostic. — Les commémoratifs sont parfois caractéristiques, mais souvent ils sont méconnus ou volontairement dissimulés et l'on n'a pour guide que l'examen objectif.

En l'absence d'induration, on pourrait croire à un chancre mou, observé à la lèvre par Puche, par Trendelenburg, mais d'une rareté extrême; les accidents secondaires, l'auto-inoculation trancheront le diagnostic.

A. Fournier et Nivert (1) ont bien fait voir que certaines gommes labiales s'indurent et ressembleraient au chancre, n'étaient leur fond creusé, l'absence d'adénopathie et, au contraire, la coexistence fréquente de lésions linguales.

Le diagnostic le plus important est celui du cancroïde; il sera exposé à propos de cette lésion.

Marche. — Pronostic. — Le chancre labial met en moyenne quatre à six semaines à se cicatriser, plus longtemps, par conséquent, que le chancre génital. Il existe souvent encore quand éclatent les accidents secondaires. Buzenet, Gosselin ont noté le phagédénisme, mais c'est exceptionnel; le pronostic local est bénin et même, d'après A. Fournier, la cicatrice disparaît 40 fois sur 50 sans laisser de traces. Pendant quelque temps seulement persiste un noyau induré un peu violacé.

On a dit, mais à tort, que la syphilis ainsi contractée était plus grave qu'après l'infection génitale.

2° SYPHILIS SECONDAIRE

Les plaques muqueuses des lèvres sont très fréquentes. Souvent elles sont entretenues par l'usage du tabac, par des lésions dentaires et peuvent alors devenir franchement ulcéreuses. Les irritations chroniques pourraient même, à en croire Rollet et Chambard (2), les transformer en psoriasis buccal, et de là en cancroïde.

3° SYPHILIS TERTIAIRE

Les lésions labiales de la syphilis tertiaire sont, comme partout, d'ordre scléro-gommeux, mais avec des types relevant de la variabilité dans les pro-

(1) Nivert, *Ann. de dermat. et syph.*, Paris, 1886, 2e série, t. III, p. 351.
(2) Rollet et Chambard, art. Syphilides du *Dict. encycl. des sciences méd.*, Paris, 1884, p. 226.

portions de la sclérose et de la gomme; et surtout il y a des distinctions importantes selon que le processus est circonscrit ou diffus.

Syphilis acquise. — Les lésions sont surtout fréquentes chez l'homme et proviennent, en général, d'une syphilis ancienne et mal soignée. Un trauma peut jouer le rôle de cause déterminante, et par exemple Tuffier ([1]) incrimine, dans un cas, la pression des dents inférieures sur une lèvre supérieure recroquevillée en dedans par l'absence des dents correspondantes.

La coexistence de lésions linguales est fréquente, si bien que Verneuil et son élève Héraud ([2]) pensent que dans bien des cas il s'agit d'une syphilis régionale, frappant à la fois une grande étendue de la région bucco-linguale.

Dans la description clinique il faut passer plusieurs formes en revue.

1° La *gomme circonscrite*, qu'on observe surtout à la lèvre supérieure, est rare. Elle constitue, au début, une tumeur dure, sphérique, mobile sous la peau, enchâssée dans les muscles. Indolente, elle se ramollit et s'ouvre presque toujours à la face cutanée, près du bord libre. De là une ulcération qui présente les caractères classiques des ulcérations gommeuses.

Cette ulcération peut se compliquer de perte de substance, la lèvre se perforant, se sphacélant même et de là, quand la lésion occupe la lèvre inférieure, un écoulement continu de salive. En présence d'une de ces brèches, quelquefois énorme, on ne craindra pas trop la difformité ultérieure; la cicatrisation est en général remarquable. Certes, comme Bouisson et Tuffier l'ont bien montré, la lèvre reste presque toujours considérablement amincie, mais le bord libre ne présente souvent qu'une légère encoche.

Le *diagnostic* est assez facile, même en dehors des commémoratifs et des lésions concomitantes. Avant l'ulcération, la gomme se distinguera bien d'un *kyste sébacé*, adhérent à la peau; d'un *kyste muqueux*, sous-muqueux et transparent; d'un *fibrome* ou d'un *fibro-chondrome* dur, lobulé, ancien. Après ulcération, j'ai déjà mentionné les gommes qui simulent le chancre. Le cancroïde sera étudié plus loin.

2° Le *syphilome diffus* a été bien décrit par les élèves de Fournier, Goutard et Bidon, par Tuffier. Il occupe surtout la lèvre inférieure et débute soit brusquement, soit lentement. Dans la forme brusque, la lèvre se fissure et en deux ou trois jours le gonflement s'établit; dans la suite, on trouve la cicatrice de ces fissures. Dans la forme lente, l'hypertrophie se constitue peu à peu soit par un groupe de tubercules secs et confluents, soit par une plaque sous-muqueuse, en général médiane et située près du bord libre, d'après Tuffier.

Quel que soit le mode de début, la lèvre arrive à être doublée, triplée de volume. La peau est d'un rouge violacé, cuivrée, parfois un peu croûteuse; la muqueuse présente souvent des exulcérations cicatricielles. La consistance est dure, élastique. Tantôt on sent dans cette masse comme des grains de plomb enchâssés; tantôt, au contraire, la consistance est uniforme, mais, dans ce dernier cas, il n'est pas rare que les indurations localisées deviennent appréciables lorsque le traitement spécifique commence à faire diminuer l'infiltration.

Cette syphilide hypertrophique diffuse a une marche chronique. Chez cer-

([1]) Tuffier, *Rev. de chir.*, Paris, 1885, p. 777.
([2]) Héraud, Thèse de doct. de Paris, 1880, n° 345.

tains malades, elle est fort rebelle au traitement antisyphilitique. Elle reste hypertrophique et même gagne de proche en proche toute la face, constituant ce que Goutard a appelé léontiasis syphilitique, pour rappeler la ressemblance que la face prend avec le masque de la lèpre. Ailleurs, la sclérose avec atrophie succède à l'hypertrophie, la peau devient mamelonnée, lobulée, la muqueuse est pâle, l'élasticité disparaît peu à peu et la lèvre diminue de volume, au bord libre d'abord, pour arriver à se scléroser et à s'amincir dans toute son étendue.

3° Les *syphilides scléro-gommeuses* résultent de l'association, en proportion variable, des deux formes précédentes. Des ulcérations profondes, bourbillonneuses, sont creusées sur une lèvre volumineuse, dure, rigide. La marche est chronique, progressive. Comme dans la forme scléreuse, le traitement n'a pas toujours une efficacité complète, et, après cicatrisation, les récidives sont très fréquentes.

C'est dans la forme scléro-gommeuse surtout que le diagnostic avec l'épithélioma peut être difficile (1).

Syphilis héréditaire (2). — A. Fournier, C. Pellizzari, Zeissl ont vu la syphilis héréditaire, précoce ou tardive, détruire plus ou moins les lèvres, la supérieure surtout, et dans ce dernier cas les observations de Madelung, de Lewin montrent que la participation du nez n'est pas rare.

Les lésions de la syphilis héréditaire sont les mêmes que celles de la syphilis acquise (sclérose et hypertrophie, gommes destructives) et de plus elles peuvent ressembler beaucoup au lupus (3).

Traitement. — Le traitement de toutes les lésions syphilitiques que je viens de décrire n'offre aucune particularité. C'est celui de la syphilis en général, à ses diverses périodes.

V

TUMEURS DES LÈVRES

Aux lèvres, la seule tumeur communément observée est le cancer. D'autres néoplasmes, toutefois, devront nous arrêter quelques instants et nous étudierons successivement :

1° Les tumeurs vasculaires;

2° Les tumeurs conjonctives;

3° Les tumeurs glandulaires;

4° Le cancer.

(1) Voy. t. V, p. 227.

(2) Von Zeissl, *Wiener Klinik*, 1885, d'après *Rev. des sc. méd.*, Paris, t. XXVIII, p. 242. — Madelung, *Arch. f. klin. Chir.*, 1885, t. XXXI, p. 396. — A. Fournier, *Ann. de derm. et syph.*, 1886, 2e série, t. VII, p. 209.

(3) Voy. t. I, p. 571.

1° TUMEURS VASCULAIRES

Les tumeurs vasculaires observées aux lèvres sont les anévrysmes, les angiomes et les lynphangiomes. Pour les anévrysmes, je renverrai aux observations citées p. 199.

A. — ANGIOMES

Les relevés de Porta, de Lebert, mettent en évidence que les lèvres sont un des lieux d'élection des tumeurs érectiles. A la lèvre inférieure, affirme Boyer, à la lèvre supérieure prétendent les auteurs du *Compendium*, et Bouisson donne raison à Boyer, car, sur 10 cas personnels, il en compte 6 à la lèvre inférieure, 2 à la supérieure, 1 à la commissure, 1 faisant tout le tour de l'orifice buccal.

Pour l'*étiologie*, pour l'*anatomie pathologique*, je renverrai simplement à l'étude des angiomes en général. Je signalerai l'association possible à des lésions similaires de la joue, de la langue; et, parmi les particularités anatomiques, l'existence de petites cavités kystiques, lacunes vasculaires dilatées, puis isolées, décrites par Cornil et Ranvier à la surface des angiomes sous-muqueux des lèvres.

Les *variétés* dites veineuse et artérielle présentent ici leurs particularités ordinaires d'aspect, d'évolution. Un point intéressant, mis en relief par une observation de P. Broca, est le rôle possible des dents déviées pour irriter ces tumeurs, y creuser des ulcérations fongueuses et saignantes, capables de simuler le cancer; et Bouisson pense même que bien souvent les prétendues transformations d'angiome labial en cancer ne sont que des faits de cet ordre.

Le volume du néoplasme est quelquefois considérable et de là, on le conçoit, une grande difformité. Dans cette région, même, l'induration fibreuse qui ailleurs constitue une guérison, peut laisser une tumeur disgracieuse que l'on est conduit à enlever. J'en dirai autant pour la transformation en lipome, notée par Dieffenbach et Lebert.

L'angiome peut-il se compliquer d'hypertrophie et certaines macrocheilies sont-elles, comme le veulent Virchow et Hébra, des *angio-éléphantiasis?* C'est là une discussion générale, soulevée à la lèvre par des observations de Bruns, Trendelenburg et Eichler, Volkmann, Moos, Leisrink et Alsberg. Quel est alors le rôle exact du système lymphatique? Ce rôle est-il primitif ou secondaire? Qu'est au juste ce que Wegner appelle l'angio-lymphangiome? Autant de questions encore assez obscures.

Traitement. — Lorsqu'il s'agit d'une véritable tumeur, on ne comptera pas trop sur la guérison spontanée.

Aux cas légers conviennent la cautérisation superficielle à la pâte de Vienne ou à l'acide nitrique, la vaccination, les injections coagulantes. Si la masse est bien limitée, la méthode de choix est l'extirpation au bistouri, suivie de suture. Si la tumeur est trop volumineuse et surtout trop diffuse pour être attaquée à l'instrument tranchant, on essayera surtout soit la cautérisation interstitielle au thermocautère, soit l'électrolyse. Ce dernier procédé semble être celui qui donne le minimum de cicatrice. Malgré un succès d'Albert (de Vienne), nous ne conseillerions pas l'emploi des sétons multiples.

B. — LYMPHANGIOME. — MACROCHEILIE

On appelle macrocheilie une forme spéciale d'hypertrophie congénitale des lèvres constituée probablement par une variété de lymphangiome.

Historique. — Le temps n'est pas encore loin, les articles de Bouisson, de S. Duplay en font foi, où l'on assemblait dans un chapitre disparate toutes les hypertrophies des lèvres, où l'on réunissait à la macrocheilie proprement dite les grosses lèvres des scrofuleux, des crétins, des paralytiques, des nègres même. Il semble difficile, toutefois, de tirer de là un ensemble clinique; plus difficile encore d'en tirer un ensemble anatomique, et il est juste de reconnaître que la nature des lésions n'était guère mieux élucidée qu'à l'époque ancienne où, en Allemagne, un roi avait servi de parrain à ce qu'on appelait *Labium Leopoldinum*. Dès 1858, sans doute, quelques examens histologiques dus à Billroth d'abord, plus tard à Volkmann, avaient commencé à faire entrevoir le rôle du système lymphatique, quoique Volkmann eût parlé surtout d'hypertrophie fibreuse. Mais les discussions de notre Société de chirurgie en 1873 et 1874, prouvent qu'à cette époque la question était encore peu connue. A. Verneuil, A. Després, F. Terrier pensaient cependant qu'il s'agissait d'une sorte d'éléphantiasis, opinion bientôt confirmée par un examen histologique important de Grancher. En France, Dhoste a consacré à ce sujet une thèse intéressante. Mais pendant ce temps, le lymphangiome était décrit avec soin en Allemagne par Wegner (1877). Peu à peu cette étude a été complétée en général et au point de vue de la macrocheilie en particulier, par Middeldorpff (1885). Si bien qu'aujourd'hui il faut dissocier le groupe artificiel des hypertrophies. Nous avons rangé la grosse lèvre des scrofuleux dans les lésions inflammatoires, et nous faisons place parmi les tumeurs à la macrocheilie proprement dite, au lymphangiome, toutes réserves faites, dans le paragraphe précédent, sur l'angio-éléphantiasis.

BILLROTH, *Beitrag zur path. Hist.*, Berlin, 1858, p. 218. — H. MAAS, Aus der chir. Klinik zu Breslau. *Arch. für klin. Chir.*, 1871, t. XIII, p. 426. — BLOT, *Bull. de la Soc. de chir.*, 1873, 3e sér., t. I, p. 352. — DOLBEAU, *Ibid.*, 1874, t. II, p. 627 (discussion). — DOLBEAU et FÉLIZET, Sur le traitement d'une difformité cong. de la lèvre supér. *Bull. gén. de thér. méd. et chir.*, 1874, t. LXXXVII, p. 442. — P. DHOSTE, *Des tumeurs des lèvres et en particulier de l'hypertrophie congén. ou acquise.* Thèse de Paris, 1879, n° 321. — DAVIES COLLEY, A case of enormous enlarg. of the lower lip. *Trans. of the clin. Soc.*, London, 1882-1883, t. XVI, p. 79. — LEISRINK et ALSBERG, Beiträge zur Chirurgie, etc. *Arch. f. klin. Chir.*, 1883, t. XXVIII, p. 748. — TRENDELENBURG, Krankheiten des Gesichts. *Deutsche Chir. von Billroth u. Lücke*, Lief. XXXIV, p. 79, 1886.

Étiologie. — Les causes de cette lésion sont inconnues; on sait seulement qu'elle est congénitale. Peut-être même n'est-ce pas une loi sans exception, car d'autres lymphangiomes peuvent se constituer après la naissance.

Les enfants qui naissent ainsi ne sont pas atteints d'autres vices de conformation. Mais parfois ils sont porteurs, à la langue ou au cou, de néoformations analogues, macroglossie ou kystes séreux multiloculaires.

Anatomie pathologique. — Le lymphangiome de la lèvre est constitué par un tissu blanchâtre, dur parfois jusqu'à crier sous le scalpel; un tissu fibreux abondant dissocie et atrophie les éléments musculaires et glandulaires de l'organe. On y voit des cavités étoilées et inégales qui ne peuvent guère provenir que de capillaires lymphatiques et qui mènent, par degrés intermédiaires, à de véritables lacunes irrégulières. Ces espaces sont tapissés d'endothélium et remplis par une sérosité contenant de nombreuses cellules lymphatiques. Ils peuvent se dilater au point de caractériser le lymphangiome caverneux, observé ici par Billroth, par Wegner; la forme kystique paraît rare.

Pour ces formes typiques, la nature néoplasique n'est guère contestée. Mais le lymphangiome simple est-il bien une tumeur et ne vaudrait-il pas mieux, pour ne rien préjuger, l'appeler lymphangiectasie? Cette question, soulevée par Ch. Monod (1) pour la macroglossie surtout, comporte encore quelques obscurités.

La macrocheilie occupe le plus souvent la lèvre supérieure, tandis que l'angio-éléphantiasis frapperait avec prédilection la lèvre inférieure. La lèvre inférieure n'est prise seule que rarement; mais dans l'hypertrophie concomitante des deux lèvres sa lésion peut être prédominante.

Le *squelette* subit des modifications importantes, dont certaines sont d'ordre purement mécanique. L'hypertrophie de la lèvre supérieure refoule en arrière le rebord alvéolaire correspondant. Celle de la lèvre inférieure agit au contraire par traction et le rebord alvéolaire, tiré en bas et en avant, reproduit en petit la forme renversée de la lèvre; sur lui s'implantent des dents écartées, divergentes. Mais tout n'est peut-être pas explicable mécaniquement et, par exemple, Trendelenburg, constatant que le corps de ce maxillaire a une hauteur exagérée, est disposé à faire intervenir des troubles de nutrition portant sur l'ensemble du premier arc pharyngien.

Symptômes et marche. — Lorsque l'enfant naît, la lésion peut exister au degré maximum et prendre ensuite un accroissement proportionnel à celui du visage; il en fut ainsi chez le malade de Dolbeau. Mais il est plus ordinaire que l'hypertrophie soit plus ou moins légère au moment de la naissance et se développe par la suite avec une rapidité variable, soit immédiatement, soit à la puberté, soit même plus tard encore, à trente ans dans le cas de Duplouy.

A la période d'état, la lèvre est augmentée dans tous ses diamètres, et Trendelenburg l'a vue atteindre 14 centimètres de longueur sur 8 de hauteur et 3 d'épaisseur. Cette tuméfaction est dure, égale, sans nodosités circonscrites; tantôt, et le plus souvent, elle est limitée à la lèvre, tantôt elle se continue sans démarcation nette avec la joue, le cou, la gencive. La lèvre, ainsi volumineuse et rigide, ne peut plus se mouvoir que d'une seule pièce, d'où des troubles de la phonation, de la succion, de la mastication. N'oublions pas

(1) Ch. Monod, *Troisième Congrès franç. de chir.*, Paris, 1888, p. 422.

toutefois que, malgré une lèvre énorme, l'enfant observé par Dolbeau prenait fort bien le sein. Chez ce même enfant, les poils avaient subi une croissance remarquable. L'indolence est en général complète ; Duplouy a seulement signalé quelques picotements ; Billroth et Langenbeck, des augmentations douloureuses de volume sous l'influence des refroidissements.

Tels sont les caractères communs. La difformité varie suivant la lèvre malade.

La lèvre inférieure, par son poids, tombe en ectropion et la bouche prend une forme que Eichler compare au bec d'une canette. Cette chute peut aller jusqu'à adosser les faces cutanés de la lèvre et du menton. Ce lambeau informe, qui se soulève à peine de temps à autre, laisse constamment s'écouler la salive. La face muqueuse, exposée à l'air, s'enflamme, s'irrite, présente même des ulcérations qui, au premier abord, ressemblent un peu à celles du cancroïde. Visibles de l'extérieur, les dents sont écartées, déchaussées incrustées de tartre.

La lèvre supérieure devient oblique en bas et en avant. Elle descend au devant de l'inférieure, qu'elle masque plus ou moins, en même temps qu'à son bord supérieur se raccourcit la sous-cloison. De là un aspect tout à fait analogue à celui d'un groin de porc. La face muqueuse, visible sur une étendue variable, est quelquefois fissurée.

Pronostic. — La lésion a souvent tendance à l'accroissement et peu à peu la joue, le nez peuvent être envahis, accroissement tantôt continu et progressif, tantôt avec des rémissions temporaires. Duplouy a noté une marche plus rapide pendant la saison chaude. Comme dans la macroglossie, les poussées inflammatoires aiguës sont fréquentes, laissant volontiers après elles une lèvre plus volumineuse encore.

Le mieux qu'on puisse espérer est l'état stationnaire. Le pronostic est donc sérieux, non pour la vie, mais parce que le sujet est défiguré.

Diagnostic. — La macrocheilie est une lésion évidente, qui ne comporte pas de diagnostic différentiel ; à moins qu'on ne veuille rappeler ici le syphilome diffus et la lèvre des scrofuleux.

Il est superflu d'établir le diagnostic avec un angiome, sauf pour les angiomes se compliquant d'état éléphantiasique. Mais alors la consistance est plus molle, les vaisseaux sanguins sont volumineux, la tumeur, un peu réductible à la pression, devient un peu turgescente par les efforts, sur la peau souvent existera une tache érectile. Toutefois, répétons-le, la question des angio-éléphantiasis est loin d'être complètement élucidée.

Traitement. — Le *traitement médical* semble inefficace, quoique Bouisson ait parlé des bons effets de l'iodure de potassium.

Le *traitement chirurgical* peut seul donner un résultat, et, quoi qu'on en ait dit, il est indiqué, par la difformité aussi bien que par l'extension possible aux parties voisines.

Pour éviter l'instrument tranchant, O. Weber, Bouisson ont essayé sans grand succès la compression. Leisrink, Duplouy ont obtenu quelque amélioration par l'ignipuncture profonde.

Le traitement de choix est l'excision au bistouri, naguère encore dangereuse, dans ces tissus à vastes lymphatiques, aujourd'hui bénigne si l'on sait être antiseptique. Plusieurs procédés ont été indiqués. Paillard excisait un bourrelet de muqueuse : mieux vaut respecter cette membrane. Petrequin, après avoir fendu la lèvre sur la ligne médiane, enlevait de chaque côté une pyramide triangulaire : c'est une opération compliquée et qui laisse une cicatrice difforme. Le véritable procédé consiste à enlever, entre la peau et la muqueuse, un fragment transversal, en forme de quartier d'orange à arête inférieure. Holmes, Billroth, Dolbeau, Duplouy, O. Lannelongue ont obtenu ainsi de bons résultats.

2° TUMEURS CONJONCTIVES

1° **Lipomes**. — Les lipomes des lèvres font partie de ce que Dolbeau appelait les *lipomes buccaux* (1). D'après Labat, ils sont plus fréquents chez la femme. Ils ne sont pas très rares à la lèvre inférieure. Ils forment une tumeur molle, généralement bien circonscrite, qui parfois laisse transparaître une couleur grisâtre (Follin) ou jaunâtre. La muqueuse est tantôt amincie, tantôt épaissie, ou même ulcérée par le contact d'une dent malade. Le volume peut atteindre celui d'une petite orange.

Le *diagnostic* a été établi surtout d'après la consistance et la couleur. Labat cherche à différencier les angiomes des lipomes. En réalité, dans les cas où l'erreur était possible, certaines opérations ont révélé des lipomes très vasculaires, véritablement érectiles comme dans un fait de Lebert et Dieffenbach, et il faut admettre qu'il s'agit d'angiome lipogène. Il n'est donc pas question d'établir un diagnostic différentiel, mais de déterminer si un angiome est devenu lipomateux.

Le *traitement* consiste dans l'ablation. Après incision de la muqueuse, l'énucléation de la tumeur est en général facile.

2° **Fibromes**. — Les fibromes des lèvres semblent très rares. La plupart des cas diagnostiqués sur le vivant ont été trouvés, à l'examen histologique, constitués par du chondrome : il en fut ainsi sur un malade de S. Duplay. Pourtant les faits de Settegast, de Goodhart ont été vérifiés anatomiquement.

3° **Myxomes**. — Les myxomes ne sont guère représentés que par une observation ancienne de Frerichs (1845).

4° **Sarcomes**. — Les sarcomes aussi sont fort rares. Settegast a vu le sarcome ordinaire; E. Vidal, le sarcome mélanique. Ce dernier envahit volontiers la gencive, et son pronostic est très grave. Pour le diagnostic des sarcomes, je citerai une observation de Guillemet (2) où un granulome de la lèvre inférieure simulait au premier abord un sarcome.

Les diverses tumeurs que je viens d'énumérer doivent être enlevées, sauf peut-être le sarcome mélanique, dont la repullulation rapide est certaine.

(1) LABAT, Thèse de doct. de Paris, 1874, n° 355.
(2) GUILLEMET, *Journ. de méd. de l'Ouest*, Nantes, 1885, t. XIX, p. 295.

3° TUMEURS GLANDULAIRES DE LA MUQUEUSE

Les glandes de la muqueuse labiale sont sujettes à des dégénérescences néoplasiques diverses, dont la plupart doivent rentrer dans le groupe anatomique des tumeurs mixtes des glandes salivaires.

1° **Kystes.** — Les kystes salivaires des glandules labiales, kystes anatomiquement comparables à la grenouillette, occupent surtout la lèvre inférieure (1). Ils y sont isolés ou multiples, et y constituent de petites tumeurs arrondies, régulières, dont le volume peut atteindre celui d'une noix. Leur coloration est bleuâtre, la transparence y est rare. Ils adhèrent aux plans profonds, mais la muqueuse glisse facilement sur eux. Indolents, ils ne gênent que mécaniquement la parole et la mastication, et, refoulant la lèvre, ils causent une difformité. A l'incision, il s'en écoule un liquide clair, un peu visqueux, et l'on voit alors une cavité souvent parcourue de cloisons, souvenir de l'origine glandulaire. L'ouverture spontanée est rare, et en tout cas est suivie de récidive, comme d'ailleurs l'incision simple.

C'est à propos du diagnostic de ces kystes que je ferai allusion aux quelques faits de *cysticerques* publiés par Heller, Sydney Jones et Karewski (2).

Le *traitement* consiste dans l'ablation totale. Si l'on n'y peut parvenir, ce qui est rare d'ailleurs, on pourra se contenter de l'excision partielle suivie de cautérisation de la poche à la teinture d'iode, à l'acide nitrique, au nitrate d'argent.

2° **Adénomes.** — Ces tumeurs sont formées par l'hypertrophie simple des glandules labiales, quelquefois indurées et accolées ensemble par du tissu fibreux. Les culs-de-sac contiennent des cellules épithéliales amassées, qui s'expriment par pression latérale, dit Bouisson, sous forme d'un vermisseau. Ces tumeurs restent d'ordinaire petites et indolentes. Elles sont souvent multiples et soulèvent la muqueuse en de petites saillies granulées. Leur diagnostic alors est facile. Il pourrait être plus difficile, et l'on parle d'erreurs avec la syphilis, voire avec le cancer, lorsque la muqueuse s'enflamme et s'excorie à leur surface.

Le meilleur *traitement* est l'excision cunéiforme de toute la couche glanduleuse en respectant la muqueuse : de la sorte on évite les récidives.

3° **Tumeurs mixtes des glandules labiales** (3). — On rencontre dans l'épaisseur des lèvres, peut-être surtout dans la supérieure, des tumeurs en général assez petites, fort dures par places, adhérentes à leur face profonde, mobiles

(1) Boyer, *Traité des mal. chir.*, Paris, 1818, t. VI, p. 218.

(2) Heller, d'après *Canstatt's Jahresb.*, 1845, t. IV, p. 372. — S. Jones, *Trans. of the path. Soc. of London*, 1863, t. XIV, p. 279. — Karewski, *Deutsche med. Woch.*, 1887, p. 285.

(3) Paget, *Lectures on surg. path.*, 3e éd. London, 1871, p. 567. — Goodhart, *Path. Soc. of London*, 17 octobre 1876, d'après *The Lancet*, 1876, t. II, p. 574. — Perochaud, Thèse de doct. de Paris, 1884-1885, n° 167. — Padieu, *Gaz. méd. de Picardie*, 1886, p. 165. — A.-R. Robinson, *Amer. dermat. Ass.*, 26 août 1886, d'après *Rev. des sc. méd.*, 1887, t. XXIX, p. 235.

sous la muqueuse où elles présentent une surface assez régulière, indolentes, à évolution lente et bénigne. Vu la région, la difformité est rapide et les malades se font vite opérer. Padieu, cependant, n'a été appelé par un campagnard qu'au moment où la tumeur avait gagné la joue, remplissait presque toute la bouche et, saignante, érodée, gênait la respiration, la mastication et la phonation.

Le fibrome seul a une forme et une consistance analogues. Le diagnostic en est à peu près impossible. En cas de doute, la fréquence doit faire opiner pour la tumeur mixte.

Je ne décrirai pas la structure de ces tumeurs ; ce serait faire double emploi avec ce qui sera dit des tumeurs de la parotide. Le chondrome est la variété la plus fréquente, mais il est rarement pur : Humphry, Heurtaux, Malherbe et Pérochaud ont examiné des adéno-chondromes ; Paget, Goodhart, A.-R. Robinson, des fibro et des myxo-chondromes. Parfois, mais plus rarement, il se creuse des cavités kystiques, comme dans des pièces de Lloyd, Paget, Padieu.

Le *traitement* doit être l'extirpation au bistouri, en respectant, autant que possible, la face cutanée de la lèvre.

4° ÉPITHÉLIOMA DES LÈVRES

On peut observer aux lèvres le *cancroïde cutané*, avec ses caractères classiques (1). Ce cancroïde, relativement bénin, occupe surtout la lèvre supérieure et est plus fréquent chez la femme. Ces caractères sont souvent opposés aux caractères inverses du cancer de la lèvre inférieure ; le parallèle, en réalité, n'est pas de mise, car il ne s'agit pas, en somme, de la même affection.

Le véritable cancer ou cancroïde des lèvres est l'épithélioma pavimenteux du bord libre, cutanéo-muqueux. Par son évolution et son pronostic il est intermédiaire au cancer cutané, bénin, et au cancer lingual, particulièrement malin. Mais il diffère, je le répète, du cancroïde cutané proprement dit, quoique, dans bien des descriptions du cancer de la peau, c'est lui qui soit pris pour type.

LEDRAN, Mémoire avec un précis de plusieurs observations sur le cancer. *Mém. de l'Acad. roy. de chir.*, éd. in-4° t. III, p. 1, Paris, 1757. — ECKER, Ueber den Bau der unter dem Namen Lippenkrebs zusammengefassten Geschwülsten der Lippe. *Arch. f. phys. Heilk.*, 1844, t. III, p. 380. — LEBERT, Du cancer et du cancroïde de la peau. *Mém. de la Soc. de chir. de Paris*, in-4°, 1851, t. II, p. 481. — LORTET, *Essai monographique sur le prétendu cancroïde labial.* Thèse de doct. de Paris, 1861, n° 92. — A. WÖRNER, Ueber die Endresultate des Lippenkrebs. *Bruns Mitth. aus der chir. Klinik zu Tübingen*, 1886, t. II, p. 129 et 219.

Anatomie pathologique. — La structure générale de ces tumeurs a été décrite à l'article ÉPITHÉLIOME (2). C'est en effet le cancer des lèvres qui, avec celui de la langue, a été l'objet des discussions sur le cancer et le cancroïde, puis sur l'épithéliome et le carcinome. Je puis donc me borner à dire que le

(1) Voy. t. I, p. 612.
(2) Voy. t. I, p. 367.

cancer des lèvres est un épithéliome pavimenteux, presque toujours lobulé, quelquefois corné, muqueux et même mélanique (L. Labbé) [1].

La tumeur débute, en général, à la limite de la muqueuse et de la peau; plus rarement par la muqueuse, où cependant existe l'épithéliome consécutif à la leucoplasie. Au début, les papilles sont hypertrophiées et le corps muqueux interpapillaire envoie dans le derme des bourgeons plus ou moins profonds. Quand il y a des poils et des glandes sébacées, leur épithélium concourt au développement du néoplasme, mais il n'en est pas l'origine.

Comme tous les cancroïdes, celui-ci se propage par la voie lymphatique. C'est ainsi, sans doute, qu'il envahit, comme l'a montré Heurtaux, les travées conjonctives périmusculaires. Le long de l'orbiculaire, il arrive assez vite à la commissure labiale. Là, l'entrecroisement des fibres musculaires l'arrête, mais bientôt il pousse un prolongement à la joue, le long du buccinateur; au menton, le long du carré et de la houppe; et ce prolongement mentonnier ne tarde pas à pénétrer dans le maxillaire le long des vaisseaux et nerf mentonniers.

Étiologie. — Je ferai abstraction du cancer secondaire, exceptionnel; de l'envahissement par une tumeur du maxillaire, rare encore, quoique moins. Je ne m'occuperai donc que du cancer primitif.

Le *siège* de la tumeur à la lèvre inférieure presque exclusivement est un fait connu depuis longtemps, affirmé déjà par Chopart et Desault, Portal, Sabatier, Boyer : si bien même que Hüter a nié le cancer de la lèvre supérieure. C'est là une exagération et Wörner, réunissant plusieurs statistiques allemandes, trouve que la lèvre supérieure est atteinte dans 5,6 pour 100 des cas. Dans un mémoire récent, Eschweiler [2] a réuni 32 observations de cancer de la lèvre supérieure; mais il faut faire remarquer qu'il n'a pas évité certaines confusions avec des tumeurs mixtes des glandules salivaires. A une lèvre comme à l'autre, le début sur la ligne médiane est rare; le point de départ le plus fréquent est entre la commissure et la ligne médiane, à gauche surtout.

Rien de spécial pour l'*âge :* c'est une maladie de l'âge mûr. Le cancer de la lèvre est exceptionnel avant trente ans : E. Albert (de Vienne) [3] l'a cependant observé plusieurs fois de vingt à trente ans. La prédilection du mal pour le *sexe masculin* est admise de tous : dans les relevés de Wörner, l'homme compte pour 90,4 pour 100.

Certains auteurs ont mis en relief l'influence, peu expliquée d'ailleurs de la *race.* Lortet nous apprend que l'épithéliome labial est rare dans l'Europe orientale et en Asie Mineure; au dire de Lautré, en Afrique, les nègres, plus heureux que les blancs, en sont indemnes. En France même, l'influence régionale se ferait sentir : d'après Burin [4], Bouisson, les départements du centre payeraient à ce mal un tribut particulièrement lourd. Peut-être est-ce parce que les habitants de ces pays sont particulièrement malpropres.

La malpropreté, en effet, semble avoir quelque importance parmi les *causes*

[1] L. Labbé, *Bull. de la Soc. anat.*, Paris, 1856, p. 327.
[2] Eschweiler, *Deutsche Zeitschrift für Chir.*, Leipzig, 1889, t. XXIX, p. 357.
[3] Albert, *Lehrb. der Chir.*, 4e édit., Vienne, 1891, t. I, p. 204.
[4] Burin, Thèse de doct. de Montpellier, 1836, n° 49.

locales dont l'action est indéniable, et depuis longtemps déjà ont été invoquées par Earle (1822) [1]. Énumérons donc les gerçures des lèvres, qui toutefois sont le plus souvent médianes, les contusions (Rouzet), les petites plaies sans cesse irritées, et en particulier Lassus [2], Capuron ont vu la lèvre inférieure devenir cancéreuse chez des hommes qui, bec à bouche, avaient pour profession de gaver des volailles. Plus fréquent déjà est le rôle des dents usées, et surtout de la canine supérieure (Bonnet de Lyon, Malgaigne, Bouisson); les dents encore produisent des morsures, capables parfois de dégénérer en cancer (Jurine, Alibert).

Mais parmi les irritants locaux, c'est surtout le tabac qui a été chargé de malédictions. J.-N. Roux, Leroy d'Étiolles père, Bouisson ont été jusqu'à appeler le cancer des lèvres « cancer des fumeurs », incriminant surtout tantôt la pipe dite brûle-gueule, tantôt le cigare. Et Bouisson affirme que le cancer labial s'est vulgarisé parallèlement à l'habitude de fumer. Ces anathèmes sont-ils bien justifiés? Déjà Fleury (de Clermont) [3] conteste la dernière assertion de Bouisson. De plus, si Bouisson explique par l'absence de ce vice l'immunité du sexe féminin, Lemarchant et Morvan lui font observer qu'il n'est pas une Bretonne ignorante du brûle-gueule; et pourtant, en Bretagne comme ailleurs, la femme est indemne. Aussi Velpeau, Malgaigne, Bardeleben, Bruns nient hardiment l'influence néfaste du tabac; Earle, Rigal de Gaillac se demandent si la pipe n'a pas simplement pour rôle d'user des dents qui, pointues, viennent constamment irriter la lèvre. En tout cas, les diverses manières de fumer n'interviennent ici que comme causes banales d'irritation.

Le tabac nous mène à nommer la leucoplasie buccale, dont Bruns, Lewin, Reverdin et Mayor [4] ont vu dégénérer des plaques labiales. Tout comme le cancroïde peut s'implanter sur une lésion syphilitique : le fait était déjà connu de Montfalcon, et de nos jours Verneuil a fait consacrer les thèses de ses élèves, Noel [5] et Ozenne à l'étude de ces hybridités syphilitico-cancéreuses.

Les causes locales jouent donc un rôle important. Mais elles semblent n'agir que si le terrain s'y prête, en vertu d'une prédisposition encore inconnue [6]. Pour le cancer des lèvres en particulier, l'hérédité existait chez les malades de Heurtaux, de Lortet.

Symptômes. — Lorsqu'un malade vient consulter, avec un cancroïde le plus souvent déjà assez volumineux, il raconte alors que son mal a débuté par un *bouton*. Mais lorsque le chirurgien observe ce stade initial, il constate que ce bouton est de nature assez variable. Ici, c'est une hypertrophie papillaire plus ou moins limitée, pendant plus ou moins longtemps stationnaire; là, une petite masse verruqueuse, indurée, indolente, squameuse, devenant croûteuse, cornée même dans quelques cas rares, sans cesse écorchée par le patient et

(1) EARLE, *Med. chir. Trans.*, London, 1822, t. XII, p. 268.
(2) LASSUS, *Path. chir.*, t. I, p. 457, Paris, 1805.
(3) FLEURY, *Gaz. méd. de Paris*, 1859, p. 327, et *Comptes rendus de l'Ass. franç. pour l'avanc. des sc.*, 1876, p. 837.
(4) LEWIN, *Berliner klin. Wochenschrift*, 1880, p. 350. — REVERDIN et MAYOR, *Rev. méd. de la Suisse romande*, Genève, 1885, p. 732.
(5) NOEL, Thèse de doct. de Paris, 1878, n° 56.
(6) Voy. t. I, p. 394.

peu à peu ulcérée; là, une fissure prise d'abord pour une simple gerçure mais dont les bords s'indurent peu à peu et s'élèvent, tandis que le fond se recouvre d'une croûte constamment arrachée et constamment reproduite, sous laquelle on trouve une ulcération superficielle, à fond rose et un peu saignant. Telle est l'origine du cancer de l'ourlet cutanéo-muqueux. Celle du cancroïde exclusivement muqueux se trouve parfois dans une plaque de leucoplasie buccale, semblable ici à ce qu'elle est à la langue.

Dans tous les cas, l'ulcération se creuse peu à peu, les tissus voisins s'indurent de plus en plus et font saillie. Les diverses formes de début perdent leur individualité, et à la période d'état la description devient uniforme.

A cette période, on voit une véritable tumeur, dure, adhérente, inégale, indolente mais prurigineuse, d'où des grattages qui exaspèrent le mal et amènent une ulcération plus rapide. Cette ulcération est irrégulière, sinueuse, déchiquetée, ses bords sont à pic, renversés, indurés; du côté de la peau, le fond reste pendant assez longtemps recouvert en partie d'une croûte formée de pus concrété, d'épiderme, de matière sébacée, de sang desséché. On distingue deux formes, rongeante et végétante, suivant que l'ulcération creuse profondément, ou donne naissance, au contraire, à des bourgeons plus ou moins volumineux, qui saignent facilement. Ces deux formes, d'ailleurs, peuvent s'associer.

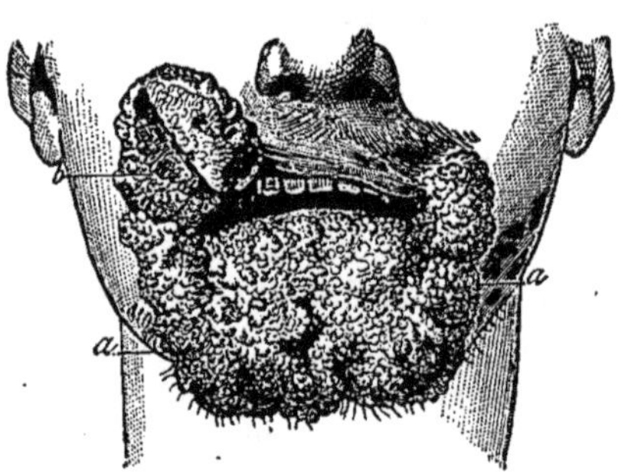

Fig. 54. — *a*,*a*, épithélioma papillaire. — *b*, coupe pour montrer la texture de la tumeur. (Follin et Duplay.)

La marche anatomique que nous avons étudiée se révèle cliniquement par un temps d'arrêt à la commissure, avant que ne soient envahis la joue et la lèvre supérieure d'une part, le menton d'autre part. A cette période avancée, la tumeur est volumineuse et diffuse, la peau et la muqueuse, ulcérées, saignent au moindre contact; la parole, la mastication sont gênées, puis douloureuses, enfin la salive s'écoule constamment par les brèches de la lèvre inférieure et se mélange à l'ichor fétide sécrété par les surfaces malades. Puis vient l'envahissement des gencives, du maxillaire, et même jusqu'aux piliers du voile du palais; et c'est à ce moment que les douleurs sont vives, atroces, surtout quand le néoplasme s'insinue autour du nerf dentaire inférieur. On conçoit que l'alimentation devienne de plus en plus difficile; par contre des substances putrides sont incessamment dégluties : deux causes de cachexie importantes, auxquelles se joignent parfois des suintements sanguins incessants, dont il ne faut cependant pas exagérer la fréquence.

L'*état des ganglions* doit être recherché avec soin. A cet effet, le cou étant fléchi, on palpe d'une main sous la mâchoire, tandis qu'un ou deux doigts de l'autre tâtent le plancher buccal. Au début des discussions sur le cancroïde, Lebert, P. Broca [1] avaient cru que l'adénopathie était rare : on n'a pas tardé à

[1] P. Broca, Rapport sur une observation de Laboulbène. *Bull. de la Soc. anat.*, Paris, 1853, p. 373 et 379.

perdre cette illusion et Paget, Heurtaux, Lortet et Desgranges ont montré qu'au moment où les malades viennent consulter, la moitié au moins ont de l'engorgement ganglionnaire ; et cet engorgement paraît inévitable si le mal est abandonné à lui-même. Il est d'autant plus précoce que la tumeur a une marche plus rapide : mais il est rare avant le quatrième ou le cinquième mois. Au début, on trouve à la région sous-mentale ou à l'angle de la mâchoire une petite tumeur dure, arrondie, mobile sous la peau saine et sur les parties profondes. Peu à peu la tuméfaction augmente, les ganglions pris deviennent de plus en plus nombreux, leur chapelet peut descendre jusque dans le creux sus-claviculaire. Ils finissent par adhérer à la peau qui, à un moment donné, rougit et s'ulcère ; par là s'évacue en partie la tumeur ramollie et il reste un orifice d'où s'élèvent des végétations épithéliomateuses.

La tumeur, toutefois, ne se propage guère au delà des ganglions. Tout à fait exceptionnelle est la généralisation viscérale, dont Virchow, Paget, Ollier, Bruns, ont relaté des exemples. Il faut en distraire, comme le dit Cornil (¹), les cas où l'estomac seul est envahi, car il s'agit alors d'une sorte de greffe par des parcelles épithéliales avalées ; et c'est, en somme, comparable à l'observation de Bergmann (²), où la lèvre supérieure s'est pour ainsi dire inoculée au contact d'un cancer de la lèvre inférieure.

Pronostic. — La cachexie est plus tardive que pour les néoplasmes qui se généralisent, mais elle est constante, due à la douleur et à l'insomnie qui en résulte, à la gêne mécanique de l'alimentation, à la suppuration, à la perte de salive, aux hémorrhagies répétées ; et le sujet succombe dans le marasme. Plus rarement il est emporté d'une manière aiguë par une hémorrhagie (Foucher, Gosselin), par une broncho-pneumonie.

Si le mal est abandonné à lui-même, la mort est donc fatale, au bout de trois ans et demi en moyenne d'après une statistique de Lebert. Voilà qui doit interdire toute assimilation, quoi qu'on en ait dit bien souvent, entre le cancroïde des lèvres et celui de la peau. Mais il ne faut pas tomber dans l'erreur inverse et avec Velpeau, avec Lortet, prétendre qu'après ablation la récidive est aussi fréquente que pour le cancer du sein. Koch, Winiwarter, Kocher, Wörner ont publié à cet égard des statistiques étendues et probantes. Environ 36 pour 100 des sujets vivent cinq ans sans récidive, et des opérés de Thiersch, d'Hutchinson ont été suivis pendant quinze et vingt ans. Certes, le mal peut reprendre l'offensive après des trèves de neuf et dix ans (Koch, Trendelenburg) ; mais on n'a encore pas à se plaindre alors du résultat opératoire. Il y a loin de là au pronostic du cancer du sein, qui ne donnerait que 4,7 pour 100 de survies sans récidive au delà de trois ans. Boyer, A. Cooper avaient donc raison de proclamer la bénignité relative du cancer des lèvres.

La récidive, quand elle a lieu, se déclare en général dans la première année (87,6 pour 100). Elle se fait soit dans la cicatrice, soit dans les ganglions, soit dans les deux à la fois.

Diagnostic. — Quoique E. Albert dise n'avoir jamais rencontré de cas

(¹) CORNIL, *Bull. de la Soc. anat.*, Paris, 1887, p. 348.
(²) BERGMANN, *Société de médecine interne de Berlin*, 1887.

où le diagnostic ait été difficile, en réalité la maladie est malaisée à reconnaître *au début* quand on se trouve en présence d'une saillie verruqueuse ou d'une fissure insignifiante : on croira souvent à un simple *papillome* ou à une vulgaire *gerçure*. Pour la gerçure surtout, on se guidera sur la longue durée, sur les bords indurés et un peu renversés. Mais souvent, il faudra suivre pendant quelque temps la marche avant de poser un diagnostic précis.

A la *période d'ulcération* les causes d'erreur sont plus nombreuses, mais plus faciles à éviter. Nous ne parlerons pas du diagnostic avec le *cancer vrai* qui semble ne pas exister ici. Le *sarcome* est rare; primitivement il est plus profond; il se développe d'abord plus lentement et sa consistance est plus molle.

Le *lupus* occupe surtout la lèvre supérieure, est serpigineux et présente des parties cicatrisées et, autour, des noyaux non encore ulcérés. Mais Eschweiler et Trendelenburg ont vu l'épithélioma de la lèvre supérieure se greffer sur le lupus.

Le *rhinosclérome* se distingue par son origine nasale, son siège exceptionnel à la lèvre inférieure, sa dureté ligneuse. Au besoin on cherchera les microbes qui le caractérisent.

J'ai déjà esquissé le diagnostic avec l'*ulcère tuberculeux*.

Les *lésions* syphilitiques sont celles qui prêtent le plus à l'erreur, soit par le chancre, soit par les gommes.

Le *chancre induré* serait plus fréquent à la lèvre supérieure. L'induration est plus élastique que celle du cancroïde et en outre elle a suivi l'ulcération au lieu de la précéder. Par pression latérale on n'a pas issue de vermiothes comme dans le cancroïde. L'adénopathie est précoce, volumineuse. Enfin la roséole et les plaques muqueuses surviennent ordinairement avant cicatrisation du chancre. On tiendra grand compte de l'âge du malade; parfois de ses aveux, de son état social. Mais on a observé le chancre chez des vieillards; et même des faits de Lemercier, de Cullerier concernent des jeunes filles vierges; et les erreurs commises par Boyer, Roux, Cullerier, Velpeau prouvent qu'il ne faut pas se dissimuler les cas embarrassants.

La *syphilis tertiaire* est une cause fréquente d'erreurs. Dès le début, on peut confondre un cancroïde avec une sclérose syphilitique. Mais cette dernière est en général plus large, lisse, médiane. Quand l'épithéliome commence par une fissure, on peut hésiter avec un syphilome en nappe accompagné d'une ulcération superficielle. Mais le syphilome est plus diffus, plus étendu, occupe presque toute la hauteur de la lèvre : il y a disproportion entre l'ulcération et l'induration. A la période d'état, la *gomme vraie* se reconnaîtra sans peine à son siège (lèvre supérieure surtout), à son ulcération précédée d'une évacuation analogue à celle d'un abcès; à ses bords taillés à pic et non renversés, à sa base non indurée ou peu indurée, tandis que le cancer fait une véritable tumeur. Les lésions *scléro-gommeuses* sont d'un diagnostic plus difficile. On se fondera sur les antécédents, les autres accidents concomitants (cicatrices, lésions en activité), surtout du côté de la langue; sur l'indolence, la marche lente, l'absence d'adénopathie. Mais on n'évitera pas toujours l'erreur, d'autant plus que la syphilis peut s'associer au cancer. De là les lésions *cancéro-scléreuses*, *cancéro-gommeuses* ou *cancéro-scléro-gommeuses* décrites par Ozenne

Ces cas *hybrides*, pour employer l'expression de Verneuil, sont parfois à peu près impossibles à reconnaître sans le traitement explorateur dont l'efficacité n'est alors que partielle; mais il ne faut pas abuser de ce traitement explorateur, nuisible en effet au cancer.

Dans un fait de Blandin, une *tumeur sébacée enflammée* ressemblait à un épithéliome, mais à un épithéliome cutané, dont le diagnostic différentiel est exposé à propos du cancroïde de la peau.

Diagnostic de l'état de la tumeur. — Étant donné qu'il existe un cancer, il faut examiner avec soin les adhérences à l'os, l'état des ganglions, l'état général du malade, etc. De là en effet découlent les *indications opératoires*. L'engorgement ganglionnaire était une contre-indication formelle pour Dupuytren, mais non pour Lisfranc. D'autre auteurs ont conseillé d'opérer quand les ganglions sont encore petits. Laugier, les auteurs du *Compendium* prétendent en effet qu'ils peuvent n'offrir alors qu'un engorgement inflammatoire qui cesse bientôt. Le fait est douteux, et ces ganglions suspects doivent être extirpés. La gravité de l'opération en est accrue, mais l'antisepsie rend ces larges interventions d'une réelle bénignité. L'envahissement de la joue est une condition des plus défavorables.

Traitement. — Le *traitement médical* est inefficace quoi qu'on ait publié, pour l'arsenic, par exemple (Stark), quelques guérisons qui concernent probablement des syphilis méconnues.

Les *applications locales de chlorate de potasse* ont été recommandées par Bergeron, par Euthyboule. On n'y aura recours que pour l'*ulcus rodens* ou pour les cas reconnus inopérables; on fera alors en même temps des injections interstitielles.

En réalité, il faut détruire ou enlever le néoplasme. La *cautérisation* a été proposée et pratiquée. Légère, c'est une détestable méthode, qui n'a pour effet que d'aggraver le mal. Énergique et profondément destructive, — ce à quoi conviennent les pâtes de Vienne ou de Canquoin, — elle est incapable de dépasser les limites d'une tumeur quelque peu étendue. On ne peut y songer que tout à fait au début et pour les malades pusillanimes qui se refusent à l'ablation.

L'*électrolyse* aurait donné à Bruns un succès dans un cas jugé inopérable.

Mais le vrai traitement est l'*excision* au galvano ou thermo-cautère, ou mieux, à l'*instrument tranchant*.

1° L'*excision semi-lunaire du bord libre*, selon le procédé de Ledran, Richerand, A. Dubois sera appliquée aux petits cancers bien limités à ce bord. Elle devient impossible quand elle doit être étendue, car elle provoque alors une grande difformité, une gêne sérieuse de la parole et de la mastication, et laisse une brèche par où s'écoule la salive; le retrait des arcades dentaires permet d'en étendre davantage l'emploi chez le vieillard.

2° L'*excision cunéiforme*, respectant la peau et la muqueuse, ne paraît pas devoir être recommandée, malgré l'autorité de Bouisson. Il semble impossible que de la sorte on s'éloigne assez des limites du mal.

3° L'*excision en* V, entre deux lignes obliques circonscrivant largement la tumeur, est le procédé de choix. Vu la souplesse et la laxité des tissus, ce procédé est applicable même quand on doit créer une perte de substance notable. On réunit la plaie par la suture entortillée ou mieux entrecoupée.

4° L'*excision quadrangulaire* convient aux néoplasmes étendus : elle peut arriver à être une ablation totale de la lèvre inférieure. Dans les opérations de ce genre, une réparation autoplastique est souvent nécessaire. Il ne faut toutefois pas abuser des lambeaux et des incisions libératrices. Il y a plusieurs siècles déjà, Franco a fait voir que des pertes de substance très considérables, comprenant à peu près les deux tiers de la lèvre, pouvaient être réparées sans lambeau autoplastique, aux dépens de la lèvre restante par simple mobilisation profonde, après quoi on suture directement les bords de la solution de continuité. Pour les délabrements plus vastes, on aura recours aux divers procédés autoplastiques de la cheiloplastie.

En parlant des indications opératoires générales, j'ai dit qu'un engorgement ganglionnaire modéré ne devait pas arrêter le chirurgien. Dans ces conditions, la plupart du temps on abordera les ganglions sous-mentaux ou sous-maxillaires par une incision spéciale, parallèle au bord inférieur de la mâchoire. Récemment, j'ai opéré un malade dont la lèvre entière a dû être enlevée et chez lequel les ganglions étaient pris sur la ligne médiane et sur les côtés. Après excision de la lèvre, j'ai décollé à sa face profonde la peau de la région sus-hyoïdienne tout entière. Dans la poche ainsi créée, j'ai extirpé les ganglions malades et, cela fait, la peau libérée a été facile à remonter sur le corps du maxillaire pour reconstituer la partie adhérente de la lèvre. La partie mobile a été refaite, mais en partie seulement, aux dépens de la joue et de la lèvre supérieure.

Une autre complication opératoire est l'envahissement du maxillaire inférieur. On est alors conduit à la résection médiane, plus ou moins étendue, de cet os, avec tous ses inconvénients et ses dangers immédiats[1]. Ici encore, une réparation autoplastique est nécessaire.

Ces réparations autoplastiques, Verneuil soutient qu'elles doivent être secondaires[2]. Après ablation de toute la lèvre, avec ou sans résection osseuse, laissez la plaie largement béante. En quelques semaines, elle sera cicatrisée par seconde intention, et vous serez tout surpris de voir combien la brèche se sera naturellement rétrécie : il sera suffisant d'une opération presque insignifiante, tandis que l'autoplastie primitive eût nécessité des débridements et des libérations étendus. En outre, la plaie reste pendant longtemps exposée aux yeux et il est aisé d'y détruire sans tarder les foyers, trop fréquents, de repullulation immédiate. Mais dans les opérations de ce genre, le résultat définitif est bien rarement une survie prolongée; le patient, trop souvent, ne bénéficie que de quelques semaines de répit, quelques mois tout au plus. Mieux vaut donc lui rendre la liberté le plus vite possible, en cherchant, par la réunion *per primam*, une autoplastie immédiate guérie en quelques jours. La guérison opératoire lui aura au moins donné l'illusion de la cure radicale; et d'ailleurs il n'est pas prouvé que la récidive soit plus fréquente par cette méthode si l'ablation a été large.

(1) Voy. t. V, p. 178.
(2) Voy. sur ce point, MÉTAXAS, Thèse de doct. de Paris, 1886-1887, n° 205.

De ce qui précède, il résulte qu'il serait déraisonnable de vouloir établir un pronostic d'ensemble pour ces diverses opérations. La statistique de Wörner nous donne une mortalité brute de 5,77 pour 100, due surtout à des pneumonies. Mais la mort est à peu près exclusivement réservée aux opérations graves, étendues, auxquelles je viens de faire allusion, surtout lorsque l'os est intéressé. Pour les excisions curvilignes ou en V on peut dire que la mortalité est nulle, et pour les extirpations larges l'antisepsie la rend presque nulle.

VI

DIFFORMITÉS DES LÈVRES

Les difformités des lèvres sont congénitales ou acquises. Mais les premières, — à part quelques particularités, thérapeutiques surtout, dont je m'occuperai chemin faisant, — ont été étudiées dans le chapitre général sur les vices de développement de la face. C'est donc à peu près exclusivement des difformités acquises qu'il va être question ici. Ces difformités sont : 1° les adhérences et l'atrésie de l'orifice buccal ; 2° l'ectropion ; 3° les pertes de substance.

A. — ATRÉSIE DE L'ORIFICE BUCCAL

Variétés. — Depuis la description remarquable donnée dans le *Compendium*, il est classique de diviser l'atrésie acquise en trois variétés.

A. L'*atrésie sans perte de substance et sans adhérence aux mâchoires* peut s'appeler *ankylocheilie* : aux paupières, en effet, une disposition tout à fait analogue caractérise l'ankyloblépharon. Cette variété, moins fréquente que les deux autres, résulte d'ulcérations partant de la commissure et soudant peu à peu les deux lèvres, par le mécanisme des plaies angulaires. Les causes ordinaires sont le lupus, la syphilis ; à titre d'exception on mentionne les ulcérations varioliques, chez des malades de Demarque, de Krüger Hanson. L'orifice rétréci, suivant les cas reste médian, ou est plus ou moins attiré vers la joue. Ses dimensions sont très variables. Il peut devenir extrêmement étroit, et l'on cite même une observation de Horstius où il se serait complètement oblitéré.

B. *Atrésie précédée de perte de substance*. — Cette variété est la plus fréquente. Elle résulte de la rétraction cicatricielle consécutive aux pertes de substance de quelque étendue. Ces pertes de substance sont le résultat des lésions traumatiques diverses, des exérèses chirurgicales, de la pustule maligne, du noma, des ulcérations destructives de la syphilis, etc.

C. *Atrésie avec perte de substance et adhérence aux mâchoires*. — Cette *syncheilie* répond à ce qu'est aux paupières le symblépharon. Non seulement l'orifice buccal est rétréci, mais de plus les lèvres et les joues, en partie disparues, adhèrent aux rebords alvéolaires. Cette difformité est la règle à la suite du noma ; autrefois, elle était assez souvent la conséquence de la stomatite mercurielle grave. Dans un fait de Bouisson, l'ingestion de liquides trop chauds avait suffi à la produire. Ces adhérences sont quelquefois de simples brides, libres et lâches. Mais d'ordinaire, elles sont larges et courtes, et la soudure est à peu près complète : en ce cas, la lésion dominante est presque toujours, à vrai dire, la constriction cicatricielle des mâchoires [1].

Symptômes. — Dans toutes les variétés, la difformité saute aux yeux, l'introduction des aliments dans la bouche est difficile, la mastication et la parole sont gênées, la respiration même peut être pénible. La gravité de ces accidents est en raison directe de l'étroitesse de l'orifice, et l'on conçoit que le malade d'Horstius soit mort de faim, la bouche étant complètement obstruée. Le vomissement, enfin, serait grave chez ces sujets, car les matières expulsées ne trouvant pas une voie suffisamment large seraient en partie refoulées dans l'arbre aérien.

Lorsqu'il y a perte de substance, deux phénomènes nouveaux interviennent : l'écoulement continu de la salive et la chute des aliments pendant la mastication. Dans la troisième variété s'ajoutent les symptômes de la constriction des mâchoires.

Traitement. — Par des moyens variés, on peut *pallier les accidents*. Avec les doigts on enfoncera de force les aliments; si l'orifice est plus étroit, on nourrira le patient de liquides avec une cuillère étroite, au biberon, avec une sonde munie d'un entonnoir; un degré de plus, et la sonde molle sera introduite par une des narines si ces orifices ne sont pas, eux aussi, atrésiés. Mais la prolongation de ces artifices devient bien vite insupportable.

On a songé à *dilater l'orifice* avec de l'éponge préparée, avec une tige de laminaire : la récidive est constante. Il en est de même après l'*incision simple*, même avec les petites manœuvres d'Amussat, qui chaque jour, jusqu'à cicatrisation, désunissait la commissure, de Boyer qui interposait une lame d'argent entre les surfaces cruentées.

Pour obtenir la guérison, il est indispensable de reconstituer une commissure.

L'idée du *procédé du Botoc* est la suivante. Au point où l'on veut que se trouve ultérieurement la commissure, on perfore la joue et on fait cicatriser cet orifice autour d'un corps étranger, tige d'ivoire ou fil de plomb. Cette cicatrisation achevée, on fend le pont entre la bouche et l'orifice artificiel : on a supprimé de la sorte la cicatrisation angulaire et il n'est pas étonnant que ce procédé ait donné des succès, par exemple à Krüger Hanson, à Gosselin.

Mais, aujourd'hui surtout que la réussite de la réunion immédiate est vulgaire, ce procédé, encore assez aléatoire, doit céder le pas à l'incision en un seul temps, suivie de suture exacte de la muqueuse à la peau, comme l'a pratiqué Serre (de Montpellier), il y a longtemps déjà. Il y a même mieux à faire : c'est ce que Jobert (de Lamballe) a appelé l'autoplastie par ourlet, ou par inflexion. Dans l'espèce, cette méthode est représentée par le procédé de Werneck et de Dieffenbach. On excise à la peau un fragment triangulaire, dont le sommet répond à la future commissure; puis la muqueuse est fendue horizontalement et les deux petits lambeaux ainsi constitués sont ourlés à la peau. Ces deux dernières opérations sont donc identiques à la canthoplastie.

Quand il y a des adhérences entre la lèvre et l'os, on devra les diviser et,

[1] Voy. t. V, p. 181.

par les divers artifices dont il a été question à propos de la constriction des mâchoires, tâcher d'éviter leur reproduction. Je n'insisterai pas davantage sur les faits de ce genre où il y a presque toujours à la fois constriction des mâchoires et perte de substance. A l'opération de l'atrésie, il faudra en effet joindre la cheiloplastie et le traitement de la constriction ; faire des autoplasties à lambeaux muqueux, comme Dieffenbach, à lambeaux cutanés comme V. Mott et Bouisson.

B. — ECTROPION DES LÈVRES

Avec Bouisson, O. Weber, A. Verneuil, il faut appeler ectropion le renversement des lèvres au dehors. La lésion, en effet, est tout à fait comparable à l'ectropion palpébral. Pour établir une classification parallèle à celle de l'ectropion des paupières, on peut décrire aux lèvres l'ectropion, paralytique, muqueux et cicatriciel, en mentionnant le renversement parfois produit par une tumeur. L'ectropion paralytique, observé chez les idiots, chez certains paralytiques, n'a aucune importance chirurgicale, sauf par l'état subinflammatoire déjà signalé qui lui succède. Je m'en tiendrai donc à l'ectropion muqueux et à l'ectropion cicatriciel.

1° ECTROPION MUQUEUX

Ce vice de conformation, assez disgracieux, a reçu des noms divers : c'est la lèvre double (Doppellippe) des auteurs allemands, la *tumeur muqueuse des lèvres* de Jacobi, l'*exstrophie des lèvres* de Bouisson. Cet état est le plus souvent congénital, mais quelquefois développé après la naissance et l'on dit alors qu'il s'observe surtout chez les joueurs d'instruments à vent. Il atteint plutôt la lèvre supérieure dont le bord libre est légèrement renversé en dehors et laisse voir derrière lui un bourrelet transversal formé par la muqueuse. Dans les cas légers, ce bourrelet n'est appréciable que pendant le rire ; à un degré plus avancé, il forme une sorte de gros boudin, toujours exposé à l'air, gercé, croûteux, fongueux et pouvant en imposer pour un cancer (Dupuytren). Cet état peut être rendu assez sérieux par des morsures fréquentes, par des érysipèles à répétition. Pour O. Weber, E. Albert, cette difformité est due à un manque de longueur de la peau. Mais la plupart des auteurs admettent avec Dupuytren, Jacobi (1), Bryant qu'il s'agit d'une hypertrophie soit du tissu sous-muqueux, soit des glandules labiales.

En tout cas, le *traitement* consiste dans l'excision du bourrelet saillant sur toute sa longueur. Les deux lèvres de la plaie seront réunies par la suture.

2° ECTROPION CICATRICIEL

Étiologie. — Un mot suffira pour caractériser l'étiologie de cet ectropion : il est produit par la rétraction des cicatrices voisines, surtout quand une adhérence osseuse leur fournit un point d'appui. Vouloir énumérer toutes ses

(1) DUPUYTREN, *Leçons orales de clin. chirurg.*, Paris, 1839, t. III, p. 466. — JACOBI, *Jarb. f. Kinderkr.*, 1860, t. XXXIV, p. 14.

causes serait nommer toutes les ulcérations, plaies et gangrènes de la face et du cou. Cependant une mention toute spéciale est due aux brûlures.

Symptômes. — La lèvre renversée montre sa face muqueuse en général pâle, fendillée, épaissie, indurée. Quelquefois la lèvre entière est hypertrophiée et Verneuil [1] a pu y voir à l'œil nu les orifices dilatés des conduits glandulaires élargis. Les dents exposées à l'air se déchaussent. Dans certains cas la langue, elle aussi, est attirée en avant. La lèvre supérieure peut venir jusqu'au contact du nez; la lèvre inférieure à celui du menton. Quand la lèvre inférieure est atteinte, la cicatrice est capable de dévier le maxillaire en sorte que chez les malades de Verneuil et Rosne, de Teale, les incisives et canines se rapprochaient de l'horizontale. En même temps, la tête est parfois fléchie par la cicatrice pectoro-cervicale.

Il faut rechercher avec soin si la cicatrice a des adhérences osseuses soit au maxillaire, soit au sternum. Les troubles fonctionnels spéciaux à l'ectropion de la lèvre inférieure, sont l'écoulement de salive, la chute des aliments pendant la mastication (Carden), la gêne de la déglutition lorsque la tête est fléchie. De là des accidents de dyspepsie, de gastralgie, qui ont causé sous les yeux de Rynd, après quelques années, une dénutrition grave.

Traitement. — Dans les diverses plaies et ulcérations de la face et du cou, le *traitement préventif*, c'est-à-dire la surveillance soignée de la cicatrisation, rendra quelques services. Mais on ne doit pas trop y compter. Une fois la déformation produite, la *gymnastique suédoise* sera parfois utile, mais la plupart du temps le traitement chirurgical sera indispensable.

Ici comme partout, l'*incision simple* de la cicatrice est inefficace. Une bride étroite sera *extirpée* et les bords de la plaie suturés selon la méthode de Delpech. Mais ces cas sont rares et des opérations plus complexes sont le plus souvent nécessaires [2].

Rynd a circonscrit la cicatrice par une incision en V ou semi-lunaire, l'a disséquée tout entière de bas en haut et l'a fixée sous le menton en abandonnant la plaie cervicale à elle-même. En principe, ce procédé est défectueux et ne vaut certainement pas celui de Wharton Jones. Dans ce dernier, on relève la lèvre en suturant en Y l'incision en V précédente. Blasius l'a suturée en T. S'il faut gagner plus de terrain encore on peut, comme Verneuil, superposer les incisions libératrices et suturer chacune d'elles en Y.

Pour les difformités très graves, Carden, Multer, ont commencé, comme Rynd, par la dissection de la cicatrice et ont comblé la plaie cervicale avec un lambeau thoracique; Jobert (de Lamballe), avec un lambeau cervical latéral.

Le procédé de Teale [3] est le suivant : par deux incisions verticales, on divise la lèvre en trois segments dont les deux latéraux, comprenant chacun un quart de la largeur totale de la lèvre, sont bien mobilisés et suturés sur la ligne médiane tandis que le lambeau moyen, constitué par les deux quarts moyens, rend à la lèvre la hauteur nécessaire.

[1] Rosne, Thèse de doct. de Paris, 1881, n° 135.
[2] Pour les descriptions et les figures faisant comprendre les procédés, je renvoie à l'article *Ectropion des paupières*, t. IV, p. 422, car l'analogie est très grande.
[3] Teale, *Med. Times and Gaz.*, London, 1859, n. s., t. XIV, p. 561, 588 615.

C. — PERTES DE SUBSTANCE ET CHEILOPLASTIE

Les lèvres sont souvent le siège de pertes de substance, partielles ou totales, soit à la suite des diverses lésions traumatiques, ulcéreuses et gangréneuses dont j'ai parlé dans les paragraphes précédents, soit à la suite des opérations

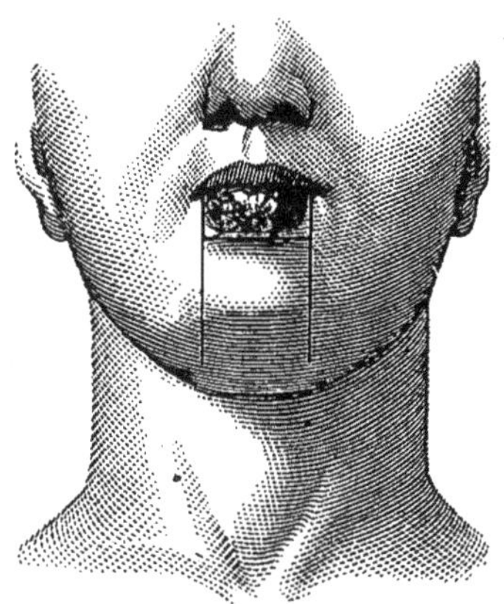

Fig. 55. — Procédé de Chopart pour la lèvre inférieure. — Le lambeau cervico-mentonnier compris entre les deux incisions verticales est disséqué à la face profonde et remonté jusqu'aux commissures labiales.

chirurgicales ayant eu pour but l'extirpation d'un cancer. C'est dans ce dernier

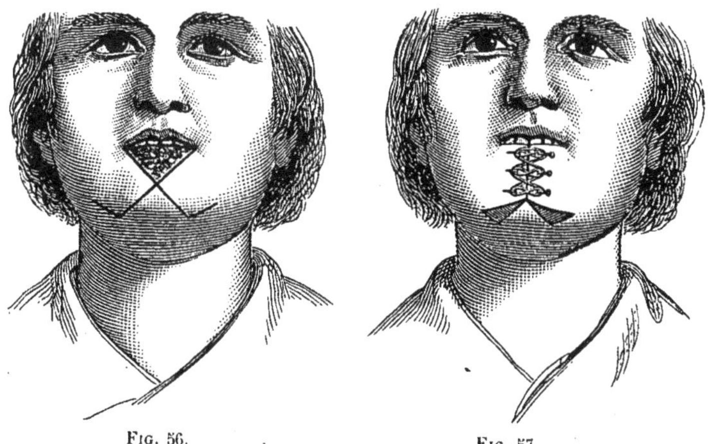

Fig. 56. Fig. 57.

Fig. 56. — Procédé de Syme. — Tracé des incisions pour circonscrire le néoplasme et pour tracer les lambeaux.

Fig. 57. — Suture pour reconstituer la lèvre.

cas surtout que le chirurgien est appelé à combler la brèche. A cet effet, des opérations autoplastiques sont nécessaires, opérations ici particulièrement heureuses en raison de la grande vascularité et de la mobilité des tissus.

L'emploi de lambeaux autoplastiques est nécessaire lorsque environ les deux

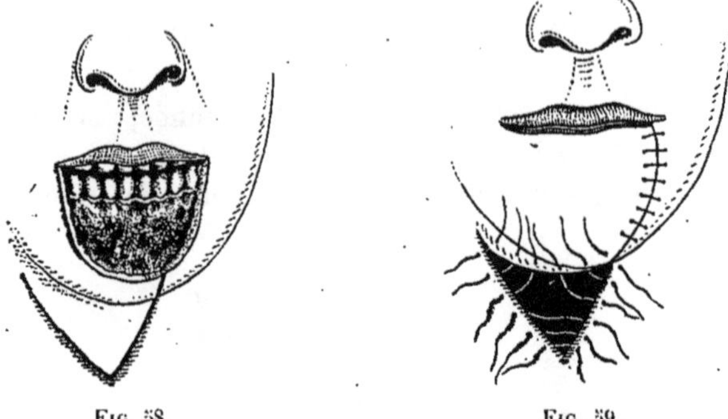

Fig. 58. Fig. 59.

Fig. 58 et 59. — Méthode indienne. — Reconstitution de la lèvre inférieure à l'aide d'un lambeau cervical. — Fig. 58. Taille du lambeau. — Fig. 59. Le lambeau a pivoté et est suturé. (*Traité* inédit de Forgues et Reclus.)

tiers d'une des lèvres sont détruits; jusque-là on réussit bien par la simple

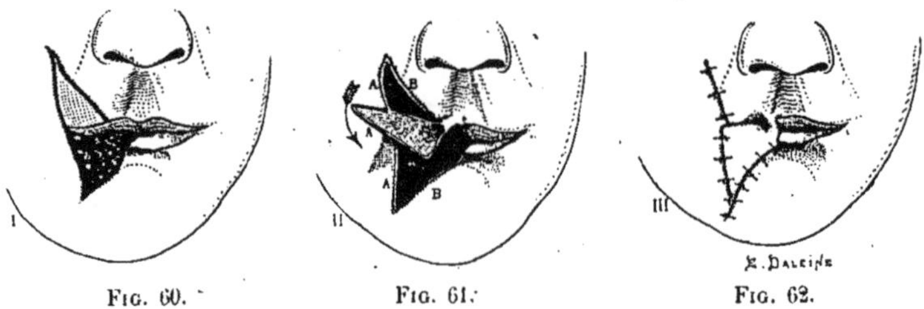

Fig. 60. Fig. 61. Fig. 62.

Fig. 60, 61 et 62. — Méthode indienne pour reconstituer une moitié de la lèvre inférieure avec un lambeau pris à la lèvre supérieure et à la joue. (*Traité* inédit de Forgues et Reclus.)

suture directe des bords avivés, après mobilisation profonde, en sorte que la

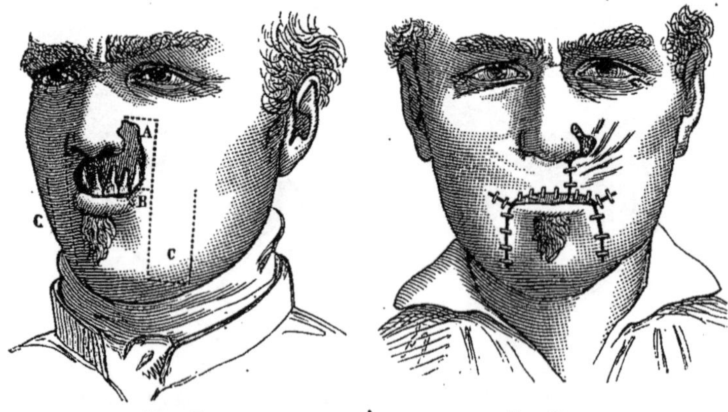

Fig. 63. Fig. 64.

Fig. 63 et 64. — Reconstitution de la lèvre supérieure par le procédé de Sédillot (méthode indienne). — Les extrémités inférieures des lambeaux C,C sont suturés par la ligne médiane.

lèvre restante est attirée dans la lèvre restaurée et le rétrécissement buccal qui en résulte ne tarde pas à s'atténuer très suffisamment.

Je ne décrirai pas les divers procédés autoplastiques, variables d'ailleurs presque à l'infini selon les cas particuliers. Les figures ci-jointes suffiront à

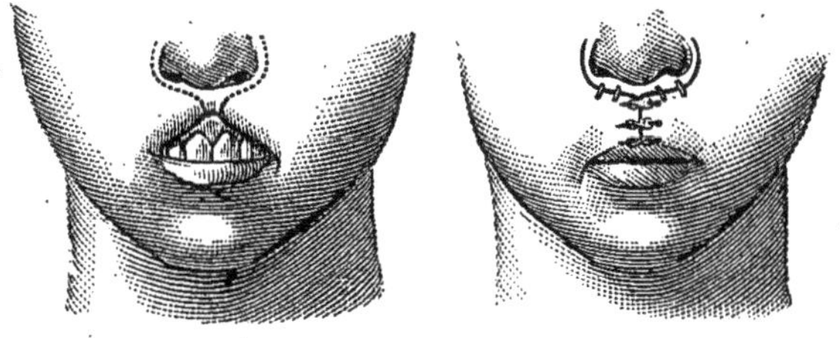

Fig. 65. Fig. 66.

Fig. 65. — Procédé de Dieffenbach pour reconstituer la lèvre supérieure. — Tracé des incisions
Fig. 66. — Suture des lambeaux libérés à leur face profonde.

faire comprendre les principaux, et d'autre part on peut appliquer à la cheiloplastie plusieurs des préceptes qu'on trouvera exposés et figurés sous la blépharoplastie (t. IV, p. 431). Il faut savoir que pour obtenir un résultat durable, on doit tapisser d'épiderme ou de muqueuse la face intra-buccale du lambeau.

CHAPITRE III

MALADIES DE LA CAVITÉ BUCCALE

Avant d'entrer dans le détail des maladies chirurgicales des gencives, de la langue, du palais et du voile du palais, il est utile d'esquisser l'histoire des lésions communes aux diverses régions de la muqueuse buccale. La muqueuse des joues va nous servir de type, mais les maladies que nous allons décrire ne lui sont pas réservées.

Il est inutile d'insister sur le *mode d'exploration* de la cavité buccale. L'examen direct est ici d'une facilité extrême. Par l'orifice buccal, large et dilatable, rien de plus simple que de voir et d'explorer la bouche; et, pour examiner le vestibule, il suffit d'écarter avec l'index les lèvres puis les joues.

I

LÉSIONS TRAUMATIQUES

La cavité buccale peut être ouverte par une *plaie faite de dehors en dedans*, l'instrument vulnérant ayant attaqué d'abord la face cutanée, au niveau des joues le plus souvent. Dans les plaies contuses de cette nature, il est à peu près constant qu'il y ait en un ou plusieurs points des fractures des dents et du rebord alvéolaire.

Les *plaies faites de dedans en dehors* sont d'abord les morsures, fréquentes aux joues et à la langue. En outre, et cela surtout chez les enfants, il n'est pas rare qu'un corps pointu ou mousse tenu dans la bouche, un porte-plume, par exemple, s'enfonce plus ou moins profondément dans la muqueuse à l'occasion d'une chute. Ces lésions, il est vrai, n'ont guère de gravité que lorsqu'elles offensent le palais ou le pharynx, et c'est à ce moment que nous nous en occuperons.

Les *brûlures* par les aliments très chauds sont fréquentes, mais bénignes. Les caustiques chimiques, avalés par mégarde ou dans une intention de suicide, créent des désordres bien autrement sérieux. Les acides du commerce, la potasse caustique provoquent en traversant la cavité buccale des eschares grisâtres, de vastes plaques pseudo-membraneuses entourées d'une rougeur générale avec gonflement, et n'étaient les commémoratifs, les accidents gastriques ou œsophagiens concomitants, la ressemblance serait assez grande avec un érysipèle dont les phlyctènes viennent de se rompre. Dans ces brûlures, d'ailleurs, les lésions de l'œsophage, de l'estomac, sont la source principale des accidents, et même on est assez souvent étonné de l'intégrité relative de la cavité buccale. Néanmoins à la suite des eschares, puis des ulcérations, des cicatrices, des adhérences peuvent se constituer et l'on observe comme conséquence la constriction cicatricielle des mâchoires.

Il faut se méfier de cet accident lorsqu'on opère dans la bouche avec le fer rouge. Si l'on ne protège avec soin le vestibule buccal, le calorique rayonnant est capable d'y produire des brûlures, d'où des adhérences ultérieures. C'est là une des supériorités de la méthode galvano-caustique, où le rayonnement est bien moindre qu'avec le thermo-cautère.

II

STOMATITES

Les lésions inflammatoires de la muqueuse buccale sont connues sous le nom de stomatites.

On en distingue plusieurs variétés, mais dans toutes une donnée générale d'étiologie mérite d'être mise en relief : dans toutes, le rôle de la dentition, à ses diverses phases, est prédominant. On comprend dès lors qu'il y ait surtout trois périodes de la vie où les stomatites soient fréquentes : chez les enfants de un à deux ans, la première dentition s'accompagne souvent de stomatite catarrhale simple ou de stomatite aphtheuse; puis vient, de six à quinze ans, la deuxième dentition avec la stomatite ulcéro-membraneuse des enfants; puis l'éruption de la dent de sagesse, de dix-huit à vingt-deux ans surtout, avec la stomatite ulcéro-membraneuse des adultes.

Ce n'est pas tout, et les dents, une fois entièrement poussées, sont sujettes à des lésions dont le retentissement buccal est souvent très marqué. Les abcès sous-muqueux de la carie dentaire, les diverses ulcérations provoquées par les chicots pointus ou les dents déviées, les stomatites engendrées par les accumulations de tartre en sont la preuve.

Les irritations d'origine dentaire ne sont d'ailleurs pas seules en cause. Les aliments trop chauds ou trop épicés entrent quelquefois en jeu, et de leur action purement externe on peut rapprocher celle du tabac, chez les chiqueurs principalement, celle des vapeurs phosphorées [1]. Je signalerai enfin certaines substances absorbées qui, éliminées par la muqueuse buccale, y déterminent des lésions plus ou moins marquées, tels le plomb et le mercure; et cela me conduit à noter l'action nocive exercée quelquefois par le sucre, d'où la stomatite des diabétiques.

Telles sont les causes prédisposantes générales des stomatites. Ces causes, il est vrai, n'agissent dans bien des cas qu'en créant dans la bouche un milieu où pullulent aisément des micro-organismes pathogènes, spécifiques ou non. Elles ne sont souvent que causes secondes, mais ce n'est pas un motif pour méconnaître leur importance.

La plupart des stomatites sont d'ordre purement médical. Les seules que le chirurgien ait intérêt à connaître sont la stomatite ulcéro-membraneuse, la stomatite mercurielle et la stomatite gangréneuse ou noma.

GUERSANT et BLACHE, art. STOMATITE du *Dict. en 30 vol.*, Paris, 1844, t. XXVII, p. 577. — DENONVILLIERS et GOSSELIN, *Compendium de chir.*, t. III, p. 691, Paris, 1852-1861. — FERNET, art. BOUCHE du *Nouv. Dict. de méd. et de chir. prat.*, Paris, 1866, t. V, p. 411. — O. WEBER, *Loc. cit.*, Stuttgart, 1873, ch. X, p. 221. — LABOULBÈNE, *Traité d'anat. pathol.*, Paris, 1879, p. 6. — DAMASCHINO, *Leçons sur les maladies des voies digestives*, Paris, 1880, p. 21. — CHAUFFARD (A.), art. STOMATITES du *Nouv. Dict. de méd. et de chir. prat.*, Paris, 1882, t. XXXIII, p. 681. — BERGERON (J.), art. STOMATITES du *Dict. encycl. des sc. méd.*, Paris, 1883, 3e série, t. XII, p. 146.

A. — STOMATITE ULCÉRO-MEMBRANEUSE

On désigne sous le nom de stomatite ulcéro-membraneuse, une affection caractérisée par des ulcérations d'aspect particulier et par une étiologie toute spéciale. Bretonneau, Trousseau la confondaient avec la diphthérie; Taupin, Valleix avec le noma. Mais aujourd'hui la distinction est bien établie.

Symptômes. — Le début par quelques phénomènes généraux, inappétence, fièvre, malaise, est rare. D'ordinaire, le sujet accuse d'abord des troubles fonctionnels. La bouche est chaude et douloureuse, d'où de la dysphagie, et le sujet mâche le plus souvent à droite seulement, car les lésions ont une prédilection remarquable pour le côté gauche. L'haleine est d'odeur presque gangréneuse, la salivation est abondante, fétide, striée de sang et les enfants qui ne crachent pas, mais déglutissent, sont ainsi exposés à de la diarrhée par auto-infection. Il y a un peu de douleur à l'angle de la mâchoire, et le palper y révèle une légère adénite.

L'état local n'est guère constaté au début, et Catelan, Maget contestent que la lésion initiale soit, comme le veulent Caffort, Bergeron, une plaque érythémateuse sur laquelle s'élèvent ensuite des pustules. En tout cas, les ulcérations sont rapides. Elles ont une prédilection pour le côté gauche de la bouche et elles restent ordinairement unilatérales et à gauche. Elles occupent surtout

[1] Voy. *Nécrose phosphorée*, t. V, p. 117.

le rebord gingival et la joue. Dans toute la moitié affectée, les gencives sont fongueuses; les dents déchaussées paraissent allongées et chacune d'elles marque son empreinte sur la langue œdématiée. A la joue, il y a une plaque le plus souvent ovalaire, à grand diamètre antéro-postérieur, siégeant en regard des dernières molaires. Cette plaque est formée d'une eschare gris-jaunâtre, molle, pulpeuse, insensible, entourée d'une auréole rouge. Peu à peu ses bords se décollent et elle se détache, tout d'une pièce ou peu à peu. Il reste alors une ulcération, souvent continue avec celle des gencives; souvent il y en a aussi une sur le bord correspondant de la langue; exceptionnellement, il s'en creuse à la face muqueuse des lèvres, à la voûte palatine, à l'amygdale. Tout autour existe de l'œdème, mais la joue tuméfiée reste molle et c'est là un caractère sur lequel Rilliet et Barthez insistent pour le diagnostic avec le noma.

Quand la maladie est bien traitée, elle ne dure que quelques jours et l'adénite sous-maxillaire ne suppure pas. Si le traitement est mal dirigé, l'ulcération peut devenir chronique et de là, à la longue, la chute des dents et même une légère nécrose du rebord alvéolaire.

Les récidives ne sont pas rares.

Telle est la description succincte de cette maladie dont j'exposerai plus loin le diagnostic avec le noma. Sans doute, elle n'intéresse que rarement le chirurgien, mais son étiologie mérite d'attirer notre attention.

Étiologie. — Il y a très nettement deux époques de la vie où l'on est sujet à la stomatite ulcéro-membraneuse : 1° de quatre à huit ans, et ici interviennent les recherches des médecins d'enfants; 2° de dix-huit à vingt-cinq ans, et cette forme a été étudiée surtout par des médecins militaires, depuis Desgenettes jusqu'à Laveran. Bergeron a bien fait voir, quoique ses expériences d'inoculation ne soient pas très probantes, qu'à ces deux âges c'est la même maladie.

Ce rôle de l'âge nous permet immédiatement de faire passer au second rang diverses causes, dont l'action est d'ailleurs certaine : l'encombrement, l'insuffisance de l'alimentation, le manque de soins hygiéniques, etc. Ces conditions se rencontrent surtout, pour l'enfant, dans les hôpitaux, les écoles, les asiles; pour les soldats, à l'hôpital, à la caserne. Il se constitue ainsi des centres d'infection, et depuis longtemps Bretonneau, Léonard, Bergeron surtout, ont prouvé le rôle de la contagion. Mais la contagion ne s'exerce efficacement que sur la muqueuse gingivo-génienne prédisposée par les phénomènes congestifs dus à la première dentition (Taupin), à l'éruption des grosses molaires (Guersant et Blache) ou de la dent de sagesse [1].

Le micro-organisme spécifique n'est pas encore connu.

Traitement. — Le *traitement* sera d'abord préventif, par l'hygiène, l'isolement, la propreté buccale. Le traitement curatif a des agents précieux dans

[1] Voy. sur ce point spécial : A. Laveran, *Traité des maladies des armées*, Paris, 1875. — Catelan, *Annales d'hygiène et de méd. légale*, Paris, 1877, 2e série, t. XLIV, p. 319. — L. Colin, *Traité des malad. épid.*, Paris, 1879, p. 667. — Maget, Thèse de doct. de Paris, 1879, n° 271. — Coutemoine, Thèse de doct. de Paris, 1881, n° 285.

les collutoires au chlorate de potasse, les attouchements au perchlorure de fer ou mieux encore à la teinture d'iode. On prescrira le chlorate de potasse à l'intérieur et l'on aura soin d'ordonner un traitement général tonique.

B. — STOMATITE MERCURIELLE

La stomatite mercurielle avait des formes graves aujourd'hui à peu près inconnues, depuis que nous administrons le mercure avec modération. C'est un des premiers accidents de l'intoxication hydrargyrique et dès lors sa connaissance a pour nous un grand intérêt

Sans doute, le chirurgien ne s'occupe guère des intoxications *professionnelles* des mineurs d'Almaden ou d'Idria, des doreurs, des étameurs de glaces, des chapeliers; des *empoisonnements criminels* ou *accidentels*. Mais il ne saurait se désintéresser des *intoxications médicamenteuses*. Chaque jour, en effet, il prescrit le traitement antisyphilitique, il cautérise des végétations au nitrate acide de mercure, il panse surtout des plaies au sublimé [1]. Dans cette intoxication, la susceptibilité individuelle joue un grand rôle. Mais aussi — et le praticien y portera grande attention — le mauvais état et la malpropreté du système dentaire constituent une prédisposition importante.

Symptômes et marche. — Quelques *signes* prémonitoires font de la bouche, disait Ricord, comme le « thermomètre » de l'action de mercure : les gencives sont agacées, l'haleine a une fétidité spéciale, le sujet perçoit une saveur métallique. La bouche est d'abord sèche et brûlante; puis vient une salivation capable d'épuiser les malades, et cette salive blanchit l'or. Les dents sont agacées, le gonflement du ligament alvéolo-dentaire les fait allonger et les mouvements des mâchoires deviennent douloureux. Les souffrances peuvent irradier à toute une moitié de la face. Les ganglions sous-maxillaires s'engorgent et de là une douleur localisée à l'angle de la mâchoire. A un moment donné, l'alimentation liquide est seule possible.

A cette période, les gencives sont tuméfiées, livides; un liséré rouge, fongueux, saignant, remplace la sertissure des dents qui, ébranlées, déchaussées, s'impriment dans le gonflement rouge des joues et de la langue, par places ulcérées et recouvertes d'enduits grisâtres.

Si le traitement est bien dirigé, la guérison est rapide. Mais il n'est pas rare que la salivation persiste pendant quelques temps et que les gencives restent sensibles.

Si la maladie est mal soignée, et surtout si on n'interrompt pas l'usage du mercure, l'état devient vite plus sérieux encore. Le gonflement est alors intense, capable de se propager au pharynx et même à la glotte, la salive est sanguinolente, les dents tombent, les ganglions cervicaux se tuméfient, et, enfin, la maladie peut devenir chronique, si le sujet ne succombe pas à l'intoxication.

A la période de chronicité, les fongosités augmentent, des nécroses plus ou

(1) BRUN, *Des accidents imputables à l'emploi des antiseptiques*. Thèse d'agrég. en chir. de Paris, 1886.

moins étendues frappent les maxillaires. De là des suppurations, des fistules, des cicatrices, de la constriction des mâchoires.

Th. Roussel a signalé une forme chronique d'emblée, fréquente chez les mineurs d'Almaden et causant, avec peu de ptyalisme et de gonflement, la chute de toutes les dents. Après quoi ces sujets seraient à l'abri de nouveaux accidents.

Diagnostic. — Les conditions étiologiques, l'état général, les lésions concomitantes empêchent de confondre cette stomatite avec celles du purpura, du scorbut, du diabète. De même pour la nécrose phosphorée. Quelquefois, pourtant, le commémoratif de l'emploi du mercure fait défaut, soit que le sujet ait été victime d'une tentative criminelle, soit qu'il veuille dissimuler sa syphilis. On croirait alors volontiers à une stomatite simple, si l'on n'était guidé par l'intensité de la salivation, par la prédominance des lésions gingivales; et surtout on vérifiera si la salive blanchit l'or.

La stomatite ulcéro-membraneuse [1] ne ressemble que fort peu, objectivement, à la stomatite mercurielle.

L'analogie est un peu plus grande avec la *stomatite bismuthique*, décrite par Dalché et Villejean [2] dans l'intoxication par les pansements au bismuth. Ici aussi, en effet, les lésions débutent aux environs du canal de Sténon, s'accompagnent d'une salivation abondante et fétide. Mais, outre un liséré gingival brunâtre et des taches semblables éparses sur la muqueuse génienne et labiale, des phénomènes gangréneux importants, atteignent la muqueuse gingivale.

Traitement. — Le traitement sera d'abord préventif. Aux intoxications professionnelles on opposera l'hygiène des ateliers et la propreté des ouvriers. Pour éviter les intoxications thérapeutiques, il faut avant tout surveiller attentivement l'entretien de la bouche et des dents et, à la moindre alerte, suspendre le traitement.

Le traitement curatif consiste en divers moyens locaux. Les lavages émollients de la bouche soulagent les malades; les cautérisations à l'acide chlorhydrique, et surtout au nitrate d'argent, sont efficaces; les collutoires au chlorate de potasse donnent de bons résultats. En outre, on prescrira le chlorate de potasse à l'intérieur, car les recherches d'Herpin et d'Isambert ont prouvé qu'il est éliminé par la salive.

C. — STOMATITE GANGRÉNEUSE OU NOMA

On appelle noma la gangrène de la muqueuse buccale, gangrène qui, de là, s'étend presque toujours plus loin.

Étiologie. — Le noma est presque exclusivement une maladie de l'enfance, et surtout de trois à cinq ans, affirment Rilliet et Barthez, tandis que Taupin,

(1) Voy. t. V, p. 238.

(2) DALCHÉ et VILLEJEAN, *Arch. gén. de méd.*, 1887, t. II, p. 120.

trompé par la confusion avec la stomatite ulcéro-membraneuse, donnait l'âge de cinq à dix ans comme âge de prédilection. Mais on peut être atteint à tous les âges : Rilliet et Barthez ont vu le noma à soixante-douze ans, Bœckel à soixante-dix-huit, et, d'après les relations de J. Fayrer, de Pollock, il ne serait pas rare aux Indes chez les adultes.

Certaines stomatites se compliquent de gangrène, et par exemple O. Weber, Trendelenburg, ont noté le fait pour la stomatite mercurielle, Dalché et Villejean pour la stomatite bismuthique. Toutefois les cas de ce genre sont rares et presque toujours le noma survient d'emblée. Mais d'emblée seulement si l'on considère la cavité buccale, car presque toujours c'est une maladie secondaire, s'attaquant aux enfants qui viennent d'avoir la rougeole, plus rarement la scarlatine, la variole, la fièvre typhoïde, la coqueluche, la diphthérie. D'autre part, on doit tenir grand compte des conditions hygiéniques : le noma est une maladie des enfants pauvres, des bouches malpropres, des hôpitaux et des salles d'asile encombrés. Aussi observait-on autrefois dans nos hôpitaux d'enfants de véritables épidémies, comme celles dont La Peyronie (1736) et Capdeville (1763) nous ont transmis l'histoire, tandis que de nos jours, grâce aux progrès de l'hygiène et de l'antisepsie nosocomiales, le noma est devenu une rareté.

Le noma, en effet, est une gangrène septique aiguë, évoluant à la faveur de la débilitation engendrée par la pyrexie primitive. Cette gangrène, dont l'agent pathogène est encore à déterminer, est une infection secondaire, sans doute provoquée, dans la majorité des cas, par un ou plusieurs des microbes variés qui fourmillent dans la bouche. L'origine cutanée paraît toutefois possible, et on ne peut l'éliminer complètement, par exemple, chez un malade où Grancher [1] constata d'abord de l'impétigo des lèvres.

Des microbes nombreux, bacilles, zooglées, spirilles (Netter), chaînettes et vibrions (Sansom) ont été trouvés dans les tissus non encore gangrenés, et même Sansom aurait décelé pendant la vie des micro-organismes dans le sang [2].

Symptômes et marche. — Le siège de prédilection est la partie centrale des joues. La gangrène, toutefois, peut frapper les lèvres, l'inférieure surtout. Il y a, d'après Tourdes, une certaine prédominance pour le côté gauche.

Dans la gangrène des joues, qui va nous servir de type, certains auteurs affirment que la lésion commence toujours sur la muqueuse par une ulcération à fond grisâtre, précédée ou non d'une bulle ichoreuse. D'après le *Compendium*, cependant, le début dans les tissus sous-jacents est possible, par un noyau dur, qui gagne à la fois vers la muqueuse et vers la peau.

L'ulcération de la muqueuse envahit vite en surface et en profondeur, devient putrilagineuse, noire, entourée d'une zone rouge œdémateuse sous laquelle, Rilliet et Barthez y insistent, un noyau d'induration se développent constamment du 3e au 7e jour. L'œdème sous-cutané est précoce et intense, la peau est tendue, maculée de marbrures violacées. L'haleine est fétide, et la salive, abondante, devient vite sanguinolente, sanieuse, d'une odeur infecte.

(1) Grancher, *Bull. méd.*, Paris, 1887, p. 1051.
(2) Sansom, *Med. chir. Transact.*, London, 1878, t. LXI, p. 1.

Quelquefois la muqueuse est seule détruite, mais en général le noyau d'induration envahit la peau. Au centre de la région violacée apparaît soit une tache noire, soit une phlyctène ichoreuse, et bientôt la joue subit une perforation par laquelle s'écoule une salive mêlée de sanie et de détritus gangréneux. Tout autour, tant que la lésion s'étend, les tissus sont indurés, infiltrés; mais l'engorgement ganglionnaire est léger.

Pendant ce temps, les phénomènes généraux sont graves. Au début, la fièvre est souvent peu marquée, mais quand l'escharc s'étend elle devient ardente, avec pouls fréquent, subdélirium, prostration rapide, adynamie, état typhoïde, face grippée, refroidissement des extrémités; et la mort ne tarde point, en général du 5e au 15e jour, souvent précédée d'une diarrhée colliquative ou d'une broncho-pneumonie gangréneuse, indices de l'infection des voies digestives et aériennes par les produits septiques de la bouche. Ou bien, comme Hüter le signale, c'est une hémorrhagie par ulcération vasculaire qui emporte brusquement le malade.

D'après les relevés de Tourdes (1), cependant, 27 pour 100 des sujets échappent à la mort. Mais c'est presque toujours au prix de délabrements hideux, de fistules, de pertes de substance, de constriction cicatricielle des mâchoires (2). Heureux encore quand les dents ne sont pas tombées, quand la nécrose n'a pas détruit les rebords alvéolaires avec une partie plus ou moins étendue des corps des maxillaires.

Diagnostic. — L'erreur serait aisée avec différentes lésions gangréneuses, avec la pustule maligne par exemple, si l'on n'avait la notion que ces gangrènes débutent par la peau et que, d'autre part, le noma est presque toujours secondaire.

Quant à la stomatite ulcéro-membraneuse, la confusion de Taupin et de Valleix est aujourd'hui condamnée, et l'on ne commet plus guère une erreur difficilement excusable, car la stomatite ulcéro-membraneuse n'est pas gangréneuse et destructive, n'est pas secondaire, a une marche lente, ne provoque pas l'œdème et l'induration des tissus sous-cutanés.

Traitement. — Un *traitement local* énergique a parfois enrayé le mal. Depuis longtemps c'est aux cautérisations qu'on s'est adressé. Certains chirurgiens ont préconisé les applications profondes de caustiques chimiques tels que les acides minéraux concentrés, le nitrate acide de mercure, le beurre d'antimoine. Mieux vaut peut-être, selon le conseil ancien déjà de Chopart et Desault, recourir au fer rouge, avec lequel on fend largement l'eschare, puis on fait libéralement des mouchetures profondes dans la zone œdémateuse.

Le *traitement général*, tonique et stimulant, soutiendra les forces du malade. L'alcool surtout est indiqué.

Après guérison, il restera à intervenir contre les nécroses, les cicatrices, la constriction des mâchoires.

(1) TOURDES, Thèse de doct. de Strasbourg, 1848, n° 194.
(2) Voy. p. 181.

III

ULCÉRATIONS. — SYPHILIS. — TUBERCULOSE

De longues descriptions seraient ici superflues. Car les lésions énumérées dans cet article sont pour la plupart identiques à ce qu'elles sont aux lèvres ou à la langue.

Ainsi les *ulcérations non spécifiques*, d'origine dentaire, dues soit à un chicot (1), soit à une déviation de la dent de sagesse (2).

La *syphilis*, à ses trois périodes, se localise quelquefois à la face interne des joues. Mais le *chancre* et les *plaques muqueuses* n'ont pas de caractères spéciaux. Une mention est suffisante pour un fait rare où G. Fischer (3) a vu la *syphilis tertiaire* se limiter d'une façon presque exclusive à cette région.

La *tuberculose* n'est en général qu'un épiphénomène de la tuberculose labiale, dont elle présente du reste tous les caractères.

IV

TUMEURS DE LA JOUE

Kystes glandulaires. — Parmi les tumeurs, on observe à la muqueuse génienne des tumeurs glandulaires, sous forme d'adénomes kystiques, identiques aux tumeurs labiales que nous avons décrites. L'extirpation, facile d'ailleurs, peut seule les guérir.

Sarcomes. — Il existe des sarcomes sous-muqueux de la joue (4), constituant une tumeur dure, qui gêne la parole et la mastication en s'interposant entre les dents, d'où des morsures fréquentes. La tumeur, recouverte d'épithélium épaissi, est lente à s'ulcérer. Cette lenteur et l'absence d'engorgement ganglionnaire sont des signes diagnostiques importants avec l'épithéliome.

Épithéliome. — L'épithéliome de la face interne des joues n'est pas très rare, en général sous la forme infiltrante et végétante. Souvent, c'est un épithéliome de la commissure, gagnant vers la joue. Mais souvent aussi il naît en pleine joue, et alors il commence volontiers sur la ligne interdentaire, ce qui conduit à admettre le rôle étiologique de lésions mécaniques faites par les dents; O. Weber admet même que l'irritation par éruption vicieuse de la dent de sagesse est la cause de certains épithéliomes de la partie postérieure du vestibule buccal. Enfin, comme à la langue, l'épithéliome greffé sur leucoplasie existe à la joue.

(1) Voy. t. V, p. 272.
(2) Voy. t. V, p. 129.
(3) G. Fischer, *Deutsche Zeitschrift für Chir.*, Leipzig, 1883-1884, t. XIX, p. 127.
(4) Heurtaux, *Journ. de méd. de l'Ouest*, Nantes, 1883, t. XVII, p. 311.

Ces épithéliomes, dont l'aspect objectif n'a rien de bien particulier, semblent doués d'une grande malignité : Thiersch, O. Weber, Verneuil, s'accordent à le proclamer. Le rebord alvéolaire est vite envahi, puis le pilier antérieur, l'amygdale, et une fois là le néoplasme se trouve dans des tissus lâches où sa marche est rapide.

Après ablation, même précoce, la récidive est à peu près constante. Toutefois un opéré de Peyrot en a été indemne pendant trois ans, au bout desquels, la cicatrice restant saine, les ganglions se sont mis à dégénérer.

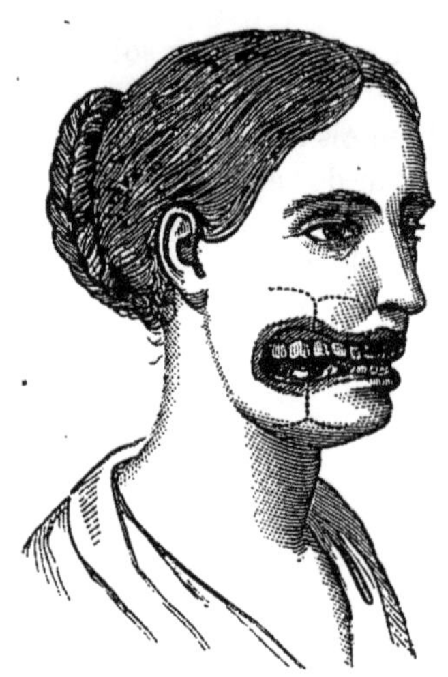

Fig. 67. — Génoplastie. (Roser.)

Le *traitement* consiste dans l'extirpation aussi rapide que possible. Lisfranc a enseigné qu'on pouvait en général conserver beaucoup de peau et, après ablation du néoplasme, réunir directement par la suture les lèvres de la plaie. Mais ces opérations parcimonieuses doivent être rejetées et presque toujours, pour que l'intervention soit suffisante, on sera conduit à enlever toute la joue. C'est dire que, pour éviter soit la perforation permanente, soit la constriction cicatricielle, une reconstitution autoplastique sera indispensable. Comme à la lèvre, le lambeau ne sera bon, c'est-à-dire non rétractile, que s'il est épidermisé sur ses deux surfaces. Pour les petites pertes de substance, on sera en droit de s'en tenir à un lambeau dont la face cruentée, tournée en dehors, sera traitée, à la période de granulation, par les greffes de Thiersch ou de Reverdin.

Mais lorsque l'intervention a été étendue, ce moyen devient insuffisant et il faut s'adresser à la génoplastie, en une seule ou en deux séances, avec des lambeaux adossés par leur face cruentée. Gersuny a indiqué un procédé pour faire pivoter un lambeau pris au cou. Israël, Hahn, ont taillé de longs lambeaux rectangulaires allant jusqu'à la base du thorax et relevés, face épidermique vers la bouche, de façon que leur extrémité libre soit assez longue pour se rabattre sur la face cruentée de la partie qui obture la plaie génienne. On peut encore opérer en deux séances en appliquant sur la face cruentée, laissée libre et devenue granuleuse, un lambeau pris au bras par la méthode italienne modifiée (1).

Ici aussi Verneuil a plaidé pour la restauration en deux temps (2).

(1) Küster, *Deutsche med. Wochenschrift*, Leipzig, 1885, n° 50. — Piéchaud, *Bulletin et mém. de la Soc. de chir.*, Paris, 1886, n. s., t. XII, p. 841. — Israël, *XVIe Congrès des chir. allem. Comptes rendus*, t. II, p. 89. — Gersuny (R.), *Centralblatt für Chirurgie*, Leipzig, 1887, p. 706.

(2) Vissaguet, Thèse de doct. de Paris, 1877, n° 167.

CHAPITRE IV

MALADIES DES GENCIVES

La plupart des maladies des gencives, comme celles des dents, n'intéressent guère que le dentiste et non le chirurgien. Aussi seront-elles passées sous silence, et parmi celles que je mentionnerai, je me bornerai pour presque toutes à une ébauche rapide, ne donnant une description proprement dite que pour les épulis.

MAGITOT, art. GENCIVES du *Dict. encycl. des sc. méd.*, Paris, 1881, 4e série, t. VII, p. 248. — SALTER, *A system of surgery by Holmes*, London, 1883, 3e éd., t. II, p. 454. — HEATH (CHR.), *Encycl. intern. de chir.*, éd. franç., Paris, 1886, t. V, p. 528.

I

LÉSIONS TRAUMATIQUES

Les *blessures chirurgicales* des gencives sont fréquemment observées par les dentistes. Une lésion de la gencive est inévitable quand on arrache une dent, mais presque jamais il n'en résulte d'inconvénient, à moins qu'avec le davier, la langue de carpe ou la clef, on n'ait trop endommagé le rebord alvéolaire sous-jacent.

Les *contusions* provoquées par les chutes ou les coups violents appliqués sur le menton ou sur la face sont sans importance et se traduisent par une simple ecchymose. Encore sont-elles relativement rares, car les lèvres et les joues abritent la gencive du contact des corps extérieurs.

Les *plaies proprement dites* sont d'abord des piqûres, fréquentes lorsqu'une arête de poisson, par exemple, s'engage entre deux dents. Mais c'est là un accident négligeable. De même les diverses plaies qu'on peut se faire en mangeant. Les seules solutions de continuité dont le chirurgien doive tenir compte sont celles qui accompagnent à peu près toutes les fractures du maxillaire et font, comme il a été dit précédemment (1), que ces fractures sont presque toujours compliquées.

II

LÉSIONS INFLAMMATOIRES

Les gingivites peuvent n'être qu'un élément des stomatites que j'ai étudiées dans le chapitre précédent. Telles les lésions gingivales des stomatites mercurielle, ulcéro-membraneuse.

(1) Voy. t. V, p. 78.

D'autres ne sont qu'un épiphénomène de certaines affections de l'os sous-jacent, et je n'ai pas à revenir sur l'état de la gencive dans la nécrose phosphorée, sur les abcès gingivaux des péri-odontites. Rien à ajouter non plus sur l'inflammation et l'ulcération qu'amène si souvent aux gencives l'éruption des dents, et surtout de la dent de sagesse.

D'autres encore ont un intérêt purement médical, et j'énumérerai simplement les gingivites saturnine, argyrique, cuprique, arsenicale, etc. Le chirurgien doit cependant connaître leur existence, car elles pourront attirer son attention sur certaines intoxications parfois utiles à démasquer.

A. — GINGIVITE AIGUE

Dans les gingivites aiguës, la gencive est d'abord sèche, luisante, d'un rouge vif, légèrement épaissie. Bientôt elle se couvre d'une pellicule blanchâtre. Puis, au niveau du bord libre et des languettes interdentaires décollées, soulevées en de petites masses fongueuses, un liséré rouge vif apparaît en même temps que la sertissure des dents s'exulcère; et, suivant les cas, les fongosités remontent plus ou moins haut sur les couronnes dentaires, ou au contraire les collets se déchaussent. Les phénomènes fonctionnels sont une légère cuisson, du picotement, de la douleur à la mastication; la peau, sèche au début, est bientôt inondée par l'hypersécrétion salivaire, et l'haleine devient fétide.

Cette gingivite — dont un degré léger est vulgaire à la suite des dépôts tartriques et lorsque la propreté buccale laisse à désirer, ou bien lorsque des chicots non soignés garnissent le rebord alvéolaire — n'intéresse guère le chirurgien que par une de ses complications : l'adénite cervicale aiguë, subaiguë ou chronique, avec ou sans adénophlegmon. Lorsque l'adénite n'est pas suppurée et n'exige pas par elle-même un traitement opératoire, elle est une indication formelle de traiter la gingivite.

Le traitement de la gingivite comporte des applications topiques diverses. On emploie avec succès la teinture d'iode, la teinture de cochléaria, le borax. Les gargarismes et les collutoires au chlorate de potasse sont fort bons, et en outre on prescrira le chlorate de potasse à l'intérieur, car il est éliminé par la salive, et de la sorte a une action incessante. Enfin, lorsque les gencives sont fongueuses, il sera indiqué de cautériser les saillies intermédiaires, soit avec l'acide chromique, soit mieux avec le fer rouge, et dans ce dernier cas, tout praticien peut suppléer au galvanocautère à l'aide d'une aiguille à tricoter rougie à la flamme d'une lampe à alcool. Si avec cela on veille à l'hygiène buccale, si on enlève les dépôts tartriques, si on extrait les chicots, la gencive guérit vite et souvent l'adénite se termine sans suppuration.

La *gingivite phlegmoneuse*, abstraction faite de celle qui complique les ostéites et nécroses du maxillaire, peut d'abord être circonscrite, et, par exemple, de petits abcès, insignifiants à vrai dire, peuvent se constituer autour de corps étrangers qui ont piqué la gencive. Dans la forme généralisée, qui parfois est la conséquence d'une gingivite simple non soignée, le derme est épaissi, gonflé, la surface est grenue, d'un rouge vif; la gencive molle, dépressible, saigne facilement et baigne dans un liquide séro-purulent; les dents, atteintes de péri-odontite par propagation, sont allongées, ébranlées, douloureuses au moindre contact; les ganglions sous-maxillaires sont engorgés.

Si la gingivite est bien soignée, et c'est ici surtout que la cautérisation est efficace, elle guérit la plupart du temps en huit à quinze jours.

Mais, dans quelques circonstances, des plaques de sphacèle se constituent, et cela nous amène à signaler la *gingivite gangréneuse*, résultat d'une thrombose, dit Lancereaux, d'une artérite d'après Hayem, Lereboullet.

Cette gingivite ne s'observe guère que chez les enfants de trois à six ans. Elle débute par une phlycthène, siégeant d'ordinaire dans le fond du vestibule buccal et envahissant rapidement le bord gingival. Au-dessus se forme une eschare, entourée d'une ulcération qui s'étend. A la chute de cette eschare, on trouve souvent le maxillaire à nu, nécrosé. Cette affection est moins grave que le noma, quoique, une observation de H. Barth [1] en fait foi, elle puisse tuer par extension de l'eschare et pyohémie.

A tout prendre, l'analogie avec le noma est grande dans bon nombre de ces observations. Mais peut-être n'a-t-on pas toujours évité la confusion avec une ostéomyélite spontanée de la mâchoire provoquant une inflammation secondaire de la gencive.

B. — GINGIVITE CHRONIQUE

Les amas de tartre, les chicots dentaires, viennent d'être rangés parmi les causes des gingivites aiguës. Mais plus souvent ils provoquent et entretiennent des gingivites chroniques, les seules qui vont nous occuper, car celles du scorbut ressortissent au médecin.

Les gingivites chroniques sont fongueuses ou hypertrophiques.

Dans la *forme fongueuse*, la muqueuse est épaissie; le bord libre, surtout au niveau des languettes interdentaires, fait un relief très accusé; la couleur générale est rouge sombre; et la surface granuleuse forme çà et là de petites végétations mamelonnées, papillomateuses, que baigne un suintement purulent. Molle, dépressible, saignant au moindre contact, la gencive est indolente ou à peu près. A l'ordinaire, cette gingivite reste stationnaire; mais elle peut passer à l'état hypertrophique ou devenir ulcéreuse.

La *forme hypertrophique* est caractérisée par un épaississement de la muqueuse avec formation de bourrelets irréguliers, durs et résistants, à surface lisse et polie. C'est un mode de terminaison des autres variétés de gingivites, par hypergenèse des éléments fibreux de la trame. Aussi voit-on fréquemment, en même temps que le bourrelet de la gingivite hypertrophique, un léger état fongueux du rebord gingival.

Le *traitement* est le même que pour la gingivite aiguë. On insistera sur la cautérisation ignée.

(1) H. Barth, *France méd.*, Paris, 1878, p. 537.

III

TUBERCULOSE DE LA GENCIVE

La tuberculose gingivale a des caractères objectifs et une étiologie semblables à ceux de la tuberculose labiale ou linguale. Il est donc suffisant de rappeler la possibilité de cette localisation, vue par Baginski par exemple, et dont Ritter croit qu'on exagère un peu la rareté (¹).

IV

SYPHILIS

On a observé le chancre de la gencive ; les plaques muqueuses y sont banales, surtout au niveau de la sertissure des dents et lorsque les dents sont en mauvais état ; on a noté aussi, mais rarement, des lésions tertiaires. Dans tout cela, rien n'est bien spécial.

V

TUMEURS DES GENCIVES

On a pendant longtemps englobé sous le nom général d'*épulis* toutes les variétés de tumeurs que l'on trouve au niveau des gencives. Cette classification grossière est insuffisante aujourd'hui que les détails anatomiques et cliniques propres à chacune de ces variétés commencent à être mieux connus, et l'on tend à réserver le nom d'épulis aux tumeurs de nature conjonctive, c'est-à-dire aux fibromes et aux ostéosarcomes. Encore y a-t-il des distinctions à établir.

J'étudierai donc en autant de paragraphes séparés les tumeurs vasculaires, épithéliales et conjonctives. Parmi les tumeurs vasculaires, je rangerai les anévrysmes, quoiqu'il n'y ait là rien de néoplasique ; et de même, pour ne pas faire un chapitre à part pour les parasites de la gencive d'après l'observation unique de Lefoulon (²), je citerai ici les *kystes hydatiques*, formant une tumeur fluctuante, recouverte d'une muqueuse intacte.

A. — TUMEURS VASCULAIRES

Grâce aux progrès de l'anatomie pathologique, certaines tumeurs autrefois appelées hématodes et rangées dans les tumeurs vasculaires, ont été attribuées aux ostéosarcomes.

(¹) Baginsky, *Société de méd. berlinoise*, 2 nov. 1887. *Berliner klin. Wochenschrift*, 1887. — Ritter, *Congrès internat. tenu à Berlin en* 1890, d'après *Mercredi méd.*, p. 548.
(²) Lefoulon, *Journ. hebd. des progrès des sc. et inst. méd.*, Paris, 1836, t. IV, p. 151.

Anévrysmes de l'artère dentaire inférieure. — Rufz, Heyfelder ont décrit des anévrysmes de l'artère dentaire inférieure qui ont usé la paroi osseuse du canal dentaire et sont venus constituer à la face externe du rebord alvéolaire une tumeur molle, fongueuse, réductible, de la grosseur d'un petit pois, donnant lieu à des hémorrhagies répétées, si bien même que la malade de Rufz, fille de treize à quatorze ans, en est morte. Chez un homme âgé de trente-deux ans, Heyfelder a tari les hémorrhagies grâce à des applications de fer rouge. Mais son observation a eu cependant, comme celle de Rufz, la consécration de l'autopsie, car le sujet a succombé peu de temps après au choléra.

Angiomes. — Les angiomes de la gencive ne sont souvent que la propagation d'un angiome lingual ou génien; parfois cependant ils naissent au niveau du bord alvéolaire et ils auraient alors, d'après S. Duplay, une implantation dans le tissu spongieux de l'os. Ces tumeurs érectiles sont bourgeonnantes, violacées, molles, facilement saignantes, compressibles, quelquefois réductibles. Elles sont congénitales, ou tout au moins leur place était marquée dès la naissance par une tache vasculaire. Les dents qui leur correspondent, souvent incrustées de tartre, ne sont en général pas autrement altérées.

Quelques cautérisations interstitielles faites avec la pointe d'un thermocautère suffisent le plus souvent à enrayer le mal.

Néanmoins, d'après une description de Salter, la transformation en *anévrysme cirsoïde* serait possible. Cet anévrysme se développerait de préférence au-devant du maxillaire inférieur, au niveau des incisives et de la canine; ses caractères seraient analogues à ceux des tumeurs érectiles, mais sa surface serait parcourue de vaisseaux faciles à distinguer; après avoir été vidé par la pression, il se remplirait en une ou deux pulsations. Si la tumeur était localisée, le mieux serait de l'enlever au bistouri; l'hémorrhagie serait abondante, mais s'arrêterait bien par le froid et la compression.

B. — TUMEURS ÉPITHÉLIALES

On peut observer, assez fréquemment sur le rebord alvéolaire supérieur, exceptionnellement sur le rebord alvéolaire inférieur, de petits *kystes épidermiques*, à contenu d'apparence sébacée, qui n'existent qu'à la fin de la vie intra-utérine et pendant les deux premiers mois qui suivent la naissance. Ces petits kystes, bien étudiés par Guyon et Thierry, n'ont qu'un intérêt purement anatomo-pathologique.

Épithéliome. — L'épithéliome de la gencive n'est souvent que la propagation d'un épithéliome des parties voisines, des lèvres, du plancher buccal, des maxillaires. Né sur place, il est rare. C'est alors, en général, un épithéliome pavimenteux, et on l'explique par la dégénérescence de l'épithélium qui revêt la gencive. Cette origine est réelle, mais semble n'être pas la seule possible. Parfois en effet, des examens de Malassez (¹), d'Albarran, de Ch. Heath, de Bruce, le montrent, à l'épithélium pavimenteux sont mêlées des cellules d'épithélium

(¹) MALASSEZ, *Arch. de physiol.*, Paris, 1885, 3ᵉ série, t. VI, p. 280.

adamantin et même de petits kystes; si bien que Malassez fait intervenir la dégénérescence de débris épithéliaux inclus dans la gencive, débris qui paraissent aussi en cause pour expliquer les petits kystes de Guyon et Thierry.

C'est en raison seulement de ces discussions anatomo-pathologiques que l'épithéliome de la gencive devait nous arrêter un instant. En clinique, il n'offre pas de particularités bien importantes. Sa marche serait, d'après O. Weber, plus bénigne que celle des autres épithéliomas intra-buccaux. Le diagnostic est aisé : avec un peu d'attention, on ne s'en laissera pas imposer par une ulcération creusée sur la gencive dégarnie en regard d'une dent rugueuse de la mâchoire opposée; en cas de doute, il faut d'abord enlever la dent suspecte et observer l'effet produit.

Le seul traitement efficace est l'ablation large et complète avec la partie correspondante du rebord alvéolaire.

C. — TUMEURS CONJONCTIVES

Les tumeurs conjonctives sont celles auxquelles on tend de plus en plus à réserver le nom d'épulis. Encore faut-il établir une petite distinction. A la gencive, ou plutôt au rebord alvéolaire, on voit des tumeurs de deux espèces : les unes sont d'origine muqueuse ou sous-muqueuse, les secondes sont d'origine osseuse, alvéolaire.

Fibrome sous-muqueux. — Le fibrome sous-muqueux est très rare, mais il existe, et récemment j'en ai enlevé un à une dame d'une soixantaine d'années chez qui il s'était lentement développé en quinze ans. C'était une tumeur lisse, parfaitement sphérique, blanche, bien médiane sous le frein supérieur, de consistance uniformément dure, indolente, grosse comme une noisette et n'ayant pour tout inconvénient qu'un soulèvement disgracieux de la lèvre supérieure. Je l'excisai simplement d'un coup de ciseaux courbes et l'examen histologique put vérifier mon diagnostic clinique.

TUMEURS ALVÉOLAIRES

Les tumeurs alvéolaires sont bien plus importantes. A vrai dire, elles sont des tumeurs des maxillaires; mais l'usage est de les ranger, sous le nom d'épulis, parmi les maladies des gencives, et il faut reconnaître que cet usage est jusqu'à un certain point justifié. Ces tumeurs alvéolaires sont, sans doute, presque toujours des ostéosarcomes, mais leur évolution est bien spéciale, leur pronostic a une bénignité relative malheureusement inconnue aux ostéosarcomes du corps des maxillaires; leur siège sur le rebord alvéolaire leur donne un aspect particulier et permet des interventions souvent peu importantes.

Saurel, Mémoire sur les tumeurs des gencives connues sous le nom d'épulies. *Rev. thér. du Midi*, Montpellier, 1857, t. XI, p. 425, 454, 479, 520, 535. — Nélaton (Eug.), *Mémoire sur une nouvelle espèce de tumeurs bénignes, ou tumeurs à myéloplaxes*. Thèse de doct. de Paris, 1860, n° 58. — Virchow, *Pathol. des tumeurs*, trad. Aronsohn. Paris, 1869, t. II, p. 307. — Gœury (A.), *Des tumeurs solides du bord alvéolaire*. Thèse de doct. de Paris, 1880, n° 218. — Desir de Fortunet, Note sur quelques cas de tumeurs des gencives. *Revue de chir.*, Paris, 1887, t. VII, p. 786.

Anatomie pathologique. — Le *fibrome*, seul admis autrefois, est au contraire la variété la moins fréquente. Il se présente avec ses caractères habituels, avec ses faisceaux conjonctifs nettement fibrillaires, ondulés, entrecroisés en feutrage. Dans certains cas, dit Malassez, les faisceaux ressemblent aux fibres de Sharpey, sont homogènes, réfringents, parallèles les uns aux autres et anastomosés entre eux.

Le *sarcome* est la forme habituelle, et le plus souvent c'est l'ostéosarcome à myéloplaxes qui constitue les épulis ; tumeur à myéloplaxes quelquefois presque pure, contenant des cellules énormes, visibles même à l'œil nu, ou bien

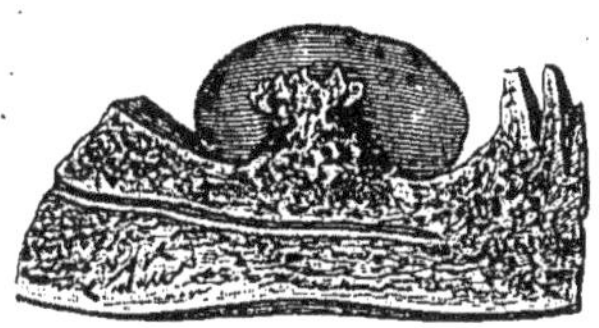

Fig. 68. — Épulis sarcomateuse naissant de la paroi interalvéolaire. (Follin et Duplay.)

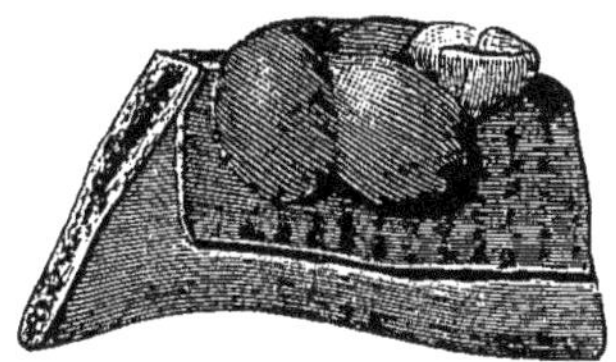

Fig. 69. — Épulis. (Follin et Duplay.)

mélangée aux autres variétés de sarcome. Ces variétés, sarcome globo-cellulaire, sarcome fuso-cellulaire, peuvent d'ailleurs exister sans l'intervention des myéloplaxes.

Le *chondrome* est rare. On cite à cet égard des observations de Dolbeau, de Beck, de Deroubaix, de Lediard (¹).

Quelle que soit la nature anatomique précise de la tumeur, on rencontre quelquefois dans son épaisseur des parcelles osseuses, soit venues du bord alvéolaire où le néoplasme est né, soit développées au sein même du néoplasme, dans un de ces sarcomes ossifiants où l'on peut suivre toutes les phases de l'ossification. Très souvent, ajoute Malassez, on trouve dans la masse morbide des débris épithéliaux paradentaires, et Albarran (²) a étudié des pièces où cet épithélium revêtait l'aspect de l'épithélium adamantin à ses premières phases. On conçoit aussi que ces amas épithéliaux soient entourés de tissu myxomateux, et c'est ainsi que se constituent probablement les myxosarcomes dont Trélat (³), par exemple, a publié un fait.

Parcelles osseuses, débris épithéliaux inclus, voilà des arguments pour attribuer au squelette alvéolaire l'origine des épulis. Mais faut-il invoquer avec Virchow, Magitot, Lannelongue, U. Trélat, le périoste sous-gingival ; ou bien, avec Eugène Nélaton, Dolbeau, Cornil et Ranvier, faut-il faire naître l'épulis jusque dans la moelle osseuse ? De plus, la tumeur s'implante-t-elle primitivement, comme le veut Salter, au niveau du collet de la dent ; ou bien doit-on accorder à Magitot qu'elle est d'abord profonde, située au fond de l'alvéole d'où elle chasse la dent ? Peut-être toutes ces hypothèses sont-elles réalisées, chacune à leur tour, et peut-être aussi ces diversités d'origine sont-elles en relation avec certaines particularités de structure. Ainsi les tumeurs à myélo-

(¹) Deroubaix, *Presse méd. belge*, Bruxelles, 1875, t. XXVII, p. 281. — Lediard, *Trans. of the path. Soc. of London*, 1881, t. XXXII, p. 244.
(²) Albarran, *Bull. de la Soc. anat.*, Paris, 1885, p. 307, et 1886, p. 25.
(³) Trélat, *Gaz. des hôp.*, Paris, 1877, p. 145.

plaxes, que visent surtout Dolbeau, Eug. Nélaton, débuteraient à l'intérieur de l'os, dans les cloisons inter-alvéolaires, et ne pousseraient au dehors qu'après rupture de la coque qui primitivement les entoure. Par contre, les myxosarcomes seraient périostogènes d'après U. Trélat.

Quel que soit son siège primitif, l'épulis se développe du côté de la bouche, en refoulant la gencive et les dents. Elle a peu tendance à gagner vers le corps de la mâchoire, à moins pourtant qu'elle ne se trouve voisine du sinus maxillaire, où Bryant (1) a vu pénétrer un fibrome simple.

Pour terminer cette description anatomique, je noterai une particularité importante. La circulation est en général assez développée dans les épulis, surtout dans les tumeurs à myéloplaxes, et dans ces dernières Malassez et Ch. Monod (2) ont vu que les vaisseaux se forment aux dépens des plaques à noyaux multiples, transformées en réseaux vaso-formatifs.

Étiologie. — Gore, Neumann (3) ont parlé d'épulis congénitales : mais la nature exacte des productions ainsi dénommées n'a pas été bien déterminée.

Les sujets sont d'ordinaire jeunes, généralement âgés de quinze à vingt-cinq ans. Il est rare que la maladie débute passé trente-cinq ans. La femme paraît plus fréquemment atteinte que l'homme.

Il est classique d'admettre que la mâchoire inférieure est le siège de prédilection des épulis. Mais Salter, U. Trélat, contestent cette proposition.

Les causes déterminantes sont peu connues. Il semble cependant que les diverses irritations aient une influence réelle, et l'on a relevé dans les antécédents de ces malades des gingivites, des difficultés dans l'éruption des dernières molaires, des coups, des fractures alvéolaires, des caries dentaires.

Symptomes. — Pendant une première période, la tumeur est intra-alvéolaire, et à ce moment elle ne se manifeste que par des symptômes subjectifs, par une sensation de tension profonde, par des odontalgies. Mais bientôt la dent correspondante s'ébranle, puis elle tombe ; ou bien cette dent est arrachée pour calmer les douleurs dont on la croit la cause. Une fois la dent tombée, d'ailleurs, les douleurs cessent ou tout au moins s'amendent, car la tumeur peut se développer librement au dehors.

Dans certains cas, plus rares, où la tumeur naît dans un espace interdentaire ou dans un alvéole antérieurement deshabité, cette période prémonitoire fait défaut et la tumeur constitue le premier symptôme.

On voit d'abord apparaître une petite excroissance lisse, arrondie, rouge, adhérente à l'os, grosse comme un pois, et se développant lentement, généralement sessile. Il est assez rare que son volume dépasse beaucoup celui d'une cerise : la gêne mécanique de la mastication est en effet assez marquée, et les malades viennent de bonne heure trouver le chirurgien. Il en est, toutefois, dont l'incurie est grande et qui laissent s'accroître une tumeur qui gagne vers les deux faces de la gencive et en même temps vers le bord inférieur de l'arcade alvéolaire, en se moulant sur la joue, sur la langue, sur les dents voisines.

(1) Bryant, *Guy's hosp. rep.*, London, 1870, 3e série, t. XV, p. 265.
(2) Malassez et Monod, *Arch. de phys.*, Paris, 1878, 2e sér., t. V, p. 375.
(3) Neumann, *Arch. der Heilk.*, Leipzig, 1871, t. XII, p. 189. — Gore, *Brit. med. Journal*, London, 1884, t. I, p. 664.

Liston cite même un sujet chez lequel une épulis fibreuse, vieille de huit ans, avait pris un développement tel que le nez disparaissait dans sa tuméfaction.

Au début, la tumeur est généralement lisse, ferme, rouge. Pus tard, sa consistance varie suivant sa structure, et en particulier les tumeurs à myéloplaxes se caractérisent, dans les cas typiques, par une couleur brunâtre, d'un rouge obscur, livide ou violacé, par une grande mollesse, allant parfois jusqu'à la pseudo-fluctuation, et, dans ces derniers cas, la tumeur peut être télangiectasique et pulsatile.

La gencive le plus souvent est saine au niveau d'une épulis. C'est par action purement mécanique que les dents sont chassées de leurs alvéoles, et cela fait le néoplasme n'a guère de tendance à l'ulcération. Parfois un enduit pultacé fait croire à une perte de substance : l'erreur est vite rectifiée si l'on gratte avec une spatule la surface suspecte. Cependant O. Weber parle de malades chez lesquels la muqueuse, très distendue, s'est sphacélée.

Le trouble fonctionnel principal est la gêne mécanique de la mastication. Une fois la tumeur sortie de l'alvéole, l'indolence est la règle, spontanément et à la pression. C'est à titre d'exception que je mentionnerai une observation de Hulke (¹) où une petite épulis fut la source d'hémorrhagies profuses.

Diagnostic. — Tant que la tumeur est intra-alvéolaire, elle ne sera différenciée d'une tumeur dentaire qu'après ablation de la dent douloureuse.

Une fois la tumeur épanouie au dehors, les erreurs sont à l'ordinaire faciles à éviter. Les fongosités des gencives peuvent se développer au point de former de vraies masses papillaires, parfois appelées à tort polypes des gencives. Mais elles sont d'origine inflammatoire, causées et entretenues par des caries pénétrantes, elles saignent facilement et suppurent.

Les tumeurs érectiles ressemblent au premier abord aux tumeurs à myéloplaxes, comme elles violacées et quelquefois partiellement pulsatiles. Mais les tumeurs érectiles sont congénitales, réductibles, et quand elles sont pulsatiles elles le sont dans toute leur étendue.

L'épithéliome se reconnaît à ses tendances ulcéreuse, végétante et envahissante, aux douleurs qu'il détermine, à l'engorgement ganglionnaire dont il ne tarde pas à s'accompagner.

Après avoir établi qu'on est en présence d'une épulis, il faut, autant que possible, diagnostiquer sa variété. Nous avons déjà esquissé les caractères objectifs propres à la tumeur à myéloplaxes. Quant aux sarcomes fuso-cellulaires et globo cellulaires, leurs différences de consistance, de vascularisation, d'évolution, sont bien peu appréciables.

Pronostic. — L'épulis est une tumeur ordinairement bénigne. Son accroissement est lent, l'engorgement ganglionnaire est exceptionnel et en tout cas très tardif, la santé générale n'est en rien altérée, même au bout de plusieurs années. Il ne faudrait pas, toutefois, affirmer la constance de cette bénignité, de ce contraste avec l'ostéosarcome des mâchoires. Après ablation d'une épulis, Le Fort, Terrillon, ont observé la mort par généralisation osseuse, selon

(¹) HULKE, *Lancet*, London, 1882, t. I, p. 347.

l'évolution des ostéosarcomes les plus malins; dans un cas de Chr. Heath, la récidive a eu lieu avec transformation épithéliomateuse, et peut-être faut-il faire intervenir parfois, dans les faits de ce genre, les débris épithéliaux dont on a signalé l'inclusion dans la masse morbide.

Après ablation large, la tumeur ne se reproduit en général pas et la récidive locale n'a été observée que 3 fois sur 18 dans la statistique de Czerny publiée par Melville Wassermann (¹). Ces récidives sont même à vrai dire plutôt des continuations du mal, incomplètement détruit, comme le déclaraient déjà les auteurs du *Compendium*, et la plupart du temps on les évite si l'on dépasse largement les limites du néoplasme.

Traitement. — Je passerai sous silence les tentatives anciennes de ligature en masse, de cautérisation. De même pour l'électrolyse.

Un seul traitement mérite d'être conservé : l'ablation de la tumeur, avec destruction soignée de son point d'implantation. Si donc l'épulis empiète sur les deux faces de la gencive, si elle a érodé la substance osseuse, on n'hésitera pas à pratiquer à la pince coupante la résection du rebord alvéolaire. Mais quand l'implantation est limitée à un alvéole, on peut être plus conservateur et se contenter, après excision des parties molles, de ruginer, de gruger l'alvéole à la gouge; Eug. Nélaton, Magitot, ont même conseillé simplement la cautérisation au chlorure de zinc ou à l'acide chromique, ce qui est insuffisant.

Si la section osseuse saigne, la compression y pare presque toujours; en cas d'échec, on aurait recours au fer rouge.

Après ces opérations, on assurera l'antisepsie buccale, dans la mesure du possible, par des lavages avec des solutions d'acide borique, de chloral.

Après cicatrisation, si la perte de substance est large, l'application d'une pièce prothétique sera parfois indiquée.

D. — HYPERTROPHIE CONGÉNITALE DES GENCIVES

L'hypertrophie congénitale des gencives est une maladie très rare, encore mal connue. On en avait déjà publié quelques observations éparses, oubliées, lorsqu'elle a été nettement décrite pour la première fois par Salter, en 1859 (²).

L'hypertrophie peut être limitée à un segment d'un bord alvéolaire, à une des faces des gencives, mais en général tout le bord gingival, et même aux deux mâchoires à la fois, est occupé par une masse lobulée, ferme, insensible, rosée, faisant saillie entre les lèvres écartées et empêchant l'occlusion de la bouche ; et dans cette masse sont enfouies les dents, quand on observe le sujet après leur issue. Les dents, en effet, ne sont pas entravées dans leur éruption, et Salter dit même qu'elles peuvent avoir un volume et une précocité insolites.

(¹) Melville Wassermann, Dissert. inaug. de Heidelberg, 1887, et *Deutsche Zeitschrift für Chir.*

(²) Cliet, *Observ. med. chir.*, Lyon, 1823, p. 2 et 30. — Gross, *Louisville Rev.*, 1856, t. I, p. 232. — Mac Gillivray, *Aust. med. Journ.*, Melbourne, 1871, t. XII, p. 239. — Murray, *Med. chir. Transact.*, London, 1873, t. LVI, p. 235. — Heaths, *Transact. of the odont. soc.*, 1879, t. XI, p. 18.

On constate cette hypertrophie dès les premiers mois qui suivent la naissance, et surtout après la naissance elle subit un accroissement quelquefois rapide, ainsi qu'en témoigne une observation de Canton.

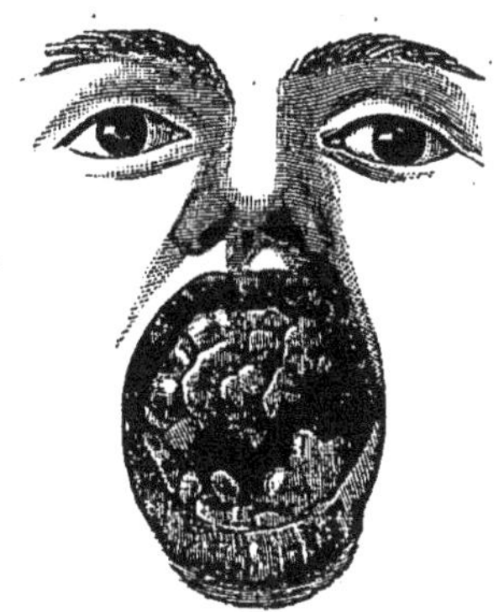

Fig. 70. — Hypertrophie congénitale des gencives. (Follin et Duplay.)

Du côté des parties molles, un des faits les plus nets est un développement considérable des papilles. Dans les cas d'Erichsen, de Magitot, l'hypertrophie était limitée aux parties molles; mais le plus souvent, au dire de Salter, Canton, Gross, il y a participation du rebord alvéolaire.

L'étiologie est des plus obscures. On a noté, toutefois, certaines coïncidences : Salter, celle de l'épilepsie; Mac Gillivray, celle de la scrofule; Gross, celle du rachitisme; Canton, celle de l'idiotie. D'autre part, et ici il semble y avoir quelque similitude de processus, Salter a vu que chez son malade il y avait tendance à l'hypertrophie de tout le système tégumentaire avec développement exagéré des poils; dans un cas de J. Murray, il y avait production concomitante de molluscums fibreux.

Le traitement consiste à exciser et à cautériser les parties hypertrophiées, en plusieurs séances au besoin. Mac Gillivray a dû réséquer en même temps le bord alvéolaire d'un coup de pince de Liston. Son opéré ne semble pas avoir eu de récidive, mais il n'a pas été suivi pendant assez longtemps pour qu'on puisse l'affirmer, car chez celui de Gross elle survint au bout de quatre ans.

CHAPITRE V

MALADIES DE LA LANGUE (1)

I

LÉSIONS TRAUMATIQUES

A. — PLAIES

On observe à la langue des plaies par instruments piquants, tranchants et contondants; parmi les plaies contuses, il faut faire une place spéciale aux morsures.

(1) Outre les traités classiques et les articles des dictionnaires, on consultera diverses monographies sur les maladies chirurgicales de la langue, et en particulier : Johnson, Diseases of the tongue. *Med. chir. Review.* London, 1843, t. XLIII, p. 537. — Lenoel, Thèse de Paris, 1851, n° 96. — Beauregard, Thèse de Strasbourg, 1857, 2e sér., n° 391. — F. Clarke, *A treatise on the diseases of the tongue.* London, 1873. — Gamberini, *Tratt. delle mal. della lingua.* Bologna, 1879. — Butlin, *Diseases of the tongue.* London, 1885, trad. française par D. Aigre. Paris, 1889.

1° **Plaies par instruments piquants.** — Chez quelques malades, un instrument pointu tenu dans la bouche a été enfoncé dans la langue par un choc, par une chute; c'était un crochet à ouvrage, une aiguille à tricoter chez des malades de Demarquay ([1]), de Brasdor; c'est presque une plaie par instrument piquant lorsque le corps enfoncé est un morceau de bois, un tuyau de pipe. Il est plus fréquent qu'un sujet se pique la langue avec une épingle gardée dans la bouche. Mais surtout ce qui n'est pas rare, c'est la piqûre produite pendant le repas, par la fourchette, par des arêtes en mangeant du poisson, et, dans un fait de Gibb, par une aiguille accidentellement contenue dans la nourriture.

Les arêtes s'implantent dans n'importe quel point de la langue, et c'est dans la base que se ficha l'aiguille de Gibb. Mais sauf cela, c'est la partie libre qui est atteinte dans la grande majorité des cas.

La lésion presque toujours est très superficielle; tout se borne à une douleur assez vive, mais vite passée et à quelques gouttes de sang. Mais chez la femme observée par Brasdor, l'hémorrhagie fut assez inquiétante et il fallut le fer rouge pour l'arrêter. Enfin, dans quelques cas, la tige peut s'enfoncer au loin et, par une plaie en apparence insignifiante, causer des délabrements profonds et graves. Ainsi un matelot, auquel un coup fit pénétrer dans la langue le tuyau de sa pipe, mourut d'hémorrhagie foudroyante lorsque, au quatrième jour, B. Cooper ([2]) pratiqua l'extraction du corps étranger. Le tuyau de pipe avait embroché la carotide interne, dont la plaie fut rendue béante par l'extraction.

2° **Plaies par instruments tranchants.** — Les sujets qui ont la mauvaise habitude de porter leurs aliments dans la bouche avec la pointe de leur couteau se font souvent à la langue de petites coupures superficielles. De même, les enfants qui dans leurs jeux tirent plus ou moins brusquement sur les feuilles longues, étroites, minces et tranchantes des herbes qu'ils mettent si volontiers en travers dans leur bouche. Les plaies de quelque importance sont rares, ce qui n'est pas étonnant en raison de la protection fournie à la langue par les arcades dentaires. Toutefois Gant ([3]) a vu la partie libre de la langue être, par accident, presque entièrement coupée. Dans ces sections profondes, l'hémorrhagie peut être notable.

Autrefois, l'amputation de la partie libre de la langue était un supplice fort usité, mais il est prouvé aujourd'hui qu'il manquait son but et que cette amputation ne prive pas de la parole celui qui en a été la victime.

3° **Plaies par instruments contondants.** — Ces plaies ne sont le plus souvent qu'un épiphénomène des plaies contuses de la face avec fracture du maxillaire inférieur; cependant chez un blessé de Norgate la lésion linguale fut, par l'hémorrhagie, une complication importante.

La lésion linguale est encore tout à fait accessoire dans la plupart des plaies d'armes à feu, et en particulier lorsque le coup de feu est tiré dans la bouche

([1]) DEMARQUAY, art. LANGUE du *Nouv. Dict. de méd. et de chir. prat.*, Paris.
([2]) B. COOPER, *Guy's Hosp. Rep.*, London, 1837, t. II, p. 404.
([3]) GANT, *Bull. gén. de thérap.*, Paris, 1860, t. LXI, p. 134.

ou sous le menton. Les balles venues de loin peuvent, avec fracas osseux variable, creuser à la langue des sillons, des perforations, dont l'intérêt réside surtout dans les corps étrangers que j'étudierai plus loin. Lorsque le trajet est antéro-postérieur, il peut parcourir toute la longueur de la langue, et M. Laugier [1] a vu une balle, entrée à la pointe, s'arrêter avec une dent dans la base de l'organe; il est même probable que, chez un enfant observé par Rangé [2], la balle a été jusque dans la nuque.

Après ces plaies contuses, les cicatrices sont souvent irrégulières. Mais même lorsqu'elle est fort altérée, la langue récupère en général assez bien ses mouvements et même ses aptitudes sensorielles.

4° **Morsures.** — Les morsures sont presque des plaies par instruments tranchants quand elles sont faites par les incisives. Elles siègent sur la partie libre seule et se produisent dans deux circonstances différentes ; ou bien la langue est prise entre les mâchoires mues par les muscles masticateurs, ou bien elle dépasse les dents au moment où le sujet fait une chute sur le menton.

Les morsures de la *mastication* sont presque toujours négligeables; elles sont seulement très douloureuses sur le moment. La langue y est sujette quand une tumeur la rend maladroite, ou quand une paralysie du trijumeau la rend insensible. Une observation d'Althaus prouve que dans ce dernier cas la lésion peut être profonde.

Dans les accès convulsifs de l'*épilepsie*, les morsures de la langue sont vulgaires et elles sont la source du sang qui se mêle à l'écume.

L'écoulement du sang est d'ailleurs presque toujours à peu près nul. Wickham Legg signale toutefois, si le sujet est hémophile, la mort possible par hémorrhagie.

Ces plaies siègent sur les bords et se réparent assez vite, laissant les bords couturés de cicatrices blanches et souples. Par la répétition de ces morsures, Maisonneuve a vu se constituer à 3 centimètres en arrière de la pointe un sillon cicatriciel; et tout ce qu'il y avait en avant constituait une masse dure et gonflée qu'il fallut amputer.

A titre de fait exceptionnel, je rappellerai une observation mentionnée par F. Clarke : chez un épileptique de seize ans, la partie libre de la langue fut dans une attaque coupée complètement entre les arcades dentaires; l'hémorrhagie dura deux jours et finalement la gangrène fit mourir le blessé.

Des accidents analogues s'observent chez les *tétaniques*, pris d'une crise de trismus au moment où on leur fait tirer la langue, et, chez un malade de Bouisson, la pointe fut de la sorte presque entièrement séparée.

Les *chutes sur le menton*, la langue étant tirée, sont quelquefois le résultat d'une attaque d'apoplexie. Mais presque toujours il s'agit d'enfants [3], qui tombent ainsi, ou reçoivent un coup sur le menton. De là des morsures profondes, pouvant aller jusqu'à la section totale de la pointe. Les arcades alvéolaires suffisent, rarement il est vrai, à produire des lésions analogues sans l'inter-

(1) M. Laugier, *Gaz. hebd. de méd. et de chir.*, Paris, 1871, p. 720.
(2) Rangé, *Arch. de méd. nav.*, Paris, 1887, t. XLVIII, p. 510.
(3) Peltier, *Mouv. méd.*, Paris, 1870, p. 67.

vention des dents : ainsi chez un enfant de quatre mois auquel Vilches [1] sutura la partie libre presque entièrement détachée.

Complications. — Les complications des plaies de la langue sont de trois ordres : 1° les *complications primitives* sont les lésions vasculo-nerveuses, les corps étrangers; 2° les *complications consécutives* sont celles qu'engendre la septicité; 3° les cicatrices vicieuses, enfin, constituent les *complications tardives*. Mais les glossites, les gangrènes, les cicatrices seront étudiées plus loin, et je n'ai à parler ici que des complications primitives.

1° Les *blessures des nerfs* ont été peu étudiées. A cet égard, l'observation de Gant est remarquable, car après la suture d'une section presque complète, la motilité et la sensibilité revinrent.

2° Les *hémorrhagies* sont une conséquence fréquente des lésions artérielles de la langue, principalement quand la plaie siège à la base de l'organe. Si la plaie est large, le sang s'écoule à l'extérieur, et cela a même été observé par Brasdor, à la suite d'une simple piqûre par aiguille à tricoter. Mais lorsque la plaie est étroite, lorsqu'un caillot l'obture, une autre lésion, exceptionnelle il est vrai, peut se produire : l'anévrysme diffus, dont Maisonneuve [2] et Bouisson ont rapporté des exemples. A la suite d'une hémorrhagie extérieure plus ou moins abondante, il se développe dans la langue une tumeur indolente, diffuse, molle, mais non toujours fluctuante, non pulsatile ou présentant seulement un léger frémissement. Cette complication est assez sérieuse immédiatement, car le gonflement qui en résulte est une cause de dyspnée et de dysphagie; sérieuse aussi consécutivement, car l'inflammation et la suppuration peuvent s'emparer de ce foyer.

Chez les hémophiles, l'hémorrhagie se prolonge quelquefois au point de devenir grave, mortelle même. Phelipeaux [3] a été fort inquiet pour un de ses malades et W. Legg relate des cas de mort.

Les hémorrhagies secondaires ne sont pas rares à la langue, et autrefois surtout elles étaient un des dangers des opérations pratiquées sur cet organe. L'antisepsie les a rendues moins à craindre. Dans les plaies accidentelles, elles compliquent principalement les plaies avec corps étranger.

De ces hémorrhagies secondaires proprement dites il faut différencier les faits analogues à l'observation, déjà citée, du matelot de B. Cooper.

3° *Plaies envenimées.* — La langue peut être mordue ou piquée par des animaux venimeux. Certains insectes, des guêpes à l'ordinaire, s'introduisent dans la bouche d'un sujet qui dort en plein air; ailleurs c'est un paysan qui, par gageure, ou un bateleur qui, par métier, se met dans la bouche la tête d'une vipère et, par hasard, en est mordu. Pour quelques serpents très venimeux, l'intoxication est rapidement mortelle. En général, tout se borne à des accidents alarmants, mais bientôt guéris, fort analogues à ceux de la glossite aiguë et graves surtout en raison des phénomènes asphyxiques, si bien que dans une observation publiée par Weger [4] la trachéotomie a été

(1) VILCHES, *Union médicale*, Paris, 1860, n. s., t. VII, p. 492.
(2) MAISONNEUVE, Thèse de concours, 1848, p. 73 et 93.
(3) PHELIPEAUX, *Journ. des conn. méd.*, Paris, 1886, p. 308.
(4) WEGER, *Bull. chir. de Laugier*, Paris, 1839, t. I, p. 103.

utile. Après guérison, Ch. Leroux ([1]) a noté une induration assez persistante.

4° *Corps étrangers.* — Les instruments piquants qui ont été énumérés il y a un instant, sont capables de rester implantés dans la langue qu'ils ont blessée. Le fait a surtout été noté pour des aiguilles, pour des arêtes de poisson. S'ils s'arrêtent dans la partie libre de la langue, ils sont presque toujours reconnus et enlevés immédiatement. Mais parfois ils se fichent dans la base de l'organe et provoquent de la toux, de la dysphagie, de la raucité de la voix. Dans ces conditions, c'est à l'aide du miroir laryngoscopique que Gibb a reconnu la présence d'une arête, Seiler celle d'une soie de brosse à dents et qu'ils ont pu extraire aisément le corps du délit.

Les corps étrangers les plus importants qu'on trouve dans la langue sont ceux qui résultent de l'extraction des dents ou des plaies d'armes à feu.

Dans le premier cas, c'est toujours une dent entière ou brisée, qu'on trouve dans l'épaisseur de la langue. Dans le second, c'est ou bien la balle, ou bien des dents et des esquilles osseuses entraînées par elle, ou bien les deux à la fois. La plupart du temps, il en résulte de la douleur et du gonflement, avec ses conséquences fonctionnelles; on est ainsi conduit à examiner soigneusement la langue et on y sent une tuméfaction dure, assez caractéristique. On ne tarde pas, dès lors, à explorer la plaie, à la débrider au besoin et à extraire le corps étranger. Mais on peut en enlever un et avoir fait cependant une besogne incomplète : on enlève une balle et on laisse, par exemple, le fragment dentaire qui l'accompagnait. Ou bien même la méconnaissance est complète. Dans la majorité des cas, il est vrai, la suppuration se chargera de l'élimination secondaire. Toutefois il est des exceptions à cette règle, et ces exceptions sont importantes à connaître en clinique. Ces corps étrangers enkystés causent en effet une tumeur bien circonscrite, dont le sujet peut ne s'apercevoir avec netteté qu'au bout de longues années, à l'occasion d'une poussée aiguë ou d'une ulcération. Dans ces conditions, le commémoratif exact échappe volontiers et l'erreur de diagnostic avec une tumeur est fréquente. On l'évitera, sans doute, si on se souvient qu'au centre de la masse est toujours un pertuis fongueux, par lequel un stylet introduit va butter contre le corps étranger. Mais on ne songe pas toujours à faire cette constatation, et l'on relate quelques erreurs typiques. Bouisson croyait avoir à extirper une tumeur de la langue et il trouva une molaire : le malade avait été blessé d'une balle en Crimée, quinze mois auparavant. On avait pensé à un cancer chez un patient à qui Herbert (de Tillières) enleva une demi-couronne de molaire; deux ans et demi auparavant, le patient s'était fait arracher une dent par un dentiste forain et depuis il souffrait de la langue. L'enkystement peut durer plus longtemps encore et l'on a cité des cas où il s'est prolongé pendant quatre ans (Boyer), six ans (Legouest), trente-deux ans (Krähe) ([2]).

Traitement. — Le traitement préventif est possible chez les épileptiques; consiste à insinuer un coin de bois entre les dents dès le début de l'accès. Pour toute plaie un peu profonde, il faudra prescrire des collutoires anti-

([1]) Leroux, *Ann. des mal. de l'or. et du lar.*, Paris, 1878, p. 258.

([2]) Krähe, *Œsterr. med. Woch.*, 1845, p. 1191. — Herbert (de Tillières), *Bull. de la Soc. de chir.*, Paris, 1855, t. VI, p. 144. — Legouest, *Traité de chir. d'armée*, Paris, 1863, p. 118.

septiques, pour prévenir les complications septiques, la glossite, la gangrène, les hémorrhagies secondaires; les meilleurs sont les solutions d'acide borique ou de chloral. De plus, on doit assurer autant que possible le repos relatif de l'organe, en ordonnant, outre le silence, d'abord une nourriture liquide, puis des bouillies. Cette indication est surtout importante lorsqu'on a fait des sutures.

La suture, en effet, doit être pratiquée pour toute plaie profonde, même quand elle est contuse, même quand il y a séparation presque complète de la pointe de la langue (1). Les succès d'A. Paré, de Gant — et en 1870 Béranger-Féraud réunissait 11 faits analogues — prouvent que la réunion immédiate est possible même quand il ne reste plus qu'une adhérence minime. Si l'on est appelé au bout de quelques jours pour une plaie avec écartement, on tentera la suture secondaire. La suture sera faite à points séparés, au catgut, à la soie ou au crin de Florence; on ne craindra pas de multiplier les fils, d'en mettre sur les deux faces et sur les bords. Ces manœuvres sont assez longues et délicates; chez l'enfant, elles nécessitent donc assez souvent la chloroformisation.

Pour arrêter les hémorrhagies, le perchlorure de fer doit être proscrit. La suture suffit à oblitérer les artérioles et les veines; pour les troncs artériels plus importants, la ligature des deux bouts dans la plaie doit être pratiquée. Elle est, il est vrai, bien difficile pour les plaies de la base, mais en général on en viendra à bout en attirant au dehors la langue dont la pointe aura été saisie dans une anse de fil et en débridant selon les besoins; il sera alors utile de donner le chloroforme. En agissant de la sorte, dit Butlin, on n'aura presque jamais à lier au cou la linguale ou la carotide externe pour tarir une hémorrhagie primitive; et cela deviendra rare pour les hémorrhagies secondaires. Si l'on ne peut pas saisir le vaisseau dans la plaie et si, vu la profondeur, on a quelques doutes sur son siège exact, on liera au cou la carotide externe plutôt que la linguale.

L'extraction immédiate ou secondaire des corps étrangers n'offre rien de bien spécial.

Le traitement des plaies envenimées est analogue à celui de la glossite parenchymateuse aiguë. Toutefois les incisions profondes dont nous parlerons à ce propos sont plus rarement indiquées.

B. — BRÛLURES

Les brûlures produites par les *corps chauds* sont très fréquentes, et atteignent souvent plusieurs points à la fois de la cavité buccale. Elles sont causées par les aliments. Presque toujours elles sont légères : tout se passe après quelques instants d'une douleur intense et quelques heures d'une sensibilité assez vive au niveau du point brûlé. La gangrène de la muqueuse est rare, car l'aliment trop chaud est vite rejeté et le contact est très court. J. Franck a vu une glossite être la conséquence de cet accident d'ordinaire banal.

(1) A. Paré, *Œuvres compl.*, éd. Malgaigne, t. II, p. 88 et 608. — Branca, *Archives génér. de méd.*, Paris, 1835, 2e série, t. VII, p. 543. — Bérenger-Féraud, *Gaz. des hôpit.*, Paris, 1870, p. 210.

L'échaudage de la muqueuse buccale chez les enfants anglais qui boivent au goulot de la théière, n'a aucune importance à côté des lésions de la muqueuse laryngo-trachéale observées dans ces conditions.

Les *agents chimiques*, avalés par mégarde ou pour suicide, produisent, eux aussi, des brûlures multiples de la cavité buccale. Mais les accidents buccaux s'effacent devant ceux qu'entraînent les lésions pharyngo-œsophagiennes. Il est même à noter que la muqueuse buccale en général, et la muqueuse linguale surtout, présentent parfois alors une intégrité remarquable.

Le *traitement* consiste à prescrire des collutoires antiseptiques et des aliments liquides ou tout au moins en bouillie.

II

LÉSIONS INFLAMMATOIRES DE LA LANGUE

Les lésions inflammatoires de la langue sont connues sous le nom de *glossites*.

Les glossites sont de plusieurs variétés. Il faut les diviser en superficielles et profondes; dans chacune de ces catégories elles sont aiguës ou chroniques.

A. — GLOSSITES SUPERFICIELLES

Les *glossites superficielles aiguës* ne sont souvent que la manifestation linguale d'une stomatite ulcéro-membraneuse, mercurielle, aphtheuse, etc.; il suffit de nommer ces maladies, déjà en partie décrites. Les autres glossites superficielles aiguës, les exanthèmes linguaux, par exemple, ressortissent à la pathologie interne. J'en dirai autant de l'herpès lingual, mais je le signalerai avec un peu plus d'insistance parce que Güterbock a désigné sous le nom d'*hémiglossite* l'herpès unilatéral, lié à une névralgie linguale, sorte de zona sans doute : or cette terminologie prête à confusion, car le nom d'hémiglossite est classiquement réservé à la glossite profonde unilatérale. Il en résulte que l'on cite parfois le travail de Güterbock ([1]), à côté de celui de Graves. Or c'est à côté d'une note de Gellé, sur l'herpès lingual, qu'il doit trouver place.

Les glossites superficielles chroniques, elles aussi, sont pour la plupart dénuées d'intérêt chirurgical. Parmi elles, la leucoplasie buccale mérite seule de nous arrêter.

Il est impossible, toutefois, de ne pas signaler la *glossite exfoliatrice marginée*, car Parrot ([2]) avait voulu en faire une caractéristique de la syphilis héréditaire. Cette glossite, très rare après six ans, fréquente surtout de six mois à un an et de deux à trois ans, débute par un épaississement épithélial à limites nettes, au centre duquel l'épithélium se met à desquamer, d'où un anneau rond ou ovale, gris-jaunâtre, entourant une aire rouge. Plusieurs de

([1]) GÜTERBOCK, *Deutsche Zeitschrift f. Chir.*, Leipzig, 1885, t. XXII, p. 332.
([2]) PARROT, *Progrès médical*, Paris, 1881, p. 101.

ces cercles venant à empiéter les uns sur les autres, il en résulte des aspects comparés à celui d'une carte de géographie. La lésion peut récidiver sur l'aire desquamée, d'où des cercles concentriques. Barker a noté de la démangeaison et de la salivation ; Vanlair [1], une légère hyperesthésie, mais presque toujours les signes fonctionnels sont nuls. On a beaucoup discuté sur la cause, d'ailleurs encore peu connue, de cette lésion singulière ; le seul point important est de ne plus la considérer, malgré Parrot, comme un résultat de la syphilis héréditaire et c'est à ce point de vue seulement que sa connaissance importe au chirurgien.

LEUCOPLASIE BUCCALE

La leucoplasie buccale, nous dit Merklen, « est une affection inflammatoire chronique, dont le caractère clinique et anatomique le plus saillant est la transformation cornée de l'épithélium buccal et dont la cause n'est nullement spécifique ».

Mentionnée par S. Plumbe, sous le nom d'ichthyose linguale, puis par Buzenet, cette lésion a été étudiée avec soin en Angleterre, depuis Neligan et Hulke, à cause de ses relations avec le cancer de la langue. Peu de temps après elle a été décrite en France, surtout par Bazin, par Saison, par Debove et aujourd'hui, bien que certains points restent obscurs, c'est une affection assez bien connue.

Sa synonymie est assez riche et elle comporte, en particulier, les dénominations de psoriasis buccal (Bazin), kératosis (Kaposi), stomatite épithéliale chronique (E. Besnier).

BAZIN, *Leç. théor. et clin. sur les aff. cut. d'orig. arthrit. et dartreuses*, Paris, 1868, p. 272. — CH. LAILLER, art. BOUCHE du *Dict. encycl. des sc. méd.*, Paris, 1869, p. 259. — DEBOVE, *Le psoriasis buccal*. Thèse de doct. de Paris, 1873, n° 493. — SCHWIMMER, Die idiop. Schleimhautp. der Mundhöhle. *Viertelj. für Dermat. u. Syph.*, Wien, 1877, p. 510. — MERKLEN, Psoriasis buccal. *Ann. de derm. et syph.*, Paris, 1883, t. IV, p. 157 et 216.

Symptômes et marche. — Au début, Schwimmer, Mauriac [2], E. Vidal, décrivent un *stade érythémateux* où les papilles malades constituent des macules rouges, lisses ou granuleuses. Au bout d'un temps, parfois assez long, la couche épidermique s'épaissit et les taches rouges passent successivement au blanc bleuâtre, au blanc grisâtre, au blanc d'argent. De là des plaques souvent nummulaires, à bords nets, un peu saillants, à centre d'abord légèrement bombé, mais plus tard déprimé, nous dit Schwimmer. Tant que la lésion est en voie d'extension, les plaques sont entourées d'un liséré hypérémique filiforme. Au niveau des plaques, la souplesse de la muqueuse est un peu diminuée.

A ce degré, la rétrocession est possible, sous l'influence du traitement. Mais plus souvent les plaques s'étendent, deviennent étoilées, irrégulières, puis confluentes, et alors à bords festonnés ; elles recouvrent la langue d'une cuirasse d'un blanc nacré et brillant, de consistance fibreuse, à surface

[1] VANLAIR, *Rev. mens. de méd. et de chir.*, Paris, 1880, p. 54.
[2] MAURIAC, *Union méd.*, Paris, 1874, 3e série, t. XVIII, p. 141, 442, 445.

d'abord papillomateuse (et c'est ce que l'on a plus spécialement appelé ichthyose), puis lisse par atrophie cicatricielle des papilles; et même, ajoute Nedopil, la sclérose peut devenir interstitielle et provoquer une atrophie de la langue.

Debove, Mauriac, E. Vidal, E. Besnier ont noté la desquamation partielle de la plaque, mais — et Merklen y insiste — « c'est là un fait éventuel, et non pas régulier, essentiel, comme dans le psoriasis cutané ».

Quelquefois, même quand la lésion est très étendue, il ne se fait aucune fissure. Mais souvent la muqueuse rigide se fend en des craquelures qui siègent surtout au niveau des sillons normaux. Ces fissures sont un peu saignantes, elles s'infectent, suppurent légèrement et de là des indurations secondaires du derme.

Cette affection ne reste en général pas localisée à la langue, dont elle respecte, d'autre part, la face inférieure; fréquemment la joue, les lèvres, le palais, les gencives sont envahis. A la face interne des joues, on voit des plaques irrégulières qui suivent la ligne interdentaire et qui se continuent assez souvent en avant par un triangle dont la base répond à la commissure buccale. Ces triangles constituent les « plaques des fumeurs ». Aux lèvres, la lésion est volontiers papillomateuse et accompagnée, d'après Mauriac, de granulations blanches, grosses comme des grains de semoule et dues au développement exagéré des glandes de la région.

Les signes fonctionnels sont pendant longtemps nuls et c'est par hasard qu'à ce stade la lésion est reconnue. Plus tard il y a un peu de gêne de la mastication, de la parole; Debove a constaté une sécheresse incommode, une diminution du goût. Quand des fissures existent, les aliments trop durs et trop épicés, l'alcool, les irritants divers provoquent de véritables douleurs.

Jusqu'ici, il n'y a rien de chirurgical et souvent il en est ainsi jusqu'à la fin, la maladie, de durée indéterminée, étant capable de rester indéfiniment stationnaire, ou bien de subir simplement de temps à autre des poussées subaiguës. Peu importerait au chirurgien qu'elle fût très rebelle, selon l'assertion de Bazin, ou même incurable, comme le veut Nedopil [1]. Mais la leucoplasie buccale dégénère souvent en cancer. Cette transformation s'observe tous les jours, on discute seulement sur sa fréquence. Schwimmer l'évalue à 1/5 des cas, E. Vidal à la moitié; pour Hulke, pour Clarke, elle serait à peu près fatale. Cette dernière opinion, d'ailleurs, est incontestablement exagérée.

Étiologie. — La leucoplasie buccale atteint surtout les sujets de trente à cinquante ans et presque exclusivement les hommes. Les causes locales ont dans sa genèse un rôle important et toutes les irritations répétées peuvent être incriminées : l'abus du tabac ou de l'alcool, l'irritation par un chicot, par un dentier sont des causes vulgaires. Chez les souffleurs de verre, Andrew Clarke, Guinard signalent des plaques leucoplasiques, surtout à l'embouchure du canal de Sténon. Ce n'est pas tout et les irritations, si elles se prolongent, semblent importantes, d'après Ch. Lailler, pour déterminer la transformation épithéliale de la lésion qu'elles ont provoquée.

[1] NEDOPIL, *Arch. für klin. Chir.*, Berlin, 1877, t. XX, p. 324.

C'est à titre de cause amenant des irritations buccales que la syphilis paraît agir et c'est ainsi que Debove interprète un fait incontestable : la fréquence de la leucoplasie chez les syphilitiques. Mais il combat l'erreur de Clarke, de Kaposi, pour qui c'est une lésion de nature syphilitique.

Peut-être faut-il que ces irritations trouvent le terrain préparé par une prédisposition générale. Bazin, Debove incriminent l'arthritisme ; Schwimmer fait intervenir des troubles digestifs chroniques. Il n'y a là rien de bien prouvé.

Diagnostic. — Le diagnostic presque toujours est évident. Le point le plus important est de ne pas croire à tort à la syphilis, car le traitement spécifique aggrave la leucoplasie. Toutefois il n'y a pas à vrai dire de diagnostic différentiel à établir, car il n'y a guère de syphilides ressemblant à la leucoplasie ; il faut seulement savoir que la leucoplasie, même lorsqu'elle survient chez un syphilitique, est de nature irritative et non point syphilitique et dès lors est rebelle au traitement mercuriel.

La leucoplasie a une certaine ressemblance objective avec les plaques linguales du lichen plan (1) ; le diagnostic de cette lésion, beaucoup moins rebelle, s'établit par la constatation de ses éléments cutanés.

Ce qui importe au chirurgien, c'est de déterminer dès son début la transformation épithéliomateuse, mais c'est un point qui ne peut guère être débattu qu'après l'exposé clinique du cancer de la langue.

Anatomie pathologique. — Les études anatomiques ont surtout été faites au pourtour de cancroïdes excisés. La muqueuse est dure, très épaisse, et Debove, Nedopil, Schwimmer ont montré que cet épaississement porte surtout sur le chorion, dont les couches superficielles sont infiltrées de cellules embryonnaires. Ce processus aboutit à la sclérose et nous avons déjà vu que la langue entière peut s'atrophier, par sclérose interstitielle sous-muqueuse.

Les lésions épithéliales semblent secondaires, mais elles sont importantes. Elles se caractérisent au début, d'après Leloir, par la kératinisation des couches superficielles, en sorte que, avec sa couche cornée et sa couche à éléidine, l'épithélium épaissi ressemble à l'épiderme. Plus tard la kératinisation tendrait à disparaître et ce serait surtout alors que surviendrait l'épithéliome (2).

Nedopil, Schwimmer, ont cherché à suivre, histologiquement, un processus conduisant de la leucoplasie au cancer. Leurs efforts semblent avoir été vains. Il n'y a pas là une seule et même affection présentant deux périodes définies et il faut admettre avec U. Trélat (3), que l'épithéliome n'est qu'un accident au cours de la leucoplasie, mais un accident fréquent, dû à l'irritation anormale et continue qui résulte du processus phlegmasique chronique.

Traitement. — Dans le traitement de la leucoplasie, l'hygiène est impor-

(1) Thibierge, *Ann. de dermat. et syph.*, Paris, 1885, 2e série, t. VI, p. 65 ; 1886, t. VII, p. 440.

(2) H. Leloir, *Bull. de la Soc. anat.*, Paris, 1885, p. 485. — *Arch. de physiol.*, Paris, 1887, 3e série, t. X, p. 86.

(3) U. Trélat, *Bull. et mém. de la Soc. de chir.*, Paris, 1875, n. s., t. I, p. 844.

tante : on supprimera le tabac, l'alcool, les irritants. Bazin, Debove conseillent, en outre, le traitement alcalin.

Comme traitement local, Devergie employait les cautérisations au nitrate acide de mercure, Vidal donne la préférence à l'acide chromique, Joseph, à l'acide lactique, Fletcher Ingals, au galvano-cautère (1) ; H. Leloir recommande les applications dékératinisantes d'acide salicylique.

Mais on n'abusera point des applications irritantes, des cautérisations : Ch. Lailler les croit souvent inefficaces et quelquefois dangereuses, au point de vue de la transformation cancroïdale. Ce que le chirurgien doit avant tout retenir, c'est le conseil de Butlin : enlever au bistouri tout noyau circonscrit qui tend à s'indurer.

B. — GLOSSITES PROFONDES

Les inflammations profondes de la langue sont de deux ordres, aiguës et chroniques, les secondes pouvant se constituer d'emblée à l'état chronique ou succéder, au contraire, à un état aigu primitif.

1° GLOSSITE PROFONDE AIGUË

Synonymie. — Cette affection a encore été appelée glossocèle, paraglosse, glossite phlegmoneuse, inflatio.

De la Malle, Précis d'obs. sur le gonfl. de la langue. *Mém. de l'Acad. roy. de chir.*, éd. in-4°, t. V, p. 513, Paris, 1774. — Breschet et Finot, art. Glossite du *Dictionn. en 60 vol.*, t. XVIII, p. 483, Paris, 1817. — Dechambre, art. Langue du *Dict. encycl. des sc. méd.*, Paris, 1868, p. 567. — Caulier, *De la glossite profonde aiguë.* Thèse de doct. de Paris, 1884-1885, n° 113.

Étiologie. — On attribue à la glossite parenchymateuse aiguë des *causes locales* diverses et par exemple, on parle des plaies envenimées (2), et on en rapproche le contact avec certaines substances irritantes animales ou végétales. Par exemple, on cite la glossite de ce jeune paysan, observé par Dupau, qui par gageure mâcha un crapaud ; on raconte que la mastication des feuilles de tabac, de *Daphne mezereum*, de céleri, pourrait provoquer le gonflement de la langue. L'analogie semble être assez grande avec certains accidents dus quelquefois au simple contact avec des agents qui semblent fort bénins. Les attouchements au vitriol bleu ont causé des glossites entre les mains de Graves, de Dupuytren, et l'on en a vu autant pour avoir fait boire de l'ammoniaque à un ivrogne.

Est-ce là de l'inflammation proprement dite ou un œdème aigu non septique? La question est à peine posée. Mais si ces accidents œdémateux ressemblent par leurs symptômes à ceux de la glossite proprement dite, ils en diffèrent cependant par la fréquence de leur résolution spontanée, par la rareté de la suppuration.

(1) Fletcher-Ingalls, *New-York med. Journ.*, 1885, t. II, p. 87.
(2) Voy. p. 250.

C'est un véritable phlegmon qui se déclare, au contraire, quand les microbes buccaux viennent infecter les diverses plaies, surtout compliquées de corps étrangers : une barbe d'orge a suffi dans un fait de Ranking. De même quand la langue s'enflamme après les morsures profondes que lui a infligées un épileptique.

Certaines *infections générales* favorisent la glossite et l'on cite l'érysipèle, la scarlatine (Paget), la fièvre typhoïde (Delamalle, Carron, R. Graves). Autrefois, c'était une complication fréquente de la variole, à la période de pustulation ou de suppuration. Dans cette dernière pyrexie on saisit l'association de la porte d'entrée locale — la pustule — et de la tendance pyogénique générale. Il en est sans doute de même, avec des portes d'entrées minimes et méconnues, pour les autres pyrexies que j'ai énumérées et dont on connaît d'ailleurs les manifestations buccales.

Il semble que l'étiologie soit fort analogue pour les glossites dites idiopathiques, dont Guéneau de Mussy, D. Duckworth, Butlin ont constaté le lien avec l'état infectieux mal déterminé que l'on appelle fièvre catarrhale. De là l'influence du refroidissement, dans beaucoup d'observations; de là le rôle des saisons, l'association à l'angine, au rhume, à une parotidite (1), à des perturbations menstruelles. Et même Reil, Arnold (2) ont parlé d'une sorte d'épidémicité. Dans cette glossite dite idiopathique, également, la détermination d'ordinaire linguale est peut-être souvent due à des portes d'entrée qui nous échappent, mais que, par exemple, nous constatons aisément, sous forme d'une inflammation aphtheuse, dans un fait de Laveran (3).

La *glossite mercurielle* avait autrefois une grande importance. Elle est presque inconnne; aujourd'hui qu'on ne cherche plus à provoquer la salivation mercurielle pour traiter la vérole.

Symptômes. — Que la glossite parenchymateuse ait été ou non précédée d'une glossite superficielle, ou bien d'une infection générale plus ou moins caractérisée, son début souvent est brusque, parfois même marqué par un frisson. Dans certains cas il est insidieux ; il y a d'abord un peu de gêne à la mastication, un peu de douleur, puis survient le gonflement, avec douleur vive et avec assez peu de fièvre. En tout cas, la maladie n'est nettement constituée que lorsque apparaît le gonflement. Celui-ci est ordinairement total, quelquefois partiel : de là des variétés cliniques.

1° *Glossite totale*. — Le gonflement y est très rapide : en quelques heures la langue double, triple de volume, les dents s'y impriment, bientôt elle sort de la bouche. Elle est douloureuse au moindre mouvement, au moindre contact, et on la voit couverte d'un enduit blanc épais sous lequel la partie intra-buccale est luisante, livide, tandis que la partie prolabée est anémiée, étranglée par les arcades dentaires qui l'enserrent et bientôt y creusent des ulcérations. Quelquefois les ganglions cervicaux, les glandes salivaires s'engorgent et tous les mouvements du cou deviennent douloureux.

En même temps s'écoule une salive visqueuse; mais la salivation n'est réelle-

(1) Zazowski, *Bull. gén. de thérap.*, Paris, 1844, t. XXVII, p. 247.
(2) Arnold, d'après *Schmidt's Jahrbücher*, 1856, t. XCI, p. 181.
(3) Laveran, *Arch. de méd. et de pharm. milit.*, Paris, 1885, t. VI, p. 57.

ment très abondante que dans la stomatite mercurielle. Il est inutile d'insister sur les troubles de la phonation, de la mastication, de la déglutition. Ceux de la respiration — dus au refoulement de la langue en arrière, à l'œdème de la glotte — sont souvent d'une gravité extrême : ils ont fait périr un malade de Poilroux, et ils sont l'indication formelle du traitement énergique par les grandes incisions.

Ces troubles fonctionnels expliquent le malaise, l'anxiété; on a observé des symptômes de congestion cérébrale, de l'assoupissement, de la céphalalgie; l'infection générale peut se traduire par de la diarrhée. La réaction fébrile est souvent assez modérée.

2° *Hémiglossite.* — Quelquefois une moitié de la langue s'enflamme seule et alors, s'il faut en croire Graves (1), ce serait le plus souvent la moitié gauche. Cette hémiglossite est considérée comme rare par Bruns, par B. Arnold; elle est au contraire la règle pour Stromeyer, Demme, Copland. Cette seconde opinion est également celle de Butlin, de Dyce Duckworth, et en effet l'abcès consécutif est le plus souvent circonscrit, unilatéral; mais ces auteurs ajoutent que le noyau unilatéral initial disparaît bien vite au milieu du gonflement général. Ce qui est relativement rare, en somme, c'est la circonscription de l'œdème phlegmoneux à une moitié de la langue. C'est là la caractéristique de l'hémiglossite. Dans ce cas, le gonflement est beaucoup moindre que celui de la glossite totale; le côté malade s'incurve autour du côté sain. Les phénomènes fonctionnels sont naturellement bien moins graves, d'autant mieux que la glossite se localise alors volontiers à la partie antérieure de la langue.

3° *Glossite basique.* — L'inflammation de la base de la langue, l'*angine linguale* comme disait David Craigie, est cliniquement analogue aux angines phlegmoneuses, auxquelles d'ailleurs elle est quelquefois associée et qu'elle aggrave alors notablement. Même isolée, elle est une variété grave des angines phlegmoneuses car — comme cela est naturel d'après les connexions anatomiques — les accidents respiratoires sont souvent fort graves. Par le toucher, on constate la dureté, le gonflement, la douleur à la pression de la base de la langue. Quelquefois la partie antérieure est œdématiée et refoulée en avant, ce qui ferait croire à une glossite totale, si cette partie antérieure n'était relativement souple et surtout indolente à la pression.

Diagnostic. — Le diagnostic de l'existence n'est pas douteux : le gonflement énorme de la langue permet d'affirmer la glossite. Mais il faut distinguer les diverses variétés. L'étiologie fera reconnaître la plupart du temps les plaies envenimées, ce qui a de l'importance, car dans ces conditions les grandes incisions sont la plupart du temps inutiles.

Il en est de même dans la glossite mercurielle, caractérisée par l'abondance de la salivation, la fétidité de l'haleine, la stomatite concomitante, la fièvre peu élevée, le gonflement des glandes salivaires; tous symptômes utiles au diagnostic lorsque le sujet ne veut pas avouer qu'il a pris du mercure.

(1) R.-J. GRAVES, d'après *Arch. génér. de méd.*, Paris, 1828, 1re série, t. XVII, p. 427. — DEMME, *Schw. Zeitschr. f. Heilk.*, Berne, 1863, t. II, p. 73. — GUÉNEAU DE MUSSY, *Arch. gén. de méd.*, Paris, 1879, t. I, p. 385.

Le diagnostic de la variété — glossite totale, glossite basique, hémiglossite — s'établit par la vue et par le toucher, constatations, souvent rendues difficiles, il est vrai, par l'intensité du gonflement et par la constriction des mâchoires.

Marche. — Terminaisons. — La glossite aiguë a une marche très rapide. En trois à quatre jours les accidents ont atteint leur maximum et, quand le traitement a été bien dirigé, tout est fini en huit à dix jours, en général au moins, car Joel Langelot a vu une hémiglossite traîner pendant trois semaines.

Les terminaisons sont la résolution, la suppuration, la gangrène et le passage à la chronicité. Parfois, d'ailleurs, aucune d'elles n'a le temps de se dessiner, l'œdème intense ayant en quelques heures causé une suffocation mortelle.

1° *Résolution.* — La résolution est, à tout prendre, la terminaison la plus fréquente. Mais encore faut-il établir quelques distinctions. Ainsi, elle est à peu près constante dans les prétendues glossites par plaies envenimées ; mais nous avons dit que ces œdèmes aigus sont sans doute bien différents des atteintes phlegmoneuses proprement dites. Elle n'est pas rare dans la vraie glossite dite catarrhale ou *a frigore*. Peu à peu la fièvre tombe, la douleur, la dyspnée, l'aphonie s'amendent, puis c'est le tour de la dysphagie, qui de tous les symptômes est le plus persistant. Cette résolution est quelquefois marquée par des phénomènes critiques, des sueurs profuses, par exemple; une dame, soignée par Gaubric, fut soulagée après une métrorrhagie suivie d'avortement. Dans certains cas, et à cet égard on peut citer des faits de J. Franck, d'Ozanam ; à plusieurs reprises on note, avant la résolution finale, des recrudescences et des améliorations.

2° *Suppuration.* — La suppuration serait relativement rare et cela s'expliquerait, dit-on, par la richesse musculaire et par la pauvreté conjonctive de l'organe. Il faut en distinguer deux formes : la suppuration diffuse et l'abcès circonscrit.

La *suppuration diffuse* ne reste même pas cantonnée à la langue. Elle gagne le pharynx, le larynx, elle s'accompagne d'accidents pyohémiques et en peu de temps la mort survient, à peu près inévitable, par dyspnée et par infection générale.

Elle est rare, heureusement, et presque toujours on se trouve en présence d'un phlegmon circonscrit, d'un *abcès chaud de la langue.* Cette suppuration s'annonce par les phénomènes rationnels classiques, par des frissons irréguliers, tandis que la douleur devient fixe, pulsative, que les phénomènes dyspnéiques s'aggravent. Mais bientôt le gonflement tend à se limiter, puis une tumeur molle, violacée, proémine, d'ordinaire vers la face dorsale, exceptionnellement vers la face inférieure. On la voit alors et on la touche, on constate qu'elle est fluctuante, ou plutôt seulement dépressible. A partir de ce moment les troubles fonctionnels subissent une légère détente, puis, au bout de huit à dix jours, l'abcès s'ouvre spontanément, il en sort une à deux cuillerées de pus fétide et la cicatrisation est rapide. Il va sans dire que l'incision chirurgicale du foyer abrège de beaucoup la durée du mal. Après cette évacuation, il peut persister une induration assez prolongée.

La formation du pus n'a rien de spécial dans l'angine linguale, dont j'ai déjà indiqué la gravité particulière. De ces abcès de la base de la langue, on peut jusqu'à un certain point rapprocher certains abcès sous-linguaux, dont Fleming, Weiss (de Nancy) (1) ont relaté des exemples. Leur gravité, en effet, est due à la menace d'asphyxie. Mais, quoique la base de la langue y participe, ils seront plus rationnellement décrits parmi les maladies du plancher de la bouche.

Il est très important de diagnostiquer aussi vite que possible l'existence et le siège d'un abcès : en ouvrant à temps la collection on évite une trachéotomie qui paraissait indiquée, et même quelquefois on sauve la vie du malade. Il faut donc, par la pression, rechercher avec grand soin la douleur localisée, la dépressibilité. Cet examen, malheureusement, est souvent rendu très difficile par la constriction des mâchoires, par le volume de la langue qui remplit toute la bouche et même pend au dehors.

3° *Gangrène.* — On observe au cours de la glossite aiguë deux variétés de gangrène : une gangrène locale, frappant la pointe prolabée en avant de la striction exercée par les dents, celle-là est peu grave; une gangrène réellement septique, frappant toute la langue. Cette deuxième forme, rare d'ailleurs, est fort grave. La débilitation de l'état général joue un grand rôle dans sa genèse, et elle se déclare presque exclusivement au cours des pyrexies ataxo-adynamiques (2), du scorbut. Autrefois elle n'était pas exceptionnelle comme conséquence de la glossite variolique. A côté de cette gangrène précédée de glossite proprement dite, il faut ranger la gangrène d'emblée, analogue au noma, débutant sur le bord de la langue par une eschare que recouvre une phlyctène. Parfois alors, comme dans un fait de Ballard, la gangrène est précédée de vives douleurs, si bien que Clarke se demande s'il ne faut pas faire intervenir le système nerveux.

Cette gangrène, qui a les caractères objectifs de la gangrène humide, est fort grave. Souvent, en effet, le sphacèle s'étend fort loin, va ulcérer de gros vaisseaux, d'où la mort possible par hémorrhagie. Mais les accidents de septicémie, d'intoxication par les produits déglutis sont la cause la plus ordinaire de la mort, et c'est d'ailleurs ce qui a fait renoncer à l'ablation de la langue par la ligature lente. La guérison toutefois n'est pas impossible, la gangrène se limite et la masse mortifiée, détachée, est quelquefois rejetée d'un bloc dans un effort d'expuition. Après cela il reste au patient un moignon, souvent soudé au plancher buccal, en un ankyloglosse acquis, mais cependant fort utile à la phonation et à la déglutition. Cette conservation de la parole après une destruction totale de la langue, a donné lieu à de nombreuses controverses, dont l'intérêt aujourd'hui est purement historique; et, sans suivre Horstius, Rolland de Bellebat dans leurs dissertations sur la régénération de la langue, nous nous bornerons à renvoyer ceux qu'intéresse ce point au mémoire de Louis (3).

(1) WEISS, *Bulletins et mémoires de la Société de chirurgie*, Paris, 1887, nouv. série, t. XIII, p. 52.
(2) Pour la scarlatine, voy. VIDAL, *Bull. de la Soc. anat.*, Paris, 1854, p. 260.
(3) LOUIS, Mém. phys. et path. sur la langue. *Mém. de l'Acad. roy. de chir.*, éd. in-4°, t. V, p. 486. Paris, 1774. (Voy. aussi t. IV, p. 96.)

La gangrène peut être le résultat d'une pustule maligne de la langue [1]. Le diagnostic avec la gangrène proprement dite s'établit par les commémoratifs : non seulement on ne trouve pas les causes que nous venons d'énumérer, mais on est guidé par la profession du sujet et parfois on apprend qu'il a mis dans sa bouche le couteau avec lequel il avait dépouillé une bête malade. Objectivement, la différence principale résiderait dans la formation de vésicules roussâtres.

4° Le *passage à la chronicité* est rare. Après l'atteinte aiguë, on voit la langue rester volumineuse, prolabée même et dans les cas extrêmes il se constitue de la sorte une sorte de macroglossie. Cette glossite chronique généralisée hypertrophique, est en général englobée dans la macroglossie proprement dite, et c'est une des causes de l'obscurité si fréquente des discussions sur la congénitalité de la maladie, sur les relations du prolapsus et de l'hypertrophie. A un degré notable, on observe sans doute un véritable prolapsus acquis de la langue, autrefois assez fréquent à la suite de l'abus du mercure, et ce prolapsus exige le même traitement que la macroglossie congénitale. Mais il a pour caractères spéciaux son origine par une glossite aiguë, son peu de tendance à l'accroissement, et peut-être est-ce lui surtout qui cède à la compression bien dirigée.

Pronostic. — De ce qui précède, il résulte que le pronostic doit toujours être très réservé. En effet, la mort en quelques heures est possible, par asphyxie ou dans le collapsus, et plus tardivement elle peut survenir par suppuration diffuse ou par gangrène, par épuisement, par pneumonie. Le pronostic dépend du siège : la glossite basique est la plus grave, l'hémoglossite est la moins dangereuse. Enfin, il faut tenir compte de la cause et, en particulier, les glossites secondaires aux maladies aiguës sont beaucoup plus sévères que la glossite dite idiopathique, *a frigore*.

Le pronostic dépend pour beaucoup du traitement, car avec une thérapeuthique bien dirigée la guérison est à peu près constante.

Traitement. — Le traitement doit être envisagé à la période phlegmoneuse et à la période d'abcès.

A la période phlegmoneuse, lorsque les accidents sont modérément intenses, on peut à l'aide d'un traitement assez doux obtenir la résolution. On ordonnera un purgatif salin, on appliquera des sangsues sous la langue ou à la région sus-hyoïdienne (autrefois on pratiquait une large saignée générale), puis on prescrira des lavages fréquents de la bouche avec des collutoires émollients et antiseptiques.

Lorsque les accidents sont plus sérieux et surtout quand la dyspnée menace, on peut être forcé de faire la trachéotomie d'urgence. Mais ce sera exceptionnel si l'on attaque directement l'œdème phlegmoneux par de profondes incisions prenant toute la longueur de la langue. On en fait une ou deux selon que la glossite est unilatérale ou bilatérale. Cette thérapeutique a été préconisée depuis bien longtemps déjà par Job à Mec'kren, par Zacutus Lusi-

[1] Voy. les articles cités de BRESCHET et FINOT (glossanthrax), MAISONNEUVE (p. 77), DEMARQUAY (p. 149).

tanus, à la fin du siècle dernier par Delamalle. Elle est d'une efficacité incontestable. Pour la glossite basique, la partie verticale de la langue sera débridée profondément avec un bistouri en faucille.

Si le gonflement est intense, nous avons vu que la constatation exacte d'un abcès et de son siège est très aléatoire. Peu importe d'ailleurs, car l'abcès est alors accessoire; les profondes incisions le rencontreront parfois, et si elles passent à côté, il ne tardera pas à s'y ouvrir secondairement. Mais il va sans dire que si l'on sait où siège le foyer c'est sur lui qu'il faut inciser.

L'alimentation sera composée de liquides, de bouillies. Parfois la dysphagie sera telle qu'il faudra nourrir le malade à l'aide d'une sonde œsophagienne introduite par le nez. Il est important, dans les glossites secondaires surtout, de soutenir les forces du malade par l'alimentation et par une médication tonique.

La gangrène sera combattue par de larges débridements au fer rouge. On combattra la septicité par des lavages avec une solution de chloral, par des pulvérisations d'iodoforme. L'alimentation par une sonde nasale sera de rigueur pour éviter le plus possible la déglutition de parcelles putrides.

2° GLOSSITES PROFONDES CHRONIQUES

Les scléroses profondes qui résultent de la leucoplasie linguale invétérée sont des glossites interstitielles chroniques. De même, si l'on veut, celles qu'on observe en conséquence de lésions syphilitiques. Mais ces lésions surviennent à la période ultime, alors que le traitement n'a plus de prise sur la lésion initiale. L'intérêt clinique devient donc médiocre.

D'autres glossites chroniques sont plus importantes pour le chirurgien. Il y en a deux formes principales : la glossite généralisée et les glossites localisées.

La glossite chronique généralisée hypertrophique a été indiquée plus haut comme terminaison de la glossite aiguë.

Parmi les glossites localisées, je me bornerai à mentionner les restes de glossite aiguë, abcédée ou non. Je signalerai une observation remarquable de Kappeler [1] où l'auteur crut à un cancer de la base de la langue et amputa l'organe : à l'examen histologique de la pièce, Roth constata simplement une myosite sclérosante, ayant probablement son origine dans l'irritation chronique causée par un calcul du canal de Wharton. J'ai déjà suffisamment parlé des glossites chroniques entretenues par des corps étrangers.

Toutes les glossites chroniques que je viens d'énumérer sont relativement rares. Mais il est une forme de glossite localisée qui est tout à fait vulgaire : c'est celle qui résulte du contact constant avec un chicot dentaire, avec une dent plus ou moins déviée. L'inflammation chronique aboutit presque toujours à l'ulcération, et cet ulcère dentaire a une grande importance en diagnostic différentiel.

Glossites dentaires. — Il est fréquent d'observer sur les bords de la langue

(1) Kappeler, *Deutsche Zeitschr. f. Chir.*, 1882, t. XVI, p. 369. — Il semble aussi que des calculs accompagnés d'accidents inflammatoires plus ou moins marqués et à répétition puissent exister dans les glandules ou dans les cryptes de la base de la langue. Voy. Gouguenheim, *Bull. de la Soc. anat.*, Paris, 1875, p. 95.

des ulcérations d'origine purement traumatique, au niveau d'un point où un chicot vient continuellement offenser l'organe. C'est là une notion bien anciennement connue, car on la trouve nettement exprimée par Hippocrate, et Celse a donné plus tard de ces lésions une description précise. Mais ces ulcères dentaires, encore appelés ulcères simples de la langue, ne sont qu'un cas particulier des diverses glossites dentaires [1].

Deux cas sont à distinguer :

Dans l'un, la langue hypertrophiée vient se comprimer sur les arcades dentaires. De là les empreintes qui, dans toutes les glossites, festonnent les bords de la langue. Si le gonflement dure quelque temps, ces dépressions sont susceptibles de s'ulcérer et après plusieurs atteintes de ce genre, il peut se constituer un tissu cicatriciel qui rend l'empreinte définitive. Butlin cite à cet égard une observation typique, où, de plus, les dents étaient déviées, en sorte que celles de la mâchoire supérieure, au nombre de trois, avaient creusé de la sorte la face supérieure de la langue.

Lorsque la langue est en prolapsus, nous le verrons plus loin en étudiant la macroglossie, les incisives inférieures ulcèrent plus ou moins profondément sa face inférieure. A un degré moindre, c'est par projection du frein contre ces mêmes incisives qu'on a parfois expliqué l'ulcération de ce frein au cours de la coqueluche. Le mécanisme est analogue chez certains enfants au moment où font éruption les incisives inférieures : W. Roser signale des faits de ce genre. Ces faits sont d'ailleurs exceptionnels, comme ceux, de même nature, que Dumas a observés chez deux enfants nés avec des incisives inférieures [2].

Jusqu'à présent, la langue vient se blesser sur des dents normales. De même, les tumeurs s'ulcèrent souvent contre des dents normales. Mais les ulcères dentaires sont la plupart du temps provoqués par des dents déviées ou malades. Ainsi on peut noter l'action nocive de certaines dents supplémentaires ; les ulcérations linguales par déviation de la dent de sagesse en dedans ont déjà été décrites [3] ; quelquefois les incrustations de tartre sont en cause, mais presque toujours la lésion a pour origine une dent cariée, à moitié détruite, un chicot plus ou moins pointu. C'est en général d'une molaire qu'il s'agit, et le plus souvent d'une molaire inférieure.

Symptômes. — Les lésions dentaires de la langue passent par deux phases : une de glossite chronique, une d'ulcération. Pour Clarke, pour James Paget, l'ulcération ne se déclarerait guère qu'à l'occasion de troubles dyspeptiques, ce qui est au moins douteux.

Avant l'ulcération, on observe ce que Butlin appelle un *nodule dentaire*, rarement constaté il est vrai, car souple, indolent, il passe presque toujours inaperçu. Sa surface est marquée d'une empreinte dentaire. Si l'on n'arrache pas la dent, l'ulcération est certaine. Ce nodule ressemblerait assez à une

(1) Hippocrate, *Œuvres compl.*, éd. Littré, t. IX, p. 33. — Celse, *Traité de la méd.*, trad. Vedrènes, p. 441. — Duplay et Marot, *Progrès méd.*, Paris, 1876, p. 225. — Trichet, Thèse de doct. de Paris, 1883-1884, n° 267.

(2) W. Roser, *Arch. der Heilk.*, Leipzig, 1861, t. II, p. 471. — Dumas, *Bull. gén. de thérap.*, Paris, 1876, t. XCI, p. 514.

(3) Voy. t. V, p. 129.

gomme crue, n'était son siège sur un bord, sa surface marquée d'une empreinte; ses limites un peu diffuses. Il se différencie du cancer par une dureté et une profondeur moindres.

L'*ulcération* n'est d'ailleurs pas toujours précédée d'un nodule de ce genre. Souvent elle apparaît d'emblée et s'indure peu à peu. C'est d'abord une simple fissure ou une excoriation, puis cela devient une vraie ulcération, peu profonde, à bords sinueux et à pic, à fond finement granuleux, recouvert assez fréquemment d'un enduit pultacé blanc jaunâtre. Tout autour existe du gonflement et même une véritable induration, en sorte que l'ulcère semble reposer sur une tumeur. Le dos de la langue est souvent couvert d'un enduit épais; l'haleine est parfois fétide. Dans quelques cas, l'ulcération subit une inflammation aiguë et de là des mouvements douloureux, de l'adénite sous-maxillaire. En dehors même de ces poussées, le contact de la dent contre l'ulcération dans les divers mouvements de la langue provoque en général quelques douleurs.

Diagnostic. — Le diagnostic de l'ulcère dentaire est quelquefois difficile lorsque la lésion est ancienne, et surtout lorsque la pointe causale est peu visible. Il faut savoir, en effet, qu'il peut suffire d'une aspérité dentaire que l'œil voit à peine; mais on la sent en passant le doigt à la face interne de l'arcade dentaire. C'est cette constatation du chicot qui permet le diagnostic.

Le chancre syphilitique est plus dur, plus circonscrit, siège surtout à la pointe, s'accompagne d'adénopathie; plus tard arrivent les accidents secondaires.

Les plaques muqueuses, celles par exemple qui, sous le nom d'*ulcus elevatum*, succèdent *in situ* au chancre, peuvent ressembler à un ulcère dentaire, mais alors les lésions buccales sont multiples. Ce qui rend quelquefois le problème un peu obscur, c'est qu'un chicot est une cause possible de localisation syphilitique, et une fois une plaque muqueuse appelée de la sorte elle se creuse, se modifie sous l'influence de la cause irritante. Peu importe, d'ailleurs, car, malgré la nature diathésique primordiale, la guérison de la lésion linguale ne s'obtient guère qu'après l'ablation de la dent pointue.

L'ulcère syphilitique tertiaire est plus profond, a une base plus large, ne siège guère aux bords. Si le sujet avoue des commémoratifs spécifiques, on n'hésitera guère. Quelquefois même on n'hésitera pas assez, et Maisonneuve raconte l'histoire d'un malade, syphilitique avéré et pendant longtemps traité comme tel sans succès, qu'il guérit en quelques jours par l'extraction d'un chicot.

L'ulcère tuberculeux dans sa forme typique ne prête guère à la confusion, mais quelquefois il est modifié par l'irritation constante que lui imprime une pointe dentaire et son aspect laisse place au doute.

C'est dans les mêmes conditions que l'on croit quelquefois à tort à un cancroïde au début, lorsque n'existent ni les douleurs, ni les adénopathies de la période tardive, et l'on n'oubliera pas, pour éviter d'amputer la langue sans motif, un fait observé par Maisonneuve : un homme qu'on allait opérer comme cancéreux eut une rage de dents telle qu'on différa l'intervention et qu'il fit arracher la dent malade, après quoi le prétendu cancer guérit de lui-même. Dans les cas douteux, donc, au lieu d'accorder trop d'importance à l'âge, au sexe, à l'induration plus ou moins prononcée, on commencera par faire extraire les dents suspectes, et on observera les effets de cette intervention. De plus, lorsqu'on croira nuisible d'attendre trop longtemps, on pourra, selon le conseil de Butlin, exciser sur les parties malades un fragment qu'on soumettra à l'examen histologique.

De ce qui précède, résulte donc que les ulcérations spécifiques, diathésiques ou néoplasiques se localisent volontiers en regard d'une dent cariée, et c'est dans ces conditions que le diagnostic devient délicat. Le critérium diagnostic consistera à traiter convenablement cette dent et à observer l'évolution ultérieure de la lésion linguale.

Traitement. — Il faut avant tout limer, obturer ou extraire la dent irritante. On recommandera d'éviter toute irritation buccale : le sujet ne devra pas chiquer, fumer, prendre des aliments épicés. On prescrira quelques collutoires au borax ou au chlorate de potasse. Dans les cas rebelles, quelques cautérisations à l'acide chromique seront utiles. Si malgré cela la lésion persiste, on se méfiera d'une transformation cancéreuse et on n'hésitera pas à pratiquer l'ablation du mal.

III

TUBERCULOSE LINGUALE

On observe à la langue divers types de lésions tuberculeuses. L'ulcération franche en est le plus fréquent. Mais à côté d'elle il faut mentionner une autre forme de tuberculose superficielle, le lupus que je ne décrirai point, car il est extrêmement rare et peu chirurgical. D'autre part, on peut rencontrer ici des foyers profonds, parenchymateux, sous forme d'abcès froid.

1° ULCÉRATION TUBERCULEUSE FRANCHE

L'ulcération tuberculeuse n'est connue que depuis une date relativement récente. Morgagni, Baumès avaient bien remarqué l'existence d'ulcérations buccales chez les phthisiques à la période ultime; Franck avait noté leur ténacité. Mais leur nature tuberculeuse n'a guère été soupçonnée que par Bayle, puis par Dugès, et leur étude n'a été faite qu'après les travaux de Ricord et de Buzenet [1] et surtout de Julliard (1865), de Trélat (1870). Depuis cette époque, on a publié tant en France qu'à l'étranger de nombreux mémoires et thèses et on a démontré nettement, par l'histologie et la bactériologie, qu'il s'agit d'ulcérations tuberculeuses et non d'ulcérations simples chez des tuberculeux.

JULLIARD, *Des ulcérations de la bouche et du pharynx dans la phthisie pulmonaire.* Thèse de doct. de Paris, 1865, n° 176, et voy. *Bull. de la Soc. de méd. de la Suisse romande.* Genève,

[1] BUZENET, Thèse de doct. de Paris, 1858, n° 225, p. 65.

1870, p. 104 et 181. — U. Trélat, Note sur l'ulcère tuberculeux de la bouche. *Arch. génér. de méd.*, Paris, 1870, t. I, p. 55. — Féréol, Ulcère tuberculeux de la langue. *Bull. de la Soc. méd. des hôp.*, Paris, 1872, p. 188; voy. aussi 1874, p. 97; 120, 150, 174. — Körte, Ueber das tub. Zungengeschwür. *Deutsche Zeitschr. f. Chir.*, Leipzig, 1876, t. VI, p. 417. — Chvostek, Ueber das tub. Zungengeschwür. *Allg. Wiener med. Zeitung*, 1884, t. XXIX, p. 209, 224, 234, 260, 284. — P. Reclus, Tuberculose buccale. *Gaz. hebd. de méd. et de chir.*, Paris, 1887, p. 691. — Orlow, Tuberkulose der Zunge. *Saint-Petersb. med. Wochenschrift*, 1887, p. 375.

Étiologie. — Les ulcérations tuberculeuses de la langue se montrent surtout chez l'homme adulte. On les a cependant observées chez l'enfant.

Elles sont dites *primitives* ou *secondaires*, selon que le sujet est indemne de toute autre tuberculose, ou au contraire déjà infecté. Dans ce dernier cas, la lésion initiale porte surtout sur le poumon et le larynx, et il semble qu'il faille alors invoquer une inoculation par les crachats, d'autant mieux que, d'après la remarque de Butlin, la langue des cachectiques est volontiers excoriée. Ces ulcérations, parfois alors combinées à des lésions analogues des lèvres, de la gorge, ne sont pas rares à la période ultime de la phthisie, mais en ce cas leur intérêt chirurgical est à peu près nul. On range également dans les ulcérations secondaires celles où la tuberculose initiale porte sur un organe éloigné comme l'anus (Bucquoy), l'épididyme (O. Weber), des ganglions (P. Reclus). Mais, s'il est bien sûr que ces malades ne rendaient pas de crachats tuberculeux, le mécanisme de l'infection est alors plus comparable à celui de l'ulcération primitive qu'à celui de l'ulcération des phthisiques. La tuberculose réellement primitive n'a été comptée que 12 fois sur 65 cas par Orlow. Dans certains cas, rares il est vrai, il y a évolution concomitante des lésions buccales et pulmonaires.

Parfois on trouve à l'agent infectieux une porte d'entrée traumatique, et je citerai les exemples suivants : morsures (A. Verneuil, Decaisne, F. Lambert), piqûre de fourchette (Ehrlich), tuyau de brûle-gueule (A. Laboulbène), pointe de dent cariée (Féréol, Leloir, Lücke). De cela on doit rapprocher une observation de Doutrelepont (1) où le bacille a infecté une ulcération syphilitique.

Anatomie pathologique. — Je rappellerai pour mémoire l'opinion ancienne qui attribuait ces ulcérations à l'inflammation suppurative des glandules linguales. Cette opinion fut admise d'abord par Julliard, Gubler, Hérard et Cornil. Puis Julliard a pensé qu'il pouvait y avoir deux variétés d'ulcérations, les unes cachectiques, les autres tuberculeuses. Mais les examens histologiques dus à Liouville et Vulpian, à Nedopil (2), à Friedländer, à Hansemann, ont définitivement démontré la nature tuberculeuse de ces ulcérations, et depuis la découverte de Koch, le bacille a été coloré par Hansemann sur les coupes, par Salzer dans les produits du raclage. Ces vérifications sont aujourd'hui courantes.

La structure du tubercule n'a ici rien de spécial. L'ulcération détruit rapidement toute l'épaisseur de la muqueuse, et l'on voit alors à nu les fibres musculaires pâles, recouvertes d'un détritus caséeux. Entre les faisceaux charnus, le long des vaisseaux, on trouve des nodules tuberculeux avec cellules géantes, et plus loin une simple prolifération conjonctive; sur les bords de l'ulcère existent quelques tubercules isolés.

(1) Doutrelepont, *Berl. klin. Wochenschr.*, 1887, p. 270.
(2) Nedopil, *Arch. f. klin. Chir.*, Berlin, 1877, t. XX, p. 365.

Symptômes. — Le *début* a lieu par des points jaunâtres, nettement limités, du volume d'une tête d'épingle, un peu saillants. L'épithélium se détruit et laisse à nu une surface ulcérée qui grandit peu à peu.

L'*ulcération* est presque toujours unique; on en voit quelquefois deux, exceptionnellement trois, et je citerai comme rareté une observation d'E. Vidal où il y avait des masses caséeuses multiples, grosses comme des lentilles, jaunes, qui bientôt s'ulcérèrent ([1]).

D'abord arrondie, l'ulcération affecte plus tard les formes les plus diverses, par suite de son extension irrégulière. Son étendue est des plus variables : dans une observation de Gazagne, toute la longueur d'un bord était envahie. Dans plusieurs cas, le mal s'est propagé de la langue aux piliers du voile du palais, au plancher buccal, aux gencives.

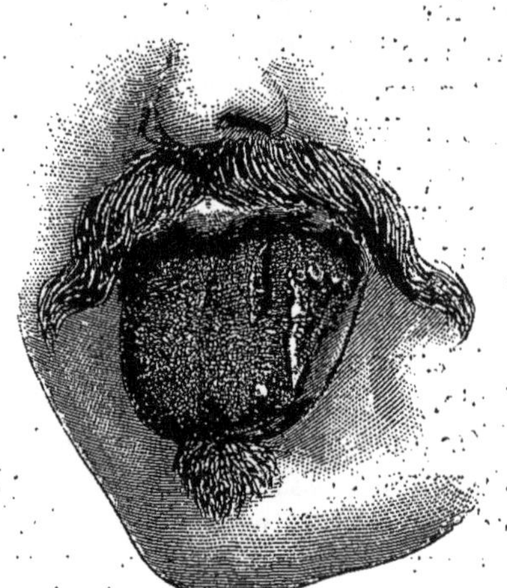

FIG. 71. — Tuberculose linguale. (Follin et Duplay.)

L'ulcération a ordinairement des bords irréguliers, tantôt à peine saillants, tantôt boursouflés, presque toujours nettement découpés. Son fond est quelquefois lisse et uni, mais presque toujours mamelonné et anfractueux, raviné, recouvert, par places au moins, de détritus caséeux. Généralement pâle, grisâtre, il peut exceptionnellement être d'un rouge vif, et Julliard l'a vu ecchymotique. Au niveau des angles, il est fréquent de constater de petites saillies arrondies, roses, par places opaques, et d'autres transparentes, ressemblant, dit E. Besnier, à un grain de sagou incomplètement cuit. Autour de l'ulcération, il n'est pas rare de trouver çà et là un semis de points jaunâtres signalé par Julliard et sur la valeur duquel Trélat a insisté. Quelquefois on suit très nettement l'évolution des lésions, et on voit ces points s'ulcérer à leur sommet puis se fusionner avec l'ulcération principale.

Butlin décrit une forme exceptionnelle où l'ulcération est d'abord fissurique, étroite et profonde; mais elle ne tarde pas à s'étendre en surface et à prendre les caractères classiques.

En général, la base de l'ulcération n'est pas indurée, mais quelquefois elle devient le siège d'une glossite interstitielle, causant une induration notable, et même, dans un fait d'Enteneuer ([2]), il en est résulté une véritable tumeur.

On dit que ces ulcérations occupent surtout la face supérieure de la langue : c'est l'opinion classique de Demarquay, S. Duplay. J'admettrai plutôt, avec Baudon ([3]), avec Butlin, la prédilection pour les bords et la pointe. Les deux faces peuvent être affectées soit primitivement, soit par extension d'une ulcération marginale.

L'*engorgement des ganglions* sous-maxillaires est noté par bon nombre d'ob-

([1]) VIDAL, Musée de l'hôpital Saint-Louis, pièce n° 1319.
([2]) ENTENEUER, Dissert. inaug.; Bonn, 1872.
([3]) BAUDON, Thèse de doct. de Paris, 1874, n° 451.

servateurs, et même si l'on n'accorde pas à Julliard, à Butlin qu'il existe dans la majorité des cas, on ne saurait comprendre comment Demarquay a pu proclamer sa rareté. Cet engorgement est donc fréquent; son évolution est en général parallèle à celle de l'ulcération linguale, et il peut aboutir à la caséification.

La lésion linguale provoque des troubles fonctionnels importants. La parole, la mastication s'accompagnent de gêne, et même de véritables douleurs, exaspérées par le contact des aliments trop chauds, trop durs, trop irritants. Quelquefois les douleurs sont nulles pendant toute la durée du mal, mais ailleurs elles sont intenses, intolérables, irradiant même jusqu'à l'oreille, comme dans le plus pénible des cancers. Dans ce dernier cas, il y a ordinairement coexistence d'ulcérations de l'isthme du gosier, toujours plus douloureuses que celles de la langue.

La salivation, la fétidité de l'haleine existent, en général modérées.

La santé générale est presque toujours très débilitée, non seulement par la tuberculose pulmonaire si fréquente, mais encore directement par la lésion linguale à cause des troubles de la mastication, des pertes de salive, des insomnies provoquées par les souffrances.

Marche. — Pronostic. — La marche est envahissante, généralement lente, continue; quelquefois elle se fait par poussées.

On a proclamé l'incurabilité absolue de ces ulcères : mais depuis longtemps Stromeyer, Fleming admettent la possibilité de la guérison, et des observations relativement récentes de Verneuil, de Laboulbène, de Vulpian, publiées par Pouzergues, par Ducrot, ont corroboré cette assertion (1). Mais Nedopil a fait remarquer que cette cicatrisation souvent n'est que partielle, d'autres places étant envahies en même temps, et d'autre part quand elle est complète, elle n'est souvent que passagère : Julliard, Laboulbène, Barthélemy n'ont pas tardé à enregistrer la récidive, et c'est ainsi qu'il faut interpréter probablement les faits, mis en évidence par Vulpian, où les sujets porteurs d'ulcérations tuberculeuses de la langue ont eu à plusieurs reprises des ulcérations buccales cicatrisées.

Mais cette forme superficielle et relativement bénigne n'est malheureusement pas la règle. Le plus souvent, l'ulcération persiste, rebelle à tous les traitements et, par la douleur, par la gêne à l'alimentation, aggrave encore l'état général déjà compromis par d'autres lésions tuberculeuses. Toutefois, c'est de ces lésions, et surtout de la phthisie pulmonaire que dépend principalement le pronostic. On aura donc soin de ne pas porter, en raison de la seule lésion linguale, un pronostic fatal, et l'examen soigneux des poumons, de l'intestin, du péritoine doit être pratiqué. Au total, en tenant compte à la fois de l'état général et de l'état local, le pronostic est certainement grave, et la plupart des malades, d'après les calculs de Butlin, succombent en un à deux ans.

Diagnostic. — Le diagnostic est évident quand on constate autour d'un ulcère grisâtre, atone, raviné, le semis de granulations jaunâtres signalé par

(1) POUZERGUES, Thèse de doct. de Paris, 1875, n° 229. — F. LAMBERT, Thèse de doct. de Paris, 1876, n° 195. — L. DUCROT, Thèse de doct. de Paris, 1879, n° 355.

Trélat ; quand, en l'absence de ce signe pathognomonique, un ulcère suspect se déclare chez un phthisique avéré. Mais le doute n'est pas rare, malgré l'assertion d'A. Fränkel, lorsque l'aspect objectif n'est pas très caractéristique et lorsque en même temps le sujet est indemne de toute tare tuberculeuse.

Dans ces conditions, j'ai déjà dit que l'*ulcère dentaire* prête volontiers à l'erreur, d'autant mieux que parfois la tuberculose s'implante sur une excoriation créée par un chicot. Le seul procédé pour élucider le problème consiste alors à extraire la dent soupçonnée et à surveiller l'évolution ultérieure de la perte de substance.

L'erreur de diagnostic avec le *cancer* est parfois déclarée impossible. Cela n'est vrai que pour les cas nettement tranchés, et les examens histologiques de Nedopil, de Körte, d'Enteneuer, ont pour la plupart été faits sur des pièces de tuberculose obtenues par amputation, parce qu'on avait cru à l'existence d'un épithéliome ; une des pièces de Körte a été enlevée par Lücke comme sarcome. Dans ces cas embarrassants, dont il sera surtout fait mention dans l'étude du cancer, on ne sortira souvent de doute qu'en examinant au microscope un fragment excisé.

Pour le diagnostic des *ulcérations syphilitiques*, je renvoie au paragraphe consacré à ces lésions.

Dans la forme superficielle passagère décrite par Vulpian et Ducrot, l'éruption tuberculeuse peut être multiple et ressembler à des *aphthes*. Mais la poussée aphtheuse est caractérisée par l'embarras gastrique concomitant, par plus de rapidité et de bénignité encore dans l'évolution locale.

Julliard, Demarquay se sont ingéniés à différencier cliniquement l'ulcère tuberculeux de l'*ulcère cachectique chez les tuberculeux*. Cette distinction a vécu, malgré une tentative récente de P. Le Gendre et Du Périer [1] pour la réhabiliter.

Traitement. — Le traitement doit être à la fois général et local.

Du *traitement général* je ne dirai rien : c'est le traitement classique de la tuberculose.

Le *traitement local* comporte des moyens de divers ordres.

D'abord, et dans tous les cas, on assurera une bonne hygiène buccale : lavages antiseptiques, propreté dentaire, extraction des racines, des dents cariées, pointues, déviées.

La conduite chirurgicale varie suivant que le sujet est ou non compromis par la phthisie.

Si le sujet est profondément touché par la tuberculose viscérale, il ne saurait être question de traitement curatif, et l'on s'en tiendra aux méthodes relativement douces. L. Labbé s'est bien trouvé d'applications de teinture d'iode ; Féréol, de chlorate de potasse ; le perchlorure de fer, l'alun ont été utilisés avec avantage. L'acide chromique, préconisé par Verneuil, est un caustique puissant, et à côté de lui se rangent les attouchements au fer rouge dont Trélat, Féréol ont obtenu d'assez bons résultats palliatifs.

Quelquefois la douleur, par son intensité, fournit une indication spéciale.

[1] Du Périer, Thèse de doct. de Paris, 1882-1883, n° 367.

Butlin conseille alors la section du nerf lingual, déjà en honneur parmi certains de ses compatriotes pour pallier la douleur des cancéreux. Mais cette section sera presque toujours inutile, et on calmera considérablement les souffrances par des moyens plus simples. On commence par les applications émollientes et laudanisées puis, une fois la région un peu moins sensible, on absterge l'ulcération et on la saupoudre d'iodoforme. On aura recours, au besoin, aux injections sous-cutanées de morphine.

Si le sujet n'est pas tuberculeux par le poumon, on a mieux à faire qu'à chercher, par l'action de topiques modificateurs ou caustiques, une cicatrisation toujours aléatoire malgré les quelques succès enregistrés de temps à autre. De même, si les lésions pulmonaires sont légères. L'ablation radicale du foyer infectieux semble être dans ces circonstances le traitement de choix, si l'étendue du mal n'est pas une contre-indication. Cette doctrine est celle de Billroth ; elle a été soutenue en 1881 par Trélat à la Société de chirurgie, où elle a compté d'assez nombreux adhérents. Certes, elle ne met pas à l'abri des récidives. Mais quelle intervention contre les tuberculoses locales n'en est pas là ? Une question maintenant se pose : comment faire cette exérèse, au thermocautère ou à l'instrument tranchant? Je pense qu'il y a un intérêt réel à laisser le moins possible dans la bouche une surface suppurante, source d'infection, et capable inversement de cultiver à nouveau les bacilles de la tuberculose. L'ablation à l'instrument tranchant, suivie de suture, semble donc préférable, et la suppuration ganglionnaire observée par Reclus après une intervention au thermocautère n'est pas de nature à modifier cette opinion.

2° TUBERCULES CASÉEUX PROFONDS (ABCÈS FROIDS)

La tuberculose profonde de la langue se présente au début sous forme d'une nodosité interstitielle, isolée, peu considérable, qui évolue sans grand symptôme réactionnel, sans douleur. Le plus souvent, et c'est ce qu'ont noté H. de Brun, Schwartz, F. Gade, il n'y a dans la langue qu'une seule de ces nodosités ; mais H. Barth en a senti plusieurs. A un moment donné, cette nodosité se ramollit, devient fluctuente, s'ouvre à l'extérieur, et c'est à cette période de fistulisation qu'ont été observés les malades de Fano, de Gosselin.

Les sujets sont en général tuberculeux, et c'est ce qui permet de soupçonner l'abcès froid de la langue ; sans quoi le diagnostic avec une gomme ramollie, avec un kyste hydatique, est impossible avant la ponction exploratrice.

Ces abcès froids seront traités, comme dans l'observation de H. de Brun, par l'ablation large suivie de suture (1).

(1) PORTAL, *Cours d'anat. méd.*, t. IV, p. 527. Paris, an XII. — FANO, *Union méd.*, Paris, 1862, nouv. série, t. XVI, p. 347. — GOSSELIN, *Clin. chir. de l'hôp. de la Charité*, Paris, 1873, t. II, p. 59. — DE BRUN (H.), *France méd.*, Paris, 1885, t. I, p. 157. — GADE (F.), *Nord. Mag. for Lægevid*, 1884, p. 95. — BARTH (H.), *Bull. de la Soc. méd. des hôp.*, Paris, 25 nov. 1887, p. 442.

IV

SYPHILIS LINGUALE

La syphilis peut frapper la langue à ses trois périodes : primitive, secondaire et tertiaire.

1° CHANCRE

Le chancre induré de la langue a la même *étiologie* que celui des lèvres, mais il est plus rare, et sur un relevé de 824 chancres, A. Fournier en compte 12 des lèvres et 6 de la langue. Est-ce parce que le pus virulent est ici plus vite entraîné par la salive? ou plutôt parce que les fissures sont plus rares à la langue qu'aux lèvres? Un autre point noté est la fréquence plus grande chez l'homme, et la statistique de Demarquay nous donne, sur 28 chancres buccaux de la femme, 2 chancres linguaux, et 8 sur 39 chez l'homme. Mais Demarquay ajoute : « L'explication de ce fait se conçoit aisément », ce qui pourtant ne saute pas tout d'abord aux yeux.

On a d'ailleurs ici, comme pour tous les chancres buccaux, abusé des considérations étiologiques ayant pour base les particularités du coït *ab ore*. Cependant on accordera à P. Reclus, « sans entrer dans des considérations répugnantes », qu'on puisse comprendre pourquoi chez l'homme le chancre siégerait surtout à la pointe de l'organe et chez la femme un peu partout. Chez les enfants, il occuperait volontiers le filet, d'après Demarquay.

Le chancre lingual est d'ordinaire unique. Méricamp l'a observé, au stade initial, sous forme d'un bouton blanchâtre que le patient ouvrit avec une pointe d'épingle. Ce bouton peu à peu s'ulcère, et presque toujours c'est lorsqu'il est à l'état d'ulcération que le malade vient consulter. Souvent ce sera une érosion de peu d'étendue, de forme arrondie, à surface opaline, à base indurée. Il n'est pas rare que l'induration soit noueuse et saillante, que les bords soient découpés. Quelquefois le contact des dents provoque des douleurs, des saignements. L'adénopathie, en général située à l'angle de la mâchoire, est précoce.

L'*évolution* est bénigne, et le phagédénisme, observé cependant (Homolle), est tout à fait exceptionnel. Presque toujours le chancre croît pendant une quinzaine de jours, puis se cicatrise. Toutefois, la transformation en plaque muqueuse, sous le nom d'*ulcus elevatum*, n'est pas très rare.

Le *diagnostic* est facile, si on songe au chancre. Les erreurs proviennent surtout de ce qu'on ne pense pas à une lésion relativement rare, et de ce que, d'autre part, les aveux sont souvent malaisés à obtenir. Le diagnostic différentiel a été ou sera exposé à propos de chacune des lésions qui peuvent ressembler au chancre [1]. En cas de doute, l'éclosion des accidents secondaires viendra en quelques semaines résoudre le problème.

[1] Voy. *Le diagnostic de l'ulcère simple*, p. 274; *celui de la gomme*, p. 286; *celui du cancer*, p. 318.

2° SYPHILIDES SECONDAIRES

Étiologie. — Les syphilides secondaires, ou *plaques muqueuses* de la langue (et de la bouche en général), s'observent aussi bien dans la syphilis héréditaire que dans la syphilis acquise.

Dans la syphilis héréditaire, elles ont une importance toute spéciale au point de vue de l'allaitement.

Dans la syphilis acquise, elles sont souvent localisées par des causes irritantes diverses. La malpropreté buccale, l'habitude de fumer sont fréquentes parmi ces causes, et c'est pour cela que les plaques muqueuses buccales sont moins vulgaires chez la femme que chez l'homme. Les altérations du système dentaire localisent les plaques muqueuses, puis les modifient.

Symptômes. — Les sièges de prédilection sont les bords et la face dorsale de la langue. La face inférieure est rarement atteinte.

Il y a, dit Fournier, deux formes objectives principales : les érosions et les papules.

Les plaques muqueuses érosives sont simplement des desquamations épithéliales, rosées ou rougeâtres, lisses, légèrement douloureuses. Aux bords et à la pointe elles sont généralement fissuraires, verticales, et siègent au fond des empreintes marquées par les dents sur le bord légèrement gonflé.

Les syphilides papuleuses occupent surtout le dos de la langue, sous forme de petites saillies lenticulaires.

Mais ces deux formes initiales peuvent subir des modifications. C'est ainsi que la forme érosive devient ulcéreuse sous l'influence d'un traitement mal dirigé, d'une irritation locale persistante. Les plus vulgaires des irritations locales sont dues aux dents saillantes ou irrégulières, aux pièces prothétiques, et bien souvent mon maître Lailler m'a fait voir que les plaques ulcéreuses des bords de la langue sont situées en face d'un chicot, que, dans ces conditions, la lésion primitivement syphilitique dégénère, pour ainsi dire, et n'est plus justiciable du seul traitement spécifique : il faut y joindre l'extraction de la dent malade.

C'est peut-être sous l'influence d'irritations analogues que la forme papuleuse devient hypertrophique, constituant de véritables *nodi* rebelles au traitement (A. Fournier). C'est comparable aux petites végétations papillaires qui, d'après Butlin, se greffent quelquefois sur les syphilides secondaires de la langue, à la face inférieure surtout.

A. Fournier décrit enfin une forme spéciale, les plaques lisses, au niveau desquelles il semble que les papilles aient disparu, comme rasées.

Diagnostic. — Il est d'usage que le diagnostic soit rendu évident par l'examen du reste de la bouche, de la peau, de l'anus, du scrotum chez l'homme, des grandes lèvres chez la femme. Mais les difficultés surgissent pour les lésions à la fois isolées et tardives.

Les *lésions papillomateuses non syphilitiques* sont rares, et Butlin nous rappelle qu'elles ont surtout pour siège la face supérieure et non la face inférieure.

La *leucoplasie buccale* a une couleur d'un blanc pâle et non grisâtre ; elle s'ulcère peu, est plus indurée et plus sèche ; elle occupe de préférence le dos de la langue et non ses bords. Mais certaines lésions syphilitiques, surtout irritées par le tabac, peuvent prendre quelques-uns de ces caractères, et c'est ce qui a fait décrire une leucoplasie syphilitique ; j'ai déjà abordé cette question(1).

Les *aphthes* sont caractérisés par des érosions multiples, douloureuses, avec rougeur et réaction inflammatoire, à évolution aiguë, de forme arrondie, grosses comme des têtes d'épingle ; ils surviennent surtout chez les enfants.

Pronostic. — Le pronostic est sans gravité. Mais les irritations auxquelles la région est sujette rendent les plaques muqueuses quelquefois douloureuses et tenaces.

Traitement. — Outre le traitement général classique, le traitement local a une grande importance pour débarrasser rapidement les malades de ces lésions, dangereuses par leur contagiosité. On aura d'excellents résultats si on surveille avec soin l'hygiène buccale et dentaire. On joindra à cela des attouchements caustiques à l'acide chromique (Butlin), au nitrate acide de mercure (A. Fournier), ou plus simplement, dans les cas légers ordinaires, à la teinture d'iode ou au nitrate d'argent.

3° SYPHILIS TERTIAIRE

La syphilis tertiaire a pour caractéristique générale de provoquer des lésions de deux ordres. Elle engendre des proliférations cellulaires qui tantôt persistent et s'organisent à l'état de tissu fibreux, tantôt subissent un processus de dégénérescence, de nécrobiose : *sclérose* dans le premier cas, *gommes* dans le second. Ces deux ordres de lésions existent fort nettes à la langue, quelquefois associées mais plus souvent indépendantes.

Ricord, *Traité pratique des maladies vénériennes*. Paris, 1838, p. 662. — Bouisson, Mémoire sur les tumeurs syphilitiques des muscles. *Gaz. méd.*, Paris, 1846, réimpr. dans *Tribut à la chirurgie*, 1858, t. I, p. 527. — Lagneau (G.), Tumeurs syphilitiques de la langue. *Gaz. hebd. de méd. et de chir.*, Paris, 1859, p. 499, 516, 550, 602. — Ricord, Des affections syphilitiques de la langue. *Union méd.*, Paris, 1874, 3e série, t. XVII, p. 753. — Fournier (A.), Leçons sur les syphilides tertiaires de la langue. *L'École de médecine*, Paris, 1877. — Mauriac, Syphilis tertiaire et syphilis héréditaire. Paris, 1890, p. 688 et 1057.

Leur étiologie n'a rien de bien spécial. A noter seulement leur plus grande fréquence dans le sexe masculin. La syphilis causale fréquemment a été soignée insuffisamment ou pas du tout ; d'après les relevés d'A. Fournier elle serait la plupart du temps vieille de cinq à quinze ans.

Symptômes. — Nous avons à étudier : *a*. les glossites scléreuses ; *b*. les gommes.

a. **Glossites scléreuses.** — Les glossites scléreuses à leur tour se divisent en deux variétés.

(1) Voy. t. V, p. 265.

Les unes sont *superficielles*, caractérisées par des indurations étalées, comme parcheminées, sous forme soit de plaques isolées, lisses, comme vernies, dépapillées, d'un rouge foncé, arrondies ou ovalaires, soit de plaques continues occupant une des moitiés de la langue ou, plus habituellement encore, la région antérieure et médiane, et présentant un aspect « parqueté », pour emprunter l'expression d'A. Fournier. Ces plaques indurées peuvent avoir une couleur blanche, et là encore ç'a été un sujet de discussions sur la nature syphilitique de la leucoplasie buccale.

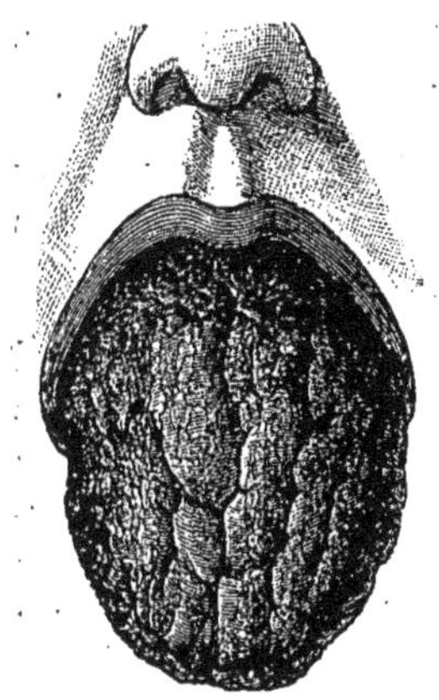
Fig. 72. — Glossite scléreuse tertiaire. (Fissures de Saison-Clarke.)

Ces lésions sont indolentes tant qu'elles ne sont pas éraillées, crevassées.

Les *glossites profondes* sont le type de ce qu'on appelle la « langue de Clarke ». La sclérose y est dermo-parenchymateuse, dit Fournier; c'est bien là une lésion tertiaire, et non, malgré Saison (¹), une lésion secondaire tardive. Quand on voit la langue à une période un peu avancée, on la trouve atrophiée, sa face dorsale est transformée en une série de mamelons inégaux et irréguliers, séparés par des sillons, les uns, larges, étalés, les autres presque fermés par l'adossement des lobules qu'ils séparent. Saison, F. Clarke ont insisté à juste titre sur la valeur diagnostique de ces sillons. La palpation révèle une induration superficielle et profonde. La muqueuse est ici d'un rouge vineux, là blanche et exsangue. Souvent elle s'ulcère, soit qu'un ou plusieurs mamelons subissent la dégénérescence gommeuse, soit qu'il y ait érosion inflammatoire, mécanique ou traumatique de la muqueuse anormalement rigide. Les sillons dégénèrent ainsi en fissures, et l'organe devient douloureux au contact des aliments chauds, épicés, irritants.

b. Les **gommes de la langue** ont été observées par divers auteurs, parmi lesquels Nunn, F. Clarke, Drysdale, J. Lloyd, Barlow, au cours de la syphilis héréditaire (²). Mais la plupart du temps il s'agit de syphilis acquise (³).

Ces gommes sont superficielles ou profondes.

Les gommes *superficielles* ou *muqueuses* sont ce qu'on appelait naguère les *tubercules syphilitiques* de la langue. Mais il est démontré aujourd'hui que les ulcérations les plus superficielles sont précédées d'une infiltration gommeuse sous-épithéliale, et c'est cette infiltration qui constitue le tubercule syphilitique, sous forme de petites nodosités disséminées, enchassées dans le derme muqueux, formant un léger relief et surtout une induration appréciable au toucher. Puis le dépôt gommeux se ramollit, le tubercule se perfore et se vide, et se transforme en une petite ulcération arrondie, à bord nettement

(¹) Saison, Thèse de doct. de Paris, 1871, n° 46. — Hugonneau, *Id.*, 1876, n° 453.

(²) Consultez les thèses de doctorat de Paris de Mendeville, 1871, n° 215; Chapuis, 1875, n° 397; G. Simon, 1877, n° 125; Charayron, 1877, n° 287; G. Gailhard, 1880, n° 135.

(³) Nunn, d'après *Bull. gén. de thér.*, Paris, 1867, t. LXXII, p. 378. — Barlow, *Trans. of the path. Soc. of London*, 1880, t. XXXI, p. 101. — J. Lloyd, *Lancet*, London, 1883, t. I, p. 636. — A. Fournier, *Syph. héréd. tardive*, Paris, 1886, p. 430.

découpé, à fond bourbillonneux. C'est, en somme, tout à fait comparable aux petites gommes du derme cutané.

Les *gommes profondes* ou *musculaires* ont l'évolution classique des gommes. On sent d'abord une véritable tumeur dure qui peu à peu se ramollit et s'ouvre à l'extérieur, laissant alors une ulcération cavitaire et bourbillonneuse qui a les caractères classiques des ulcérations gommeuses. Quelquefois, cependant, la langue est indurée autour de la perte de substance et il en résulte des aspects qui peuvent simuler celui de l'épithéliome : j'en parlerai avec le diagnostic du cancer de la langue.

Les gommes linguales sont assez volumineuses, grosses comme un haricot, une amande, une noix même. Elles sont solitaires ou multiples; dans ce der-

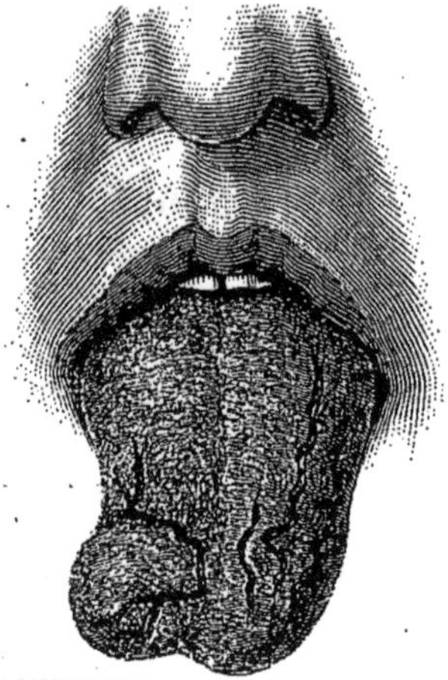

Fig. 73. — Gomme et fissure. (Clarke.)

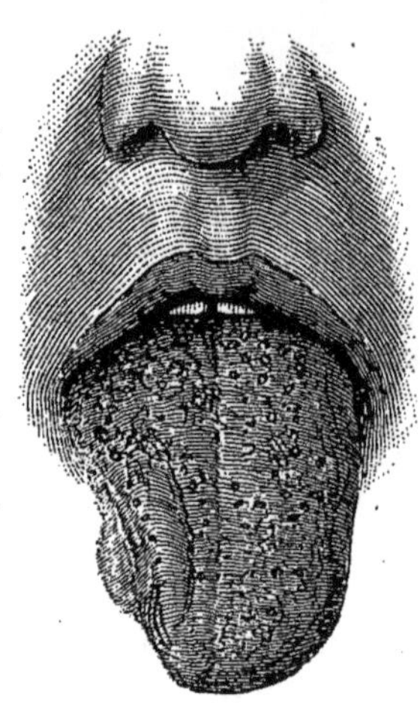

Fig. 74. — État de la langue après résorption d'une gomme syphilitique.

nier cas Ch. Lailler pense qu'on a exagéré la fréquence de leur bilatéralité. Ch. Lailler signale aussi une forme spéciale, où la gomme ramollie s'ouvre par plusieurs pertuis et prend un aspect qui rappelle celui d'un anthrax.

Un caractère assez particulier des gommes linguales est la longueur fréquente de leur période de crudité, la lenteur avec laquelle elles s'ulcèrent. Lorsque alors elles sont confluentes, on observe une langue quelquefois gigantesque qui paraît à la palpation comme « rembourrée de noisettes », selon une expression de Ricord.

Les ulcérations gommeuses de la langue sont presque toujours bien circonscrites et tendent peu à s'étendre. Quelquefois cependant elles deviennent phagédéniques, soit par fonte d'une infiltration gommeuse diffuse, soit par adjonction d'un processus gangréneux. Ce phagédénisme tertiaire, dont on trouvera un exemple remarquable dans les leçons du professeur Fournier, cause des pertes de substance étendues, des perforations de la langue de part en part, des ulcérations qui gagnent avec rapidité jusqu'à l'épiglotte.

Il n'y a presque jamais d'adénopathie concomitante, et c'est là un signe diagnostique important. Il ne faudrait cependant pas trop s'y fier, car A. Fournier signale des engorgements ganglionnaires froids, indolents, cessant après la guérison des ulcérations linguales.

Tels sont, résumés rapidement, les caractères objectifs principaux des diverses syphilides tertiaires de la langue. Les symptômes fonctionnels, dans toutes ces variétés, sont d'ordinaire peu marqués. La langue, maladroite, se laisse, il est vrai, souvent mordre. Quand elle est ulcérée, les douleurs surviennent, et encore ne se manifestent-elles guère que si elles sont provoquées par le contact d'aliments épicés, de boissons alcooliques, de fumée de tabac, etc. Elles deviennent de la sorte quelquefois très vives lorsque l'organe est creusé de fissures ulcérées. Si la langue est augmentée de volume, la phonation est gênée; un gonflement de la base de la langue peut troubler la déglutition.

Diagnostic. — Les diverses formes de lésions que nous venons de passer en revue ne prêtent pas, cela va sans dire, aux mêmes erreurs de diagnostic. Pour toutes cependant, le jugement du clinicien se basera sur quelques données communes, et en particulier sur l'étude des anamnestiques, des lésions concomitantes ou des traces de lésions anciennes. En cas de doute, par conséquent, on fera un interrogatoire soigné et de plus on examinera non seulement toute la cavité buccale, mais toute la surface du corps, le squelette entier dans ses régions aisément accessibles. Certes, on n'aura pas de la sorte une certitude : un syphilitique a droit au cancer, un tuberculeux de même, et inversement. De ce qu'un individu est sûrement syphilitique on ne conclura donc pas, sans autre forme de procès, que sa lésion linguale est sûrement syphilitique, si elle a des caractères objectifs ambigus, et dans ces conditions on fera appel, pour juger en dernier ressort avec la tuberculose, avec le cancer, à l'examen bactériologique des sécrétions, de parcelles, à l'examen histologique de fragments excisés. En outre, on prescrira le traitement spécifique dit « pierre de touche », mais on se gardera de s'y obstiner.

La même règle de conduite sera suivie quand on trouvera une ulcération de nature douteuse sur un sujet qui ignore ou qui dissimule ses antécédents syphilitiques.

Ces données générales sont plus utiles en pratique, que les arguties byzantines du diagnostic différentiel, car c'est précisément lorsque les signes classiquement énumérés sont nuls ou modifiés que l'on est exposé à l'erreur. Je me bornerai donc à énumérer les principales de ces erreurs.

Les *glossites scléreuses* sont parfois assez analogues aux *leucoplasies invétérées*, elles aussi, capables de s'accompagner de cirrhose avec rétraction et d'ulcérations quelquefois assez creusées. Mais ces sujets sont presque toujours des fumeurs endurcis, la lésion est très ancienne, a évolué avec une lenteur extrême; aux commissures labiales, dit A. Fournier, on voit les plaques nacrées des fumeurs. La question devient très complexe chez un syphilitique faisant abus du tabac, car, pour employer une expression de Ricord, on ne s'y reconnaît plus sur ce tissu « cuit et fumé »; et de plus il s'agit d'une sclérose, en sorte que, même si l'origine est syphilitique, le traitement spécifique est à peu près impuissant.

Les *gommes* prêtent à des confusions différentes selon qu'elles sont ulcérées ou non.

Une gomme non ulcérée ressemble à toutes les tumeurs profondes et bien circonscrites, que je décrirai plus loin : fibromes, lipomes, kystes hydatiques, etc. La multiplicité des gommes est sans doute un caractère ; mais elle est moins vulgaire qu'on ne l'a dit et par contre il y a des fibromes, des lipomes multiples. Dans le lipome la fluctuation existe dès le début, tandis que celle de la gomme est tardive. Pour les tumeurs liquides, on sera renseigné par la ponction exploratrice. Les erreurs, au total, ne sont pas rares.

La gomme ulcérée ne ressemble presque jamais à un chancre, car le chancre est peu creusé, induré, accompagné d'adénopathie. Mais ces caractères peuvent être en défaut et dans un cas de ce genre j'ai vu mon maître Lailler rester dans l'erreur jusqu'à l'éruption de la roséole et des plaques muqueuses.

Je me suis déjà suffisamment expliqué sur l'ulcère simple dentaire. Pour l'ulcère tuberculeux, dans sa forme typique il ne sera certainement pas méconnu et pour les formes un peu atypiques soit de syphilis, soit de tuberculose on suivra la marche générale que j'ai indiquée dès le début de ce paragraphe. On conçoit quelle pourra être la difficulté lorsque, comme dans une observation de Doutrelepont, la tuberculose se greffe sur une lésion primitivement syphilitique.

Le diagnostic avec l'épithéliome sera étudié plus loin.

Pronostic. — Le pronostic est bénin au point de vue vital.

Au point de vue local, il varie selon la nature des lésions et leur sensibilité au traitement spécifique.

Les gommes bien traitées ont coutume de guérir sans laisser de traces ou, si elles sont ulcérées, avec une cicatrice très minime. Au contraire, les glossites scléreuses ont grande tendance à persister, à aboutir à la cirrhose, avec lobulation de la muqueuse fissurée. Pour ces ulcérations et exulcérations, des lésions inflammatoires se surajoutent aux lésions spécifiques, et de cette combinaison résultent des altérations extrêmement rebelles.

A. Verneuil et son élève Ozenne ont insisté sur la transformation possible des ulcérations gommeuses en cancroïdes. Ces transformations, dont la fréquence a peut-être été exagérée, ont une importance réelle pour le diagnostic du cancer, à propos duquel j'en parlerai.

Traitement. — Il va sans dire que la médication spécifique classique, par l'iodure et le mercure, fera la base du traitement. Il faut seulement savoir que si la langue est sclérosée on n'obtiendra pas la *restitutio ad integrum*.

A cette thérapeutique médicale, on aura grand soin d'ajouter un traitement local. On surveillera l'hygiène buccale et le système dentaire. Ch. Lailler conseille d'appliquer sur les fissures de la poudre d'iodoforme ; A. Fournier les cautérise légèrement au nitrate d'argent ; tous deux aident à la cicatrisation des cavités gommeuses par des attouchements à la teinture d'iode.

Quelquefois, il persiste une ulcération reposant sur une base scléreuse et rebelle au traitement spécifique. Dans ces conditions on sera quelquefois amené à imiter Butlin [1] et à faire l'exérèse suivie de réunion immédiate.

(1) Butlin, *St.-Barth. hosp. Rep.*, 1883, t. XXIX, p. 83.

V

ACTINOMYCOSE

L'actinomycose, maladie parasitaire décrite depuis quelques années seulement, s'attaque quelquefois à la langue. Presque toujours, il est vrai, c'est un simple épiphénomène au cours de l'actinomycose des mâchoires, et dès lors je n'ai pas à m'en occuper, cette complication ne modifiant guère la conduite chirurgicale à tenir [1]. Je passerai de même sous silence les cas où on observe dans la langue des foyers pour ainsi dire métastasiques au cours d'une infection générale. A. König a signalé un fait de ce genre, et il est évident que le chirurgien n'a rien à y voir.

Les seuls faits qui intéressent le chirurgien sont ceux où, comme chez des malades observés par v. Hacker, par Hochenegg, à Vienne [2], la langue est prise seule, une barbe de blé ou d'avoine infectée, par exemple, l'ayant piquée. On sent alors dans la langue une petite tumeur arrondie, d'abord dure, puis ramollie, fort analogue à un abcès froid. Il importe, dans ces conditions, de porter un diagnostic précoce et précis, car le foyer morbide est situé de telle façon que son éradication totale est possible. On aura quelques soupçons si l'on établit nettement que le patient a été en contact avec des bestiaux malades. Mais surtout l'examen histologique des produits fournis par la ponction exploratrice permettra d'arriver à la certitude. Le diagnostic une fois posé, on pratiquera l'ablation large au bistouri.

VI

TUMEURS

A. — KYSTES

Les divers kystes de la langue doivent, si l'on s'en rapporte à la seule pathogénie, être décrits dans des chapitres absolument distincts, et aucun lien n'unit les kystes parasitaires aux kystes glandulaires, ni ces derniers aux kystes congénitaux de la base de la langue. Mais en clinique, tout cela constitue des *tumeurs liquides*, au sens vulgaire du mot, et dès lors il y a un avantage pratique à rapprocher l'une de l'autre ces diverses collections.

1° **Kystes parasitaires**. — On a recueilli quelques rares observations de cysticerques ou d'échinocoques de la langue.

Le *cysticerque* [3] a été vu par Roser, par Billroth. Dans un fait de Shillitoe

(1) L. Magnussen, *Dissert. inaug. de Kiel*, 1885, p. 9.
(2) V. Hacker, *Wiener med. Presse*, 1885, p. 530. — Hochenegg, *Ibid.*, 1887, p. 614.
(3) W. Roser, *Arch. der Heilk.*, 1861, t. II, p. 370. — Shillitoe, *Trans. of the path. Soc. of London*, 1863, t. XIV, p. 170. — Hofmokl, *Wiener med. Presse*, 1877, p. 691.

les parasites étaient multiples; dans un autre, dû à Hofmokl, il y avait dissémination dans tout le corps et la lésion linguale n'était qu'un épiphénomène.

L'*échinocoque* (1), ou kyste hydatique proprement dit, semble moins rare. Il a été observé, par exemple, par B. Brodie, par Daniel Mollière. Il forme une tumeur intra-musculaire unique, saillante en général vers la face dorsale, indolente, à évolution lente. Souvent cette tumeur est très tendue, dure, si bien qu'elle ne fluctue pas, et que si l'on n'a pas recours à la ponction exploratrice, on la prendra presque à coup sûr pour un fibrome. Si elle fluctue, on peut soupçonner sa nature à cause de sa forme régulièrement arrondie, mais ici encore le diagnostic ferme avec le lipome ou avec l'abcès froid est impossible sans la ponction exploratrice. Quelquefois enfin le kyste s'enflamme et on croit à un abcès chaud jusqu'au moment où on voit s'éliminer le contenu et la poche caractéristiques.

2° **Kystes glandulaires** (2). — On rencontre quelquefois à la langue des kystes à peu près identiques à ceux que nous avons signalés à la face interne des lèvres et que leur contenu rapproche des grenouillettes. C'est en effet comme des kystes salivaires qu'il faut les considérer; le processus pathogénique qui préside à leur formation semble être dans toutes ces variétés à peu près le même et les discussions qui ont surgi à cet égard seront exposées dans l'étude consacrée à la grenouillette.

Ces kystes salivaires sous-muqueux de la cavité buccale s'observent donc à la langue; je ne parlerai pas de leur anatomie pathologique et je me bornerai à signaler leurs principales particularités cliniques.

On en a vu à la face inférieure de la langue, sous forme d'une tumeur unilatérale, allongée d'arrière en avant, translucide, sillonnée de quelques veinosités. Cette tumeur, dont l'aspect est tout à fait analogue, au siège et à la forme près, à celui de la grenouillette sublinguale, ne provoque guère de signes fonctionnels. Elle est indolente et amène seulement, lorsqu'elle est volumineuse, quelque gêne de la phonation. J'ai vu une tumeur de cette nature chez un enfant d'une dizaine d'années; à l'incision il en sortit un liquide muqueux épais semblable à celui de la grenouillette. Les auteurs du *Compendium*, E. Albert (de Vienne), ont enregistré chez l'enfant des faits de même nature, et Paul Dubois en a recueilli un chez un nouveau-né. Ce kyste congénital était fort volumineux, si bien que l'allaitement et la respiration en furent très gênés et que la mort n'eût sans doute pas tardé si la poche n'avait été évacuée par incision.

Peut-être ces kystes siègent-ils, quelquefois au moins, dans la glande de Blandin, qui occupe, en effet, la pointe de la langue, près de la face inférieure; mais dans le cas que j'ai observé le kyste ne tendait nullement à s'enfoncer entre les fibres musculaires et il est bien probable qu'il fallait invoquer la dégénérescence d'une glandule salivaire sous-muqueuse.

J'ai observé chez mon maître Lannelongue un enfant de quelques semaines

(1) D. Mollière, *Progrès méd.*, 1875, p. 2. — Davaine, *Traité des entozoaires*, 2e éd., Paris, 1877, p. 562, 672, 683. — Lannelongue, *Bull. et mém. de la Soc. de chir.*, 1879, nouv. série, t. V, p. 521.

(2) J. Dubois, *Gaz. méd. de Paris*, 1833, p. 338. — Blandin, art. Langue du *Dict. de méd. et de chir. prat.*, Paris, 1834, t. XI, p. 19. — E. Albert, *Wiener med. Presse*, 1885, p. 157.

chez lequel une tumeur analogue à une grenouillette par ses caractères extérieurs occupait la partie postérieure d'un des bords de la langue, en avant du pilier antérieur. Celle-là s'enfonçait, comme le prouva l'opération, entre les fibres musculaires de la langue. Or on sait qu'en cette région les glandules salivaires forment un petit groupe qui s'insinue dans le corps charnu.

Ces kystes salivaires seront, autant que possible, traités par l'extirpation. Si l'ablation totale est impossible, on s'en tiendra, comme pour la grenouillette, à l'excision de la poche avec cautérisation de la partie restante.

3° **Kystes séreux et sanguins.** — La langue est quelquefois envahie par des *kystes séreux congénitaux*. Mais en clinique on n'observe guère cette localisation isolée de ces kystes : la lésion linguale n'est qu'un prolongement des masses néoplasiques qui occupent le plancher buccal, le cou ; ou bien les formations kystiques cervicales compliquent la macroglossie. Je m'occuperai donc de cette question en traitant de la macroglossie et du lymphangiome lingual.

De même que ces kystes séreux congénitaux semblent être des lymphangiomes, les *kystes sanguins* (1) dont nous parlent Bruce Clarke, E. Albert, ne sont qu'une modalité des angiomes, et j'en dirai autant pour une observation où J. Dollinger signale une dégénérescence kystique spéciale des papilles fongiformes.

4° **Kystes dermoïdes et mucoïdes.** — J'ai suffisamment insisté sur la nature exacte de ces kystes pour n'avoir pas à montrer de nouveau ici qu'il faut les considérer comme des arrêts de développement et non comme des néoplasmes.

Dans la pointe de la langue, bombant à sa face inférieure, on observe quelquefois des *kystes dermoïdes*, c'est-à-dire formés par une paroi ayant la même structure que la peau (à un degré variable de perfection) entourant un contenu de matière sébacée, mélangée ou non à des poils. Ces kystes ne sont qu'une variété des kystes dermoïdes du plancher de la bouche (2), et souvent on constate en effet que la poche linguale est à vrai dire un diverticule d'une poche sus-hyoïdienne. Pour les cas moins nets, où la tumeur semble être exclusivement linguale, je rappellerai une observation de Nicaise (3) où du kyste de la pointe de la langue partait un prolongement canaliculé qui s'incurvait en avant au point où la langue commençait à faire corps avec le plancher buccal et se rendait de là, dans ce plancher, jusqu'aux apophyses geni où il adhérait. Les kystes de cette espèce ne peuvent s'expliquer que par un enclavement anormal persistant au fond de la rainure située entre le *tuberculum impar* et le bourgeon maxillaire inférieur.

Les *kystes de la base de la langue* (4) sont tout autres. Ils ont un contenu

(1) Dollinger, *Arch. für klin. Chir.*, 1878, t. XXII, p. 701. — E. Albert, *Wiener med. Presse*, 1885, p. 137. — Bruce Clarke, *Lancet*, 1887, t. I, p. 881.

(2) Voy. plus loin, p. 382.

(3) Nicaise, *Bull. et mém. de la Soc. de chir.*, Paris, 1881, n. s., t. VII, p. 498.

(4) A. Verneuil, *Bull. de la Soc. anat.*, 1852, p. 103, et 1853, p. 8. — Bochdalek, *Oesterr. Zeitschrift für Heilkunde*, Vienne, 1866, t. XII, nos 36, 37, 42 à 45. *Reicherts und Dubois Raymond's Arch.*, 1867, p. 775. — Neumann, *Arch. f. klin. Chir.*, 1877, t. XX, p. 825. — Gehe,

séreux ou mucoïde : leur paroi est *mucoïde*, tapissée d'une épithélium cylindrique, et même, dans certains cas au moins et par places, cet épithélium est cilié. Il y a là une analogie de structure évidente avec les prétendus hygromas de la bourse séreuse de Boyer, et l'embryologie nous l'explique en nous conduisant à rapprocher, par la pathogénie, ces kystes l'un de l'autre : j'ai déjà dit que ces kystes sus et sous-hyoïdiens sont des restes de l'invagination médiane du corps thyroïde. Ceux de la langue s'appellent encore *kystes du canal de Bochdalek*, car c'est Bochdalek qui le premier les a nettement signalés et a fait intervenir dans leur genèse une occlusion d'un canal qu'il a décrit; ce canal, inconstant, part du *foramen cæcum* et s'enfonce à une profondeur variable dans la base de la langue. Dans un travail relativement récent, E. Chaslin cherche bien à attribuer à ces kystes une origine plutôt glandulaire, à en faire des kystes acquis plutôt que congénitaux, mais l'autre hypothèse nous semble la meilleure. A cet égard l'observation de Bernays est très importante car autour du kyste, sus-hyoïdien et précédé par un canal de Bochdalek très développé, le microscope révéla une couche de tissu thyroïdien à peu près normal.

Certes il est des cas où cliniquement la tumeur n'est pas congénitale et en particulier j'ai vu en 1885 dans le service de Verneuil, où j'étais alors interne, le malade dont Verchère et Denucé ont publié l'histoire. Dans la base de la langue s'était développée, sans cause connue, une tuméfaction inflammatoire, aigüe, et c'est seulement après que cet abcès eût été ouvert que sa poche parut bizarre, fut extirpée et examinée histologiquement. Il va sans dire que dans les cas de ce genre, où le kyste pendant longtemps latent ne se manifeste que parce qu'il s'enflamme et suppure, les cellules épithéliales de la paroi perdent en grande partie leurs cils, desquament même. Mais à part ces modifications, dont on ne saurait s'étonner, la similitude est parfaite avec la structure des kystes non enflammés, indolents, fluctuants, quelquefois même nettement congénitaux, que certains auteurs ont observés. D'autre part, la différence clinique entre ces kystes n'a rien qui doive nous surprendre : nous voyons ici ce que nous avons coutume de voir pour tous les kystes dermoïdes ou mucoïdes et pour ceux du cou en particulier. Le canal simple de Bochdalek représentera la fistule congénitale borgne interne; le kyste enflammé et tardivement ouvert à l'extérieur représentera la fistule secondaire; entre les deux, le trait d'union est le kyste simple.

Le diagnostic de ces kystes de la base de la langue sera posé avec quelque probabilité quand on constatera une tumeur kystique, à caractères neutres; la notion de congénitalité fera faire un pas de plus, avec quelques réserves, cependant, pour les tumeurs mixtes, plus dures il est vrai, dont je parlerai dans un instant. La nature ne sera que soupçonnée lorsque la tumeur ne se manifestera que tardivement, et surtout à l'occasion d'une poussée inflammatoire. On songera cependant au kyste congénital quand on trouvera, avec un gonfle-

Thèse de doct. de Paris, 1882, n° 364. — GERSTER, *New-York med. Journ.*, 1883, t. XXXVII, p. 578. — VERCHÈRE et DENUCÉ, *Bull. de la Soc. anat.*, 1885, p. 467. — CHASLIN, *Ibid.*, 1886, p. 81. — W. WRIGHT, *Med. rec.*, New-York, 1885, t. I, p. 537. — LANNELONGUE et ACHARD, *Traité des kystes congén.*, 1886, p. 416. — BERNAYS, *St. Louis med. and surg. Journ.*, octobre 1888, p. 201.

ment phlegmoneux médiocre, une poche fluctuante assez volumineuse située dans la base de la langue.

Le pronostic de ces kystes est bénin. On saura toutefois que, vu leur siège, leur inflammation est capable de causer des troubles sérieux de la déglutition et même de la respiration.

Le traitement idéal est l'extirpation complète de la poche. On devra parfois se contenter de l'excision partielle suivie de grattage ou de cautérisation.

B. — ANGIOMES

On trouve à la langue des angiomes que, d'après leur aspect à l'œil nu, on peut appeler artériels ou veineux.

Les angiomes artériels sont une affection du jeune âge, et probablement même ils sont congénitaux, quoique Pinard ait dit ne jamais les avoir observés dès la naissance.

Les angiomes veineux se développent souvent plus ou moins longtemps après la naissance, et même d'après Maisonneuve il n'est pas rare qu'ils débutent chez le vieillard. Mais n'y a t-il pas là quelque confusion avec une simple dilatation variqueuse des veines sous-muqueuses [1]?

Foucher, Thèse de doct. de Paris, 1862, n° 69. — Jullian, Thèse de doct. de Bordeaux, 1885-1886, n° 39. — Coutenot, Thèse de doct. de Paris, 1886-1887, n° 336.

Dans l'étiologie, une donnée encore est à noter : d'après une statistique de Coutenot les deux tiers des sujets sont des femmes.

Il n'est pas rare que ces malades portent en même temps d'autres angiomes, à la face surtout, et dans ce dernier cas la lésion linguale n'est quelquefois qu'un prolongement d'une tumeur génienne ayant envahi les gencives et de là la langue.

On a dit que les tumeurs érectiles occupaient surtout la base de l'organe. C'est une assertion qui, jusqu'à nouvel ordre, n'est pas démontrée.

L'anatomie pathologique ne nous arrêtera guère : c'est en somme celle des angiomes en général. Il y a cependant une particularité sur laquelle insistent Cornil et Ranvier et, après Cornil, son élève Arragon [2]. Dans les papilles voisines de la tumeur, les artérioles centrales se dilatent très rapidement ; de là un allongement des papilles et de plus les cavités vasculaires élargies peuvent s'isoler en de petits kystes à revêtement endothélial.

Si je signale ces faits anatomiques, c'est qu'ils ont une importance clinique réelle. Certes, la plupart du temps ces formations papillaires et kystiques restent à l'état de constatation histologique et l'aspect est simplement celui d'un

(1) Je dirai plus loin quelques mots sur les varices de la base de la langue. On observe également des veines variqueuses serpentant toute la muqueuse de la face inférieure et du plancher buccal. Certains auteurs anglais ont insisté sur les relations de ces varices avec quelques affections cérébrales. (Dickson, *Brit. med. Journ.*, 1885, t. I, p. 888. — Whitehouse, *Ibid.*, p. 940. — Atkinson, *Ibid.*, p. 1040. — Greenwood, *Ibid.*, p. 1095. — Sawtell, *Ibid.*, p. 1152.)

(2) Arragon, Thèse de doct. de Paris, 1883, n° 293. — *Arch. de phys.*, 1883, 3e série, t. II, p. 352. — Yersin, *Ibid.*, 1886, 3e série, t. VII, p. 428.

angiome quelconque des muqueuses. Tantôt on voit une tache, de coloration variable; tantôt c'est une vraie tumeur, circonscrite ou diffuse, réductible en tout ou en partie, à surface bosselée, abordée par des vaisseaux variqueux : et c'est cette dernière constatation qui, avec la réductibilité, permet le diagnostic.

Lorsque les papilles se développent, l'aspect est tout autre : c'est celui d'un papillome. Et même, il semble bien que la plupart des tumeurs appelées papillomes de la langue soient en réalité des angiomes de cette forme (1).

Lorsque les petites cavités kystiques se développent, elles deviennent visibles à la surface sous forme de petits points transparents. Bryant a observé un de ces papillomes kystiques, et il semble bien qu'il faille rattacher à l'histoire des angiomes une observation de Dollinger, où le nombre considérable des petits kystes est tout à fait remarquable (2). Dans des cas de Baldy, de Bryant, les kystes étaient développés, dès la naissance, en de véritables grappes de raisin.

Deguise fils, Brown, ont vu des angiomes linguaux assez riches en dilatations artérielles pour être pulsatiles, et cela nous conduit aux cas appelés par Bryant, par Fayrer, anévrysmes cirsoïdes de la langue; entre ces anévrysmes et les angiomes proprement dits, la démarcation est encore obscure (3).

Comme modifications secondaires, je mentionnerai les relations des angiomes linguaux avec les lymphagiectasies : j'y reviendrai dans la description de la macroglossie.

Les signes fonctionnels sont souvent nuls, et un petit angiome passe inaperçu ou n'est reconnu que lors d'un examen accidentel de la bouche. Il en fut ainsi chez les sujets observés par Briquet, Guersant, B. Holt, Johnson, Bouisson. Quelquefois, l'attention sera attirée par une gêne légère de la parole. Chez certaines femmes, la période menstruelle s'accompagne d'une turgescence de l'angiome lingual; chez une malade de Polaillon, c'est pendant la gestation que se produisit cette congestion. Le seul accident réellement sérieux est la possibilité d'hémorrhagies, capables de se répéter, et même de devenir graves.

On conçoit que si le sang est fourni par un petit angiome, non apparent, localisé à la base de de la langue, l'origine pourra être difficile à déterminer, et qu'en particulier on pourra croire à des hémoptysies : le diagnostic, il est vrai, devient vite évident si l'on songe à l'angiome lingual, car il suffira d'examiner la base de la langue à l'aide du miroir laryngoscopique. Il ne faudrait d'ailleurs pas croire que le sang, dans les cas de ce genre, vienne toujours d'un angiome proprement dit : Moure et son élève Manon (4) ont constaté de ces pseudo-hémoptysies produites par de simples varices de la base de la langue. La distinction anatomique et objective entre ces varices et les angiomes reste encore obscure.

Cook a prétendu que la guérison spontanée des angiomes de la langue était la règle, et effectivement on en a vu disparaître à la suite d'une glossite, d'une salivation mercurielle. Mais Cook exagère certainement la fréquence de cette

(1) Voy. sur ce point : Wagstaffe, *Trans. of the pathol. Soc. of London*, 1875, t. XXVI, p. 105. — J. Laffont, Thèse de doct. de Paris, 1877, n° 384.

(2) Dollinger, *Arch. f. klin. Chir.*, 1878, t. XXII, p. 701.

(3) Brown, *Lancet*, 1832-1833, t. XXIV, p. 9. — Deguise (fils), *Journ. de chir. de Malgaigne*, 1843, t. I, p. 316. — Fayrer, *Clin. surg. in India*, 1866, p. 485.

(4) Manon, Thèse de doct. de Bordeaux, 1886-1887, n° 12.

terminaison heureuse. Par contre, certains accidents doivent faire faire des réserves expresses sur le pronostic. J'ai déjà dit, en effet, que les hémorrhagies sont quelquefois graves; et lorsque l'angiome est envahissant, on comprend de reste, étant donnée la région malade, qu'il puisse devenir bientôt inopérable. Cette considération opératoire explique aisément que le pronostic doive être plus sérieux pour les angiomes de la base, plus difficilement accessibles.

Le traitement de choix est, en effet, l'ablation, lorsque la tumeur est suffisamment circonscrite et accessible. L'abondance de l'hémorrhagie a fait préconiser pour cette exérèse le thermo-cautère ou le galvano-cautère : mais un succès de Poncet (de Lyon) prouve que l'emploi de l'instrument tranchant est parfaitement justifié. Si l'extirpation est contre-indiquée par le volume et l'étendue de l'angiome, on aura recours à l'ignipuncture; Polaillon [1] a eu à se louer des injections interstitielles au tanin. Tillieux (de Courtray) a obtenu un succès par des frictions au sel de nitre.

C. — ANÉVRYSMES ARTÉRIELS

Les anévrysmes artériels de la langue sont exceptionnels et leur intérêt est très médiocre. On signale partout une observation recueillie par Collomb sur un jeune séminariste auquel un anévrysme saillant à la face dorsale de la langue causait une gêne considérable de la parole : la double ligature donna à Collomb un succès. Un fait plus récent est dû à Gay : la poche rompue fut la source d'hémorrhagies. Gay la traita par l'extirpation, ce qui semble être la méthode de choix [2].

D. — LYMPHANGIOME ET LYMPHANGIECTASIE. — MACROGLOSSIE

Définition. — On a désigné sous le nom de macroglossie une série d'affections probablement dissemblables, n'ayant comme analogie qu'une augmentation de volume telle que la langue sort de la bouche et pend plus ou moins en avant des lèvres. Aujourd'hui, il semble qu'il faille individualiser anatomiquement les tumeurs d'origine lymphatique.

Historique. — La macroglossie, avec son aspect extérieur si caractéristique, a depuis bien des années frappé les observateurs et l'on peut, dans son histoire, renvoyer à des relations très anciennes. Ces relations, il faut d'ailleurs les chercher sous des dénominations diverses, et comme synonymie, je signalerai les appellations suivantes : prolapsus de la langue, prolongement morbifique, hypertrophie congénitale, *lingua vituli*, etc.

Peut-être trouve-t-on une mention de cette lésion jusque dans les œuvres de Galien. En tout cas, au XVIe et au XVIIe siècle des faits remarquables et bien étudiés ont été publiés par Gaspard Peucer, Scaliger, M. Donatus, Zachias; au XVIIIe siècle, outre une bonne description donnée en 1738 par Spœring (d'Upsala),

(1) BERTHOD, *Gaz. méd. de Paris*, 1884, p. 447.

(2) COLLOMB, *Œuvres méd.-chir.*, p. 451. Lyon et Paris, an VI (1798). — GAY, *Lancet*, 1874, t. II, p. 269.

je signalerai l'observation d'une femme qui mourut à Leyde à quatre-vingts ans, après avoir été observée successivement par Reverhorst, Triœn, van Swieten, Gaubius, Sandifort et van Dœveren[1]. Puis, pendant la première moitié du XIXe siècle, Leuw, Maisonneuve, Gayraud (la thèse de ce dernier est de 1864), se sont attachés à donner une description clinique, que l'on trouve depuis cette époque dans tous les traités classiques français et étrangers.

Mais dans cette description on réunit tous les prolapsus de la langue. Certes, l'état ultime est analogue et toutes les langues pendantes se ressemblent. Ce n'est pas un motif suffisant pour ne pas établir nettement des variétés étiologiques et anatomiques. Au point de vue anatomique surtout, je mentionnerai les recherches de Virchow, Billroth, Volkmann, Gies, Winiwarter, Wegner, Middledorpf. Grâce à ces travaux, le rôle de l'élément lymphatique dans la macroglossie congénitale — celle qui va être à peu près seule visée dans cet article — a été bien mis en évidence.

BRESCHET et FINOT, art. GLOSSOCÈLE du *Dict. en 60 vol.*, t. XVIII, p. 498. Paris, 1817. — PERCY et LAURENT, art. LANGUE du *Dict. en 60 vol.*, t. XXVII, p. 244. Paris, 1818. — MAISONNEUVE, *Des tumeurs de la langue*. Thèse de concours, 1848 (bibliog.). — VIRCHOW, Ueber Makroglossia. *Arch. f. path. Anat. u. Phys.*, Berlin, 1854, t. VII. p. 126 (voy. aussi O. WEBER, *Ibid.*, p. 115). — GAYRAUD, *Étude sur le prolapsus hypertrophique de la langue*. Thèse de doct. de Montpellier, 1865, n° 68 (bibl.). — GIES, Beiträge zur Makroglossie. *Arch. für klin. Chir.*, Berlin, 1873, t. XV, p. 640. — WEGNER, Ueber Lymphangiom. *Ibidem*, 1877, t. XX, p. 641. — GAUQUELIN, *Étude sur la mégaloglossie*. Thèse de doct. de Paris, 1882, n° 99. — DE LARABRIE, *Contribution à l'étude de l'hypertrophie congénitale de la langue*. Thèse de doct. de Paris, 1882, n° 320 (bibl.). — MIDDLEDORPF, Ueber Lymphangioma cavernosum. *Arch, f. klin. Chir.*, Berlin, 1885, t. XXXI, p. 590.

Étiologie. — On a divisé les macroglossies en congénitales et acquises.

Mais les macroglossies acquises ne sont, pour la plupart, que des glossites chroniques devenues hypertrophiques. Butlin leur reconnaît des causes locales — abcès, grenouillettes, stomatite mercurielle, blessures légères ou graves; et des causes générales — petite vérole, scarlatine, coqueluche, accès épileptiformes : dans les deux cas, c'est une glossite aiguë qui est à l'origine du mal. Ces glossites chroniques hypertrophiques peuvent, sans doute, être rapprochées de la macroglossie congénitale au point de vue thérapeutique : mais elles sont de nature bien différente. D'autre part, il est certaines macroglossies non congénitales, survenues sans cause connue, qui paraissent être semblables à la macroglossie congénitale : c'est, ou bien que tous les lymphangiomes ne sont pas congénitaux, ou bien que depuis sa naissance le sujet portait une lésion méconnue qui s'est mise à croître sans qu'on sache pourquoi.

La *macroglossie congénitale* est peut-être moins rare en Angleterre, en Amérique, en Allemagne, qu'en France : la démonstration n'est pas absolue. Leuw, Gayraud, Clarke, admettent la prédisposition du sexe féminin : Butlin paraît avoir raison quand il soutient l'indifférence du sexe.

On a noté que l'hypertrophie de la langue s'associait parfois à des défectuosités cérébrales : chez les crétins, disent Burgræve, Bouchut; chez les idiots, d'après des faits de Parrot, de Chalk; Bouisson prétend enfin que les anencéphales naissent souvent la langue pendante. Je dois dire que j'ai examiné un assez grand nombre de fœtus anencéphales, frais ou conservés dans l'alcool,

(1) La thèse de VAN DŒVEREN (Ludg. Batav.) date de 1824.

et que jamais je n'ai constaté de prolapsus lingual. J. Wolff et Bruck, Baginsky ont publié quelques observations où la macroglossie était combinée à des troubles mentaux, à une soudure prématurée des os du crâne, à une hypertrophie musculaire généralisée.

Les causes de la lésion restent inconnues. L'influence héréditaire semble nulle. C'est à titre de curiosité que l'on relate encore les idées anciennes sur le rôle de l'imagination maternelle : Maurant nous raconte qu'une femme eut un enfant à langue pendante parce qu'au cours de sa grossesse elle avait eu envie d'une langue dont son mari se régalait sans elle; et l'on trouve dans Lassus l'histoire d'une mère qui, ayant vu avec répulsion la langue pendante d'un veau récemment égorgé, mit au monde un enfant conformé de la même façon.

Le prolapsus est-il cause ou effet de la macroglossie? Lassus, Boyer, Blandin, Gayraud, ont soutenu que le prolapsus était le fait initial, et pour l'expliquer ils ont invoqué tantôt un vice de conformation de la bouche, tantôt une habitude vicieuse de l'enfant, tantôt la propulsion fréquente par des quintes de toux; on a dit aussi que tout provenait des muscles, par convulsion ou contracture des propulseurs ou par paralysie des rétracteurs de la langue. On pourrait multiplier encore, en citant leurs auteurs, ces théories aujourd'hui reconnues erronées. Il est démontré que la vraie opinion est celle de Mussey, de Hodgson : il y a primitivement une tumeur et c'est pour cela que la langue, trop volumineuse, sort de la bouche. Mais une fois la langue prolabée, le contact de l'air, la constriction par les arcades dentaires, causent des lésions inflammatoires surajoutées et la tuméfaction augmente. Il n'est pas rare, par exemple, que l'éruption des dents aggrave l'hypertrophie linguale.

Anatomie pathologique. — A l'époque où l'on ne faisait guère que des examens à l'œil nu, on a rangé la macroglossie dans les glossites chroniques, et nous avons vu que c'est exact pour la plupart des macroglossies acquises. En 1834, Rey a affirmé que l'hypertrophie portait sur tous les tissus; en 1855, Sédillot a incriminé surtout l'augmentation de volume des muscles, et cette manière de voir a été confirmée par Paget, par Parrot. De même, O. Weber a constaté l'hyperplasie des fibres musculaires, mais avec un développement vasculaire considérable. En 1860, Lambl a publié un cas analogue. Gayraud a noté une hypertrophie portant à la fois sur les muscles et sur la muqueuse

Il semble donc que l'hypertrophie musculaire existe réellement, dans certains cas tout au moins. Mais est-elle la lésion obligée? Oui, affirme Bouisson, qui traite d'exceptions les observations de Virchow. Virchow, en effet, avait bien vu que l'élément musculaire était anormalement développé, mais entre ces fibres hyperplasiées, il avait noté une augmentation du tissu conjonctif avec un aspect caverneux bien visible à la loupe. Dans ces espaces, il y avait des cellules lymphatiques, et au total Virchow concluait qu'il y avait une grande analogie avec l'éléphantiasis congénitale. Cette opinion a été confirmée peu à peu, et c'est elle qui maintenant est classique, à la suite des travaux, allemands pour la plupart, que j'ai déjà mentionnés. En outre, on a démontré par l'imprégnation argentique que ces lacunes ont un revêtement endothélial.

Lorsque l'on examine au microscope une langue atteinte de macroglossie congénitale, on voit d'abord que la muqueuse est altérée. L'épithélium y est épaissi, les parties exposées à l'air en sont kératinisées. Les papilles, volumineuses, sont pour la plupart creusées de vacuoles contenant des cellules lymphatiques, dont quelques-unes s'agglomèrent en petits amas; par places, Variot et de Larabrie ont trouvé des globules rouges mêlés à ces cellules. Certaines papilles sont réduites à une mince coque conjonctive doublant l'épithélium autour des lacunes. Dans la couche sous-muqueuse existent également des travées de tissu conjonctif lacunaire, et au milieu de ces lacunes irrégulières apparaissent sur les coupes des espaces circulaires, véritables troncs lymphatiques. Ce même tissu conjonctif lacunaire dissocie, dans le corps charnu de la langue, les fibres musculaires, et, contrairement à l'état normal, ces fibres musculaires sont moins abondantes que le tissu interstitiel.

Ces lésions sont celles qui, d'après Wegner, caractérisent le lymphangiome simple. C'est à elles que se rattache presque toujours la macroglossie. A un degré plus avancé, on observe le lymphangiome caverneux, constaté par Rose; et même Winiwarter, Valenta, ont constaté le lymphangiome kystique. Winiwarter, à propos de ce cas, a étudié le mode de formation des kystes dans la langue, mais cela concerne l'étude du lymphangiome en général.

Dans les faits de Winiwarter et de Valenta, les kystes séreux de la langue s'accompagnaient de kystes séreux multiloculaires du cou. A cet égard, il y a des observations analogues de Virchow, de Maguire. Des auteurs anciens avaient d'ailleurs déjà noté la coïncidence possible du prolapsus lingual et d'une grenouillette congénitale, et il semble bien que ces prétendues grenouillettes n'aient souvent été que des kystes séreux du plancher buccal. Cette coexistence n'est pas faite pour surprendre, s'il est vrai que la macroglossie congénitale soit un lymphangiome, car aujourd'hui les kystes séreux multiloculaires du cou sont rattachés au lymphangiome par Wegner, Middledorpf, Lannelongue et Achard.

Mais ce n'est pas seulement pour le lymphangiome kystique que ces associations sont possibles. Les hypertrophies congénitales sont en général, on le sait, considérés actuellement comme des lymphangiomes simples : or à la macroglossie peut se joindre l'hypertrophie congénitale des lèvres et de la face (Krönlein et Wegner); le développement exagéré peut se limiter à une moitié de la langue avec la joue correspondante (Billroth) ou avec toute la moitié du corps (Maas). Ces observations sont d'ailleurs exceptionnelles, et presque toujours la macroglossie est totale et isolée.

Nous venons de voir les arguments qui permettent de considérer la macroglossie comme un lymphangiome. Certains auteurs pensent qu'il ne faut pas aller trop loin dans cette voie et Ch. Monod, en particulier, a soutenu qu'il s'agit souvent d'une lymphangiectasie et non d'une véritable néoplasie. Au reste, Wegner admet que l'on doit invoquer avant tout une dilatation des voies lymphatiques par stase due à une obstruction des voies de retour. Variot pense, de même, qu'il y a dilatation du réseau lymphatique normal et, ainsi que de Larabrie, il a observé l'engorgement des ganglions sous-maxillaires.

La cause de l'obstruction lymphatique reste d'ailleurs inconnue. Je signalerai à ce propos une observation, jusqu'à présent unique, où Renaut (de Lyon) a trouvé dans les voies lymphatiques élargies un parasite spécial, ce qui nous conduit à un rapprochement avec l'éléphantiasis filarienne.

Maintenant, ces tumeurs sont-elles toujours exclusivement lymphatiques? Ou bien certains angiomes ne peuvent-ils pas se compliquer de lymphangiectasie? ou même ne peut-il pas se faire des kystes séreux d'origine sanguine dans des angiomes? Toutes ces questions, communes à tous les angiomes et lymphangiomes, ont été agitées ici, et en particulier Variot et de Larabrie, dans leur pièce, croient au rôle initial d'un angiome.

Symptômes. — Il est fréquent, dit-on, que la lésion passe inaperçue à la naissance, et de là, sans doute, les discussions sur sa congénitalité. Mais encore de Larabrie pense-t-il que cette fréquence est exagérée par certains auteurs. Certes, le prolapsus est rare, et Peucer a été en face d'une exception lorsqu'il a vu naître un enfant qui ressemblait à un veau récemment tué. Mais bien des observateurs ont constaté que la langue, contenue dans la bouche, était volumineuse, qu'elle sortait par moment entre les lèvres, que la salive s'écoulait volontiers au dehors, que la bouche avait tendance à rester ouverte. A ce degré, d'ailleurs, les enfants tettent ordinairement bien. Quelquefois, cependant, la succion est légèrement entravée et par exemple, selon une remarque de Zacchias, elle s'exerce mal sur les mamelons petits et courts; ou bien, nous apprend Clarke, si la langue est prolabée, l'enfant tette d'une façon spéciale, en enroulant autour du mamelon la partie procidente. Quelquefois, enfin, il faut élever le sujet au biberon ou à la cuiller.

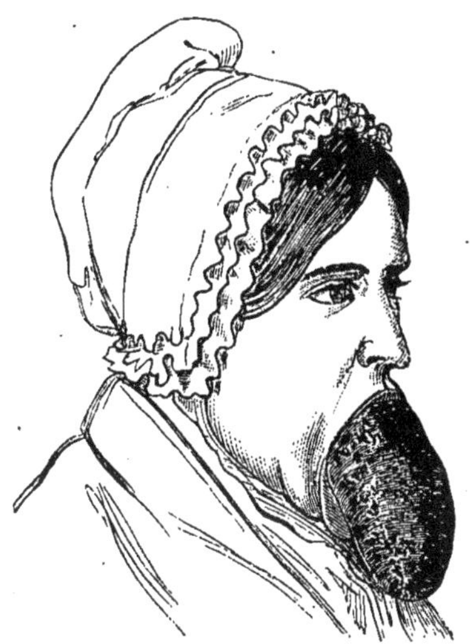

Fig. 75. — Macroglossie.

Peu à peu le volume augmente, la procidence commence ou s'accentue. La partie prolabée a d'abord l'aspect d'une langue normale : on dirait, selon l'expression de Lassus, une langue d'adulte sortant d'une bouche d'enfant. Mais bientôt la muqueuse exposée à l'air se sèche, s'épaissit, ses papilles s'élargissent et proéminent. Assez souvent cette aggravation progressive, mais lente, subit une poussée brusque au moment de la dentition, lorsque sortent les incisives inférieures. Ou bien cette poussée a lieu vers deux ou trois ans.

La langue arrive de la sorte à ne plus pouvoir rentrer qu'avec effort, puis le rapprochement des mâchoires est difficile, puis enfin, à la période d'état, le prolapsus est définitif.

La partie prolabée peut alors avoir dix fois le volume d'une langue normale. Elle est de consistance ferme, elle ne tarde pas à devenir noire, ou au moins grisâtre, rugueuse, fendillée, couverte de papilles calleuses qui peuvent avoir jusqu'au diamètre d'une lentille. Sa forme est d'ordinaire cylindroïde, plus rarement étalée en tablier, quelquefois les bords sont relevés en gouttière. En soulevant cette masse, on voit sa face postéro-inférieure, souvent sillonnée de veines variqueuses sur les côtés du frein, et Pasturel a signalé, en cette même région, des battements artériels d'une intensité anormale.

A la limite de la partie extra-buccale et de la partie intra-buccale, les dents exerçent sur l'organe une compression fâcheuse et de là, à la face inférieure surtout, des ulcérations fréquentes et même de véritables accidents d'étranglement. Quelquefois, à la face inférieure, le frein est respecté, engagé qu'il est entre les deux incisives médianes, et il est flanqué de deux ulcérations latérales.

La partie intra-buccale est d'aspect normal, mais par le poids de la partie procidente, elle est tirée en haut et en avant, et avec elle les piliers antérieurs du voile du palais, l'os hyoïde et le larynx. Ce déplacement fait quelquefois que la langue semble adhérer à la gencive, et cela a conduit Mussey à pratiquer dans ce sillon, avant l'amputation de la partie prolabée, des débridements parfaitement inutiles.

Le maxillaire inférieur subit mécaniquement, et avec le temps, des déformations remarquables. Les incisives inférieures sont déviées en bas et en avant, déchaussées, écartées, ébranlées, usées, incrustées de tartre, et parfois c'est cette incrustation qui seule les empêche de tomber. A un degré de plus, la symphyse subit une déviation analogue et de là, avec la gencive et les dents, une véritable gouttière, que le tartre rend quelquefois lisse, ce qui préserve la langue des ulcérations. Entre la langue et le menton pend la lèvre allongée, abaissée, hypertrophiée. Les gencives sont rouges, fongueuses, saignantes.

Ainsi, la partie antérieure du maxillaire inférieur subit une inflexion, à angle obtus ouvert en bas et en arrière. Il en résulte que, même la langue enlevée, les dents antérieures ne peuvent venir au contact et cela d'autant plus, ajoute Maisonneuve, que les molaires postérieures sont anormalement longues.

On a noté la luxation mécanique de la mâchoire inférieure.

Les dents de la mâchoire supérieure subissent, dans les cas extrêmes, des déviations analogues. La voûte palatine est souvent anormalement haute et large.

De Larabrie et Variot ont constaté l'engorgement des ganglions sous-maxillaires; cela s'explique bien par les fissures et les ulcérations de la muqueuse.

Les *phénomènes fonctionnels* sont quelquefois remarquablement peu accentués, et on cite à cet égard une observation de Blanco. Mais en général ils existent à un degré notable. La mastication est difficile, à la fois à cause du volume de la langue et parce que les contacts dentaires sont limités aux molaires postérieures; en outre, pendant qu'elle s'exécute, les morsures de la langue sont usuelles. Il faut pousser les aliments solides sous les molaires postérieures et les y maintenir avec les doigts. La déglutition des liquides se fait bien. La respiration, ordinairement nasale, est bonne; cependant Bouisson signale un cas où les tentatives de réduction amenaient des accès de suffocation. La phonation, quelquefois assez claire, est en général troublée, jusqu'à être inintelligible. Le goût n'est perdu que sur la partie prolabée.

Cette langue pendante, cette bouche d'où la salive s'écoule constamment, donnent aux malades un aspect hideux, en font des objets de dégoût. Ils le savent et souvent en deviennent hypochondriaques : tous ne s'accommodent pas, comme la vieille de Leyde, de cacher simplement dans un étui d'argent leur organe exubérant. On a dit — et la dénutrition par gêne de la mastication, par perte de la salive, en rend à peu près compte — que la taille de ces sujets reste au-dessous de la moyenne ; que chez les filles la menstruation s'établit tardivement.

Marche. — Pronostic. — J'ai déjà dit que la lésion, d'ordinaire progressive, subit souvent une poussée soit lors de la dentition, soit vers deux à trois ans. A partir de ce moment, elle augmente peu à peu, pour devenir quelquefois stationnaire vers l'âge de quinze ans. Mais ailleurs son accroissement est continu, à l'occasion de poussées inflammatoires à répétitions provoquées par le froid, par une palpation trop brusque, par des morsures, ou coïncidant avec la période mentruelle. Il se fait dans ces conditions de véritables lymphangites aigües, et c'est là une analogie de plus avec les éléphantiasis.

Si l'on ne considère que la vie, l'affection est bénigne, quoique l'on ait observé quelquefois la mort par inanition, par suffocation. Mais la guérison spontanée n'existe pas et, sauf intervention chirurgicale, les sujets sont soumis pour toute leur vie à une infirmité dégoûtante : il est vrai que cela n'a pas empêché quelques femmes de se marier. Et si l'on veut agir, il faut être averti que les opérés de Winiwarter, de de Saint-Germain ont succombé, résultat fatal que l'antisepsie doit rendre bien exceptionnel ; que ceux de Wegner, de Busch, d'O. Weber, ont vu la récidive survenir, et qu'enfin, une fois la langue enlevée, il peut persister des déformations difficilement curables du maxillaire. De là la phrase de Bouisson : « Le prolapsus de la langue n'est pas grave, dirent, avec Boyer, ceux qui n'ont jamais eu l'occasion de l'observer. »

Diagnostic. — Le diagnostic du prolapsus lingual est évident. Il reste dès lors à déterminer en présence de quelle variété on se trouve. En somme, la seule question à résoudre est de savoir s'il s'agit d'une macroglossie congénitale ou d'une glossite chronique hypertrophique. On y parviendra aisément par un interrogatoire précis, en déterminant bien le début par une glossite aiguë. Les observations de Leblanc, de Humphrey, de Fréteau, par exemple, sont certainement des glossites chroniques avec prolapsus. Les faits de ce genre sont devenus tout à fait exceptionnels de nos jours, car leur cause la plus fréquente était la glossite mercurielle.

Traitement. — C'est depuis l'article de Percy et Laurent que les indications thérapeutiques ont été réglées avec quelque netteté.

A la première période de la macroglossie congénitale, on a de bons résultats en élevant l'enfant au biberon ou en choisissant une nourrice à mamelons longs ; en maintenant la bouche toujours fermée à l'aide d'une fronde, selon le conseil de Lassus.

Lorsque la langue est prolabée — et ici la macroglossie acquise devient à peu près semblable à la congénitale — on a tâché d'agir sur elle par des lotions astringentes, et l'on n'en a rien obtenu. Les sangsues ont aggravé l'état des malades de Harris, de Hodgson.

La compression a été établie par Fréteau à l'aide d'un bandage ; par

Leblanc, à l'aide du sac de Pibrac dont les bridons étaient noués derrière la nuque. Ces auteurs et Delpech, Murray, Humphrey, ont ainsi réussi; mais il faut remarquer que cette méthode n'a de succès que dans les macroglossies acquises.

La méthode de choix est l'amputation de la partie exubérante. Elle a été appliquée dès la fin du xviie siècle par Hoffmann, puis par Pimpernelle. Ces auteurs ont simplement abattu par une incision transversale ce qui dépassait les arcades dentaires. On a, depuis, conseillé de faire des excisions en V, à sommet postérieur : ce fut la pratique de Harris, de Mussey, mais ces auteurs y ont joint des débridements fort inutiles du plancher buccal.

Mais cette amputation à l'instrument tranchant a donné des hémorrhagies graves, d'autant plus que les artères sont quelquefois hypertrophiées et dès lors on a cherché des procédés hémostatiques. Aussi Mirault le père (d'Angers), Siebold, Inglis, Roux, puis Bouisson, Gosselin, Fergusson, ont-ils eu recours à la ligature en masse; ils sont retombés dans un autre inconvénient, la septicémie constante, et parfois mortelle, causée par cette masse gangrenée lente à s'éliminer. Aussi a-t-on pensé à utiliser l'écraseur, et il y a une quarantaine d'années de nombreux opérateurs l'ont employé; mais l'opéré de Pasturel n'en a pas moins eu des hémorrhagies, et celui de de Saint-Germain est mort avec des accidents septiques. Maas, Billroth et Winiwarter ont préconisé l'anse galvanique; mais on sait combien cet instrument d'exérèse est difficile à manier quand on n'en a pas une habitude spéciale.

En somme, nous savons aujourd'hui que, si l'on surveille suffisamment l'antisepsie buccale, la meilleure manière d'exciser la langue est d'employer l'instrument tranchant puis de suturer la plaie; cette suture, bien faite, met à l'abri des hémorrhagies, si l'on a lié séparément les plus gros vaisseaux. Pour la macroglossie comme pour le cancer, c'est à ce procédé que l'on s'adressera. On fera soit l'amputation de tout ce qui dépasse, soit des excisions cunéiformes.

Peut-être pourra-t-on essayer soit l'ignipuncture profonde, qui a donné un succès récent à Helferich, soit la ligature atrophiante des linguales. Cette dernière opération a été pratiquée par Liston, dont l'opéré, il est vrai, est mort de pyohémie ; il y a quelques années, elle a fourni un bon résultat à Fehleisen (1).

Les résultats thérapeutiques de l'amputation sont bons. J'ai déjà dit que quelquefois il y a récidive : mais on en vient presque toujours à bout par une seconde intervention.

La langue une fois ramenée à ses proportions normales la besogne du chirurgien n'est pas terminée : il faut s'occuper des déviations dentaires et osseuses. On redressera donc les incisives et les canines, on arrachera les molaires postérieures si elles sont trop allongées. On tentera de rectifier la direction du maxillaire inférieur en exerçant une compression constante avec une fronde passée sous le menton, ce qui aura en outre l'avantage de s'opposer à la récidive du prolapsus. De Leuw, O. Weber, Maas, ont ainsi amendé la déviation osseuse.

(1) Fehleisen, *Berl. klin. Woch.*, 1887, p. 941.

Si la lèvre inférieure reste exubérante, on en fera la résection partielle, comme il a été dit à propos de la macrocheilie.

E. — TUMEURS D'ORIGINE CONJONCTIVE

On rencontre à la langue des tumeurs conjonctives de plusieurs espèces, dont les principales sont le lipome et le fibrome. Mais j'aurai à dire quelques mots sur les tumeurs mixtes et sur les sarcomes.

1° LIPOMES

L'histoire des lipomes de la langue en est restée pendant longtemps à la publication de quelques faits isolés par Bastien, Virchow, Follin, Lebert, Paget, etc. ; et encore parmi ces observations en est-il quelques-unes, celles de Laugier et Bastien par exemple, qui concernent des tumeurs mixtes et non des lipomes. A l'aide de ces faits épars, Bouisson, Demarquay, S. Duplay, ont donné des descriptions didactiques peu à peu perfectionnées; aujourd'hui cette description est facilitée par la thèse de Labat, élève de Dolbeau, sur les lipomes buccaux, et surtout par la thèse de Malon [1] sur le lipome de la langue. Malon a réuni 11 observations, dont 9 sont de vrais lipomes, et dont 2 sont des tumeurs mixtes qui doivent être classées à part.

Étiologie. — Les causes sont aussi obscures que celles du lipome en général. Un fait peu expliqué est la rareté dans le sexe féminin, si bien que parmi les lipomes vrais où le sexe du malade est indiqué on ne trouve qu'une femme. La plupart des sujets sont des adultes, des adolescents ; assez souvent ils sont vieux quand ils viennent consulter, mais on apprend alors qu'ils portent leur tumeur depuis bien des années. On a parlé de congénitalité ; mais à examiner ces faits de près on constate qu'il s'agit toujours de tumeurs mixtes.

Comme pour tous les lipomes, l'irritation paraît capable de jouer un rôle étiologique, et dans son observation personnelle Guelliot [2] invoque l'action d'un chicot.

Les lipomes de la langue sont rares, ce qui s'explique d'ailleurs par la faible part que prend le tissu adipeux à la constitution de la langue.

Anatomie pathologique. — Le lipome de la langue siège presque toujours vers la pointe ou les bords, faisant saillie à la face dorsale. Je citerai une observation d'Iversen où il occupait la base de l'organe. La multiplicité des tumeurs est possible, et je mentionnerai le cas de D. Mollière [3] où il y avait un lipome de la pointe et un de la base ; celui de Cauchois [4] où les

[1] MALON, Thèse de doct. de Paris, 1880, n° 126.
[2] GUELLIOT, *Bull. de la Soc. anat.*, Paris, 1880, p. 263.
[3] D. MOLLIÈRE, *Progrès méd.*, Paris, 1875, p. 2.
[4] CAUCHOIS, *Bull. et mém. de la Soc. de chir.*, Paris, 1883, nouv. sér., t. IX, p. 572.

deux tumeurs étaient symétriques. Quant au fait de Mason, je l'élimine, car il a trait à des tumeurs mixtes congénitales.

La tumeur était intra-musculaire dans une pièce d'A. Cooper; chez les opérés de Follin (¹), de Laroyenne (²), de Cauchois, elle était en partie intra-musculaire, en partie sous-muqueuse; chez d'autres, enfin, elle était franchement sous-muqueuse. Guelliot, Butlin, pensent que toujours l'origine est intra-musculaire, dans une petite masse adipeuse située contre le génio-glosse; puis le lipome s'énuclée pour ainsi dire, peut-être sous l'influence des mouvements, vient faire saillie entre les fibres musculaires, puis devient sous-muqueux et même se pédiculise; et c'est alors seulement que commence la période clinique.

La structure de ces lipomes n'a rien de bien spécial. Les tumeurs examinées par Bouisson, Mollière, Iversen, Guelliot, Cauchois, étaient des lipomes purs, enkystés; celles de Follin, de Laroyenne, étaient des fibro-lipomes. A côté de ces faits, on a rangé les lipomes mixtes, où le tissu adipeux est associé à des productions myxomateuses, cartilagineuses, osseuses, et même dermoïdes. Ces tumeurs mixtes méritent une description séparée.

Symptômes et marche. — Le début de l'affection ne saurait être précisé: absolument indolente, la tumeur n'est reconnue qu'à partir du moment où, par son volume, elle cause de la gêne. Ces troubles fonctionnels, d'origine purement mécanique, sont d'abord la gêne de la phonation puis, à un moindre degré, de la déglutition, de la mastication.

On voit alors une tumeur, sessile si elle est petite; tendant à se pédiculiser quand elle acquiert un certain volume. Mais ce volume dépasse rarement celui d'une noisette, d'une noix, car à partir de ce moment la gêne fonctionnelle est notable et le sujet vient consulter. Mais Follin, S. W. Gross (de Philadelphie), ont vu des lipomes gros comme un œuf de poule.

Lisse ou incomplètement lobulée, la tumeur est recouverte d'une muqueuse amincie, dont les papilles sont atrophiées, au sommet, mais quelquefois hypertrophiées autour de la base. Sur la région où les papilles sont atrophiées et la muqueuse amincie par distension, Guelliot a constaté l'abolition de la sensibilité tactile et gustative. Follin, Guelliot, Mollière, ont noté un signe important: une couleur jaunâtre transparaissant sous la muqueuse. Chez le malade de Bouisson, cette couleur était grisâtre. A la palpation, le lipome franc est absolument mou, fluctuant; le fibro-lipome est par places résistant.

L'observation d'Iversen est remarquable en ce que des accidents de folie ont cessé après l'ablation du lipome.

Le lipome de la langue est une tumeur essentiellement bénigne. Maisonneuve, Demarquay, parlent d'inflammation, de suppuration, d'ulcération; aucune observation n'étaye ces hypothèses. J'en dirai autant pour la transformation cancéreuse. La seule complication notée a été dans le fait de Follin, l'existence d'hémorrhagies.

La marche est très lente et plusieurs malades ne sont venus consulter, avec une tumeur grosse comme une noisette ou un œuf de pigeon, qu'au bout de vingt, vingt-cinq et même vingt-sept ans.

(¹) Follin, *Bull. gén. de thérap.*, Paris, 1866, t. LXX, p. 466.
(²) Laroyenne, *Gaz. méd. de Lyon*, 1867, t. XIX, p. 284.

Diagnostic. — Le diagnostic est évident pour une tumeur jaunâtre, indolente, absolument fluctuante. Mais quand la couleur spéciale fait défaut, le diagnostic ne peut guère être soupçonné ; souvent même il est erroné. La fluctuation fera volontiers croire à une tumeur liquide, et mon ami Hartmann m'a dit avoir vu un lipome de la langue pris par plusieurs chirurgiens pour un kyste salivaire. Cependant à la langue les tumeurs liquides fluctuent peu ; et la fluctuation franche est un signe de lipome. On devra, toutefois, hésiter alors avec une gomme ramollie, avec un abcès froid ; on sera, il est vrai, guidé par les commémoratifs, par l'évolution ; mais en somme le diagnostic ne sera ferme qu'après ponction exploratrice.

Le fibrome dur ne prête que difficilement à l'erreur. Mais le fibrome mou ne peut pas être différencié du lipome.

Traitement. — L'ablation est le seul traitement qui convienne ; on la fera à l'instrument tranchant et on suturera la plaie. L'énucléation est très facile si la tumeur est franchement sous-muqueuse ; ses difficultés sont même médiocres quand le lipome est en partie inter-musculaire.

2° FIBROMES

Les fibromes de la langue sont rares, moins cependant que les lipomes. On les observe surtout chez l'adulte, d'autant mieux que parmi les faits relatifs aux enfants ou aux nouveau-nés, il semble y avoir un assez grand nombre de tumeurs mixtes.

Le siège est d'ordinaire à la face dorsale de la langue, et le plus souvent à la base. D'après Butlin, la tumeur est primitivement centrale, comme nous l'avons vu pour le lipome, et peu à peu elle s'énuclée. Elle peut même parvenir à l'état de polype et E. Albert (de Vienne) (1) a vu un polype fibro-lipomateux pendant du bord droit de la langue jusque dans le pharynx, d'où on pouvait aisément l'attirer avec un doigt.

Histologiquement on observe soit le fibrome pur, — et alors il est soit dense, soit mou, — soit le fibrome mixte. Abstraction faite des tumeurs mixtes congénitales, je mentionnerai le fibro-lipome, assez fréquent. Poncet a enlevé à la base de la langue un fibro-myome (2). Ziegler, Zahn, ont constaté la dégénérescence hyaline (3).

Cliniquement, il y a plusieurs types distincts, dépendant de l'état anatomique des parties ou de l'évolution du néoplasme.

Ainsi, il n'y a aucune parité à établir entre les fibromes sessiles et les fibromes pédiculés. Les premiers sont des tumeurs arrondies, circonscrites, enchâssées dans la langue. Elles présentent deux variétés, selon que la consistance est dure ou molle. Les fibromes durs ressemblent soit à des kystes, soit à des gommes à la période de crudité ; les fibromes mous seront surtout confondus avec des gommes ramollies, avec des lipomes ; je ne répéterai pas à cet égard ce que j'ai déjà dit de la ponction exploratrice.

(1) E. Albert, *Wiener med. Presse*, 1885, p. 169.
(2) E. Blanc, *Gaz. hebd. de méd. et de chir.*, Paris, 1884, p. 611.
(3) Zahn, *Deutsche Zeitschrift f. Chir.*, Leipzig, 1885, t. XXII, p. 30.

Le fibrome pédiculé, ou polype fibreux de la langue, peut acquérir un volume assez considérable et, quand il siège à la base, remplir plus ou moins le pharynx; assez souvent alors, comme l'ont constaté Pooley (1), Gibb, il se renverse sur l'épiglotte et provoque de la sorte des accès de suffocation.

Ces accidents respiratoires ne sont d'ailleurs pas les seuls possibles. Chez le malade de Pooley, la muqueuse s'ulcéra par distension et devint la source d'hémorrhagies graves, qui nécessitèrent l'intervention d'urgence.

Dans d'autres cas, l'évolution est beaucoup plus simple. Ainsi dans le cas de Poncet, le fibrome ne se manifesta qu'une fois volumineux, par des troubles progressifs et modérément intenses de la respiration, de la phonation et de la déglutition. Plus latent encore, mais moins volumineux car il n'était gros que comme une aveline, fut celui que Fith (2) découvrit par hasard en examinant la gorge du patient à l'occasion d'une angine.

Les derniers faits que nous venons de rappeler concernent des tumeurs de la base de la langue, cas auquel l'examen physique complet exige, outre le toucher, l'emploi du laryngoscope.

Ces fibromes seront traités par l'extirpation qui, même à la base, peut être pratiquée à l'instrument tranchant. Il est vrai que, dans ces conditions, l'intervention ne peut pas toujours être facilement complète par les voies naturelles et que, d'autre part, vu la bénignité de la tumeur, de grands délabrements ne sont pas souvent justifiés. Poncet a enlevé la partie saillante d'un coup de ciseaux et a laissé le reste se sphacéler; son opéré a fort bien guéri.

3° SARCOME

Jusqu'à présent, nous avons passé en revue les néoplasmes conjonctifs bénins. On observe aussi à la langue des sarcomes, néoplasmes à évolution maligne. Ces sarcomes, il faut le reconnaître, sont fort rares et encore incomplètement étudiés. D'après les observations de Hutchinson, d'E. Albert, d'Eve, de Butlin (3), on connaît à peu près le lymphosarcome de la langue. Ce lymphosarcome ne semble pas différer beaucoup de celui des amygdales dans ses allures anatomiques et cliniques, et cela se conçoit d'ailleurs, car il semble naître aux dépens des follicules clos de la base de la langue, de ce qu'on appelle l'amygdale linguale. Ces follicules peuvent, d'autre part, subir une hypertrophie bénigne, elle aussi comparable à l'hypertrophie amygdalienne, à côté de laquelle nous tracerons son histoire.

Peut-être certains sarcomes de la langue ont-ils leur point de départ dans les glandes profondes et sont-ils des adéno-sarcomes : c'est ainsi, par dégénérescence de la glande de Blandin, que Godlee interprète un fait dont il a été témoin (4).

(1) Pooley, *Amer. journ. of med. sc.*, 1872, trad. dans *Arch. gén. de méd.*, 1872, t. II, p. 89.
(2) Fith, *Amer. journ. of med. sc.*, 1872, trad. dans *Arch. gén. de méd.*, 1872, t. II, p. 624.
(3) Hardie, *Lancet*, 1880, t. I, p. 789. — E. Albert, *Wiener med. Presse*, 1885, p. 171. — J. Hutchinson, *Med. chir. transact.*, 1885, t. LXVIII, p. 311. — Eve, *Trans. of the path. Soc. of London*, 1886, t. XXXVIII, p. 223. — Butlin, *Lancet*, 1887, p. 423.
(4) Godlee, *Trans. of the path. Soc. of London*, 1887, t. XXXVIII, p. 346.

4° TUMEURS MIXTES

Lorsque j'ai décrit les lipomes de la langue, j'ai dit qu'on avait parlé de lipomes congénitaux; que d'autre part on avait décrit anatomiquement des lipomes mixtes, où le tissu adipeux s'associait à des productions de nature fort variée. Or, quand on étudie les observations, on se rend compte que ces lipomes mixtes sont pour la plupart congénitaux, ou tout au moins observés sur des enfants; qu'inversement presque tous les lipomes congénitaux ont cette structure complexe. Une autre constatation commune est le siège de prédilection au niveau de la base de la langue.

Cette complexité de structure atteint un degré très variable. Dans la pièce de Mason (1), c'était seulement un myxo-lipome : la femme, âgée de vingt-sept ans, portait trois tumeurs congénitales qui s'étaient mises à grossir peu de temps avant l'opération. Laugier et Bastien (2) ont observé une femme de vingt-cinq ans, chez qui la tumeur, paraissant également congénitale, était un lipome avec ossifications. Dans le cas d'O. Weber, c'était un mélange de tissus adipeux, fibreux et cartilagineux. Est-ce là des tératomes? La question reste douteuse. Elle ne l'est plus pour ces véritables lipomes dermoïdes dont Lambl, Arnold nous ont donné la description. Ces tératomes ont-ils quelques relations avec les observations analogues à celle où Hickmann (3) a vu une tumeur kystique et polypiforme, qu'il qualifie d'adénome, causer la mort par suffocation dès la naissance? C'est encore là un point obscur.

Dans certaines régions, à l'ovaire par exemple, on sait que les tératomes peuvent subir une évolution maligne. Le fait existe-t-il à la langue, et faut-il, par exemple, expliquer ainsi le sarcome congénital dont parle Jacobi? Il est jusqu'à nouvel ordre impossible de conclure.

5° CHONDROME

On a décrit dans la langue des enchondromes et même des ostéomes, mais ces tumeurs ne sont presque jamais pures, pour ne pas dire jamais, et il faut les rattacher aux tumeurs mixtes.

Peut-être, d'après un examen histologique de Zahn, certains fibromes peuvent-ils subir une ossification précédée de formations cartilagineuses.

F. — ÉPITHÉLIOME

Historique. — A l'époque ancienne, au temps d'Hippocrate, de Celse, de Galien, le cancer de la langue était réputé incurable, et dès lors on ne s'en occupait guère dans les descriptions didactiques. Les choses en restèrent là jusqu'à la fin du moyen âge. Ruysch fut un des premiers à tenter le traite-

(1) Mason, *Trans. of the path. Soc. of London*, 1864, t. XVI, p. 210 et 1867, t. XVIII, p. 249.
(2) Bastien, *Bull. de la Soc. anat.*, Paris, 1854, p. 349.
(3) Hickmann, *Trans. of the path. Soc. of London*, 1869, t. XX, p. 160.

ment chirurgical, et jusqu'à la fin du XVIIIe siècle on pourrait signaler quelques essais analogues. Mais ces essais restèrent isolés, et cela pour deux motifs. D'une part, l'outillage était bien défectueux pour ces opérations, si souvent difficiles et dangereuses par l'hémorrhagie quand elles doivent avoir quelque étendue. D'autre part, et surtout, on était dominé par un préjugé quasi religieux : l'amputation de la langue devait infailliblement être suivie de la perte de la parole. Sans doute, A. Paré, Roland de Bellebat publièrent quelques observations où la phonation avait persisté chez des sujets privés de leur langue par gangène, par traumatisme accidentel ou par supplice pénal : on se borna à crier au miracle, et si Horstius conteste le miracle, c'est pour soutenir que la langue s'était régénérée.

Les choses en étaient là quand parut, en 1774, le mémoire de Louis (¹). C'est surtout à combattre le préjugé que s'attacha l'auteur : il y réussit, et à partir de ce moment le principe de l'intervention chirurgicale fut admis.

L'étude du cancer de la langue fut alors pour ainsi dire à l'ordre du jour, et, naturellement, on s'occupa d'abord de technique opératoire. Le choix des instruments, les méthodes d'hémostase, les voies d'accès, telles furent les questions agitées les premières; et ce fut là, pendant la première moitié du XIXe siècle, l'œuvre de Mayor, Mirault, Flaubert, Rizzoli, Regnoli, Roux, Sedillot, Jäger, Maisonneuve, Chassaignac, etc. Il faut ajouter que ces études opératoires ont été reprises et perfectionnées depuis l'avènement de la méthode antiseptique.

Vers 1845 surgit un nouveau débat, tout anatomo-pathologique, à propos des discussions sur le cancer et le cancroïde. Jusque-là, on décrivait le cancer de la langue, sans se préoccuper de ses variétés autrement qu'au point de vue de leur aspect macroscopique. Puis, au nom de l'histologie, on établit des différences entre le cancer et le cancroïde, entre l'encéphaloïde, le squirrhe, le cancer colloïde, l'épithéliome; et l'on consacra ces distinctions au nom de la clinique. Toutes ces variétés furent décrites dans la langue par Lebert, les auteurs du *Compendium*, Bouisson, Förster, etc. Il est vrai que la plupart du temps on proclamait que le cancroïde ou épithéliome était la forme presque constante, et c'est pour ainsi dire par acquit de conscience qu'on mentionnait le carcinome, le squirrhe et l'encéphaloïde. Mais certains auteurs ne tardèrent pas à s'élever contre cette opinion, et depuis les recherches de Paget, Hutchinson, Clarke, Schuh, Thiersch, Billroth, il est bien démontré que le cancer de la langue est toujours un épithéliome pavimenteux. L'on trouvera ces débats exposés par Th. Anger dans sa thèse d'agrégation (1872), où il discute, pour montrer leur inanité, les faits de carcinome publiés par Lebert, Morel-Lavallée, Larrey, Brouardel.

Cette longue discussion sur le carcinome et l'épithéliome ne nous passionne plus aujourd'hui. Nous savons, en effet, que le carcinome est d'origine épithéliale, est une forme, un degré de l'épithéliome. Qu'à la langue on observe presque toujours le classique épithéliome pavimenteux, rien de plus exact. Mais nous ne serons pas étonnés si, de temps à autre, un de ces épithéliomes évolue dans le sens du squirrhe : et récemment Cerné (de Rouen) a commu-

(¹) LOUIS, *Mém. de l'Acad. roy. de chir.*, éd. in-4°, t. IV, p. 96 et t. V, p. 485.

niqué à la Société de chirurgie un cas de squirrhe lingual, ce mot étant pris dans son acception simplement clinique et le microscope ayant démontré qu'il s'agissait d'un épithéliome pavimenteux. La controverse sur laquelle on insistait tant il y a quelque vingt ans n'a donc plus qu'un intérêt historique, et il n'en sera pas question dans la description anatomique qui va suivre.

Outre les traités classiques français et étrangers et les articles des dictionnaires, on consultera : MAISONNEUVE, *Des tumeurs de la langue*. Thèse de concours de Paris, 1848, p. 116. — ANGER (Th.), *Du cancer de la langue*. Thèse d'agrég. en chir. de Paris, 1872. — WÖLFLER (A.), Zur Geschichte und operat. Behandlung des Zungenkrebses. *Arch. für klin. Chir.*, Berlin, 1881, t. XXVI, p. 314. — BUTLIN, Diseases of the tongue. London, 1885. Trad. franç. par D. Aigre. Paris, 1889, p. 254.

Anatomie pathologique. — Deux origines sont *a priori* possibles pour l'épithéliome lingual :

Ou bien il naît aux dépens de l'épithélium de la muqueuse;

Ou bien il naît aux dépens de l'épithélium qui revêt les glandes annexées à cette muqueuse. Mais cette variété glandulaire ou folliculaire semble ne pas exister, d'après les recherches de Ch. Robin, de Thiersch.

La première forme est donc la seule admise; on y trouve deux variétés. Dans l'une, l'épithéliome est superficiel; dans l'autre, il naît dans les couches profondes. C'est ce que l'on appelle l'épithéliome papillaire et l'épithéliome interstitiel, et cela correspond à ce que, sur la peau, Lebert, Virchow, Heurtaux ont appelé les cancroïdes papillaires et dermiques.

1° L'*épithéliome papillaire* a souvent pour origine, — et c'est une analogie avec certains cancroïdes cutanés, — une lésion préxistantes, de nature inflammatoire. De ces lésions, la plus fréquente, de beaucoup, est la leucoplasie buccale. Mais elle n'est pas la seule, et il faut mentionner ce que l'on a appelé les condylomes, les papillomes, les verrues, etc. Ces états, dont beaucoup sont mal définis, ont un caractère commun : ils sont dus à une hypertrophie papillaire. Les papilles sont à la fois plus volumineuses que normalement et déformées, les unes effilées, les autres en massue, quelquefois entre elles sont des sillons plus ou moins profonds, d'où un aspect fendillé, fissuré même. Mais tant que la lésion reste simple, ces papilles sont recouvertes d'un épithélium qui garde son type normal : il est proliféré, il est épaissi, il forme des plaques blanches, mais il n'est pas atypique. C'est lorsqu'il le devient que l'épithéliome est constitué, et les cellules épithéliales déformées, atypiques, réunies en globes épidermiques qui subissent la transformation colloïde, envahissent le chorion, l'infiltrent à une profondeur de plus en plus grande. A ce moment, on est en présence de l'épithéliome pavimenteux lobulé nettement caractérisé, et je n'ai rien à ajouter à la description qu'en a donnée Quénu [1]. Le seul point sur lequel il convienne d'insister est que, anatomiquement aussi bien que cliniquement, le moment exact de la transition entre le papillome et l'épithéliome n'est pas toujours aisé à bien dépister.

Non ulcéré, l'épithéliome interstitiel forme des plaques limitées, indurées, plus ou moins saillantes; Gosselin, Velpeau ont relaté des faits exception-

(1) Voy. t. I, p. 366.

nels, où la tumeur était pédiculisée. Ulcéré, il se présente sous l'aspect de crevasses.

Son siège à peu près exclusif est le dos de la langue, et c'est comme rareté qu'on cite l'observation de Roux (de Brignoles) où il occupait la région du frein. Ces plaques superficielles franchissent moins rarement la ligne médiane, dès le début, que l'épithéliome interstitiel : cela se conçoit, car la muqueuse est continue d'un côté à l'autre et les plaques de leucoplasie peuvent parfaitement empiéter sur la ligne médiane.

L'épithéliome papillaire a une marche lente tant que le chorion n'est pas franchi : puis, à partir de ce moment, il devient identique à l'épithéliome interstitiel.

2° *L'épithéliome interstitiel*, au lieu de commencer par l'épithélium qui revêt les papilles, commence dans les couches profondes des sillons interpapillaires et là, nous apprennent Thiersch, Ch. Robin, les cellules morbides prolifèrent immédiatement vers la profondeur, se propageant le long des vaisseaux sous forme de cylindres, renflés de distance en distance, où l'on trouve des globes épidermiques. De là un noyau induré, qui respecte pendant assez longtemps les couches superficielles de la muqueuse, et tend à gagner en profondeur plus qu'en surface. Cette tumeur est généralement unilatérale et le reste pendant longtemps : on a dit que le septum lingual mettait obstacle à sa propagation ; pour d'autres, cela tient surtout à l'indépendance de vascularisation des deux moitiés de la langue et au peu d'anastomoses d'un côté à l'autre. On sait, en effet, que le néoplasme envahit surtout en traînées le long des vaisseaux.

Mais l'épithéliome interstitiel s'ulcère et s'étend en surface, tout comme l'épithélium papillaire en vient à envahir dans la profondeur. Alors les lésions sont anatomiquement identiques. Autour de l'ulcère, il y a presque exclusivement des cellules épithéliales en boyaux, avec globes épidermiques ; à la périphérie apparaît du tissu embryonnaire au sein duquel s'enfoncent les involutions épithéliales. Les vaisseaux sanguins envahis par le néoplasme saignent facilement ; les vaisseaux lymphatiques se remplissent d'éléments morbides qu'ils charrient jusque dans les ganglions, bientôt engorgés ; les fibres musculaires, d'abord dissociées, disparaissent, par atrophie compressive dit Ch. Robin, par dégénérescence granulo-graisseuse, prétendent Lebert, Thiersch.

Il est rare que dans ces épithéliomes l'infiltration embryonnaire s'organise en un tissu conjonctif abondant et dur, comme cela s'observe dans certains autres organes, où l'épithéliome se constitue ainsi souvent à l'état de squirrhe. J'ai déjà dit combien on a discuté sur le squirrhe de la langue, à l'époque où l'on opposait à l'épithéliome le carcinome, d'origine conjonctive. Il est prouvé aujourd'hui que le squirrhe existe à la langue, mais qu'il y est exceptionnel, et qu'il est, lui aussi, un épithéliome pavimenteux. Que vaut, à cet égard, l'observation de Morel-Lavallée, sur laquelle nous aurons à faire des réserves au point de vue clinique ? Il est impossible de se prononcer sur ce fait ancien. Mais Cerné a montré récemment à la Société de chirurgie des pièces probantes (1).

(1) CERNÉ, *Bull. et mém. de la Soc. de chir.*, Paris, 1890, n. s., t. XVI, p. 251.

Ces discussions, antérieures aux perfectionnements de la technique histologique, avaient surtout leur origine dans l'aspect à l'œil nu des pièces. Or cet aspect est celui d'un tissu dur, élastique, d'apparence fibreuse, la coupe est translucide, blanchâtre; à la périphérie, on la voit à la loupe hérissée de petits prolongements; elle est parsemée d'un pointillé jaunâtre et par la pression latérale on en fait sortir des cylindres analogues à un vermicelle et appelés vermiothes.

L'épithéliome lingual est d'une grande malignité locale : mais il ne se propage guère que par continuité. On a beaucoup disserté sur la rareté des généralisations, et on en tirait argument pour démontrer que c'était un épithéliome et non un carcinome, un cancroïde et non un cancer : cette rareté est réelle. La généralisation métastatique toutefois est possible : elle a été observée par Lœffler, Klobb, Paget, Chassaignac et B. Ball, Godlee (1), Ch. Féré (2), etc.

Étiologie. — Comme pour tous les cancers, la cause première nous échappe. Mais on a réussi à mettre en évidence l'action de certaines conditions générales prédisposantes et celle de certaines causes locales.

Parmi les causes prédisposantes, une mention tout d'abord est due au sexe : le cancer de la langue est une maladie du sexe masculin. La prédominance chez l'homme est toutefois un peu moindre que pour le cancer des lèvres. Elle est nettement accusée dans les relevés de Otto Just, Follin, Th. Anger; S. Duplay l'évalue à 5 sur 6; une statistique de Barker nous donne 46 femmes sur 293 cas, et c'est à peu près au même résultat que parvient Butlin quand il admet que 6 fois sur 7 il s'agit d'un homme. Comme pour le cancer des lèvres, cette influence du sexe tient probablement à ce que les causes irritantes s'exercent bien plus souvent chez l'homme.

On peut être frappé à tout âge par le cancer de la langue. Billroth a observé cette lésion sur un sujet de 18 ans; Barker en a opéré un de 26 ans et, sur 290 cas, en a compté 8 où le patient avait de 20 à 30 ans. Mais ces faits restent à l'état d'exception, et le cancer de la langue est fort rare avant 40 ans. C'est presque toujours de 40 à 60 ans qu'il survient, et surtout de 40 à 50. Passé 70 ans, il redevient rare, mais il est bien possible que cette rareté tienne avant tout au petit nombre des individus qui dépassent cet âge et que, proportionnellement à ce nombre, elle ne soit pas réelle. Otto Weber a vu un centenaire mourir d'un cancer de la langue.

Voilà donc deux causes prédisposantes incontestables. Mais il est non moins incontestable qu'à elles seules elles ne suffisent pas et qu'à côté d'elles doit agir une prédisposition générale encore inconnue. On sait seulement que ces malades, comme tous les cancéreux, sont d'ordinaire des arthritiques. L'hérédité a été quelquefois notée, et en particulier il est classique de citer des faits de Larrey, Werner, Demarquay.

Ces mêmes prédispositions générales, encore inconnues, semblent indispensables pour que les causes locales, dont le rôle est cependant indiscutable, puissent exercer leur influence.

(1) GODLEE, *Trans. of the path. Soc. of London*, 1881, t. XXXII, p. 27.
(2) CH. FÉRÉ, *Bull. de la Soc. anat.*, Paris, 1880, p. 512.

Ces causes locales sont, en somme, toutes les irritations, toutes les ulcérations chroniques dont la langue peut être le siège. Il y a bien longtemps déjà qu'Earle [1] a attiré l'attention sur l'importance de ces lésions dans la genèse du cancer des lèvres et de la langue. Parmi ces lésions, la leucoplasie buccale est de beaucoup la plus importante, et même certains auteurs ont été jusqu'à prétendre que le cancer en était la terminaison obligée ou à peu près; nous avons déjà vu qu'il y a là une exagération manifeste [2]. En réalité, la leucoplasie n'est pas un stade initial du cancer : c'est une lésion non cancéreuse et purement inflammatoire, mais susceptible de se transformer en cancer. C'est au même titre d'ailleurs que le cancer se greffe quelquefois sur l'ulcère dentaire, après une période plus ou moins longue de bénignité absolue. S'il fallait en croire une observation de Jesset, l'ulcère tuberculeux serait capable de subir une métamorphose semblable.

Verneuil et son élève Ozenne ont attiré l'attention d'une manière toute spéciale sur l'association du cancer à la syphilis linguale tertiaire. Mais ici la question se complique. Non seulement en effet, l'épithéliome envahit parfois une ulcération syphilitique originellement bénigne [3], mais encore le cancer revêtirait chez les syphilitiques des aspects objectifs bâtards qui viendraient égarer le diagnostic.

L'évolution cancéreuse des lésions inflammatoires ulcéreuses n'est guère à craindre que si ces lésions sont anciennes, sont entretenues par une cause chronique et sont soumises à des irritations répétées. C'est donc tout à fait comparable à ce que l'on constate pour le cancer des lèvres, et ici nous voyons reparaître les accusations contre le tabac en général et le brûle-gueule en particulier. Il est bien certain que l'abus du tabac, de l'alcool, des aliments trop épicés engendre la leucoplasie buccale, puis, si le sujet conserve ces habitudes, l'irrite et la prédispose à la dégénérescence maligne. Butlin considère que la leucoplasie est une cause fréquente de cancer : sur 80 cas qu'il relève, il la trouve mentionnée 16 fois, et il croit que bien souvent on la méconnaît.

Symptômes. — Les symptômes du cancer de la langue doivent être divisés en signes physiques et symptômes fonctionnels.

1° Signes physiques. — Les signes physiques doivent être étudiés séparément au début et à la période d'état. Au début, il y a deux formes cliniques assez distinctes, correspondant aux deux formes anatomiques que nous avons décrites, c'est-à-dire à l'épithéliome papillaire et à l'épithéliome interstitiel.

A. L'*épithéliome papillaire* commence par une lésion d'apparence variable; son type, je le répète, est l'épithéliome consécutif à la leucoplasie. La plaque initiale est en général unique; toutefois, on peut en observer plusieurs à des degrés divers d'évolution. Elle siège presque toujours sur le dos de la partie libre, rarement à la base, exceptionnellement à la face inférieure. Lorsque cette plaque, depuis plus ou moins longtemps stationnaire, se met à subir la

(1) Earle, *Med. chir. Transact.*, London, 1822, t. XII, p. 283.
(2) Sur l'épithéliome leucoplasique, voy. Labadie, Thèse de Bordeaux, 1883-1884, n° 38.
(3) Marshall, *Med. Times and Gazette*, London, 1878, t. II, p. 682. — Heath (Chr.), *Brit. med. Journal*, 1881, t. I, p. 953.

dégénérescence maligne, le premier phénomène appréciable est en général l'induration; puis on observe des exulcérations, des fissures croûteuses.

Dans d'autres cas, c'est d'abord une crevasse, une fente, une plaque saillante, rude et fendillée. En un point, on voit de petits amas épidermiques qui tombent, laissant à nu une surface exulcérée, facilement saignante, entourée de papilles volumineuses. Puis arrive, précoce ou tardive, la période d'ulcération.

A la surface d'une plaque dure, d'étendue variable, existe alors une élevure saignante, papillomateuse et fissurée; ses parties périphériques sont souvent recouvertes de lamelles épidermiques blanchâtres, d'aspect verruqueux; autour s'égrènent volontiers des taches de leucoplasie. Cette ulcération reste pendant assez longtemps superficielle, puis elle gagne dans la profondeur, et l'aspect devient celui de la période d'état.

B. L'*épithéliome interstitiel* commence par une nodosité qui semble sous-muqueuse, et occupe de préférence un des bords. Verneuil, Demarquay ont montré qu'un de ses sièges de prédilection est le sillon glosso-amygdalien, ce qui est très fâcheux, car le pilier antérieur est vite envahi, ce qui complique beaucoup l'opération. Ce nodule profond, presque toujours unique, se rapproche peu à peu de la surface, s'écorche, se fissure. Souvent, à cette période, le malade accuse un chicot de la gêne, des douleurs qu'il ressent à la mastication, et il va se faire arracher cette dent; c'est, malheureusement, trop souvent le dentiste qui voit ce stade initial. A ce stade, l'ulcération dans bien des cas est petite, tandis que l'infiltration néoplasique est assez grosse; elle échappe aisément, au fond d'une anfractuosité; néanmoins, à un examen attentif, le doigt la sent et la fait saigner, l'œil la voit.

Presque toujours cette ulcération se fait de dehors en dedans et gagne peu à peu, mais quelquefois elle se produit de dedans en dehors, par l'évacuation d'une sorte de cavité ramollie qui s'ouvre et reste anfractueuse.

C. A la *période d'état*, lorsque l'ulcération est quelque peu étendue, les deux variétés sont à peu près identiques : l'une et l'autre aboutissent à l'un des aspects que nous allons décrire.

On observe, à cette période, deux formes principales : l'une végétante et l'autre rongeante.

Dans la *forme végétante*, la langue est volumineuse, mamelonnée, rougeâtre, creusée de cavités anfractueuses d'où émergent de gros champignons durs, saignant au moindre contact, comme les bords éversés de l'ulcération d'où ils naissent. Autour de ces ulcérations, on sent par le toucher une masse néoplasique remarquable par sa dureté. Tout autour la langue est gonflée et ses bords œdématiés gardent l'empreinte des dents.

A un degré fort rare, l'hypertrophie peut devenir véritablement énorme et, dans cette *forme hypertrophiante*, la langue sortir, en prolapsus permanent, entre les arcades dentaires. Panas a fait mouler un exemple de cette forme, dont Peyrot et Castex [1] ont publié un cas remarquable.

Dans la *forme rongeante*, l'ulcération prend le pas sur le bourgeonnement

[1] CASTEX, *France méd.*, Paris, 1887, t. I, n° 22, p. 257. — Voy. aussi une pièce de Panas au musée de l'hôpital Saint-Louis, n° 522.

néoplasique. Elle détruit sur une étendue plus ou moins grande la partie libre de la langue; ses bords sont durs, épais, renversés, quelquefois taillés à pic; son fond grisâtre, sanieux, est piqueté des points blancs des vermiothes.

Je mentionnerai enfin la *forme atrophique* où la sclérose ratatine la langue superficiellement ulcérée. Ce squirrhe de la langue est comparable au squirrhe atrophique de la mamelle. Cette forme semble avoir une marche relativement lente, mais cependant la durée d'une quinzaine d'années doit faire garder quelques doutes sur le fait, à examen histologique insuffisant, de Morel-Lavallée. Le cas récent de Cerné est probant; mais en somme, il s'agit d'une rareté.

Quelle que soit la forme, exception faite pour la forme atrophique où les signes suivants sont atténués, l'ulcère épithélial saigne au moindre contact, laisse suinter un ichor fétide qui se mêle à la salive sécrétée en abondance et ce liquide, qui s'écoule en partie au dehors, exhale une odeur tellement repoussante que, pour emprunter à Boyer une phrase imagée, « l'ami le plus tendre, l'épouse la plus dévouée ne peuvent vaincre le dégoût qu'elle inspire ».

La tumeur gagne de proche en proche, souvent avec rapidité. Elle envahit le plancher buccal auquel des adhérences ne tardent pas à fixer la langue; elle s'étend vers la base de l'organe, infiltrant les piliers du voile du palais, l'amygdale, l'épiglotte et le larynx.

A cette période, l'*engorgement ganglionnaire* est constant; on peut dire que c'est une étape obligée dans l'évolution naturelle du mal. Mais son époque d'apparition est variable. A en croire Heurtaux, sa rapidité serait parallèle à celle de l'ulcération; mais les faits ne sont pas rares, et Th. Anger en relate, où il y a disproportion manifeste entre une ulcération médiocre, méconnue même, et une adénopathie volumineuse. En pratique, on peut dire que, lorsqu'un malade vient consulter pour un cancer de la langue, dans la majorité des cas le chirurgien trouve des ganglions dégénérés; et ce serait la presque totalité si l'on allait, de parti pris, disséquer la région où doivent, anatomiquement, se trouver ces ganglions, trop petits encore pour être cliniquement appréciables. Il semble, en règle générale, que l'adénopathie soit plus lente à débuter dans les épithéliomes leucoplasiques.

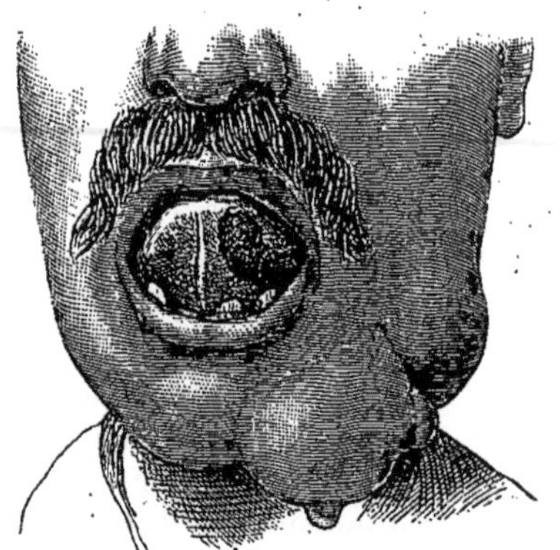

Fig. 76. — Cancer ulcéré de la langue avec engorgement des ganglions. (Th. Anger.)

Cette adénopathie est constituée au début par de petits ganglions durs, isolés, mobiles et roulant sous le doigt, qu'il faut chercher, du côté de la lésion linguale, sous le maxillaire inférieur, le long de la carotide et sur les côtés du cartilage thyroïde. Pour bien examiner le plancher buccal et déceler dès le début de leur engorgement les ganglions sous-maxillaires, il faut palper entre un ou deux doigts introduits sous la langue et l'autre main appliquée à la région sus-hyoïdienne. Ces ganglions, en grossissant, se touchent les uns les autres en une masse volumineuse, unique mais lobulée, adhérente au plancher buccal, à la mâchoire, à la peau, devenant à un moment donné bilatérale, et pouvant même, comme le prouve un fait de Demarquay, être finalement plus volumineuse du côté opposé à l'ulcération linguale. Abandonnée à son évolution naturelle, cette masse ganglionnaire se ramollit, ses bosselures se marquent à la peau par des taches violacées qui s'ulcèrent, et par ces fistules, à bords durs et éversés, font saillie des bourgeons cancéreux.

A côté de cette forme ordinaire, lente, il existe quelquefois une adénopathie aiguë, pour ainsi dire phlegmoneuse, sur laquelle Th. Anger surtout a insisté. Un gonflement considérable, diffus, que recouvre une peau d'apparence normale, se déclare à la région sous-maxillaire, où souvent aucun ganglion n'avait été jusque-là constaté; l'œdème de voisinage peut gagner jusqu'aux replis aryépiglottiques et provoquer de la dyspnée ; un chapelet douloureux marque la place des ganglions carotidiens. Le gonflement sous-maxillaire ne fluctue pas; si on l'incise, il en sort, au début, un peu de sérosité; si le sujet succombe, on trouve comme Busch, Morel-Lavallée, une infiltration purulente autour des ganglions cancéreux; si les accidents s'apaisent, l'œdème disparaît, et il reste l'engorgement chronique habituel. Il semble bien que cette adénopathie aiguë, avec accidents phlegmoneux diffus, soit due à l'invasion d'une infection septique partie de l'ulcération buccale, et c'est ainsi qu'on peut s'expliquer comment cette complication survient, survenait surtout autrefois, à la suite des interventions chirurgicales restées incomplètes, les ganglions légèrement engorgés ayant été méconnus, ou bien à la suite d'un traitement mercuriel explorateur poussé jusqu'à provoquer une glossite.

2° Signes fonctionnels. — Au début, la langue est seulement inhabile, d'où un peu de gêne de la mastication et quelque empâtement de la parole. Mais ces modifications sont d'ordre purement mécanique et à cette période, tant que l'épithéliome n'est pas ulcéré, l'indolence est à peu près constante. Les douleurs du cancer, sur lesquelles il a été pendant si longtemps classique d'insister, n'existent presque jamais à cette période. Si le malade souffre, c'est seulement aux moments, assez fréquents il est vrai, où il inflige une morsure, en mâchant, à la langue, maladroitement laissée entre les arcades dentaires. Puis, peu à peu, les mouvements deviennent de plus en plus difficiles, la tumeur grossit, s'ulcère, et alors commencent les vraies douleurs lancinantes, souvent atroces, provoquées par le moindre contact et entravant ainsi l'alimentation, mais fréquemment aussi spontanées, nocturnes même et empêchant le sommeil.

Ces douleurs irradient volontiers, et parmi ces irradiations une des plus usuelles se fait vers l'oreille. Cette otalgie a été nettement indiquée par Arnott, par Roux et depuis les auteurs classiques la mentionnent avec soin et G. Richard lui a conservé sa thèse inaugurale [1]. Lancinante, extrêmement intense, ne s'accompagnant pas de troubles de l'ouïe, elle se caractérise par des élancements, d'une rapidité extrême, survenant sans cause connue, par crises, le plus souvent nocturnes et éveillant brusquement le patient. Entre les accès, l'oreille est absolument indolente. L'otalgie siège du même côté que

[1] G. Richard, Thèse de doct. de Paris, 1878, n° 395.

le cancer; elle devient bilatérale lorsque le néoplasme a franchi la ligne médiane (¹).

Au fur et à mesure que la tumeur progresse, la langue, plus grosse et moins souple, se colle de plus en plus au plancher buccal et finalement la phonation est à peu près indistincte, la mastication tout à fait impossible; la déglutition même, pendant longtemps respectée, est troublée. Le contact des aliments, des dents, provoque des souffrances, des suintements sanguins. Si l'on joint à cela la sécrétion ichoreuse et fétide, l'écoulement continu de la salive sécrétée avec excès, la privation de sommeil, on se représente aisement combien la situation du patient devient horrible.

Marche. — Complications. — La marche de l'épithéliome lingual abandonné à lui-même est fatalement progressive. On a bien vu quelquefois la tumeur se sphacéler et on a eu ainsi des espérances de guérison : espérances bientôt démenties, et chez les malades de Richet (²), de Robert (³) et de Larrey la récidive n'a pas tardé. En moyenne, la durée totale est de 14 mois d'après les calculs de Lebert, de Th. Anger; de 2 ans d'après ceux de S. Duplay. Il est exceptionnel qu'elle dépasse 4 à 5 ans, dans les cas les plus torpides, et c'est une des principales objections au fameux squirrhe de Morel-Lavallée. La généralisation, je l'ai déjà dit, est fort rare : mais la malignité locale est telle que la mort est inévitable. C'est dans la cachexie la plus profonde que succombe souvent le malade, épuisé par l'impossibilité de l'alimentation, par l'insomnie, par la septicité buccale, par les suintements sanguins, par les souffrances. Souvent aussi une complication vient brusquer le dénouement. Ainsi, Larrey a vu un malade mourir d'infection purulente sans avoir été opéré. Morel-Lavallée a communiqué à la Société de chirurgie deux observations dont les sujets sont morts asphyxiés par l'œdème de la glotte (⁴). Ou bien une suppuration diffuse et promptement mortelle part des ganglions, infectés, et envahit le cou.

Mais, après la cachexie, les deux manières de mourir les plus fréquentes sont l'hémorrhagie et la pneumonie.

L'hémorrhagie ordinaire, celle qui est due au suintement des bourgeons néoplasiques, peut être abondante, répétée et hâter la mort. Mais les hémorrhagies promptemement mortelles, quelquefois même presque foudroyantes, ont d'habitude pour cause l'envahissement d'une artère importante perforée par l'ulcération de la langue ou des ganglions. C'est ainsi que Plé, Chassaignac, Louis ont constaté l'ulcération de la linguale et Camuzet celle de la carotide interne.

Les pneumonies ne sont pas rares et elles sont volontiers gangréneuses. Demarquay, Syme, Dietz, Thiersch ont attiré l'attention sur elles. Elles ne

(¹) Pour expliquer cette otalgie quand elle est provoquée par une ulcération antérieure, on invoque avec Thiersch l'anastomose du nerf lingual et de la corde du tympan. Pour les ulcérations postérieures, dit Richard, il faut se souvenir des connexions du glosso-pharyngien avec le rameau de Jacobson.

(²) Richet, *Bull. de la Soc. de chir.*, Paris, 1855, t. V, p. 588.

(³) Robert, Thèse de doct. de Paris, 1856, n° 192.

(⁴) Morel-Lavallée, *Bull. de la Soc. de chirurgie*. Paris, 1850, t. I, p. 841. — Voy. aussi H. Robert, Thèse de doct. de Paris, 1856, n° 192, p. 61.

sont d'ailleurs pas spéciales au cancer de la langue, mais sont une complication commune à tous les épithéliomes ulcérés des voies digestives supérieures[1]. Elles sont dues à la déglutition vicieuse de parcelles septiques diverses, morceaux d'aliments, fragments ou sécrétions du néoplasme, qui pénètrent dans le larynx et de là vont infecter le poumon. Les Allemands les appellent avec juste raison « Schluckpneumonie » ou pneumomies par déglutition. Elles relèvent donc à la fois de la septicité buccale et de la maladresse de la déglutition. Elles ne sont pas seulement importantes dans l'évolution naturelle du cancer, mais il faut aussi en tenir grand compte dans le pronostic opératoire car elles sont — et leur pathogénie l'explique de reste — une des principales causes de mortalité après les interventions où l'on a dû intéresser la mâchoire inférieure, le plancher buccal, la base de la langue et les piliers du voile.

Pronostic. — Ainsi, l'évolution naturelle du cancer de la langue aboutit invariablement à la mort. La chirurgie peut-elle quelque chose?

La première question qui se pose est la suivante : peut-on parler de guérison radicale? A. Richard en doutait, et, en 1857, il a exprimé ses doutes à la Société de chirurgie[2]. En 1880, A. Desprès, plus affirmatif encore, a déclaré que la récidive était constante au bout de deux ans au plus et que les chirurgiens optimistes devaient leurs illusions à des erreurs de diagnostic. Néanmoins on ne saurait révoquer en doute toutes les observations publiées en 1857 par Huguier, Chassaignac, J. Cloquet; en 1880, par Verneuil, Trélat, Guyon, Le Dentu, etc. ; à l'étranger par Billroth, par Rose et Schläpfer, etc. Tous ces chirurgiens, dont on ne contestera pas l'expérience clinique, ont vu des opérés survivre sans récidive pendant 3, 4, 6, 8 ans. Ces faits heureux, dont plusieurs sont étayés d'un examen histologique, sont, et de beaucoup, plus rares que pour l'épithéliome labial, mais ils existent.

Doit-on les qualifier de guérison radicale? Certes on devra garder toujours une prudente réserve, et n'oublier point les repullulations survenues après 2, 3, 4 ans et plus de parfaite santé. Mais il est difficile de nier le bénéfice que les patients ont tiré de l'intervention.

Dans la statistique de Billroth et Wœlfler, 22 pour 100 des opérés qui ont guéri de l'intervention restent sans récidive pendant 3 ans et plus. Cette statistique, il est vrai, semble particulièrement favorable. Mais celle de Th. Anger (et elle date de la période pré-antiseptique, où les opérations étaient souvent trop parcimonieuses) nous apprend que les opérés ont en moyenne 10 mois de vie de plus que les non-opérés. C'est là un résultat palliatif important à bien constater, d'autant mieux que, pendant plus ou moins longtemps, les patients ont été débarrassés des douleurs, des sécrétions fétides.

C'est à ce point de vue qu'il faut se placer pour juger les indications opératoires. Sur les cancers de la pointe, sans adénopathie, personne ne discute : l'ablation s'impose, efficace et facile. Mais quand sont envahis soit la base de la langue, soit les ganglions en une masse importante, alors l'abstention a ses partisans. Mais la plupart des opérateurs n'hésitent pas intervenir si l'acte

(1) Guillot, Thèse de doct. de Paris, 1881, n° 312.
(2) *Discussion*, p. 179, 184, 213, 245, 587.

est anatomiquement possible : quelques survies inespérées s'observent, de temps en temps; et dans la majorité des cas on pallie, pour quelques semaines ou quelques mois, les troubles fonctionnels sans cela atroces.

Lorsque la récidive a lieu, elle atteint soit la cicatrice et le plancher buccal, soit les ganglions, soit les deux à la fois. Quand on la juge anatomiquement opérable, il faut l'opérer, et en particulier on obtient quelquefois des survies remarquables par l'ablation des ganglions plus ou moins tardivement dégénérés, la cicatrice linguale restant indemne.

Diagnostic. — Le diagnostic est en général facile, évident même quand le mal est parvenu à sa période d'état. Le sexe et l'âge du sujet, l'induration qui entoure l'ulcère, les douleurs lancinantes et surtout l'otalgie, l'engorgement ganglionnaire, mettent à l'abri de l'erreur. Mais ces signes, qu'il est classique d'énumérer, en les répétant, pour le diagnostic différentiel de la syphilis, de la tuberculose, de l'ulcère dentaire, ne forment un ensemble caractéristique qu'à une époque tardive. Or l'intérêt capital est d'établir un diagnostic précoce, avant l'existence des douleurs, de l'engorgement ganglionnaire. Et même ces deux signes, de grande importance sans doute, ne sont pas pathognomoniques. L'otalgie, il est vrai, est exceptionnelle dans les lésions syphilitiques, mais on a exagéré sa rareté dans les ulcérations tuberculeuses, et j'en dirai autant pour l'engorgement ganglionnaire.

Ces quelques données générales une fois indiquées, passons au diagnostic différentiel.

L'*épithéliome interstitiel* non ulcéré sera souvent confondu soit avec un kyste, soit avec un fibrome, ou plutôt on prend ces tumeurs pour des cancroïdes. Mais cela tient surtout à ce qu'elles sont rares tandis que le cancroïde est vulgaire et que dès lors on ne songe pas à elles : car, même quand elles siègent dans la base, leur apparition chez des sujets jeunes, leur marche lente, leur exacte limitation les feront soupçonner pour peu que l'on y pense, et quant aux kystes il suffira d'avoir l'idée d'y faire une ponction exploratrice.

Les gommes à la période de crudité sont assez souvent muliples; leur marche est lente; la muqueuse est ordinairement atteinte de fissures caractéristiques.

L'*épithéliome papillaire* ressemble, au début, aux papillomes simples, à la leucoplasie buccale, aux condylomes syphilitiques. Pour parler plus exactement, la question doit plutôt être posée autrement : ces lésions sont susceptibles de se transformer en cancroïdes, comment apprécier cliniquement le moment où se fait cette transformation? A vrai dire, par exemple, il ne s'agit pas de déterminer si on est en présence d'une leucoplasie, ou d'un cancroïde; mais bien reconnaître si cette leucoplasie est simple ou en voie de dégénérescence. Or c'est là un problème obscur, et j'ai déjà dit qu'en somme l'induration est un des signes les plus précoces et les plus suspects. En tout cas, il va sans dire qu'en cas de doute on n'hésitera pas à croire au cancroïde et à pratiquer l'ablation de la partie malade.

Quand ce diagnostic est à débattre, il y a déjà, dans bien des cas, une ulcération plus ou moins nette. Mais ce n'est pas là une de ces vraies ulcérations, reposant sur une induration néoplasique, où le diagnostic est à discuter avec l'ulcère dentaire, l'ulcère tuberculeux, la syphilis.

L'ulcère simple, en effet, peut s'indurer, être fongueux, s'accompagner d'adénopathie, survenir chez un homme âgé : il sera alors quelquefois impossible de se prononcer avant d'avoir arraché le chicot causal et d'avoir observé attentivement les effets de cette extraction. Même ainsi, on restera parfois perplexe, en face des ulcères simples en voie de transformation épithéliale et que l'extraction dentaire améliore pour un temps. L'induration ligneuse du cancer est un des meilleurs signes; au besoin, on aura recours à l'examen histologique d'un fragment excisé; et enfin mieux vaut enlever un ulcère bénin que de laisser évoluer un épithéliome.

De même pour l'ulcération tuberculeuse, lorsque seront en défaut les arguments tirés de l'induration, du semis de points jaunâtres, de la tuberculose pulmonaire, les examens histologique et bactériologique resteront le seul critérium. Th. Anger a bien affirmé qu'il suffisait d'avoir vu un ulcère tuberculeux pour ne plus se tromper : mais les erreurs de Lücke, Entencuer, Petersen lui donnent un démenti, et c'est à de ces erreurs, suivies d'amputation, que Nedopil a dû plusieurs pièces d'ulcère tuberculeux.

La syphilis tertiaire est la source de méprises vulgaires et, malheureusement, on tend d'ordinaire à admettre la syphilis plutôt que le néoplasme, et on soumet le malade à une médication inutile, dangereuse même. Ces dangers ne résultent pas seulement du temps perdu, mais encore, et surtout, de l'exacerbation subie par le cancer sous l'influence du traitement iodé et hydrargyrique. De cette aggravation résulte un principe important en pratique : ne recourir que le moins possible au traitement dit « pierre de touche ». Ce traitement était à peu près universellement prescrit il y a quelques années pour peu que le cas fût douteux : Larrey, Verneuil, Trélat ont montré qu'il est plus nuisible qu'utile (¹). Il faut lui préférer, et de beaucoup, l'examen histologique des produits obtenus par raclage ou par excision; et si, exceptionnellement, on s'adresse à lui, il faudra le faire avec modération et avec une surveillance soigneuse.

Les gommes ulcérées typiques, avec leurs bords souples et nets, leur fond bourbillonneux, peu bourgeonnant et peu saignant, leur indolence, leur absence d'adhérences au plancher buccal, ne seront pas souvent méconnues; ne le seront même jamais si à cela s'ajoutent des fissures de la muqueuse lobulée, des commémoratifs nets, des accidents concomitants. L'hybridité cancéro-syphilitique vient compliquer la question ; cette hybridité, décrite surtout par Verneuil et son élève Ozenne (²) pourrait être constituée par la combinaison du cancer aux trois formes de la syphilis, d'où les trois formes cancéro-gommeuse, cancéro-scléreuse, et cancéro-scléro-gommeuse. Deux variétés principales seraient à distinguer : dans l'une, une lésion syphilitique sert à localiser le cancer, et ce cancer garde dans son aspect et ses allures quelque chose de la syphilis initiale ; dans l'autre un cancer atteint un syphilitique, et cela fait la diathèse imprime jusqu'à un certain point son cachet sur l'ulcération néo-

(¹) *Bull. et mém. de la Soc. de chir.*, Paris, 1880, n. s., t. IV, p. 619, 624, 651, 664, 682, 690.
(²) Ozenne, Thèse de doct. de Paris, 1883-1884, n° 138.

plasique. Ces hybrides auraient une marche plus lente, causeraient des douleurs moins vives, saigneraient moins facilement. Ces particularités cliniques ne sont pas hors de contestation. La seconde variété est même douteuse. Mais la première existe certainement et l'aspect objectif est alors, pendant quelque temps, à la fois celui de la gomme et celui du cancer : le problème est donc le même que pour les transformations malignes de la leucoplasie, de l'ulcère dentaire. C'est dans ces conditions qu'est indiqué le traitement pierre de touche, pour bien déterminer si dans la lésion examinée existe un élément contre lequel, après amélioration initiale, il reste impuissant.

A titre de faits curieux je citerai deux observations.

A. Desprès (1) a vu une ulcération arsenicale ressemblant à un cancer chez une femme qui mettait constamment dans sa bouche des fils de soie teints au vert de Scheele.

Kappeler (2) a observé un homme de vingt-six ans, chez qui une myosite sclérosante de la base de la langue, liée sans doute à l'existence de calculs du canal de Wharton, ressemblait à un cancer et fut extirpée comme telle par la voie sus-hyoïdienne.

Le diagnostic différentiel une fois établi, ce n'est qu'une partie de la besogne. Il est indispensable d'explorer par la vue, le toucher, l'exploration bimanuelle, la langue, le voile du palais, le plancher buccal, les ganglions cervicaux ; il faut déterminer avec soin si la base de la langue est envahie, si la ligne médiane est franchie. De là résulteront les indications opératoires que j'ai résumées précédemment ; de là résultera aussi le choix du procédé opératoire.

Traitement. — La seule chance de cure radicale est dans l'extirpation du néoplasme. Mais il y a des indications au traitement palliatif. Quant au *traitement médical*, on y a à peu près complètement renoncé. Autrefois Cloquet, Larrey, Richet, puis Verneuil ont dit avoir eu quelques résultats palliatifs par l'administration de l'arsenic ; plus récemment, Verneuil a conseillé de soumettre les opérés à cette médication, qui préviendrait, jusqu'à un certain point, la récidive (3). En tout cas, on ne connaît pas d'inconvénient à cette manière de faire.

J'en arrive, maintenant, au traitement chirurgical, palliatif et curatif.

A. **Traitement palliatif.** — Un traitement palliatif bien dirigé rend de réels services dans les cancers inopérables.

Toujours on aura soin d'arracher les dents cariées et pointues, d'ordonner des aliments mous et non irritants, de prescrire des lavages buccaux fréquents, d'appliquer sur les ulcérations détergées des poudres antiseptiques et narcotiques. Butlin, par exemple, préconise une poudre où il associe l'iodoforme, le borax et le chlorhydrate de morphine.

A côté de ces moyens, toujours indiqués, il en est d'autres qui ont des indications spéciales.

La douleur sera combattue par les narcotiques appliqués directement sur

(1) A. Desprès, *Bull. et mém. de la Soc. de chir.*, Paris, 1880, n. s., t. IV, p. 624.
(2) Kappeler, *Deutsche Zeitschr. f. Chir.*, Leipzig, 1882, t. XVI, p. 369.
(3) Verneuil, *Troisième congrès franç. de chir.*, Paris, 1888, p. 206.

l'ulcération ou administrés en injections hypodermiques. Certains auteurs anglais ont tenté, lorsque les souffrances sont vives, de les faire cesser par la section du nerf lingual : mais les faits de Hilton, Moore, Collin ne sont pas bien encourageants et la névrotomie n'a donné, tout au plus, que des améliorations passagères.

L'asphyxie peut nécessiter la trachéotomie; contre la dysphagie on s'adressera au cathétérisme œsophagien répété ou même on mettra une sonde à demeure, introduite par une des narines.

Les hémorrhagies s'arrêtent par les styptiques, la glace, la compression sur l'ulcération ou sur la carotide. Au besoin, et cela surtout quand on est en présence d'une ulcération vasculaire, on liera une des linguales, les deux si c'est nécessaire, ou la carotide externe.

Peut-on espérer mieux encore de ces ligatures à distance? Après un succès de Mirault (d'Angers) on a cru, pour un instant, qu'elles étaient susceptibles d'avoir une action atrophiante heureuse. Mais le succès de Mirault a trait à une femme de vingt-trois ans : sexe et âge bien rares; et depuis, on n'a plus enregistré de guérison semblable. C'est tout au plus si Roux, Demarquay, P. Broca ont vu la tumeur s'affaisser, d'où une facilité plus grande de la respiration et de la déglutition (1).

Je ne parlerai des flèches caustiques, des injections interstitielles au nitrate d'argent, à l'acide acétique que pour constater leur complet abandon. Peut-être, les injections de chlorate de potasse procurent-elles quelques améliorations.

B. **Traitement curatif.** — L'ablation, ai-je dit, est le seul traitement curatif. Elle se pratique par des procédés opératoires très nombreux, avec ou sans opérations préliminaires pour frayer une voie d'accès artificielle. Je me garderai bien de décrire en détail tous ces procédés, mais je vais tâcher de montrer quelles sont les indications des principaux.

Lorsqu'on est en présence d'un épithéliome petit, récent et limité, occupant la pointe de la langue et n'ayant pas encore, presque à coup sûr, provoqué d'engorgement ganglionnaire, de tout temps la conduite chirurgicale a été bien simple : d'un coup de ciseaux ou de bistouri on abat la partie malade et après ablation de ce fragment en V on suture les bords de la plaie. Pour ces petits épithéliomes, on a quelquefois employé d'autres procédés, mais aujourd'hui le doute n'est plus permis et l'indication de l'instrument tranchant est absolue.

C'est surtout pour les cancers plus étendus que l'on a discuté, principalement pour ceux qui tendent à gagner la base de l'organe ou le plancher buccal. Dans ces conditions, les hémorrhagies primitives et secondaires étaient naguère fréquentes, étaient même la règle et on s'ingéniait à trouver des procédés qui missent en garde contre ces accidents. De là les ligatures lentes préconisées par Mayor, Récamier, Blandin; Cloquet et Arnott ont passé leurs anses par la voie sus-hyoïdienne. De nos jours, on a tenté de recourir à la ligature élastique, et je mentionnerai quelques essais de Delens, Gosselin, Verneuil, Trélat (2).

(1) Voy. sur ce sujet : MAUVOISIN, Thèse de Paris, 1873, n° 172. — LARRIEU, Thèse de Paris, 1882, n° 242.

(2) Voy. QUINOT, Thèse de Paris, 1876, n° 61. — GAILLARD, Thèse de Paris, 1880, n° 8.

Mais la langue sphacélée, lente à se détacher, est une cause d'odeur repoussante et de septicité, et l'on a définitivement renoncé à la ligature lente.

La ligature extemporanée est représentée ici par le serre-nœud de Maisonneuve ou mieux par l'écraseur de Chassaignac et il est certain qu'à l'aide de cet instrument on évite à coup sûr l'hémorrhagie primitive. Aussi, avant les perfectionnements de la forcipressure, l'écraseur avait de nombreux partisans. Les autres chirurgiens préconisaient la méthode galvano-caustique, plus récemment supplantée à peu près complètement par le thermo-cautère.

Écraseur linéaire et fer rouge mettent fort bien à l'abri de l'hémorrhagie primitive, mais, quoi qu'on en ait dit, ne sont nullement efficaces contre l'hémorrhagie secondaire, au contraire. Ces plaies, toujours contuses ou brûlées, toujours septiques, saignaient volontiers à la chute des eschares. Aujourd'hui, par la forcipressure nous sommes armés contre l'hémorrhagie immédiate, par l'antisepsie nous luttons contre l'hémorrhagie secondaire et nous pouvons admettre avec Kocher, qu'en amputant la langue l'instrument tranchant est « le moyen le plus sûr, le seul moyen sûr d'éviter l'hémorrhagie secondaire. »

Voilà pour le choix de l'instrument d'exérèse. Pour l'hémorrhagie primitive, à la forcipressure on joint souvent la ligature préalable de la linguale ou des deux linguales. Cette opération préliminaire, qui ne complique pas l'exploration, souvent nécessaire, des ganglions sous-maxillaires, est à cet égard excellente. Il y a longtemps qu'elle a été pratiquée par Flaubert, Mirault, Roux, et elle s'est vulgarisée depuis (¹). Certains chirurgiens, toutefois, préfèrent assurer l'hémostase immédiate avec les longues pinces courbes et dentées inventées à cet effet par Péan : avec elles on circonscrit la région malade et on l'excise aux ciseaux. On retire ces pinces après avoir placé des points de suture que l'on serre ensuite et qui empêcheront tout écoulement sanguin.

Une pratique bien plus simple et souvent employée consiste à laisser ces pinces à demeure pendant vingt-quatre ou quarante-huit heures : quand on les retire, l'hémostase est faite. Mais c'est un procédé de beaucoup inférieur à la suture, car il exclut la possibilité de la réunion immédiate : or, comme l'a dit récemment F. Terrier (²) l'indication capitale est de chercher, par la suture, à fermer hermétiquement la porte d'entrée aux microbes pyogènes qui iraient causer dans des ganglions jusqu'alors à peine ou pas malades ces poussées graves si fréquentes naguère.

Telles sont les principales considérations générales sur l'exérèse envisagée au point de vue de l'hémostase et de l'antisepsie : nous concluons donc en faveur de l'instrument tranchant et de la suture, dans les limites où cette dernière est possible.

Mais par quelle voie aborder le néoplasme? Pour les petits cancers de la pointe, aucun doute : l'ouverture buccale suffit. Pour les cancers plus étendus, deux partis sont en présence : certains chirurgiens se contentent des voies naturelles; d'autres se frayent, au contraire, des voies artificielles.

En Angleterre, par exemple, Whitehead (³) fait par la bouche, à l'aide des ciseaux, des amputations très étendues. Wölfler nous apprend que Billroth,

(¹) VORANGER, Thèse de Paris, 1836, n° 85. — MAUVOISIN, Thèse de Paris, 1873, n° 172.
(²) F. TERRIER, *Bull. et mém. de la Soc. de chir.*, Paris, 1891, n. s., t. XVII, p. 91.
(³) WHITEHEAD, *Congrès intern.*, Londres, 1881, t. II, p. 461.

naguère partisan de la voie sus-hyoïdienne, s'est rallié à la voie buccale. En France, L. Labbé agit volontiers de même. C'est à peine s'il faut compter comme voie artificielle le débridement de la commissure proposé par Jäger et souvent employé depuis : cet agrandissement de la bouche donne beaucoup de jour, mais ne sert pas à grand'chose pour agir sur le plancher buccal. Or le plancher buccal est très important à considérer ici.

Souvent, en effet, il est envahi; plus souvent encore, dans son épaisseur existent des ganglions engorgés; et même Kocher[1], Terrillon ont montré qu'en ouvrant de parti pris la loge sous-maxillaire on y trouve fréquemment des ganglions déjà malades, mais petits et cliniquement inappréciables. Pour ne pas laisser cette graine de cancer, il faut donc curer presque toujours cette loge, enlever la glande et les ganglions. De là une manière d'agir : on incise d'abord la région sus-hyoïdienne, ce qui sert à lier préventivement la linguale et à extraire les ganglions suspects; on respecte le plancher buccal s'il n'est pas envahi, et on attaque la langue par les voies naturelles.

A cette manière de faire, certains chirurgiens, Verneuil surtout, objectent qu'on enlève bien les deux foyers néoplasiques principaux, mais que l'on conserve, avec le plancher buccal, les traînées lymphatiques qui les réunissaient et qui sont dangereuses. Le mieux est donc, si l'on ouvre la loge sous-maxillaire, de continuer hardiment par là, de désinsérer le plancher buccal le long de la mâchoire et d'attirer au dehors, par cette large brèche, la langue que l'on amputera en dépassant de loin les limites du mal. Cette voie sus-hyoïdienne, employée par Regnoli, par Maisonneuve, a été remise en honneur par Verneuil, Billroth, Kocher. L'incision varie : tantôt unilatérale, parallèle au bord inférieur de la mâchoire; tantôt en une ligne brisée symétrique par rapport à la ligne médiane.

Lorsqu'on veut de la sorte aller loin, gagner franchement vers la base de la langue et les piliers du voile du palais, le jour est insuffisant, et dans ces conditions il faut faire appel à la section du maxillaire inférieur. Langenbeck conseillait une section osseuse latérale. On préfère en général, avec Roux et Sédillot, la section médiane. On écarte largement les deux moitiés de l'os et on a un libre accès sur la langue et le voile du palais. Pour ces opérations si étendues, ce n'est plus la seule linguale qu'il faut lier préventivement, mais bien la carotide externe.

Après ces interventions où l'on a attaqué le plancher de la bouche, la base de la langue, la mâchoire inférieure, la mortalité est considérable. Elle est due surtout aux pneumonies gangréneuses, et aussi à l'insuffisance de l'alimentation. C'est que la déglutition est bien difficile, que la région opérée est malaisée à garder aseptique et que des parcelles infectées sont aspirées dans les voies respiratoires qu'elles vont contaminer. Il est facile d'alimenter le sujet par une sonde introduite dans une narine, fixée à demeure au besoin. Mais pour assurer l'asepsie de la plaie, les lavages à l'acide borique, aux solutions chloralées sont insuffisants. Le seul moyen est de pratiquer la trachéotomie préliminaire; puis, l'opération une fois terminée, on peut tamponner la cavité bucco-pharyngienne avec de la gaze iodoformée. Cette méthode, préconisée

(1) Kocher, *Deutsche Zeitschrift f. Chir.*, Leipzig, 1882, t. XVI, p. 369.

par Kocher et couramment employée en Allemagne, a encore pour avantage, pendant l'opération, de permettre une chloroformisation régulière et d'éviter l'entrée du sang dans les voies aériennes. Elle n'est pas, croyons-nous, assez répandue en France, malgré une note fort intéressante de Ch. Monod [1].

VII

MALADIES DES NERFS

Les nerfs de la langue sont, les uns spécialement moteurs et les autres spécialement sensitifs. Les troubles observés du côté de cet appareil nerveux ressortissent pour la plupart à la médecine, mais il en est que le chirurgien doit connaître

A. — NERFS MOTEURS

Du côté des nerfs moteurs, je mentionnerai les contractures, les spasmes, les paralysies, les atrophies.

Presque jamais les *contractures et spasmes* n'intéressent le chirurgien : hystérie, chorée, épilepsie, etc., autant de causes d'ordre purement médical. Mais je dois citer une observation remarquable de John Mitchell [2] où les spasmes linguaux étaient provoqués par des caries dentaires avec gingivite. Cette excitation périphérique agissait-elle à la faveur d'un état général névropathique? La chose est possible, mais en tout cas, la suppression de la lésion gingivo-dentaire amena la guérison du spasme.

Je serai tout aussi bref sur les *paralysies et atrophies* : l'hystérie, l'ataxie locomotrice, les hémorrhagies bulbaires, la paralysie labio-glosso-laryngée n'ont rien qui nous concerne. Mais quelquefois ces symptômes peuvent fournir des indications pour diagnostiquer une lésion justiciable de la chirurgie. On peut, en effet, reconnaître de la sorte une compression du nerf grand hypoglosse. Or Dupuytren et Choisy [3] ont vu le nerf comprimé par des hydatides; Clarke, Haberson [4], par un cancer secondaire de la base du crâne. J. Paget [5], a pu ainsi aller à la recherche d'un séquestre de l'occipital qu'il a enlevé avec succès. Ailleurs, dans une lésion traumatique du cou, la paralysie linguale permettra de diagnostiquer que le grand hypoglosse est intéressé par le corps vulnérant. On n'oubliera pas que, parfois, des observations de Holthouse, de R. Leudet [6] le démontrent, la syphilis est la cause de l'atrophie linguale.

[1] Ch. Monod, *Bull. et mém. de la Soc. de chir.*, Paris, 1886, n. s., t. XII, p. 126 (disc. p. 140, 502, 570).

[2] J. Mitchell, *Med. chir. Trans.*, London, 1813, t. IV, p. 25.

[3] Choisy, *Bull. de la Soc. anat.*, Paris, 1832, p. 114, et 1833, p. 6.

[4] Haberson, *Med. Times and Gaz.*, London, 1867, t. I, p. 140. — Clarke, *Medic. chirurg. Transact.*, London, 1871, t. LV, p. 90.

[5] J. Paget, *Trans. of the clin. Soc. of London*, 1869, t. III, p. 238.

[6] R. Leudet, *Ann. des maladies de l'oreille et du larynx*, Paris, 1887, p. 613.

Enfin, à titre d'exception, on se souviendra que la paralysie linguale peut être réflexe et Netchaïeff (1) en a guéri une en traitant une lésion des fosses nasales.

B. — NERFS SENSITIFS

Les nerfs sensitifs de la langue sont de deux ordres : les uns affectés à la sensibilité générale, les autres à la sensibilité gustative.

Les altérations et perversions du goût n'ont à peu près rien de chirurgical; il suffit de mentionner leur possibilité au cours de certaines lésions du rocher où la corde du tympan est compromise, dont elles confirment le diagnostic, établi surtout par la paralysie faciale concomitante.

La *névralgie linguale* mérite de nous arrêter un peu plus.

Appelée glossalgie par Breschet et Finot, quelquefois décrite sous le nom de glossodynie, la névralgie linguale est généralement unilatérale. Dans certains cas, elle n'est qu'un élément de la névralgie du nerf maxillaire inférieur, mais dans d'autres elle existe à l'état isolé. Alors, elle peut avoir les caractères ordinaires des névralgies, avec leurs élancements douloureux, leur exaspération par le moindre mouvement, ou bien elle s'accompagne de troubles variés du côté de la muqueuse : et c'est ainsi que Gellé a noté le zona de la langue ; Kaposi, Degle, une exfoliation épithéliale remarquable (2).

On a quelquefois traité chirurgicalement ces névralgies linguales caractérisées. Ainsi Clément Lucas a pratiqué l'élongation du nerf lingual; Vanzetti (3), Rose se sont adressés à la résection, peut-être préférable.

Dans certains cas, cette douleur lancinante part d'un point toujours le même et les malades sont persuadés qu'ils portent en cet endroit une lésion que presque toujours ils croient ulcéreuse, cancéreuse même. Parfois, sans doute, on voit là une petite masse papillaire, siégeant à la partie postérieure du bord libre et sans cesse prise entre les dents; E. Albert, Diday ont publié des faits de ce genre. Mais souvent on ne voit absolument rien au point incriminé, et les patients ne veulent pas admettre cette absence d'ulcération. On ne s'en étonnera pas, car ils sont presque toujours atteints de maladies nerveuses plus ou moins accentuées : hystérie, ataxie, paralysie générale, hypochondrie. C'est alors l'état nerveux qui domine la thérapeutique, et lorsque le chirurgien n'aura pas réussi, par l'ascendant de son autorité, à persuader au patient qu'il lui donne une médication qui guérira ce prétendu cancer, il sera parfois autorisé à faire sur la région supposée malade de petites excisions, des scarifications, des cautérisations pour détruire cette *ulcération imaginaire* (4). Il va sans dire que s'il y a une lésion locale appréciable, une hypertrophie papillaire par exemple, on commencera par en pratiquer l'excision.

(1) NETCHAIEFF, d'après *Bulletin méd.*, Paris, 1888, p. 898.
(2) KAPOSI, *Wiener med. Presse*, 1885, p. 561. — DEGLE, *Ibid.*, 1886, p. 1528.
(3) VANZETTI, *Bull. de la Soc. de chir.*, Paris, 1867, 2e série, t. VIII, p. 422.
(4) Voy. sur ce sujet : A. VERNEUIL, *Bull. de l'Acad. de méd.*, Paris, 1887, t. XVIII, p. 429; disc., p. 439 et 455. — MAGITOT, *Gaz. hebd. de méd. et de chir.*, Paris, 1887, p. 788. — POYET, *Bull. méd.*, Paris, 1887, p. 1019.

Les deux cas que je viens de citer sont les plus chirurgicaux. Je mentionnerai ce que Magitot a appelé la *forme rhumatismale* de cette névralgie, où la douleur tensive, fixe ou avec rémission, occupe toute la masse musculaire et subit avec intensité l'influence des mouvements. Il y a déjà longtemps, d'ailleurs, que Chomel a décrit le rhumatisme lingual (1).

A. Fournier, enfin, a signalé la névralgie linguale d'origine syphilitique.

VIII

VICES DE CONFORMATION

Les vices de conformation de la langue sont acquis ou congénitaux.

A. — VICES DE CONFORMATION ACQUIS

Quelques mots suffiront sur l'*absence* de la langue et sur l'*ankyloglosse acquis*.

1° **Absence de la langue.** — Quelques glossites gangréneuses ont pour résultat la destruction complète de la langue, et autrefois ce n'était pas très rare à la suite de la variole, du scorbut, etc. ; aujourd'hui, les faits de ce genre sont à peu près inconnus. Quelquefois, mais à titre d'exception, c'est par une ulcération que la langue se trouve rongée ; ainsi, dans un fait de Banon (2), où la nature de l'ulcération reste d'ailleurs mal déterminée.

La suppression traumatique a été autrefois un supplice, mais on ne coupait que la partie libre. L'extirpation chirurgicale est quelquefois complète.

Cette absence de la langue a des conséquences fonctionnelles sur lesquelles il est inutile d'insister. J'ai déjà résumé les discussions anciennes sur la possibilité de parler sans langue.

Le traitement est nul, et c'est à titre de curiosité que je citerai l'observation d'Ambroise Paré où un jeune paysan, privé de langue, réussissait à parler quand il tenait entre ses dents une écuelle.

2° **Ankyloglosse.** — On appelle ankyloglosse les adhérences vicieuses de la langue. Ces adhérences sont consécutives soit à des lésions traumatiques, soit à des lésions ulcéreuses. Traumatiques, elles proviennent de plaies, surtout de plaies par armes à feu, et principalement des suicides par coup de feu tiré dans la bouche ou sous le menton ; dans ce dernier cas, la lésion des parties molles se complique de délabrements graves du maxillaire inférieur et même, lorsque la symphyse est détruite, Sedillot considère l'ankyloglosse comme utile pour prévenir l'asphyxie par renversement de la langue en arrière. Dans un fait relaté par O. Weber, l'ankyloglosse reconnaissait pour cause des cautérisations répétées faites en allant porter le fer rouge dans l'arrière-gorge.

(1) Chomel, *Leç. clin.*, Paris, 1837, t. II, p. 49 et 178.
(2) Banon, *Dublin quart. Journ. of med. sc.*, 1864, t. XXXVIII, p. 186.

Les adhérences inflammatoires, plus rares, sont consécutives aux diverses stomatites, à la gangrène partielle, etc.

Les adhérences supérieures, de la face dorsale au palais, sont douteuses. Les adhérences consécutives aux stomatites sont quelquefois latérales et unissent la langue aux gencives, exceptionnellement à la joue comme dans un fait de Bernard (de Moulins) (1). Les adhérences inférieures au plancher buccal, sont la variété de beaucoup la plus fréquente; elles sont totales ou partielles.

Stromeyer a prétendu que l'ankyloglosse n'avait que peu d'inconvénients fonctionnels. En réalité, il gêne notablement la phonation, la mastication, la déglutition.

Le *traitement* est très simple pour une adhérence solitaire et bien limitée : il suffit de l'exciser et de l'empêcher de se reproduire, c'est pourquoi la suture de la plaie est ce qu'il y a de mieux. Mais pour les adhérences étendues, et plus encore pour l'ankyloglosse total, la thérapeutique devient difficile et les résultats aléatoires. Il est aisé de libérer la langue aux ciseaux, mais il est presque impossible d'empêcher la reproduction des adhérences.

B. — VICES DE CONFORMATION CONGÉNITAUX

Les arrêts de développement ayant été déjà mentionnés (2), il me reste à décrire les ankyloglosses et le renversement de la langue en arrière.

Fournier (3) a parlé de faits obscurs de longueur exagérée de la langue, sur lesquels il est inutile d'insister.

1° **Ankyloglosse.** — Les adhérences congénitales de la langue sont divisées en latérales, supérieures et inférieures.

L'*ankyloglosse latéral*, jusqu'à nouvel ordre, est douteux.

Dans l'*ankyloglosse supérieur*, on cite des observations de Lapie (4), Busnel, Levret, où il y avait entre la langue et le palais de larges adhérences faciles à décoller avec le manche d'une spatule : la nature exacte de ces faits reste obscure. Il y a un cas plus net de Diaz Illera (5), où existaient de véritables brides qu'il fallut sectionner : cela provenait sans doute de lésions pathologiques, ulcéreuses, et non d'un vice de développement.

L'*ankyloglosse inférieur*, au contraire, semble bien relever d'un vice de développement : on le divise en total et partiel.

Dans l'*ankyloglosse total*, la muqueuse passe directement du rebord gingival sur la langue : Levret, Franck, Bouisson, Duplouy (6), Lucas Championnière, U. Trélat ont vu ainsi la langue tout entière incluse dans le plancher buccal. Chez un enfant observé par Sernin (7), une petite étendue de la pointe était

(1) Bernard, *Acad. de méd.*, Paris, 11 août 1825. *Rev. méd.*, 1825, t. IV, p. 161.
(2) Voy. *Absence*, p. 42; *Bifidité*, p. 24.
(3) Fournier, art. Cas rares du *Dict. en 60 vol.*, Paris, 1815, p. 149.
(4) Lapie, *Acad. roy. de chir.*, éd. in-4, t. III, p. 16. Paris, 1757.
(5) Diaz Illera, *Journ. des conn. méd.*, Paris, 1887, p. 559.
(6) Duplouy, *Bull. et mém. de la Soc. de chir.*, Paris, 1883, n. s., t. IX, p. 457.
(7) Sernin, *Acad. roy. de chir.*, éd. in-4, t. V, p. 414. Paris, 1774.

libre. Cette malformation, fort rare, compromet gravement la succion, la déglutition, et dans le cas de Levret le passage des liquides dans l'arbre aérien causa des menaces d'asphyxie. Le traitement chirurgical s'impose donc : on a de bons résultats en disséquant aux ciseaux le plancher de la bouche d'où on extrait, pour ainsi dire, la langue.

Dans l'*ankyloglosse partiel* je citerai une observation de Maurrain [1], où la langue était fixée par deux brides, d'origine peut-être ulcéreuse. Mais le cas vulgaire est celui qui porte le nom de filet.

Le *filet* est dû à la trop grande brièveté ou à l'insertion trop antérieure du frein de la langue. Quand il est serré, il gêne la succion, plus tard la phonation; mais les personnes non médicales ont coutume d'accuser le filet pour tous les troubles de ce genre et de réclamer à tort l'opération. On n'opérera que lorsque l'on aura constaté par la vue et le toucher que le filet existe bien réellement.

Cette opération est d'une simplicité extrême. Il suffit de sectionner le frein d'un petit coup de ciseaux, que l'on élargit par refoulement avec l'ongle. Pour bien voir le frein, on peut soulever la langue sur le pavillon de la sonde cannelée, fendu par J.-L. Petit pour que le frein s'engage dans la fente : cette manœuvre est même inutile.

La section du filet est quelquefois suivie d'une hémorrhagie notable : non pas que l'on ait coupé la ranine, mais parce que l'enfant tette sa langue et favorise ainsi l'écoulement de sang. De là le conseil de J.-L. Petit, de donner immédiatement le sein pour éviter cette succion à vide. S'il y a tendance à l'hémorrhagie, il sera aisé de suturer la plaie, comme l'a préconisé Malgaigne. Chez un enfant hémophile observé par Ricken, l'hémorrhagie a été mortelle.

Une autre complication de cette opération est l'asphyxie par renversement en arrière de la langue insuffisamment maintenue en avant : J.-L. Petit, Krukenberg, Hennig ont vu des enfants succomber de la sorte. Dès le début de l'asphyxie, il faut immédiatement ramener la langue en avant à l'aide d'un doigt introduit dans la gorge. Puis on surveillera attentivement l'enfant et on lui donnera le sein chaque fois qu'il commencera à sucer à vide, car c'est cette succion qui est dangereuse.

2° **Renversement de la langue en arrière.** — Je viens de dire que ce renversement, grave par l'asphyxie qu'il entraîne, s'observe quelquefois après section du filet. Mais quelquefois aussi, et J.-L. Petit, Fairbairn, Hennig [2] l'ont noté, l'accident a lieu sans qu'on ait touché au frein : on a alors incriminé une longueur exagérée de ce frein. Dans le cas de Fairbairn, il y avait arrêt de développement concomitant des maxillaires. Le sujet de Hennig n'était pas un nouveau-né, mais un enfant chez qui le renversement fut provoqué par les quintes de toux de la coqueluche.

Crosse, Ingals ont parlé de faits analogues chez l'adulte : ces observations sont douteuses.

(1) MAURRAIN, *Acad. roy. de chir.*, éd. in-4, t. V, p. 406. Paris, 1774.

(2) J.-L. PETIT, *Acad. roy. des sc.*, Paris, 1742, p. 247, et *Œuvres posthumes*, édit. Pigné, Paris, 1837, p. 859. — FAIRBAIRN, *Med. Times*, London, 1845, t. XII, p. 302. — HENNIG, *Jahrb. f. Kinderheilk.*, Leipzig, 1877, n. f., t. XI, p. 299. — JURIST, *Med. Record*, New-York, 1885, t XXVIII, p. 530.

CHAPITRE VI

MALADIES DE LA VOUTE PALATINE

La voûte palatine forme dans la cavité buccale une région bien distincte et elle est prolongée en arrière par la face antérieure du voile du palais. Mais en arrivant ainsi vers le pharynx, la délimitation exacte des régions devient impossible au point de vue pathologique. Les inflammations, les lésions tuberculeuses et syphilitiques du voile doivent être réunies aux affections similaires du pharynx et des amygdales. De même l'épithélioma du voile est opératoirement à étudier avec celui du pharynx. Par contre, les tumeurs bénignes sont identiques à celles du palais. Les maladies du voile du palais vont donc se trouver pour ainsi dire dissociées entre le palais et le pharynx. Pour le palais il ne sera guère question, bien entendu, que de la fibro-muqueuse, car les lésions du plan osseux ressortissent pour la plupart à l'étude des maladies des maxillaires.

I

LÉSIONS TRAUMATIQUES

Les lésions traumatiques de la muqueuse palatine n'ont aucune espèce d'intérêt. Celles du squelette ne trouvent place ici qu'en raison des perforations définitives qui en peuvent être la conséquence ; il faut être averti que cette perforation sera souvent moins large qu'on ne le croirait au premier abord, pourvu qu'on ait soin de respecter les lambeaux de muqueuse et les esquilles.

Les blessures du voile du palais sont de divers ordres. Quelquefois des arêtes de poisson, des pointes osseuses contenues dans le bol alimentaire, piquent au passage le voile et déterminent dans la luette un épanchement sanguin que Pauli a appelé *staphylhématome;* on voit une tumeur bleuâtre, grosse comme une noisette, et il en résulte de la douleur, de la dysphagie et de la dysphonie.

Le petit corps étranger peut rester fiché dans le voile ; presque toujours il est immédiatement mal toléré et on l'extrait. Parfois il est la cause d'un abcès.

Les véritables plaies du voile du palais sont rares. On cite un fait de Levillain, où un coup de fleuret a pénétré jusque-là. Chez l'enfant, on observe deux variétés assez particulières : ou bien, le sujet fait une chute par laquelle il s'enfonce jusqu'au voile un corps étranger qu'il tenait dans la bouche, un crayon par exemple ; ou bien il s'introduit jusque dans la gorge un crochet qu'il retire brusquement, se déchirant ainsi le voile d'arrière en avant. Je mentionnerai enfin, à cause de l'hémorrhagie qui peut la compliquer, la petite plaie qui résulte de l'amputation de la luette.

Il faut distinguer ces plaies en deux catégories, selon que le bord libre du voile est respecté ou divisé.

Si le bord libre est respecté, on est en présence d'une perforation traumatique; si cette perforation est petite, elle se comble très bien spontanément. Si la plaie est plus grande, elle tend à s'écarter transversalement et, si on n'y met ordre par la suture, il persiste une perforation définitive; mais la suture est dans ces cas facile et donne des succès presque constants, ainsi qu'on s'en rend compte lorsque, selon le conseil de Bœckel, on fend le voile — en long ou en travers — pour aborder les polypes naso-pharyngiens.

Si le bord libre est interrompu, les deux moitiés s'écartent sous l'influence de la contraction musculaire, et cette division traumatique du voile du palais ne se cicatrise guère d'elle-même. La suture, immédiate ou secondaire, est alors identique à la staphylorrhaphie pour divisions congénitales.

J'ai parlé, jusqu'à présent, des plaies sans perte de substance. Les plaies avec perte de substance, qui résultent, par exemple, des coups de feu, sont bien plus difficiles à traiter; heureusement elles sont rares. D'une part, elles laissent souvent après elles des perforations que l'étoffe restante est insuffisante à combler, en sorte qu'on en est réduit à la prothèse. D'autant plus que, d'autre part, les lésions sont d'ordinaire complexes, portant sur le voile et sur le pharynx, d'où des adhérences cicatricielles et des rétrécissements qui compliquent singulièrement et rendent très aléatoire l'intervention chirurgicale.

II

LÉSIONS INFLAMMATOIRES

Les phlegmons et abcès de la fibro-muqueuse palatine ont quelques causes rares, parmi lesquelles Chassaignac a signalé la pression exercée par une pièce de prothèse dentaire; parfois l'infection est produite par la pénétration d'un petit corps étranger. Mais presque tous ces abcès sont d'origine dentaire, une carie dentaire pénétrante avec périodontite ayant servi de porte d'entrée aux germes pyogènes.

Les abcès d'origine dentaire sont presque toujours situés près de l'arcade alvéolaire, surtout en arrière des incisives. Ils forment une saillie arrondie, en général peu volumineuse, d'un rouge intense soit cramoisi, soit sombre, tirant sur le violet. Cette tuméfaction, d'abord résistante, devient vite fluctuante par choc en retour, puis son sommet blanchit et enfin se perfore, après quoi la guérison est rapide s'il n'y a pas d'ostéite sous-jacente. Exceptionnellement, si le foyer n'est pas ouvert il est capable de gagner assez loin jusqu'au voile du palais; l'incision précoce est donc indiquée, d'autant mieux qu'elle soulage instantanément les souffrances.

La douleur, le siège, la constatation de la dent malade empêchent l'erreur de diagnostic avec les gommes palatines, indolentes et ordinairement situées au centre de la voûte.

Lorsque l'abcès aura été incisé, on traitera la carie pénétrante qui l'a provoqué.

III

SYPHILIS

La syphilis de la muqueuse palatine est rare et ne présente pas de caractères spéciaux. Mais je dois dire quelques mots de la syphilis osseuse, aboutissant à la perforation.

Les gommes palatines [1] siègent presque toujours sur la ligne médiane, vers la partie postérieure de la voûte osseuse. Elles apparaissent sous la forme d'une tuméfaction indolente, arrondie, le plus souvent fluctuante dès qu'on en reconnaît l'existence. Cette poche se rompt, l'ulcération s'agrandit et l'on voit à nu l'os bientôt éliminé en un petit séquestre. Si cette perforation est petite, son occlusion spontanée est possible; Vidal (de Cassis), les auteurs du *Compendium*, Roux (de Toulon) [2] en ont observé des exemples. Mais cette issue heureuse est rare.

On a dit que la nécrose était consécutive à la lésion de la muqueuse. Cette fibro-muqueuse jouerait le rôle de périoste, et lorsqu'elle est décollée par un exsudat gommeux, l'os sous-jacent ne tarderait pas à perdre sa vitalité. On en concluait à l'utilité d'une incision hâtive pour permettre au périoste de se recoller en temps voulu. Mais cette opinion est aujourd'hui reconnue erronée; c'est l'os qui est malade le premier, et même en général c'est par le plancher des fosses nasales, près de la cloison, que la vérole l'attaque. La précocité de l'incision palatine est donc impuissante à prévenir la perforation, et le seul traitement préventif est celui du coryza syphilitique.

Le **diagnostic** des gommes et perforations syphilitiques du palais, après les caractères que je viens de résumer, est très aisé, et l'on peut faire abstraction du cas exceptionnel où Szymanowski a vu la morve ressembler à la vérole. Le seul diagnostic à débattre est celui de la scrofule, et encore presque exclusivement pour les perforations, rares d'ailleurs, qui se constituent chez l'enfant. Par l'examen objectif de la lésion seule, ce diagnostic semble à peu près impossible, et pour l'élucider on s'appuiera sur les antécédents, sur les accidents concomitants. Mais ici une discussion surgit; il est des auteurs qui veulent toujours voir de la syphilis héréditaire tardive ou acquise en bas âge, là où on fait en général intervenir la scrofule, c'est-à-dire la tuberculose. Jusqu'à nouvel ordre cette opinion paraît trop exclusive.

Le **traitement** est celui de la syphilis tertiaire. Je me suis déjà expliqué sur la prétendue valeur préventive de l'incision précoce de la gomme.

La perforation une fois établie, on continuera pendant quelque temps la médication générale, de façon à bien blanchir le sujet de toute manifestation syphilitique, de façon à bien faire cicatriser les ulcérations naso-palatines en particulier. Quelquefois même, on verra ainsi la perte de substance se combler. Si elle persiste — et c'est la règle — on devra intervenir chirurgicalement,

(1) A. Fournier, *Mouvement méd.*, Paris, 1874, p. 302.
(2) Roux, *Arch. de méd. navale*, Paris, 1880, t. XXXIV, p. 382.

mais seulement après guérison des ulcérations spécifiques. Sans doute, bon nombre de malades, dans ces conditions, se contentent d'une prothèse plus ou moins rudimentaire, bouchant leur perforation avec des tampons qu'ils fabriquent eux-mêmes. On en cite un qui, lorsqu'il commençait une conversation, se collait au palais une feuille de papier à cigarettes et parlait dès lors sans nasiller. Mais lorsque le chirurgien sera consulté, il devra toujours conseiller l'opération; ces perforations sont d'ordinaire médiocrement étendues, autour d'elles les lames palatines ne sont pas atrophiées, et dans ces conditions favorables l'uranoplastie en double pont réussit presque toujours. Il est à noter en outre, qu'elle donne des résultats fonctionnels parfaits; non seulement elle rend normale la mastication, mais encore, contrairement à ce que j'ai dit pour les divisions congénitales, elle restitue à coup sûr la netteté de la prononciation, ce qui tient à ce que les cavités voisines ne sont pas malformées.

IV.

TUBERCULOSE

Je viens de dire quelques mots des perforations scrofuleuses du palais et des discussions sur leur nature syphilitique possible. Je n'ai donc plus qu'à donner quelques notions sur l'ulcération tuberculeuse de la muqueuse. Notions très sommaires d'ailleurs, car l'aspect objectif, l'étiologie, le diagnostic, sont à peu près identiques à ceux de la tuberculose linguale (1). C'est d'ailleurs une localisation rare de la tuberculose buccale. Dans les quelques observations publiées (2), la lésion palatine n'est souvent pas isolée, mais elle s'associe soit à des ulcérations linguales, soit à des ulcérations du voile. La tuberculose du voile, moins rare, s'associe plus volontiers à celle du pharynx et des amygdales, avec laquelle nous la retrouverons.

L'ulcération, dont l'évolution et la gravité dépendent avant tout de l'état des poumons, gagne soit vers le voile, soit vers la gencive et la joue. Chez un sujet observé par Quénu, elle a détruit la muqueuse dans le trou palatin antérieur, et il en est résulté une perforation

V

TUMEURS

A la muqueuse palatine et à la face buccale du voile du palais on rencontre des tumeurs diverses que je passerai rapidement en revue avant d'entrer dans

(1) Voy. t. V, p. 277.

(2) VALLIN, *Bull. de la Soc. méd. des hôp.*, Paris, 1876, p. 169. — LAVERAN, *Ibid.*, p. 281 et 394. — SECCHI, *Berl. klin. Wochenschrift*, 1877, p. 376. — QUÉNU, *France méd.*, Paris, 1878, p. 675. — GUYOT, *Bull. de la Soc. méd. des hôp.*, Paris, 1880, p. 115. — DUJARDIN-BEAUMETZ, *Ibid.*, 1883, p. 234. — FÉRÉOL, *Ibid.*, 1885, p. 237. — KÜSSNER, *Deutsche med. Wochenschrift*, Leipzig, 1881, p. 277. — HERMANTIER (E.), Thèse de doct. de Paris, 1885-1886, n° 115.

la seule étude qui mérite de nous arrêter quelque peu, celle des adénomes et des tumeurs mixtes des glandules salivaires palatines.

PARMENTIER, Essai sur les tumeurs de la région palatine. *Gaz. méd. de Paris*, 1856, p. 347 et 379. — FANO, *Des tumeurs de la voûte palatine et du voile du palais*. Thèse d'agrég. en chir. de Paris, 1857. — STEPHEN PAGET, Tumours of the palate. *Saint-Barthol. hosp. reports*, London, 1886, t. XXII, p. 315, et *Trans. of the path. Soc. of London*, 1887, t. XXXVIII, p. 348.

1° **Anévrysmes.** — Les anévrysmes de l'artère palatine postérieure sont spontanés (Teirling) ou traumatiques (S.-W. Gross). Malgré les faits de Castle, de Herapath, ceux de l'artère palatine antérieure restent douteux. Teirling a traité le sien par l'application d'une pointe de feu; Dubreuil, par l'injection de perchlorure de fer; S.-W. Gross, par la ligature des deux bouts.

A titre de curiosité, je rapporterai l'observation de Dubrueil et Muratet [1] où un anévrysme de la carotide interne vint saillir dans le voile du palais et comme il ne battait pas on le prit pour une tumeur solide, d'où une tentative d'extirpation mortelle.

2° **Angiomes.** — Les angiomes, le plus souvent veineux, sont congénitaux ou acquis, et dans ce dernier cas siègent parfois en un point irrité par un dentier. Ils sont moins rares à la voûte qu'au voile. Ceux du voile gagnent aisément vers l'amygdale et le pharynx. Le diagnostic s'établit par la coloration et la réductibilité partielle; quand ces symptômes font défaut, on commet des erreurs de diagnostic avec un anévrysme si la tumeur est pulsatile, avec un kyste si elle est fluctuante, avec un adénome si elle est solide.

On peut traiter par l'extirpation au bistouri les angiomes limités; plus étendus, ils seront attaqués au thermocautère. Pour ceux qui atteignent l'isthme du gosier, Keimer [2] préconise avec raison l'électro-puncture.

3° **Kystes.** — Je me contenterai de mentionner quelques faits assez incomplètement observés, et dont la nature exacte reste inconnue :

Cruveilhier, Ad. Henrot (de Reims) [3], parlent de *kystes à contenu sébacé*, qui sont peut-être congénitaux, dermoïdes.

Saucerotte (de Lunéville) a guéri par l'injection iodée un *kyste muqueux* ayant déprimé l'os, et dépendant peut-être d'une glandule salivaire.

4° **Lipomes.** — Les lipomes [4] observés au voile par Richet, à la voûte par Cartaz, par Esmarch, Waitz, sont rares. Mous et fluctuants, ils seront pris pour des kystes, si la muqueuse ne laisse pas voir par transparence leur couleur jaune. Leur énucléation est facile.

5° **Fibromes.** — Panas [5] a relaté un fait de fibromes multiples ayant envahi le sinus, et il a pu suivre son opéré de façon à bien démontrer la nature bénigne du mal. Mais c'est là une observation exceptionnelle, et la plupart

(1) MURATET, Thèse de doct. de Montpellier, 1883, n° 40. — DUBRUEIL, *Gaz. méd. de Paris*, 1883, p. 398.
(2) KEIMER, *Deutsche med. Wochenschrift*, 1887, p. 728.
(3) A. HENROT, *Union méd. du Nord-Est*, Reims, 1880, p. 207.
(4) LABAT, Thèse de doct. de Paris, 1874, n° 355, p. 46.
(5) PANAS, *Bull. de la Soc. de chir.*, Paris, 1867, 2° série, t. VIII, p. 81, et 1870, t. XI, p. 101.

des autres sont douteuses. Elie Politis ([1]) a certainement fait confusion avec une tumeur d'origine osseuse. Les fibromes de Desgranges et Sabatier sont sûrement des tumeurs mixtes. Quant aux cas anciens de Jourdain, Botot, Anselin, ils sont sans aucune valeur, car à cette époque les tumeurs glandulaires étaient inconnues.

6° **Myxomes.** — On a décrit comme myxomes des tumeurs d'ailleurs assez disparates. Celui de Bryant a été nettement malin; un myxolipome de Verneuil et Thaon ([2]) paraît au contraire avoir été bénin. R. Moutard-Martin a étudié un myxome hémorrhagique du voile ([3]).

Il semble que quelques-uns de ces myxomes tout au moins soient en réalité des tumeurs mixtes des glandules salivaires.

7° **Chondromes.** — **Sarcomes.** — Ces tumeurs semblent ne pas exister à l'état pur; elles sont toujours liées à des tumeurs mixtes.

8° **Épithéliomes.** — Il en est de même des épithéliomes profonds, glandulaires. Mais à côté de ceux-ci il faut faire une place, peu importante, aux épithéliomes pavimenteux de la muqueuse. Ainsi Brissaud a observé avec P. Broca ([4]) un épithéliome ayant eu pour point de départ une plaque leucoplasique de la voûte palatine.

Les épithéliomes du voile sont presque toujours associés à des lésions de la base de la langue, de l'amygdale, du pharynx, dont ils sont d'ailleurs presque toujours la propagation ([5]). Quelquefois cependant, on se trouve en présence d'un petit épithéliome du voile, bien limité et facile à enlever par la bouche.

TUMEURS MIXTES DES GLANDULES SALIVAIRES

Historique. — L'histoire des tumeurs glandulaires du palais et de la face inférieure du voile ([6]) est de date récente. Pendant la première moitié du XVIIIe siècle encore, malgré quelques observations de Boyer, Velpeau, Warren, Blandin, Vidal de Cassis, Marchal de Calvi, toutes les tumeurs du voile étaient réputées syphilitiques ou cancéreuses. Les choses en étaient là lorsque, de 1847 à 1850, Nélaton, restant sur le terrain exclusivement clinique, publia plusieurs faits probants de tumeurs bénignes, et bientôt Marjolin, Michon ([7]), Laugier recueillaient des observations semblables, en même temps que Ch. Robin et Rouyer démontraient la nature glandulaire de ces néoplasmes ([8]). De cette constatation anatomique et de la bénignité ordinaire de ces tumeurs

([1]) Politis (E.), *Gaz. méd. de Paris*, 1857, p. 74.
([2]) Thaon, *Bull. de la Soc. anat.*, Paris, 1872, p. 353.
([3]) Moutard-Martin, *Bull. de la Soc. anat.*, Paris, 1876, p. 599.
([4]) Brissaud, *Bull. de la Soc. anat.*, Paris, 1876, p. 698.
([5]) Voy. t. V, p. 374.
([6]) C'est parmi les tumeurs naso-pharyngiennes qu'il faut ranger celles de la face supérieure du voile, comme l'adénome vu par Tillaux (*Gaz. des hôpit.*, Paris, 1885, p. 257).
([7]) *Bull. de la Soc. de chir.*, Paris, 1851, t. II, p. 79, 434.
([8]) *Moniteur des hôpitaux*, Paris, 1856, p. 441; 1857, p. 9. — Rapport de Richard, *Bull. de la Soc. de chir.*, Paris, 1856, t. VII, p. 215.

résulta le nom d'*adénomes*. C'est ce nom qui a été adopté par Syme, Letenneur, Després et Coyne, Laboulbène, etc., et dans les mémoires d'ensemble et les thèses de Parmentier, Fano, Python, Mormiche. Mais depuis quelques années la question a été étudiée de plus près et l'on a constaté que, si la nature glandulaire était incontestable, la bénignité n'était pas constante et l'on a d'abord montré qu'il y a des fibro-adénomes, des adéno-sarcomes, ces derniers étant capables d'une évolution maligne. On est arrivé ainsi à considérer que, en anatomie pathologique comme en clinique, la ressemblance est grande entre ces tumeurs des glandules salivaires et celles de la parotide, qu'il s'agit de tumeurs mixtes, susceptibles d'évoluer dans des sens divers. Il ne faut donc pas décrire les adénomes, comme on le faisait autrefois; les épithéliomes enkystés comme l'a dit Fonnegra; les sarcomes, comme l'ont fait Coyne, Stephen Paget; mais il faut tracer un tableau d'ensemble de ces tumeurs mixtes. C'est ce que nous avions tenté, avant un mémoire intéressant de de Larabrie (de Nantes), dans le *Manuel de pathologie*, de Jamain et Terrier.

- A. Bois, *Étude sur quelques tumeurs de la bouche et de l'arrière-bouche*. Thèse de Paris, 1858, n° 174, p. 22. — Haas, *Tumeurs du voile du palais*. Thèse de Strasbourg, 1861, n° 563. — Python, *Des adénomes du voile du palais et de la voûte palatine*. Thèse de Paris, 1875, n° 104. — J. Ott, *Contribution à l'étude des tumeurs du voile du palais*. Thèse de Paris, 1880, n° 26. — Mormiche, *Contribution à l'étude de l'adénome palatin*. Thèse de Paris, 1882-1883, n° 140. — Jamain et Terrier, *Manuel de pathologie et de clin. chir.*, 3e éd., t. III, p. 682. Paris, 1887, et t. IV, p. 269, 1889. — Hoffmann, Eine Mischgeschwulst des harten Gaumens. *Arch. für klin. Chir.*, Berlin, 1888-1889, t. XXXVIII, p. 98. — Monod, Tumeurs mixtes des glandes de la muqueuse buccale. *Bull. et mém. de la Soc. de chir.*, 1890, nouv. sér., t. XVI, p. 48, rapport sur un mémoire de De Larabrie, *Arch. gén. de méd.*, Paris, 1890, t. I, p. 537 et 677.

Anatomie pathologique. — Ce qui sera dit sur les tumeurs mixtes de la parotide me permet de ne donner ici que des notions anatomiques très succintes.

La tumeur, assez ferme et lobulée, est, dans sa période de bénignité, enkystée par une coque conjonctive, à la surface de laquelle rampent peu de vaisseaux. Sa coupe, grenue et lobulée, ressemble à celle de la parotide saine; elle peut révéler l'existence de kystes, à paroi ordinairement végétante. Robin et Rouyer ont constaté que, dans environ la moitié des cas, il existe de petits calculs dans les acini.

En général, cet aspect glandulaire et quelques formations kystiques existent seuls; et à l'examen microscopique on voit des cavités glandulaires tapissées d'épithélium proliféré, colloïde par places, mais non atypique. C'est à cause de cela, pour mettre en évidence cette nature épithéliale, que Fonnegra, élève de Cornil, a parlé d'épithéliomes enkystés (1). C'est par dégénérescence de cet épithélium que se forment les kystes, et non par transformation d'épanchements sanguins comme le voulait Velpeau.

Mais si l'élément glandulaire semble être l'origine du mal, si, un peu différent en cela de ce qu'il est à la parotide, il garde presque toujours le pas sur les transformations conjonctives, ces dernières existent cependant, capables de constituer ici soit des tumeurs mixtes typiques, soit des tumeurs en apparence non glandulaires, souvent appelées, autrefois surtout, fibromes, myxomes ou

(1) Fonnegra, Thèse de doct. de Paris, 1882-1883, n° 286.

chondromes. Disons donc que, selon le mode de réaction du stroma, on sera en présence de fibro-adénomes (Desgranges et Sabatier), d'adéno-chondromes (Michaux, Picht, Max Hoffmann), d'adéno-myxo-chondromes (Trélat et Malassez (1)).

Ce n'est pas tout. Quelquefois le stroma-conjonctif est riche en cellules embryonnaires, étouffe pour ainsi dire l'élément glandulaire et néanmoins l'évolution après ablation montre que la tumeur était réellement bénigne. Faut-il alors prononcer le nom de sarcome, comme l'a fait Coyne à propos d'une malade de Desprès (2)? La chose est possible, quoique non démontrée. Mais ce qui est certain, c'est que le véritable adéno-sarcome, récidivant et malin, existe aussi bien qu'à la parotide : d'après Tédenat et Barrière (3), il est plus fréquent qu'on ne le pense. On a des renseignements moins précis sur l'évolution, plus rare certainement, dans le sens de l'épithéliome atypique diffus ou carcinome.

Ce qu'il faut retenir de cette discussion anatomique c'est que :

1° Les diverses tumeurs du voile sont le plus souvent des tumeurs mixtes et non des tumeurs pures :

2° Ces tumeurs sont avant tout de nature glandulaire, mais il faut tenir grand compte des modifications du stroma;

3° La bénignité de ces prétendus adénomes n'est pas aussi absolue qu'on l'a dit, et nous allons sur ce point voir la clinique confirmer l'anatomie pathologique.

Étude clinique. — Les tumeurs mixtes palatines atteignent de préférence les individus jeunes. Sans doute, bien des sujets sont déjà âgés lorsqu'ils viennent consulter; mais souvent ils racontent alors qu'ils connaissent leur tumeur depuis dix, quinze et vingt ans, et encore est-il certain qu'ils ont, sauf exception et hasard, ignoré le premier début de cette grosseur indolente, à évolution torpide, dont le volume est, pendant des années, le seul inconvénient.

Lorsque la tumeur est devenue volumineuse, elle reste indolente, mais elle cause des troubles fonctionnels assez sérieux : la voix est nasillarde, la déglutition peut être assez gênée pour que la nutrition en soit compromise, la respiration est entravée, pendant le sommeil surtout, jusqu'à production d'accès de suffocation; et de la sorte une religieuse opérée par Nélaton en était arrivée à un état fort précaire.

L'inspection révèle l'existence d'une tumeur latérale, située en dehors du raphé médian, occupant presque toujours le voile, rarement la muqueuse du palais osseux (Letenneur, Mormiche, Grynfelt et Barrière), refoulant le voile en haut, la luette du côté sain, en déprimant quelquefois la base de la langue. Cette tumeur, qui peut avoir jusqu'au volume d'un œuf de poule, mais dont la marche a été très lente, est arrondie, bien circonscrite, lisse ou un peu bosselée. La muqueuse, bien mobile, est intacte, non ulcérée, sillonnée seulement de petites varicosités. A la palpation, on la trouve tantôt de consistance

(1) Trélat, *Bull. et mém. de la Soc. de chir.*, Paris, 1877, nouv. série, t. III, p. 714.

(2) Coyne, *Gaz. méd. de Paris*, 1874, p. 386. — Desprès, *Bull. de la Soc. de chir.*, Paris, 1874, 3e série, t. III, p. 371 et 386; 1890, nouv. série, t. XVI, p. 54.

(3) Barrière, Thèse de doct. de Montpellier, 1878, n° 58.

ferme et uniforme, tantôt molle par places, fluctuante même, tantôt au contraire très dure en certains points; et c'est par ces consistances qu'on portera le diagnostic de la variété : adénome, myxome, fibrome, chondrome, avec ou sans formations kystiques.

Je ne crois pas devoir exposer un diagnostic différentiel avec les kystes et fibromes, qui sont probablement en réalité des tumeurs mixtes; avec les gommes et les carcinomes qui ne prêtent guère à l'erreur; avec les tumeurs de la voûte osseuse, qui font corps avec l'os [1].

La bénignité de ces tumeurs se reconnaît à trois signes : la lenteur d'accroissement, l'intégrité des ganglions correspondants, l'absence de récidive après ablation. Mais, quoi qu'on en ait dit à l'époque de Nélaton, cette bénignité n'est pas absolue. A un moment donné, sans cause connue, on peut voir le néoplasme subir une poussée rapide et adhérer à la muqueuse, s'ulcérer en même temps que l'engorgement ganglionnaire se produit. Cet engorgement est rare, mais de Larabrie l'a constaté; et j'en ai également été témoin sur une femme d'une cinquantaine d'années entrée dans le service d'U. Trélat. A cette période, les allures sont réellement malignes, la récidive est à craindre : elle est même possible— presque toujours sous forme de sarcome pur et peut-être aux dépens de la capsule respectée — après énucléation très aisée de tumeurs encore récentes et petites. Voilà donc, après l'analogie anatomique, une grande analogie clinique avec les tumeurs parotidiennes : cette évolution en deux temps, où une tumeur, pendant plus ou moins longtemps torpide et bénigne, subit tout à coup une poussée rapide et maligne.

Traitement. — En présence de cette évolution, le traitement ne saurait être discuté : il faut enlever ces tumeurs aussi vite que possible, et après l'ablation précoce l'absence de récidive est la règle, ablation d'ailleurs très facile car la masse néoplasique, bien encapsulée, s'énuclée très facilement d'un coup d'élévatoire après qu'on a fendu la face antérieure du voile. Cette incision sera faite au bistouri sur le point culminant de la tumeur; elle sera longitudinale; on la réunira par des points de suture au fil de soie.

A la deuxième période, l'opération devient laborieuse, difficile, dangereuse : c'est celle des cancers étendus du voile et du pharynx, dont je parlerai plus loin.

TUMEURS DE LA LUETTE

Je réunirai sous ce nom, suivant l'usage, une série de lésions disparates, dont plusieurs ne sont certainement pas néoplasiques, mais qui forment un tout clinique et doivent être traitées par l'excision de la luette.

L'augmentation de volume de la luette se caractérise par un ensemble symptomatique spécial : toux sèche et rebelle pouvant faire craindre un début de tuberculose pulmonaire; nausées et vomissements après le repas, la luette

(1) Exceptionnellement, la tumeur peut être pédiculisée (Velpeau et Bauchet), papillomateuse (Bruch, *Bull. de la Soc. de chir.*, Paris, 1885, n. s., t. XI, p. 885), faire saillie vers la région parotidienne (N. Dobson, *St-Thomas hosp. reports*, London, 1876, p. 35. U. Trélat, *loc. cit.*).

titillant la base de la langue; mouvements incessants de déglutition; quelquefois crises nocturnes de suffocation. Labus, Coën [1] ont décrit minutieusement des modifications de la voix.

Dans la plupart des cas, ces symptômes relèvent de l'*engorgement inflammatoire chronique de la luette*, et l'on voit la luette volumineuse, touchant la base de la langue, terminée souvent au sommet par une petite pointe œdémateuse. C'est dû à un œdème chronique, peut-être avec hypertrophie glandulaire, et cet état coïncide d'ordinaire avec des angines à répétition. Pour l'expliquer, on a invoqué la chlorose, l'anémie paludéenne, l'abus de l'alcool : tout cela reste douteux. Cette hypertrophie de la luette, qui peut être congénitale, serait parfois prononcée au point que l'organe vienne à s'engager entre les arcades dentaires, comme l'auraient vu Yearsley, Behr, Dana.

Les signes fonctionnels sont les mêmes pour les tumeurs, telles que les polypes muqueux [2], les papillomes [3], les angiomes simples ou caverneux observés par Blum, Le Fort et Bide [4], le développement variqueux des vaisseaux noté par Ancelon. Il est inutile d'insister sur l'aspect objectif spécial à ces diverses lésions.

Les papillomes peuvent avoir 10 à 12 millimètres de long. Ils atteignent de préférence les adultes du sexe masculin et sont presque toujours accompagnés d'angine chronique.

Traitement. — Toutes ces lésions seront traitées par l'excision de la luette. Pour cette excision on a inventé des instruments spéciaux : il suffit d'une paire de ciseaux et d'une pince à griffes. Mais il y a alors un danger, l'hémorrhagie [5], soit qu'on ait affaire à un hémophile, soit qu'on ait coupé un vaisseau anormalement développé, soit qu'on sectionne une luette enflammée. Dans ces conditions, donc, on emploiera de préférence l'anse galvanique. Lorsque l'hémorrhagie a lieu, on s'en rend presque toujours maître par la cautérisation ou la forcipressure [6].

VI

PERFORATIONS DE LA VOUTE

Les divisions congénitales sont étudiées p. 17 et 35. Les divisions acquises, et pertes de substance du voile ne sauraient être comprises avant la description de la syphilis et de la tuberculose de la gorge. Je n'ai donc à m'occuper que des perforations de la voûte osseuse : encore n'ai-je pas grand'chose à ajouter à ce que j'ai dit de la syphilis et de la tuberculose palatines.

(1) Labus, *Ann. des mal. de l'oreille et du larynx*, Paris, 1883, p. 115. — Coën, *Wiener med. Presse*, 1887, p. 870 et 902.

(2) Dartignolles, *Journ. de méd. de Bordeaux*, 1883-1884, t. XIII, p. 499.

(3) Verneuil, *Bull. de la Soc. anat.*, Paris, 1858, p. 81. — Vidal, *Ibid.*, p. 227. — Nepveu, *Ibid.*, 1875, p. 535.

(4) Bide, *Ann. des maladies de l'oreille et du larynx*, Paris, 1877, p. 206.

(5) Carroll Morgan, *Transact. of the amer. laryng. Assoc.*, New-York, 1886, t. VIII, p. 80. — Catuffe, *France méd.*, Paris, 1889, t. I, p. 13.

(6) Voy. un cas de mort subite. Tompkins, *Med. Record*, New-York, 1886, t. I, p. 706.

La syphilis est, en effet, et de beaucoup, la cause la plus fréquente. A côté d'elle il faut énumérer :

1° Les lésions traumatiques, accidentelles ou chirurgicales, ces dernières étant destinées, par exemple, à enlever un néoplasme de la voûte ou à donner accès sur une tumeur naso-pharyngienne;

2° L'usure par des tumeurs voisines, venues des fosses nasales ou du sinus maxillaire;

3° Les nécroses diverses d'origine inflammatoire et en particulier la nécrose des mâchoires consécutive aux fièvres éruptives, nécrose qui frappe quel-

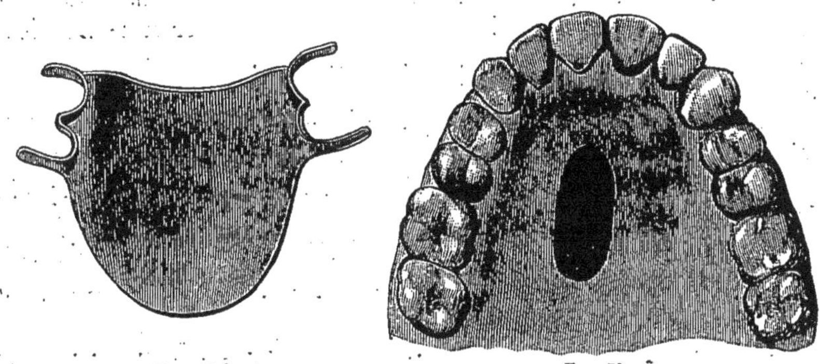

Fig 77. Fig. 78.

Fig. 77 et 78. — Obturateur à plaque pour une perforation accidentelle.

quefois la voûte palatine, avec ou sans le rebord alvéolaire. Toirac a vu migrer dans la bouche, après avoir troué le palais, un corps étranger des fosses nasales.

Pour le traitement, on a le choix entre l'uranoplastie et la prothèse : on ne recourra à la prothèse que s'il est impossible de trouver sur les parties restantes l'étoffe nécessaire à la réparation. Lorsque l'opération est possible, ses résultats sont souvent aussi bons au point de vue phonétique qu'au point de vue de la mastication, comme je l'ai dit pour les perforations syphilitiques.

CHAPITRE VII

MALADIES DU PHARYNX ET DES AMYGDALES

I

LÉSIONS TRAUMATIQUES

Les lésions traumatiques de l'isthme du gosier et du pharynx n'ont qu'un intérêt médiocre.

1° Plaies. — Certaines plaies sont produites de dehors en dedans, rarement est vrai; elles ne sont guère différentes des plaies semblables de l'œsophage.

Dans quelques cas exceptionnels, un corps vulnérant a pu être poussé jusque dans la gorge et y déterminer des lésions parfois profondes ; c'est en somme la même étiologie que nous avons signalée pour certaines plaies du voile du palais, de la langue. Ainsi on a vu un tuyau de pipe s'enfoncer fort loin dans les tissus péripharyngiens. Les plaies de ce genre présentent deux dangers : 1° primitivement la lésion d'organes importants, vasculaires surtout, dans le triangle maxillo-pharyngien ; chez un malade de Morrant Baker [1], un tuyau de pipe ayant atteint l'artère pharyngienne ascendante, l'évolution a été mortelle ; la gravité, évidemment, est plus grande encore pour la carotide ou la jugulaire internes ; 2° secondairement, les accidents septiques sont à craindre.

2° **Brûlures.** — Les brûlures ne sont qu'un épiphénomène de celles de l'œsophage, avec lesquelles elles seront étudiées plus loin.

II

LÉSIONS INFLAMMATOIRES

A. — ANGINES

Les anciens désignaient tous les maux de gorge sous le nom d'angine et d'esquinancie ; et ils en rapprochaient même des troubles fonctionnels n'ayant rien à voir avec la gorge, tels que l'angine de poitrine, par exemple. Peu à peu le sens du mot s'est restreint et, lorsqu'il n'est pas accompagné d'un qualificatif, le terme angine ne s'applique qu'aux affections inflammatoires, totales ou partielles, de l'isthme du gosier, c'est-à-dire du voile du palais et de ses piliers, de la base de la langue, des amygdales surtout et du pharynx buccal. C'est au pharynx buccal qu'appartiennent, en partie au moins, les replis ary-épiglottiques, dont le gonflement inflammatoire constitue une forme de l'œdème de la glotte ou angine laryngée œdémateuse ; mais ici les troubles dyspnéiques dominent la symptomatologie et la thérapeutique, en sorte que l'usage justifié est de ranger cette maladie parmi celles du larynx. Quant à l'angine linguale, j'en ai déjà dit quelques mots [2].

Étiologie générale. — Il y a deux espèces principales d'angines, les unes non infectieuses, et les autres infectieuses.

Les angines non infectieuses, de cause exclusivement locale, sont celles qui relèvent d'irritations alimentaires ou médicamenteuses ; et parmi les médicaments il faut distinguer ceux qui agissent par contact direct et ceux qui doivent être d'abord absorbés et transportés par le sang, puis viennent exercer sur la gorge une action élective. C'est par ce dernier mécanisme

(1) Morrant Baker, *St-Barthol. hosp. rep.*, London, 1876, t. XII, p. 163.
(2) Voy. t. V, p. 268.

que sont produites les angines causées par l'iode, la belladone, le datura, par exemple.

Ces faits intéressent le médecin et non le chirurgien. Je m'en tiendrai donc à cette courte mention, et j'en viens aux angines infectieuses qui sont, de beaucoup, les plus fréquentes et les plus importantes.

Y a-t-il ici plusieurs microbes pathogènes? Ces divers microbes provoquent-ils des formes symptomatiques spéciales? Ces questions, abordées seulement depuis peu, n'ont pas encore reçu de solution. Je ne m'occuperai donc que du mode d'infection.

Il est des angines qui sont simplement une lésion infectieuse locale, provoquée par des microbes qui ont trouvé une porte d'entrée et un terrain favorable. Cette porte d'entrée peut être traumatique, et de là les accidents inflammatoires consécutifs à certaines plaies superficielles, surtout lorsqu'il y a pénétration d'un corps étranger; ainsi, quelquefois, lorsqu'une arête de poisson se fiche dans l'amygdale.

Il y a encore, jusqu'à un certain point, une provocation traumatique pour ces amygdalites à répétition liées à l'existence de calculs ou d'amas caséeux retenus dans les cryptes de l'amygdale où pullulent les microbes les plus divers. Mais ici l'effraction est, à vrai dire, à peu près nulle, souvent même nulle, et l'étiologie se rapproche de celle des angines dites spontanées.

Même sans ces causes adjuvantes, en effet, les cryptes amygdaliennes et celles de tous les amas lymphatiques du pharynx sont habitées, chez les sujets sains, par des microbes variés, dont quelques-uns seulement sont déterminés. A un moment donné, la défense de l'organisme devient insuffisante, il en résulte une réaction inflammatoire et l'angine est constituée. Mais l'infection ne reste pas toujours exclusivement locale; elle est susceptible de se généraliser, et l'on se trouve, en somme, en présence d'une pyrexie infectieuse, avec atteinte de l'état général. Cette doctrine, qui est celle de Ch. Bouchard, de Landouzy [1], est plus vraisemblable que la doctrine inverse, soutenue par Kannenberg, d'après laquelle l'infection est d'abord générale.

Est-ce à dire cependant que l'état général n'ait aucune influence étiologique? Il n'en est rien, et comme pour toutes les maladies infectieuses, locales ou générales, nous voyons intervenir la débilitation, le surmenage, le refroidissement et l'humidité, d'où la fréquence des angines au printemps ou à l'automne. Chez la femme, la menstruation s'accompagne quelquefois de poussées congestives ou inflammatoires de la gorge, et pendant cette période les angines herpétiques sont fréquentes.

Variétés. — Les diverses causes que j'ai énumérées produisent des angines suppurées ou des angines non suppurées.

Les angines non suppurées n'ont rien de chirurgical, mais leurs complications sont en partie de notre ressort. Je ne m'occuperai que de ces complications.

Je passerai sous silence les angines des fièvres éruptives, de la fièvre typhoïde, des fièvres palustres.

[1] Landouzy, *Progrès méd.*, Paris, 1883, p. 600 et 623.

1° COMPLICATIONS DE L'ANGINE NON SUPPURÉE

Les complications chirurgicales de l'angine non suppurée sont de trois ordres. Elles sont dues :

1° A l'excès d'inflammation locale;

2° A la propagation de l'inflammation aux parties voisines;

3° A l'infection générale.

1° *L'excès d'inflammation locale* ne nécessite une intervention opératoire que lorsque le gonflement est suffisant pour causer une dyspnée menaçante due à l'œdème de la glotte. Ainsi dans la glossite basique, l'orifice du larynx est vite menacé; de même dans l'angine épiglottique antérieure étudiée par Karl Michel, par Charazac(1). En dehors de ces localisations spéciales, la suffocation est exceptionnelle; elle a été constatée cependant par Gilbert Ballet(2), par exemple, dans le cours d'un œdème aigu de la luette; il y a quelques mois, j'ai soigné à l'hôpital Bichat un homme chez lequel une angine herpétique aiguë, avec œdème intense généralisé, a nécessité d'urgence la trachéotomie et le port d'une canule pendant plusieurs jours.

2° La propagation aux parties voisines est représentée par les adénites. L'engorgement ganglionnaire est à peu près constant au cours des angines simples, et l'on ne saurait s'en étonner si l'on songe à la richesse de la région gutturale en organes lymphoïdes. Presque toujours cette adénopathie reste très légère et se termine par résolution, mais quelquefois elle suppure, alors que l'angine ne suppure pas. C'est là l'origine de certains adéno-phlegmons autrefois considérés comme idiopathiques. Parmi ces adéno-phlegmons, il en est qui sont directement péri-pharyngiens, latéro-pharyngiens surtout. Mais d'autres se produisent à distance, plus ou moins bas au cou, dans la chaîne sterno-mastoïdienne. Siredey et Milsonneau(3) ont publié des observations intéressantes pour montrer que l'angine la plus simple peut se compliquer ainsi d'adéno-phlegmons cervicaux, mais cette suppuration à distance est surtout fréquente dans l'angine de la scarlatine.

3° Les complications par infection générale que le chirurgien doit connaître sont surtout celles qui frappent les organes génitaux internes. Gray, James, Joal, Bougarel ont signalé l'ovarite(4), peu importante d'ailleurs. Plus importantes, pour le diagnostic, sont les métastases testiculaires. Verneuil(5) a attiré l'attention sur la vaginalite avec épanchement, sur l'orchite avec atrophie consécutive du testicule, et Joal(6) a publié des faits confirmatifs. Le traitement sans doute est nul, mais il est utile de savoir qu'en présence d'une vaginalite de cause obscure, il faut rechercher l'angine dans les antécédents, et faire alors des réserves pronostiques en raison de l'atrophie possible.

(1) CHARAZAC, Th. de doct. de Bordeaux, 1884-1885, n° 33.
(2) G. BALLET, *France méd.*, Paris, 1885, t. I, p. 206.
(3) MILSONNEAU, Thèse de doct. de Paris, 1884-1885, n° 202.
(4) JAMES, *Med. Times*, London, 1859, t. II, p. 227. — GRAY, *Ibid.*, t. I, p. 58. — BOUGAREL, *France méd.*, Paris, 1886, t. II, p. 1232.
(5) VERNEUIL, *Arch. gén. de méd.*, Paris, 1857, t. II, p. 452.
(6) JOAL, *Arch. gén. de méd.*, Paris, 1886, t. I, p. 513 et 678.

2° ANGINE PHLEGMONEUSE

Il est d'usage de réunir sous le nom d'amygdalite phlegmoneuses des lésions inflammatoires assez diverses, pharyngiennes et péripharyngiennes. Ainsi c'est à l'amygdalite qu'on rattache souvent, en partie au moins, les adénophlegmons juxta-pharyngiens. De la sorte, on attribue aux abcès amygdaliens des complications dont ils ne sont pas responsables. Mieux vaut ne faire rentrer dans l'angine phlegmoneuse que les abcès superficiels, sous-muqueux.

Anatomie pathologique. — Ces foyers, de petite dimension, ne contenant guère plus d'une cuillerée à café de pus, siègent presque toujours dans le pilier antérieur du voile du palais, plus rarement à la face externe de l'amygdale qu'ils refoulent en dedans. Dans ce dernier cas, on croit volontiers que l'amygdale elle-même est malade; en réalité, l'abcès intra-amygdalien est exceptionnel et l'abcès péri-amygdalien est la règle(1). Mais une autopsie de Didelot démontre la réalité de l'abcès intra-amygdalien.

Étiologie. — L'étiologie générale des angines ayant été esquissée précédemment, il nous reste à rechercher quelles sont les causes de la suppuration.

Le rôle de la prédisposition individuelle est ici bien connu : certains sujets sont voués, sans qu'on sache pourquoi, aux angines suppurées à répétition.

La nature exacte de l'infection joue un rôle jusqu'à présent moins connu, et l'on ignore si l'angine phlegmoneuse est due à un seul ou à plusieurs microbes pyogènes. On sait que certaines angines, telles que les angines rhumatismales, herpétiques, ne suppurent presque jamais, même lorsqu'elles ont tendance à se compliquer d'adéno-phlegmon à distance, comme cela est le cas pour l'angine de la scarlatine.

Symptômes et marche. — Le début est marqué soit par une angine qui paraît d'abord vulgaire, soit par des accidents immédiatement graves, avec fièvre, frissons, céphalalgie, courbature, etc., quelquefois aussi accentués que dans la pneumonie.

Lorsque l'inflammation est devenue nettement phlegmoneuse, la douleur est vive et exagérée par la déglutition, en sorte que la sialorrhée, si fréquente dans les angines, devient un symptôme très pénible; de même la soif est vive et très douloureuse à satisfaire. Il y a sensation de corps étranger, avec ardeur gutturale et toux sèche; la voix est étouffée et nasillarde; la respiration est bruyante, gênée, quelquefois même jusqu'à la suffocation; les oreilles, plus ou moins assourdies, sont souvent le siège de bourdonnements, de tintements et même d'élancements douloureux. Les mouvements de la tête sont raides et la rotation se fait d'une pièce; un certain degré de constriction des mâchoires est de règle, et ce peut être un obstacle réel à l'examen direct.

(1) A. Verneuil, *Gaz. des hôp.*, Paris, 1879, p. 162. — Bosworth, *Med. Record*, New-York, 1884, t. II, p. 365.

La fièvre est presque toujours intense; la dépression des forces est considérable et rapide.

Lorsque après avoir abaissé la langue, on regarde la gorge, on voit un gonflement rouge-violacé, bilatéral, mais prédominant d'un côté. De ce côté, le pilier antérieur bombe en avant. Les deux amygdales sont grosses, quelquefois parsemées d'îlots caséeux. La luette est déviée vers le côté le moins gonflé.

A cette période, malgré l'intensité des phénomènes locaux, la résolution est possible, mais d'ordinaire l'affection se juge par un abcès en trois à huit jours. La suppuration est annoncée par la prolongation et l'acuité des accidents locaux, de la douleur surtout, avec des exacerbations fébriles vespérales, avec une dysphagie extrême. Si l'on abandonne la maladie à elle-même, le point qui bombait fait de plus en plus saillie, se ramollit en même temps qu'il devient jaunâtre et fluctuant, et finalement s'ouvre spontanément dans la bouche. Cette évacuation fait percevoir au malade une sensation de puanteur intense, et le pus est rejeté par expuition. Il en résulte un soulagement immédiat et persistant. Mais la faiblesse générale dure pendant assez longtemps. Ce qui contribue assez souvent à retarder encore le retour à la santé, c'est la formation possible d'abcès successifs, soit d'un seul, soit des deux côtés; ces abcès, il est vrai, évoluent plus vite que le premier et sont moins douloureux.

Qu'il y ait eu ou non suppuration, les angines phlegmoneuses, surtout quand elles sont à répétition, se terminent quelquefois par induration et hypertrophie de l'amygdale.

Si le pronostic de la maladie abandonnée à elle-même est presque toujours bénin, il faut cependant tenir compte de quelques cas mortels, soit par œdème de la glotte, soit par irruption du pus dans les voies aériennes, l'abcès s'étant ouvert pendant le sommeil. Les ulcérations vasculaires, quelquefois considérées comme une complication de l'amygdalite phlegmoneuse, appartiennent en réalité aux adéno-phlegmons latéro-pharyngiens.

Traitement. — Il est rare que l'angine phlegmoneuse évolue naturellement jusqu'au bout; il est rare surtout qu'on laisse l'abcès bomber, devenir jaunâtre et fluctuant. Presque toujours l'acuité des symptômes et les souffrances sont telles qu'un médecin est rapidement appelé.

Au début, les astringents sont nuisibles : on prescrira des gargarismes antiseptiques et émollients. Bientôt on reconnaîtra qu'un point tend à faire saillie et est spécialement douloureux à la pression. Les médecins recommandent alors volontiers d'ordonner un vomitif : dans les efforts de vomissement le foyer purulent se rompt. Mais en règle générale, sauf pusillanimité du patient, mieux vaut inciser aussi vite que possible en donnant un coup de bistouri sur le point le plus douloureux à la pression. On a préalablement limité à 1 centimètre ou 1 centimètre 1/2 environ la pointe du bistouri en enroulant autour de la lame une feuille de papier de soie (aussi efficace et plus propre que le diachylon) et on incise en tenant la lame bien parallèle au plan médian.

5° ANGINES GANGRÉNEUSES

Étiologie. — La gangrène du pharynx est rare. Elle peut compliquer les angines les plus diverses et comme observations exceptionnelles je rappellerai celle de Féréol [1] où une amygdalite syphilitique avec hypertrophie devint gangréneuse ; celle de Hallopeau et Tuffier [2] où le sphacèle survint après une éruption herpétiforme de la face et de la gorge. La gangrène est encore quelquefois un élément du phagédénisme syphilitique primitif ou tertiaire. Dans les causes il faut aussi ranger l'érysipèle du pharynx ; quelquefois enfin, mais à titre de grande rareté, une angine phlegmoneuse qui semble d'abord devoir être simple [3].

Mais ces diverses causes locales ne suffisent presque jamais si le sujet n'est pas débilité, par la misère par exemple, ou par une maladie infectieuse : la gangrène du pharynx est, dans ces conditions, tout à fait comparable au noma.

Parmi les maladies infectieuses se compliquant de gangrène du pharynx on a longtemps compté la diphthérie. Mais Bretonneau a bien montré que c'en est, au contraire, une complication exceptionnelle : Guersant, Bricheteau ont toutefois été trop loin en niant son existence.

Symptômes et marche. — Il faut distinguer deux variétés, à évolution essentiellement différent.

Quelquefois — et c'est la règle pour les cas, rares d'ailleurs, où le sphacèle succède à une angine inflammatoire franche — on observe de petites plaques gangréneuses limitées, peu étendues, bientôt éliminées ; et le sujet guérit souvent.

Il en est tout autrement dans ces gangrènes diffuses qui sont à la gorge ce que le noma est à la bouche. On voit des plaques grises ou noires, entourées d'une teinte livide et d'un œdème de mauvais aspect. L'haleine est fétide ; l'engorgement ganglionnaire est souvent considérable. Pendant ce temps, l'état général est gravement compromis ; l'adynamie est intense, la fièvre vive, les sueurs abondantes et visqueuses, et presque toujours le malade meurt de septicémie, dans l'adynamie et avec un ralentissement considérable du pouls ; ou bien c'est une syncope qui l'emporte. A moins que ne se déclare une complication locale mortelle telle que l'œdème de la glotte, ou une thrombose infectieuse de la jugulaire ; ou bien encore des hémorrhagies multiples, auxquelles Treganowan [4] a une fois reconnu comme source une ulcération de la carotide interne. La terminaison fatale ne tarde généralement pas : deux à six jours suffisent presque toujours. Cependant les malades de Hallopeau et Tuffier, d'Ed. Cruveilhier [5], ont péri lentement, par épuisement septique progressif.

(1) Féréol, *Bull. de la Soc. méd. des hôp.*, Paris, 1881, p. 283.
(2) Hallopeau et Tuffier, *Bull. de la Soc. méd. des hôp.*, Paris, 1882, p. 79.
(3) Parkowski, *Gaz. des hôp.*, Paris, 1873, p. 747. — Greslou, *France méd.*, Paris, 1881, t. II, p. 29.
(4) Treganowan, *Amer. Journ. of med. sc.*, Philad., 1875, t. LXIX, p. 223.
(5) E. Cruveilhier, *France méd.*, Paris, 1880, p. 226.

Traitement. — Ce n'est guère que dans ces cas à évolution relativement lente qu'on est en droit d'espérer quelque chose de la thérapeutique. Thérapeutique d'ailleurs bien peu chirurgicale. Trousseau, Gubler recommandent les cautérisations à l'acide chlorhydrique fumant : on obtient quelquefois de bons résultats. On prescrira toujours des gargarismes et collutoires antiseptiques : à cet effet les substances les plus actives, parmi celles que tolère la cavité bucco-pharyngienne, sont le permanganate de potasse et l'hyperchlorite de soude.

Lorsque par hasard le malade survit, il reste à traiter des pertes de substances et des rétrécissements du voile et du pharynx.

B. — PHLEGMONS CIRCONSCRITS PÉRI-PHARYNGIENS

Les phlegmons circonscrits péripharyngiens sont presque tous des adénophlegmons : ils sont en cela semblables aux autres phlegmons du cou, dont ils sont en réalité une variété. Mais de leur siège péri-pharyngien résultent des symptômes, des dangers spéciaux : aussi faut-il les distraire des phlegmons du cou et leur faire place parmi les maladies du pharynx. Les plus importants de ces phlegmons, par leur fréquence et leur gravité, sont ceux qui siègent entre le pharynx et le rachis. De là est venu l'usage classique de ne s'occuper guère que d'eux : on étudie les abcès rétro-pharyngiens et, chemin faisant, on indique les quelques particularités des abcès latéraux ou antérieurs. Mais de la sorte l'étude reste forcément confuse, parce qu'elle englobe des faits assez disparates. Il faut donc décrire séparément les abcès rétro-pharyngiens, latéro-pharyngiens et antéro-pharyngiens.

1° ABCÈS CHAUDS RÉTRO-PHARYNGIENS

Les abcès chauds rétro-pharyngiens sont une affection fréquente, surtout dans le jeune âge, et qu'il y a un intérêt majeur à bien connaître, car la vie du malade est le plus souvent entre les mains du chirurgien. Vu leur appareil symptomatique effrayant, vu l'efficacité remarquable de la thérapeutique, il est naturel que ces abcès aient donné lieu à de nombreux travaux, dont il sera facile de trouver l'indication en se reportant aux mémoires suivants :

GILLETTE, *Des abcès rétro-pharyngiens idiopathiques*. Thèse de Paris, 1867, n° 225. — ROUSTAN, *Des abcès rétro-pharyngiens idiopathiques et de l'adénite supp. rétro-phar. chez les enfants* (bibliographie). Thèse de Paris, 1869, n° 105. — SCHMITZ, Der idiopatische retropharyngeal Abscess der zwei ersten Lebensjahre. *Jahrb. für Kinderkrankh.*, Leipzig, 1873, t. VI, p. 283. — BOKAÏ, Ueber retro-pharyngeal Abscess bei Kindern. *Jahrb. f. Kinderheilk.*, Leipzig, 1876, t. X, p. 108. — BOKAÏ u. ALEXY (J.), Neuere Mittheilungen über retro-pharyngeal Abscesse. *Jahrb. für Kinderheilk.*, Leipzig, 1881, t. XVII, p. 195. — KOENIG, Die entz. Prozesse am Hals. *Deutsche Chir. von Billroth u. Lücke*, Stuttgart, liv. XXXVI, p. 52, 1882 (bibl.). — ARNOZAN et MOURE, art. PHARYNX du *Dict. encycl. des sc. méd.*, Paris, 1887, 2e série, t. XXIV, p. 83 (bibliogr.).

Étiologie. — Les *causes prédisposantes générales* ont une grande importance, et en particulier il faut signaler l'influence de l'âge. Certes, il n'est pas d'âge exempt, et Bouvier a observé un abcès rétro-pharyngien chez un vieillard de soixante-douze ans. Mais il est incontestable que les enfants sont presque seuls atteints, surtout dans le cours des deux premières années et principalement pendant la première : les statistiques de Gauthier (de Genève), de Gillette, de Bokaï, ne laissent aucun doute à cet égard.

Schmitz a prétendu qu'il y avait prédominance dans le sexe féminin : cette opinion semble erronée.

Le rôle de l'état général est mis en évidence par l'étude des abcès rétro-pharyngiens dits secondaires. Il est certain que toute débilitation antérieure crée une prédisposition, et de là l'influence indéniable des mauvais états généraux, des cachexies chroniques diverses. De là aussi l'action fréquente des maladies infectieuses : il n'en est pour ainsi dire aucune, médicale ou chirurgicale, au cours de laquelle on n'ait noté l'abcès rétro-pharyngien au titre de complication. Parmi les fièvres éruptives, c'est surtout la rougeole et la scarlatine, mais Stooss (1) a prouvé que la varicelle suffisait. J'énumérerai la fièvre typhoïde, l'érysipèle, la pyohémie, l'infection urineuse (Nélaton).

Le mode d'action de ces divers états infectieux est double : d'une part, la résistance des tissus aux agents pyogènes est diminuée; d'autre part, les muqueuses nasale et bucco-pharyngienne sont le siège de lésions qui servent de porte d'entrée à ces agents.

J'en dirai autant pour la scrofule et le lymphatisme, dont Schmitz paraît avoir eu tort de nier l'influence. Sans doute, l'abcès chaud rétro-pharyngien n'est pas une lésion de nature scrofuleuse, c'est-à-dire tuberculeuse. Mais chacun sait que chez les sujets scrofuleux le système lymphatique est d'une grande susceptibilité ; et que d'autre part, chez eux les excoriations nasales, les coryzas sont vulgaires et par là peut se faire l'infection aiguë des ganglions. Il en est de même pour la syphilis, malgré les dénégations d'A. Guérin, de Giraldès : il est certain que les adénopathies spécifiques ne suppurent pas, mais on peut très bien accorder à A. Verneuil, à A. Fournier (2) qu'elles prédisposent à la suppuration s'il existe une porte d'entrée ; et, d'après A. Fournier, les chiffres prouvent que le phlegmon rétro-pharyngien des adultes est fréquent chez les syphilitiques.

Ainsi, l'abcès rétro-pharyngien est le plus souvent le résultat d'un adéno-phlegmon. Cette opinion, déjà émise assez anciennement par Fleming, a pris corps après que Luschka, Sappey, Simon, Gillette, nous ont donné une description anatomique exacte de ces ganglions, pairs et latéraux, situés au-devant de la colonne cervicale, le plus souvent en haut, entre l'aponévrose prévertébrale et le pharynx. L'anatomie nous apprend que ces ganglions s'atrophient à mesure que le sujet avance en âge, et de là la rareté de leur adéno-phlegmon lorsque l'enfance est passée. L'anatomie nous enseigne encore qu'ils reçoivent leurs lymphatiques de la pituitaire, de la partie supérieure du pharynx et peut-être de l'oreille moyenne : la pathologie vérifie ces données en nous montrant souvent à l'origine du mal une angine ou un coryza, plus rarement une otite

(1) STOOSS, *Corr.-Bl. für schw. Aerzte*, Bâle, 1883, p. 400.

(2) A. VERNEUIL, *Bull. de la Soc. de chir.*, Paris, 1865, 2e s., t. IV, p. 200 et 207. — A. FOURNIER, *Leçons sur la syphilis chez la femme*. Paris, 1874, p. 630. — DARBOUET, Thèse de doct. de Paris, 1885-1886, n° 20.

moyenne (¹). Peut-être les inflammations buccales de la dentition ont-elles un rôle important dans cette étiologie, et cela cadrerait bien avec de la fréquence toute spéciale dans le cours de la première année.

L'adéno-phlegmon est la variété la plus fréquente, mais elle n'est pas la seule et quelquefois le tissu conjonctif rétro-pharyngien est infecté directement soit par une plaie, soit par une ulcération au niveau d'un corps étranger ou au-dessus d'un rétrécissement. Ainsi Deguise fils a observé des phlegmons rétro-pharyngiens chez les aliénés nourris à la sonde. Mais ces suppurations traumatiques sont cliniquement bien différentes des adéno-phlegmons et, pour ne pas obscurcir la description, elles seront passées ici sous silence, d'autant mieux que la connaissance des péri-œsophagites (²) suffit pour comprendre leur histoire.

Anatomie pathologique. — Gillette divise les abcès rétro-pharyngiens en trois variétés, d'après leur siège : les supérieurs sont situés sous l'apophyse basilaire, ils sont donc naso-pharyngiens ; les moyens occupent le pharynx buccal ; les inférieurs enfin, le pharynx laryngien.

Les abcès moyens sont les plus fréquents, et c'est là en effet que se trouvent d'ordinaire les ganglions lymphatiques rétro-pharyngiens, au-devant du corps de l'axis. L'abcès est ordinairement latéral, et non médian, ce qui se conçoit puisque les ganglions sont disposés par paires ; son volume varie de celui d'une noisette à celui d'un œuf de poule. Le pus, situé entre le pharynx et l'aponévrose prévertébrale, est ordinairement jaune, bien lié, quelquefois sanguinolent ; sa fétidité est presque toujours grande.

Symptômes et diagnostic. — Avant qu'éclate l'abcès rétro-pharyngien, il existe une période sur laquelle Gautier (de Genève) a insisté, sous le nom de *période angineuse*. Ce nom n'est pas très exact, car la phlegmasie muqueuse préalable n'est pas toujours une angine, mais parfois un coryza. Et chez le nouveau-né à la mamelle le coryza est rarement méconnu — car on sait quels troubles de la succion il provoque — tandis que l'angine passe aisément inaperçue.

Cette maladie initiale dure un temps variable, avec une intensité variable. Puis survient l'infection ganglionnaire : alors commence à proprement parler le phlegmon rétro-pharyngien.

Ce phlegmon a les allures générales de tous les adéno-phlegmons. C'est dire qu'il peut avoir un début brutal, une évolution rapide ; ou bien qu'il peut être insidieux, subaigu, l'adénite suppurant lentement, en quelque sorte en deux temps. La première forme est, de beaucoup, la plus fréquente.

1° Forme aiguë. — Le début brusque est, en particulier, la règle chez l'enfant. Il se caractérise par une fièvre vive, de la céphalalgie, des vomissements, quelquefois des frissons, des convulsions. En même temps existent les signes fonctionnels d'une angine plus ou moins intense, avec une douleur

(¹) On peut citer à cet égard des observations de Kornmann (*Centr. Zeit. f. Kinderheilk.*, Berlin, 1877, t. I, p. 5) ; de Weil (d'après *Ann. des mal. de l'oreille et du larynx*, Paris, 1881, p. 325) et de Calmettes.

(²) Voy. t. V, p. 465.

exaspérée par la déglutition : en sorte que le nourrisson ne refuse pas le sein et même, affamé, le prend quelquefois avec avidité; mais on le voit, au premier essai de déglutition, se rejeter violemment en arrière, pousser des cris et se refuser à une nouvelle tentative. Un autre symptôme qui attire l'attention est la dyspnée, déjà plus marquée à cette période qu'elle n'a coutume de l'être dans les angines. En analysant de plus près les souffrances — mais cela est presque toujours impossible vu le jeune âge des patients — on apprend que la douleur siège surtout en arrière, qu'elle est exagérée par les mouvements de la tête.

Dès ce moment si l'on regarde la gorge — et l'on sait que cet examen s'impose chez tout enfant malade — on la voit rouge, avec une voussure de la paroi postérieure du pharynx, voussure dont l'asymétrie est plus ou moins nette. Si l'on pratique le toucher, on sent un empâtement phlegmoneux sans fluctuation : c'est la période d'adénite, à laquelle la résolution est encore possible, et même d'après Bokaï cette résolution est plus fréquente qu'on ne le croit, l'adénite rétro-pharyngienne étant volontiers méconnue dans les cas qui n'aboutissent pas à suppuration.

Quoi qu'il en soit, les adéno-phlegmons suppurés sont la règle, et ils constituent les cas réellement chirurgicaux. A cette période, la douleur devient vive, brûlante, avec sensation de corps étranger dans le pharynx; la voix est nasillarde et sourde, la toux est sèche et très douloureuse; le cou est raide, quelquefois incliné en arrière ou latéralement; la dysphagie est constante et absolue, au point que le sujet n'avale même pas sa salive et la laisse s'écouler par sa bouche entr'ouverte.

Chez les nourrissons, cette dysphagie — qui est la seule extériorisation de la douleur — acquiert une grande importance, car les enfants à la mamelle supportent très mal la privation de nourriture. Mais ce qui est plus rare encore c'est la dyspnée; c'est elle qui menace directement l'existence. Elle est due à l'occlusion mécanique du pharynx par la saillie de l'abcès et à l'œdème de voisinage. Mais aussi un élément spasmodique intervient dans sa genèse : aussi des accès de suffocation se greffent-ils, par crises, sur une gêne respiratoire continue. Ces accès se manifestent souvent dès que le sujet est couché.

Les signes fonctionnels que je viens d'énumérer sont ceux de bien des maladies, et, en particulier, de bien des maladies de l'enfance. A ne se fier qu'à eux, on commettrait de fréquentes erreurs de diagnostic avec toutes les affections infantiles se caractérisant surtout par une dyspnée brusque et intense. En fait, des erreurs ont été et sont commises avec la laryngite striduleuse, le croup, l'œdème de la glotte et même les corps étrangers des voies aériennes ou pharyngo-œsophagienne. De même, lorsque prédominent, au début, les convulsions et les vomissements, on a pu croire à des affections du cerveau, de l'estomac ou du péritoine.

Il est vrai qu'une analyse exacte des signes fonctionnels est assez démonstrative. Même chez le nouveau-né, la dysphagie prouve que le pharynx est douloureux. L'intensité de cette dysphagie et presque caractéristique; et d'autre part on apprend, par l'interrogatoire des parents, que la déglutition a été gênée avant la respiration. Ces renseignements imposent, en tout cas, un examen attentif de la gorge par la vue et par le toucher, et si cet examen est pratiqué les erreurs de diagnostic sont à peu près impossibles.

L'*examen physique* par la vue ne fournit en général que des renseignements imparfaits, d'autant plus que souvent les mâchoires contractées s'ouvrent incomplètement. On aperçoit une tuméfaction diffuse du pharynx, de couleur écarlate, quelquefois violacé et même ecchymotique; en un point de la face postérieure existe une saillie plus accentuée. Pour apprécier sa forme et ses dimensions, Arnozan et Moure ont conseillé d'user du laryncoscope; en réalité, la dyspnée et le jeune âge du sujet en rendent l'emploi impossible.

C'est surtout au toucher qu'il faut avoir recours pour déterminer le siège et les dimensions du phlegmon; le doigt donnera en outre des renseignements sur la consistance de la tumeur et sur la fluctuation.

Pour que l'introduction du doigt soit possible, il faut d'abord que la tête de l'enfant soit fixée : pour cela, elle sera appuyée sur la poitrine soit d'un aide, soit du chirurgien lui-même, et on la renversera un peu en arrière. Puis on introduira le doigt dans la gorge ce qui est toujours difficile, vu l'indocilité habituelle des malades. De plus, il en résulte souvent une crise de dyspnée, aussi n'est-il pas rare que plusieurs tentatives soient nécessaires avant de réussir.

Le doigt une fois introduit, on sent d'abord une tuméfaction diffuse, au milieu de laquelle on trouve toutefois une région plus empâtée, plus saillante, formant pour ainsi dire tumeur. Pour en être certain, il faut chercher avec le doigt le relief que fait, sur l'œdème de voisinage, le pourtour du phlegmon proprement dit; on trouvera plus facilement ce relief à la demi-circonférence inférieure que vers le naso-pharynx.

Il faut déterminer avec grand soin si la tumeur ainsi circonscrite dans le gonflement est fluctuante et en quel point exactement existe cette fluctuation. A cet effet, en raison de la profondeur de la région, on se contente souvent de la sensation de rénitence et de *choc en retour* (¹) obtenue par la pression d'un seul doigt. Gillette affirme cependant qu'on peut, malgré l'étroitesse de l'accès et la profondeur de la collection, obtenir la fluctuation proprement dite; entre les deux index introduits dans la bouche et recourbés en crochet, le chirurgien étant placé derrière le sujet, dont il appuiera l'occiput sur sa poitrine.

Telle est la forme ordinaire, aiguë, des abcès rétro-pharyngiens moyens. Quelques symptômes fonctionnels spéciaux, mais peu importants, existent dans les abcès supérieurs et inférieurs. Ainsi le reflux des liquides par le nez est fréquent pour les abcès supérieurs; dans les inférieurs, le passage des liquides déglutis dans les voies aériennes, l'œdème ary-épiglottique, le refoulement du larynx en avant sont usuels.

Dans la forme aiguë, le pus est collecté en quatre à huit jours. Quelquefois la rapidité est plus grande et l'évolution est suraiguë, foudroyante. Gautier a même constaté des accidents gangréneux. Ces formes graves s'observent surtout chez les sujets débilités par une pyrexie antérieure.

2° Forme subaiguë. — La forme subaiguë de l'adéno-phlegmon rétro-pharyn-

(¹) Voy. t. I, p. 29.

gien est moins fréquente que la précédente, mais elle est loin d'être exceptionnelle : seulement, elle attire moins l'attention. La période angineuse y dure, dit Gautier, de six à quinze jours, puis le gonflement de la gorge peut se terminer par résolution, comme cela s'observe pour tous les adéno-phlegmons et pour ceux du cou en particulier. Mais il ne faut pas affirmer trop tôt que la suppuration est sûrement évitée : après une résolution apparente, la suppuration est possible, même au bout de plusieurs semaines, et l'on conçoit ainsi qu'il faille admettre, avec Gillette et malgré Mondière, les abcès rétro-pharyngiens presque chroniques, évoluant pour ainsi dire en deux temps.

Ces abcès chroniques sont, il est vrai, la plupart du temps, des abcès froids par adénite rétro-pharyngienne tuberculeuse, et il est démontré que si presque tous les abcès froids rétro-pharyngiens sont dus à de l'ostéite vertébrale, il en est où, avec ou sans lésion squelettique, les ganglions sont en cause. Ces adénopathies, encore assez confusément décrites, sont assez difficiles à différencier de l'adéno-phlegmon subaigu. Elles sont cependant plus torpides et surtout s'accompagnent en général d'autres adénopathies cervicales.

Pronostic. — Le pronostic des abcès subaigus est bénin. Celui des abcès aigus dépend absolument du traitement : abandonnés à eux-mêmes, ils sont presque fatalement mortels; incisés à temps, ils guérissent presque toujours.

Dans son évolution spontanée, en effet, l'abcès rétro-pharyngien n'a généralement pas de tendance à s'ouvrir, et dans ce cas la mort est fatale; elle est causée par l'asphyxie qu'engendrent l'obstruction du pharynx et l'œdème de la glotte; ou bien le sujet succombe à des complications du côté des voies aériennes, telles que la bronchite, la pneumonie, la pleurésie; ou bien, mais c'est exceptionnel, le phlegmon diffuse dans le tissu cellulaire profond du cou et jusque dans le médiastin. Si l'abcès s'ouvre, le pronostic n'en vaut guère mieux et la mort est la règle, car l'évacuation est insuffisante et les accidents précédemment énumérés n'en suivent pas moins leur cours; quelquefois même cette ouverture est la cause directe de la mort, le pus faisant brusquement irruption dans les voies aériennes. Cette complication rare s'observe surtout lorsque l'abcès s'ouvre pendant le sommeil de l'enfant.

Par l'incision précoce et franche, au contraire, on obtient une détente immédiate et presque toujours une guérison rapide.

Traitement. — De ce qui précède, il résulte que l'expectation n'est pas de mise. Sans doute pendant un jour ou deux, si la dyspnée est médiocre et à condition de la surveiller, on pourra attendre, en espérant la résolution. Mais dès que l'on constate la présence de l'abcès, l'incision doit être pratiquée séance tenante.

La méthode usuelle consiste à inciser par la face muqueuse, avec un bistouri droit dont la pointe seule est laissée libre. L'enfant est mis, la bouche ouverte, dans la même position que pour pratiquer le toucher. La lame du bistouri sera tenue bien parallèle au plan médian vertical. L'accès des abcès inférieurs n'est pas toujours aisé et l'on a quelquefois recours dans ces conditions au trocart courbe, mais cette éventualité est rare. Autrefois, J.-L. Petit a inventé pour ces incisions un instrument spécial appelé pharyngotome; cet instrument n'a pas fait fortune, non plus que ceux, plus ou moins analogues, inventés de nos jours par Schmitz, Stœrck, Mackenzie.

L'incision pharyngienne s'oblitère quelquefois et un second coup de bistouri est nécessaire. D'autre part, certains chirurgiens lui ont de nos jours reproché d'être incompatible avec l'antisepsie. Aussi Watson Cheyne ([1]), Boéchat, ont-ils conseillé et pratiqué une incision cutanée, par les parties latérales de la nuque. Ils ont certainement prouvé que cette voie est possible à suivre, mais ils ont exagéré les inconvénients de l'incision pharyngienne, laquelle reste, jusqu'à nouvel ordre, la méthode de choix.

Quelquefois l'enfant est apporté asphyxiant et le chirurgien doit commencer par une trachéotomie d'urgence. Mais cela fait, la mort est néanmoins à peu près inévitable, si le foyer n'est pas incisé.

2° ABCÈS LATÉRO-PHARYNGIENS

Les abcès latéro-pharyngiens sont le résultat des adéno-phlegmons du triangle maxillo-pharyngien. Dans la plupart des traités classiques, on en parle incidemment à propos des abcès rétro-pharyngiens ; d'autre part, on attribue à l'amygdalite phlegmoneuse des complications qui leur appartiennent sûrement. En réalité, par leurs symptômes et surtout par leurs complications, ils méritent une description spéciale, que je donnerai très brève, m'attachant surtout à marquer les différences avec les abcès rétro-pharyngiens.

Étiologie. — L'étiologie des adéno-phlegmons latéro-pharyngiens est pour une bonne part semblable à celle des abcès rétro-pharyngiens, dont ils sont quelquefois une extension. Mais un premier fait est à noter : les enfants, en bas âge surtout, ne sont pas spécialement prédisposés. Parmi les causes locales un peu particulières, les inflammations amygdaliennes sont assez souvent le point de départ de l'adénite; quelquefois c'est du côté d'une carie dentaire avec périodontite qu'on trouvera la porte d'entrée.

Symptômes et diagnostic. — Les abcès latéro-pharyngiens causent une dysphagie analogue à celle des abcès rétro-pharyngiens, mais la dyspnée y est bien moins grave. Les convulsions, les vomissements, le trismus y seraient particulièrement fréquents, ce qu'on a cherché à expliquer par le voisinage des nerfs spinal et pneumogastrique.

L'inspection extérieure révèle un gonflement de la région supéro-latérale du cou ([2]). Après avoir fait ouvrir la bouche, on voit une tuméfaction générale de la gorge; le gonflement et la rougeur prédominent surtout d'un côté, où l'amygdale est rouge, un peu grosse, refoulée vers la ligne médiane, d'où la confusion fréquente avec le phlegmon de l'amygdale.

En pratiquant le toucher, on constate que la tumeur inflammatoire siège en

([1]) W. Cheyne, *Med. Times and Gaz.*, London, 1881, t. II, p. 254.

([2]) Il s'agit probablement d'un adéno-phlegmon latéro-pharyngien dans l'observation intitulée par Parker, *Retro-pharyngeal abscess pointing at the angle of the jaw.* (*Med. Times and Gaz.*, London, 1882, t. II, p. 211.)

dehors et un peu en arrière de l'amygdale. On apprécie nettement son siège, ses dimensions, sa rénitence et même sa fluctuation, surtout si on associe au toucher pharyngien la palpation de la région angulo-maxillaire. Le doigt pharyngien doit toujours rechercher avec soin s'il ne sent pas battre la carotide interne, refoulée parfois en dedans par la collection purulente, phénomène qui pourrait en imposer pour un anévrysme. L'erreur inverse a aussi été commise et en décrivant les anévrysmes de la carotide interne, on dira que plusieurs fois, la tumeur ne battant pas ou les battements ayant été insuffisamment cherchés, le bistouri a été plongé dans une poche anévrysmale, d'où une hémorrhagie mortelle.

Marche. — Complications. — Pronostic. — Ces abcès ont une évolution en général aiguë et ils s'ouvrent souvent d'eux-mêmes, soit dans le pharynx, soit au cou vers l'angle de la mâchoire. La guérison alors est la règle. La mort par asphyxie est rare.

Outre les complications communes à tous les abcès péri-pharyngiens, telles que l'œdème de la glotte ou l'irruption du pus dans les voies aériennes, il faut signaler tout particulièrement les *ulcérations vasculaires*.

Les ulcérations vasculaires au contact des foyers purulents sont, en effet, observés ici avec une fréquence toute spéciale et on les trouve en général publiées sous le titre d'hémorrhagies au cours d'une angine. Or il semble bien que ces hémorrhagies, liées surtout aux adéno-phlegmons latéro-pharyngiens, soient absolument comparables à celles qui compliquent les autres adéno-phlegmons du cou. C'est donc dans ce chapitre général qu'on cherchera la plupart des renseignements, surtout sur l'étiologie et le rôle des pyrexies antérieures, et je me bornerai à mentionner ici quelques faits propres à la région maxillo-pharyngienne (¹).

Quelquefois la carotide s'ulcère dans une poche purulente non rompue et il en résulte un anévrysme faux, battant dans le pharynx : une observation de ce genre a été publiée par Duke. Les battements ne sont peut-être pas toujours très nets et c'est ainsi sans doute qu'il faut expliquer la méprise de Chassaignac, incisant comme simple phlegmon un de ces anévrysmes faux : il répara, il est vrai, son erreur en liant avec succès la carotide primitive. Mais les faits analogues sont rares et d'ordinaire rien ne fait soupçonner l'ulcération vasculaire, jusqu'au jour où se produit dans le pharynx une hémorrhagie, tantôt foudroyante, tantôt à répétition, mais presque toujours mortelle dans un cas comme dans l'autre. Moizard, cependant, a enregistré une guérison après plusieurs hémorrhagies successives.

Le vaisseau ulcéré est soit la carotide ou la jugulaire internes, soit une branche de la carotide externe. Il serait important de porter le diagnostic du vaisseau lésé, de savoir, en particulier, si c'est la carotide interne ou une

(¹) CHASSAIGNAC, *Bull. de la Soc. de chir.*, Paris, 1859, t. X, p. 83, 86, 137, 219. — CAYTAN, *Gaz. hebd. de méd. et de chir.*, Paris, 1862, p. 300. — BOURGUET, *Gaz. des hôp.*, Paris, 1875, p. 873. — EHRMANN, *Bull. et mém. de la Soc. de chir.*, Paris, 1878, n. s., t. IV, p. 664. — PITTS, *Saint-Thomas hosp. rep.*, London, 1882, n. s., t. XII, p. 131. — CH. MONOD, *Bull. et mém. de la Soc. de chir.*, Paris, 1882, n. s., t. VIII, p. 666. — MESSITER, *Lancet*, London, 1883, t. I, p. 61. — VERGELY, *Journ. de méd. de Bordeaux*, 1885-1886, t. XV, p. 545, 559, 569. — MOIZARD, *Journ. de méd. prat.*, Paris, 1886, p. 347.

artère secondaire. *A priori*, on est porté à croire que les hémorrhagies médiocres, mais répétées, doivent provenir d'une petite artère : mais on se souviendra que dans des cas de ce genre Pitts, Messiter, ont trouvé une perforation de la carotide interne.

Traitement. — Il faut ouvrir rapidement le foyer, dès que le pus est collecté. Cette ouverture se fera soit par le pharynx, soit par la région angulo-maxillaire suivant le côté où l'abcès pointe le plus. Si l'on incise par la face interne, il faudra s'assurer avec soin qu'on ne sent pas battre en ce point un vaisseau artériel.

En cas d'hémorrhagie, il serait important de reconnaître exactement la source du sang, de façon à lier suivant le cas la carotide externe ou la carotide primitive. Mais ce diagnostic étant en général impossible, il vaut mieux, dans le doute, lier d'emblée la carotide primitive, conduite qui a donné quelques succès, par exemple à Chassaignac, à Ehrmann, à Pepper.

3° ABCÈS ANTÉRO-PHARYNGIENS

Je ne ferai que signaler ces abcès, situés entre le pharynx et la face postérieure du larynx; ils sont encore peu connus et succéderaient surtout à des inflammations laryngiennes.

Leurs signes fonctionnels ressemblent beaucoup à ceux des abcès rétro-pharyngiens inférieurs. L'œdème de la glotte y est relativement fréquent. Le toucher permet de déterminer le siège exact de la collection et d'établir ainsi le diagnostic.

L'incision ne peut guère être faite qu'avec un instrument à pointe recourbée, guidé sur l'index.

C. — PHLEGMON DIFFUS PÉRI-PHARYNGIEN

Dans quelques cas, heureusement rares, le phlegmon diffus s'empare du tissu conjonctif péri-pharyngien et de là envahit les divers plans du cou tandis que, de haut en bas, il gagne le médiastin.

Ces phlegmons diffus, contre lesquels la chirurgie est désarmée et auxquels, dès lors, je ne consacrerai que quelques lignes, peuvent être spontanés ou venir compliquer les opérations pratiquées sur le pharynx.

Les phlegmons non traumatiques sont probablement des infections d'origine pharyngienne, analogues par conséquent aux angines, mais d'une septicité extrême. L'infiltration purulente, sans foyers collectés, entoure le pharynx et le larynx et tue généralement par asphyxie avec une grande rapidité. Des observations, toutes terminées par la mort, ont été publiées par Senator, par Masséi, par Merklen [1].

[1] SENATOR, *Berliner klin. Wochenschrift*, 1888, p. 77. — MERKLEN, *Bull. de la Soc. méd. des hôp.*, Paris, 1890, p. 845. — CULOT, *Ibid.*, p. 882. — SAUVINEAU, *Bull. de la Soc. anat.*, 1891, p. 105.

III

CALCULS DE L'AMYGDALE

Les cryptes amygdaliennes renferment quelquefois des concrétions calculeuses (1) sur l'origine desquelles on a discuté, et l'on a prétendu qu'elles se formaient dans les glandes salivaires de la muqueuse; mais l'existence de ces glandes est aujourd'hui contestée. Ces calculs sont presque tous constitués de carbonate et de phosphate de chaux; on cite cependant un calcul de cholestérine observé par Meckel. Leur forme est variable; elle était branchue en corail dans un cas de Yearsley. Plusieurs pierres ont été vues dans une amygdale par Souquet. L'unilatéralité est la règle.

C'est à l'occasion d'une angine, dont il est la cause, que l'on découvre le calcul amygdalien, mais cette angine revêt des formes cliniques fort variées. Tantôt elle aura, simple ou phlegmoneuse, les allures d'une angine aiguë ordinaire. Tantôt, et c'est la règle, elle sera remarquable par des répétitions incessantes, se reproduisant pendant des années, avec gonflement intense et dyspnée grave, jusqu'au jour où le calcul est expulsé ou extrait : un malade de Wilson (de Beith) a souffert de la sorte pendant vingt années de son existence. Ou bien l'attention sera attirée par des accidents chroniques : là un picotement constant à la gorge avec une toux continuelle pouvant faire craindre un début de phthisie; là une induration chronique avec hypertrophie de l'amygdale capable d'en imposer pour un cancer.

Tous ces accidents sont de longue durée, et si bien des sujets sont assez âgés lorsqu'ils viennent consulter, la plupart d'entre eux étaient jeunes lorsque les symptômes ont débuté.

Ces signes fonctionnels et inflammatoires n'ont rien de caractéristique et le diagnostic ne sera établi que lorsque le calcul sera accessible à la vue et au toucher par l'orifice des cryptes. On verra une masse blanche, qu'on pourrait prendre pour du smegma amygdalien, erreur vite évitée si l'on songe à toucher cette tache avec le doigt ou un stylet. Lorsque le calcul est invisible, la dureté pierreuse de l'amygdale le fera quelquefois soupçonner.

Le diagnostic n'est important qu'à un seul point de vue : lorsqu'un calcul existe dans une amygdale hypertrophiée qu'on veut amputer une fois calmés les accidents inflammatoires. Dans ces conditions, en effet, il est arrivé au chirurgien de briser l'amygdalotome, ce dont il peut résulter des ennuis.

Le traitement est des plus simples : on extrait le calcul après incision de l'amygdale, et, cela fait, la guérison est définitive.

(1) Consulter un mémoire de Terrillon, *Arch. gén. de méd.*, Paris, 1886, t. II, p. 129.

IV

SYPHILIS DE LA GORGE

La syphilis à ses trois périodes a des localisations gutturales qui intéressent le chirurgien soit pour leur diagnostic, soit pour le traitement de leurs conséquences.

J'envisagerai donc successivement le chancre, la syphilis secondaire et la syphilis tertiaire.

A. — CHANCRE

A part d'assez nombreuses observations isolées, je citerai sur le chancre de la gorge en général et de l'amygdale en particulier, les travaux suivants :

Diday, Étude sur le chancre de l'amygdale. *Mém. et comptes rendus de la Soc. de méd. de Lyon*, 1861-1862, t. I, p. 45. — Taylor, Chancre of the tonsil. *Med. record*, New-York, 1884, t. I, p. 593, et *Boston med. Journ.*, 1884, t. CX, p. 537. — P. Le Gendre, Contribution au diagnostic du chancre syphilitique de l'amygdale. *Arch. gén. de méd.*, Paris, 1884, t. I, p. 63 et 292.

Siège et étiologie. — Le chancre syphilitique peut siéger en n'importe quel point de la gorge, et par exemple Barthélemy, Haslund (1), l'ont vu sur le pilier antérieur. Mais son lieu d'élection est l'amygdale, dont les cryptes sont toutes prêtes à emmagasiner le virus. Autrefois, Cullerier a nié l'existence de ce chancre; il suffit de rappeler ces débats, aujourd'hui clos par l'affirmative. Peut-être même est-ce une localisation plus fréquente qu'on ne le croit, mais souvent le patient ne s'occupe pas de ce qu'il prend pour un mal de gorge vulgaire. Ce chancre est surtout presque toujours méconnu chez les nourrissons auxquels il est communiqué par des plaques muqueuses du mamelon.

Sur l'étiologie proprement dite et en particulier sur les discussions relatives au *coït ab ore*, je n'aurais qu'à répéter ce que j'ai dit des chancres labial et lingual. Ricord, Rollet ont admis — en l'expliquant par un contage absolument direct — la plus grande fréquence du chancre amygdalien chez la femme; mais les relevés de Desnos, de Paul Le Gendre ne confirment pas cette donnée.

Symptômes et diagnostic. — Le chancre amygdalien est le plus souvent unique, mais pas toujours; chez des malades de Rizat, Rollet, Mauriac, il était bilatéral.

L'amygdale atteinte est grosse, dure, comme cartilagineuse, recouverte d'une muqueuse lisse, luisante, sur laquelle, outre quelques exulcérations, on aperçoit le chancre. Tantôt, ce sera une simple érosion indurée; tantôt une ulcération profonde, anfractueuse, à fond pultacé. Autour, la muqueuse est rouge, œdémateuse même. Souvent, comme pour le chancre lingual, l'adénopathie sous-maxillaire est assez volumineuse.

(1) Barthélemy, *Ann. des mal. de l'or. et du larynx*, Paris, 1880, p. 316. — Haslund, *Hosp. Tid.*, 1885, d'après *Rev. des sc. méd.*, Paris, 1886, t. XXVII, p. 742.

Ainsi, il y a une réaction inflammatoire notable, et il en résulte quelques troubles fonctionnels, une douleur presque toujours modérée mais pouvant aller jusqu'à l'otalgie, un peu de gêne de la déglutition, du nasillement, une légère dureté de l'ouïe.

Quelquefois l'inflammation est très intense, devient une véritable complication, aboutit à la gangrène, et c'est ainsi que ce chancre devient parfois, mais très rarement, phagédénique. Dans ces conditions, les signes locaux et généraux sont avant tout ceux de l'angine gangréneuse.

Sauf cela, le pronostic local est très bénin, la cicatrisation rapide.

Lorsque l'ulcération a son aspect typique, avec son adénopathie caractéristique, on ne s'y trompe guère. Mais il n'en est pas toujours ainsi, et les erreurs de diagnostic ne sont pas rares. La confusion avec l'épithéliome est celle qui intéresse le plus le chirurgien ; j'en parlerai quand l'épithéliome nous sera connu. La ressemblance avec l'angine diphthérique peut être grande, nous apprend P. Le Gendre ; et une observation de Laboulbène et Brocq nous prouve qu'on peut croire à une angine gangréneuse jusqu'au moment où apparaissent les accidents secondaires.

Traitement. — Le traitement local n'est de mise qu'en cas de complications, de gangrène surtout, cas auquel ce sera celui de l'angine gangréneuse.

B. — SYPHILIS SECONDAIRE

Je ne ferai que nommer l'angine érythémateuse ou roséole gutturale, les plaques muqueuses ; ces lésions ne concernent guère que le médecin. Il nous suffit de savoir que pour les plaques muqueuses le traitement local par les attouchements à la teinture d'iode, au nitrate d'argent doit, si la lésion est intense, venir en aide à la médication générale. Pour les cas rebelles, même, on fera quelques cautérisations au nitrate acide de mercure.

L'*hypertrophie syphilitique des amygdales* nous arrêtera un peu plus. A peu près constante, elle présente plusieurs variétés que nous ont fait connaître V. Tanturri, Martellière, V. Cornil, Martineau, Hamonic, Mauriac [1].

C'est d'abord une hypertrophie indépendante de tout autre lésion, véritable « bubon amygdalien » comparable, dit V. Tanturri, aux adénopathies secondaires, dont V. Cornil nous apprend, d'autre part, qu'il se rapproche par son processus histologique. Cette hypertrophie, fréquente surtout chez les sujets lymphatiques, a coutume d'être bilatérale, mais asymétrique. Elle s'accompagne d'engorgement des ganglions cervicaux. Tantôt, elle se termine rapidement par résolution, tantôt elle passe à la chronicité, tantôt enfin l'amygdale hypertrophiée est envahie par des plaques muqueuses.

Les plaques muqueuses peuvent d'ailleurs être le fait initial et se compliquer d'hypertrophie. Mais à la période d'état ces deux variétés se confondent. Elles se caractérisent l'une comme l'autre par un gonflement souvent intense ; il

[1] Voy. sur ce sujet V. Cornil, *Bull. de la Soc. méd. des hôpitaux*, Paris, 1881, p. 211. — Gilles, Thèse de doct. de Paris, 1882, n° 192. — P. Hamonic, *Ann. de dermat.*, Paris, 1882, p. 393 et 462.

n'est pas rare que les amygdales se touchent par leurs extrémités supérieures, s'exulcèrent en ce point de contact et de là une réaction inflammatoire notable. Si bien même que Féréol [1] a vu ces ulcérations devenir gangréneuses.

Ce n'est pas dans ces conditions seulement que l'hypertrophie syphilitique se complique de poussées inflammatoires ; elle prédispose aux diverses angines aiguës et même, d'après des observations d'Hamonic, au phlegmon péri-amygdalien. C'est analogue à ce que j'ai dit, d'après A. Verneuil, A. Fournier, sur le rôle de la syphilis dans l'étiologie des abcès rétro-pharyngiens.

Lorsque l'amygdale, couverte de plaques muqueuses, est volumineuse, enflammée, cause de la douleur, de la dysphagie, de la dyspnée, un traitement local est nécessaire. Faut-il alors se borner à des cautérisations, ou vaut-il mieux pratiquer sans hésitation l'amygdalotomie? On a objecté à cette opération la crainte de l'hémorrhagie, la possibilité que la plaie se transformât en ulcération syphilitique, mais V. Cornil l'a faite bon nombre de fois sans avoir eu à le regretter.

C. — SYPHILIS TERTIAIRE

Anatomiquement, les lésions de la syphilis tertiaire sont toujours le résultat d'infiltrations scléro-gommeuses. Mais en clinique il faut, jusqu'à un certain point, décrire séparément les ulcérations et les gommes, ces dernières pouvant être, à leur tour, circonscrites ou diffuses.

1° **Amygdale.** — A l'amygdale, les lésions tertiaires sont relativement rares.

Les ulcérations, consécutives ou non à une gomme circonscrite, occupent l'amygdale en partie seulement ou en totalité. On peut les confondre avec le chancre, des faits de Launois et Duguet, de Le Gendre en font foi; d'ordinaire, toutefois, le chancre est moins profond, provoque autour de lui une rougeur diffuse, engorge les ganglions. Je parlerai plus loin du diagnostic, plus important, avec la tuberculose et surtout avec l'épithéliome.

2° **Voile du palais.** — Les lésions ulcéreuses, rares à la face buccale du voile, sont au contraire la forme usuelle de la syphilis tertiaire de sa face supérieure; il en est de même pour toute la cavité naso-pharyngienne [2]. Ces ulcérations sont torpides, provoquent un peu de surdité quand elles entourent l'orifice de la trompe d'Eustache, un coryza persistant avec envies fréquentes de se moucher et de cracher. Dans ces conditions, il faut pratiquer tout de suite l'examen rhinoscopique et instituer un traitement immédiat. Sans quoi on sera surpris soit par une échancrure du bord postérieur du voile, soit par une perforation. Cette perforation est annoncée par une tache rouge de la face inférieure en regard de l'ulcération supérieure; mais quand on constate ce symptôme, il est en général trop tard pour éviter la perte de substance.

Les gommes circonscrites, sous forme de tumeurs d'abord dures, enchâssées dans le voile, puis ramollies et ulcérées, sont rares. Presque toujours l'infil-

(1) Féréol, *Bull. de la Soc. méd. des hôp.*, Paris, 1881, p. 283.
(2) Mauriac, *Union méd.*, Paris, 1876, t. XXII, et 1877, t. XXIII, passim.

tration gommeuse revêt ici la forme diffuse [1], et l'on voit, sans tumeur limitée, une tuméfaction diffuse, rouge framboise, vernissée, d'une partie plus ou moins considérable du voile qui, épaissi, induré, rigide, insensible, reste immobile pendant les explorations. Mais cette période n'est que rarement observée; malheureusement, car à ce moment le traitement général est tout puissant. C'est que l'indolence est à peu près absolue, l'insidiosité remarquable; c'est à peine si la voix avait été légèrement nasillarde avant que ne survienne, avec une brusquerie étonnante, la fonte moléculaire des parties infiltrées; et tout d'un coup un sujet qui ne se croyait pas malade se met à nasiller atrocement, à rendre par le nez les liquides qu'il cherche à déglutir. Si l'on examine alors la gorge, on y voit les échancrures, les perforations, les divisions en rideaux et même les pertes de substance plus ou moins étendues décrites dans une autre partie de ce traité [2].

Au début, avec tout cela existent des ulcérations dont les caractères objectifs sont ceux des ulcérations gommeuses. Puis peu à peu, surtout si un traitement spécifique est institué, la cicatrisation se fait, mais les perforations restent définitives. Leur guérison, possible seulement pour les très petites [3], est trop exceptionnelle pour qu'on puisse y compter. Il persiste encore des cicatrices vicieuses, des adhérences, des rétrécissements.

Chez quelques sujets, l'inflammation se met de la partie, d'où des accidents d'angine, sans fièvre il est vrai, mais avec douleur légère, ptyalisme, dureté de l'ouïe. Par exception, les choses vont plus loin, la muqueuse infiltrée se sphacèle, et de là du phagédénisme, avec une ulcération étendue, sanieuse, diphtéroïde, envahissante (A. Fournier, Lancereaux).

La gomme diffuse n'aboutit pas toujours à la fonte ulcéreuse; quelquefois elle évolue vers la sclérose, par un processus analogue à celui qu'on rencontre au rectum. De ces lésions, qui occupent surtout les piliers postérieurs et les parois du naso-pharynx, il résulte un rétrécissement supérieur de cette cavité, rétrécissement sur lequel A. Guérin et son élève Machon [4] ont attiré l'attention.

3° **Pharynx.** — Au pharynx, le pharynx nasal mis à part, la gomme circonscrite est la lésion la plus fréquente. Elle occupe de préférence la paroi postérieure et il n'est pas rare qu'elle s'accompagne de lésions des corps vertébraux [5], ainsi que le fait a été constaté par Lagneau et Gibert, par Mathias. Cela n'empêche d'ailleurs pas la guérison, et même un malade de W. Ogle [6] a expulsé un séquestre sans aucune complication. Mais aussi la moelle épinière peut être mise à nu, et si un patient de Hobbs a guéri d'accidents paralytiques de cette cause, celui de J. Franck a succombé. Dans un cas de Morell-Mackenzie [7] une hémorrhagie due probablement à l'ulcération de la vertébrale a été mortelle.

(1) A. Fournier, *Mouvement méd.*, Paris, 1874, p. 261, 277, 309, 343. — Meunier, Thèse de doct. de Paris, 1882, n° 56.
(2) Voy. t. IV, p, 912.
(3) Cruet, *Ann. des maladies de l'oreille et du larynx*, Paris, 1878, p. 320.
(4) Machon, Thèse de doct. de Paris, 1874. n° 156.
(5) De même Delpech a vu une lésion intéressant l'apophyse basilaire.
(6) W. Ogle, *Med. chir. transact.*, London, 1872, p. 139.
(7) M. Mackenzie, *Trans. of the path. Soc. of London*, 1869, t. XX, p. 283.

Au reste, même sans lésion osseuse, des gommes sont capables d'ulcérer soit la carotide interne, soit une branche de la carotide externe et H. Mayo, Lasègue et Landrieux, Viard (1) ont enregistré des décès par hémorrhagie.

On a discuté pour savoir si la lésion vertébrale était primitive ou secondaire à l'ulcération des parties molles. D'après nos connaissances actuelles sur les allures générales de la vérole, nous pouvons les considérer comme primitives.

De même, les gommes de la paroi cricoïdienne du pharynx sont probablement dues, assez souvent au moins, à une périchondrite syphilitique. Ces gommes s'accompagnent volontiers d'une ulcération semblable de la paroi postérieure, en regard d'elles, et il en résulte, après cicatrisation, une forme spéciale de rétrécissement.

Traitement. — Sauf pour la sclérose naso-pharyngienne diffuse, le traitement général classique est d'une grande efficacité. Il fait résorber à merveille les infiltrations du voile. De son administration précoce dépend donc le pronostic.

A la période d'ulcération, il sera bon de recourir en même temps à des applications locales; A. Fournier recommande les attouchements à la teinture d'iode; Ch. Lailler préconise les cautérisations au chlorure de zinc pour arrêter les ulcérations destructives.

Après cicatrisation, il reste des adhérences vicieuses, des rétrécissements contre lesquels le traitement de la syphilis est devenu impuissant et qu'il faut traiter chirurgicalement.

V

TUBERCULOSE

Depuis le commencement de notre siècle, et surtout depuis les descriptions de Travers, Arnal, Hamilton (de Dublin), Bazin, on a commencé à étudier les angines ulcéreuses chroniques et on en a attribué une bonne part à la scrofule. Plus récemment, surtout sous l'impulsion d'Isambert, on a isolé une autre forme, l'angine tuberculeuse. De nos jours, on pense que scrofule et tuberculose sont dues au même agent, sont des formes différentes d'une même infection et nous ne pourrions que répéter pour le lupus des muqueuses ce que nous avons dit pour le lupus de la peau.

La description de ces lésions sera très sommaire, car elles ne sont chirurgicales que par leur diagnostic et leurs reliquats.

Passons donc sous silence les petites *granulations profondes de l'amygdale;* Strassmann (2) nous apprend qu'on en rencontre souvent à l'autopsie des phthisiques, mais elles n'aboutissent que rarement à une lésion ulcéreuse digne de mention (3).

(1) Landrieux, *Arch. gén. de méd.*, 1874, t. II, p. 660. *Bull. de la Soc. anat.*, 1874, p. 556. — Viard, Thèse de doct. de Paris, 1886-1887, n° 78.

(2) Strassmann, *Arch. f. path. Anat. u. Phys.*, Berlin, 1884, t. XCVI, p. 319.

(3) Baginski, *Berliner klin. Woch.*, 1887, p. 891.

Parmi les *ulcérations tuberculeuses* (1) il suffira de nommer la forme aiguë, presque toujours liée à une granulie promptement mortelle. La forme chronique, dont l'ulcère a les mêmes caractères objectifs que l'ulcère tuberculeux de la langue, ne nous arrêtera guère davantage, car elle est exceptionnellement primitive et presque toujours est due à l'extension de lésions semblables du larynx, quelquefois à la suite d'une nécrose du cricoïde. Il va sans dire que, dans une forme comme dans l'autre, la dysphagie est une cause de plus pour que le malade se débilite et succombe rapidement. Le traitement opératoire est nul, mais on peut agir par des topiques locaux à la morphine et à l'iodoforme, par des attouchements à l'acide chromique ou à l'acide lactique, à la teinture d'iode, à la glycérine phéniquée et iodoformée. Certes, on ne doit compter que sur un résultat palliatif, pour calmer les douleurs surtout; mais de temps à autre on enregistre une cicatrisation.

L'*angine tuberculeuse atténuée* ou scrofuleuse, encore appelée *lupus de la gorge*[2] est tantôt secondaire à un lupus de la face et des fosses nasales, tantôt primitive. Je vais insister un peu plus sur sa description, pour montrer ses analogies et ses difficultés de diagnostic avec les lésions syphilitiques.

C'est par l'étude des angines scrofuleuses secondaires qu'on peut arriver à saisir le mode de début des lésions, si l'on a soin d'examiner souvent la gorge de tous les lupiques que l'on soigne.

Cette lésion élémentaire varie suivant les cas. C'est parfois un érythème livide, violacé, occupant surtout les piliers, dont la muqueuse est soit luisante et sèche, soit granuleuse, présentant même des points opalins, sortes de plaques muqueuses scrofuleuses d'après l'expression d'Homolle. Ailleurs on voit des élevures isolées, une hypertrophie rapidement considérable qui envahit la muqueuse et prend un aspect mûriforme ou bourgeonnant; ailleurs l'ulcération est le fait dominant et elle succède quelquefois à des pustules miliaires.

La même lésion élémentaire existe dans le *lupus primitif*; l'élément pustuleux y semble seulement plus important.

A la période d'état, l'affection se présente sous deux formes principales :

Dans l'une, la région malade est d'un rouge vineux, mamelonnée, quelquefois hypertrophiée avec des érosions plutôt que de vraies ulcérations. Mais l'érosion progresse peu à peu, échancrant le voile comme un lupus cutané ronge l'aile du nez. Les piliers sont envahis, les postérieurs surtout qui, tuméfiés et granuleux, se fusionnent de bas en haut avec la paroi postérieure, également granuleuse, du pharynx. En même temps peuvent évoluer des pustules, d'où des perforations, des incisures du voile.

Dans l'autre, le fait clinique dominant est l'ulcération, précédée de pustules, ou due à une sorte de fonte moléculaire rapide. Au voile du palais, les échancrures, perforations, divisions en rideaux sont analogues à ce qu'elles sont dans la syphilis tertiaire. Les adhérences des piliers postérieurs du pharynx sont plus rares que dans la forme précédente. Au pharynx on voit des ulcérations à contours arrondis ou irréguliers, à bords souvent à pic, à fond quelquefois bourgeonnant, ordinairement jaunâtre, atonique. Les amygdales sont

(1) H. Barth, Thèse de doct. de Paris, 1880, n° 81.
(2) Homolle, Thèse de doct. de Paris, 1875, n° 40.

parfois ulcérées, mais jamais seules. L'épiglotte est souvent atteinte en même temps.

Les signes fonctionnels sont d'abord légers. L'indolence est surtout remarquable dans le lupus consécutif à un lupus facial; souvent une cicatrice est constatée à l'insu des malades, et sans souffrances on peut voir survenir des destructions considérables. Dans le lupus primitif, l'indolence est moins constante et dans les antécédents on trouve assez souvent, d'après Bazin, Desnos, Homolle, des angines successives, nettes, aiguës même; mais à l'ordinaire il y a seulement un peu de gêne, exagérée par la déglutition ou les contacts irritants. Les troubles de la déglutition, de la phonation sont dus surtout aux mutilations, et on peut les voir éclater brusquement, comme dans la syphilis. Lailler, Bryk ont noté des troubles graves de l'ouïe.

On le voit, le tableau clinique ressemble beaucoup à celui de la syphilis. Certes, presque tous les sujets sont jeunes, portent d'autres lésions strumeuses, un lupus facial en particulier. Mais tout cela ne peut-il pas relever de la syphilis héréditaire tardive? Et d'après J.-N. Mackenzie (1) la vérole est ainsi responsable de la plupart des lupus de la gorge. Si l'on tient compte de la possibilité de l'hérédité tuberculeuse, de l'évolution concomitante ou ultérieure d'autres lésions bacillaires, on est porté à croire que l'auteur américain exagère, mais il faut avouer que l'aspect des lésions ne permet pas de trancher la question. Le traitement lui-même n'est pas une pierre de touche certaine, car il est des syphilis qui guérissent par les toniques et des scrofules où l'iode est le meilleur médicament : en cas de doute, donc, on prescrira l'iodure de potassium et on ne craindra pas de lui joindre le mercure. L'intérêt pratique de cette discussion n'est par conséquant pas très grand, au point de vue du traitement de l'angine. Mais après guérison, il persiste des cicatrices radiées du pharynx, des adhérences vicieuses du voile du palais : pour certains auteurs ce sont là des stigmates certains de syphilis, et à défaut d'autres commémoratifs, ils permettent d'affirmer la vérole. Cela peut donc avoir une importance réelle pour le diagnostic et par conséquent pour le traitement d'une lésion chirurgicale ultérieure. Aussi ai-je cru devoir montrer qu'il est prudent de rester quelquefois sur la réserve.

VI

ADHÉRENCES DU VOILE DU PALAIS ET RÉTRÉCISSEMENTS DU PHARYNX

Les adhérences du voile du palais et les rétrécissements du pharynx sont le résultat des diverses lésions traumatiques, gangréneuses et ulcéreuses que j'ai étudiées jusqu'à présent. La plupart du temps, même, elles en sont la conséquence la plus chirurgicale et tandis que l'étude des angines ulcéreuses est due surtout aux médecins, nous nous retrouvons, pour ces rétrécissements,

(1) J.-N. Mackenzie, *Amer. Journ. of the med. sc.*, Philad., 1880, t. LXXX, p. 321.

en présence de travaux signés surtout par des chirurgiens, ainsi qu'on s'en convaincra en parcourant les indications suivantes :

PAUL (H.-J.) (de Breslau), De l'adhérence du voile du palais à la paroi postér. du pharynx. *Arch. f. klin. Chir.*, t. VII, p. 199, trad. in *Arch. gén. de méd.*, Paris, 1865, t. II, p. 422 (bibl.). — GUÉRIN (A.), Rétr. syphil. du pharynx. *Bull. de la Soc. de chir.*, Paris, 1873, 3ᵉ série, t. II, p. 44. — VERNEUIL (A.), Adhérence du voile du palais à la paroi postér. du pharynx. *Ibid.*, 1876, n. s., t. II, p. 308 et 314. — LUCAS-CHAMPIONNIÈRE (J.), Oblit. complète du pharynx à sa partie supér. *Ann. des mal. de l'oreille et du larynx*, Paris, 1876, p. 88. — SCHECH, Ueber Stenosirung des Pharynx, etc. *Deutsch. Arch. f. klin. Med.*, Leipzig, 1876, t. XVII, p. 259. — CHEEVER, Syphilitic constriction of the pharynx. *Boston. med. and surg. Journal*, 1878, t. XCIX, p. 649. — SCHWEBISCH, *De l'adhérence du voile du palais au pharynx.* Thèse de Paris, 1880, n° 69. — LANGREUTER, Ueber syph. Pharynx-Strikturen. *Deutsch. Arch. für klin. Med.*, Leipzig, 1880, t. XXVII, p. 323 (bibl.). — HEYMANN (P.), Vorstellung eines Falles von vollständiger symmetrischen Verschmelzung des weichen Gaumens mit der hinteren Rachenwand. *Berl. klin. Woch.*, 1882, p. 373, 389 et 401. — LUBLINSKI (W.), Ueber syphilitische Pharynxstricturen. *Berl. klin. Woch.*, 1883, p. 361 et 506. — PAULY, Zur Entstehung der ringförmigen luctischen Pharynxstrikturen. *Centralblatt f. Chir.*, Leipzig, 1884, p. 276. — CADIER, Pharyngite scrofuleuse; cloisonn. et oblit. de l'orif. naso-phar. *Ann. des mal. de l'oreille et du lar.*, Paris, 1885, t. XI, p. 5. — HOFMANN, Ein dreifach getheilter Pharynx. *Deutsche medic. Wochenschrift*, Berlin, 1885, n° 28, p. 489.

Étiologie. — Je ne recommencerai pas à énumérer ici les diverses causes de gangrène, d'ulcération : je répéterai seulement que presque toujours la cause première est soit la syphilis, soit la scrofule et pour l'action étiologique de la scrofule — franchement admise par Czermak, Bryk, Constantin Paul, Homolle, U. Trélat et Schwebisch — je rappellerai la discussion résumée dans le paragraphe précédent.

Variétés anatomiques et symptômes. — Quel que soit leur siège, les rétrécissements résultent soit d'une cicatrice rétractile consécutive à une ulcération, soit, dans le cas de syphilis, d'une sclérose diffuse analogue à celle du syphilome ano-rectal. J'ai déjà mentionné cette dernière variété, à peu près réservée au naso-pharynx.

Pour les adhérences vicieuses, on admet en général avec H. Paul (de Breslau) qu'elles exigent la division préalable du voile dont un lambeau, devenu flottant, est appliqué par le courant d'air respiratoire contre le pharynx ulcéré auquel il se soude. Mais Homolle conteste que cette condition soit indispensable, et à son sens la lésion peut très bien être produite par une cicatrisation angulaire avec rétraction de proche en proche.

Ces rétrécissements et adhérences peuvent porter soit sur l'isthme du gosier, soit sur le naso-pharynx, soit sur le pharynx inférieur :

1° Le *rétrécissement de l'isthme*, dû au rapprochement quelquefois extrême des piliers antérieurs, est exceptionnel; il a été observé par Bazin, Bœcker, Fielder. Son seul symptôme particulier est la dysphagie ;

2° Le *rétrécissement inférieur*, décrit d'après des faits de Trendelenburg, Schech, Lublinski, est rare. Dans une première variété, il enserre l'épiglotte dans un entonnoir plus ou moins étroit allant de la base de la langue à la paroi postérieure du pharynx, et dès lors à la dysphagie, parfois extrême, se joint une dyspnée grave, mortelle même. La dysphagie est aussi prononcée, mais la dyspnée est moins à craindre dans la seconde variété, où la sténose siège en regard de la face postérieure du cricoïde;

3° Le *rétrécissement naso-pharyngien* est déjà étudié (t. IV, p. 913);

4° Ces diverses formes s'associent souvent de façons diverses et de là des symptômes sur lesquels il est inutile d'insister.

Diagnostic. — Le diagnostic s'établit par l'analyse des symptômes fonctionnels, par l'inspection, par le toucher. On pratiquera avec soin, dans les limites du possible, l'examen rhinoscopique antérieur et postérieur, l'examen du pharynx inférieur avec le miroir laryngoscopique. De la sorte on arrivera à déterminer exactement le siège des lésions, l'étendue et la résistance des cicatrices; on s'assurera s'il y a encore des ulcérations en activité.

L'étude des commémoratifs conduit au diagnostic de la cause. Mais quand on sera remonté ainsi à une angine ulcéreuse chronique, on restera souvent dans le doute entre la scrofule et la syphilis.

Pronostic. — Ces diverses lésions abandonnées à elles-même sont incurables; traitées chirurgicalement, elles sont d'ordinaire très rebelles, et l'on doit s'estimer heureux si l'on obtient un résultat palliatif. Le pronostic est donc sérieux. Il est même grave pour les rétrécissements de l'isthme, à cause de la dysphagie, et plus encore, en raison de la dyspnée, pour les rétrécissements inférieurs. Pour ces derniers, la mort n'est pas rare.

Traitement. — Tant qu'il existe des ulcérations, on les traitera par des topiques locaux ou par une médication générale, selon leur nature. Localement, on tâchera de diriger la cicatrisation pour la rendre aussi peu vicieuse que possible, mais les résultats obtenus de la sorte sont à peu près insignifiants.

Le traitement curatif ne sera entrepris qu'après achèvement de la cicatrisation. Il est absolument indiqué pour les rétrécissements antérieurs et inférieurs, qui en effet compromettent la vie. On doit alors pratiquer des débridements pour créer un orifice suffisant qu'on entretient ensuite dilaté par le cathétérisme avec des instruments spéciaux. Ces incisions donnent beaucoup de sang, en sorte que certains auteurs conseillent la trachéotomie préliminaire. Souvent, d'ailleurs, cette question ne se posera pas, car le sujet aura été trachéotomisé d'urgence dans un accès de suffocation.

Si l'on néglige ultérieurement le cathétérisme, la récidive est à peu près inévitable. Mais comme la vie est en jeu, cette sujétion est justifiée. Il n'en est pas de même pour les ankyloses palato-pharyngées, où les troubles fonctionnels sont désagréables, mais non dangereux. Si cette ankylose est incomplète (c'est-à-dire s'il persiste un orifice naso-pharyngien) le mieux sera donc de s'abstenir. Si au contraire l'oblitération est complète (physiologiquement au moins, car Rice, Bosworh nient qu'elle puisse l'être anatomiquement), on sera autoriser à tenter des débridements suivis de suture, de canule à demeure, de dilatation graduelle, pour rétablir un orifice. Verneuil, Lucas-Championnière, Kuhn ont obtenu d'assez bons résultats : mais il faut être prévenu que la récidive est la règle.

VII

HYPERTROPHIE DES AMYGDALES

Il y a deux sortes d'hypertrophies des amygdales.

Dans l'une, à laquelle les adolescents et les adultes sont soumis aussi bien que les enfants, l'amygdale volumineuse est dure; l'interrogatoire apprend que le malade a été sujet à des amygdalites répétées, simples ou phlegmoneuses; l'expérience enseigne qu'il y restera sujet. C'est donc une *amygdalite chronique paroxystique*, quelquefois déterminée par des causes spéciales, succédant aux angines provoquées par l'éruption de la dent de sagesse, par la scarlatine, consécutive aux congestions de la puberté ou de la période menstruelle, persistant après l'hypertrophie syphilitique secondaire; souvent aussi se greffant sur l'hypertrophie molle de l'enfance, à la suite des poussées inflammatoires répétées auxquelles celle-ci prédispose. L'hypertrophie devient la source d'indications opératoires, mais sauf cela, elle n'est qu'un épiphénomène, qu'un résultat des amygdalites, elle engendre peu de troubles fonctionnels, à part les angines à répétition. Je n'y insisterai donc pas plus longtemps.

Il en est tout autrement de l'*hypertrophie molle de l'enfance*. Cette hypertrophie, il est vrai, n'est qu'un élément d'une lésion complexe qui occupe tout le pharynx, et surtout le naso-pharynx. En bonne logique, il faudrait donc donner de ce tout une description d'ensemble, mais en pratique l'usage a prévalu de le scinder en deux : les végétations adénoïdes[1] et l'hypertrophie amygdalienne. Cela se justifie jusqu'à un certain point, car le manuel des opérations dirigées contre l'une ou l'autre de ces lésions est fort différent.

Je ne reviendrai donc pas sur l'étiologie, déjà résumée par Gérard Marchant[1]. J'ajouterai seulement que ces lésions surviennent en bas âge, surtout chez les scrofuleux, et que, d'après les relevés de Balme, elles sont particulièrement fréquentes chez les arriérés et les dégénérés; qu'elles s'accompagnent de malformations faciales dont on ne sait si elles sont causes ou effet; qu'elles subissent parfois un retrait spontané au moment de la puberté.

YEARSLEY, *A treatise on the enlarged tonsil and elongated uvula*, 3e éd., Londres, 1848. — CHASSAIGNAC, Considérations pratiques sur l'anatomie chirurg. des amygdales. *Moniteur des hôp.*, Paris, 1854, p. 227. Recherches sur les altérations des amygdales. *Ibid.*, p. 451. — CARMICHAEL, Tonsilla disease in children. *Edinb. med. Journ.*, 1884-1885, t. XXX, p. 33. — RUAULT, Contribution à l'étude des hypertr. amygd. *Union méd.*, Paris, 1887, 3e s., t. XLIII, p. 813. — BALME, *De l'hypertrophie des amygdales*. Thèse de doct. de Paris, 1887-1888, n° 314.

Anatomie pathologique. — L'anatomie pathologique se résume en une hypertrophie des follicules clos, entourés de plus ou moins de sclérose. Cela se constate à l'état élémentaire sur les granulations, quelquefois grosses comme un pois, de la pharyngite granuleuse. Il en est de même à l'amygdale : c'est de la valeur relative et du degré de la sclérose que dépend la dureté ou la

(1) Voy. t. IV, p. 888.

mollesse de l'amygdale hypertrophiée; et c'est ainsi qu'à la longue, après des angines répétées, la forme molle peut devenir dure. Dans les cas ordinaires, la surface de section est gris rosé, le tissu est friable; les cryptes sont réduites à de simples fentes; les follicules, volumineux, sont visibles à l'œil nu et ont un centre jaunâtre qui les fait ressembler un peu à un ganglion scrofuleux. Mais la lésion histologique est très différente : il y a seulement, nous enseigne Cornil (1), hypertrophie du réticulum, dans les mailles duquel sont des cellules tuméfiées et granuleuses, plus une sclérose périvasculaire en sorte que les artères sont diminuées de calibre. Le chorion de la muqueuse est épaissi; les papilles sont ordinairement aplaties; l'épithélium est le plus souvent normal, mais Marfan a constaté qu'il peut se kératiniser.

Symptômes. — L'hypertrophie amygdalienne est bilatérale, mais pas toujours symétrique. Le volume est des plus variables, et Lawrence, Falloon l'ont vu parvenir à celui d'un œuf de poule. On l'apprécie par l'inspection, en faisant ouvrir la bouche au sujet; mais Chassaignac nous a bien avertis qu'il ne faut pas se fier à la vue seule pour l'évaluer. A côté des *amygdales dégagées*, en effet, ou même *pédiculisées* et tombant alors parfois dans le pharynx (*amygdales plongeantes*), il en est qui ne sortent qu'en partie, leur moitié externe restant en dehors des piliers, qui étranglent ainsi les *amygdales bilobées* (Houzé de l'Aulnoit). La partie interne devient peu de chose dans les *amygdales enchatonnées*, qui, en se développant surtout d'avant en arrière, peuvent même constituer ce que A. Ruault appelle une *hypertrophie latente*. Dans ces conditions toutefois, Chassaignac a montré que la tonsille devient saillante, par une sorte de mouvement spiroïde, quand le sujet ouvre la bouche.

L'amygdale ainsi hypertrophiée immobilise le voile et dévie plus ou moins la luette; sa couleur, le plus souvent pâle, peut au contraire être assez vive; sa surface est lisse ou grenue, quelquefois mamelonnée, quelquefois polypeuse (Frühwald, Balme). Parfois le pilier antérieur est boursouflé par une sorte d'amygdale accessoire (Wagner). On constate souvent en outre de la pharyngite granuleuse.

La palpation, parfois rendue facile par la diminution du réflexe nauséeux, fait apprécier la consistance, le volume. Au cou, vers l'angle de la mâchoire, on sent le ganglion que Chassaignac nommait amygdalien, horizontal, souvent engorgé; des adénopathies cervicales assez étendues ne sont d'ailleurs pas rares.

Tels sont les signes physiques locaux. Avec eux existe un complexus symptomatique dans lequel l'amygdale ne joue qu'un rôle accessoire.

Comme signes fonctionnels relevant de l'amygdale, on peut compter un certain degré de gêne de la déglutition, et même des nausées et des vomissements, si bien que des malades de Baudens, de Chassaignac souffraient d'une dyspepsie grave. Il est certain, d'autre part, que l'asthme amygdalien réflexe, cessant après l'amygdalotomie, existe : des faits de Schmidt, Parker, Rendu et Ruault le démontrent. De même pour certaines toux opiniâtres, autrefois attribuées à une bronchite concomitante. Mais presque toujours ces réflexes,

(1) Gaillard, Thèse de doct. de Paris, 1881, n° 340.

parmi lesquels il faut encore ranger les accès de laryngite striduleuse, tiennent aux végétations adénoïdes concomitantes, persistent après l'amygdalotomie et ne cèdent qu'au curage du naso-pharynx.

J'en dirai autant du facies, de la « voix amygdalienne », de la fréquence du coryza, des troubles nerveux et cérébraux divers, des déformations du squelette de la face et du thorax[1]. De même encore, pour la surdité que Robert, Menière, Guersant, Yearsley rapportaient à la compression de la trompe par l'amygdale; mais déjà Kramer, Chassaignac affirmaient que cette explication était anatomiquement impossible, et en effet il est prouvé aujourd'hui que la vraie cause réside dans le catarrhe naso-pharyngien et dans les végétations adénoïdes.

Mais il ne faut pas, par une exagération inverse, accuser les végétations adénoïdes de tous les maux, leur reprocher, à elles seules, les blépharites, les ophthalmies, la débilité physique, les adénopathies, le retard de la puberté, la fréquence relative de la phthisie chez les sujets qui en sont porteurs. Il semble que ces lésions du tissu lymphatique de la gorge soient fréquentes surtout chez les scrofuleux, et que l'état diathésique prête un terrain favorable aux troubles provoqués par l'état local.

Formes. — Suivant les sujets, l'hypertrophie amygdalienne et les végétations adénoïdes coexistent dans des proportions variables; il suffit d'avoir signalé ce fait pour qu'on en puisse déduire quelques variétés symptomatiques.

Une localisation assez spéciale est celle qui porte sur le tissu lymphoïde de la base de la langue. Cette *hypertrophie de l'amygdale linguale*[2] provoque quelquefois des troubles fonctionnels plus ou moins étranges : elle gêne la parole et le chant, elle fait naître des douleurs irradiées dans le cou, les oreilles, le larynx; par réflexe, elle cause une toux fréquente, spasmodique, quinteuse, des accès d'asthme. Chez un sujet prédisposé, cela peut conduire à l'hypochondrie. D'après Lennox Browne, Swain, il faudrait expliquer par cette hypertrophie certaines sensations de boule hystérique. Tous ces symptômes sont de nature à dérouter un praticien non averti; mais il suffit d'examiner au laryngoscope la base de la langue pour être mis immédiatement sur la voie du diagnostic.

Diagnostic. — L'inspection fait reconnaître immédiatement qu'une amygdale est grosse, et chez l'enfant cette constatation, jointe aux signes d'obstruction naso-pharyngienne, suffit pour établir le diagnostic de la nature. Chez l'adulte, il faut d'abord reconnaître s'il ne s'agit pas d'une tumeur proprement dite; la bilatéralité est alors importante, quoiqu'on l'ait notée dans le lymphadénome. Quand on aura déterminé que c'est bien une hypertrophie, on devra en spécifier la nature : ici le seul point important est de bien se souvenir qu'il existe une hypertrophie syphilitique secondaire, avec ou sans plaques muqueuses.

(1) Voy. t. IV, p. 892.

(2) Consulter la thèse citée de BALME; et GLEITZMANN, *Med. record*, New-York, 1887, t. II, n° 25, p. 757.

Traitement. — L'hypertrophie amygdalienne doit être traitée parce que, dans sa forme dure comme dans sa forme molle, elle entretient un état local sur lequel se greffent à chaque instant des angines aiguës ; parce que, dans sa forme molle infantile, elle est un des éléments de l'hypertrophie lymphatique pharyngienne qui engendre tant d'accidents plus ou moins sérieux.

Pour ce traitement, on a conseillé une médication générale [1] où tour à tour on a préconisé les toniques, l'iodure de potassium, les eaux sulfureuses. Localement, on a eu recours à des badigeonnages avec des solutions astringentes, avec de la teinture d'iode ; tous ces moyens sont insuffisants, et le seul traitement efficace consiste à enlever ou à détruire sur place les amygdales hypertrophiées.

L'ablation des amygdales a été pratiquée autrefois par divers moyens aujourd'hui oubliés : tels la ligature de Guillemeau, de Moscati ; l'évulsion digitale de Celse. On ne se sert plus que de l'instrument tranchant [2].

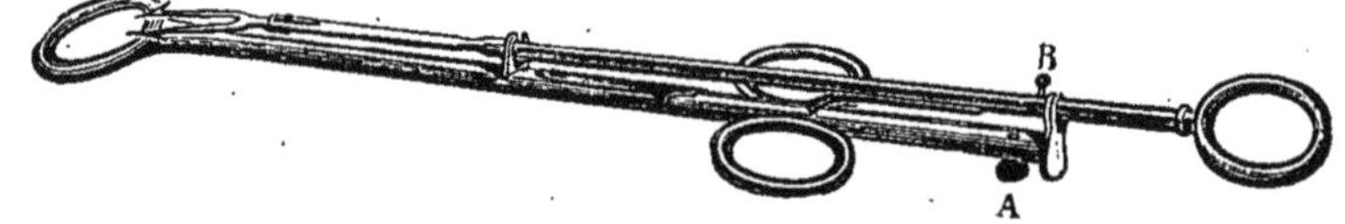

Fig. 79. — Amygdalotome manœuvrant d'une seule main.

Certains chirurgiens usent toujours d'un bistouri boutonné à long manche pour sectionner l'amygdale attirée avec une pince de Museux. La section sera faite de préférence de bas en haut pour que, au cas où il faudrait s'y reprendre à deux fois, le morceau encore adhérent ne vienne pas tomber sur l'orifice du

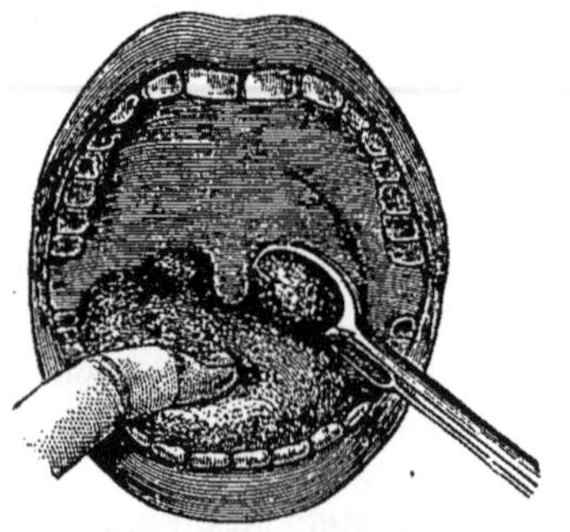

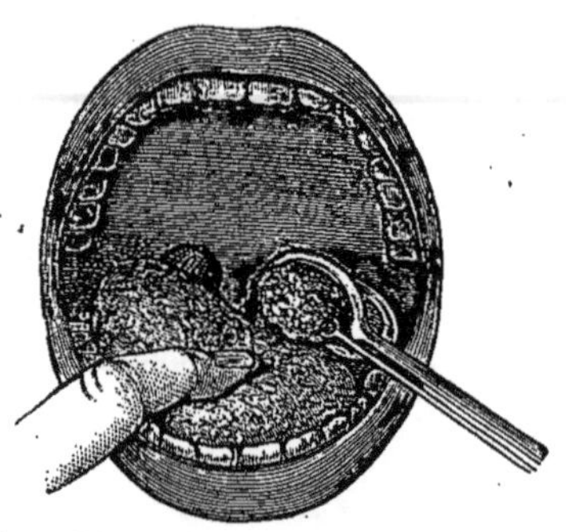

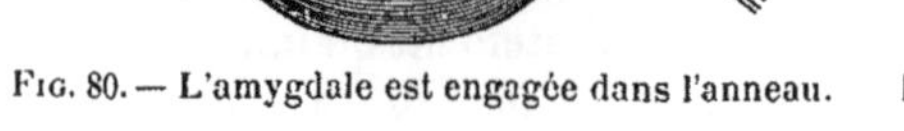

Fig. 80. — L'amygdale est engagée dans l'anneau. Fig. 81. — L'amygdale est embrochée et sectionnée.

larynx. Ce procédé a l'inconvénient d'exposer, si l'enfant est indocile, à la blessure des piliers, de la base de la langue. Mais par contre, il est à peu près seul applicable aux amygdales enchatonnées. D'autre part, l'amygdalotome à guillotine peut se briser entre les mains de l'opérateur : il sera donc prudent d'avoir toujours à sa disposition le bistouri spécial.

La plupart du temps, on emploie l'amygdalotome. Le plus répandu est

(1) Pierreson, *Ann. des maladies de l'oreille et du larynx*, Paris, 1876, p. 44.

(2) De Saint-Germain, *Ann. des mal. de l'oreille et du larynx*, Paris, 1875, p. 21. — Boudet de la Bernardie, Thèse de doct. de Paris, 1881, n° 88. — Lermoyez, *Bull. gén. de thérap.*, Paris, 1885, t. CVIII, p. 108.

celui de Fahnestock, dont la figure ci-jointe suffit à faire comprendre la construction. L'amygdale étant introduite dans l'anneau, on pousse la fourche qui l'embroche et la fait saillir en même temps que l'anneau tranchant la sectionne.

L'opération sanglante peut être rendue difficile par l'indocilité de l'enfant : il est alors indiqué de donner du chloroforme.

Les accidents de cette ablation sont : la déglutition de l'amygdale, la déglutition du sang suivie d'hématémèse, l'inflammation du moignon restant, et Bouchacourt a vu cette inflammation se compliquer d'œdème de la glotte mortel. Mais c'est tout à fait exceptionnel, et ce n'est pas pour ce motif qu'on tend à substituer l'ignipuncture à l'amygdalotomie. Ce motif, c'est dans une complication assez fréquente et aisément grave qu'on doit le chercher : je veux parler de l'hémorrhagie.

Il ne faut pas exagérer la fréquence de l'hémorrhagie. D'abord, elle ne s'observe guère que chez les adultes ; chez les enfants, elle est presque toujours insignifiante. Mais chez les adultes il n'en est pas de même. D'après des faits de Béclard, Tenon, Burne, Barclay, le sang peut être fourni par la carotide interne, dont on connaît les rapports avec la fosse amygdalienne. Mais cela est impossible avec le bistouri boutonné bien manié, et surtout avec l'amygdalotome. On peut admettre que la source constante de l'hémorrhagie est dans les vaisseaux tonsillaires et ses causes sont multiples : ou bien le sujet est hémophile, particularité dont il faut toujours s'enquérir avant de prendre le bistouri ; ou bien on a opéré en pleine poussée inflammatoire, ce qui est une faute ; ou bien on a trop fait saillir l'amygdale et la section a porté juste à la base, où les vaisseaux ont encore un volume notable, et de là un précepte de Nélaton, de se borner à abraser le sommet des amygdales en laissant à la sclérose le soin de faire le reste.

Quoi qu'il en soit, l'hémorrhagie est immédiate ou retardée, et même Bérard, Guersant, Saint-Yves l'ont vue débuter au bout de quelques jours ; elle se fait en nappe ou en jet ; parfois elle est telle, continue ou à répétition, qu'elle entraîne la mort. Presque toujours, il est vrai, on en viendra à bout par la compression locale — P. Broca, Verneuil ont inventé des compresseurs spéciaux — par une cautérisation au fer rouge, au besoin par la compression ou la ligature du tronc artériel au cou. Gensoul a comprimé la carotide primitive ; H. Liden, Sands ([1]) l'ont liée : l'origine étant presque toujours dans les vaisseaux tonsillaires, on accordera à Zuckerkandl ([2]) que le mieux est de lier la carotide externe.

Pour éviter cette grave complication, on a depuis longtemps eu l'idée de détruire les amygdales par le fer rouge. Mais cette méthode n'a pu devenir pratique qu'après l'invention du galvano-cautère, puis du thermo-cautère ([3]). A l'aide de ces instruments on poursuit un double but : une destruction partielle, la sclérose des parties restantes. Le galvano-cautère est en principe préférable, parce qu'il rayonne moins, et surtout parce qu'il peut être introduit

([1]) SANDS, d'après *Rev. des sc. méd.*, Paris, 1887, t. XXX, p. 655.

([2]) ZUCKERKANDL, *Wiener med. Jahrb.*, 1887, p. 309.

([3]) KRISHABER, *Ann. des mal. de l'oreille et du larynx*, Paris, 1881, p. 124. — RICORDEAU, Thèse de doct. de Paris, 1885-1886, n° 263. — DODART, Thèse de doct. de Bordeaux, 1887-1888, n° 97. — GACHE, Thèse de doct. de Paris, 1887-1888, n° 286. — QUÉNU, *Bull. et mém. de la Soc. de chir.*, Paris, 1890, n. s., t. XVI, p. 248.

froid jusqu'au contact de l'amygdale et dès lors manié avec plus de précision. Mais on sait combien son emploi est délicat quand on n'y est pas très habitué, et dans la pratique courante, le chirurgien non spécialiste s'adressera au thermocautère. Avec l'un ou l'autre de ces instruments, on enfonce dans l'amygdale plusieurs pointes profondes.

Il est certain qu'on obtient ainsi d'excellents résultats, mais il faut plusieurs séances, et chaque séance est assez longue et douloureuse, malgré l'emploi de la cocaïne. C'est là un inconvénient sérieux chez l'enfant, qui souvent se prêtera mal à ces cautérisations répétées. Si l'on songe, en outre, qu'avant la puberté le danger d'hémorrhagie est à peu près négligeable, on n'hésitera pas trop à pratiquer l'amputation.

VIII

TUMEURS DE L'AMYGDALE ET DU PHARYNX

A l'amygdale et au pharynx on observe des tumeurs conjonctives et des tumeurs épithéliales. Les premières sont, de beaucoup, les moins importantes.

A. — TUMEURS CONJONCTIVES

Ces tumeurs doivent être étudiées séparément à l'amygdale et au pharynx.

1° TUMEURS CONJONCTIVES DE L'AMYGDALE

1° Tumeurs bénignes. — Les tumeurs conjonctives bénignes de l'amygdale sont des fibromes, vus par Verneuil et Bourdon, Curling, Delavan [1]; Bottini a observé un fibro-chrondrome [2]. Ces tumeurs, qui atteignent parfois les dimensions d'un œuf, ne gênent que par leur volume et causent des symptômes fonctionnels purement mécaniques, tels que le nasillement, le reflux des liquides par le nez.

Quelquefois, mais rarement, et c'était le cas pour des fibromes enlevés par Julia, par Masse [3], la tumeur se pédiculise, devient un vrai *polype*. Il existe aussi des polypes amygdaliens constituant une forme spéciale de l'hypertrophie tonsillaire, comme cela a été constaté par Frühwald, Lublinski [4], Balme. Dans un cas comme dans l'autre, la tumeur pend dans le pharynx, peut descendre jusqu'à l'épiglotte, provoque des envies de tousser, de cracher, des enrouements, des accès de suffocation.

(1) Duchaussoy, *Bull. de la Soc. anat.*, Paris, 1853, p. 150. — Curling, *Lancet*, London, 1858, t. I, p. 137. — Bourdon, *Bull. de la Soc. anat.*, Paris, 1872, p. 317. — Delavan, *Medical record*, New-York, 1882, t. XXI, p. 296.

(2) Bottini, *Gaz. degli ospit.*, Milan, 1885, t. II, p. 98.

(3) Julia, *Gaz. des hôpit.*, Paris, 1863, p. 182. — Masse, *Bull. et mém. de la Soc. de chir.*, Paris, 1885, n. s., t. XI, p. 927.

(4) Frühwald, *Wiener med. Wochenschrift*, 1879, n° 44, p. 1153. — Lublinski, d'après *Centralblatt für Chirurgie*, 1888, p. 152.

Quand la tumeur est pédiculisée, rien de plus simple que de l'exciser en coupant le pédicule d'un coup de ciseaux. L'ablation d'ailleurs n'est pas difficile quand la tumeur n'est pas polypeuse. Si le néoplasme est volumineux, on pourra, à l'exemple de Verneuil, se faire du jour en débridant le pilier antérieur.

2° **Tumeurs malignes.** — Les tumeurs conjonctives malignes des amygdales sont le lymphadénome et le sarcome.

Le *lymphadénome avec leucocythémie* peut arriver à un degré de développement tel qu'il cause l'asphyxie : dans un cas de ce genre, Panas a fait une ablation partielle, à titre d'opération palliative, pour rendre la respiration possible ; on peut aussi être conduit à la trachéotomie. Ce sont les seules circonstances où cette lésion ressortisse au chirurgien.

Le *lymphadénome sans leucocythémie* est quelquefois un épiphénomène de l'adénie, et il va sans dire qu'alors le chirurgien est désarmé. Malheureusement il l'est aussi lorsque la tumeur amygdalienne est primitive et subit une évolution locale avec envahissement des ganglions cervicaux; la mort est rapide par généralisation, par asphyxie. Demarquay et Fouilloux [1] ont observé l'ulcération de la carotide interne. Il est inutile de chercher à enlever ces néoplasmes, d'une malignité extrême.

Le *sarcome* est peut-être moins rare qu'on ne le croit, mais il est encore assez mal connu. On ne le diagnostique guère de l'épithéliome avant l'opération. Il est bien moins malin que le lymphadénome, et peut être moins malin aussi que l'épithéliome. Des opérations chirurgicales ont donc été tentées par Genzmer, Bilton Pollard, Weinlechner, Cheever, etc., et quelques-unes ont été heureuses : ces opérations se pratiquent comme celles que j'indiquerai en parlant de l'épithéliome. Je citerai à titre de curiosité, et sans trop savoir de quoi il s'agit exactement, une guérison obtenue par Weinlechner [2], à l'aide d'injections interstitielles iodoformées; une autre constatée par Biedert à la suite d'un érysipèle de la face.

2° TUMEURS CONJONCTIVES DU PHARYNX

Les tumeurs conjonctives du pharynx sont fort rares et on ne saurait en donner actuellement une description didactique. Elles s'implantent volontiers sur la paroi postérieure.

Les tumeurs bénignes sont représentées ici par le lipome [3], le fibrome [4], capables de se pédiculiser et de devenir des polypes, généralement entraînés dans l'œsophage par les mouvements de déglutition.

Les sarcomes ont été observés avec leurs diverses formes anatomiques. Quelques-uns ont été enlevés avec succès ; d'autres ont récidivé avec rapidité; d'autres enfin ont été vite inopérables. Il en est qui sont certainement des lymphosarcomes de l'appareil lymphatique du pharynx.

(1) FOUILLOUX, *Bull. de la Soc. anat.*, Paris, 1871, p. 275.
(2) WEINLECHNER, *Wiener med. Presse*, 1882, p. 1389.
(3) VIBERT (du Puy), *Bull. et mém. de la Soc. de chir.*, Paris, 1879, n. s., t. V, p. 615.
(4) BUSCH, *Berliner klin. Wochenschrift*, 1877, p. 178.

Heine et C. Weil (¹) ont publié une observation unique d'une tumeur maligne spéciale qui semble avoir eu pour point de départ un reste de la notocorde au niveau du 2e ou 3e disque intervertébral.

Les voies par lesquelles on peut aborder ces tumeurs sont les mêmes que pour l'épithéliome.

B. — ÉPITHÉLIOME

Je viens de dire que parmi les tumeurs malignes de la gorge, celles de nature conjonctive ne se prêtent pas encore à une description d'ensemble. Il n'en est pas de même pour les épithéliomes de l'arrière-bouche. Ces tumeurs sont généralement laissées dans l'ombre par la plupart des traités classiques, car, il n'y a pas longtemps encore, on n'osait pas les aborder. Mais de nos jours on cherche de plus en plus à les attaquer, et à ce point de vue purement opératoire il faut réunir les épithéliomes des amygdales, des piliers, du pharynx buccal. Ceux de la partie laryngienne du pharynx et surtout des replis ary-épiglottiques, ont surtout des connexions avec le larynx dont ils constituent ce qu'on appelle les cancers extrinsèques.

Rendu, Du cancer des amygdales (d'après Poland). *Arch. gén. de méd.*, Paris, 1872, t. II, p. 227. — Piérin, *Épithélioma de l'amygdale*. Thèse de doct. de Paris, 1879, n° 247. — A. Castex, Des tumeurs malignes de l'arrière-bouche. *Revue de chir.*, Paris, 1886, p. 44 et 130. — Derecq, *De l'épithélioma primitif de l'amygdale*. Thèse de doct. de Paris, 1886-1887, n° 127. — A. Broca, art. Pharyngotomie du *Dict. encyclop. des sc. méd.*, Paris, 1887, 2e série, t. XXIV, p. 42.

Je ne m'occuperai à peu près pas de l'anatomie pathologique de ces cancers; ce serait faire double emploi avec celle du cancer de la langue. Il est démontré qu'il s'agit presque toujours d'un épithéliome pavimenteux lobulé (²). Le sexe masculin est plus souvent atteint, mais la prédominance est moindre que pour l'épithéliome lingual; le tabac et l'alcool semblent ne jouer aucun rôle étiologique.

D'après les relevés de Castex, le début a lieu dans les 2/3 des cas par l'amygdale; quelquefois, il s'agit d'un épithéliome du voile du palais. Dans ce dernier cas, il est fréquent que la tumeur soit primitivement linguale; l'épithéliome du sillon amygdalo-glosse est très souvent bien vite un épithéliome de la gorge. L'origine sur le pharynx proprement dit est rare.

Tous ces épithéliomes respectent le plus souvent le naso-pharynx.

Après ces notions sommaires anatomiques et étiologiques, entrons dans l'étude clinique et thérapeutique.

Symptômes. — Les *accidents du début* sont importants à bien connaître, car la possibilité d'une intervention chirurgicale efficace dépend de la précocité du diagnostic. A cet égard, il faut distinguer trois formes principales :

(¹) C. Weil, *Zeitschr. f. Heilk.*, Prague, 1881, t. II, p. 6.

(²) Hutinel et Longuet (*Bull. de la Soc. anat.*, Paris, 1873, p. 656) ont cependant décrit un épithéliome cylindrique. La généralisation est exceptionnelle; elle a été toutefois observée par Guelliot (*Ibid.*, 1880, p. 266).

La *forme gutturale* est celle qui attire le plus vite l'attention sur la gorge, car la dysphagie y est le premier symptôme : la déglutition y est d'abord gênée, puis douloureuse, puis surviennent des douleurs locales spontanées. Il est vrai que ces souffrances sont parfois lentes à se manifester, et par exemple on trouvera dans la thèse de Derecq une observation où, sans douleurs préalables, le premier symptôme d'un épithéliome déjà assez étendu fut un crachement de sang. Le diagnostic ne sera donc pas toujours précoce, mais lorsque le malade viendra consulter, les erreurs seront assez rares. Il n'en est plus de même dans les formes suivantes, si l'on n'est bien instruit de leur existence.

Dans la *forme otalgique*, en effet, les douleurs d'oreille sont le seul symptôme ressenti par le patient, que souvent divers spécialistes soignent successivement pour des maladies auriculaires variées; puis un beau jour un médecin, plus avisé, regarde le pharynx et y trouve un épithéliome, malheureusement devenu inopérable. J'en ai vu un bel exemple en 1884, à l'hôpital Saint-Louis, dans le service de mon maître Lailler.

Dans la *forme ganglionnaire* [1], une adénopathie cervicale apparaît sans que le malade accuse aucun symptôme pharyngien; adénopathie située le plus souvent vers l'angle de la mâchoire; on croit volontiers à une adénopathie primitive, que parfois on opère, et on méconnaît sur l'amygdale, dans le pharynx, une petite ulcération cancroïdale indolente.

A la *période d'état*, les troubles fonctionnels rappellent à beaucoup d'égards ceux du cancer de la langue. Les irradiations douloureuses sont analogues, mais celles qui s'élancent vers l'oreille ont une fréquence toute particulière. Elles ne sont pas provoquées par la mastication, mais par la déglutition, si bien que le malade ne peut bientôt plus supporter les aliments solides, chauds, épicés, les boissons alcooliques, puis les liquides même non irritants; et cela rend très pénible la sialorrhée habituelle. La douleur n'est d'ailleurs pas la cause exclusive de la dysphagie; il y a aussi gêne mécanique par la tumeur, et de là le passage des liquides dans le larynx, dans les fosses nasales.

La voix devient rapidement nasillarde et indistincte. La fétidité de l'haleine est considérable.

L'examen physique se fait par l'inspection, le toucher pharyngien, la palpation du cou. Il n'est pas toujours facile de voir la gorge, car il y a assez souvent un certain degré de constriction des mâchoires; ou bien, soit par réflexe, soit par pression du néoplasme sur l'épiglotte, l'abaissement de la langue est douloureux, provoque de la dyspnée. Le toucher, au contraire, est facilité, d'après Lasègue, A. Castex, par l'absence du réflexe nauséeux; mais souvent il fait saigner, cause de la suffocation, est douloureux. Il sera donc quelquefois indiqué d'anesthésier à la cocaïne la région que l'on veut explorer.

La vue révèle soit une hypertrophie dure d'une seule amygdale, soit une ulcération fissurique plus ou moins dissimulée dans un repli. A un degré plus avancé, il existe une ulcération d'étendue variable, ayant le même aspect et la même consistance que dans le cancer de la langue. La forme bourgeonnante est rare. Le point le plus creusé est d'ordinaire au niveau de la loge amygdalienne. Autour de l'ulcère il y a une rougeur diffuse, et souvent de l'œdème

[1] Tostain, Thèse de Paris, 1884, n° 140.

de la luette et du voile. Le toucher est indispensable pour apprécier exactement les limites du mal.

A la palpation, la pression est douloureuse derrière l'angle de la mâchoire, et fréquemment on trouvera déjà en ce point un ganglion engorgé lorsque la lésion pharyngienne est encore médiocrement étendue. L'adénopathie peut occuper d'ailleurs d'autres groupes ganglionnaires, être par exemple parotidienne (Michaux), pré-axoïdienne (Castex). Cette adénopathie, qui est quelquefois hors de proportion avec la tumeur initiale, est susceptible des mêmes poussées inflammatoires que celle du cancer de la langue.

Marche. — Pronostic. — La généralisation est exceptionnelle, mais la marche locale est progressive et fatalement mortelle. La durée, des plus variables, oscille de trois mois à cinq ans : l'inanition par dysphagie (¹), les hémorrhagies, la vivacité des douleurs et l'insomnie ont sur elle une grande influence. D'autres causes de mort rapide sont la pneumonie — identique à celle du cancer de la langue —, l'asphyxie due au volume de la tumeur ou à l'œdème de la glotte.

Diagnostic. — Ce que j'ai dit des formes otalgique et ganglionnaire conduit au précepte de toujours examiner la gorge dans les cas de ce genre. De même on se méfiera toujours des maux de gorge persistants chez les gens âgés.

Avant l'ulcération, le *cancer du voile* sera souvent pris pour un *adénome*, mais il s'en différenciera par la marche plus rapide, l'adhérence de la muqueuse, l'âge du sujet.

A l'*amygdale*, l'hypertrophie est bilatérale; le lymphadénome a une évolution plus rapide; le kyste hydatique, au contraire, marche lentement, n'engorge pas les ganglions. Les calculs amygdaliens causent des poussées inflammatoires répétées.

Après l'ulcération, les erreurs ne sont pas rares avec le *chancre amygdalien*, et je citerai celles de Péan et Hue, de Merklen. Le chancre est régulier de forme cependant, accompagné d'un engorgement ganglionnaire rapide et assez souvent pré-auriculaire, d'après Taylor. Dans certains cas de *plaques muqueuses* avec hypertrophie unilatérale de l'amygdale granuleuse et indurée, il faut attendre avant de se prononcer (A. Fournier). La *syphilis tertiaire* enfin, par les ulcérations anciennes consécutives aux gommes diffuses, peut simuler le cancroïde, et une observation célèbre est celle d'un homme envoyé à Bicêtre comme incurable par Blandin, après une opération suivie de récidive, et que Maisonneuve guérit par l'iodure et le mercure; l'indolence, l'absence d'adénopathie sont alors importantes à considérer.

Pour la *tuberculose proprement dite*, certains auteurs, parmi lesquels tout récemment A. Castex, insistent sur l'indolence et l'absence d'adénopathie : mais ces deux symptômes font souvent défaut dans l'épithéliome au début, au moment où le diagnostic est le plus important; d'autre part, ils sont fréquents dans l'ulcération tuberculeuse; les différences dans l'aspect objectif sont les mêmes qu'à la langue. Le *lupus de la gorge* peut, dans certaines formes,

(¹) Sevestre a noté la tuberculose pulmonaire intercurrente, comme on le voit si souvent dans le cancer de l'œsophage (*Bull. de la Soc. anat.;* 1872, p. 322).

ressembler notablement à un cancroïde. Mais on sera généralement guidé par l'induration moindre, les foyers ulcéreux plus étendus, multiples, moins profonds, présentant par place des points cicatrisés.

Une tumeur maligne étant reconnue, on distinguera facilement du cancroïde le *lymphadénome*, à son aspect cérébroïde, à son volume considérable, à une indolence relative, à sa marche rapide.

Traitement. — Le traitement est, selon les cas, palliatif ou curatif. Comme pour tous les cancers, l'exérèse seule peut fournir quelques chances de guérison. Mais les diverses opérations que nous allons passer en revue donnent une mortalité immédiate considérable; lorsque le sujet en réchappe, la récidive rapide est à peu près constante, aussi bien des chirurgiens ne se décident-ils pas volontiers à intervenir; et nommer Thiersch, Erichsen, U. Trélat, F. Terrier, c'est prouver qu'ils ne sont pas retenus par une timidité innée. On enlèvera sans hésiter un épithéliome bien localisé à l'amygdale, au voile du palais; mais c'est d'une rencontre bien rare. On ne sera pas arrêté par une adénopathie légère et mobile. Mais il est impossible de blâmer ceux qui refusent de prendre le bistouri quand, avec une tumeur pharyngienne étendue, ils trouvent une adénopathie volumineuse, et que, pour extirper tout cela, il faudrait se créer, par des opérations préliminaires, une voie artificielle large, avec ou sans résections osseuses.

1° Traitement palliatif. — Ce traitement est fort analogue à celui du cancer inopérable de la langue. On fait sur les surfaces ulcérées des applications et des lavages antiseptiques et calmants; on rend les douleurs supportables par les injections de morphine, dont on use sans scrupules chez ces sujets condamnés à une mort prochaine; la dysphagie est une indication à l'alimentation avec la sonde nasale, peut-être même à la gastrostomie; contre la dyspnée, enfin, on agit au besoin par la trachéotomie.

2° Traitement curatif. — Ce traitement, ai-je dit, consiste dans l'extirpation de la tumeur, en dépassant largement ses limites. Suivant les cas, cette ablation se fait par la bouche ou par des voies artificielles.

a. *Ablation par les voies naturelles.* — C'est le procédé de choix pour les cancers bien limités de l'amygdale ou du voile du palais; pour l'amygdale, l'amputation devra être faite toujours au bistouri, en coupant bien contre la base de l'organe, et non à l'amygdalotome. Mais il est bien rare qu'on soit appelé à une période où ces petites opérations soient de mise. Il est même rare qu'on ait assez de jour en agrandissant les voies naturelles par la simple fente commissurale de Jæger. Il y a quelques années, à Londres, Clément Lucas (1882), Kendall Franks (1884), ont fait de la sorte des ablations de cancer amygdalien, mais la récidive a été rapide. C'est qu'il est bien difficile par cette brèche d'opérer largement.

Dans ces interventions par voie buccale, on peut craindre qu'à ces profondeurs le bistouri n'aille léser la carotide interne. Aussi Blandin, Demarquay, Paul Broca, ont-ils dans des cas de ce genre récliné d'abord sur un écarteur le paquet vasculo-nerveux mis à nu par une incision parallèle au bord antérieur du sterno-mastoïdien. Mais aujourd'hui on préfère, quand on a des doutes sur la facilité de l'hémostase, recourir franchement à la voie artificielle.

b. *Ablation par les voies artificielles.* — Les voies artificielles utiles pour la *pharyngectomie* peuvent être créées avec ou sans sections et résections osseuses.

Les opérations qui ne portent que sur les parties molles ([1]) sont les diverses *pharyngotomies :* la pharyngotomie sus-hyoïdienne (souvent appelée par abus de langage laryngotomie) ouvre, par une incision horizontale, la membrane thyro-hyoïdienne et arrive au-dessus de l'épiglotte. La pharyngotomie latérale se pratique soit par une incision parallèle au bord antérieur du sterno-mastoïdien, soit par une incision verticale partant à égale distance du menton et de l'angle de la mâchoire. L'incision latérale oblique semble la meilleure; elle peut être supérieure — de l'oreille à la grande corne de l'hyoïde — ou inférieure — de la grande corne au cricoïde — selon la région du pharynx que l'on veut aborder.

Axel Iversen ([2]), enfin, a associé, en un tracé angulaire, la pharyngotomie latérale inférieure et la pharyngotomie sous-hyoïdienne.

Souvent ces simples incisions ne donnent pas assez de jour pour enlever bien la tumeur. Aussi bon nombre de chirurgiens ont-ils agrandi la brèche en sciant ou en réséquant sur une plus ou moins grande étendue la branche et le corps du maxillaire inférieur. Ici on pourrait presque dire que chacun a son procédé, et il suffit d'énumérer les deux de Cheever ([3]), ceux de Mikulicz, de Küster ([4]), de Langenbeck, de Polaillon; les décrire successivement serait fastidieux.

Dans ces opérations, l'hémorrhagie immédiate est un des principaux dangers. On sait, il est vrai, s'en rendre maître aujourd'hui par la forcipressure, et de la sorte le bistouri vaut mieux que le galvanocautère, vaut mieux surtout que le thermocautère. Les plaies faites à l'instrument tranchant sont en effet plus aptes à la réunion immédiate et partant moins exposées à l'hémorrhagie secondaire. Au reste, pour atténuer l'hémorrhagie primitive on a encore une ressource précieuse : la ligature préliminaire de la carotide externe.

Une autre opération préliminaire est indiquée : la trachéotomie. En France, elle a peu d'adeptes ([5]), mais en Allemagne ([6]) elle est chaudement recommandée, et les statistiques semblent prouver que c'est avec raison. Au reste, cela se comprend bien par les motifs suivants :

1° Elle permet une chloroformisation régulière;

2° Si l'on emploie une *canule-tampon*, il ne coule pas de sang dans les voies aériennes pendant l'opération;

3° Pendant les premiers jours, c'est une sauvegarde contre la possibilité de l'œdème de la glotte;

([1]) Voy. sur ce sujet : LANGENBECK, *Arch. f. klin. Chir.*, 1879, t. XXIV, p. 824. — BERGMANN, *Berl. klin. Woch.*, 1883, p. 684.

([2]) A. IVERSEN, *Arch. f. kl. Chir.*, Berlin, 1885, t. XXXI, p. 610.

([3]) CHEEVER, *Boston. med. and surg. Journ.*, 1878, t. XCIX, p. 133. *Reports of the city hosp. of Boston*, 1882, p. 140.

([4]) KÜSTER, *Berl. klin. Woch.*, 1885, p. 50.

([5]) Voy. la discussion de la *Société de chirurgie de Paris*, 1886 (p. 126, 140, 502, 570, 576).

([6]) TRENDELENBURG, *Arch. für klin. Chir.*, 1873, t. XV, p. 353. — MICHAEL, *Ibid.*, 1882, t. XXVIII, p. 511. — MIKULICZ, *Deutsche med. Woch.*, 1884, p. 53.

4° C'est le seul moyen pour obtenir une plaie aseptique, en bourrant de gaze iodoformée la cavité bucco-pharyngienne; l'alimentation est ensuite faite par une sonde nasale;

5° C'est le meilleur procédé pour diminuer la fréquence de la pneumonie, cause ordinaire de la mort après ces opérations. Car cette « schluck-pneumonie » des auteurs allemands est due au passage dans les voies aériennes de parcelles septiques provenant du foyer opératoire.

PLANCHER BUCCAL, GLANDES SALIVAIRES ŒSOPHAGE ET LARYNX

Par le Dr HENRI HARTMANN

CHAPITRE PREMIER

MALADIES DU PLANCHER BUCCAL

On décrit sous le nom de plancher buccal une région intermédiaire à plusieurs autres, confondue par quelques anatomistes avec la région sus-hyoïdienne, dont elle constituerait la partie supérieure et profonde. Elle se rapproche, d'autre part, beaucoup de la base de la langue avec laquelle elle se continue. Les maladies de la langue ont déjà été décrites, celles de la région sus-hyoïdienne le seront plus loin; nous nous bornerons donc à étudier les maladies qui siègent dans la région sus-jacente à la sangle mylo-hyoïdienne. Les lésions qui s'y développent forment un ensemble assez homogène, car toutes font saillie dans la cavité buccale. Toutefois l'étude des maladies de la glande sous-maxillaire et de la glande sublinguale devant rentrer dans le chapitre général des *Maladies des glandes salivaires*, nous ne nous en occuperons pas ici, bien qu'elles constituent une partie, et non la moins importante, des maladies du plancher buccal.

I

LÉSIONS TRAUMATIQUES DU PLANCHER BUCCAL

Le plancher buccal peut être atteint soit par un instrument pénétrant la région sus-hyoïdienne, soit directement par la bouche. Les premières de ces plaies seront étudiées avec celles de la région sus-hyoïdienne, les autres ne présentent d'intérêt qu'en ce qu'elles peuvent donner assez facilement naissance à des phénomènes inflammatoires, dont l'apparition s'explique facilement par la septicité du milieu buccal.

II

LÉSIONS INFLAMMATOIRES DU PLANCHER BUCCAL

Nous étudierons successivement les inflammations *circonscrites* et les inflammations *diffuses*.

A. — PHLEGMON CIRCONSCRIT

Le phlegmon circonscrit du plancher buccal est mal étudié. On l'a quelquefois décrit sous le nom d'abcès sous-lingual.

HOLTHOUSE, A case of subglossitis. *Clin. Soc. Transact.*, London, 1869, t. II, p. 140. — DUMONTEIL GRAMPRÉ, De l'abcès sous-lingual. Thèse de Paris, 1875, n° 212. — WEISS, Abcès sous-lingual. *Bull. et mém. de la Soc. de chir.*, Paris, 1887, nouv. sér., t. XIII, p. 52.

Le phlegmon circonscrit se montre surtout chez l'homme adulte; on a dit que l'alcoolisme y prédisposait. Le plus fréquemment il résulte de la propagation d'une inflammation voisine, en particulier d'une périostite de la face interne du maxillaire, souvent liée à l'évolution vicieuse d'une dent de sagesse et s'accompagnant d'un abcès qui a fusé à la face supérieure du mylo-hyoïdien.

Les symptômes sont ceux qu'on rencontre ordinairement dans le phlegmon. Du côté de la peau il n'y a en général que peu de rougeur, mais tout le plancher buccal et la région sus-hyoïdienne sont le siège d'un œdème considérable. La langue est tuméfiée et soulevée vers le palais, la déglutition est difficile, la voix altérée, la respiration enfin est gênée, quelquefois à un point tel que la trachéotomie est nécessaire.

La résolution, mentionnée par Holthouse, est rare; presque toujours le phlegmon suppure; dans quelques cas, il s'ouvre spontanément dans la bouche, mais même alors l'incision extérieure n'est pas évitée, le foyer se vidant en général mal et s'étendant vers les régions inférieures.

Pour ouvrir ces abcès, on fera une incision petite, médiane et verticale, un peu au-dessous du menton, et par cette incision on ira avec la sonde cannelée très profondément à la recherche de l'abcès, situé au-dessus de la sangle mylo-hyoïdienne; de cette façon on aura toutes chances d'avoir une cicatrice dissimulée par la saillie du menton. La fréquence du point de départ périostique de ces abcès fait que l'on doit toujours, en dépit de l'œdème lingual alarmant, rechercher s'il n'existe pas un foyer sous-périostique accessible, une dent malade à extraire.

B. — PHLEGMON GANGRÉNEUX

Le *phlegmon gangréneux* du plancher buccal a été quelquefois décrit sous les noms de *cynanche sublingualis typhoides*, d'*angine de Ludwig*, d'*angine sous-maxillaire infectieuse*.

BŒSCHE, Die herrschende Krankheit in Schwenningen. *Würt. med. Correspondenzblatt*, Stuttgart, 1835, t. V, n° 15. — LUDWIG, Ueber eine neue Art von Halsentzündung. *Ibidem*, 1836, t. VI, n° 4, p. 21. — LEUBE, Beobachtungen einiger Fälle von Cynanche sublingualis rhumatico-typhoides. *Ibid.*, 1836, t. VII, n° 22. — HEIM, Zur Geschichte der Metaphlogose des Zellgewebes am Halse. *Ibid.*, 1836, t. VI, n° 10, p. 69. — SCHMETZLER, Zellgewebsmetaphlogose am Halse. *Ibid.*, 1836, t. VI, n°ˢ 17 et 18. — CAMERER, Ueber Cynanche sublingualis oder Angina Ludwigii. *Ibidem*, 1837, t. VII, n° 10. — HEYFELDER, Cynanche sublingualis typhoides. *Studien im Gebiete der Heilwissenschaft*, Stuttgart, 1838, t. I. — BERGMANN, Fall einer tödtlich abgelaufenen Halsentzündung. *Caspers Woch. f. die allgem. Heilkunde*, 1840, n° 46, p. 740. — TIMPE, Fall von typhöser rheumat. Halsentzündung. *Casper's Wochenschr.*, 1841, p. 285. — ALBERS, Angina submaxillaris. *Schmidt's Jahrb.*, Leipzig, 1844, t. XLIV, p. 176. — ZILLNER, Sechs Fälle von einer besonderen Entzündung des Bindgewebs am Halse und an der Kiefergegend. *Oesterreich. med. Woch.*, Vienne, 1845, n° 34, p. 1049. — BLASBERG, Einige Fälle von sogenannter Cynanches typhoides, etc. *Casper's Wochenschr.*, Berlin, 1846, n° 47, p. 752. — CNOPF, Ein Fall von Cynanche subling. rheumat.-typh. *Deutsche Klinik*, Berlin, 1849, n° 4, p. 45. STANELLI, Cynanche subling. rheumatico-typhoides. *Ibid.*, 1850, n° 5, p. 46. — SPENGLER, Brandige Zellgewebsentzündung an der Unterkiefer-Speicheldrüse, *Ibid.*, 1851, n° 4, p. 35. — THADEN, Tiefe Abscesse am Kieferwinkel. *Schmidt's Jahrb.*, Leipzig, 1872, t. CLVI, p. 59. — MAUNDER, Inflammation of floor of mouth, tongue, pharynx and side of neck; laryngotomy. *British med. journ.*, London, 1873, t. I, p. 117. — HOUILLON, Contribution à l'étude de l'angine de Ludwig. Thèse de Strasbourg, 1875. — BERKELEY HILL, Angina Ludovici. *Brit. med. journ.*, London, 1882, t. II, p. 683. — KŒNIG, Die entzündlichen Processe am Hals. *Deutsche Chir. von Billroth u. Lücke*, Stuttgart, 1882, livre XXXVI, p. 20. — ROSER, Die Ludwig'sche Angina. *Deutsche med. Wochenschrift*, Berlin, 1883, n° 11, p. 153. — BŒHLER (G.), Étude cr. sur l'angine de Ludwig. Thèse de Paris, 1884-1885, n° 295. — TORDENS (E.), Angine de Ludwig chez les jeunes enfants. *Rev. mens. des mal. de l'enf.*, Paris, 1885, p. 579. — TISSIER (P.), Angine sous-maxillaire infectieuse. *Progrès méd.*, Paris, 1886, p. 714, 734, 757, 775 et 798. — CHABROL, De l'angine dite de Ludwig. Thèse de Paris, 1886-1887, n° 98.

Ludwig, qui le premier a attiré l'attention sur le phlegmon gangréneux du plancher buccal, en faisait une maladie infectieuse spéciale. Son opinion, acceptée en Allemagne par ses contemporains et encore défendue aujourd'hui par Roser, a été soutenue en Angleterre par A. Barkers, et en France par P. Tissier. Elle fut vivement attaquée par bon nombre de chirurgiens, qui ne virent là rien de spécifique. Bœhler, dans une bonne thèse, réunissant le plus grand nombre des faits publiés, lui refuse une nature indépendante.

Lorsqu'on lit les observations, même celles des auteurs les plus favorables à la spécificité, on arrive à conclure qu'on a réuni sous un même nom des affections très différentes (ostéopériostites et adéno-phlegmons d'origine dentaire, phlegmons consécutifs à des angines, etc.), mais présentant toutes un caractère commun, l'*inflammation gangréneuse du tissu cellulaire profond de la région sus-hyoïdienne et du plancher buccal*, en particulier du tissu sus-jacent à la sangle du mylo-hyoïdien. Ces phlegmons se propagent facilement dans les régions profondes du cou; ils ont une marche aiguë et sont suivis d'une mort rapide; ce sont eux que Ludwig a eu en vue lorsqu'il a décrit une affection angineuse spéciale à processus érysipélateux. Nous croyons qu'il s'agit non d'une affection spécifique, mais d'un phlegmon gangréneux sans que cependant nous puissions rien affirmer en l'absence de toute donnée bactériologique.

Étiologie. — L'âge paraît avoir une certaine importance sur le développement de cette forme de phlegmon. C'est de vingt à trente ans qu'est son maximum de fréquence; on l'a toutefois observé pendant l'enfance, mais jamais chez les vieillards. Le sexe masculin est frappé de préférence. Le côté droit serait plus souvent atteint que le côté gauche. On a encore signalé les refroidissements répétés, la contagion, etc.

L'introduction de l'agent infectieux aurait lieu le plus souvent au niveau d'une dent cariée, des lésions consécutives au développement difficile de la dent de sagesse, d'une fissure de la commissure labiale, d'une exulcération aphteuse, d'une ulcération herpétique. Elle pourrait aussi se faire par les conduits glandulaires, le canal de Wharton. C'est le seul mode d'entrée qu'admette Roser, bien à tort, quelques autopsies ayant montré l'intégrité absolue de la glande sous-maxillaire.

Anatomie pathologique. — Les lésions sont celles qu'on observe dans le phlegmon diffus; les veines sont quelquefois thrombosées; la glande sous-maxillaire est tantôt absolument saine, tantôt remplie d'un liquide fétide.

On a noté fréquemment l'existence de lésions inflammatoires du côté des muscles et de la muqueuse du larynx et, dans quelques cas, des manifestations à distance dans les plèvres, le péricarde, le péritoine, les ventricules cérébraux, etc. Comme dans tous les états infectieux, la rate est tuméfiée, ramollie et friable.

Symptômes. — A la suite d'un refroidissement, au déclin d'une angine, d'une amygdalite légère, après des douleurs de dents, quelquefois sans cause appréciable en pleine santé, le sujet est pris de léger mouvement fébrile (frissons répétés, céphalalgie, courbature, inappétence), de gêne dans les mouvements de la déglutition; en même temps ou peu après, apparaît la tuméfaction sous-maxillaire, qui quelquefois est dure comme du bois, au dire des observateurs. Rapidement, en deux ou trois jours, cette tuméfaction augmente considérablement ainsi que les symptômes généraux; la maladie est confirmée.

La tuméfaction ne descend en général que jusqu'au niveau du cartilage thyroïde; on l'a cependant vue aller plus bas, jusqu'au sternum. La tête est raide, un peu penchée en avant et du côté enflammé; la peau du cou, normale au début, devient rosée et même rouge. Au palper on n'a pas la sensation d'empâtement dur que donne l'adéno-phlegmon, mais nulle part on ne trouve de fluctuation.

La salive coule au dehors par la bouche entr'ouverte et l'on peut apercevoir dans l'intervalle des dents, que le malade n'écarte qu'avec difficulté, la langue quelquefois normale, le plus souvent tuméfiée, toujours refoulée en haut. Le plancher buccal est saillant et forme un bourrelet rouge violacé à la face interne du maxillaire inférieur.

La fièvre est vive (40 degrés), il y a une teinte subictérique des conjonctives, de l'albuminurie, etc., en un mot, tous les signes d'un état infectieux.

Marche. — Durée. — Terminaisons. — Par un traitement chirurgical énergique, on arrive souvent à enrayer la marche de l'affection et à obtenir une amélioration rapide.

Abandonnée à elle-même, la maladie évolue en général vers une terminaison fatale; tantôt l'asphyxie survient par suite de l'extension des lésions vers l'orifice supérieur du larynx, tantôt des gaz se développent dans le tissu cellulaire, des perforations spontanées multiples se font soit du côté des muqueuses, buccale et pharyngienne, soit à la peau, et la mort survient au milieu de phénomènes généraux septicémiques, quelquefois avec le cortège symptomatique de la pyohémie.

Ludwig dit cependant avoir observé la guérison en l'absence de toute intervention.

Diagnostic. — L'*adéno-phlegmon sous-maxillaire* se distingue facilement; seuls les *abcès sous-linguaux* et les *ostéomyélites aiguës du maxillaire inférieur* peuvent prêter à confusion.

Dans l'*abcès sous-lingual* on a des phénomènes locaux rappelant quelquefois beaucoup ceux du phlegmon diffus au début; mais les symptômes généraux n'ont pas l'allure infectieuse de ceux du phlegmon gangréneux; un palper minutieux permet de trouver au milieu de l'empâtement œdémateux un point plus induré, plus douloureux; enfin l'incision ouvre un foyer, souvent très petit, il est vrai, mais dont l'ouverture est suivie d'un amendement presque immédiat des symptômes.

Dans l'*ostéomyélite aiguë du maxillaire inférieur*, la tuméfaction occupe moins franchement la région sus-hyoïdienne, elle s'étend au-dessus du bord inférieur du maxillaire; il y a plus rapidement tendance à la formation d'un foyer collecté; mais, comme dans un certain nombre de cas, l'ostéomyélite aiguë infectieuse du maxillaire s'accompagne de phénomènes gangréneux, le diagnostic avec le phlegmon diffus du plancher buccal peut présenter quelquefois les plus grandes difficultés.

Pronostic. — Le pronostic est grave, peut-être moins qu'on ne le dit généralement, si le traitement est bien dirigé.

Traitement. — Le traitement chirurgical est d'une importance capitale : une ou plusieurs incisions sont nécessaires pour dégorger ces tissus infiltrés de pus, sans collection en aucun point. Il ne faut pas craindre de faire ces incisions profondes, de les agrandir, de les creuser au thermocautère, si l'on voit que les accidents inflammatoires ne s'amendent pas d'une façon immédiate. On obtiendra ainsi, en même temps qu'une diminution des phénomènes locaux, une cessation presque complète des symptômes généraux.

De plus, on prescrira de fréquents lavages antiseptiques de la cavité buccale et l'emploi à l'intérieur de toniques et d'alcool.

III

TUMEURS DU PLANCHER BUCCAL

Les tumeurs, ayant leur point de départ dans les glandes salivaires de la région, seront étudiées plus loin [1]; nous nous bornerons donc ici à l'étude des kystes non salivaires, des tumeurs sanguines, des lipomes et de l'épithélioma du plancher buccal.

[1] Voy. p. 431.

A. — KYSTES SÉREUX

On a observé au niveau du plancher buccal des kystes séreux congénitaux ou acquis. Les congénitaux ne sont que des dépendances des kystes séreux du cou et seront étudiés avec eux [1]; les kystes acquis sont encore mal connus. Dans quelques cas on a parlé de kystes développés dans la bourse de Fleischmann, dont l'existence même est discutée [2]. Ces kystes seraient caractérisés par la nature du liquide, différent de la salive, le cloisonnement de la poche, le siège médian de la tumeur, qui est parfois divisée en deux par le frein de la langue, l'épaisseur et la dureté de ses parois, le manque fréquent de fluctuation. Ces divers caractères sont toutefois d'une netteté insuffisante pour permettre de déterminer exactement la nature du kyste, et de nouvelles observations sont nécessaires pour établir d'une façon certaine le point de départ de ces kystes.

B. — KYSTES DERMOÏDES DU PLANCHER BUCCAL

Les kystes dermoïdes du plancher buccal paraissent connus depuis longtemps. Pierre de Marchettis les avait décrits sous le nom de tumeurs sébacées du plancher buccal; ils n'ont toutefois été bien étudiés que dans ces quinze dernières années.

Gueterbock (P.), Ueber eine Dermoidcyste am Boden der Mundhöhle. *Arch. f. klin. Chir.*, Berlin, 1878, t. XXII, p. 985. — Barbès (E.), Contribution à l'étude des kystes dermoïdes du plancher de la bouche. Thèse de Paris, 1879, n° 202. — Combalat, Sur une observation de kyste dermoïde du plancher de la bouche. *Bull. et mém. de la Soc. de chir.*, Paris, 1881, nouv. série, t. VII, p. 504 (discussion). — Ozenne, Des kystes dermoïdes subling. *Arch. gén. de méd.*, Paris, 1883, t. I, p. 278. — Barker, Sebacious or dermoid cyst of the tongue; removal by submental incision; cure. *Trans. of the clin. Soc.*, London, 1883, t. XVI, p. 215. — Dardignac, Observation de tumeur derm. du plancher buccal (rapport de Chauvel). *Bull. et mém. de la Soc. de chir.*, Paris, 1883, nouv. série, t. IX, p. 710, et *Rev. de chirurgie*, Paris, 1884, t. IV, p. 655. — Morris (H.), Three cases of dermoid cyst. *Med. Times and Gaz.*, Lond., 1884, t. I, p. 43. — Achard et Lannelongue (O.), *Traité des kystes congénitaux*, Paris, 1886, p. 23 et 230 (bibliogr.). — Marchant (G.), Note sur les kystes dermoïdes du plancher buccal. *Bull. de la Soc. anat.*, Paris, 1886, p. 653 (bibliogr.). — Reclus (P.), Des kystes derm. du plancher buccal. *Gaz. hebd. de méd. et de chir.*, Paris, 1887, p. 75. — Guinard (A.), Kyste dermoïde du plancher de la bouche. *Bull. de la Soc. anat.*, Paris, 1888, p. 184. — Schmitt, Kyste dermoïde sublingual. *Bull. et mém. de la Soc. de chir.*, Paris, 1891, p. 22.

Étiologie. — Le sexe est sans influence sur leur production, comme le montrent les relevés statistiques de G. Marchant qui, sur 20 kystes du plancher buccal, a trouvé un nombre égal d'hommes et de femmes. Ils sont d'origine congénitale, mais ne deviennent en général manifestes que de dix-huit à vingt-cinq ans; ils peuvent toutefois s'observer aux âges extrêmes, soit quelques jours après la naissance, comme dans un cas de Richet, soit à un âge avancé, à soixante-deux ans chez un malade d'Ed. Cruveilhier.

Anatomie pathologique et pathogénie. — La structure de ces kystes est celle des kystes dermoïdes en général; presque toujours il s'agit de

[1] Voy. plus loin : *Kystes séreux du cou.*
[2] Voy. p. 435.

kystes dermoïdes simples, contenant quelquefois des poils. Dans un cas exceptionnel, Th. Anger a noté une structure muqueuse.

La tumeur, de forme générale arrondie, à parois épaisses, siège ordinairement sur la ligne médiane et se développe dans un espace que limitent latéralement les génio-glosses et les génio-hyoïdiens, inférieurement le mylo-hyoïdien. Cette situation anatomique n'est toutefois pas absolue, et l'on peut, dans des cas rares, voir le kyste occuper la partie latérale du plancher buccal.

La tumeur est assez mobile par rapport aux parties voisines; toutefois, dans la plupart des observations récentes, on trouve noté un caractère d'une grande importance, l'existence d'adhérences au squelette, soit aux apophyses génis, soit à l'os hyoïde (fig. 82).

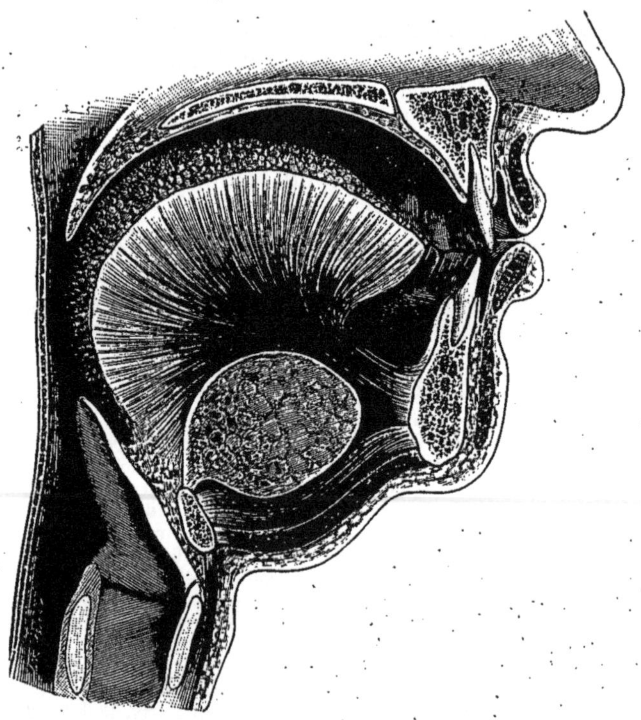

Fig. 82. — Kyste dermoïde ad-hyoïdien. (G. Marchant.)

La formation de ces kystes s'explique par l'enclavement d'un petit sac ordinairement cutané, exceptionnellement muqueux, qui, resté inerte pendant des années, se met tout à coup à sécréter, par suite d'une cause encore inconnue. Cet enclavement se fait le plus souvent soit entre les deux bourgeons maxillaires inférieurs, soit entre le cartilage de Meckel et le maxillaire inférieur. L'*adhérence aux apophyses géni*, la dépression du maxillaire inférieur signalée par Combalat, le prouvent. Mais, comme le fait observer O. Lannelongue, tous les kystes dermoïdes du plancher buccal ne dépendent pas, à leur origine, des bourgeons maxillaires inférieurs; il en est qui proviennent des fentes branchiales proprement dites et qui sont véritablement des kystes du cou, ainsi que l'atteste leur *adhérence* non plus avec le maxillaire inférieur, mais *avec l'os hyoïde* (cas de Denonvilliers et Verneuil, de Verneuil, de Gueterbock, de G. Marchant).

Symptômes. — Les premiers symptômes remontent quelquefois au début de la vie, et l'on cite des faits où l'enfant a toujours eu un menton développé, un double menton; c'est l'exception. Ordinairement, l'existence d'une tuméfaction n'a été constatée qu'à un âge relativement avancé, aux environs de la vingtième année.

Le kyste soulève la muqueuse, généralement sur la ligne médiane, quelquefois latéralement; la saillie qu'il fait dans la bouche est souvent blanchâtre ou jaunâtre. Lorsque son volume s'est accru au point d'atteindre celui d'un œuf, il détermine une voussure de la région sus-hyoïdienne (fig. 83). Au palper, on

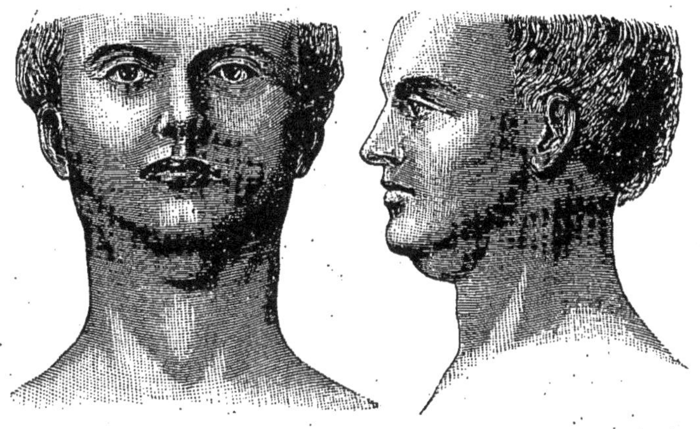

Fig. 83. — Kyste dermoïde ad-hyoïdien. (G. Marchant.)

constate l'existence d'une tumeur dont on apprécie quelquefois assez mal la forme arrondie, à cause de la résistance des muscles qui la brident. Cette tumeur, en général assez dure, peut avoir une consistance pâteuse, et l'on cite des faits où elle gardait l'impression du doigt; quelquefois elle est franchement fluctuante. Elle est mobile, sans adhérence à la muqueuse buccale qu'on peut faire glisser sur elle; mais souvent elle adhère soit au maxillaire par des tractus fibreux reconnaissables au palper, soit à l'os hyoïde dont elle suit les mouvements pendant la déglutition. Cette dernière particularité, que G. Marchant regardait comme liée à l'existence d'adhérences à l'os hyoïde, est simplement due aux rapports qu'affecte la tumeur avec les muscles sus-hyoïdiens qui meuvent à la fois l'os hyoïde et le kyste. La preuve en est fournie d'une manière indiscutable par un fait de P. Reclus, où le kyste, adhérant au maxillaire, suivait néanmoins les mouvements de la déglutition.

Les troubles fonctionnels, en général peu marqués, ne présentent rien de spécial; si la tumeur est un peu volumineuse et refoule notablement la langue, on peut observer de la gêne de la phonation, de la respiration, de la mastication, de la déglutition et, s'il s'agit d'un enfant, de la succion.

Les kystes dermoïdes du plancher buccal ont au début une marche très lente; arrivés à une certaine période, ils s'accroissent plus rapidement, et généralement présentent le volume d'un œuf quand le malade vient consulter le chirurgien. Leurs dimensions peuvent être plus considérables, atteindre celle d'une orange; dans un cas de Reclus, le kyste avait le volume d'un poing d'adulte; dans un autre de Linhart, ses dimensions étaient telles, qu'il touchait la voûte palatine et empêchait le rapprochement des mâchoires.

Diagnostic. — Le siège souvent médian, la saillie sus-hyoïdienne, l'absence de transparence, la mobilité de la tumeur, la constatation d'adhérences squelettiques permettent le plus souvent de faire le diagnostic.

Pronostic. — Le pronostic est relativement bénin et l'intervention en général suivie de succès.

Traitement. — On a conseillé l'*excision partielle* avec *cautérisation* de la face interne du kyste, l'*incision* suivie de *drainage;* ces divers traitements sont abandonnés et l'on cherche aujourd'hui à faire l'*extirpation complète* du kyste. Cette opération est le plus souvent facile, la tumeur ne présentant, à part son pédicule fibreux, aucune adhérence aux parties voisines, à moins d'irritations dues à un traitement antérieur mal dirigé (ponctions, injections, etc.).

Jusqu'à ces dernières années, on a fait l'extirpation par la voie buccale afin d'éviter une cicatrice extérieure. Actuellement, on revient à l'incision cutanée, déjà préconisée autrefois par Denonvilliers et Padieu (¹). Celle-ci, avec les pansements antiseptiques, ne laisse qu'une cicatrice linéaire, cachée par la saillie du menton; elle n'expose pas à la section des canaux de Wharton, à la stagnation de liquides buccaux dans un cul-de-sac déclive; elle permet un abord facile de la tumeur, qu'on est dès lors plus sûr d'extirper complètement.

C. — KYSTES HYDATIQUES DU PLANCHER BUCCAL

LAUGIER (M.), De la grenouillette hydatique. *Archives gén. de méd.*, Paris, 1871, t. II, p. 112.

Les kystes hydatiques du plancher buccal sont extrêmement rares. On n'en trouve que quelques observations. Pour Laugier, ils résulteraient de la fixation, sur le plancher buccal, d'un embryon de ténia, qui perforerait la muqueuse, puis se développerait sur place.

Le début, la marche et les symptômes rappellent beaucoup ceux de la grenouillette vulgaire (²); le kyste hydatique s'en distinguerait toutefois parce que sa paroi est plus épaisse, et que, par suite, la fluctuation est plus profonde. Dans un cas de Richet, la tumeur était même très dure et partiellement calcifiée.

(¹) G. MARCHANT, *loc. cit.* — P. RECLUS, *loc. cit.*
(²) Voy. plus loin, p. 433.

L'absence d'adhérences squelettiques et les résultats de la ponction permettent de distinguer l'hydatide du kyste dermoïde.

Le **pronostic** est sans gravité.

Le **traitement** consistera soit en une excision et une cautérisation de la paroi, soit, ce qui nous semble préférable, en une extirpation complète de la tumeur.

D. — TUMEURS SANGUINES DU PLANCHER BUCCAL

Les tumeurs sanguines spéciales à la région sont des sortes de *tumeurs érectiles*, qui occupent le siège des grenouillettes ordinaires et que Dolbeau a décrites sous le nom de *grenouillettes sanguines* [1].

DOLBEAU, Mém. sur une variété de tumeur dite gren. sanguine. Paris, 1857. — PERASSI, Caso di ranula sanguigna in una bambina di sette mesi. *Giornale della R. Acad. di med. di Torino*, 1873, n° 11, et *Rivista di med., di chir. e di terap.*, 1873, 10e fasc.

D'après Dolbeau, ces *grenouillettes sanguines* succèdent à des tumeurs érectiles veineuses : 1° par la rupture ou l'ulcération de la paroi veineuse et l'épanchement du sang dans les tissus ; 2° par l'oblitération des veines sur certains points et la destruction des parois contiguës dans les portions restées libres, d'où formation d'une cavité ; 3° par la dilatation latérale du même vaisseau.

Toujours congénitales, ces tumeurs sont violacées, réductibles, et augmentent pendant les efforts. Leur marche est fort lente ; elles peuvent s'enflammer et se transformer en un kyste séro-sanguin isolé.

Dolbeau, par crainte de l'infection purulente survenue après une ponction dans un cas de Nélaton, voulait qu'on s'abstînt de tout traitement. On a eu recours aux injections de perchlorure de fer, aux cautérisations, à l'électrolyse ; mieux vaudrait, si l'on se décide à intervenir, recourir franchement à l'extirpation, la forcipressure mettant aujourd'hui à l'abri de l'hémorrhagie.

E. — LIPOMES DU PLANCHER BUCCAL

Signalées au niveau du plancher buccal par Marjolin, Dupuytren, J.-B. de Landeta, ces tumeurs ont été improprement décrites sous le nom de *grenouillettes graisseuses*.

DE LANDETA (J.-B.), Réflexions sur quelques tumeurs sublinguales. Thèse de Paris, 1863, n° 4. — CHURCHILL, Fatty tumour simulating ranula. *Trans. of the path. Soc.*, London, 1872, t. XXIII, p. 235. — MONOD (CH.), Lipome du plancher de la bouche. *Bull. et mém. de la Soc. de chir.*, Paris, 1881, nouv. série, t. VII, p. 365.

Les lipomes du plancher buccal se rapprochent beaucoup des kystes dermoïdes, mais sont beaucoup plus rares, ont une marche lente et continue,

[1] Signalons simplement un cas exceptionnel d'*anévrysme artério-veineux* ayant nécessité la ligature des deux linguales. (A. DESPRÉS, Tumeur veineuse du plancher de la bouche. Anévrysme artério-veineux. Ligature des deux linguales. *Bull. et mém. de la Soc. de chir.*, Paris, 1879, nouv. sér., t. V, p. 794.)

tendent à se développer du côté du cou plutôt que vers la bouche. De Landeta signale à leur niveau une teinte jaunâtre de la muqueuse, qui manquait dans un cas de Ch. Monod. La sensation perçue par le palper est une sensation de fausse fluctuation, de tumeur liquide très distendue.

Le seul traitement est l'extirpation au bistouri qu'on fera lorsque la tumeur deviendra gênante par son volume.

F. — TUMEURS MALIGNES DU PLANCHER BUCCAL

Le plancher buccal peut être envahi par des tumeurs malignes nées dans les organes voisins (langue, maxillaire inférieur); il peut être le point de départ des lésions. Seuls les néoplasmes, nés dans la région, nous arrêteront.

De Landeta (J.-B.), Réflexions sur quelques tumeurs subling. Thèse de Paris, 1863, n° 4. — Brady, On a case of sublingual tumour, etc. *Medical Times and Gaz.*, London, 1867, t. I, p. 386. — Verneuil, Épithél. des glandes subling. *Bull. de la Soc. de chir.*, Paris, 1871, 2e sér., t. XII, p. 225. — Spence, Sublingual cancroid ulcer; operation; recovery. *The Lancet*, London, 1875, t. I, p. 858. — Margnat (A.-F.), Contribution à l'étude de l'épithélioma de la glande sublinguale considéré surtout au point de vue du traitement. Thèse de Paris, 1877, n° 132. — Bryant, Two cases of epith. of the tongue and one of epith. of the floor of the mouth. *The Lancet*, London, 1878, t. I, p. 827. — Larrieu (L.), Contribution à l'étude de l'épithélioma du plancher de la bouche. Thèse de Paris, 1879, n° 506. — Zeissl, Eine noch nicht beschriebene Geschwulst der Sublingualdrüse. *Stricker's med. Jahrb.*, Vienne, 1882, t. II, p. 197. — Faure, De l'épithélioma du plancher de la bouche. Thèse de Paris, 1883-1884, n° 245. — Feuilletaud, Du traitement chirurgical des tumeurs du plancher de la bouche. Thèse de Paris, 1885-1886, n° 152. — Richet, Cancroïde ulcéré du plancher buccal. *France méd.*, Paris, 1886, t. II, p. 1313.

Étiologie. — L'épithélioma du plancher buccal se montre surtout de cinquante à soixante ans et presque exclusivement chez l'homme : 15 fois sur 16 (P. Faure). Les diverses irritations locales invoquées à propos du cancroïde de la langue trouvent ici leur place comme causes prédisposantes.

Anatomie pathologique. — La maladie débute par la muqueuse de la région, peut-être quelquefois, ce serait même la règle pour le professeur Verneuil, par les glandes sublinguales.

En tous cas, très rapidement l'affection envahit les glandes sublinguales; elle s'étend même plus loin, dans les ganglions, dans la glande sous-maxillaire, et se propage même, d'autre part, au maxillaire inférieur.

Histologiquement, on trouve soit un épithélioma pavimenteux lobulé, soit un épithélioma tubulé, soit même un épithélioma à la fois tubulé et lobulé, comme le fait a été observé par Suchard dans une autopsie.

Symptômes. — Le début a lieu généralement par une petite tumeur verruqueuse, de la grosseur d'un pois, dure, indolente, ne révélant sa présence que par un peu de gêne dans les mouvements de la langue; dans quelques cas la maladie commence par une petite fissure linéaire à base indurée.

Rarement le chirurgien est appelé à cette période; le plus souvent, lorsque le malade se présente à lui, il existe déjà un ulcère linéaire, en forme de tranchée, reposant sur une base dure qui constitue la tumeur; l'induration s'étend souvent au loin et comprend le périoste du maxillaire inférieur dans une étendue variable, les ganglions et même la glande sous-maxillaire.

La *marche* est beaucoup plus rapide que celle de l'épithélioma lingual et la récidive presque constante (A. Verneuil).

Aussi faut-il, lorsqu'on intervient, faire des opérations larges et même réséquer une étendue plus ou moins grande du maxillaire inférieur.

CHAPITRE II

MALADIES DES GLANDES SALIVAIRES

I

LÉSIONS TRAUMATIQUES

Les lésions traumatiques des glandes salivaires ne présentent d'intérêt qu'au niveau de la région parotidienne; elles atteignent, suivant les cas, la glande ou son canal excréteur.

PERCY, *Bull. de la Faculté de méd.*, 1811, n° 3. — DENONVILLIERS et GOSSELIN, *Compendium de chir. prat.*, Paris, 1861, t. III, p. 799. — BOYER, *Traité des maladies chir.*, 4e édit. Paris, 1831, t. VI, p. 252. — THORNLEY STOCKER, On the re-establishment of a divided salivary duct. *Dublin journ. of med. sc.*, 1882, t. LXXIII, p. 8. — LEGOUEST, *Traité de chir. d'armée*; 1re éd. Paris, 1863, p. 382; 2e éd., 1872, p. 280.

A. — PLAIES DE LA GLANDE PAROTIDE

Les plaies de la parotide sont importantes non seulement parce qu'elles intéressent la glande, mais aussi parce que souvent elles atteignent, en même temps, des organes importants, vasculaires ou nerveux, qui la traversent.

A part certains cas où la plaie large et béante permet de constater *de visu* les lésions, il n'est le plus souvent pas facile de dire, en présence d'une plaie de la région parotidienne, si la glande est intéressée ou non. L'absence de notion sur la profondeur à laquelle a pénétré l'instrument vulnérant, l'existence d'une hémorrhagie qui empêche la constatation de l'écoulement salivaire, puis celle de la suppuration qui se mélange aux produits de sécrétion de la glande, lorsque la plaie n'est pas restée aseptique, sont autant d'obstacles au diagnostic. Aussi doit-on souvent se fonder, pour y arriver, sur des signes secondaires, tels qu'une plus grande abondance des liquides de la plaie au moment des repas.

Les lésions nerveuses du facial, de l'auriculo-temporal, de branches du plexus cervical superficiel, s'accompagnent de paralysies motrices ou sensitives qui permettent de les préciser très exactement. Celles des vaisseaux sont graves, les plaies de la région parotidienne pouvant atteindre des artères volumineuses et profondes (carotides, maxillaire interne, temporale superficielle, etc.). L'instrument vulnérant pouvant, en même temps qu'il lèse une artère, atteindre un des nombreux rameaux veineux qui vont soit à la jugulaire interne, soit à l'externe, on comprend que ces plaies aient été quelquefois suivies du développement d'anévrysmes artério-veineux.

Afin d'éviter la formation d'une fistule salivaire, on devra, toutes les fois qu'on soupçonnera une lésion de la glande, fermer la plaie par une suture, aussi exactement que possible, et imposer au malade le repos et le silence. On excisera les bords de la plaie lorsqu'ils seront contus et l'on en pratiquera ensuite de même la réunion. Cette conduite a permis d'obtenir, dans bien des cas, la guérison complète sans fistule.

Lors d'hémorrhagie abondante, le traitement présente plus de difficultés. La recherche des deux bouts du vaisseau au fond d'une plaie profonde, dans un tissu dense, serré et vasculaire, est, comme l'a fait observer Marjolin, des plus délicates. Aussi comprend-on qu'un certain nombre de chirurgiens, en présence d'hémorrhagies inquiétantes, aient eu recours d'emblée à la ligature de la carotide primitive. Cette ligature a même été insuffisante entre les mains de Marjolin, de Giroux, dont les malades sont morts d'hémorrhagie. Pour éviter le retour du sang par les anastomoses intra-crâniennes de la carotide interne, P.-H. Bérard conseille de lier la carotide primitive au voisinage de sa bifurcation, puis de jeter un fil sur une des carotides, interne ou externe, principe qu'adopte Richet dans les cas où la ligature de la carotide externe est impossible (¹). Avant de recourir à ces moyens, il faudra, dans l'impossibilité de lier les deux bouts dans la plaie, chercher à arrêter l'hémorrhagie par la forcipressure à demeure, ce qui sera, croyons-nous, possible dans la majorité des cas.

B. — PLAIES DU CANAL DE STÉNON

Les plaies du canal de Sténon sont plus rares que celles de la parotide, le canal étant, dans une certaine mesure, protégé contre les traumatismes par la saillie de la pommette. Elles sont le plus souvent produites par des instruments tranchants, quelquefois par des armes à feu. Vu le peu de volume du canal, la division est presque toujours complète.

Lorsque la plaie est large et profonde, que la joue est divisée dans toute son épaisseur, la plaie du canal est facile à reconnaître; mais ces conditions sont rarement remplies et, chez beaucoup de malades, la lésion passe tout d'abord inaperçue. Au bout de quelques jours seulement, l'écoulement de la salive par la plaie, si celle-ci est restée ouverte, ou si elle a été fermée la formation d'une tumeur salivaire qui permet le diagnostic.

La salive peut reprendre son cours normal par suite de l'abouchement du bout postérieur du canal dans la bouche (*fistule muqueuse*) ou par suite de la

(¹) RICHET, *Anatomie médico-chirurgicale*. Paris, 5ᵉ éd., 1877, p. 555.

cicatrisation du canal. Celle-ci, regardée comme facile par Percy, qui croyait fréquentes les plaies du canal de Sténon, semble au contraire rare, d'après la majorité des auteurs.

Les autres modes de terminaison sont : la formation d'une *fistule cutanée* (1), surtout fréquente dans les plaies qui n'ont intéressé qu'une partie de l'épaisseur de la joue; celle d'une *tumeur salivaire*, sorte de sac intermédiaire aux deux bouts du canal divisé, se remplissant à chaque repas et se vidant facilement par la pression du doigt; l'*oblitération du canal* qui a été suivie, dans un cas de Borel (2), de quelques phénomènes inflammatoires subaigus puis de l'*atrophie de la glande*, dans un autre de Baillarger, de la transsudation, pendant les repas, de la sécrétion parotidienne à travers la peau (*éphidrose*) (3).

Le traitement varie suivant les cas : dans les *plaies récentes* et nettes, telles que celles que produit un instrument tranchant, on réunira aussi exactement que possible les parties divisées, ayant soin d'éviter de prendre le canal dans une anse de fil. Si la plaie est irrégulière, contuse, et si l'on craint de voir manquer la réunion immédiate, on aura une autre ligne de conduite. Les plaies qui pénètrent dans la cavité buccale, exposant moins à la désunion de la suture et à la fistule cutanée, on complétera d'abord la perforation des plaies incomplètes et l'on ne suturera que le côté cutané de la joue. Cela n'est possible qu'à la région génienne; dans les plaies de la région massétérine on pourra, comme le conseille Kœnig, introduire dans les deux bouts du canal sectionné une sonde, sur laquelle on fera la suture. Il va sans dire que, dans tous les cas, la parole et la mastication seront défendues pendant les cinq premiers jours.

Dans les *plaies anciennes*, on place, si la joue est complètement perforée, un drain du côté muqueux pour déterminer la formation d'une fistule buccale permanente et l'on réunit le plan cutané. On a conseillé, dans les cas où la plaie n'intéresse qu'une partie de la joue, de commencer par compléter la division, puis d'agir comme dans le cas précédent.

Nous croyons que l'on se trouvera mieux de tenter tout d'abord le traitement suivi par H. Morris (4) : ce chirurgien, cinq jours après une plaie de la joue, introduisit par la bouche un catgut dans le bout périphérique du canal de Sténon et le fit sortir par la plaie : pressant la parotide, il put, en faisant sortir un peu de salive, découvrir le bout postérieur et y insinuer l'extrémité de son catgut; ayant ainsi régularisé le cours de la salive, il fit une suture entortillée par-dessus le tout et guérit son malade.

Le traitement des *fistules salivaires* définitivement constituées, des *poches salivaires*, de l'*éphidrose*, sera étudié plus loin. Disons toutefois que, dans certains cas, à la suite de plaies, il se produit des fistulettes passagères qui guérissent par quelques cautérisations légères faites avec le nitrate d'argent (5).

(1) Voy. plus loin : *Fistules salivaires*, p. 390.

(2) Borel, Plaie par arme à feu de la joue. Lésion du canal de Sténon. Fistule salivaire guérie par l'oblitération de ce conduit. *Gaz. des hôpit.*, Paris, 1859, p. 18.

(3) Voy. plus loin : *Éphidrose parotidienne*, p. 444.

(4) Morris (H.), Case of traumatic salivary fistula cured by passing a fine catgut bougie rom the mouth along Stenon's duct. *Brit. med. Journ.*, London, 21 février 1880, t. I, p. 282.

(5) Michalski, Plaie de la joue, fistule salivaire du canal de Sténon, guérison sans fistule. *Bull. et mém. de la Soc. de chir.*, Paris, 1882, nouv. sér., t. VIII, p. 91.

II

FISTULES SALIVAIRES

On désigne sous le nom de *fistules salivaires* des fistules cutanées communiquant avec l'appareil salivaire et laissant écouler la salive au dehors.

Ces fistules peuvent exister au niveau de la parotide ou au niveau du canal de Sténon.

DUPHOENIX, MORAND et LOUIS, Observ. sur les fistules du canal salivaire. *Mém. de l'Acad. roy. de chir.*, éd. in-4°. Paris, 1757, t. III, p. 451. — LOUIS, Nouvelles observations sur les fistules salivaires. *Ibid.*, éd. in-4°. Paris, 1774, t. V, p. 263. — DEGUISE, Nouveau procédé de traitement de fistules saliv. *Bull. de la Faculté de méd.*, Paris, 1811, n° 2, p. 40. — Observation sur une fistule salivaire du canal de la glande parotide, etc. *Journ. de méd.*, Paris, 1811, t. XXI, p. 271. — PERCY, Rapport sur une observation relative à un procédé particulier, etc., par M. Deguise. *Bull. de l'Acad. de méd. de Paris*, 1811, n° 1, p. 44. — DELHEZ, Dissertation sur les fistules salivaires. Thèse de Paris, 1811, n° 38. — ATTI, Del metodo di trattare le fistole salivari. *Op. scient. di Bol.*, 1818, t. III. — DUPONS (J.-A.), Histoire du canal de Sténon et de ses fistules. Thèse de Strasbourg, 1823. — CAPELLE, Causes et symptômes des fistules salivaires. Thèse de Paris, 1839, n° 324. — SCHMIDT, Quelles sont les causes et les symptômes des fistules salivaires? Thèse de Paris, 1843, n° 101. — CADOT (L.-F.), Des fistules salivaires de la parotide et du canal de Sténon. Thèse de Paris, 1872, n° 483. — LEDON, Des fistules de la parotide et du canal de Sténon. Thèse de Paris, 1879, n° 45. — MARTIN (E.), Étude clinique sur le traitement des fistules du canal de Sténon. *Revue de la Suisse rom.*, Genève, 1883, p. 449 et 497. — KAUFMANN, Zur Behandlung der Speichelfistel. *Deutsche Zeitschrift f. Chirurgie*. Leipzig, 1883, t. XVIII, p. 286. — TUSSAN, Fistules de la parotide, etc. Thèse de Lyon, 1884-1885, n° 251. — PRIS, Considérations sur les fistules du canal de Sténon et de leur traitement. Thèse de Paris, 1883, n° 127. — MOLLIÈRE (D.), Note sur la chirurgie des voies salivaires. *Lyon médical*, 1887, t. LIV, p. 39.

A. — FISTULES SALIVAIRES PAROTIDIENNES

Étiologie. — Les fistules salivaires parotidiennes sont souvent déterminées par les plaies accidentelles ou chirurgicales de la glande (ablation de tumeurs parotidiennes, opérations sur la branche de la mâchoire, etc.).

Rarement il s'agit d'une lésion superficielle telle qu'un abcès cutané ou sous-cutané, une ulcération syphilitique ou tuberculeuse qui envahit la glande.

Quelquefois ces fistules sont consécutives à l'ouverture d'abcès parotidiens, en particulier de ceux qui se développent autour de concrétions calculeuses contenues dans les granulations glandulaires. Pour D. Mollière [1], il s'agirait souvent d'infections microbiennes ascendantes par le canal de Sténon. Au point où ce canal se divise se développeraient quelques phénomènes inflammatoires, de là oblitération momentanée de quelques canalicules, production de tumeurs salivaires par rétention, inflammation puis ouverture à l'extérieur de ces tumeurs.

Symptômes. — Ces fistules se rencontrent dans tous les points de la

[1] MOLLIÈRE (D.), Note sur la chirurgie des voies salivaires. *Lyon médical*, 9 janvier 1887, t. LIV, p. 39.

région parotidienne ; on les a même observées en dehors des limites de celle-ci, au niveau d'une fusée d'abcès parotidien, par suite d'une lésion de la glande parotide accessoire. Elles sont, d'après D. Mollière, précédées par une tumeur salivaire à marche lente, à volume variable d'un jour à l'autre, tumeur très fluctuante et peu douloureuse. Pendant la période qui précède immédiatement l'ulcération, la tumeur est recouverte par une peau rouge et amincie, si bien que l'on peut croire à de petits abcès tuberculeux ou à des kystes sébacés enflammés. La tumeur ouverte spontanément ou par le chirurgien, la fistule est créée.

Pendant les premiers temps elle donne un liquide séro-purulent ; plus tard le liquide devient transparent et s'écoule sous forme de petites gouttes transparentes ; il est peu abondant lorsque le malade ne mange pas, sa quantité augmente pendant la mastication sans cependant jamais atteindre celle du liquide qui s'écoule des fistules du canal de Sténon. L'écoulement peut être temporairement arrêté par une tuméfaction inflammatoire des bords de la fistule, par un accès de fièvre. La fistule est le plus souvent unique, à orifice très petit, généralement au centre d'une fongosité ulcéreuse ([1]). Il n'y a pas de douleur ; la peau avoisinante est ordinairement saine ; on l'a vue exceptionnellement décollée, offrant une teinte rouge vineux.

Terminaisons. — Pronostic. — Ces fistules, si l'on en croit les auteurs du *Compendium* ([2]), se terminent habituellement par l'occlusion spontanée. Après quelques semaines et dans certains cas, après quelques mois de durée, l'orifice se resserre, fournit de moins en moins de liquide, puis disparaît ; on l'a vu se rouvrir une ou deux fois, avant de se fermer définitivement. Le pronostic est donc beaucoup moins grave que dans les fistules du canal de Sténon.

Diagnostic. — Le diagnostic sera fait plus loin en même temps que celui des fistules du canal de Sténon.

Traitement. — L'excision des deux lèvres de la fistule et la réunion immédiate des bords de la solution de continuité, une autoplastie, sont des moyens auxquels on n'a guère recours dans les fistules glandulaires de la parotide.

La compression très vantée par Jobert, pour lequel c'était le seul moyen curatif ([3]), est aussi délaissée. On se contente le plus souvent de quelques cautérisations légères avec le nitrate d'argent, le thermo-cautère, etc. D. Mollière, se fondant sur les données physiologiques de Cl. Bernard, qui déterminait l'atrophie du pancréas par l'injection de corps gras dans son intérieur, a entrepris de guérir des fistules salivaires parotidiennes par des injections d'huile

([1]) Dans une observation de Cadot, *Des fistules salivaires de la parotide et du canal de Sténon*. Thèse de Paris, 1872, n° 483, le malade avait cependant des fistules en pomme d'arrosoir.

([2]) A. Bérard, Denonvilliers et Gosselin, *Compendium de chirurgie pratique*, Paris, 1852-1861, t. III, p. 782.

([3]) Jobert, Fistules salivaires. *Arch. gén. de méd.*, Paris, 1838, 3e sér., t. III, p. 69.

aseptique dans le lobule malade; il a ainsi obtenu un succès. Dans des cas absolument rebelles, Fano, le professeur S. Duplay, ont créé une voie artificielle vers la bouche, ce qui n'est possible que si la fistule est très antérieure.

B. — FISTULES DU CANAL DE STÉNON

Historique. — Les fistules du canal de Sténon sont beaucoup plus importantes que celles de la glande. Elles semblent avoir été observées et décrites avant même que l'existence du canal ait été établie anatomiquement. A. Paré nous rapporte l'histoire d'un soldat, dont la plaie guérit en ne laissant « qu'un bien petit trou, près la conionection de la mandibule inférieure à la supérieure, non plus grand qu'à mettre la teste d'une épingle, duquel luy sortait, en parlant ou maschant, grande quantité d'eau fort claire. » (1).

La question ne fut toutefois bien posée et bien étudiée que par l'Académie de chirurgie, en particulier dans les mémoires de Duphœnix, de Louis et de Morand. Depuis cette époque de nombreux travaux ont été publiés, qui presque tous ont eu pour but de déterminer le meilleur traitement à opposer à ces fistules d'une guérison difficile.

Étiologie. — Sur 27 observations de fistules du canal de Sténon, rassemblées par E. Martin (2), 16 fois la fistule avait une origine traumatique (coup de feu, chute sur un corps tranchant, etc.), 11 fois elle résultait de l'évolution d'une affection pathologique antérieure, le plus souvent un abcès d'origine dentaire (7 cas), 3 fois un calcul (Lombard, Trélat), 1 fois un abcès causé par une arête (Dubois), 1 fois un épithélioma ulcéré (Le Fort).

Symptômes. — La fistule siège soit au niveau du masséter, soit au milieu de la joue, au niveau du buccinateur, ce qui est de beaucoup le cas le plus fréquent. Son orifice, ordinairement très étroit, est situé au centre d'une fongosité ou caché au milieu de tissus cicatriciels.

Il laisse passer presque continuellement un liquide clair, non visqueux. Peu abondant dans l'intervalle des repas, cessant même quelquefois complètement, il augmente considérablement pendant la mastication, au point d'obliger le malade à tenir constamment une serviette appliquée sur la joue. Duplessis a pu, dans ces conditions, recueillir en 18 minutes 88 grammes de salive, Duphœnix en 28 minutes 120 grammes.

Quelquefois le malade ressent un peu de sécheresse de la bouche du côté de la fistule, mais jamais ou presque jamais il n'y a de troubles de nutrition.

Dans quelques cas, il existe au niveau de la fistule une poche salivaire, sorte de tumeur plus ou moins volumineuse que la pression vide facilement. Ces cas correspondraient, d'après Lebon (3), à une situation particulière de l'orifice fistuleux, qui serait à un niveau supérieur à celui du canal, l'écoulement sali-

(1) A. Paré, *Édition Malgaigne*. Paris, 1840, t. VI, p. 86.
(2) Martin (E.), Étude clinique sur le traitement des fistules du canal de Sténon. *Rev. méd. de la Suisse rom.*, Genève, 1883, p. 448.
(3) Lebon, *Des fistules de la parotide et du canal de Sténon*. Th. de Paris, 1879, n° 460, p. 10.

vaire à l'extérieur étant alors plus difficile. D'après Jobert, ces poches se rencontreraient surtout dans les fistules massétérines d'origine traumatique.

Diagnostic. — Le diagnostic des fistules salivaires est facile.

On a dit qu'elles pouvaient être confondues avec des *fistules lymphatiques* de la région, mais outre que celles-ci sont extrêmement rares, elles ne présentent pas d'augmentation de l'écoulement au moment des repas, et le liquide qu'elles laissent passer diffère de celui des fistules salivaires par sa coagulabilité et par l'absence de sulfocyanure de potassium.

La *fistule du canal de Sténon* se distingue de la *fistule glandulaire de la parotide* par les signes suivants : écoulement salivaire plus abondant par la fistule, absence d'écoulement par l'orifice buccal, constatation directe d'une oblitération du canal par l'exploration avec le stylet de Méjean introduit par l'orifice buccal, siège plus antérieur de la fistule. A part ce dernier signe, tous les autres se retrouvent pour permettre de distinguer la fistule du canal de Sténon de celle de la glande parotide accessoire.

Pronostic. — Le pronostic est sans gravité au point de vue de la vie ; mais il s'agit là d'une infirmité pénible pour le malade, difficile à guérir et par là même plus importante qu'on ne serait porté à le croire tout d'abord.

Traitement. — Les procédés qui ne s'adressent qu'à la fistule dans le but d'en déterminer l'occlusion directe (*cautérisation*, *compression*, *occlusion* avec une mince feuille d'or collée avec de la poix (Malgaigne); avec du collodion (Rodolphe, J. Champouillon), *suture* simple ou précédée d'avivement) ne peuvent donner de résultat que si le canal est resté perméable en avant de la fistule. C'est ce qui n'arrive malheureusement pas dans l'immense majorité des cas.

Aussi est-il absolument nécessaire de commencer par *rétablir le cours de la salive vers la bouche*, soit en rétablissant la voie naturelle par la dilatation du canal, comme l'ont fait avec succès Louis et Morand, soit en creusant de la fistule à la cavité buccale un canal artificiel, en créant, suivant l'expression de J.-L. Petit, une fistule interne destinée à remplacer la fistule externe.

Le *rétablissement du canal normal* n'est applicable que lorsque la partie antérieure du canal est simplement rétrécie. On introduit alors dans le canal de Sténon soit par la bouche, soit par la fistule, un séton qu'on laisse en place pendant quelques jours (Morand), ou un fil qui sert à conduire un séton dont on augmente chaque jour le volume (Louis). Ce procédé infidèle et d'une exécution difficile est aujourd'hui abandonné. D. Mollière a eu toutefois des succès par le cathétérisme répété, précédé d'un débridement intra-buccal.

Aujourd'hui on a presque toujours recours à la *création d'une voie artificielle* vers la bouche. On a, dans ce but, imaginé des procédés nombreux que l'on peut ranger sous deux chefs : la ponction unique, la ponction double.

A. *Ponction unique.* — Cette ponction a été faite avec le fer rouge (Deroy), avec une alène de cordonnier (Monro), un trocart à hydrocèle (Desault). L'orifice ainsi créé a été maintenu dilaté avec un cordon de soie (Monro), un séton de charpie placé du côté buccal et maintenu avec un fil passant par l'orifice extérieur (Desault, Coutavoz), avec un fil de plomb dont le chef externe était engagé dans le bout postérieur du canal (Percy). Duphœnix s'était contenté d'introduire une canule dans le bout antérieur du trajet; dans la crainte de voir un mouvement de la joue amener la chute de la canule, Atti plaça à l'extrémité externe de celle-ci un cordonnet de soie, qui, sortant par l'orifice fistuleux, venait s'attacher au bonnet du malade près de l'oreille.

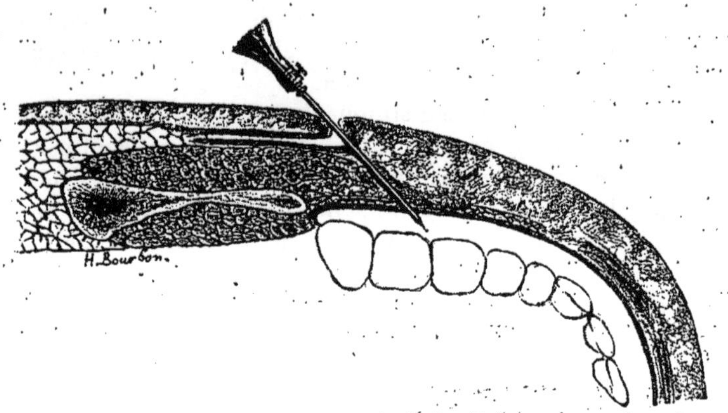

Fig. 84. — Fistule salivaire siégeant au niveau du bord antérieur. (Procédé de la ponction unique.)

M. L.-G. Richelot a proposé en 1882 (1), un nouveau mode de traitement, généralement décrit à tort par les auteurs comme un procédé à double ponction. Le principe est le même que dans les procédés à ponction unique; M. Richelot crée, en perforant obliquement la joue d'arrière en avant, de la fistule à la muqueuse buccale, un canal artificiel dans lequel il place un tube de caoutchouc dont l'extrémité antérieure sort par la bouche. Seulement, au

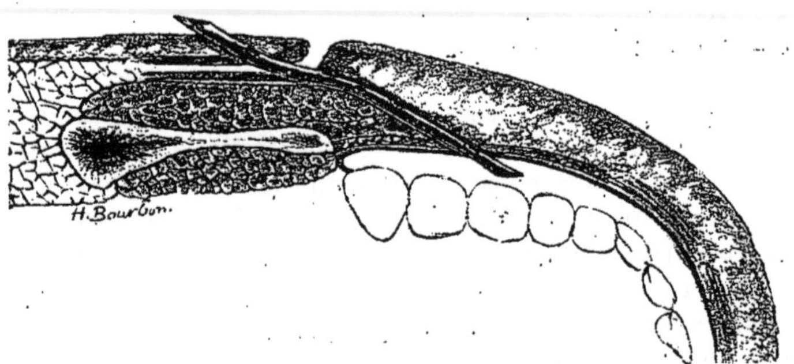

Fig. 85. — Fistule salivaire de la région massétérine. (Procédé L.-G. Richelot.)

lieu de laisser l'extrémité postérieure du tube dans la fistule, il plonge de nouveau le trocart dans la fistule, mais cette fois d'avant en arrière, et le fait sortir sur la joue à quelque distance de manière à créer un orifice postérieur situé hors du cours de la salive; c'est par cet orifice postérieur qu'il ramène

(1) Richelot (L.-G.), *Fistule salivaire du conduit de Sténon, guérie par un procédé nouveau.* Rapport de M. Delens. *Bull. et mém. de la Société de chir.*, Paris, 1882, nouv. série, t. VIII, p. 532.

l'extrémité postérieure de son drain. De cette façon, une anse de caoutchouc passe derrière la fistule sans y toucher.

Quel que soit le procédé utilisé, il est le plus souvent nécessaire de suturer la fistule après avivement, dès que le gonflement inflammatoire est tombé et que la salive coule dans la bouche avec une facilité relative.

Dans quelques cas, la cicatrisation peut se faire spontanément après la suppression d'un tube à drainage placé de là fistule dans la bouche pendant quelques jours [1], l'irritation déterminée par le tube déterminant une tendance à l'oblitération qui se ferait plus vite vers la peau que vers la muqueuse.

Nous rapprocherons enfin des procédés à ponction unique, le *procédé de Langenbeck*, qui consiste à disséquer le bout postérieur du canal de Sténon, à l'isoler, à le replier vers la cavité buccale, dont on incise la muqueuse, et à le maintenir dans cette position, en fermant la plaie extérieure avec une suture entortillée.

B. *Double ponction.* — De Guise, qui en a eu l'idée, faisait une double ponction de l'orifice fistuleux vers la muqueuse buccale, et par les deux ouvertures passait les deux extrémités d'un fil de plomb recourbé, dont les

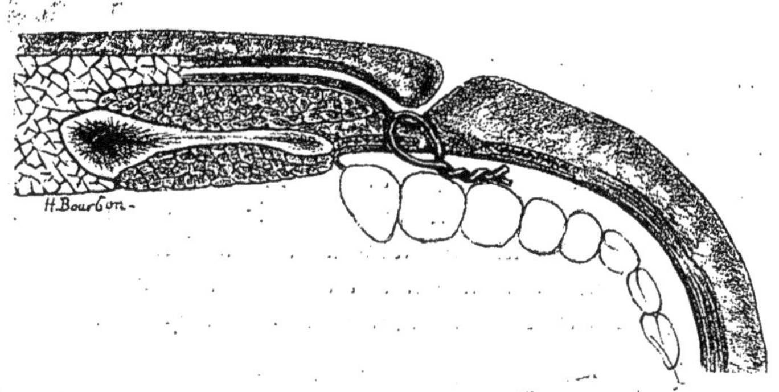

Fig. 86. — Fistule salivaire siégeant au-devant du masséter. (Procédé de la double ponction.)

chefs, ramenés l'un vers l'autre, étaient dans la bouche et dont la partie moyenne convexe se trouvait dans le trajet, en regard de l'ouverture fistuleuse. Béclard, afin de sectionner plus rapidement le pont de muqueuse compris dans l'anse de fil, en tordit les bouts dans la cavité buccale et les serra progressivement. Pour éviter la cicatrisation des tissus autour de l'anse de fil au fur et à mesure qu'ils sont sectionnés, tout en conservant le principe, créer une voie large de la fistule vers la muqueuse, on a employé d'autres moyens plus rapides, tels que la section avec l'écraseur, avec un serre-nœud, avec un fil élastique, avec le galvano-cautère; puis, une fois la plaie faite du côté de la muqueuse, on a eu recours, pour la maintenir béante, à des moyens divers, introduction d'une tige de laminaire, écartement quotidien des bords avec une sonde cannelée, etc.

Comme dans les méthodes à ponction unique, une fois la voie d'écoulement

(1) Pozzi (S.), Fistule du canal de Sténon guérie par le simple passage et le séjour pendant trois jours d'un tube à drainage, passé directement à travers l'orifice cutané. *Bull. et mém. de la Soc. de chir.*, Paris, 1882, nouv. série, t. VIII, p. 547.

créée vers la cavité buccale, on fait l'avivement et la suture de la fistule extérieure.

Chacune de ces méthodes présente ses indications, qui dérivent du siège de la fistule par rapport au masséter (voy. fig. 84, 85 et 86).

Une dernière méthode proposée pour amener la guérison des fistules salivaires, est celle qui cherche à déterminer l'*atrophie de la glande*. La *compression de la parotide*, proposée par Desault, est un moyen lent, douloureux et insuffisant. La *ligature du canal de Sténon* en arrière de l'orifice fistuleux a été proposée par Viberg, Callisen, Zang, Velpeau. Elle est théoriquement rationnelle, puisque l'on a vu l'atrophie survenir après l'oblitération spontanée du canal.

L'*injection d'huile* ou *de teinture d'iode* dans le canal de Sténon a donné chez le cheval des résultats inconstants entre les mains de Lafosse; comme la ligature du canal de Sténon, elle n'a jamais été employée chez l'homme.

III

CORPS ÉTRANGERS

Les corps étrangers des voies salivaires sont rares, ce qui s'explique facilement par la difficulté de leur introduction dans des canaux d'aussi petites dimensions.

On les observe dans le canal excréteur de la glande sous-maxillaire plus fréquemment que dans celui de la parotide, ce qui tient, d'une part, à la situation de ce dernier; d'autre part, à l'étroitesse extrême de son orifice buccal. Ils sont plus rares chez la femme que chez l'homme.

Claudot (M.), Essai sur les corps étrangers du conduit de Wharton et leurs rapports avec la grenouillette. *Arch. gén. de méd.*, Paris, 1874, t. II, p. 22 et 159. — Chauvet (P.), Des corps étrangers du canal de Wharton venant de l'extérieur. Thèse de Paris, 1877, n° 218. — Poulet, *Traité des corps étrangers*. Paris, 1879, p. 757. — Narbonne, Corps étrangers des voies salivaires. Thèse de Montpellier, 1881, n° 34. — Consulter en outre la bibliographie des calculs.

La nature de ces corps étrangers varie, mais presque toujours ils présentent comme caractère commun d'être rigides et d'avoir une forme allongée, conditions à peu près nécessaires pour permettre leur introduction. C'est ainsi qu'on a vu, dans le canal de Wharton, une soie de sanglier (Robert, Tédenat), une arête de poisson (Délery), une défense d'oursin (Narbonne), un épillet (Claudot), un brin de paille (Cumano, Richet, Cabot), un poil de brosse à dent (Chauvet), etc.

Les **symptômes** qui traduisent l'existence d'un corps étranger des voies salivaires débutent en général brusquement. C'est souvent au milieu d'un repas, quelquefois plusieurs heures après et sans cause appréciable, qu'on les voit éclater brusquement par une douleur rarement vive, quelquefois atroce, qui peut s'accompagner de phénomènes de rétention salivaire, caractérisés par une sensibilité extrême et une tuméfaction de la glande correspondante. La douleur du début se calme généralement pour reparaître au bout d'un temps variable, et, si le corps étranger n'est pas extrait, il est fréquent de voir se développer des lésions secondaires du côté du canal et de la glande.

Le canal se dilate et s'enflamme; de là un écoulement muco-purulent par l'*ostium*, que Robert a vu rouge et ulcéré. L'extension de l'inflammation à la glande se caractérise par l'apparition d'une tuméfaction dure et douloureuse à son niveau; un degré de plus et l'inflammation aboutit à la suppuration, comme le fait a été observé à la région parotidienne par Senator, à la suite de l'introduction d'un brin de duvet dans le canal de Sténon. Bien plus, l'ouverture du foyer suppuré a été suivie d'une fistule salivaire chez un malade de Dubois, porteur d'une arête dans le canal de Sténon. Après une première période aiguë, la marche de l'affection devient essentiellement chronique; mais assez fréquemment elle est interrompue par des accès de douleurs, dites *coliques salivaires* ([1]). Au cours de ces coliques, le corps étranger peut être expulsé spontanément par les voies naturelles; d'autres fois, il sort par une fistule, le plus souvent il reste en place ou ne se montre qu'à l'orifice du canal jusqu'au moment où le chirurgien intervient. Enfin, il peut devenir le centre d'une concrétion ([2]).

Le **diagnostic** se fait surtout par la brusquerie du début et la rapidité du gonflement; on ne peut toutefois l'affirmer qu'autant qu'on a pu reconnaître directement la présence du corps étranger.

Le **pronostic**, tout en ne présentant généralement pas de gravité, doit cependant être réservé. Déléry a vu un malade dépérir par suite de la gêne apportée à l'alimentation par une arête entrée dans le canal de Wharton ([3]).

Le **traitement** consiste dans l'extraction, par la bouche, du corps étranger. Cette extraction sera faite soit directement lorsque l'extrémité du corps apparaît à l'extérieur, soit par compression du canal d'arrière en avant, soit même à l'aide d'une incision, nettement indiquée lorsqu'il y a suppuration. Le plus souvent, les accidents cèdent rapidement à cette intervention.

IV

CALCULS SALIVAIRES

Dès 1856, A. Paré avait nettement signalé l'existence de *pierres sous la langue*, mais le siège exact de ces concrétions ne put être établi qu'après les découvertes anatomiques de Wharton, de Rivinus et de Bartholin, soit vers la fin

([1]) Voy. plus loin, p. 404.

([2]) Nous citerons entre autres le cas de Séguignol où une concrétion s'était formée autour d'une petite écharde de bois, celui de Paquet, où un grain de blé était le centre d'une concrétion, etc.

([3]) Déléry, Calcul salivaire formé autour d'une arête de poisson. *Revue de thérap. méd.-chir.*, Paris, 1853, p. 75.

du XVIIe siècle. Bien que Christian Schérer, en 1737, eût admis, d'une façon précise, que le siège des calculs était dans le canal dit de Wharton, nous voyons encore Louis, Boyer, Richerand, Marjolin, décrire les calculs sous le nom de *ranule concrète* et les regarder comme des productions extérieures au canal de Wharton; bien plus, en 1846, Stanski soutient encore, dans les *Archives de médecine*, qu'il ne s'agit là que de dents déviées. Aujourd'hui la question est jugée; les *Calculs salivaires*, nettement séparés par Malgaigne des grenouillettes, sont bien connus, et depuis la remarquable thèse de Closmadeuc (1855), les nombreux travaux qui se sont succédés n'ont fait qu'ajouter des points spéciaux à une question dès lors bien étudiée.

Jourdain, Maladies de la bouche. Paris, 1778, t. II, p. 579-580. — Fauchard, Le chirurgien dentiste, Paris, 1786, 3e édit., t. I, p. 179. — Dourlens, Observations de calculs salivaires. *Arch. gén. de méd.*, Paris, 1837, 2e série, t. XIV, p. 501. — Stanski, Recherches sur les corps étrangers trouvés dans la région subling., et considérés comme calculs salivaires. *Arch. gén. de méd.*, Paris, 1846, 4e série, t. XII, p. 184. — Rayer, Sur un calcul salivaire. *Comptes rendus et mém. de la Soc. de biol.*, Paris, 1852, 1re série, t. IV, p. 71. — Jarjavay, Calcul salivaire (rapport de Forget). *Mém. de la Soc. de chir.*, Paris, 1853, t. III, p. 236. — De Closmadeuc, Recherches historiques sur les calculs des canaux salivaires. Thèse de Paris, 1855, n° 177 (bibliographie). — Démorey, Des calculs de la glande sous-maxillaire. Thèse de Paris, 1856, n° 276. — Blin, Mémoire sur les calculs du canal de Wharton. Saint-Quentin, 1858. — Lancelot, Des calculs salivaires. Thèse de Paris, 1861, n° 187. — Dourlen, Des calculs salivaires. Thèse de Paris, 1865, n° 220. — Terrier (F.), Calcul salivaire vol. ayant donné lieu à l'ablat. presque totale de la glande sous-maxillaire. *Bull. et mém. de la Soc. de chir.*, Paris, 1874, 3e série, t. III, p. 349. — Paquet, Calculs du canal de Sténon. *Bull. de la Soc. de chir.*, Paris, 1875, nouv. série, t. I, p. 641. — Richet, Des calculs salivaires. *France médic.*, Paris, 1876, p. 17, 33 et 57. — Sirus Pirondi, Des calculs salivaires. *Ibid.*, p. 81. — Mareau (G.), Étude sur les calculs salivaires du canal de Wharton et de la glande sous-maxillaire. Thèse de Paris, 1876, n° 385. — Feroci (A.), Contribuz. alla storia dei calcoli salivari. *Comment. clin. di Pisa*, 1877, n°s 4 et suiv. — Freudenberg, Ueber das Vorkommen eines ungewöhnlich grossen Speichelsteines. *Berliner klin. Wochenschrift*, 1877, p. 704. — Horteloup, Deux calculs salivaires extraits du canal de Wharton. *Bull. et mém. de la Soc. de chir.*, Paris, 1877, nouv. série, t. III, p. 21. — Duplay (S.), Diagnostic et pathogénie de l'inflammation de la glande sous-maxillaire. Accidents de la lithiase salivaire. *Conférences de clin. chirurg.*, Paris, 1877, p. 110. — Newcome Royle, A calculus removed from under the tongue. *The Lancet*, London, 1877, t. II, p. 880. — Desprès (A.), Calculs du canal de Wharton. *Bull. et mém. de la Soc. de chir.*, Paris, 1878, nouv. série, t. IV, p. 84. — Chevallereau, Calcul du canal de Wharton; influence de la diathèse rhumatismale; coliques salivaires à l'époque des règles; extraction du calcul; continuation des accidents. *France méd.*, Paris, 1878, p. 601. — Bertin et Labordette (rapport par A. Desprès), Deux observations de calcul du conduit de Wharton. *Bull. et mém. de la Soc. de chir.*, Paris, 1878, t. IV, p. 84. — Terdjaniantz (A.), Des calculs salivaires. Thèse de Paris, 1878, n° 84. — Steiger (A.), Speichelstein von ungewöhnlicher Grösse. *Corresp.-Bl. f. Schw. Aerzte*, 1879, p. 145. — Poulet, *Traité des corps étrangers*. Paris, 1879. — Kleykowski, Étude sur les calculs salivaires du canal de Wharton. Thèse de Paris, 1880, n° 37. — Gouas (E.), De la lithiase salivaire et de ses rapports avec l'arthritisme. Thèse de Paris, 1880, n° 232. — Delorme (E.), Calcul de la glande sous-maxillaire. *Dictionnaire de méd. et de chir. prat.*, Paris, 1882, t. XXXII, p. 221. — Schmidt (A.), Des calculs salivaires. *Rev. méd. de l'Est*, Nancy, 1883, t. XV, p. 135, 232, 265 et 307. — Chrétien, Calculs salivaires de la parotide. *Dict. encycl. des sc. méd.*, Paris, 1885, 2e sér., t. XXI, p. 424.

Étiologie et pathogénie. — Les calculs salivaires sont beaucoup plus fréquents chez l'homme que chez la femme; sur 81 faits où le sexe est indiqué, on ne trouve que 19 femmes (de Closmadeuc). C'est dans l'âge adulte qu'on les a presque constamment rencontrés, aussi de Closmadeuc nous dit-il qu'ils ne s'observent jamais avant vingt ans, ni après soixante ans. Cette règle, tout en restant exacte, n'est pas aussi absolue qu'on l'a dit. Burdel (de Vierzon), chez un enfant de trois semaines qui ne pouvait téter et présentait une tuméfaction notable de la glande sous-maxillaire, énucléa par une simple incision un calcul du volume d'un grain de blé ([1]); Wright en donne une observation chez un enfant de neuf ans ([2]) et Schenk en publie deux cas intéressants chez des sujets de sept et de douze ans ([3]). Bien que peu nombreux, ces faits suffisent à établir que les calculs salivaires, tout en étant rares, existent dans la première période de la vie.

La **pathogénie** de ces calculs est encore peu connue. On n'en est évidemment plus au temps où l'on croyait que le calcul n'était qu'un amas de sang caillé (Munnichs, Louis); mais, comme pour les calculs des autres régions, on n'a guère pénétré le mode intime de leur formation. Il y a cependant toute une série de concrétions dont la cause déterminante est indiscutable, nous voulons parler de celles qui se forment *autour d'un corps étranger*, une écharde dans un cas de Séguignol, une arête de poisson chez un malade de Délery, etc. ([4]). Par analogie, on a incriminé, dans bon nombre de cas, le tartre dentaire et l'on a dit que des *parcelles de tartre*, détachées des dents, s'introduisaient dans le canal de Wharton et y devenaient le centre de formation de calculs ([5]). Cette hypothèse, soutenue par le professeur Richet dans une série de leçons faites à l'Hôtel-Dieu en 1875, rendrait compte de ce fait que les calculs sont plus fréquents chez l'homme que chez la femme, chez les adultes que chez les enfants, dans le canal de Wharton que dans le canal de Sténon. Bien que vraisemblable, elle est insuffisante à expliquer tous les cas. Les calculs salivaires peuvent s'observer chez des malades prenant grand soin de leur bouche et ayant des dents en parfait état ([6]). Aussi a-t-on cherché d'autres causes à leur formation. Pour Wright ([7]), elle est sous la dépendance de la *rétention de la salive* que détermine la compression du canal excréteur par une tumeur de la glande ou d'un organe voisin. Cette théorie a été battue en brèche par divers auteurs, en particulier par Immisch ([8]), qui fait avec raison observer que les tumeurs de la région parotidienne sont incomparablement plus fréquentes que celles de la région sous-maxillaire, et que les calculs de la parotide sont cependant exceptionnels. Il admet cependant l'action de la rétention salivaire mais à la suite d'un

(1) BURDEL, Observ. de calcul saliv. chez un nouveau-né. *Comptes rendus de l'Acad. des sc.*, Paris, 1860, t. XL, p. 893.

(2) WRIGHT, *On the physiology and pathology of the salive*. London, 1842.

(3) SCHENK, *Observationes medic. raræ*, lib. VII, 1665.

(4) On en trouve une série d'exemples in CHAUVET, *Des corps étrangers du canal de Wharton*. Thèse de Paris, 1877, n° 218.

(5) GALIPPE admet que ce sont des amas microbiens qui forment le centre du calcul. (*France méd.*, Paris, 1886, t. II, p. 1049.)

(6) La rareté relative des calculs dans la glande parotide a, du reste, été expliquée d'autre façon par les divers auteurs qui se sont occupés de la question. DUPARQUE (*Revue méd.*, 1842) pense que cette rareté tient à ce que les mouvements du maxillaire facilitent la sortie de la salive parotidienne et empêchent la rétention si une cause quelconque tend à la faire naître. — FÉLIX BRUN (*Mém. inédit*) est porté à faire jouer le principal rôle à la composition différente des liquides sécrétés. La salive parotidienne renferme bien une quantité plus considérable de carbonate de chaux, mais les phosphates calciques et magnésiens dominent dans la salive sous-maxillaire, et ce sont eux qui composent presque exclusivement les concrétions salivaires.

(7) *Loc. cit.*

(8) IMMISCH, Die Speichelstein Krankheit. *Deutsche Chir.*, 1861.

mécanisme spécial. Pour lui, comme pour T. de Closmadeuc, Moreau et Terdjaniantz, il faut tenir grand compte de ce fait qu'au calcul est le plus souvent associé un *état inflammatoire manifeste des canaux salivaires*, pouvant les rétrécir en certains points, faire obstacle à l'écoulement de la salive et amener ainsi un dépôt de sels d'autant plus facile que peut-être l'inflammation de la glande entraîne un changement dans la composition du liquide salivaire excrété.

Ce *changement dans la composition de la salive* avait une importance capitale pour Ch. Robin; celui-ci admettait que la diminution de la matière organique qui maintenait à l'état de dissolution certains principes minéraux normalement insolubles, suffisait à déterminer la production de calculs. Peut-être est-ce par un mécanisme de cet ordre qu'agit la *diathèse arthritique* incriminée par Chevallereau, par Gouas, et bien établie, chez quelques malades, par Schmitt.

Anatomie pathologique. — Toutes les glandes salivaires peuvent être le siège de calculs, mais ceux-ci ne s'observent pas avec une égale fréquence dans chacune d'elles. On rencontre assez souvent dans les glandes du voile du palais, qui peuvent être assimilées aux glandules salivaires, des calculs à l'état plus ou moins pulvérulent [1]; il est beaucoup plus rare de les voir durs, volumineux, formant une seule masse, sans hypertrophie des glandules qui ne sont que dilatées. Anselmier a publié deux observations de cet ordre [2]. On en a trouvé aussi, mais rarement dans les glandes sublinguales. Dourlen [3] en réunit trois cas dans sa thèse. Ceux de la glande parotide et du canal de Sténon, tout en étant plus fréquents, sont cependant beaucoup plus rares que ceux de la glande sous-maxillaire et du canal de Wharton. Th. de Closmadeuc relève 101 calculs de cette dernière catégorie pour 11 de la première.

Que le calcul soit parotidien ou sous-maxillaire, il peut occuper la glande elle-même ou son canal excréteur; il peut même siéger à la fois dans le canal et dans la glande comme dans un cas de Jobert. Les calculs de la glande sont relativement rares [4]; ceux du canal excréteur, beaucoup plus fréquents, siègent en général à une distance variable de son orifice, le plus souvent à 1 centimètre en arrière; quelquefois ils font saillie au niveau de l'ostium.

1° *Caractères des calculs.* — Ordinairement le calcul est unique; la multiplicité des calculs a cependant été observée. Jobert en a extrait 6, Drelincourt 7, Ribes 10, Arrachard tout un chapelet. Il est plus fréquent de voir deux calculs qui quelquefois sont articulés.

Le poids moyen de ces calculs est de 1gr,50 à 2 grammes; toutefois, nous voyons Bassow (de Moscou) extraire du canal de Sténon un calcul de 18gr,60, Richet du canal de Wharton, un calcul de 10gr,33.

(1) ROBIN (CH.), *Traité des Humeurs*, Paris, 2e édit., 1874, p. 616.
(2) ANSELMIER, *Union méd.*, Paris, 23 octobre 1856.
(3) DOURLEN, *Des calculs salivaires*, Thèse de Paris, 1865, n° 220.
(4) LEROY DE LANGEVINIÈRE (*Année méd. de Caen*, 1876) en rapporte deux observations dues à FLEURY et à ROGER; RIBES (art. ORGANES SALIVAIRES, *Dict. en 60 vol.*) en relate un exemple, de même JOBERT DE LAMBALLE (*Gaz. des hôp.*, Paris, 1850 et 1852). Plus récemment, PAULET et PANAS en ont communiqué trois cas à la Société de chirurgie (*Bull. de la Soc. de chir.*, Paris, 1869, p. 155); TERRIER un (*Ibid.*, 1874, p. 349). Au niveau de la parotide les concrétions intra-glandulaires ont été observées par ABEILLE, par PLATER, etc.

Leur forme rappelle celle d'un noyau d'olive, lorsqu'ils occupent le canal de Wharton ; elle est, au contraire, arrondie lors de calcul intra-glandulaire.

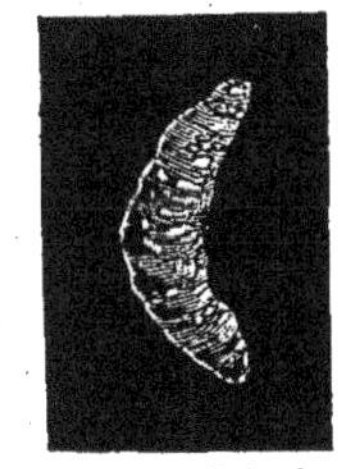

Fig. 87. — Calcul du canal de Wharton.

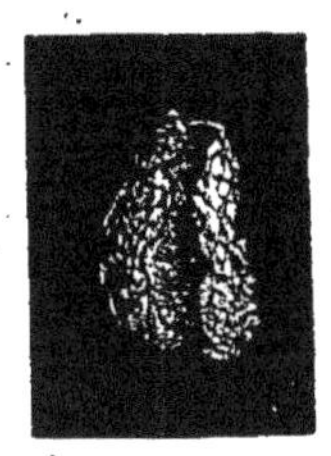

Fig. 88. — Calcul salivaire creusé d'une rigole.

Leur surface est parfois régulière, le plus souvent bosselée; quelquefois on constate une rainure en gouttière destinée à laisser passer la salive; cette rigole latérale ne s'observe que sur les calculs développés dans les canaux excréteurs; elle manque sur les concrétions formées dans les culs-de-sac glandulaires. La couleur des calculs est grisâtre ou d'un blanc mat; parfois ils sont teintés en noir ou en jaune. Maisonneuve en a observé un qui était rouge brique. Leur consistance est variable, parfois telle qu'on ne peut écraser la pierre entre les doigts; d'autres fois, au contraire, se réduisant facilement en poudre blanche, d'apparence farineuse.

Sur une coupe, ces calculs ont le plus souvent une apparence stratifiée et quelquefois on trouve au centre un corps étranger. L'analyse chimique montre qu'ils sont composés en grande partie de phosphate de chaux; en moyenne on a 80 pour 100 de phosphates, 10 de carbonates, 10 de matières organiques (urates, etc.).

2° *Lésions des parties avoisinantes.* — Les lésions déterminées par la présence du calcul n'ont été que peu étudiées, vu la rareté des examens anatomo-pathologiques. Un certain nombre de points de la question sont cependant aujourd'hui élucidés. De Closmadeuc avait déjà noté, dans un cas, que la dilatation du canal était limitée au point même qu'occupait le calcul. Il existait cependant, chez son malade, des altérations de la glande sous-maxillaire qui était « très volumineuse, presque le double de la glande du côté opposé. »

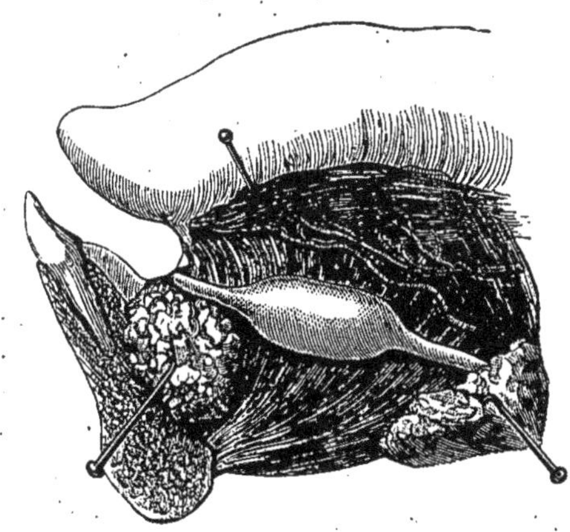

Fig. 89. — Calcul du canal de Wharton. (De Closmadeuc.)

L'étude de ces altérations a été reprise dans ces dernières années par F. Terrier, d'Arcy Power et P. Berger. La glande s'indure, par suite de l'existence d'un processus scléreux, bien décrit par Pilliet. Cette sclérose périlobulaire et endolobulaire amène la disparition à peu près complète de la glande. Cette atrophie se développe par l'intermédiaire de cellules lymphatiques réunies en foyers et ayant tous les caractères du tissu de granulation des productions inflammatoires d'origine infectieuse.

Pour les glandes salivaires, comme pour le rein, il ne s'agit donc nullement de lésions consécutives à la rétention du liquide sécrété. La ligature du canal de Wharton est insuffisante à déterminer une lésion en l'absence de tout agent infectieux, comme le démontrent les recherches encore inédites de

M. F. Brun [1]. Cet expérimentateur, ayant laissé chez un chien une ligature sur le canal de Wharton, très près de la glande sous-maxillaire, pendant un mois, enleva les glandes salivaires des deux côtés; il put constater que la glande qui correspondait au canal oblitéré n'était pas augmentée de volume; une légère dilatation existait seulement en arrière de la ligature. L'examen microscopique, pratiqué comparativement sur les deux glandes par M. Sabourin, démontra leur parfaite identité de structure [2].

Symptômes. — Marche et terminaisons. — L'évolution des calculs salivaires présente les plus grandes variétés.

Dans certains cas, relativement rares, l'expulsion du corps du délit est le premier phénomène observé. C'est par hasard, au milieu d'un repas, que le malade sent sous la langue un léger picotement, a la sensation d'un corps étranger et crache une concrétion de volume variable qu'il prend presque toujours pour une dent.

D'autres fois, le premier symptôme est la constatation d'une tumeur déjà grosse comme une olive.

Le plus souvent, les calculs déterminent des poussées inflammatoires d'intensité variable. Le début des accidents est en général brusque et caractérisé par des phénomènes douloureux. Tantôt c'est un picotement, une sensation de brûlure sous la langue; tantôt c'est une simple gêne plutôt qu'une véritable douleur. La mastication et surtout la parole sont plus ou moins embarrassées. Rarement les malades se plaignent de sécheresse de la bouche; bien plus ils accusent souvent une salivation exagérée. En même temps qu'ils éprouvent du côté de la cavité buccale ces diverses sensations, ils constatent, dans la région sous-maxillaire ou parotidienne, un gonflement qui augmente au moment des repas et diminue par la pression. L'examen direct montre que le plancher buccal est plus rouge du côté

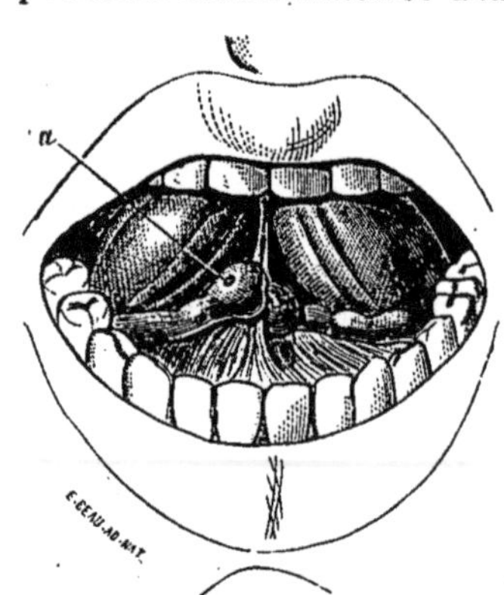

FIG. 90. — Calcul saillant à travers l'*ostium unibiliale*.

(1) BRUN (F.), *Mém. inédit*.

(2) Nous savons que MM. ARNOZAN et VAILLARD (*Comptes rendus de la Soc. de biol.*, Paris, 1881, 7e série, t. III, p. 229) ont observé, à la suite de la ligature du canal de Sténon, la dilatation des conduits salivaires, bientôt suivie d'une infiltration embryonnaire aboutissant à une sclérose de l'organe, dont les éléments glandulaires disparaissent par le fait d'une atrophie rapide; mais rien ne nous dit qu'ils n'ont pas eu affaire à une sclérose infectieuse, déterminée par une opération insuffisamment aseptique. Les lésions scléreuses de la glande se produisent du reste en l'absence d'une oblitération complète du canal; le fait est spécifié dans l'observation de Closmadeuc, qui nous dit que « partout on pouvait engager une soie de sanglier entre le calcul et les parois du canal ». La sclérose de la glande peut même exister en l'absence de toute gêne permanente au cours de la salive, à la suite d'un processus infectieux aigu du canal de Wharton, par exemple. C'est ainsi que, chez un malade du service de M. Terrier, nous avons observé cette année une induration scléreuse de la glande sous-maxillaire, consécutive à un phlegmon du plancher buccal, peut-être déterminé par l'introduction d'un corps étranger dans le canal de Wharton. L'examen histologique, fait par M. Pilliet, de la glande extirpée par M. A. Broca, montra des lésions identiques à celles consécutives à la lithiase.

douloureux que du côté opposé. Parfois il existe une tuméfaction allongée, le long du canal de Wharton, dont l'ostium, largement béant, a ses bords rouges et tuméfiés. La pression, exercée avec le doigt le long du canal fait quelquefois percevoir l'existence d'un corps résistant et amène le plus souvent l'issue par l'ostium de quelques gouttes de muco-pus.

Ces divers phénomènes inflammatoires, tant objectifs que subjectifs, cessent brusquement avec la cause qui les engendre, que le calcul ait été expulsé spontanément ou qu'il ait été extrait par le chirurgien. La guérison complète est, pour ainsi dire, obtenue d'un coup.

Cette évolution, en quelque sorte anormale, des calculs salivaires, peut être interrompue par des accidents multiples, qui constituent autant de *complications*.

Parfois surviennent, en particulier à l'occasion des repas, de véritables accès douloureux, *coliques salivaires* qui peuvent être très intenses et s'accompagnent parfois d'irradiations jusque dans l'oreille correspondante [1].

Pendant ces crises douloureuses, on voit quelquefois se produire un gonflement rapide du plancher buccal, dont la nature exacte est encore assez mal déterminée et qu'on a décrit sous le nom de *grenouillette aiguë* [2].

Chez d'autres malades la glande s'enflamme, l'action combinée de l'irritation produite par le calcul et de la rétention salivaire favorisant les inflammations microbiennes ascendantes, parties de la cavité buccale. Tantôt il s'agit d'un processus chronique; la glande constitue alors une tumeur assez nettement délimitée, dure, douloureuse à la pression, s'accompagnant d'un écoulement purulent par l'*ostium*. Tantôt le processus est aigu et devient le point de départ de phlegmon du cou [3].

Dans quelques cas, le calcul détermine des poussées inflammatoires locales, qui aboutissent à l'ulcération et à la perforation du canal. Cette migration anormale du calcul détermine la formation d'abcès, quelquefois multiples, et peut être le point de départ d'une fistule salivaire, sans intérêt lorsqu'il s'agit de la portion buccale du canal de Wharton, plus importante lorsqu'elle va du canal de Sténon à la peau.

La *marche* des calculs salivaires est, on le voit, des plus variables. Dans une première série de faits, le calcul est expulsé soit silencieusement, soit à la suite de phénomènes inflammatoires de courte durée; dans une seconde catégorie, l'évolution est lente, les troubles sont presque toujours intermittents et des répits de plusieurs mois peuvent succéder à des poussées douloureuses très intenses. Aussi la maladie présente-t-elle une durée assez longue pouvant aller jusqu'à dix ans, voire même jusqu'à dix-sept ans, comme dans un cas de Jarjavay.

Les *calculs exclusivement glandulaires* ne donnent, en général, lieu à aucun accident, tant qu'ils ne s'accompagnent pas de phénomènes inflammatoires. Plater a vu leur accumulation dans la parotide arriver à constituer une tumeur du volume d'un œuf. En général, au bout d'un certain temps, survient un

(1) Rabère (C.), Expulsion spontanée de deux calculs salivaires. *Journal de méd. de Bordeaux*, 1882-1883, t. XII, p. 251.
(2) Voy. plus loin, p. 433.
(3) Crouzel, Thèse de Paris, 1874.

abcès, dont la cause est révélée au chirurgien, lors de l'incision, par l'issue de concrétions mélangées au pus.

Diagnostic. — Le diagnostic est facile lorsqu'il suffit de porter l'index dans la bouche pour percevoir une saillie dure et rugueuse, *a fortiori* quand le calcul fait saillie à l'extérieur. Il peut, au contraire, être des plus difficiles lorsque l'existence d'une contracture des mâchoires empêche toute exploration, comme le fait est arrivé à Hervez de Chégoin.

Dans l'immense majorité des cas le diagnostic est possible, tout en présentant certaines difficultés. Moissenet, traitant une religieuse de l'Hôtel-Dieu, la crut atteinte d'*adénite scrofuleuse*, jusqu'au moment où elle lui dit avoir rendu une dent. F. Terrier, Kappeler crurent à des *dégénérescences néoplasiques* de la glande sous-maxillaire, à cause de son volume et de sa dureté, Dourlens pensa à une *périostite du maxillaire*, Stanski à une *tumeur ossiforme du plancher buccal* dans des cas où il s'agissait de calculs salivaires.

La marche intermittente des accidents, le palper du plancher buccal avec un doigt pendant que l'autre main soutient la région sus-hyoïdienne, l'écoulement d'un liquide louche par l'ostium lorsqu'on presse sur la tumeur, les résultats du cathétérisme fait avec le stylet de Méjean, l'acupuncture, etc., sont autant de signes qui permettront d'éviter les diverses erreurs que nous avons signalées et de faire, en même temps, le diagnostic avec les *sous-maxillites* non calculeuses que nous décrirons plus loin (¹). Lors de la première attaque on peut croire à un *corps étranger*.

Pronostic. — Le pronostic est en général bénin; Rayer a observé un malade qui, depuis quinze ans, portait un calcul sans en éprouver de grands troubles. Cependant il se développe quelquefois des accidents inflammatoires fort graves qui peuvent faire craindre pour la vie, à cause de l'asphyxie qu'ils déterminent; dans d'autres cas, les accidents, tout en ne présentant pas la même gravité immédiate, ont une fréquence et une persistance telles qu'ils nécessitent une intervention. Aussi le pronostic doit-il être réservé d'autant que les calculs se reproduisent fréquemment et rapidement après qu'on les a enlevés.

Traitement. — Le traitement doit être prophylactique et curatif.

Le traitement *prophylactique* consiste, pour les uns, dans une bonne hygiène buccale, l'ablation des amas de tartre en particulier, dit M. Richet; pour les autres, dans le traitement de la diathèse arthritique et surtout dans l'administration de l'eau de Vichy; un malade de Schmitt, graveleux urique, n'arriva à se débarrasser de calculs salivaires à répétition, avec abcès multiples et fistules sous-maxillaires, que par un traitement alcalin prolongé.

Le traitement *curatif* a principalement pour objet l'ablation du calcul. Celle-ci, à moins d'indications spéciales fournies par l'existence d'un abcès ou d'une fistule, sera faite par la bouche, soit directement avec une pince, soit en faisant progresser le calcul par pression, soit à l'aide d'une incision. Cette ablation est quelquefois suivie de la persistance d'une fistule.

(¹) Voy. plus loin, p. 407.

Cette extraction du calcul est, en général, immédiatement suivie d'une amélioration considérable. Dans les cas assez rares, où l'ablation du calcul n'est pas suivie d'une guérison absolue, de nouvelles indications thérapeutiques peuvent se présenter. Si les accidents qui persistent dépendent d'une inflammation suppurative de la glande, ils disparaissent en général, après une incision faite en temps et lieu. Si la glande est hypertrophiée, sclérosée ou bourrée de calculs, son ablation peut être nécessaire et est alors suivie de la guérison définitive.

Lors de symptômes inflammatoires très intenses, avec anxiété, dyspnée, on a pu songer à la trachéotomie; mieux vaut, suivant le conseil donné par le professeur Richet, faire une large incision sous-maxillaire qui suffit pour amener une détente immédiate des accidents inquiétants.

V

INFLAMMATION

Les processus inflammatoires, qui atteignent l'appareil salivaire, partent le plus souvent de la bouche et se propagent, suivant une voie ascendante, par les canaux excréteurs, jusque dans les acini glandulaires. L'inflammation peut, suivant les cas, rester limitée au canal excréteur ou s'étendre à la totalité de l'appareil.

A. — INFLAMMATION DES CANAUX EXCRÉTEURS

L'inflammation isolée des canaux excréteurs des glandes salivaires est rare et le plus souvent liée à la présence de corps étrangers ou de calculs dans leur intérieur. Les accidents que ceux-ci déterminent ayant déjà été étudiés [1], nous n'y reviendrons pas et nous nous contenterons de dire un mot de l'inflammation des canaux salivaires indépendante de tout corps étranger.

Cette inflammation peut être limitée à l'orifice même du canal, comme le fait a été observé par M. F. Terrier, au niveau du canal de Sténon, par suite de la présence d'un aphte occupant son orifice [2]. Laurent [3], Evaud [4] l'ont de même notée au cours de stomatites intenses.

Dans quelques cas, l'inflammation s'étend à l'intérieur du canal, donnant lieu à une sorte de catarrhe fibrino-purulent étudié par Kusmaul [5], Ipscher [6]

(1) Voy. plus haut : *Des corps étrangers*, p. 397, et *Des calculs salivaires*, p. 398.

(2) Terrier (F.), Sur la rétention parotidienne. *Bull. et mém. de la Soc. de chir.*, Paris, 1880, nouv. sér., t. VI, p. 271.

(3) Laurent, *Quelques considérations sur deux cas de rétention salivaire dans le canal de Sténon*, Thèse de Paris, 1881, n° 19.

(4) Evaud, Stomatite aphteuse, grenouillette parotidienne aiguë. *Province médic.*, Lyon, 1887, p. 661.

(5) Kussmaul, Anfallsweise auftretende Speichelgeschwulst in Folge von chronischer eitrig-fibrinöser Entzündung des Stenon'schen Ganges. *Berliner klin. Wochenschrift*, 1879, n° 15, p. 209.

(6) Ipscher, Noch ein Fall von Sialodochitis fibrinosa. *Berl. klin. Woch.*, 1879, p. 541.

et Miller[1]. Cette affection est communément décrite en Allemagne sous le nom de *sialodochitis fibrinosa;* en France elle a été mentionnée par un élève du professeur Richet, M. Buffard, sous le nom de *grenouillette aiguë*[2].

Dans tous ces cas, les phénomènes de rétention salivaire occupent la scène. La région, occupée par la glande (parotide ou sous-maxillaire), est tuméfiée, rénitente, élastique, tout en restant indolente à la pression. Le malade ne se plaint que d'un peu de gêne lorsqu'il ouvre la bouche; quelquefois cependant, il accuse des douleurs vives et lancinantes. Le gonflement survient au moment des repas, brusquement ou par accès successifs. Tous les phénomènes cessent avec la disparition de la cause de rétention (dilatation de l'orifice du canal avec un stylet lorsqu'il est oblitéré par le gonflement de la muqueuse, expulsion d'un cylindre fibrineux lorsqu'il s'agit d'une inflammation canaliculaire).

Dans la *sialodochitis* la marche est tout à fait spéciale; les accidents se reproduisent à plusieurs mois d'intervalle avec fluxion de la glande et œdème de voisinage; la durée de l'affection est indéterminée.

Le **diagnostic** se fait par le cathétérisme qui permet d'établir l'absence de calcul, de corps étranger et constitue en même temps le meilleur mode de traitement de ces sortes d'accidents.

Certains catarrhes purulents du canal de Sténon sont de même accompagnés, au moment des poussées, d'une augmentation de volume de la glande, qui devient turgescente et sensible au toucher[3].

Enfin on a observé, en particulier chez des verriers, des tuméfactions parotidiennes avec crépitation à la pression et écoulement abondant de salive mêlée d'air et de muco-pus, probablement liées à des catarrhes purulents chroniques avec dilatation du canal de Sténon et de ses ramifications[4].

Dans un cas de Deichmüller, il existait au niveau du canal de Sténon une poche que ce chirurgien regarda comme liée à une rupture de ce conduit. L'incision large et le drainage déclive furent suivis de guérison[5].

B. — INFLAMMATION DES GLANDES SALIVAIRES

Les inflammations des glandes salivaires présentent de nombreuses variétés.

On a décrit des *inflammations simples*, dont l'étiologie mal connue est variable, mais qui présentent toutes comme caractère commun l'apparition rapide d'une tuméfaction uni ou bilatérale, ne persistant que pendant un temps assez court et disparaissant en général spontanément sans laisser de traces de leur passage.

(1) MILLER, Die croupöse Entzündung des Stenon'schen Ganges, *Wiener med. Woch.*, 1881, n° 19, p. 529.

(2) BUFFARD (O.), *Sur deux cas de grenouillette aiguë*, Thèse de Paris, 1880, n° 126.

(3) CHASSAIGNAC, Parotidite canaliculaire. *Traité de la suppuration*, Paris, 1859, t. II, p. 194.

(4) DEMARQUAY, Tumeur parotidienne avec crépitation à la pression et écoulement abondant de la salive mêlée d'air et de pus, etc. *Bull. de la Soc. de chir.*, Paris, 1856, 1re série, t. VII, p. 181.

(5) DEICHMÜLLER, Luftgeschwulst der Wange, Zerreissung des Stenon'schen Ganges. *Berl. klin. Wochenschrift*, 1890, n° 54, p. 1220.

On les rencontrait fréquemment autrefois au cours d'un traitement mercuriel, alors qu'on cherchait à provoquer la salivation. On les a observées au moment de la menstruation (Habran)([1]), comme fluxion supplémentaire de celle-ci (Knapp) ([2]), après l'ingestion d'iodure de potassium (Reynier, Balzer et Villar) ([3]), au cours de manifestations goutteuses, *goutte parotidienne* (Rotureau, Garrod, Damaschino, Debout d'Estrées) ([4]). Curtis a signalé, sans pouvoir les interpréter, des fluxions parotidiennes chez un blennorrhagique ([5]); nous en avons observé chez un malade atteint de cystite tuberculeuse.

Une variété d'inflammation des glandes salivaires, bien plus importante, est l'inflammation spécifique, connue sous le nom d'*oreillons*. Frappant le plus souvent la glande parotide, quelquefois la sous-maxillaire ou même les deux simultanément, cette affection est du ressort de la médecine. Certaines de ses complications intéressent toutefois le chirurgien : telle l'orchite qui frappe surtout le testicule et laisse souvent après elle une atrophie définitive de l'organe. La prostatite, la mastite, l'ovarite, la tuméfaction des grandes lèvres, sont des complications beaucoup plus rares et ne méritent qu'une simple mention.

La seule variété d'inflammation des glandes salivaires réellement intéressante pour le chirurgien est l'*inflammation phlegmoneuse* ou *suppurative* de ces glandes, en particulier des parotides où elle est plus fréquente que dans les sous-maxillaires.

MAURICHEAU BEAUCHAMP, Parotides dans les maladies aiguës. Thèse de Montpellier, an X, n° 13. — MURAT (A.-L.), La parotide considérée sous ses rapports anatomiques, physiologiques et pathologiques. Thèse de Paris, an XI, n° 167. — CLOS, Des parotides. Thèse de Paris, 1845, n° 145. — CHASSAIGNAC, Traité de la suppuration. Paris, 1859, t. II, p. 191. — GIFFARD, Du siège anatomique de la parotidite; quelques considérations sur cette inflammation. Thèse de Paris, 1861, n° 236. — MALFILATRE, De la parotidite aiguë. Thèse de Paris, 1864, n° 37. — GUÉNEAU DE MUSSY, Sur le phlegmon parotidien. *Gaz. hebd.*, Paris, 1868, p. 631 et 676. — SOUFIX, Contribution à l'étude de la parotidite secondaire. Thèse de Paris, 1876, n° 244. — ISZENARD, Étude sur les parotidites. Thèse de Paris, 1876, n° 419. — THOMAS (L.), Bemerkungen die Aetiologie einer Speicheldrüsen-Entzündung betreffend. *Jahrb. f. Kinderheilkunde*, Leipzig, 1877, Bd. XI, Heft 4, p. 115. — CURÉ, Des parotidites dans les maladies graves, en particulier dans les suites des couches. Thèse de Paris, 1883, n° 275. — MIRABEL, De la parotidite dans la fièvre typhoïde. Thèse de Paris, 1883, n° 189. — PAGET, The relation of the parotid to the generative organs. *The Lancet*, London, 1886, vol. I, p. 86, 130, 227, 335, 374. — TAYLOR, *Id.*, in *Ibid.*, p. 130. — PAGET, Secondary inflamm. of the parotid. *Id.*, in *Ibid.*, p. 732. — S. DUPLAY, Parotide à pneumocoques. *Gaz. hebd. de méd. et de chir.*, Paris, 1891, p. 50.

Étiologie. — On divise communément les causes de l'inflammation phlegmoneuse des glandes salivaires en *locales* et en *générales*.

A. *Causes locales.* — On a décrit des abcès glandulaires consécutifs à la

([1]) HABRAN, Parotidite double à répétition survenant au moment de la menstruation. *Union méd. du Nord-Est*, 1880, p. 137.

([2]) KNAPP, Vicarious enlargement of the parotid gland. *Philad. med. Times*, 1879, t. IX, p. 570.

([3]) VILLAR (F.), Iodisme à localisation parotidienne. *France méd.*, Paris, 1887, t. I, p. 766.

([4]) DEBOUT D'ESTRÉES, Goutte parotidienne. *Journal de méd. de Bordeaux*, 1886, p. 275, et *Semaine méd.*, Paris, 1887, p. 108.

([5]) CURTIS (B.-F.), Parotis complicating gonorrhæa. *New-York medic. Journal*, 1887, t. I, p. 346.

présence de concrétions calculeuses, à la propagation d'une inflammation voisine (furoncle, anthrax, arthrite temporo-maxillaire, adénite suppurée, ostéite, etc.). Ces causes sont exceptionnelles, et le plus souvent il s'agit de l'extension progressive d'une inflammation buccale.

B. *Causes générales*. — Davezac a signalé l'apparition de suppurations parotidiennes au cours d'un état infectieux mal déterminé. C'est là un fait rare et ordinairement l'inflammation phlegmoneuse des glandes salivaires est *secondaire* à une autre maladie, en général infectieuse, fièvre typhoïde, typhus, fièvre puerpérale, pyohémie, pneumonie, diphthérie, fièvres éruptives, choléra. La paralysie générale, la sénilité et en général toutes les cachexies chroniques, quelle que soit leur nature, y prédisposent.

Moricke ([1]), St. Paget ([2]) ont soutenu que la parotidite survenait avec une fréquence toute spéciale après les opérations sur l'abdomen, fait contesté par M. F. Terrier ([3]).

Anatomie pathologique. — Dans les autopsies, on trouve le plus souvent des lésions de la glande et du tissu cellulaire qui l'entoure. Les lobules sont atteints à des degrés divers; les uns sont de couleur rouge sombre, les autres jaunâtres; d'autres enfin présentent déjà à leur centre une gouttelette de pus.

Au microscope, on constate l'état granuleux des cellules, leur prolifération et l'apparition dans les culs-de-sac de cellules lymphatiques. Les travées de tissu conjonctif qui séparent les acini et les lobules sont épaissies, infiltrées de sérosité et de cellules lymphatiques. Le pus se collecte rapidement, soit dans le centre des acini, soit dans le tissu cellulaire péri-glandulaire (Cornil et Ranvier). L'étude des lésions au début a montré d'une manière manifeste à Hanau ([4]) et à Pilliet ([5]) que les lésions commençaient par le canal excréteur de l'acinus; les amas embryonnaires se font d'abord autour des canaux de centre du lobule, dissociant les culs de-sac glandulaires et les remplissant. On trouve dans les canaux des glandes des masses de microcoques mêlés de pus. L'inflammation est tout d'abord nettement glandulaire et n'atteint que consécutivement le tissu conjonctif.

A une période avancée de l'affection, la glande peut se sphacéler en partie. En même temps se font quelquefois des propagations inflammatoires du côté des muscles voisins des os de la base du crâne et des méninges. Les veines (faciale, jugulaire interne, jugulaire externe), et les sinus peuvent être enflammés et thrombosés; dans deux cas de Smith et Bloxam, la jugulaire interne a été ulcérée; dans d'autres, des filets nerveux, du nerf facial en particulier, ont été détruits. Enfin l'inflammation a pu se propager au loin, le long de

([1]) Moricke (R.), Entzündung der Ohrspeicheldrüsen als Complication von Ovariotomien. *Zeit. f. Geburtsh. u. Gynækol.*, Stuttgart, 1881, Bd. V, Heft 2, p. 348.

([2]) Paget (St.), The relation of the parotid to the generative organs. *The Lancet*, London, 1886, t. I, p. 86, 130, 227, 335, 374. — Secondary inflammation of the parotid. *Ibid.*, *ibid.*, p. 732.

([3]) Terrier (F.), Broca (A.) et Hartmann (H.), *Manuel de pathologie chirurgicale*, Paris, 1889, t. IV, p. 231.

([4]) Hanau (A.), *Beiträge zur patholog. Anatomie und zur allgemeinen Pathologie*, 1889, Bd. X, Heft 5.

([5]) Pilliet (A.), Double suppuration des glandes sous-maxillaires. *Bull. de la Soc. anat. de Paris*, 1890, p. 182.

cordons nerveux, déterminant la production de foyers suppurés à distance; Virchow en a signalé autour du ganglion de Gasser.

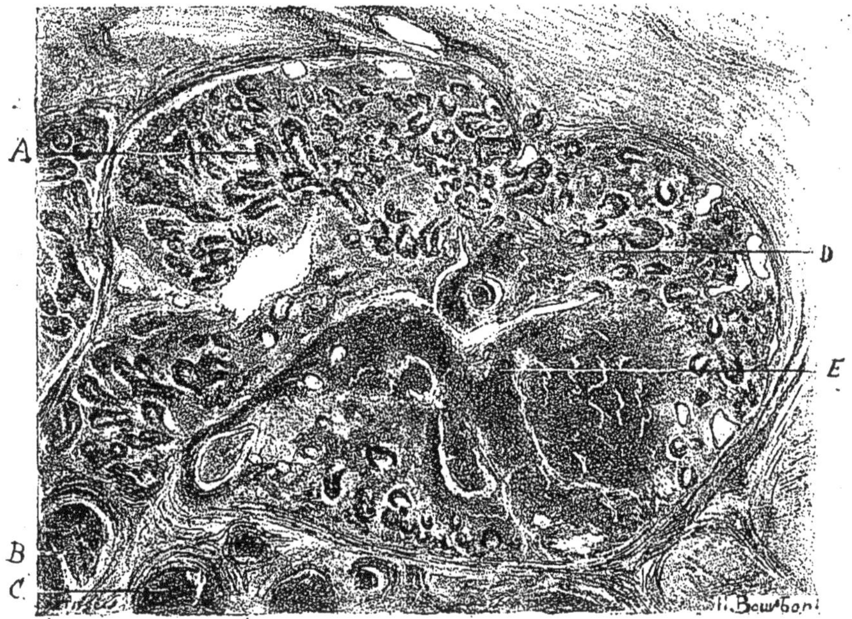

Fig. 91. — Sous-maxillite phlegmoneuse. (Préparation de M. Pilliet.)

On voit en E le centre d'un lobule glandulaire à peu près complètement détruit par la suppuration, alors qu'en A et D se voient à la périphérie du lobule des acini parfaitement reconnaissables. — En B et C on voit des canaux excréteurs de lobules voisins déjà bourrés de cellules embryonnaires.

Pathogénie. — La pathogénie des inflammations phlegmoneuses des glandes salivaires a été des plus discutées. On sait aujourd'hui qu'elles résultent de la localisation d'une infection microbienne, mais on ne s'entend encore bien ni sur l'agent de cette infection, ni sur son mode d'introduction dans la glande. Quelques auteurs ont parlé d'une altération hématogène, d'une sorte de pyohémie. Le professeur Bouchard avait, à une époque, à propos des parotidites secondaires, émis l'idée que le micro-organisme causal de la maladie première était en jeu, que des éliminations microbiennes se faisaient au niveau des glandes salivaires et que ces éliminations quelquefois favorables, comme dans la salivation critique, causaient, dans d'autres cas, une réaction exagérée et étaient le point de départ d'une inflammation phlegmoneuse.

Aujourd'hui, tout le monde s'accorde pour faire intervenir une infection secondaire, partie de la cavité buccale, mais on discute son mode d'introduction ; quelques-uns ne voient là que le résultat d'une adénite ; nous croyons, avec le plus grand nombre, qu'il s'agit d'une inflammation suppurative ascendante, partie de la muqueuse buccale et remontant par les canaux excréteurs jusqu'aux acini glandulaires. On comprend, dès lors, que, quelle que soit la maladie générale initiale, l'affection marche toujours vers la suppuration, qu'elle évolue toujours de la même façon et que souvent elle affecte à la fois les deux parotides, ou la parotide et la sous-maxillaire. Il ne s'ensuit cependant pas que, dans tous les cas, il n'y ait aucun lien pathogénique entre l'inflammation phlegmoneuse des glandes salivaires et l'affection première ; nous n'en voulons pour preuve que les parotidites ou les sous-maxillites qui se développent chez des vieillards au cours d'une broncho-pneumonie et qui sont dues comme elle à l'infection par le milieu buccal (Pilliet) [1].

L'agent infectieux agit d'autant plus facilement que les tissus manquent de résistance par suite de la débilitation du malade ; de là *l'influence du mauvais état de la nutrition des éléments anatomiques*, opinion ancienne qu'a reprise Iszenard [2] et qui est insuffisante pour expliquer à elle seule la suppuration. Nous en dirons autant de la *dégénérescence parenchymateuse due à l'hyperthermie* qu'invoque Liebermeister et qui n'est d'ailleurs pas toujours en jeu, puisque la parotidite complique le choléra, aussi bien que la fièvre typhoïde [3].

Symptômes. — Le début est variable ; il est ordinairement caractérisé par du malaise, des frissons et l'apparition de phénomènes locaux ; mais, quand l'affection se développe pendant le cours ou au déclin d'une fièvre grave, les symptômes sont, jusqu'à un certain point, masqués par ceux de l'affection préexistante et il n'y a guère qu'une aggravation de l'état adynamique et une élévation de température qu'on attribue facilement à une autre cause si l'on n'a pas dirigé son examen du côté des organes salivaires.

Il existe une tuméfaction partielle ou totale de la glande atteinte. Cette tuméfaction d'abord dure devient plus tard le siège d'une infiltration œdémateuse et d'une rougeur diffuse. On a une sensation d'élasticité plutôt qu'une véritable fluctuation et la pression sur la glande détermine quelquefois un écoulement de pus dans la bouche par l'orifice de son canal excréteur.

En même temps la région est le siège de battements, de douleurs lancinantes, parfois irradiées dans les régions voisines ; les mouvements de la mâchoire deviennent difficiles et douloureux ; le malade peut à peine ouvrir la bouche, la déglutition est pénible ; la respiration même est quelquefois gênée. La bouche, remplie d'une salive visqueuse et jaunâtre, est enflammée, remplie de fuliginosités.

Vers le troisième ou le quatrième jour, le gonflement est au maximum ; parfois on observe alors de l'hypérémie et de l'œdème de la face, accompagnés de vertiges, d'éblouissements, de tintements d'oreilles, de surdité, que l'on explique par des troubles de la circulation veineuse, liés à une compression de la veine faciale et des jugulaires.

(1) *Loc. cit.* — TOUPET (in BESANÇON et LANCEREAUX, *Arch. de méd.*, sept. 1886), TESTA (*Riforma medica*, 1889), DUPLAY et CAZIN (*loc. cit.*) ont constaté, dans les parotidites post-pneumoniques, l'existence du pneumocoque de Fränkel.

(2) Voy. *Bibliographie.*

(3) Nous nous contenterons d'une simple mention pour un cas de sous-maxillite phlegmoneuse due à l'introduction du parasite de l'*actinomycose* dans le canal de Wharton. Il s'agissait d'une jeune fille de vingt-deux ans, porteuse d'une tuméfaction sous-maxillaire; par la pression sur la glande on faisait sourdre du pus par l'ostium buccal; plus tard se fit un abcès qui s'ouvrit à l'extérieur. (KOENIG, Die entzündlichen Processe am Halse. *Deutsche Chirurgie von Billroth u. Lücke*, 1882, Bd. XXXVI, p. 15.)

Marche. — Terminaisons. — En général, la maladie marche assez rapidement. Le maximum de gonflement est atteint vers le troisième ou le quatrième jour. A ce moment la *résolution* peut encore se faire, mais elle est rare, et la *suppuration* est la règle ; celle-ci se fait en général en plusieurs points ; d'où une série de petits abcès successifs ; d'autres fois la marche est plus grave, la glande devient le siège d'une tuméfaction dure, énorme, qui rapidement se complique de *gangrène*.

Dans les cas heureux, la guérison a lieu en une ou deux semaines, laissant une région douloureuse, souvent semée de noyaux d'induration ; rarement il persiste une fistule salivaire.

La mort survient, soit par suite de l'évolution de la maladie qui a précédé la parotidite, soit par suite d'une aggravation de l'état général (bouche sèche, diarrhée, etc.), soit par suite de complications malheureusement trop fréquentes au cours de ces inflammations phlegmoneuses.

Complications. — Les *fusées purulentes* sont assez fréquentes dans les parotidites ; elles se font soit vers l'articulation temporo-maxillaire, soit vers le conduit auditif, pouvant alors déterminer une otite moyenne suppurée, soit dans la région pharyngienne, donnant lieu à une variété spéciale d'abcès rétro-pharyngien, soit en bas sous le sterno-mastoïdien ; dans ce dernier cas, on en a vu descendre jusque dans le médiastin et déterminer une pleurésie mortelle.

Plusieurs fois, des *hémorrhagies* graves et répétées se sont produites, soit à la suite de l'ouverture d'un gros tronc artériel, soit après ulcération de la veine jugulaire ; ces hémorrhagies ont le plus souvent entraîné la mort du malade, pas toujours cependant, et l'on cite quelques cas où le chirurgien a pu s'en rendre maître par une ligature faite à propos ; tel celui du professeur Richet qui sauva son malade par une ligature de la carotide externe.

Des *thromboses veineuses* de la faciale, de la jugulaire, du sinus caverneux ont été notées par divers observateurs.

Nélaton et Gillette ont signalé à la suite de la *destruction du nerf facial* des paralysies incurables.

La *gangrène de la glande* peut être soupçonnée, avant toute incision, à la teinte chamois de la peau. Dès que le foyer est ouvert, on la reconnaît à la présence de lambeaux de tissu gris-jaunâtre, d'eschares. Le creux parotidien est comme disséqué ; aussi, lorsque le malade guérit, il persiste une cicatrice difforme.

Exceptionnellement enfin la parotidite suppurée est suivie de *fistule salivaire*, plus rarement encore d'*éphidrose parotidienne* (1).

Diagnostic. — Le diagnostic est facile ; toutefois il ne faut pas oublier que, dans certaines maladies générales, le début est insidieux ; aussi doit-on, dans toutes les maladies infectieuses, en particulier lorsqu'elles s'accompagnent d'un certain état adynamique, examiner attentivement les régions parotidienne et sous-maxillaire dès que le malade y accuse la moindre douleur.

Les *oreillons* sont généralement bilatéraux ; la tuméfaction est molle ; il y a

(1) Voy. plus loin : *Éphidrose*, p. 444.

de l'empâtement sans induration. La peau n'est presque jamais colorée, la résolution est rapide, enfin les conditions étiologiques sont différentes.

Les *adénophlegmons* débutent par une adénite, caractérisée par un ganglion tuméfié, mobile et douloureux ; ils se développent avec un cortège de phénomènes inflammatoires péri-ganglionnaires (empâtement, rougeur, etc.), tels qu'il est impossible de les méconnaître. Certaines *adénites parotidiennes profondes*, donnant lieu à des abcès qui fusent vers le pharynx, sont toutefois impossibles à reconnaître et toujours confondues avec la parotidite suppurée.

La notion de la *cause* de l'affection se tirera de la connaissance de la maladie générale première, de l'examen des organes voisins (bouche, pharynx, oreille, articulation temporo-maxillaire, etc.). Lorsque l'on n'aura pu déterminer la cause, on explorera, une fois l'abcès ouvert, le fond de la plaie avec un stylet pour voir si le point de départ de l'affection n'est pas une ostéite méconnue du maxillaire.

Pronostic. — La parotidite ou la sous-maxillite suppurative, survenant le plus souvent au cours de maladies générales à tendances adynamiques, a, par cela même, un pronostic grave.

On n'admet plus aujourd'hui la distinction des anciens en parotidites *critiques*, coïncidant avec l'amendement des phénomènes généraux, et parotidites *symptomatiques*, se montrant au début ou pendant la période d'état des fièvres graves.

La parotidite est toujours un accident fâcheux, surtout chez les vieillards et les sujets cachectiques, où elle peut évoluer silencieusement et aboutir en un temps très court à la suppuration diffuse et à la gangrène de la glande.

Seules les parotidites de cause locale, pouvant rester limitées à une portion de la glande, ne présentent pas de gravité.

Traitement. — Le traitement peut être *prophylactique* ou *curatif*.

A. *Traitement prophylactique.* — Il consiste en des lavages antiseptiques (avec des solutions d'acide borique ou d'hydrate de chloral) et en une hygiène sévère de la cavité buccale, en particulier dans les états adynamiques, où l'on a à craindre le développement d'inflammations phlegmoneuses des glandes salivaires.

B. *Traitement curatif.* — Il sera à la fois *général* et *local*. Les toniques seront indiqués pour combattre l'état adynamique. Localement, on a conseillé, au début, les révulsifs tels que des applications de sangsues, de vésicatoires volants, etc. ; une onction d'onguent napolitain et une antisepsie buccale rigoureuse doivent, à cette première période, constituer le seul traitement de la parotidite. Celle-ci alors même qu'il y a manifestement suppuration canaliculaire, démontrée par l'écoulement purulent que l'on provoque par l'orifice du canal en pressant sur la glande, peut se résoudre, contrairement à l'opinion émise par quelques auteurs. Il y a, du reste, au point de vue thérapeutique, une grande distinction à établir entre les parotidites, comme l'a bien précisé le professeur Duplay. Dans une première forme, catarrhe purulent de la glande, la suppuration se fait par foyers multiples, on pourrait dire que chaque lobe suppure isolément; il faut alors attendre et inciser successivement chaque foyer;

Dans la seconde, il se développe une sorte de phlegmon diffus. La grande dureté de la région glandulaire et la menace de gangrène due à la compression extrême de ces tissus distendus par un gonflement énorme, obligent à l'incision immédiate. Celle-ci sera faite aussi bas que possible pour éviter la lésion du facial et du canal de Sténon; elle sera parallèle à la branche montante du maxillaire, et, une fois l'aponévrose débridée, on déchirera les tissus profonds avec la sonde cannelée.

Contre l'induration qui persiste quelquefois après la guérison, on recourra aux badigeonnages iodés, à la compression, au massage, etc.

VI

TUBERCULOSE DES GLANDES SALIVAIRES

La tuberculose des glandes salivaires, que Valude [1] a obtenue facilement chez le lapin par l'inoculation directe de matière et de culture tuberculeuses, n'a jamais été observée cliniquement.

Il n'en est pas de même de celle des ganglions lymphatiques qui affectent avec les glandes salivaires, avec la parotide en particulier, des rapports intimes. Les lésions tuberculeuses de ces ganglions, qu'on observe surtout chez l'enfant, sont intéressantes parce qu'au début elles peuvent simuler une tumeur de la glande et que, plus tard, après ramollissement, leur forme arrondie, leur limitation, leur fluctuation peuvent faire croire à l'existence d'un kyste salivaire.

VII

SYPHILIS DES GLANDES SALIVAIRES

Lancereaux le premier [2] a décrit, au niveau de la glande sous-maxillaire, des lésions d'infiltration gommeuse. Cette infiltration gommeuse est encore peu connue; elle a été cependant observée, au niveau des glandes sublinguales par A. Fournier [3] et Verneuil. Elle était, dans ces derniers cas, caractérisée par l'existence d'une tumeur résistante, ferme, dure, nettement limitée, ayant la forme d'une datte de moyen volume, dessinant exactement la glande sublinguale. Cette tumeur, indolente spontanément et à la pression, ne causait qu'un peu d'embarras de la déglutition. La guérison fut rapidement obtenue par l'usage interne de l'iodure de potassium.

[1] VALUDE, Tuberculose des glandes salivaires. *Congrès sur la tuberculose*, 1888. Paris, 1889, p. 255. — Ces recherches de Valude ne se rapportent pas à la tuberculose de l'homme, comme du reste celles de la plupart des expérimentateurs de ces dernières années; elles ont été faites avec des cultures de tuberculose des volailles, tuberculose différente de celle de l'homme comme l'ont démontré récemment Rivolta et Maffucci en Italie, Koch en Allemagne, Cadiot, Gilbert et Roger en France.

[2] LANCEREAUX, *Traité de la syphilis*, Paris, 1866, p. 318.

[3] FOURNIER (A.), Dégénérescence syphilitique de la glande sublinguale. *Bull. et mém. de la Soc. de chir.*, Paris, 1875, nouv. sér., t. I, p. 837 (rapport de VERNEUIL).

Bock a récemment publié un travail sur les gommes parotidiennes [1]; la lecture de ses observations ne nous a pas convaincu et nous sommes porté à croire qu'il ne s'agissait que d'adénites profondes de la région, consécutives à des lésions syphilitiques des cavités voisines (pharynx, etc.) [2].

VIII

TUMEURS DES GLANDES SALIVAIRES

Les tumeurs des glandes salivaires, comme celles de toute autre glande, peuvent être manifestement développées aux dépens de l'épithélium glandulaire (épithéliomes) ou, au contraire, avoir pris naissance dans un des tissus qui viennent se mêler au tissu propre pour constituer l'organe : tels les fibromes, myxomes, sarcomes, lipomes nés du tissu cellulaire, les angiomes des capillaires sanguins, les lymphangiomes des capillaires lymphatiques [3]. Ces diverses variétés de tumeurs ne présentent rien de particulier dans leur pathogénie et dans leur anatomie pathologique, elles sont ici ce qu'elles sont partout ailleurs. Mais il existe, au niveau des diverses glandes salivaires, aussi bien des petites glandules buccales que des grosses glandes (parotides et sous-maxillaires), une variété de tumeurs un peu spéciale, les *tumeurs mixtes* [4].

Ces tumeurs sont de beaucoup les plus fréquentes. Dolbeau, frappé par la présence de noyaux cartilagineux dans leur intérieur, les avait décrites sous le nom de *tumeurs cartilagineuses* [5]. Un peu plus tard, P. Broca, se fondant sur ce qu'elles contenaient dans leur intérieur des tubes ressemblant à des glandes, les appela *adénomes*.

La présence, dans un certain nombre de cas, de masses franchement sarcomateuses et la rapidité de l'évolution qui en résulte, fait que l'on a souvent décrits quelques-unes de ces tumeurs sous le nom de *sarcomes*, de *chondro-myxo-sarcomes* (Virchow). Cette dernière dénomination, en apparence précise, ne l'est pas dans la réalité; ainsi que le font observer Cornil et Ranvier, la tumeur renfermant aussi de l'épithélium glandulaire et des vaisseaux de nouvelle formation, il faudrait, si l'on voulait la dénommer par l'indication de

(1) Bock, Syphilis gommeuse de la glande parotide. *La Clinique*, Bruxelles, 1888, n° 243.

(2) Nous pourrions encore citer une observation de Lang, Tuméfaction diffuse de la région parotidienne chez une femme porteuse d'ulcérations syphilitiques du pharynx et atteinte en même temps de mammite spécifique. (Ueber Mastitis und Parotidis syphilitica. *Wiener med. Woch.*, 1880, p. 217.)

(3) Nous laissons de côté les kystes, dont la pathogénie discutée nous occupera plus loin, lorsque nous traiterons de la *grenouillette* (voy. plus loin, p. 431).

(4) Ces tumeurs mixtes, bien étudiées au niveau de la parotide par Pérochaud (Thèse de Paris, 1884-1885, n° 167), se retrouvent dans les diverses autres glandes salivaires comme nous l'avons déjà montré antérieurement. (Voy. Terrier, Broca, Hartmann, *Manuel de pathol. externe*, 1888, t. III, p. 682; 1889, t. IV, p. 208 et 266.) Depuis cette époque, la question a été reprise à propos des glandules de la muqueuse buccale, par de Larabrie (*Arch. génér. de méd.*, 1890, t. I, p. 537, 677 et t. II, p. 54), dont le travail a fait l'objet d'un rapport de Ch. Monod dans les *Bull. et mém. de la Soc. de chir.*, Paris, 1890, n. s., t. XVI, p. 48.

(5) Dolbeau, Des tumeurs cartilagineuses de la parotide et de la région parotidienne. *Gaz. hebd. de méd. et de chir.*, Paris, 1858.

ses divers tissus constituants, dire *épithel-angio-chondro-myxo-sarcome*. Cette dénomination même serait insuffisante dans un certain nombre de cas, ces tumeurs pouvant contenir des grains osseux et même du tissu musculaire strié, comme nous le voyons dans une observation de Prudden (¹). Aussi, croyons-nous qu'il est plus simple de se rallier à l'expression de *tumeur mixte;* elle a l'avantage d'être courte et de bien indiquer la complexité des tissus qui entrent dans la composition de ces tumeurs.

Ces tumeurs, que l'on observe aussi bien au niveau des glandules des lèvres, des joues et du palais que dans les grosses glandes parotides et sous-maxillaire, ont un volume des plus variables ; elles peuvent acquérir des dimensions considérables, au niveau de la parotide en particulier. Elles sont en général à contours arrondis, entourées d'une coque fibreuse. Leur consistance varie ; tantôt très molles, tantôt fermes, elles crient quelquefois sous le scalpel et contiennent même parfois des grains calcifiés.

A la coupe (²), l'aspect de la tumeur n'est pas homogène ; le plus souvent elle est divisée en nodules, de volume variable, par des cloisons conjonctives se présentant à la coupe sous forme de travées plus ou moins épaisses, dans lesquelles rampent des vaisseaux.

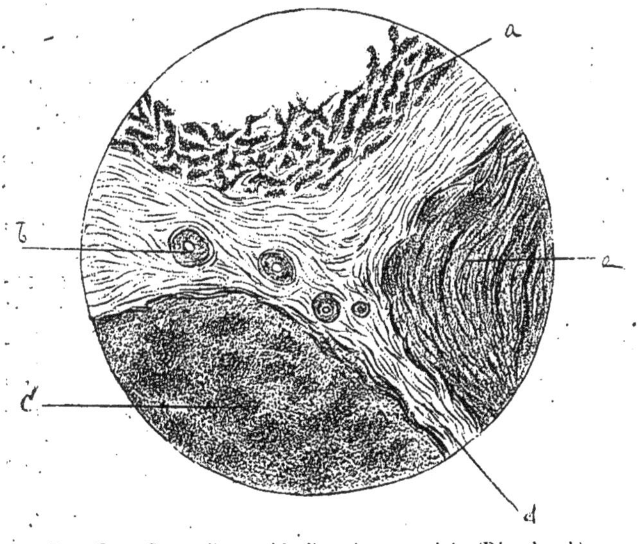

L'apparence de ces diverses parties est elle-même assez différente suivant le point considéré : les unes ont l'aspect et la consistance du cartilage ; quelquefois elles contiennent des points ossifiés ; les autres, plus grises, d'une couleur plus mate, et d'une consistance plus molle, sont formées par des amas épithéliaux.

Fig. 92. — Coupe d'ensemble d'une tumeur mixte. (Pérochaud.)

a, parties carcinomateuses de la tumeur. — *c*, région contenant des points en dégénérescence granulo-protéiques. — *e*, zone constituée par du tissu fibreux très-dense, ayant à l'œil un aspect cartilagineux. — *d*, cloisons de tissu conjonctif séparant ces différentes zones. — *b*, artères sclérosées contenues dans les cloisons.

D'autres fois, la délimitation en nodules est moins distincte ; le tissu est terne, gris, friable par places, ailleurs nacré, transparent, ayant tou à fait l'aspect du cartilage. Enfin on peut voir le tissu cartilagineux former un gros

(¹) PRUDDEN, Rhabdomyoma of the parotid gland. *Americ. Journ. of med. sc.*, Philadelphia, 1883, t. LXXXV, p. 438.

(²) Nous empruntons les éléments de cette description à la thèse de Pérochaud, *loc. cit.*

noyau entouré d'une coque grisâtre de consistance assez ferme et homogène (1). Parfois il existe des cavités kystiques, des fissures par dégénérescence granulo-graisseuse ou colloïde des cellules. Ces kystes pourraient aussi avoir pour origine, d'après Planteau (2), des dilatations et des ruptures vasculaires, ou encore l'accumulation de liquide dans un cul-de-sac glandulaire.

Les masses épithéliales peuvent conserver la forme et les rapports des tissus normaux de la glande rappelant le type général des adénomes; d'autres fois les masses épithéliales sont disposées sous forme de réseaux cellulaires occupant en totalité les interstices du tissu conjonctif; ces cellules sont en général volumineuses, tassées, quelquefois muqueuses ou colloïdes au centre, aplaties, en globes épidermiques à la périphérie; d'autres fois elles sont dissociées par du tissu muqueux, cartilagineux, etc.; en un mot elles ont perdu leurs rapports normaux et évoquent l'idée d'un épithéliome, quelquefois même d'un carcinome, les cellules ayant perdu leur forme primitive et ayant revêtu les aspects les plus variés.

La trame contient les diverses variétés de tissus (fibreux, muqueux, cartilagineux, osseux, etc.), que nous avons indiquées.

La complexité de ces tumeurs nous explique les différences qu'elles présentent dans leur évolution. Quel qu'ait été le mode de début, actuellement encore inconnu, de ces néoplasmes, ils se développent tout d'abord par suite d'un accroissement parallèle des masses épithéliomateuses et des divers tissus conjonctifs intermédiaires. Que ceux-ci prolifèrent activement, pendant que les masses épithéliales s'atrophient, la tumeur marchera comme un néoplasme bénin; qu'au contraire la production épithéliale finisse par prédominer et l'on verra, comme le fait a été souvent observé au niveau de la parotide, ces tumeurs, après avoir eu pendant longtemps une marche lente, prendre tout à coup une évolution maligne et le pronostic s'aggraver considérablement.

Cette complexité nous rend aussi compte des cas où l'on voit une récidive sarcomateuse, après l'ablation d'une tumeur, classée par suite d'un examen incomplet dans le groupe des adénomes (3), ou réciproquement, une récidive épithéliomateuse après ablation d'un adéno-fibrome (4).

L'étiologie de ces tumeurs mixtes est encore peu connue. Elles apparaissent le plus souvent entre vingt et trente ans. Pour O. Weber, le sexe masculin y est plus exposé que le féminin, ce que conteste Pérochaud. On a invoqué l'action des irritations locales qui n'est rien moins qu'établie. Peut-être, comme le dit Planteau, ces tumeurs subissent-elles une poussée à l'occasion d'un traumatisme. Nous serions assez disposé à admettre, avec Monod et Arthaud, l'inclu-

(1) Ce cartilage se présente sous des formes variables; tantôt c'est du cartilage hyalin à cellules encapsulées, tantôt du cartilage à cellules étoilées plongées dans une matière amorphe, tantôt enfin du cartilage fœtal ou du fibro-cartilage.

(2) PLANTEAU, *Contribution à l'étude des tumeurs de la parotide.* Thèse de Paris, 1876, n° 128.

(3) Il y a un an et demi environ nous avons pu observer dans le service du professeur Verneuil une récidive de cet ordre chez une femme opérée d'une tumeur du voile du palais étiquetée adénome plusieurs années auparavant. On expliquait autrefois ces faits, en invoquant un développement sarcomateux de la capsule du néoplasme énucléé lors de la première opération.

(4) VERNEUIL, *Bull. et mém. de la Soc. de chir.*, Paris, 1890, n. s., t. XVI, p. 54.

sion, dans les glandes salivaires, de masses cellulaires détachées des feuillets embryonnaires et devenant ultérieurement, suivant l'hypothèse de Cohnheim, le point de départ de ces tumeurs mixtes [1].

Ces considérations générales sur les tumeurs des glandes salivaires terminées, nous allons aborder l'étude de chacune d'elles en particulier, décrivant successivement les tumeurs de la parotide et celles des glandes du plancher buccal [2].

A. — TUMEURS DE LA PAROTIDE

Bérard, Des tumeurs de la parotide. Thèse de concours de Paris, 1841. — Triquet, Nouvelles recherches d'anatomie et de pathologie sur la région parotidienne. *Arch. gén. de méd.*, Paris, 1852, 4e série, t. XXIX, p. 116. — Dolbeau, Des tumeurs cartilagineuses de la parotide et de la région parotidienne. *Gaz. hebd.*, Paris, 1858, p. 687. — Lotzbeck, Zur Combination von Enchondrom und Carcinom. *Virchow's Arch.*, Berlin, 1858, t. XIV, p. 394. — Billroth (F.), Beobachtungen über Geschw. der Speicheldrüsen. *Virchow's Archive*, Berlin, 1859, t. XVII, p. 357. — Broca (P.), art. Adénome. *Dictionn. encyclop. des sc. méd.*, Paris, 1864, 1re série, t. I, p. 718. — Branlat, Histoire des tumeurs parotidiennes. Thèse de Paris, 1874, no 276. — Planteau, Contribution à l'étude des tumeurs de la parotide. Thèse de Paris, 1876, no 128. — Delorme, art. Parotide. *Nouveau Dict. de méd. et de chir. prat.*, (bibliogr.). Paris, 1878, t. XXVI, p. 168. — Kaufmann (C.), Das Parotis-Sarcom pathologisch, anatomisch und klinisch bearbeitet. *Arch. f. klin. Chir.*, Berlin, 1881, Bd. XXVI, Heft 3, p. 673 (bibliogr.). — Snamensky, Zur Casuistik der Endothelioma und der Sarcoma der Parotis. *Deutsche Zeitschr. f. Chir.*, Leipzig, 1884, t. XIX, p. 218. — Michaux, Cancer de la parotide. Thèse de Paris, 1884, no 29. — Pérochaud, Recherches sur les tumeurs mixtes des glandes salivaires. Thèse de Paris, 1884-1885, no 167. — Rodriguez, Contribution à l'étude du sarcome de la parotide (sarcome pur). Thèse de Paris, 1889-1890, no 240.

I. — KYSTES SALIVAIRES

Les *kystes salivaires de la parotide* contiennent un liquide clair, ambré, un peu visqueux et filant. Leur paroi est recouverte d'un épithélium cylindrique qui, d'après O. Weber, deviendrait pavimenteux au bout d'un certain temps. On admet généralement que ces kystes sont formés par la dilatation du canal excréteur d'un lobule glandulaire. Ils sont clos de toutes parts [3]. Ordinairement le kyste est unique; cependant Lawrence dit en avoir vu quatre chez le même malade.

La tumeur a un volume variable, elle peut atteindre celui d'un petit œuf de poule; elle s'accroît légèrement après la mastication; sa forme est très régulièrement arrondie. Au palper, elle est molle, fluctuante, indolente. On

(1) Monod (Ch.) et Arthaud, Considérations sur la classification des tumeurs du testicule. *Revue de chirurgie*, Paris, 1887, t. VII, p. 183.

(2) Les tumeurs des autres glandes ont déjà été décrites (voy. *Tumeurs des lèvres, du palais et du voile*).

(3) Martinet (Tumeur salivaire consécutive à l'ablation d'une tumeur parotidienne. *Gaz. des hôpit.*, Paris, 1879, p. 116) a bien rapporté un cas de kyste communiquant avec le canal de Sténon. Mais comme le fit observer Verneuil, il s'agissait là d'un fait tout spécial, sans rapport avec les kystes salivaires ordinaires. La tumeur s'était développée dix jours après l'ablation d'un adénome et était probablement formée par le reflux de la salive du canal de Sténon dans l'ancienne loge néoplasique.

n'y constate pas de transparence. La peau est saine, mobile sur la tumeur, mais celle-ci se confond avec les parties profondes de la région.

La ponction donne un liquide clair et permet d'évacuer le contenu du kyste, mais celui-ci se reforme très rapidement dès que le malade se met à manger.

Ces kystes se développent lentement, graduellement, mettant plusieurs années à atteindre leur volume définitif.

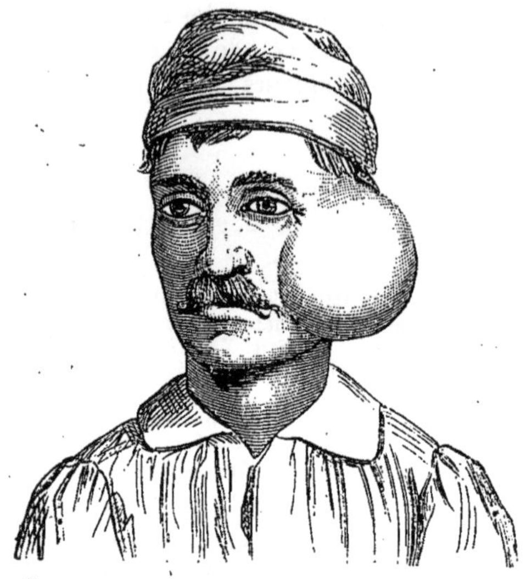

Fig. 93. — Kyste salivaire de la parotide. (Desprès.)

On a eu recours, pour traiter ces kystes, à la ponction suivie d'injection iodée, d'injection d'une solution phéniquée à 1 pour 100, à l'injection de deux gouttes de chlorure de zinc en deliquium. Ces divers procédés ont l'avantage de ne pas laisser de cicatrice.

En tous cas on rejettera l'incision simple, qui peut être suivie d'une fistule salivaire rebelle, à moins qu'on ne puisse la faire par la bouche; et, si, en présence de l'insuccès des injections, on a recours au bistouri, ce sera pour enlever d'emblée la totalité de la tumeur, procédé de guérison radicale qui malheureusement expose à la lésion de filets du facial.

II. — ANGIOMES PAROTIDIENS

Les *angiomes glandulaires de la parotide* sont encore peu connus. Les anatomo-pathologistes du début de ce siècle, trompés par l'aspect macroscopique de la tumeur observée à l'œil nu après affaissement des vaisseaux, les ont décrits à tort sous le nom d'*hypertrophie parotidienne* et leur erreur s'est perpétuée jusqu'à nos jours (1).

Nous avons pu en réunir 9 cas (2). Ces angiomes forment en général des tumeurs mal limitées par rapport au tissu parotidien. A l'œil nu, il semble qu'il s'agisse simplement d'une parotide hypertrophiée et vascularisée; mais le microscope montre que les artérioles et les capillaires sont, dans les lobules malades, dilatés au point de tenir autant de place que la substance glandulaire elle-même qui est refoulée et atrophiée. Les capillaires ont de plus perdu leur forme régulièrement arrondie et sont un peu irréguliers dans leurs contours (3).

(1) Voy. Duplay (S.), *Traité de pathologie externe*, Paris, 1878, t. V, p. 98.
(2) Hartmann, Contribution à l'étude des angiomes de la région parotidienne. *Revue de chir.*, Paris, 1889, t. IX, p. 756.
(3) Examen de Darier, observ. Hartmann.

A une période plus avancée, on trouve interposé au tissu glandulaire du tissu caverneux [1].

Ces tumeurs se montrent en général peu de temps après la naissance ; elles déterminent la formation d'une voussure de la région parotidienne, quelquefois avec teinte bleutée de la peau ; au palper elles sont difficiles à bien limiter, molles, dépressibles, pseudo-fluctuantes, en partie réductibles ; elles se confondent avec le reste du tissu glandulaire de la parotide.

On ne les a jusqu'ici signalées que chez l'enfant ; il est probable que, par suite de leur évolution, ces tumeurs se transforment. Tenon, Duke ont publié des faits qui semblent établir la possibilité de leur transformation en tumeurs cirsoïdes. Il nous semble toutefois vraisemblable qu'elles tendent beaucoup plutôt à se transformer en ces tumeurs caverneuses que l'on a signalées à la partie supérieure du cou et qui sont en communication large avec le système veineux. L'étude des faits nous montre des intermédiaires entre ces tumeurs et l'angiome glandulaire proprement dit.

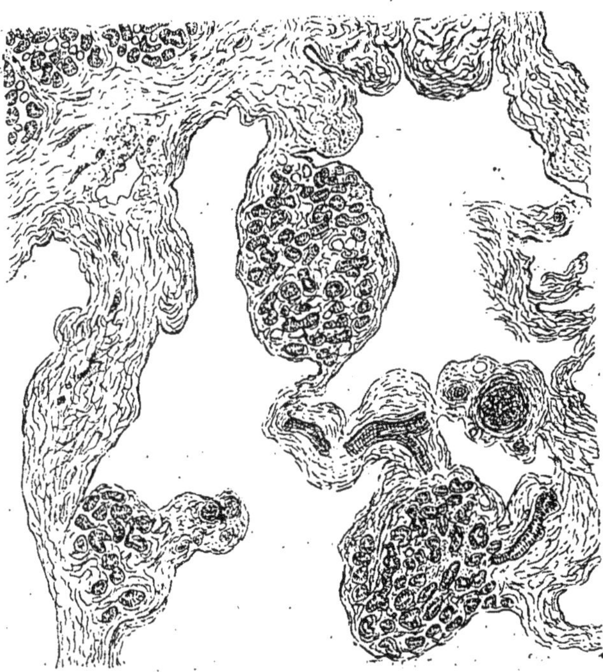

Fig. 91. — Lymphangiome de la parotide. (Lannelongue et Achard.)

On voit sur cette coupe deux grandes cavités kystiques séparées par une cloison qui contient un lobule glandulaire isolé.

Le traitement de ces tumeurs est assez délicat. On commencera par essayer l'électrolyse, les cautérisations interstitielles, n'hésitant pas à recourir à l'extirpation au bistouri en cas d'échec, surtout si la tumeur a un accroissement rapide. Cette extirpation a donné des succès entre les mains d'E. Bœckel, de L.-S. Pilcher, de Duret.

III. — LYMPHANGIOMES DE LA PAROTIDE

Les *kystes congénitaux* ou *lymphangiomes* affectent quelquefois des rapports intimes avec la parotide ; le professeur Lannelongue en a résumé d'intéressantes

(1) Examen de Charles Jervett, observ. Pilcher (*Annals of the anat. and surg. Society*, Brooklyn, 1879-1880, t. I, p. 111). Cette transformation caverneuse a été bien signalée par Eug. Bœckel dans son article Érectile du *Diction. de méd. et de chir. prat.*

observations dans le traité qu'il a publié en collaboration avec son élève Ch. Achard (1).

Ces kystes, anatomiquement constitués comme partout ailleurs (2), forment des cavités très nombreuses et de toutes dimensions. Il s'en trouve dans les interstices des lobules glandulaires qui sont plus ou moins disséqués par les loges du kyste et qui proéminent dans leur intérieur; quelquefois un lobule glandulaire est isolé dans une cloison intermédiaire à deux loges.

Cliniquement, la tumeur, observée dans les premiers mois de la vie, occupe la région parotidienne; la peau, à sa surface, est normale mais amincie, elle glisse au-devant d'elle. La consistance de la tumeur est d'une mollesse fluide; on reconnaît au toucher qu'elle est composée d'une série de loges pleines de liquide; et elle offre même à la vue un aspect demi-transparent et une coloration bleuâtre en certains points. Elle ne devient fluctuante que lorsqu'elle est tendue par la pression. Elle est d'ailleurs irréductible, bien qu'on puisse par la pression augmenter la tension d'une loge aux dépens de celle des autres. Elle est tout à fait indolente. Elle ne proémine pas du côté de la cavité buccale et, à la périphérie, elle se confond avec les tissus voisins dont on peut cependant la séparer en cherchant à la soulever. A son pourtour existent quelquefois des veines dilatées, mais, en somme, la tumeur ne présente aucun caractère des tumeurs érectiles.

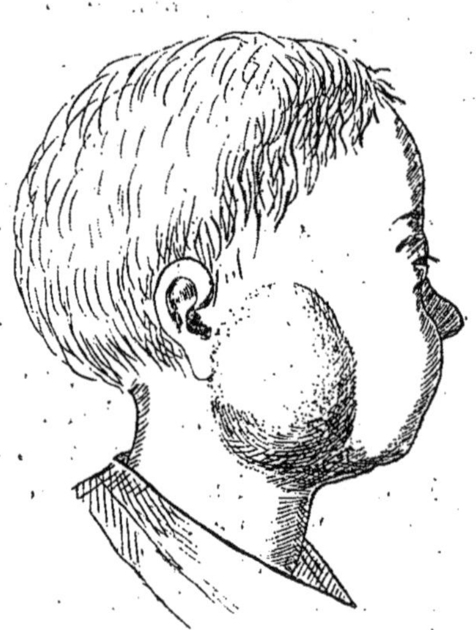

Fig. 95. — Kyste séreux multiloculaire de la région parotidienne. (Lannelongue et Achard.)

Le meilleur *traitement* est l'extirpation, que l'on fera avec précautions, évitant de léser le nerf facial et le canal de Sténon.

IV. — LYMPHADÉNOMES PAROTIDIENS

On peut observer au niveau de la parotide deux sortes de lymphadénomes : les uns ne présentant rien de spécial, lymphadénomes vulgaires développés aux dépens des ganglions de la région, les autres, extrêmement rares, caractérisés par la formation de tissu lymphoïde s'interposant aux éléments glandulaires (3).

Les premiers sont constitués quelquefois par des nodosités multiples, souvent

(1) Lannelongue et Achard, *Traité des kystes congénitaux*. Paris, 1886 (passim).

(2) Voy. des *Lymphangiomes*, t. I, p. 498.

(3) Notta, Tumeur kystique de la parotide. *Bull. et mém. de la Soc. de chir.*, Paris, 1880, t. VI, p. 508. — Monod, Examen histologique. *Ibid.*, p. 539.

par une tumeur de forme régulière, tantôt dure et élastique, tantôt fluctuante; généralement indolents, ils peuvent déterminer des douleurs névralgiques, des troubles de la déglutition et de l'audition. Leur développement, d'abord assez lent, devient plus rapide à un moment de leur évolution et fréquemment on les voit se propager aux ganglions voisins de la région sous-maxillaire et carotidienne. Comme tous les lymphadénomes, ceux de la région parotidienne peuvent se généraliser et s'accompagner de tumeurs analogues de la rate, du foie, etc., en même temps que de leucocythémie. Leur traitement ne présente rien de spécial [1].

Le lymphadénome, non plus des ganglions mais de la parotide même, a été observé par Notta [2].

Il s'agissait, dans son observation, d'une femme de cinquante et un ans porteuse d'une tumeur parotidienne, dont le début remontait à quatre ans. Cette tumeur, du volume d'une demi-orange, était indolente, mollasse, fluctuante, unie, à part une légère lobulation, sans adhérences superficielles ni profondes. Croyant à un lipome, M. Notta fit l'extirpation de la tumeur.

Celle-ci était constituée par une série de kystes, remplis de sang noir, indépendants les uns des autres; à sa partie inférieure était une masse amorphe grisâtre, creusée de deux petites cavités remplies de sang noir. L'examen histologique, pratiqué par MM. Malassez et Monod, montra qu'il s'agissait d'une tumeur constituée par le développement de tissu lymphoïde qui s'interposait entre les éléments glandulaires. L'aspect kystique et caverneux, que la tumeur présentait à l'œil nu et qui pouvait, au premier abord, en imposer pour un angiome, était dû à la dilatation des canaux excréteurs de la glande.

En présence de ce seul cas, nous ne pouvons tracer l'histoire du lymphadénome glandulaire de la parotide.

V. — LIPOMES DE LA PAROTIDE

Les lipomes, développés dans la loge de la glande, se présentent soit à l'état de graisse infiltrée, soit à l'état de tumeurs bien limitées.

L'infiltration de la graisse entre les acini glandulaires n'a été observée que par Walzberg [3], dans un cas de lipome sous-aponévrotique se confondant par sa partie profonde avec le tissu glandulaire de la parotide.

Les tumeurs graisseuses bien limitées peuvent siéger, soit immédiatement au-dessous de l'aponévrose parotidienne, soit, au contraire, au-dessous de la glande qu'elles soulèvent.

Cliniquement, quel qu'ait été leur siège anatomique exact, ces tumeurs se sont caractérisées par les signes habituels des lipomes (tumeur arrondie, quelquefois lobulée, pseudo-fluctuante, sans adhérence, à développement lent, indolente, etc.) [4]. Chose curieuse, les lipomes profonds, soulevant la glande,

(1) Voy. *Traitement des lymphadénomes*, t. I, p. 447.
(2) *Loc. cit.*
(3) WALZBERG, Intrakapsuläres Lipom der Parotis. Speichelfistel. Heilung. *Centralbl. für Chir.*, Leipzig, 1881, p. 270.
(4) HAMILTON, Adipose tumours. *Dublin quarterly Journal*, 1863, t. XXXV, p. 468.

ont quelquefois été pris pour des lipomes sous-cutanés; dans un cas de Demarquay, la tumeur en réalité profonde semblait, lors de l'examen, rouler sous la peau (1).

Le traitement consiste dans l'extirpation au bistouri, toujours facile lorsqu'il ne s'agit pas d'un lipome infiltré.

VI. — TUMEURS CONNECTIVES PURES

Sous le nom de tumeurs connectives pures, nous réunissons un groupe de tumeurs dérivées du tissu conjonctif et dans lesquelles l'élément épithélial de la glande ne joue aucun rôle actif. Ces tumeurs, à part les lipomes que nous avons déjà étudiés (2), se confondent cliniquement avec les tumeurs mixtes; aussi nous bornerons-nous à une simple énumération de leurs caractères histologiques, renvoyant pour leur étude clinique à celle des tumeurs mixtes (3).

Elles peuvent avoir leur point de départ en dehors de la glande et ne l'envahir que secondairement, comme l'admet Pérochaud (4). Ranvier fait toutefois observer que certaines tumeurs, englobant dans leur intérieur du tissu glandulaire normal, doivent être regardées comme nées dans l'intérieur même de la glande. Toujours est-il qu'il s'agit là de tumeurs beaucoup moins fréquentes que ne le laisseraient supposer les traités publiés jusqu'en ces dernières années.

1° Le *fibrome*, observé par Bruns, Vanzetti, Emmert, Bardeleben, Ranvier, est rare. Il constitue des tumeurs dures, résistantes, rosées ou blanchâtres, pouvant présenter à la coupe une teinte nacrée.

2° Le *myxome*, décrit par Ch. Monod, Planteau, d'Épine et S. Duplay, est encore plus rare; il forme des tumeurs molles, d'aspect gélatineux.

3° Le *sarcome*, longuement étudié dans nos auteurs classiques, est relativement rare. Buss (de Munich) (5) dit cependant que sur 14 tumeurs de la parotide on trouve 10 sarcomes. Mais il est probable qu'il a pris pour des sarcomes des tumeurs mixtes ayant subi une poussée dans leur évolution. Leur existence est toutefois indéniable. Dans la thèse récente de Rodriguez (6), nous trouvons 14 observations avec examen histologique précis : dans 5 cas, il s'agissait de sarcomes globo-cellulaires, dans 4 cas de sarcomes à cellules fusiformes, dans 1 de sarcome fuso et globo-cellulaire à la fois; dans 4 de sarcomes fasciculés associés à de la matière mélanique. Dans ces derniers, la matière mélanique était assez abondante pour masquer par places les éléments sarcomateux. La gravité de cette dernière forme est plus grande que celle des autres variétés de sarcome. Tandis qu'en général le sarcome se présente à l'état de tumeur limitée,

(1) Demarquay, Lipome sous-parotidien. *Bulletin de la Soc. de chir.*, Paris, 1873, 3e série, t. II, p. 12.

(2) Voy. plus haut, p. 422.

(3) Voy. plus loin, p. 424.

(4) *Loc. cit.*, p. 64.

(5) Buss, *Ein Beitrag zur Kenntniss der Parotistumoren*. München, 1885.

(6) Luis Rodriguez, *Contribution à l'étude du sarcome de la parotide*. Thèse de Paris, 1889-1890, n° 240.

évoluant lentement sans engorgement ganglionnaire, le sarcome mélanique envahit fréquemment la totalité de la glande et se propage aux ganglions.

4° Le *chondrome* pur est aussi très rare, bien que la présence du tissu cartilagineux dans les tumeurs mixtes soit assez fréquente pour qu'on les ait pendant longtemps désignées sous le nom impropre de chondromes.

VII. — TUMEURS MIXTES

Nous avons déjà étudié leur anatomie pathologique et leur étiologie (1).

Symptômes. — Le début de ces tumeurs est ordinairement très obscur. C'est par hasard, en se regardant devant une glace ou en portant la main sur l'oreille que le malade constate l'existence d'une petite tumeur arrondie, mobile, indolente à la pression.

Cette tumeur siège soit au-devant de l'apophyse mastoïde, sous le lobule de l'oreille (*corps cartilagineux sous-auriculaires* de Cruveilhier), soit au niveau et au-dessous de l'angle de la mâchoire inférieure, soit au niveau de la racine de l'arcade zygomatique, au-devant du conduit auditif externe, soit au centre de la glande (S. Duplay). Elle s'accroît peu à peu ou subit, au contraire, une poussée à l'occasion d'un léger traumatisme, mais elle conserve une forme arrondie, légèrement bosselée; quelquefois on sent de petits grains à sa surface. Sa consistance varie ordinairement; ferme partout, elle peut être dure en certains points, molle en d'autres, et même fluctuante dans quelques cas. La tumeur présente alors un aspect vésiculeux avec une demi-transparence, surtout appréciable dans la région mastoïdienne, là, où, comme le fait observer Dolbeau, la tumeur, soutenue par l'apophyse mastoïde, repousse la peau et l'étend à sa surface. Des bosselures peuvent se développer séparément, s'isoler de la masse générale à laquelle elles ne tiennent plus que par un pédicule filiforme, disposition qui, à un examen superficiel, pourrait faire croire à la présence de ganglions lymphatiques.

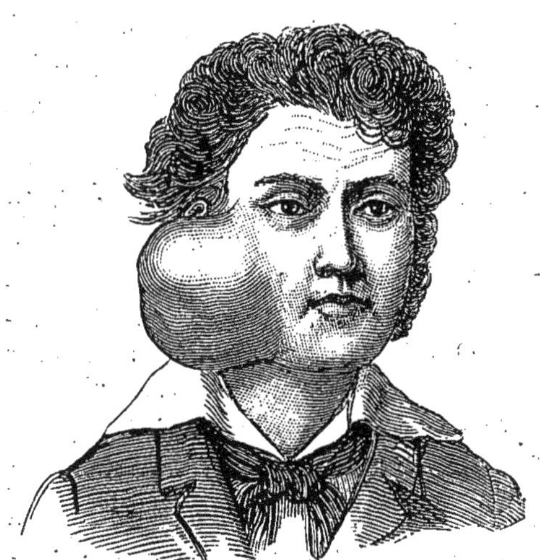

Fig. 96. — Tumeur mixte de la parotide à la première période, évolution lente (enchondrome des auteurs).

La peau est saine, mobile sur la tumeur; celle-ci est elle-même mobile, tout au moins dans une certaine mesure, sur les parties profondes; elle n'a pas d'adhérences avec le squelette de la face. Gosselin a même observé sous une

(1) Voy. plus haut, p. 415.

de ces tumeurs une véritable bourse séreuse ([1]) et Nélaton a signalé un bruit de frottement qui se produit parfois lorsque l'on fait ouvrir et fermer la bouche en même temps qu'on appuie la tumeur contre la branche montante du maxillaire. Rarement toutefois, on trouve une ligne de démarcation nette à la tumeur; elle semble se prolonger dans l'excavation rétro-maxillaire. Si elle va loin dans la profondeur, elle acquiert une certaine fixité et peut faire saillie du côté du pharynx, d'où la nécessité d'explorer avec soin cette cavité. Dans certains cas même, comme chez un malade de Périer ([2]), la tumeur peut faire exclusivement saillie du côté du pharynx et de la bouche.

Ces tumeurs restent en général limitées à la région parotidienne et n'envahissent guère les régions voisines. Il est exceptionnel qu'elles s'avancent vers le cou ou sur la joue jusqu'à la commissure labiale ([3]). Lorsqu'elles occupent la région mastoïdienne, elles ne refoulent pas franchement le lobule de l'oreille, mais, comme le fait observer Dolbeau, dédoublent la peau qui le constitue et s'en font une enveloppe. En un mot, et à part quelques exceptions, leur accroissement se fait de dedans en dehors bien plus que dans les autres sens; la joue, en particulier, est le plus souvent respectée ([4]).

Ces tumeurs peuvent devenir énormes; elles ont alors une forme générale conique, à sommet tourné vers la peau, faisant une saillie de 4, 6 et même 8 centimètres. La peau distendue revêt un aspect lisse, luisant, violacé; elle présente des varicosités capillaires par gêne de la circulation. Puis elle s'amincit et s'ulcère par distension; l'ulcération a des bords festonnés et décollés, sous lesquels on peut insinuer l'extrémité d'un stylet; elle s'accroît peu à peu, donne lieu à des hémorrhagies et est le siège d'un écoulement purulent ou séro-purulent d'odeur infecte.

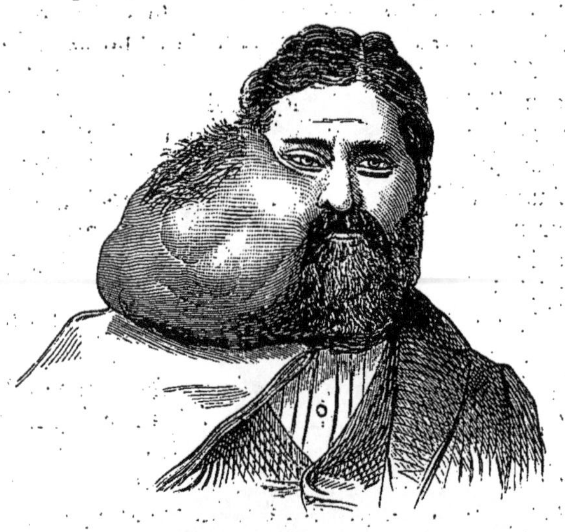

Fig. 97. — Tumeur mixte de la parotide à la deuxième période, évolution rapide, semi-maligne (sarcome, Fergusson).

Les troubles fonctionnels sont nuls au début, la tumeur se développant sans envahir les parties voisines mais en les refoulant excentriquement. Ils peuvent apparaître lorsque la tumeur a acquis un certain volume; en général, ils se montrent au moment où l'évolution de lente devient rapide. C'est alors

([1]) Gosselin, Tumeurs de la région parotidienne. *Bull. de la Soc. de chir.*, Paris, 3 oct. 1855, t. VI, p. 195.

([2]) Périer (Ch.), Chondrome parotidien développé du côté du pharynx et extirpé par la bouche. *Bull. et mém. de la Soc. de chir.*, Paris, 1886, n. s., t. XII, p. 364.

([3]) Le fait a cependant été observé par A. Guérin, qui a vu la tumeur s'avancer jusqu'à la commissure labiale.

([4]) *Compendium de chirurgie pratique.* Paris, 1852-1861, t. III, p. 792.

qu'on peut voir les mouvements de la mastication gênés, l'ouïe affaiblie par compression du conduit auditif, le nerf facial paralysé ; en même temps surviennent des douleurs vives qui empêchent le repos des malades, mais ce sont là des accidents assez rares manquant même dans le plus grand nombre des cas. La sécrétion de la salive parotidienne est peu influencée par ces tumeurs ; Triquet aurait cependant observé dans un cas une véritable sécheresse de la bouche du côté correspondant. On n'observerait jamais l'engorgement des ganglions cervicaux, si l'on en croit Pérochaud [1].

Marche. — Durée. — Terminaisons. — Les tumeurs qui nous occupent peuvent rester stationnaires pendant un temps indéterminé, s'accroître lentement et progressivement, ou présenter tout à coup, après des années d'immobilité, un accroissement subit et considérable [2].

Aussi Dolbeau avait-il décrit à ces tumeurs deux périodes : une première où la tumeur restait ce qu'elle était primitivement ; une deuxième où des transformations spéciales venaient modifier les caractères normaux de la production accidentelle. Cette distinction clinique concorde parfaitement avec les données actuelles de l'histologie. Celle-ci nous montre que, dans la première période dite de crudité, à *évolution lente*, les néoformations d'origine conjonctive arrivent, par des transformations successives, jusqu'au tissu fibreux, jusqu'au cartilage, etc. ; dans la deuxième période, dite de ramollissement, à *évolution rapide*, l'élément épithélial, qui entre, pour une part, dans la constitution de ces tumeurs mixtes, se développe, prend le dessus, si bien que les tissus d'origine conjonctive n'arrivent plus à leurs degrés supérieurs d'organisation et se présentent à l'état de tissu muqueux, sarcomateux, etc. Aussi voit-on le plus souvent ces néoplasmes décrits sous le nom d'enchondromes, d'adénofibromes et de sarcomes, myxosarcomes, cystosarcomes, suivant que le chirurgien les a observés à leur première ou à leur deuxième période.

Les récidives, rares et lentes à se produire lorsque le malade a été opéré pendant la première période de l'affection, sont plus fréquentes et plus rapides à la deuxième. Planteau relate un certain nombre de cas où les récidives revêtirent un type clinique les rapprochant des tumeurs malignes.

La généralisation est toutefois des plus exceptionnelles, nous n'avons trouvé qu'une observation de Chiari où sont signalées des métastases pulmonaires dans un adéno-myxome. Ceci nous explique ce fait, que des malades opérés trois et quatre fois ont fini par guérir complètement.

Pronostic. — Le pronostic varie beaucoup évidemment suivant l'âge auquel est arrivée la tumeur. Il doit toujours être réservé, ces tumeurs pouvant causer une difformité hideuse et revêtir un certain degré de malignité locale tout au moins, lorsqu'elles ont atteint leur deuxième période.

Traitement. — Le traitement consiste dans l'extirpation de la tumeur. On

[1] *Loc. cit.*, p. 90.

[2] Chez un malade de P. Broca, la tumeur n'avait, en trente-cinq ans, acquis que le volume d'un œuf de pigeon ; en quelques mois, elle atteignit un volume énorme, 16 centimètres dans le sens vertical, 14 dans le sens transversal. (Planteau, *loc. cit.*, p. 65.)

doit la conseiller alors même que la tumeur est petite et stationnaire, la clinique nous montrant que ces tumeurs peuvent d'un moment à l'autre prendre une marche plus rapide. On est d'autant plus en droit de conseiller l'intervention que l'opération à la première période est des plus simples et des plus inoffensives. Plus tard, on ne se laissera pas arrêter par le volume de la tumeur, *pourvu qu'elle présente quelque mobilité et qu'elle soit circonscrite* (¹). Les vaisseaux et le nerf facial, bien qu'ayant quelquefois des rapports intimes avec le néoplasme, sont le plus souvent simplement refoulés ; presque toujours, il est possible, avec un peu d'habileté, d'éviter leur lésion d'autant plus facilement que la tumeur est ordinairement encapsulée et qu'il suffit de rester à son contact dans le tissu cellulaire qui l'enveloppe.

Cette extirpation sera faite totale et avec le bistouri. Après avoir découvert la face superficielle et libéré les bords de la tumeur, on doit attaquer la partie moyenne qui s'enfonce dans le creux parotidien de bas en haut, comme le recommande S. Duplay. En agissant ainsi, on est sûr, si on lie les vaisseaux à mesure qu'ils sont divisés, de ne lier qu'une fois chacun d'eux, puisqu'on les ouvre dans leur partie la plus inférieure et l'on aperçoit mieux les parties sur lesquelles doit porter l'instrument. Il faut, à mesure qu'on pénètre dans le creux parotidien, disséquer avec les doigts ou le manche du scalpel plutôt qu'avec la lame. Quand la tumeur ne tient plus que par un pédicule étroit et profond on cherchera à le détacher avec les doigts et à l'arracher (S. Duplay) ; exceptionnellement on devra jeter sur lui une ligature et l'abandonner au fond de la plaie. Ce n'est là un procédé à employer que lors d'absolue nécessité. Dans tous les autres cas la ligature du néoplasme doit être rejetée, tout comme son ablation avec l'écraseur, avec l'instrument caustique, etc. Quant à la compression, elle semble n'avoir rien donné dans le traitement de ces tumeurs.

On n'a vu que rarement des fistules parotidiennes s'établir à la suite de ces interventions et, lorsqu'il y a eu fistule, la guérison en a, le plus souvent, été facilement et rapidement obtenue.

VIII. — TUMEURS ÉPITHÉLIALES

Les tumeurs purement épithéliales de la parotide sont encore peu connues et si l'on voit publiées çà et là de nombreuses observations de tumeurs malignes de la parotide, on n'en trouve que peu où l'examen histologique ait établi nettement la nature épithéliale de l'affection. Le plus souvent, il ne s'agit que de tumeurs mixtes dans lesquelles l'élément épithélial a pris un grand développement.

Étiologie. — L'épithélioma de la parotide peut être *secondaire* à des tumeurs du pharynx (Rindfleisch, Berger), de la face ou des joues (Bérard, Triquet), de la conjonctive (Lanelongue, de Bordeaux), à un cancer du maxillaire infé-

(¹) Bauchet a enlevé avec succès, chez une femme de soixante-sept ans, une tumeur pesant 3 kilogrammes, Demarquay une de 1300 grammes, etc.

rieur, etc., soit qu'il y ait propagation directe du néoplasme à la parotide, soit qu'il y ait dégénérescence des ganglions parotidiens.

Les causes du carcinome *primitif* sont encore peu connues.

L'encéphaloïde paraît se développer à 41 ans en moyenne, le squirrhe à un âge plus avancé, 60, 70, 71 ans, si l'on s'en rapporte aux faits réunis par Michaux dans sa thèse (¹). C'est surtout chez l'homme qu'on a rencontré le cancer de la parotide. L'hérédité se rencontre dans quelques cas. Enfin l'existence de lésions inflammatoires antérieures locales aurait son importance (Michaux).

Anatomie pathologique. — On décrit au niveau de la parotide l'épithélioma tubulé, l'épithélioma pavimenteux, le carcinome encéphaloïde et le squirrhe.

1° L'*épithélioma tubulé* décrit par O. Weber et Billroth sous le nom de *carcinome glandulaire*, forme le plus souvent des tumeurs blanc jaunâtre, mal limitées, peu vasculaires, friables, granuleuses à la coupe, d'où la pression fait sourdre de petits cylindres analogues à du vermicelle cuit. Au microscope la tumeur est constituée par des cylindres épithéliaux ramifiés dans tous les sens et anastomosés, au milieu d'un stroma fibreux, par places embryonnaire (²).

2° L'*épithélioma pavimenteux* débute soit par la glande, soit par les ganglions; il est alors secondaire à un épithélioma des régions voisines. Ses caractères sont ceux de l'épithélioma pavimenteux en général, quelquefois il présente l'aspect de l'épithélioma perlé.

M. S. Duplay pense que ces deux formes d'épithélioma peuvent, dans quelques cas, avoir leur origine dans les glandes sudoripares de la région.

3° Le *squirrhe* est une tumeur dure, fibreuse, quelquefois ligneuse, d'un blanc grisâtre à la coupe, formant une masse plus ou moins rétractée, généralement mal limitée, qui envoie des prolongements très denses entre les lobules glandulaires, et qui adhère fortement aux parties voisines. A la périphérie on trouve des lobules glandulaires encore sains et des îlots graisseux séparés par des rayons de ce tissu blanchâtre et dur. Les muscles voisins (temporal, masséter, partie supérieure du sterno-mastoïdien) sont envahis par des traînées néoplasiques blanchâtres, constituant des travées parallèles à la direction des fibres du muscle. Quant à la glande, elle était réduite, dans une observation de Michaux, à une plaque dure de 1/2 centimètre d'épaisseur. Les vaisseaux, les veines en particulier (jugulaires, interne et externe), sont envahis. Les ganglions sont nombreux, petits et durs; ils constituent une chaîne s'étendant jusqu'aux ganglions sus-claviculaires, eux-mêmes durs et rétractés (Michaux).

Histologiquement, on constate les caractères habituels du squirrhe.

4° L'*encéphaloïde* est également mal limité, sans enveloppe; assez homogène avant son ramollissement, il présente bientôt des bosselures dépressibles, for-

(¹) Michaux, *Cancer de la parotide*. Thèse de Paris, 1884, n° 29.

(²) Un certain nombre des observations, publiées sous le nom d'*épithélioma tubulé* doivent certainement être rangées parmi les tumeurs mixtes; nous serions tenté de dire la presque totalité.

mant au centre une véritable bouillie rougeâtre. Les parties voisines (muscles, nerfs, os, etc.) sont envahies et détruites, les ganglions dégénérés, les veines pénétrées par des bourgeons cancéreux, etc. Le cancer pulsatile y a été observé par Gosselin.

Histologiquement, on trouve de vastes alvéoles remplies des cellules irrégulières habituelles du carcinome.

Symptômes. — Nous ne dirons rien des symptômes des épithéliomes pavimenteux ou des cylindromas; ils n'ont guère été différenciés jusqu'ici de ceux des tumeurs mixtes, dans lesquelles du reste, on doit, croyons-nous, faire rentrer un certain nombre d'entre eux.

Le carcinome débute par une petite tumeur dure, qui augmente rapidement de volume, contracte des adhérences avec les parties voisines et revêt un aspect différent suivant la forme à laquelle il répond.

Dans le *squirrhe*, la tumeur est dure, bosselée, inégale, adhérente partout, et surtout à la peau, se prolongeant peu en haut, s'étendant, au contraire, davantage vers la joue, dans la parotide accessoire, et surtout vers l'oreille; déterminant, comme l'indique Michaux, un recroquevillement du pavillon vers la région mastoïdienne et vers le cou. Les ganglions du cou s'engorgent; petits, durs, quelquefois reliés à la tumeur par des cordons indurés, ils forment une chaîne jusque dans le creux sus-claviculaire.

Ces symptômes varient un peu suivant le type de la tumeur à laquelle on a affaire. Dans le *squirrhe atrophique*, le caractère dominant est une rétraction, un ratatinement, dit Billroth, plus ou moins rapide, portant d'abord sur la glande, envahissant ensuite les parties voisines et y creusant des rigoles qui vont diminuant à mesure qu'on s'éloigne de la glande. — Dans le *squirrhe en plaques* ou *diffus*, les téguments sont durs, épaissis, rugueux. La masse indurée plus ou moins inégale, étendant en tous sens ses prolongements rameux mal délimités, se propage surtout vers la partie supérieure du cou et la région mastoïdienne, formant ainsi un collier de fer, une véritable minerve qui étreint les tissus, empêche tout mouvement et détermine un torticolis fort remarquable (Michaux).

L'*encéphaloïde*, au contraire, forme une tumeur qui crève, au bout de peu de temps, l'aponévrose parotidienne, se développe sous la peau, la repousse et l'amincit, lui donnant un aspect luisant et poli. Bientôt une bosselure plus saillante prend une teinte rouge ou violacée; enfin la peau s'ulcère et de cette ulcération bourgeonnante s'écoule constamment un liquide sanieux et fétide. L'engorgement ganglionnaire, déjà volumineux, augmente considérablement au moment de l'ulcération, et se confond souvent avec la tumeur parotidienne. L'ulcération est souvent le siège d'hémorrhagies en nappe jusqu'au jour où, ayant atteint un vaisseau important, elle devient le point de départ d'une hémorrhagie foudroyante ou tout au moins rapidement mortelle.

Dans toutes ces variétés de carcinomes, les *symptômes fonctionnels* sont très marqués.

La paralysie faciale, précoce dans le squirrhe, est plus tardive dans l'encéphaloïde; elle est souvent incomplète et peut ne porter que sur les muscles innervés par la branche cervico-faciale (buccinateur et orbiculaire des lèvres) [1]. Les douleurs sont fréquentes ; elles s'irradient dans la partie inférieure de la face, la région mastoïdienne, la nuque et surtout le cou. Elles sont vives et précoces dans l'encéphaloïde ; dans le squirrhe, au contraire, elles sont tardives et peuvent se réduire à quelques picotements. Lors de carcinome ulcéré, le conduit auditif est fréquemment le siège d'un écoulement muco-purulent, l'effacement de ce conduit est suivi de troubles de l'ouïe caractérisés par des bruits anormaux ou une diminution dans l'acuité de ce sens [2]. Lorsque la tumeur atteint un certain volume ou une certaine étendue, elle détermine une gêne de la mastication, de la parole, et même de la difficulté dans la déglutition ou la respiration.

Dans le squirrhe diffus, cette gêne porte surtout sur le maxillaire inférieur, immobilisé par l'induration et la rétraction de la peau, par l'enclavement et la fixité de la tumeur dans l'échancrure parotidienne. L'encéphaloïde, par ses prolongements du côté du pharynx, par l'engorgement ganglionnaire cervical qui l'accompagne, cause des troubles de la déglutition et même de la respiration.

Enfin il existe, dans certaines formes de squirrhe, une sorte de torticolis qui a été signalé par Michaux et qui rappelle l'immobilisation de la poitrine dans le cancer du sein en cuirasse.

Marche. — Durée. — Terminaisons. — Dans le squirrhe, la marche est régulière et lente, surtout dans la forme atrophique ; au contraire, dans l'encéphaloïde, l'évolution, beaucoup plus rapide, se fait par poussées. Aussi la durée n'est-elle que d'un à deux ans au plus dans l'encéphaloïde, alors que, dans le squirrhe, on voit l'affection se prolonger jusqu'au delà de cinq ans.

La cachexie est de même plus tardive dans le squirrhe que dans l'encéphaloïde, où l'état général semble atteint dès le début du mal ; cet état s'aggrave encore par l'ulcération, et la mort survient, soit par hecticité consécutive à des hémorrhagies répétées, à un écoulement sanieux et fétide, à la putréfaction des bourgeons cancéreux qui infectent l'économie, soit par suite d'une hémorrhagie foudroyante, très rarement par des phénomènes cérébraux liés à la compression ou à l'envahissement des vaisseaux par les produits néoplasiques.

Pronostic. — Le pronostic se déduit de l'étude clinique que nous venons de faire. La mort est la terminaison constante de l'affection, et il n'y a, entre ces diverses formes, qu'une différence dans la durée : six mois pour les encéphaloïdes à marche rapide ; six ans pour les squirrhes à évolution lente.

Les récidives post-opératoires se font surtout sur place ; on a cependant observé la généralisation à l'estomac, au foie, aux poumons, partout comme en témoignent une série de faits réunis par Bérard et une observation de Trélat, relatée dans la thèse de Michaux.

Traitement. — La règle actuellement acceptée en France, dans le traitement du carcinome parotidien avéré, est l'*abstention chirurgicale*, que

(1) Duplay (S.), *Progrès médical*. Paris, juin 1877.
(2) Duplay (S.), *loc. cit.*

Michaux pose en principe, s'appuyant sur l'autorité de maîtres nombreux et éminents. Rappelant une parole du professeur Tillaux, il nous dit qu'il est « une chose plus mauvaise encore que de laisser mourir son malade, c'est de le tuer ». Cette abstention absolue, systématique, est peut-être exagérée, la gravité de l'opération ne devant pas arrêter, si l'on a l'espoir d'enlever tout le mal. Il ne faut pas, du reste, se laisser intimider par la situation anatomique de la tumeur ni par le danger de blesser un grand nombre de vaisseaux. L'extirpation totale de la parotide est possible, disait déjà Malgaigne en 1858 (1), opinion corroborée par Kœnig qui écrit aujourd'hui que « tout chirurgien qui a vu ou pratiqué une seule fois l'ablation totale de la parotide, est obligé d'en admettre la possibilité » (2).

La lecture des observations nous montre, du reste, que les décès sont dus à la pyémie, à l'érysipèle, complications que l'on peut éviter aujourd'hui. *La contre-indication à l'opération ne réside donc nullement dans sa gravité, mais dans l'impossibilité où l'on est le plus souvent de la faire complète.* C'est donc à étudier avec soin les limites de la tumeur du côté du pharynx, à préciser l'étendue de l'engorgement ganglionnaire, à rechercher l'envahissement du maxillaire et de l'articulation de la mâchoire que devra s'attacher le chirurgien. L'extension aux parties superficielles, au sterno-mastoïdien en particulier, a beaucoup moins d'importance, le bistouri pouvant toujours en avoir raison. Malheureusement, même ainsi étendue, l'intervention opératoire ne pourra s'exercer que dans un nombre de cas très limités ; et, le plus souvent, le chirurgien devra s'en tenir à l'emploi des palliatifs, en particulier aux injections de morphine, qu'on ne craindra pas de répéter pour calmer, à tout prix, les douleurs souvent atroces des malheureux atteints de carcinomes parotidiens.

B. — TUMEURS DES GLANDES SALIVAIRES DU PLANCHER BUCCAL

Les tumeurs des glandes salivaires du plancher buccal sont, à part les kystes (*grenouillettes*), beaucoup moins fréquentes et beaucoup moins étudiées que celles de la parotide. L'épithélioma de la glande sublinguale n'étant encore guère distingué de l'épithélioma du plancher buccal (3), nous ne reviendrons pas sur son étude. Nous nous bornerons donc à décrire ici les kystes salivaires ou grenouillettes et les tumeurs solides de la glande sous-maxillaire.

1° GRENOUILLETTES

Les grenouillettes sont des tumeurs d'origine salivaire, liquides et enkystées, siégeant au niveau du plancher buccal.

(1) MALGAIGNE, Rapport sur un cas d'extirpation complète de la parotide, pratiquée par le docteur G. Michelena. *Bull. de l'Acad. de méd.*, Paris, 26 oct. 1858, t. XXIV, p. 60.

(2) KŒNIG, *Traité de pathologie chirurgicale spéciale*, trad. J. R. Comte. Paris, 1888, t. I, p. 570.

(3) Voy. plus haut, p. 387.

MUNNICHS, Praxeos chirurg., lib. X, cap. XXVI. De tum., p. 11. — LOUIS, Sur les tumeurs salivaires des glandes maxillaires et sublinguales. *Mém. de l'Acad. roy. de chir.*, Paris, 1757, t. III, p. 460. — PETIT (J.-L.), Ranule ou grenouillette. *Œuvres posthumes*. Paris, 1774, t. I, p. 126. — BRESCHET, Considérations sur la tumeur nommée communément ranule ou grenouillette, etc. *Journ. univ. des sc. méd.*, Paris, 1817, t. VIII, p. 296. — DUPUYTREN, Grenouillette ou ranule. *Leçons orales de clin. chir.*, Paris, 1833, t. III, p. 295. — JOBERT DE LAMBALLE, Grenouillette, etc. *Gaz. des hôp.*, Paris, 1851, p. 401. — CLAUDE BERNARD, *Leçons de phys. expér.*, Paris, 1855, t. II, p. 87. — ROBIN (CH.), Note sur la structure des membranes des kystes subl. app. grenouillettes. *Comptes rendus et mém. de la Soc. de biol.*, Paris, 1857, 2e sér., t. IV, p. 207. — DEMONS, Des kystes du plancher de la bouche confondus sous le nom de grenouillette. Thèse de Paris, 1868, n° 237 (bibl.). — BRYK, Klinische Bemerkungen über die Ranula. *Œsterr. Zeitschrift für prakt. Heilkunde*, Vienne, 1873, nos 10 et suiv. — TILLAUX (P.), Sur la path. de la grenouillette aiguë. *Bulletins de la Soc. de chir.*, Paris, 1874, 3e série, t. III, p. 319. — CADIOT (E.), Étude sur la grenouillette sus-hyoïdienne. Thèse de Paris, 1879, n° 310. — VON RECKLINGHAUSEN, Ueber die Ranula, die Cyste der Bartholin'schen Drüse und die Flimmercyste der Leber. *Arch. f. Path., Anat. u. Phys.*, Berlin, 1881, t. LXXXIV, p. 425. — DELENS, De la grenouillette sus-hyoïdienne. *Rev. de chir.*, Paris, 1881, t. I, p. 209 et 283 (bibl.). — DIEU, Cas de grenouillette sublinguale et sus-hyoïdienne. *Bull. et mém. de la Soc. de chir.*, Paris, 1881, nouv. sér., t. V, p. 456; discussion, p. 475, 498, 518. — BAZY, Anatomie pathologique de la grenouillette. *Progrès médical*, Paris, 1883, p. 735. — SONNENBURG (E.), Sitz und Behandlung der Ranula. *Arch. für klin. Chirurgie*, Berlin, 1883, t. XXIX, p. 627. — CHAUVEL, art. GRENOUILLETTE. *Dict. encyclop. des sciences méd.*, Paris, 1884, 4e série, t. X, p. 628 (bibl.). — OVERBECK, Zur Behandlung der Ranula. *Arch. für klin. Chirurgie*, Berlin, 1884, t. XXX, p. 452. — CHABERT (J.), Des grenouillettes. Thèse de Montpellier, 1884, n° 55. — BREDA (A.), Contribuzzione alla patologia delle ghiandole intramuscolari linguali. *Riv. clin. de terap.*, Napoli, 1884, t. VI, 270-275, trad. *France méd.*, Paris, 1884, t. II, p. 1299-1304. — CORNIL et RANVIER, *Manuel d'histologie pathologique*. Paris, 1884, t. II, p. 246. — ACHARD et LANNELONGUE (O.), *Traité des kystes congénitaux*. Paris, 1886, p. 417 (bibl.). — AUTHENAC (L.), Des grenouillettes ou kystes muqueux du vestibule de la bouche. Thèse de Montpellier, 1886-1887. — SUZANNE, Recherches anatomiques sur le plancher buccal avec étude anatomique et pathogénique sur la grenouillette commune ou sublinguale. *Arch. de physiol.*, Paris, 1887, 3e série, t. X, p. 141 et 165, et Thèse de Bordeaux, 1886-1887. — GUINARD, Grenouillette congénitale par imperforation du canal de Wharton. *Gaz. hebdom.*, Paris, 1888, p. 9 (bibl.).

Les anciens décrivaient sous le nom de grenouillettes une foule d'affections n'ayant entre elles que des rapports de siège régional : Pour Hippocrate c'étaient des inflammations, pour Celse des abcès, pour Aétius des dilatations variqueuses, pour Avicenne des amas d'humidité visqueuse, etc. Au temps d'A. Paré, la question n'avait encore guère progressé, et ce chirurgien ne voyait dans la grenouillette qu'un amas de matière pituiteuse tombant du cerveau sous la langue.

L'anatomie des glandes salivaires fit justice de ces conceptions. Après que Wharton eut découvert en 1656 le canal excréteur de la glande sous-maxillaire et que, quelques années plus tard, Rivinus, Bartholin et Walther eurent décrit ceux de la glande sublinguale, les chirurgiens se firent une idée plus exacte de la nature de la grenouillette, qui fut dès lors regardée comme un kyste salivaire. De nombreuses discussions, qui se perpétuent encore de nos jours, se sont toutefois élevées sur le siège exact de ce kyste.

Contrairement à nombre d'auteurs modernes qui ont le tort de confondre sous une même dénomination des tumeurs kystiques du plancher buccal de nature variable (kystes dermoïdes, kystes hydatiques, tumeurs érectiles, etc.), et, conformément à notre définition, nous ne décrirons, sous le nom de *grenouillettes*, que les *tumeurs enkystées d'origine salivaire* (1).

(1) Voy. pour les autres tumeurs du plancher buccal, plus haut, p. 381.

Auparavant, nous dirons toutefois quelques mots d'une affection dont la nature est des plus discutées : la *grenouillette aiguë* des auteurs classiques.

Celle-ci, à part quelques rares cas où elle survient à la suite d'une stomatite, d'un aphthe, n'est le plus ordinairement que le résultat de la présence d'un calcul ou d'un corps étranger du canal de Wharton ([1]).

Elle est caractérisée par un ensemble de symptômes quelquefois alarmants : des douleurs, une tuméfaction du plancher buccal, souvent aussi de la glande sous-maxillaire, soulevant la langue, la collant au palais et déterminant des phénomènes asphyxiques, surviennent en quelques heures et se calment de même. Il y a là un ensemble clinique assez caractéristique, mais on ignore complètement à quelle lésion anatomo-pathologique il correspond, et il n'est rien moins prouvé qu'il s'agisse d'un kyste.

Quelques faits, entre autres une autopsie de Richet, tendant à établir que la grenouillette aiguë est constituée par une cavité en communication avec le canal de Wharton, quelques auteurs ont cru qu'il s'agissait simplement d'une dilatation de ce canal. Mais, par une injection brusque, ce canal n'arrive à atteindre que les dimensions d'une plume de corbeau, et se rompt, comme l'ont montré les expériences de Tillaux, qui pense qu'il s'agit d'une rupture du canal suivie de l'irruption de la salive dans la bourse séreuse de Fleischmann ([2]). Le Fort et Duplay pensent à un simple œdème sous-muqueux; pour Recklinghausen, les phénomènes répondent au développement brusque d'un petit kyste jusqu'alors peu apparent. Peut-être s'agit-il simplement, comme le voulait Dolbeau, d'une poussée congestive, d'une sorte de fluxion inflammatoire passagère? En tout cas, il s'agit là d'une affection aiguë, très différente de la grenouillette vraie.

Celle-ci présente trois variétés : La *grenouillette vulgaire* ou *sublinguale*, la *grenouillette sus-hyoïdienne* et la *grenouillette congénitale*.

A. — GRENOUILLETTE SUBLINGUALE

Étiologie. — La grenouillette sublinguale se montre surtout chez l'adulte ; elle est plus fréquente chez la femme que chez l'homme. Ses causes immédiates sont assez mal connues ; on a incriminé certaines professions, telles que celles de chanteurs, d'avocats, etc., des causes locales (stomatites générales ou partielles, aphthes, morsures, etc.), une altération primitive de la salive, un spasme des canaux excréteurs, etc. En somme, il n'y a rien de démontré dans toutes ces causes.

Symptômes. — Marche. — Terminaisons. — Le début est en général insidieux, c'est par hasard ou parce qu'il éprouve une certaine gêne dans les mouvements de la langue que le malade constate l'existence de la tumeur.

([1]) Voy. p. 397 et suivantes.

([2]) Cette bourse séreuse serait située sur la muqueuse qui se réfléchit de la face inférieure de la pointe de la langue sur le génio-glosse; le canal de Wharton lui serait accolé. Son existence est niée par Richet, par Paulet et par Sappey.

Celle-ci siège sur le plancher buccal, à droite ou à gauche du frein; quelquefois elle empiète sur la ligne médiane, passant au-dessous du frein, qui détermine alors un sillon sur sa partie antérieure. Sa forme générale est arrondie, souvent un peu allongée dans le sens du maxillaire. Cette tumeur est peu mobile, elle est molle, élastique, d'un blanc rosé ou bleuâtre, transparente, recouverte d'une muqueuse simplement distendue à son niveau; son volume est variable; souvent égal à celui d'un œuf de pigeon, il peut aller jusqu'à celui d'un œuf de poule. Après avoir fixé la région sous-maxillaire en la soutenant extérieurement, on peut facilement constater que la tumeur est fluctuante ou, tout au moins, rénitente.

Les symptômes fonctionnels sont peu marqués; les grenouillettes sont indolores, peu sensibles à la pression; leur développement est lent, aussi arrivent-elles rarement à causer des accidents sérieux. Elles peuvent cependant, par suite de leur volume ou de leur siége, gêner la phonation, la déglutition et, chez l'enfant, rendre la succion impossible; on a exceptionnellement noté la suffocation; quelquefois il existe des douleurs plus ou moins vives, que l'on a attribuées à des distensions nerveuses, en particulier à celle du nerf lingual.

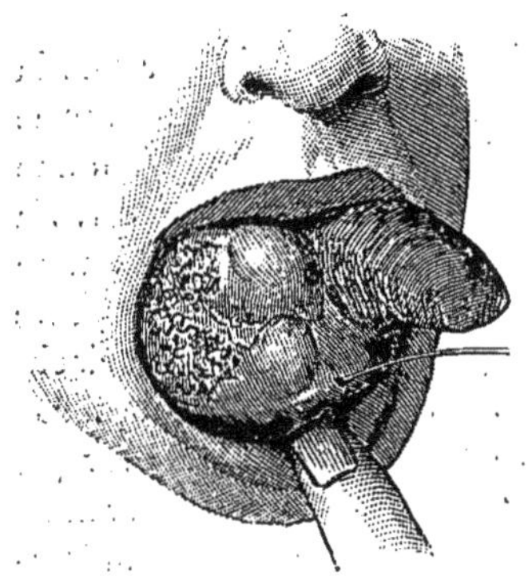
Fig. 98. — Grenouillette sublinguale. (Un stylet engagé dans le canal de Wharton montre son indépendance.)

Ordinairement, lorsqu'elle a atteint un certain développement, la tumeur se crève spontanément et se vide, mais, le plus habituellement, elle ne tarde pas à se reproduire; rarement ces ruptures sont suivies de suppuration; enfin on a vu quelquefois la grenouillette sublinguale s'accompagner à une période de son évolution de tumeur sus-hyoïdienne.

Anatomie pathologique. — Le liquide contenu dans la grenouillette est de consistance variable; il est clair, limpide, incolore, filant, très albumineux, absolument analogue à du blanc d'œuf. Ce liquide diffère de la salive par la présence d'une quantité notable de mucine et d'albumine, par la non-existence du ferment qui transforme l'amidon en sucre et par l'absence du sulfocyanure de potassium. Lorsque la tumeur est ancienne, qu'elle s'est enflammée, le liquide devient quelquefois rougeâtre, jaunâtre et même puriforme. Sa quantité est en rapport avec le volume de la tumeur.

Les parois de la poche ont une épaisseur variable; ordinairement minces, elles peuvent, dans des grenouillettes très anciennes, s'épaissir, s'indurer et même prendre une consistance cartilagineuse. La muqueuse glisse en général facilement sur le kyste, auquel elle est unie par du tissu cellulaire très lâche; la tumeur adhère, au contraire, assez intimement aux parties sous-jacentes.

Au microscope, le liquide contient des noyaux granuleux, des cellules épithéliales polymorphes, des cellules colloïdes, des globes hyalins. La paroi serait constituée, d'après Robin, par une tunique fibro-élastique doublée d'une rangée de cellules prismatiques à noyaux. Recklinghausen, dans un cas, a trouvé un épithélium stratifié, formé d'une couche de cellules cylindriques et d'une couche sous-jacente de cellules cubiques. Cet épithélium peut même être très épais et formé de plusieurs couches superposées ([1]); les profondes, cylindriques; les superficielles, arrondies, globuleuses, irrégulières, en voie de destruction incessante par dégénérescence muqueuse ([2]).

Dans l'épaisseur de la paroi existent des lobules glandulaires qui peuvent s'ouvrir dans la cavité kystique. De Gastel et Bazy y ont signalé des dépressions en doigt de gant, tapissées par une couche de cellules cylindriques s'ouvrant dans le kyste; des dépressions à fond arrondi plus large que l'orifice; enfin des cavités de volume variable, tapissées par un épithélium cylindrique, dilatées et remplies de liquide, indépendantes de la cavité du kyste, « véritables grenouillettes en miniature ». Ces diverses particularités ont été récemment étudiées à nouveau par un élève de Coyne, Suzanne (de Bordeaux). Celui-ci a constaté, dans l'épaisseur de la paroi, des lobules glandulaires atrophiés et en voie d'altération muqueuse, quelquefois des pseudo-cavités kystiques, remplies de matière muqueuse, dernier vestige des lobules détruits, et ses recherches l'ont conduit, ainsi que nous le verrons plus loin, à une interprétation nouvelle de la pathogénie de la grenouillette.

Pathogénie. — Le siège de la grenouillette et sa cause ont été très discutés.

On a abandonné l'hypothèse d'une *dilatation localisée du canal de Wharton*, qu'admettaient La Faye, Louis, etc.; l'intégrité du canal, constatée dans bon nombre de cas, suffisant à la faire rejeter. De même l'étude anatomique de la paroi suffit aussi pour éliminer l'idée, due à Fleischmann, d'un *épanchement dans une bourse séreuse*. Aussi l'*origine glandulaire* de ces tumeurs, établie par Ch. Robin, défendue par P. Tillaux, est-elle aujourd'hui acceptée par tout le monde.

La discussion ne porte plus que sur le siège exact et sur le mode de formation du kyste.

Recklinghausen, Sonnenburg, Cornil et Ranvier pensent qu'il s'agit d'un kyste développé dans la glande de Blandin. Ils se fondent principalement sur ce que la paroi de la poche est couverte de fibres musculaires qui n'existent pas au niveau du plancher buccal, sur ce fait qu'après l'extirpation, le doigt pénètre vers la pointe de la langue et va très loin de ce côté, et sur cet autre, que la grenouillette volumineuse fait saillie sous le menton dans le plan médian, tandis que la saillie serait latérale s'il s'agissait d'un kyste de la glande sublinguale. Les variations dans la situation, l'aspect et le volume de la glande de Blandin, expliqueraient celles qu'on voit dans la grenouillette. Malheureusement pour cette théorie, l'observation des malades montre que la tumeur se développe au début dans la portion sublinguale du plancher de la bouche, derrière la face postérieure du maxillaire, laissant intacte la face inférieure de la langue et qu'elle se trouve immédiatement au-dessus ou au-dessous et en avant du canal de Wharton; quant au gros argument tiré de la

([1]) De Gastel, in Bazy, Anatomie pathologique de la grenouillette sublinguale ou commune. *Bulletin de la Soc. anat.*, Paris, 16 février 1883, p. 735.
([2]) Suzanne, *loc. cit.*

présence de fibres musculaires dans l'épaisseur de la paroi de la grenouillette, il tombe devant la constatation, faite par Suzanne, de fibres musculaires striées, à direction antéro-postérieure, provenant du génio-glosse, dans l'épaisseur de la muqueuse du plancher de la bouche. Nous pensons donc que, tout en pouvant exceptionnellement siéger dans la glande de Blandin (1), la grenouillette vulgaire est ordinairement développée aux dépens des glandules sublinguales.

Quant au mode de formation du kyste, on admet, en général, qu'il s'agit de kystes par rétention, dus à une inflammation chronique avec sclérose du tissu conjonctif qui entoure les conduits glandulaires. Cette hypothèse, à peu près universellement acceptée il y a quelques années, commence à être battue en brèche. Les recherches anatomiques de Suzanne ont montré qu'il existait une sclérose de la glande avec atrophie, puis destruction par dégénérescence

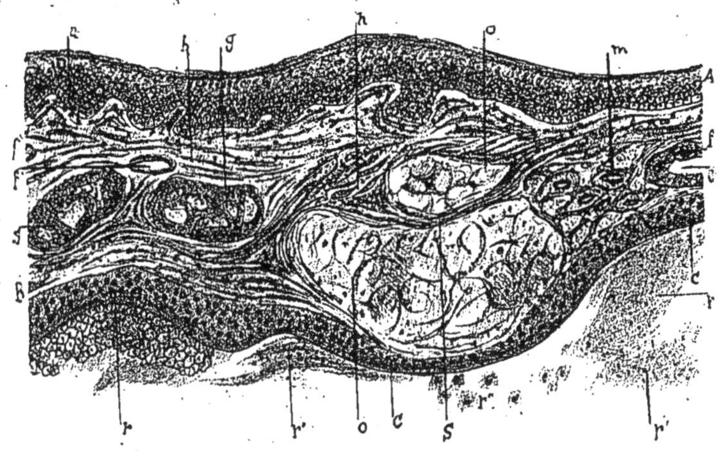

Fig. 99. — Coupe d'une grenouillette sublinguale. (Suzanne.)

A, partie antérieure de la coupe. — B, partie postérieure. — *a*, muqueuse buccale. — *b*, couche conjonctive. — *c*, couche embryonnaire — *e*, gros conduit excréteur. — *f*, petit conduit excréteur. — *f'*,*f'*, conduits excréteurs. — *g*, lobules glandulaires dans lesquels beaucoup d'acini sont atrophiés. — *m*, lobules dans lesquels quelques rares acini sont encore reconnaissables malgré leur atrophie et leur déformation, la plupart des acini sont réduits à des cordons épithéliaux. — *n*, lobule dont tous les acini sont transformés en cordons épithéliaux. — *o*,*o*, deux pseudo-cavités kystiques remplies de matière muqueuse et contenant des noyaux et des cellules en voie d'altération muqueuse. — *s*, travée fibreuse qui les sépare et qui commence à devenir plus grêle. — *r*,*r'*,*r''* couche épithéliale à revêtement discontinu avec ses divers aspects (cellules cubiques en prolifération, *r*; bandes et amas de matière muqueuse renfermant des noyaux épars, *r'*; noyaux libres et adhérents entourés de matière muqueuse, *r''*).

muqueuse des éléments glandulaires; le tissu fibreux séparant les alvéoles finirait par participer à la lésion et se transformerait progressivement en une matière hyaline et réfringente. Cette destruction de tous les éléments du lobule aboutirait à la formation d'une pseudo-cavité kystique. Des cavités semblables, formées à côté de la première, s'en rapprocheraient et se confondraient avec elle, arrivant ainsi à constituer une véritable poche kystique. Il s'agirait là, pour Suzanne, d'un processus analogue à celui de la formation des kystes ovariques (2).

(1) L'autopsie unique de Recklinghausen semble en démontrer l'existence.

(2) Nous signalerons l'analogie grande qui existe entre ces données anatomo-patholo-

Diagnostic. — Le diagnostic repose sur l'étude des principaux signes physiques, sur le siège, la forme, la transparence et la fluctuation de la tumeur; on doit le faire avec les autres tumeurs kystiques de la région, avec le lipome du plancher buccal, les tumeurs érectiles, etc. (1).

Pronostic. — Le pronostic est sans gravité tout au moins chez l'adulte. Bruns a cependant signalé la mort pendant un accès de suffocation et Diemerbrœck l'asphyxie par rupture du kyste et chute du liquide dans les voies aériennes. Enfin il ne faut pas oublier la fréquence des récidives.

Traitement. — La fréquence de la récidive après l'opération de la grenouillette, fait que l'on a imaginé contre cette affection un grand nombre de procédés.

L'*incision*, la *ponction simple* avec le bistouri ou avec le cautère actuel, l'*introduction de tentes* ou de *bougies*, le *séton*, le *bouton à demeure* (Dupuytren) sont des traitements aujourd'hui abandonnés.

On n'a plus guère recours qu'aux *injections modificatrices*, à l'*extirpation* ou à l'*excision* :

1° *Injections modificatrices.* — Celles-ci peuvent être faites après ou sans évacuation du kyste.

A. Dans le premier cas, après avoir vidé la poche, on y fait quelques injections détersives avec une solution faiblement antiseptique tiède, de manière à enlever le liquide visqueux qui peut rester après la simple ponction et qui empêcherait l'action de l'injection modificatrice. Bouchacourt faisait celle-ci avec de la teinture d'iode, Denonvilliers avec du vin chaud, L. Labbé la fait avec de l'eau alcoolisée.

B. Lorsqu'on ne fait pas l'évacuation préalable du kyste, il faut avoir recours à des liquides modificateurs énergiques; Panas a préconisé le chlorure de zinc en solution concentrée; Th. Anger, le chlorure de zinc en déliquium. Dans ce dernier cas, on injecte une ou deux gouttes de la solution seulement, sans quoi on s'expose à des douleurs et à une réaction inflammatoire intense et inutile pour obtenir la guérison. Dans le cas de distension exagérée, Le Dentu conseille d'aspirer tout d'abord une ou deux seringues de Pravaz du contenu.

2° *Extirpation.* — L'extirpation, déjà conseillée par Celse, Albucasis, reprise par Malgaigne, est un procédé qui met à peu près sûrement à l'abri de la récidive. Après excision de la partie saillante, on saisit la partie profonde avec des pinces et on l'extirpe en combinant les tractions avec la dissection au bistouri ou aux ciseaux. Ce procédé, abandonné à cause des douleurs qu'il détermine et des hémorrhagies qu'il cause quelquefois, mériterait peut-être de rentrer en faveur aujourd'hui qu'on possède la cocaïne et les pinces à pression.

giques sur la grenouillette et celles que fournit l'étude de l'épithéliome kystique du pancréas (voy. Hanot et Gilbert, *Traité des maladies du foie*, Paris, 1888, p. 214, et Gilbert et Hartmann, *Note sur l'épithéliome kystique du pancréas*, etc.). On n'a toutefois jamais, à notre connaissance, observé la transformation franchement épithéliale, non plus que la généralisation de la grenouillette.

(1) Voy. plus haut, p. 381, les caractères de ces diverses tumeurs.

3° *Excision partielle*. — L'excision partielle est le procédé le plus communément employé; seule elle est toutefois insuffisante. Aussi l'a-t-on combinée soit à une sorte d'autoplastie, maintenant le kyste béant, soit à des cautérisations de la portion restante de la poche.

A. Dans le premier cas, on dissèque sur la face antérieure de la tumeur la muqueuse buccale, en faisant une incision transversale qui ne divise que celle-ci. Avec des ciseaux courbes on excise les lambeaux disséqués; puis, fendant le kyste en travers, on le vide de son contenu et l'on suture les deux lèvres de son incision aux portions correspondantes de la muqueuse buccale. C'est la *batracosioplastie* de Jobert.

B. Dans le deuxième procédé, le plus communément employé, on excise, en la soulevant, la partie saillante de la tumeur et l'on cautérise fortement le fond du kyste avec le crayon de nitrate d'argent.

M. Le Fort conseille de commencer par faire avec un bistouri droit une incision en demi-lune à convexité externe, sur presque toute la face gingivale de la tumeur; saisissant ensuite le lambeau ainsi taillé, il le détache à coups de ciseaux de telle sorte que le plancher de la bouche soit de niveau avec le fond du kyste.

B. — GRENOUILLETTE SUS-HYOÏDIENNE

La grenouillette sus-hyoïdienne n'est étudiée que depuis un petit nombre d'années.

On trouve bien dans Louis, Boyer, Dupuytren, Jobert, des observations de grenouillette sus-hyoïdienne; mais à part celle de Louis, toutes ces observations sont trop succinctes pour établir autre chose que ce fait : qu'il existe des grenouillettes sublinguales se développant suffisamment pour apparaître au-dessous des mâchoires.

La grenouillette sus-hyoïdienne est pour la première fois nettement indiquée par les auteurs du *Compendium*; son siège, immédiatement au-dessous de l'aponévrose cervicale, a été bien précisé par Giraldès[1]; à une époque plus rapprochée de nous, elle a donné naissance à des travaux nombreux, parmi lesquels nous citerons la thèse de Cadiot et le mémoire de Delens.

Étiologie. — La grenouillette sus-hyoïdienne se montre ordinairement pendant la période moyenne de la vie, de vingt-quatre à quarante-sept ans; on l'observe dans les deux sexes avec la même fréquence.

Ses causes déterminantes sont mal connues et échappent le plus souvent; on a signalé l'existence antérieure d'une grenouillette sublinguale, l'introduction d'une barbe d'épi de blé au-dessous de la langue, un érysipèle de la face (?), etc.

Symptômes. — Le début est variable, le plus souvent une grenouillette sublinguale précède nettement l'apparition de la tumeur sus-hyoïdienne;

(1) GIRALDÈS, Réponse à un rapport de FORGET : De la coexistence de la grenouillette sublinguale et d'un kyste sus-hyoïdien. *Bull. de la Soc. de chir.*, Paris, 1870, 2e série, t. XI, p. 290.

celle-ci ne se montre même ordinairement qu'après plusieurs récidives de la grenouillette sublinguale rompue spontanément ou chirurgicalement. Dans quelques cas les deux tumeurs se développent simultanément. Exceptionnellement enfin la tumeur succède à l'introduction d'un corps étranger dans le canal de Wharton.

La grenouillette sus-hyoïdienne constituée forme une tumeur indolente, dont le volume varie d'un petit œuf de poule à un œuf de dinde; Nélaton l'a vue descendre jusqu'au quart inférieur du cou. Cette tumeur est mal limitée, molle, fluctuante, elle donne la sensation d'une poche incomplètement remplie, quelquefois tremblotante; elle est indépendante de la peau, qui est saine; profondément ses limites sont indécises.

Elle est toujours latérale au début, mais, en se développant, elle arrive à dépasser largement la ligne médiane. D'après Cadiot, elle est très près de la ligne médiane lorsqu'elle vient de la glande sublinguale, assez en dehors lorsqu'elle a son point de départ dans la glande sous-maxillaire. C'est là une distinction purement théorique; la grenouillette de la sous-maxillaire, dès qu'elle atteint un certain volume, se développe nécessairement au delà de la ligne médiane, bridée qu'elle est en dehors par la forte cloison qui part de l'angle du maxillaire et sépare la loge sous-maxillaire de la loge parotidienne (1). Pour la même raison anatomique, la tumeur ne se prolonge jamais au-dessous du sterno-mastoïdien.

Lors de kyste sublingual, on peut quelquefois faire refluer le liquide d'une poche dans l'autre; et même en l'absence de grenouillette sublinguale, on peut faire bomber le plancher buccal par la pression du kyste sus-hyoïdien. La perméabilité du canal de Wharton a été constatée dans les cas où l'on en a fait l'exploration.

Marche et durée. — La marche est ordinairement lente, si lente que le malade attend en général de neuf mois à deux ans, avant de consulter un chirurgien. Tandis que la tumeur sus-hyoïdienne a un accroissement régulier et lent, la tumeur sublinguale, lorsqu'elle existe, est susceptible de présenter des variations de volume temporaires. Deux des malades de Delens signalaient l'augmentation de la tumeur sublinguale au moment des règles.

Anatomie pathologique. — Les grenouillettes sus-hyoïdiennes sont des kystes d'origine salivaire (2). Ces kystes sont situés au-dessous de l'aponévrose superficielle, leur paroi est mince, leur contenu analogue à celui des grenouillettes sublinguales. Le liquide, quelquefois brun, orangé, est filant, visqueux, à tel point qu'il ne sort pas par l'orifice du trocart. Lorsqu'il existe deux poches, l'une intra-buccale, l'autre sus-hyoïdienne, ces deux poches peuvent rester indépendantes. Il y a alors, comme le dit Delens, simple coïncidence d'une grenouillette sublinguale et d'une grenouillette sous-maxillaire. Mais il n'en est pas toujours ainsi : souvent le kyste est bilobé et ses deux moitiés

(1) Chez une malade, que nous avons observée dans le service de M. Campenon, la tuméfaction était à peine plus marquée d'un côté que de l'autre et cependant il s'agissait d'un kyste de la glande sous-maxillaire, comme le montra l'ablation par dissection de la poche.

(2) Chez deux malades, que nous avons observées, le kyste émergeait de la glande sous-maxillaire à laquelle, par conséquent, il attenait directement.

communiquent ensemble d'une manière évidente, cette communication est signalée dans un grand nombre d'observations; dans un cas de Dieu, elle se faisait à travers une boutonnière musculaire, constituée par les muscles géniens. Chez une malade, que nous avons opérée, il s'agissait d'un kyste sous-maxillaire présentant un prolongement au-dessus du bord postérieur du mylo-hyoïdien.

Pathogénie. — La pathogénie des grenouillettes sus-hyoïdiennes est loin de reposer sur des faits bien établis; aussi les hypothèses que l'on a faites sont-elles nombreuses. On a admis : 1° le développement vers la région sus-hyoïdienne d'une grenouillette vulgaire arrêtée dans son évolution vers la bouche par l'existence de tissu cicatriciel résultant d'une intervention antérieure (Cadiot); 2° le développement simultané d'une grenouillette aux dépens de la glande sublinguale et d'une grenouillette aux dépens de la glande sous-maxillaire, les deux pouvant arriver au contact et communiquer secondairement (Giraldès, Delens); 3° des formations kystiques aux dépens de la glande sous-maxillaire accessoire [1], pouvant évoluer soit vers la bouche, soit vers la région sus-hyoïdienne (Delens); 4° la dilatation du canal de Wharton s'étendant vers le triangle hyo-digastrique par rétro-dilatation de la glande elle-même (Cadiot); 5° un kyste de la bourse de Fleischmann qui, en se développant, s'est glissé entre les muscles sus-hyoïdiens (Tillaux).

Ces diverses hypothèses sont de valeur inégale; certaines sont très plausibles, celle de Delens sur le siège dans la sous-maxillaire accessoire par exemple, mais ne reposent pas encore sur des faits. Les deux premières seules nous semblent actuellement établies d'une manière indiscutable, comme le prouvent les faits suivants : Dans une observation de Dieu, l'ablation d'une grenouillette sublinguale ayant été suivie de l'apparition d'une tumeur sus-hyoïdienne, l'opération montra qu'il s'agissait d'une récidive de grenouillette sublinguale arrêtée dans son développement buccal par la cicatrice de la première intervention et descendue vers la région sus-hyoïdienne, en passant entre les muscles génio-glosses et génio-hyoïdiens. Chez deux de nos malades, l'ablation nous fit voir qu'il s'agissait d'un kyste de la glande sous-maxillaire.

Diagnostic. — Le diagnostic se fonde sur l'existence antérieure d'une tuméfaction vers le plancher buccal et sur les caractères propres de la tumeur sus-hyoïdienne; sur son siège, sa mollesse, ses limites indécises.

Les *lipomes*, les *kystes hydatiques* et surtout les *abcès froids* devront en être différenciés avec soin.

Les *kystes sus-* et *sous-hyoïdiens* sont médians, plus tendus, mieux limités.

Lorsqu'il existe deux poches, une intra-buccale, une sus-hyoïdienne, il faut rechercher s'il existe une communication entre les deux.

Pronostic. — La grenouillette sus-hyoïdienne ne détermine guère de symptômes fonctionnels alors même qu'elle atteint un volume considérable et

(1) Voy. pour la description de cette glande, Nitot, Recherches anatomiques sur la glande sous-maxillaire et son canal excréteur. *Archives de physiologie*. Paris, 1880, 2e série, t. VII, p. 374.

les malades ne se préoccupent que de la difformité qu'elle détermine. Elle n'a jamais été le point de départ de fistules salivaires comme le craignaient les anciens; ce qui ne doit nullement nous étonner, si nous nous reportons à ce que nous savons du développement de la grenouillette vulgaire [1].

Traitement. — La conduite à tenir diffère suivant qu'il y a ou non grenouillette sublinguale concomitante.

A. Lors de grenouillette sublinguale concomitante, il faut s'attaquer d'abord à la poche buccale par les moyens habituels; et, s'il existe un orifice faisant communiquer les deux poches, il faut l'utiliser pour faire des injections dans la poche sus-hyoïdienne.

B. Lorsque la tumeur sus-hyoïdienne est isolée ou accompagnée seulement d'un léger soulèvement du plancher buccal, ou consécutive au traitement préalable d'une grenouillette sublinguale, il faut s'attaquer directement à elle, en l'abordant par la voie cutanée. La ponction suivie d'injection iodée, préconisée par Delens, et l'incision antiseptique avec lavage phéniqué et drainage temporaire employée par Krabel n'ont pas rallié les suffrages. C'est l'extirpation de la poche kystique que nous croyons devoir conseiller. Celle-ci n'est pas toujours possible en totalité. Il faut alors modifier, avec une solution de chlorure de zinc au 1/10, la partie abandonnée dans la plaie et la drainer pendant quelques jours jusqu'à ce que le suintement primitif ait cessé.

C. — GRENOUILLETTE CONGÉNITALE

Conformément à la définition que nous avons donnée de la grenouillette, nous laisserons de côté tous les kystes n'ayant pas une origine salivaire. Ainsi comprise, la grenouillette congénitale est rare, plus peut-être que ne le croit Müller qui, sur 80000 enfants, en a relevé 4 à 5 cas. Il est probable que souvent on a décrit comme grenouillettes congénitales des kystes séreux multiloculaires avec poche sublinguale.

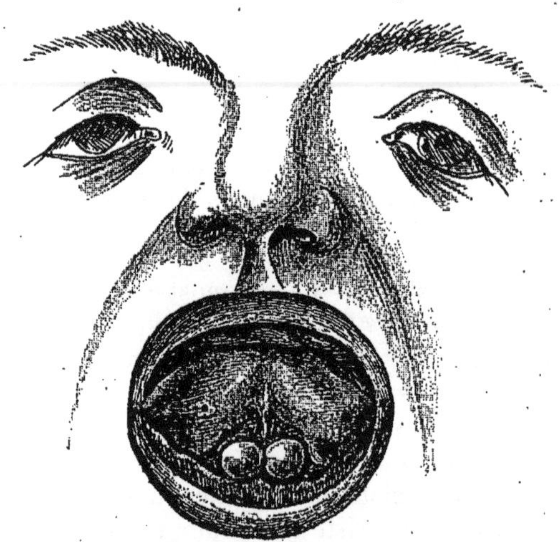

Fig. 100. — Kystes glandulaires et symétriques du plancher de la bouche de chaque côté du frein. (Lannelongue et Achard.)

La grenouillette congénitale peut être liée soit à une altération des glandes sublinguales, soit à une lésion de la glande de Blandin, soit à une oblitération congénitale de l'*ostium ombilicale* avec rétro-dilatation du canal de Wharton. Cette dernière variété est de beaucoup la plus fréquente.

[1] Voy. plus haut, p. 435.

Dans le premier cas, les symptômes se rapprochent de ceux de la grenouillette vulgaire, la formation kystique peut alors être bilatérale (voy. fig. 100); dans le deuxième, la tumeur est surtout linguale; dans le dernier, la tumeur ordinairement unilatérale, est oblongue d'avant en arrière à partir du frein; elle est ordinairement transparente et peut, quoique rarement, se compliquer de dilatation de la glande sous-maxillaire. Son volume est variable; aussi peut-elle, dans un certain nombre de cas, déterminer des troubles de la succion et de la déglutition.

Le traitement consiste, lors d'occlusion de l'*ostium ombilicale*, dans l'excision du petit mamelon terminal, l'écoulement continu de la salive déterminant la persistance d'un petit orifice fistuleux qui remplace l'ouverture normale oblitérée.

2° TUMEURS SOLIDES DE LA GLANDE SOUS-MAXILLAIRE (1)

On a décrit au niveau de la glande sous-maxillaire des *adénomes*, des *chondromes*, des *sarcomes*, des *épithéliomes*, des *carcinomes* (*squirrhe* et *encéphaloïde*). Il est probable que, dans la grande majorité des cas, on a eu affaire à des *tumeurs mixtes*, dans lesquelles tel ou tel élément avait pris un développement plus considérable (2). La complexité de tissus de ces tumeurs est du reste établie dans un mémoire de Nepveu.

De Landeta (J.-B.), Réflexions sur quelques tumeurs sublinguales. Thèse de Paris, 1863, n° 4. — Talazac, Des tumeurs de la glande sous-maxillaire. Thèse de Paris, 1869, n° 54. — Bouheden (J.-P.), De l'extirpation de la glande et des ganglions sous-maxillaires. Thèse de Paris, 1873, n° 296. — Duplay (S.), Adénome de la glande sous-maxillaire. *Arch. gén. de méd.*, Paris, 1875, t. I, p. 601. — Sheaf (E.), Lympho-sarcome de la glande sous-maxillaire. *The Lancet*, London, 1877, t. I, p. 864. — De Marignac, Enchondrome primitif de la glande sous-maxillaire. *Bull. de la Soc. anat.*, Paris, 1877, p. 56. — Nepveu, Mémoire sur les adéno-chondromes de la glande sous-maxillaire. *Bull. et mém. de la Soc. de chir.*, Paris, 1879, nouv. sér., t. V, p. 699. — Jouliard (R.), Du cancer de la glande sous-maxillaire. Thèse de Paris, 1887-1888, n° 14.

Étiologie. — On a dit que le chondrome débutait ordinairement à un âge peu avancé (quinze à vingt-cinq ans), le sarcome aux deux extrêmes de la vie, les autres tumeurs dans l'âge mûr et la vieillesse.

Le sexe paraît sans influence sur leur production; on a signalé comme causes occasionnelles le traumatisme, la grossesse, etc.

Marche. — Terminaisons. — Symptômes. — Dans les premières phases de leur développement, les diverses tumeurs de la glande sous-maxillaire présentent à peu près les mêmes caractères. Le malade constate dans la fossette sous-maxillaire, en dedans et au-dessous de l'angle de la mâchoire, l'existence d'une tumeur du volume d'un haricot à une noisette, faisant,

(1) Nous ne reviendrons pas ici sur les tumeurs solides des glandes sublinguales, qui ont été étudiées dans le chapitre : *Maladies du plancher buccal*, voy. plus haut, p. 387.

(2) Voy. plus haut, p. 415.

dans le renversement de la tête, une saillie appréciable à la vue, roulant sous le doigt, peu ou point douloureuse, ne déterminant aucune gêne fonctionnelle.

Plus tard, les caractères changent suivant que tel ou tel tissu prédomine.

Dans l'*adénome*, la tumeur régulière, arrondie, mobile, n'atteint qu'un volume modéré; elle peut occuper à la fois la glande sous-maxillaire et la glande sublinguale.

Dans le *chondrome*, l'accroissement, bien que très lent et indolent, peut arriver à constituer une tumeur du volume d'un œuf de poule, d'un œuf de dinde, d'un poing d'adulte. La masse très dure, bosselée, sans adhérences, descend plus ou moins dans le cou, mais ne tend pas à proéminer du côté du plancher buccal; elle est indolente et ne s'accompagne jamais d'engorgement ganglionnaire.

Les autres tumeurs (*sarcomes, épithéliomes, carcinomes*) d'une malignité relative, présenteraient toutes, d'après Jouliard, une évolution à peu près identique. Elles envahissent généralement les régions voisines et se prolongent du côté du plancher buccal. Leur consistance varie suivant leur structure; quelquefois très mobiles, elles sont, dans certains cas, complètement fixées sur le maxillaire.

Les symptômes fonctionnels sont en général peu marqués. Talazac avait dit que la sécrétion salivaire était abolie, ce que n'ont pas confirmé les observations ultérieures. A une certaine période, ces tumeurs peuvent amener de la gêne de la mastication et s'accompagner de douleurs assez vives.

L'évolution, assez lente pendant un nombre variable d'années, peut devenir tout à coup plus rapide; c'est alors que surviennent les adhérences et les phénomènes de compression. L'engorgement ganglionnaire ne peut être apprécié, car il occupe les ganglions situés au contact même de la glande.

L'état général reste presque toujours satisfaisant; une seule fois, dans un cas de Griffini et Trombetta, on a noté la généralisation d'un chondro-carcinome aux ganglions cervicaux et bronchiques, à la plèvre et aux poumons.

Diagnostic. — Le diagnostic doit être fait avec les *engorgements ganglionnaires* de la région et avec les *tumeurs du maxillaire inférieur*.

La multiplicité des ganglions, l'absence de tuméfaction notable à l'intérieur de la bouche, les signes concomitants de la tuberculose et de la lymphadénie ou l'existence d'une tumeur maligne dans les régions, d'où viennent les lymphatiques de la région, feront reconnaître les engorgements ganglionnaires.

Les commémoratifs, qui rappellent que la tumeur à son début était mobile, roulait sous le doigt et siégeait au-dessous du bord du maxillaire, feront rejeter l'idée d'une tumeur du maxillaire. Dans tous les cas, on peut recourir au signe indiqué par Talazac et rechercher si les mouvements communiqués à la tumeur se transmettent à un stylet introduit dans l'orifice du canal de Wharton correspondant.

Enfin, on n'oubliera pas que dans certains cas, ainsi que l'a montré M. F. Terrier, des irritations chroniques, la lithiase, peuvent aboutir à une *induration de la glande*, simulant une tumeur maligne.

Quant au diagnostic de la *variété* de néoplasme à laquelle on a affaire, elle n'a qu'une importance médiocre; la marche, le plus ou moins de mobilité de la tumeur, sa consistance fourniront, à cet égard, des indices précieux.

Pronostic. — Le pronostic varie avec la nature du principal tissu constituant la tumeur. La lenteur de la marche, la conservation d'un bon état général, la rareté des phénomènes de compression et des récidives après l'opération font que, même dans les sarcomes et les épithéliomes, sa gravité est très atténuée.

Traitement. — Le traitement consiste dans l'*extirpation.*

La *voie buccale*, employée autrefois avec succès par Jobert, est aujourdhui abandonnée et l'on intervient toujours par la *voie sus-hyoïdienne*, n'hésitant pas à réséquer, en cas d'adhérences, une étendue plus ou moins grande de la branche horizontale du maxillaire.

IX

ÉPHIDROSE

L'éphidrose consiste en une sorte de transsudation à travers la peau de la région parotidienne, d'un liquide transparent, qui apparaît sous forme de gouttelettes nombreuses au moment des repas.

BAILLARGER, Sur l'oblitération du canal de Sténon. *Lect. à l'Acad. de méd.*, 20 avril 1847. — BÉRARD (P.), *Cours de physiol.*, 1848, t. I, p. 702. — BERGOUHNIOUX, Observation de sueur parotid. *Gaz. des hôpit.*, Paris, 1859, n° 51, p. 201. — BROWN-SÉQUARD, *Journ. de la phys. de l'homme*, etc. Paris, 1859, t. II, p. 447. — ROUYER (J.), Note sur l'éphidrose parotidienne. *Le Progrès*, 1860, t. V, p. 200. — BEZARD, Suintement de la face succédant à différentes lésions des glandes salivaires. Thèse de Paris, 1863, n° 13. — GROSPERRIN, De l'éphidrose parotidienne. Thèse de Paris, 1877, n° 235.

L'éphidrose se montre à la suite de lésions diverses de la région parotidienne, telles que des traumatismes et des abcès. Le liquide transsudé présente, le plus souvent, des caractères qui le rapprochent de la salive. Dans quelques cas cependant où le liquide n'était pas exclusivement exsudé au niveau de la région parotidienne, sa composition était différente; aussi les explications pathogéniques de cette singulière affection ont-elles beaucoup varié suivant les auteurs.

Les uns n'ont vu dans le liquide que la salive déviée de son cours normal, les autres ont pensé à une hypersécrétion locale de la sueur. Selon toutes probabilités, on a eu affaire à des affections variées; aussi de nouvelles observations sont-elles nécessaires pour préciser la nature exacte de la maladie.

CHAPITRE III

MALADIES DE L'ŒSOPHAGE

Monro, Morbid anatomy of the gullet, stomach and intestines, Edinburgh, 1811, 1re édit. — Mondière (J.-T.), Maladies de l'œsophage. *Arch. gén. de méd.*, Paris, 1830, t. XXIV, p. 388 et 543; 1831, t. XXV, p. 358. — Steffen, Krankheiten der Œsophagus. *Jahrb. f. Kinderheilkunde*, Leipzig, 1868, vol. II, p. 144. — Zenker et Ziemmsen, Krankheiten des Œsophagus. *Handb. der spec. Pathologie und Therapie von Ziemmsen*, Leipzig, 1877, t. VII, 1re moitié. — Luton (A.), art. Œsophage. *Dictionnaire de médecine et de chirurg. prat.*, Paris, 1877. — Knott (J.-F.), An essay on the pathology of the œsophagus, Dublin, 1878. — Michel, art. Œsophage. *Diction. encyclop. des sciences méd.*, Paris, 1880. — Kœnig, Die Krankheiten des unteren Theiles des Pharynx und des Œsophagus. *Deutsche Chir. von Billroth und Lücke*, 35e liv., Stuttgart, 1880. — Morell-Mackenzie, A manual of diseases of the throat and nose, London, 1884, t. II.

I

MOYENS D'EXPLORATION DE L'ŒSOPHAGE

Commençant au niveau du disque intermédiaire à la 6e et à la 7e vertèbre cervicale et se terminant au niveau de la 11e vertèbre dorsale, l'œsophage parcourt successivement le cou, le thorax et une partie de l'abdomen. Au point de vue chirurgical, on peut dire qu'*il commence à peu près au niveau du cricoïde, à 15 centimètres environ de l'arcade dentaire supérieure*. Sa longueur moyenne est de 22 à 25 centimètres, dont 4 à 4,5 pour la portion cervicale, 16 à 18 pour la portion thoracique, 2 à 3 pour la portion abdominale. Il faut donc, pour entrer dans l'estomac, des instruments de 50 centimètres de long. Sa direction générale est inflexe, mais comme ses inflexions se redressent par le passage des instruments, elles sont sans intérêt pour le cathétérisme. Il présente trois rétrécissements, l'un à son origine, l'autre à l'entrée dans le thorax, le dernier au niveau de son passage à travers le diaphragme. Son calibre est, au niveau de ces points rétrécis, de 14 millimètres environ (1).

Situé pendant tout son trajet immédiatement au-devant de la colonne vertébrale, il n'est accessible au *palper* que dans sa portion cervicale. En provoquant des mouvements de déglutition, qui entraînent une ascension du conduit, on arrive à en explorer une étendue un peu plus grande qu'à l'état de repos. Toutefois, même à l'aide de ce léger artifice, on n'arrive à palper qu'une très minime étendue du conduit, 6 à 7 centimètres au maximum. Aussi est-il nécessaire de recourir pour son exploration à d'autres moyens.

Le *toucher digital* n'arrivant qu'à grand'peine à la jonction du pharynx et

(1) Mouton, *Du calibre de l'œsophage et du cathétérisme œsophagien*. Thèse de Paris, 1874, n° 47.

de l'œsophage, on a dû, pour explorer ce dernier, avoir recours à des instruments prolongeant en quelque sorte le doigt, à des explorateurs.

Le *cathétérisme*, fait à l'aide de ces instruments, constitue le meilleur mode d'examen de l'œsophage. Pour le pratiquer on se sert d'une tige pleine, sur l'extrémité de laquelle peuvent se visser une série d'olives de diamètre variable. La tige, tout en présentant une certaine rigidité, ne doit pas être trop rigide, sous peine d'exposer à des lésions du canal œsophagien, malheureusement fréquentes quand sa friabilité est déterminée par un état pathologique. A cet égard, les tiges de baleine, qu'emploient actuellement les fabricants d'instruments, sont souvent trop raides et d'un emploi dangereux.

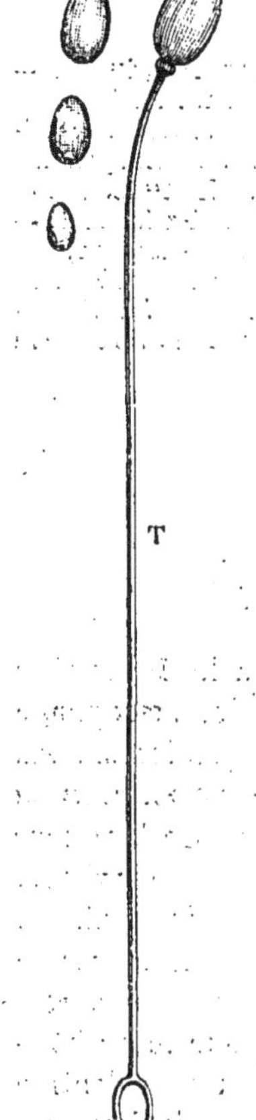

Fig. 101. — Cathéter explorateur à boule.

Pour pratiquer ce cathétérisme, on fera asseoir le malade, évitant de lui renverser trop fortement la tête en arrière. La langue étant déprimée par l'indicateur gauche profondément enfoncé dans la bouche, on fait glisser sur ce doigt la boule de l'explorateur qu'on conduit ainsi sur la paroi postérieure du pharynx. Lorsque la sonde atteint l'orifice supérieur de l'œsophage, elle éprouve une certaine résistance ; il ne faut pas alors pousser brutalement l'instrument. Une pression douce et soutenue suffit en général pour que l'orifice s'entr'ouvre et que la boule pénètre. A partir de ce moment, s'il n'existe aucun obstacle, l'instrument glisse facilement jusque dans l'estomac. Dans tous les cas, ici comme pour tout cathétérisme, la douceur est absolument nécessaire.

L'accident le plus fréquent est l'introduction de l'instrument dans les voies aériennes. Une douleur vive, accompagnée de toux convulsive, avertit en général le chirurgien. L'erreur peut toutefois être commise ; nous nous rappelons entre autres une malade qu'un de nos maîtres avait soumise à des cathétérismes répétés ; toutes les fois l'instrument était entré dans le larynx ; après avoir franchi par une pression soutenue un premier obstacle, on butait invariablement à la même distance de l'arcade dentaire contre le même point. Aussi le diagnostic porté fut-il rétrécissement infranchissable de la portion thoracique de l'œsophage avec rétrécissement spasmodique de la portion cervicale. Le rétrécissement spasmodique n'était autre que celui de la glotte, le rétrécissement infranchissable, la bifurcation de la trachée. Ce fait montre combien de soins il faut prendre lorsqu'on pratique le cathétérisme œsophagien (¹).

On a encore eu recours pour explorer l'œsophage aux renseignements fournis par la vue et par l'ouïe.

(¹) Voy. Comte (H.), *Des accidents du cathétérisme de l'œsophage*. Thèse de Paris, 1877, n° 109.

En raison de la profondeur de l'œsophage, il est nécessaire, lorsqu'on veut explorer ce canal par la *vue*, de recourir à des instruments spéciaux. Dès 1866, Semeleder eut l'idée d'un instrument construit dans ce but et le fit expérimenter par Stoerk. Quelques années plus tard, en 1870, L. Waldenburg (¹) imagina une sorte de spéculum œsophagien composé d'un tuyau conique en métal, dont la longueur pouvait varier de 6 à 12 centimètres. L'instrument mis en place, on éclairait sa cavité à l'aide d'un miroir pharyngien. Depuis cette époque, de nombreux modèles d'œsophagoscope ont été construits ; ils n'ont toutefois donné que des résultats médiocres et de beaucoup inférieurs à ceux du cathétérisme. Toutefois ces instruments ont été très perfectionnés, dans ces dix dernières années, depuis que Mikulicz (²)

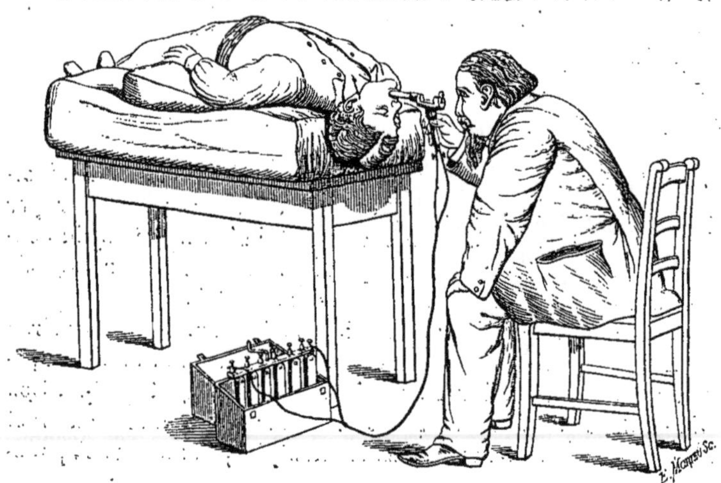

FIG. 102. — Œsophagoscopie. (Mikulicz et Leiter.)

et Leiter ont eu l'idée de recourir à des miroirs, portant avec eux une source de lumière électrique, on a pu faire avec profit, de l'endoscopie œsophagienne (fig. 102 et 103).

L'*auscultation* de l'œsophage, préconisée par Hamburger (³), étudiée par Morell-Mackenzie, Clifford Allbutt, Sainte-Marie (⁴), Barety (⁵), est de même restée très limitée dans ses applications.

(¹) WALDENBURG, Œsophagoscopus. *Berl. klin. Wochenschrift*, 1870, n° 248, p. 579.

(²) MIKULICZ, Ueber Gastroscopie und Œsophagoscopie. *Wiener med. Presse*, 1881, p. 1405, 1437, 1473, 1505, 1537, 1573, et *Centralbl. f. Chirurgie*, 1881, p. 673.

(³) HAMBURGER, Klinik der Œsophaguskrankheiten. *Medizin. Jahrb.*, 1869, Bd. XVIII; 1870, Bd. XIX et XX, et *Monographie séparée*, Erlangen, 1871. Anal. par Hénocque, *Gaz. hebd.*, Paris, 1870, n° 14, et 1872, n° 13, p. 205.

(⁴) SAINTE-MARIE, *Des différents modes d'exploration de l'œsophage*. Thèse de Paris, 1875, n° 123.

(⁵) BARÉTY, De l'auscultation des bruits œsophagiens pendant la déglutition. *Revue de méd.*, Paris, 1884, t. IV, p. 652.

FIG. 103. — Œsophagoscope de Mikulicz et Leiter.

Pour ausculter l'œsophage, on se place à la gauche du malade, qui est assis et croise les bras sur la poitrine, on place l'oreille à gauche de la colonne vertébrale, et l'on fait avaler une gorgée de liquide.

A l'état physiologique, il se produit un bruit analogue à celui d'un petit corps fusiforme qui parcourrait rapidement le conduit. Les changements dans la durée, l'intensité, la continuité de ce bruit, qui peut s'accompagner de frottement, de sifflement, de gargouillement, constituent des données qu'on peut utiliser quelquefois pour le diagnostic de certaines affections.

II

MOYENS D'ABORDER CHIRURGICALEMENT L'ŒSOPHAGE

L'œsophage peut être abordé :

A. Dans la région cervicale ;

B. Dans la région thoracique.

A. — Pour aborder l'œsophage dans sa portion cervicale [1], à moins d'indication spéciale, résultant de la saillie appréciable d'un corps étranger par exemple, on opère du côté gauche, en raison de la déviation normale du conduit de côté. C'est à peu près la même opération que la découverte de l'artère carotide primitive au-dessous du muscle omo-hyoïdien.

L'incision, faite sur le bord antérieur du sterno-mastoïdien, mesure environ 8 centimètres ; commençant un peu au-dessus du sternum, elle s'arrête supérieurement un peu au-dessous du bord supérieur du cartilage thyroïde. Son niveau varie évidemment suivant le point de l'œsophage que l'on veut atteindre. La peau incisée, on coupe successivement le peaucier et l'aponé-

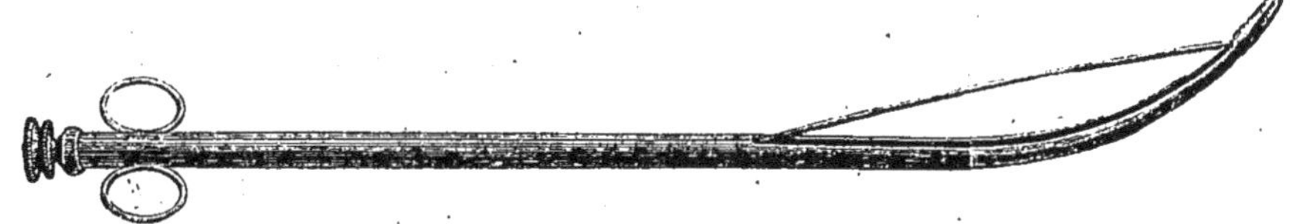

Fig. 104. — Ectopœsophage de Vacca Berlinghieri.

vrose superficielle, on découvre le bord antérieur du sterno-mastoïdien, puis, dirigeant le tranchant du bistouri vers la trachée on cherche à passer dans l'interstice du cléido-hyoïdien et de l'omoplat-hyoïdien, que l'on est le plus souvent obligé de sectionner. Plaçant alors un grand écarteur sur l'ensemble trachéo-œsophagien, et un deuxième écarteur sur le paquet vasculo-nerveux du cou, on pénètre avec précaution entre les deux, mettant à nu et disséquant

(1) De Lavacherie, *De l'œsophagotomie*, Bruxelles, 1845. — F. Terrier, *De l'œsophagotomie externe*. Thèse de Paris, 1870, n° 63. — S. Duplay, De l'œsophagotomie. *Arch. génér. de méd.*, Paris, 1871, t. I, p. 193. — Michel, art. Œsophagotomie. *Dict. encycl. des sc. méd.*, Paris, 1880, 2e série, t. XIV, p. 520. — Farabeuf, *Précis de manuel opératoire*, Paris, 1885, p. 871. — Malgaigne et Le Fort, *Médecine opérat.*, Paris, 1889, t. II, p. 321.

le lobe latéral du corps thyroïde, comme le recommande M. S. Duplay. La dissection de ce lobe conduit sûrement sur la partie latérale de la trachée que l'on ne peut méconnaître, et derrière laquelle se trouve immédiatement accolé l'œsophage. Celui-ci, au dire de Bégin, se distingue sur le vivant à sa surface arrondie, à son aspect charnu, à ses contractions et à sa dureté au moment où le malade déglutit. Pour faciliter les recherches, on a eu maintes fois recours à l'introduction préalable d'un cathéter dans l'œsophage ; Vacca Berlinghieri avait même inventé dans ce but un instrument spécial (fig. 103), auquel il donnait le nom d'*ectopœsophage*, et qui lui permettait de faire saillir la paroi du conduit dans le fond de l'incision.

B. — On n'a pas encore, à notre connaissance, abordé chez l'homme l'œsophage dans sa portion thoracique. La chose est cependant facile sans grand délabrement [1].

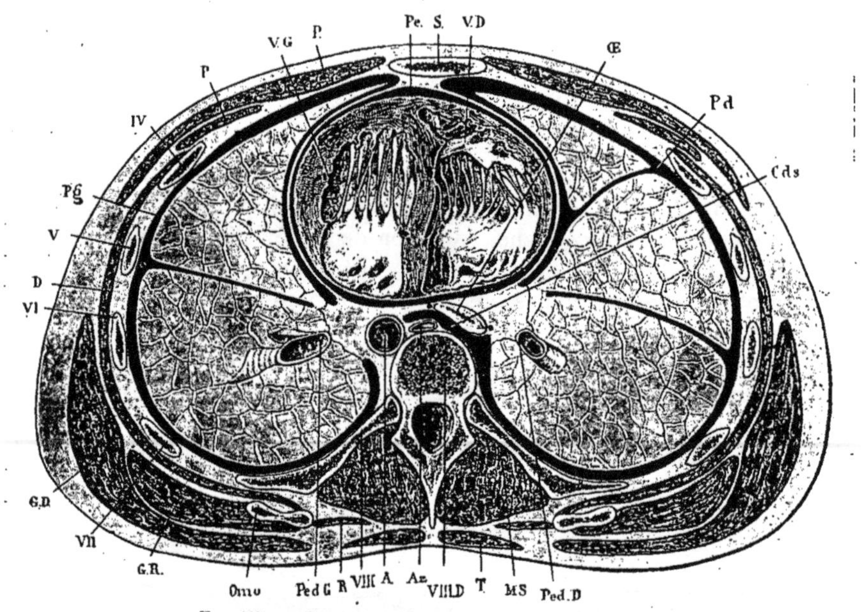

FIG. 103. — Coupe du thorax au niveau du mamelon.

Sur cette coupe, faite après congélation, chez une femme de quarante ans environ, à l'amphithéâtre de Clamart, on voit poussée à l'extrême une disposition normale de la plèvre droite qui envoie un cul-de-sac Cds en arrière de l'œsophage Œ, en avant de la grande veine azygos Az, jusqu'au contact de l'aorte A. Les cavités pleurales, droite Pd et gauche Pg, ainsi que la séreuse péricardique Pc sont marquées en noir. En PeD et PeG on voit la coupe des pédicules pulmonaires, droit et gauche, en VD et VG les ventricules, en S le sternum. — VIII D est la 8ᵉ dorsale. — IV, V, VI, VII, VIII, représentent les 4ᵉ, 5ᵉ, 6ᵉ, 7ᵉ et 8ᵉ côtes. — Omo, l'angle de l'omoplate. — MS, masse des muscles des gouttières vertébrales. — P, grand pectoral. — *p*, petit pectoral. — D, grand dentelé. — GD, deltoïde. — GR. grand rond. — R, rhomboïde. — T, trapèze. — Pour aborder l'angle des côtes on n'a donc à couper que le rhomboïde.

L'opération doit être faite à gauche, la plèvre droite envoyant en arrière de

(1) IVAN I. NASILOFF, Œsophagotomie et résection endothoracique de l'œsophage. *Vratch.* Saint-Pétersbourg, 1888, nº 25. — QUÉNU et HARTMANN, Des voies de pénétration chirurgicale dans le médiastin postérieur. *Bull. et mém. de la Soc. de chir.*, Paris, 4 février 1891, nouv. s., t. XVII, p. 82.

l'œsophage un prolongement qui lui sert de séreuse de glissement (1). L'incision doit être faite entre le bord interne de l'omoplate et l'épine vertébrale, immédiatement en dehors de la masse musculaire qui remplit les gouttières vertébrales. Il est possible à ce niveau, en ne coupant que les fibres les plus inférieures du trapèze et en réclinant le reste du muscle en haut et en dedans, d'arriver pour ainsi dire directement sur l'angle des côtes; seule la mince lame du rhomboïde se trouve sacrifiée. Il suffit alors de réséquer 2 centimètres des 3e, 4e et 5e côtes pour pouvoir, après décollement de la plèvre, engager facilement la main dans le médiastin postérieur.

III

LÉSIONS TRAUMATIQUES DE L'ŒSOPHAGE

1° PLAIES DE L'ŒSOPHAGE

Les plaies de l'œsophage peuvent être produites soit de dehors en dedans, soit de dedans en dehors. Les premières sont le plus souvent accompagnées de lésions multiples des organes environnants; aussi leur étude rentre-t-elle dans la description générale des plaies du cou et de la cavité thoracique (2). Nous ne nous arrêterons donc qu'aux plaies produites de dedans en dehors.

Elles résultent le plus souvent de cathétérismes maladroits ou de manœuvres destinées à extraire un corps étranger. Exceptionnellement, elles peuvent reconnaître d'autres causes: Parker (3), Gross (4), les ont observées chez des avaleurs de sabre; on les a vues, un certain nombre de fois, chez des fous qui cherchaient à avaler des corps étrangers les plus étranges, un manche de pelle, nous dit Guise, etc.

Ces plaies sont graves lorsqu'elles sont étendues, ou lorsqu'elles s'accompagnent de lésions des organes voisins (aorte, bronche, péricarde, etc.); elles peuvent être suivies de suppurations péri-œsophagiennes (5).

2° BRÛLURES DE L'ŒSOPHAGE

Étiologie. — Les brûlures de l'œsophage ne sont pas extrêmement rares. Elles sont le plus souvent le résultat de la déglutition, accidentelle ou volontaire, d'acides ou d'alcalis caustiques. Tantôt c'est par erreur, en la prenant pour du café par exemple, que le malade a bu une solution caustique de potasse, tantôt au contraire c'est dans le but de s'empoisonner que le malade

(1) QUÉNU et HARTMANN, Note sur un rapport peu connu de la plèvre. *Bulletins de la Soc. anat.*, Paris, 1891.
(2) Voy. plus loin : *Plaies du cou* et *Plaies de la cavité thoracique*.
(3) PARKER, Wound of the œsophagus with perforation of the pericardium. *Trans. of the path. Soc.*, London, 1848-1849, t. II, p. 40.
(4) GROSS, Case of sword swallowing. *The Lancet*, London, 1885, t. I, p. 249.
(5) CASTEX, Note sur un cas de péri-œsophagite. *Annales des mal. de l'oreille*, Paris, 1880 t. VI, p. 195.

a pris cette solution, ou une autre telle que de l'acide sulfurique, de l'acide nitrique, ou de l'eau de Javelle, etc. Peu importe du reste la raison, le seul fait à retenir, c'est que l'ingurgitation de liquides caustiques est la cause la plus fréquente des brûlures de l'œsophage.

Les boissons chaudes qui, *a priori*, sembleraient devoir être une cause fréquente de brûlures de l'œsophage, limitent en général leur action au pharynx, de même que les corps solides trop chauds, qui plus rarement encore déterminent des lésions œsophagiennes. Ces deux dernières catégories de brûlures n'ont guère été observées que chez des enfants ou chez des aliénés.

Anatomie pathologique. — On répète partout que les lésions, déterminées par les brûlures, siègent surtout au niveau des points rétrécis de l'œsophage. C'est là une vue purement théorique. Le siège des brûlures est bien plus en rapport avec les conditions normales de la déglutition qu'avec les variations de calibre de l'œsophage. C'est dire que les lésions occupent principalement l'orifice supérieur du conduit et sa partie terminale (1). Le plus souvent, du reste, elles s'étendent à la plus grande partie de l'œsophage.

Ordinairement la muqueuse seule est altérée ; dans quelques cas, l'eschare empiète sur la tunique musculaire ; enfin dans d'autres, elle occupe toute l'épaisseur de l'œsophage.

Symptômes. — Les symptômes des brûlures de l'œsophage sont quelquefois masqués par ceux des lésions concomitantes des organes voisins, particulièrement des voies aériennes.

Dans les cas graves, il existe une vive anxiété, des douleurs et une soif intenses, quelquefois des syncopes, des hématémèses ; et la mort peut survenir rapidement, autant, il est vrai, par le fait des lésions stomacales concomitantes que par celui des altérations œsophagiennes.

Le plus souvent, après une première période orageuse, les symptômes se calment ; les vomissements, continuels au début, diminuent de fréquence ou cessent, le malade rejette par expuition des mucosités sanguinolentes, des lambeaux de muqueuse, quelquefois même le tube œsophagien presque entier, comme dans les cas de Trier, de Mausière et de Laboulbène. On croit alors à la guérison lorsque apparaissent les premiers signes d'un rétrécissement (2).

Ces brûlures graves peuvent être compliquées d'abcès, conséquences de la violente inflammation du début ou des perforations qu'entraîne quelquefois la chute des eschares. La guérison peut toutefois survenir, même après des accidents d'une gravité exceptionnelle ; Zenker et Ziemmsen rapportent, à cet égard, le fait intéressant d'un malade qui guérit après formation d'une fistule broncho-œsophagienne. Les brûlures légères ne causent qu'une douleur le

(1) Il est aujourd'hui démontré par les recherches physiologiques d'ARLOING, en France (*Acad. des sciences*, 1875 ; *Annales des sciences natur.*, 1877 ; art. DÉGLUTITION du *Dict. encycl. des sc. méd.*, 1880), puis de KRONECKER et MELTZER, en Allemagne (*Der Schluckmechanismus. Arch. f. Anat. u. Pathol.*, supplément, 1883), que lors de déglutitions successives, le liquide ne progresse pas par suite de mouvements péristaltiques, mais est brusquement projeté de l'extrémité inférieure du pharynx au cardia ; la portion thoracique de l'œsophage restant inerte et même se dilatant au fur et à mesure de l'ingestion des boissons. (Si nous précisons les dates, c'est que les auteurs allemands, suivant en cela une coutume qui leur est familière, oublient de citer les travaux français antérieurs à ceux de KRONECKER et MELTZER.

(2) Voy. plus loin, p. 470.

long du conduit œsophagien et une dysphagie d'intensité et de durée variables suivant les cas. Elles peuvent être l'origine d'œsophagites chroniques, suivies elles-mêmes, à longue échéance, de phénomènes de rétrécissement.

Diagnostic. — Le diagnostic ne peut être hésitant qu'en l'absence de commémoratifs; les brûlures concomitantes de la muqueuse buccale mettront alors sur la voie, bien qu'elles soient quelquefois moins graves que celles qui siègent dans le canal œsophagien.

Pronostic. — Le pronostic est grave par les complications immédiates que déterminent les brûlures et aussi par le rétrécissement consécutif qu'elles causent si souvent.

Traitement. — Le traitement ne présente d'indications spéciales que lors de déglutition de liquides caustiques. Suivant qu'il s'agira d'un acide ou d'un alcali, on conseillera des boissons alcalines (carbonate de potasse, de magnésie, magnésie calcinée, etc.), ou acides (vinaigre étendu d'eau). Si l'on pense que la substance caustique a pénétré jusque dans l'estomac, on doit recourir au lavage stomacal avec un liquide approprié.

Dans les premiers jours on s'abstiendra de toute alimentation solide. On prescrira du lait par petites quantités, de l'opium pour calmer les douleurs. Enfin on surveillera la marche de la maladie, prêt à passer des sondes d'une façon méthodique dès qu'apparaissent les premiers signes de rétrécissement.

3° CORPS ÉTRANGERS DE L'ŒSOPHAGE

On désigne sous le nom de corps étranger de l'œsophage tout corps qui, au lieu de parcourir simplement ce canal, y reste arrêté.

Conformément à l'usage, très rationnel du reste, nous réunirons à l'étude des corps étrangers de l'œsophage, proprement dits, celle des corps arrêtés au niveau de son orifice supérieur, bien qu'au point de vue de l'anatomie stricte, ces corps soient intra-pharyngiens.

Hévin, Précis d'obs. sur les corps étrangers arrêtés dans l'œsophage. *Mém. de l'Acad. roy. de chir.*, 1761, t. I, p. 444. — Mondière (J.-T.), Observations sur les accidents déterminés par le séjour des corps étrangers dans l'œsophage. *Arch. génér. de méd.*, Paris, 1830, 8e année, t. XXIV, p. 388. — Bégin, Mémoire sur les corps étrangers ingérés et passés dans les voies aériennes ou arrêtés dans l'œsophage. *Mém. de méd. militaire*, Paris, 1833, t. XX, p. 377. — Martin (A.), Des corps étrangers de l'œsophage considérés principalement au point de vue de leur traitement. Thèse de Paris, 1868, n° 117. — Poulet, Traité des corps étrangers en chirurgie. Paris, 1879, p. 92. — Lannelongue (O.), Sur dix-huit cas de corps étrangers de l'œsophage chez des enfants. *Bull. et mém. de la Soc. de chir.*, Paris, 1880, nouv. sér., t. VI, p. 309. — Markoe (Thomas M.), Œsophagotomy for foreign bodies lodged in the tube. *Ann. of Surgery*, Saint-Louis, 1886, vol. IV, n° 3, p. 193. — Fischer (G.), Die Œsophagotomie bei Fremdkörpern. *Deutsche Zeitschr. f. Chir.*, 1887, t. XXV, p. 565. — Fischer (G.), Die Œsophagotomie bei Fremdkörpern. Nachtrag. *Deutsche Zeitschr. f. Chir.*, 1888, t. XXVII, p. 273. — Richet, Corps étrangers de l'œsophage, œsophagotomie externe. *France méd.*, Paris, 1888, t. I, p. 433, 506 et 517. — Périer, Œsophagotomie externe pour retirer un bouton de manchette. *Mercredi médical*, Paris, 1890, p. 212. — Gross, De l'œsophagotomie externe pour extraction de corps étrangers de l'œsophage. *Semaine médicale*, Paris, 1891, p. 45.

Étiologie. — Les corps étrangers de l'œsophage, à part quelques variétés toutes spéciales, telles que les aiguilles, sont beaucoup plus fréquents chez l'homme que chez la femme; ils sont le plus souvent introduits directement par la bouche, rarement par une plaie. Exceptionnellement il s'agit de corps rejetés de l'estomac par un effort de vomissement et restant arrêtés dans l'œsophage.

Leur nature est des plus variables; le plus souvent il s'agit d'aliments avalés en trop grande quantité ou après une trituration insuffisante, comme on l'observe chez des enfants, des vieillards ou des aliénés gloutons; d'autres fois il s'agit de corps avalés accidentellement, soit seuls, soit mêlés aux aliments. Tels sont des arêtes de poisson, des fragments d'os, des épingles, des pierres, des fourchettes, des pièces de monnaie, etc. Dans quelques cas, le corps a été avalé volontairement, soit par aberration mentale, soit pour le soustraire aux regards.

Chez les enfants, la présence de corps étrangers dans l'œsophage est fréquente, ce qui s'explique facilement par ce fait que souvent ils portent à la bouche les objets avec lesquels ils jouent. L'objet est avalé, soit par surprise dans un mouvement de déglutition soudain, soit volontairement, l'enfant ne se doutant pas des conséquences que peut avoir cette introduction.

On a observé encore la chute de corps étrangers dans l'œsophage pendant le sommeil; cela est fréquent pour les pièces de dentier, les dents artificielles, auxquelles il faut toujours penser lorsqu'on chloroformise un malade; les jouets que l'enfant tient à la bouche en s'endormant, etc. Le même accident a été observé par Langenbeck, dans un cas de nécrose syphilitique des os du nez.

Signalons enfin l'arrêt, au niveau des replis pharyngo-épiglottiques, de sangsues (*hœmopis*) dégluties en buvant de l'eau où se trouvaient ces annélides, comme le fait a été observé par des médecins militaires, par Baizeau [1], par Larrey, etc.; dans le même ordre d'idées nous rappellerons que Rennie a noté, aux Indes, l'apparition de phénomènes inflammatoires à la suite de la fixation de larves de mouches à l'entrée de l'œsophage [2]. Dans le vomissement, il peut y avoir rejet brusque et arrêt dans l'œsophage de corps antérieurement déglutis, mais non digérés, ou de corps animés venus de l'intestin, tels que des paquets de lombrics.

Anatomie et physiologie pathologique. — On a classé les corps étrangers de l'œsophage suivant leur *forme*, en arrondis, allongés, plats, lisses ou pourvus d'aspérités; suivant leur *consistance*, en mous et durs; suivant certaines propriétés, telles que la possibilité de se gonfler par imbibition, comme le fait arrive pour certains légumes secs en particulier, ou de se dissoudre; dans ce dernier cas on a encore établi des catégories, suivant que le corps en se dissolvant déterminait ou non des accidents; il est, en effet, de toute évidence, que la gravité n'est pas la même pour un crayon de nitrate d'argent ou pour un morceau de sucre.

(1) Baizeau, Des accidents produits par les sangsues. *Gaz. méd.*, Paris, 1863, p. 613.

(2) Rennie (S.-J.), A curious case of accidental parasite in the throat. *Indian med. Journ.*, janvier 1885, anal. in *Rev. intern. des sc. méd.*, Paris, 1885, t. XXVI, p. 389.

Le siège des corps étrangers de l'œsophage est assez fixe ; ils s'arrêtent en trois points principaux, correspondant aux trois rétrécissements normaux de l'œsophage : à l'orifice supérieur, au niveau du croisement de l'aorte ou au niveau du cardia. Les corps très volumineux sont pharyngiens ; ils ne descendent guère au-dessous de la jonction pharyngo-œsophagienne. Ceux qui sont de moyen volume mais pourvus d'aspérités s'arrêtent en général au niveau de la ceinture thoracique ; les petits, pourvus d'aspérités, se fixent en un point quelconque du conduit, aussi bien dans le pharynx que dans l'œsophage. D'une façon générale, les corps étrangers siègent soit au niveau de l'entrée, soit au niveau de la partie terminale de l'œsophage.

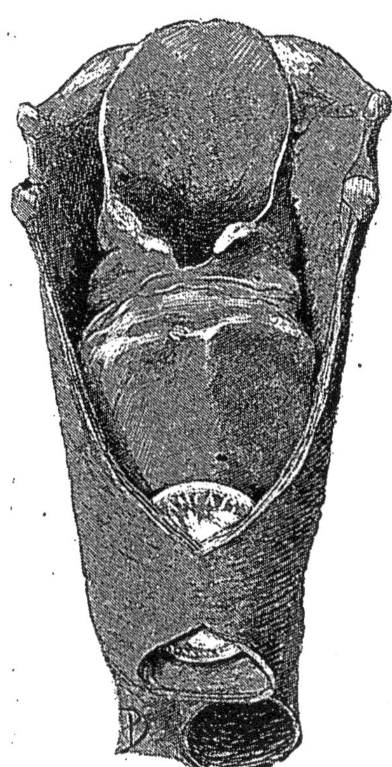

Fig. 106. — Corps étranger de l'œsophage (Delbet.)

Les efforts, les mouvements convulsifs de déglutition, les vomissements augmentent l'enclavement du corps étranger déjà fixé par la contraction des fibres musculaires de l'œsophage qui forment une sorte de bourrelet tout autour de lui.

Plus tard, le corps étranger est une cause d'ulcération, de suppuration, de perforation, et, après son ablation, les lésions qu'il a causées peuvent devenir le point de départ d'un rétrécissement.

Symptômes. — Les corps étrangers de l'œsophage peuvent quelquefois être tolérés, alors même qu'ils sont volumineux. Leur présence reste ignorée jusqu'au jour où ils trahissent leur existence par l'apparition d'un accident grave, mortel même, tel qu'une hématémèse foudroyante, comme le fait a été observé par Bégin, chez un soldat qui avait avalé un étui métallique. L'absence de symptômes réactionnels apparents ne met en effet, nullement à l'abri des complications ultérieures ; la mort peut survenir par suite de la présence de corps étrangers parfaitement tolérés en apparence. Toutefois ce sont là des exceptions et, en règle générale, un corps étranger de l'œsophage provoque une série d'accidents que l'on a divisés en *primitifs* ou *consécutifs* suivant qu'ils se montrent aussitôt après l'accident ou qu'ils ne se développent qu'au bout d'un temps plus ou moins long.

1° *Accidents primitifs.* — L'arrêt d'un corps étranger dans l'œsophage provoque immédiatement une sensation pénible, angoissante ; le malade fait de violents efforts de vomissements, la face est rouge, puis bleue, tuméfiée ; les yeux sont larmoyants, la respiration est gênée, accompagnée de toux, la déglutition est impossible ou très difficile.

Lorsque le corps étranger est très volumineux, il s'arrête à la partie inférieure du pharynx, obstruant à la fois l'œsophage et le larynx, aussi les accidents de suffocation sont-ils tels que la mort immédiate peut s'observer; le plus souvent heureusement des efforts de vomissements amènent le rejet du corps étranger et tous les troubles cessent immédiatement.

Lorsque le corps est petit, qu'il a franchi l'entrée de l'œsophage et qu'il ne s'est fixé plus loin que par suite de la présence d'aspérités à sa surface, cet appareil effrayant du début manque, ou est très atténué. Le malade se plaint surtout d'une douleur fixe en un point ; il y a un peu de difficulté et de douleur pendant la déglutition, mais tous ces symptômes sont en général peu accusés. Quelquefois cependant il existe une contraction spasmodique des parties voisines qui peut faire croire à la présence d'un corps volumineux. Dans certains cas, la déchirure de l'œsophage, et même des organes voisins, provoque une hémorrhagie qui, lorsqu'un gros vaisseau a été lésé, peut amener la mort du malade.

Quand le corps est de volume moyen, il s'accompagne ordinairement du cortège symptomatique effrayant que nous avons signalé pour les corps étrangers volumineux, ce qui s'explique par ce fait que les symptômes ne dépendent pas uniquement de la compression qu'exerce le corps étranger sur les parties qui l'entourent; des contractions réflexes concomitantes jouent un grand rôle dans leur genèse ; Larrey a même observé des convulsions généralisées. Au bout d'un temps variable, les accidents se calment, soit qu'il y ait déplacement du corps étranger, soit qu'il y ait émoussement de la sensibilité de la muqueuse et il ne persiste qu'une simple gêne de la déglutition, une douleur localisée, quelquefois des troubles de la voix. Toutefois, dans quelques cas, les accidents se reproduisent à la suite d'une tentative de déglutition, d'un mouvement ou d'une émotion ; ces accès peuvent se renouveler ainsi un certain nombre de fois et entraîner la mort, même après plusieurs jours, nous dit S. Duplay.

La présence de sangsues, fixées dans le conduit pharyngo-œsophagien, détermine une douleur assez vive avec sensation de suffocation, efforts de vomissements et assez souvent rejet de sang en quantité plus ou moins grande.

2° *Accidents consécutifs*. — Le séjour d'un corps étranger dans l'œsophage détermine le plus souvent en un temps relativement court, des phénomènes inflammatoires. Lorsque le corps est extrait, cette inflammation se dissipe en général assez vite ; la guérison n'est toutefois pas certaine, le séjour passager du corps étranger ayant suffi quelquefois pour déterminer des lésions, que souvent les manœuvres de l'extraction ont encore aggravées.

Lorsque le corps étranger n'a pas été extrait, il s'élimine dans quelques cas, à la suite de la suppuration ou du sphacèle limité de la muqueuse ; d'autres fois il est évacué avec le pus d'un abcès, qui vient s'ouvrir, soit sur les parties latérales du cou, soit dans un point plus éloigné.

Certains corps, minces et pointus, tels que des aiguilles, pourraient même traverser les parois de l'œsophage sans déterminer d'accidents, comme le fait a été observé cliniquement [1].

[1] GZOZA et OMBONI l'ont de plus démontré expérimentalement chez le chien.

Malheureusement, il n'en est généralement pas ainsi et le séjour d'un corps étranger dans l'œsophage est le plus souvent le point de départ d'accidents graves (suppurations périœsophagiennes, ulcérations vasculaires) qui entraînent la mort des malades. Des fusées purulentes dans le médiastin, des pleurésies et des péricardites suppurées, des perforations de la trachée et des bronches, la dénudation des vertèbres et l'ouverture du canal rachidien, sont autant de complications qu'on a observées. L'ulcération de troncs vasculaires se traduit soit par des hématémèses foudroyantes, soit par de petites hémorrhagies répétées. 19 fois sur 35 la perforation a porté sur l'aorte, tantôt sur sa crosse, tantôt sur la partie moyenne de sa portion thoracique (1). Ces perforations vasculaires sont produites par des corps relativement petits qui se fixent en accrochant la muqueuse par leurs aspérités. Aussi succèdent-elles non aux corps immobilisés au niveau des régions de l'œsophage normalement rétrécies (corps volumineux) mais à ceux qui s'arrêtent en des points où ce conduit se trouve directement en rapport avec de gros vaisseaux, en particulier dans la région thoracique, 29 fois sur 35 (Nevot). Ces perforations se produisent ordinairement au bout de 6 à 10 jours, lorsque l'inflammation ulcéreuse s'est développée. Exceptionnellement on les a vues après un temps très long. Erichsen rapporte à cet égard l'histoire intéressante d'un malade qui fut emporté par une hématémèse mortelle, après avoir gardé un morceau de gutta-percha six mois dans l'œsophage. L'ulcération vasculaire avait succédé, dans ce cas, à la formation d'une poche sur les côtés de l'œsophage. Rarement aussi la perforation est primitive et succède pour ainsi dire immédiatement à l'introduction du corps étranger (2).

Lorsque le malade a échappé à ces accidents, il n'est pas encore à l'abri de toute complication. La propulsion du corps étranger dans l'estomac peut être le point de départ d'accidents secondaires variés, tels qu'obstruction intestinale, perforation, abcès, etc. Enfin, parmi les suites éloignées d'un corps étranger de l'œsophage, il ne faut pas oublier la possibilité d'un rétrécissement cicatriciel ultérieur (3).

Pronostic. — Le pronostic, sans gravité dans bon nombre de cas, peut, on le comprend par tout ce que nous venons de dire, être sérieux, soit par le fait de l'asphyxie immédiate, soit par les accidents consécutifs, soit enfin par la nécessité d'une intervention chirurgicale, qui n'est pas toujours sans danger.

Diagnostic. — On peut confondre un corps étranger de l'œsophage avec un *corps étranger des voies aériennes* (4), lorsque l'on arrive auprès d'un malade chez lequel les accidents respiratoires prédominent ; à une période secondaire, lorsque le corps étranger ne révèle son existence que par des acci-

(1) NEVOT (Louis), *De la perforation des vaisseaux par les corps étrangers de l'œsophage*. Thèse de Paris, 1879, n° 81.

(2) Le fait a été observé par WITH (Perforation de l'aorte par une aiguille. *The Lancet*, 1877, p. 689), par KIRBY (Perforation de la sous-clavière droite par un os très effilé. *Dublin's hospit. rep.*, II), par WILLIAM COLLES (Perforation de la portion descendante de la crosse par une arête de poisson. *Dublin Quarterly Journ.*, 1855, t. XIX).

(3) Voy. plus loin : *Rétrécissements de l'œsophage*, p. 470.

(4) Voy. plus loin : *Corps étrangers des voies aériennes*, p. 522.

dents thoraciques tardifs, on a cru quelquefois à une *bronchite*, une *phthisie*, de l'*asthme suffocant*.

On arrive au diagnostic en se fondant sur les données fournies par les commémoratifs, l'étude des symptômes fonctionnels, l'examen direct; on peut ainsi déterminer, en même temps que l'existence, la nature et le siège des corps étrangers. Ces diverses recherches conduisent immédiatement le chirurgien à l'intervention, l'extraction devant suivre immédiatement le diagnostic, quelquefois même l'accompagnant. Aussi ne séparerons-nous pas ce qui, en clinique, est uni, et étudierons nous, en même temps que le traitement, les explorations que l'on doit faire pour arriver au diagnostic.

Traitement. — A. *Lorsqu'on est appelé au moment même de l'introduction et qu'il existe des accidents menaçant directement la vie*, il faut avant tout, porter le doigt au fond de la gorge; très fréquemment on extrait ainsi directement le corps étranger; si le doigt est insuffisant, on aura recours à une pince courbée sur le plat, à un crochet et, en cas d'échec, pour peu qu'il y ait des phénomènes asphyxiques violents, le chirurgien doit suivre le précepte formulé depuis si longtemps par Habicot : il doit ouvrir la trachée.

B. *Lorsqu'on est appelé plus tard ou lorsqu'il n'existe pas d'accidents menaçants*, on a tout le temps de la réflexion. C'est alors qu'on interrogera avec soin le malade, pour avoir des notions sur la nature du corps étranger, sur la douleur locale si elle existe. Malheureusement on se trouve quelquefois en présence d'un enfant, d'un ivrogne ou d'un paralytique incapable de répondre, de plus, même en possession de renseignements précis, on reste quelquefois dans le doute; le corps étranger a pu être vomi à l'insu du malade, il a pu passer dans l'estomac, et néanmoins la douleur consécutive à sa présence peut persister; il faut recourir à l'examen direct.

L'exploration doit être raisonnée, méthodique et faite avec d'autant plus de douceur que l'accident est plus ancien (1).

On commencera par palper l'extérieur du cou; puis, faisant ouvrir la bouche, on regardera et on explorera avec le doigt le pharynx et l'orifice supérieur de l'œsophage.

L'exploration du pharynx à l'aide de miroirs, impossible chez l'enfant, est utile chez l'adulte lors de corps étranger implanté sur l'orifice supérieur de l'œsophage.

Le plus souvent on doit recourir au cathétérisme de celui-ci, à l'aide d'un explorateur à boule olivaire, de dimensions appropriées à celles du conduit (2). Généralement, cet examen donne un résultat positif; l'exploration montre qu'il existe un point où le passage est, soit intercepté, soit simplement rendu plus difficile. Mais il y a des cas de corps étranger très petit (arête de poisson, épingle) ou aplati (pièce de monnaie), dans lesquels l'explorateur passe sans rien accrocher. Dupuytren avait déjà songé à utiliser le bruit de frottement que détermine la boule à son passage contre le corps étranger (3). S. Duplay eut l'idée d'employer le résonnateur inventé par Collin pour

(1) LANNELONGUE. *Bull. et mém. de la Soc. de chir.*, Paris, 1880, p. 511.

(2) Le calibre de l'œsophage descend jusqu'à 4 millimètres dans ses points rétrécis, chez le nouveau-né. (MOUTON, *loc. cit.*, p. 61.)

(3) DUPUYTREN, *Leçons orales de clin. chir.*, t. III, p. 524.

rechercher les corps étrangers de l'estomac. Cet instrument (fig. 107) se compose d'une olive creuse A, en métal, de dimensions variables, vissée à une tige métallique flexible B. A cette tige est ajoutée un tambour à renforcement C en cuivre. Au tambour fait suite un tube de caoutchouc D et un embout d'ivoire E que le chirurgien s'introduit dans l'oreille au moment où il pratique le cathétérisme [1].

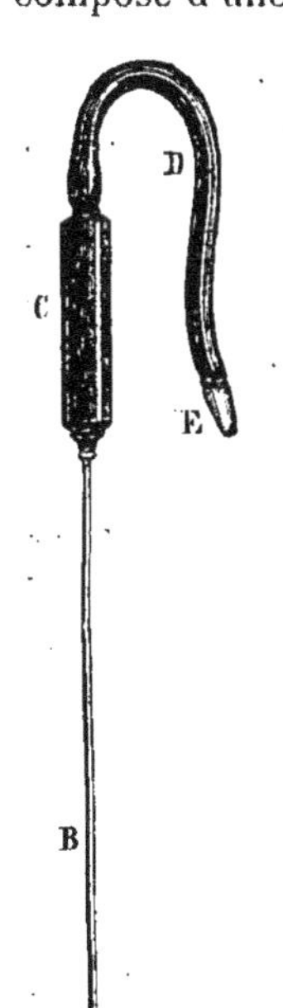

Fig. 107. — Instrument pour la recherche des corps étrangers de l'œsophage. (S. Duplay.)

Lorsque le corps étranger a séjourné quelque temps, il peut se recouvrir d'une épaisse couche de nourriture, se coiffer de la muqueuse œsophagienne et ne plus donner de bruit au passage de la sonde; O. Lannelongue conseille, dans ce cas, de rendre l'exploration plus complète par le panier de de Graefe. Celui-ci a l'avantage sur la sonde olivaire, de permettre d'accrocher au retour un corps étranger placé de champ, qu'on n'avait pas senti à l'aller. Enfin, on pourrait encore tenir compte d'un signe donné par Cheever (de Boston) [2] : ce chirurgien, recherchant la présence d'un corps étranger à l'aide d'une éponge fixée au bout d'une sonde, remarqua, sur la partie latérale de l'éponge, une petite tache de sang, qui correspondait à une douleur accusée par le malade.

Le diagnostic bien établi, on a à choisir entre trois modes de traitement différents : le *refoulement dans l'estomac*, l'*extraction par la bouche*, l'*ablation par une voie artificielle.*

La nature du corps étranger, son siège, les accidents qu'il détermine, la date de son introduction guideront le chirurgien dans sa décision.

Les corps réguliers, non nocifs, situés près du diaphragme, seront refoulés dans l'estomac sans aucune hésitation.

Les corps nocifs, par suite de leur volume, de leurs aspérités, de leurs propriétés caustiques, etc., doivent être enlevés, alors même qu'ils occupent la portion thoracique de l'œsophage.

Quand le corps étranger est déjà depuis quelque temps dans l'œsophage, il faut être réservé dans les tentatives de propulsion dans l'estomac ou d'extraction par la bouche, car il y a toujours un certain degré d'inflammation et de ramollissement du conduit. Presque toujours on devra recourir alors à l'œsophagotomie externe, indiscutable s'il existe un foyer péri-œsophagien au cou.

1° *Propulsion dans l'estomac.* — Elle est bonne en principe pour les bols alimentaires, arrêtés un peu bas, quand, par leur nature physique ou chimique, ils ne peuvent causer d'accidents dans la portion abdominale du tube digestif. On la pratique à l'aide d'une sonde ordinaire ou d'une tige de baleine munie

(1) Duplay, *Bull. de la Soc. de chirurg.*, Paris, 7 octobre 1874. — Peu de temps après, F. Guyon s'est servi avec avantage de cet instrument dans un cas de pièce de 5 francs arrêtée dans l'œsophage. Ce chirurgien a modifié légèrement l'instrument, en faisant recouvrir la tige de caoutchouc pour éviter la résonance des dents.

(2) F. Terrier, *De l'œsophagotomie externe*. Thèse de Paris, 1870, p. 135.

à son extrémité d'une petite éponge ou d'un petit tampon de linge. Les pressions doivent être lentes, proportionnées aux douleurs qu'elles déterminent. Le passage de l'orifice cardiaque est généralement très douloureux.

Dupuytren a fragmenté par des pressions extérieures une pomme de terre arrêtée dans la portion cervicale de l'œsophage et en a fait ensuite le refoulement. Pour les corps mous, on a conseillé les injections d'eau ou d'huile dans l'œsophage. Pour les très petits corps étrangers, tels que les aiguilles, on peut recourir avec avantage à la déglutition de bouillies demi-liquides, de purées qui quelquefois arrivent à les véhiculer jusque dans l'estomac.

A part ces derniers cas et lorsqu'on a recours à de véritables manœuvres chirurgicales, la propulsion est souvent dangereuse. Sur 22 cas de propulsion, Martin a relevé 8 morts, tant par suite d'accidents du côté de l'œsophage que par suite d'accidents abdominaux (occlusion, ulcération, perforation de l'intestin).

Ces diverses manœuvres, comme du reste celles de l'extraction par la bouche, sont souvent facilitées par l'emploi du chloral en lavement, de la morphine en injections sous-cutanées, etc., moyens qui calment les phénomènes spasmodiques.

2° *Extraction par la bouche.* — Les *vomitifs*, fréquemment prescrits, ont donné quelques succès, mais bien plus souvent ils ont été le point de départ d'accidents et ont déterminé un enclavement spasmodique du corps étranger. Toutefois, ils peuvent, comme le fait remarquer F. Guyon, rendre des services lors de petits corps étrangers, quand on a fait précéder leur emploi d'un bon repas de bouillie.

Contre les sangsues on aura recours à des injections d'eau salée ou à la fumée de tabac.

Pour les corps étrangers proprement dits, fixés dans le pharynx ou l'orifice supérieur de l'œsophage, le doigt, une pince longue et recourbée suffisent le plus souvent. Lorsque le corps est fiché dans la paroi pharyngienne, on peut s'aider du laryngoscope.

Lorsqu'il est enfoncé dans l'œsophage, il faut avoir recours à des instruments spéciaux. Si le corps n'est pas trop loin, on aura recours avec avan-

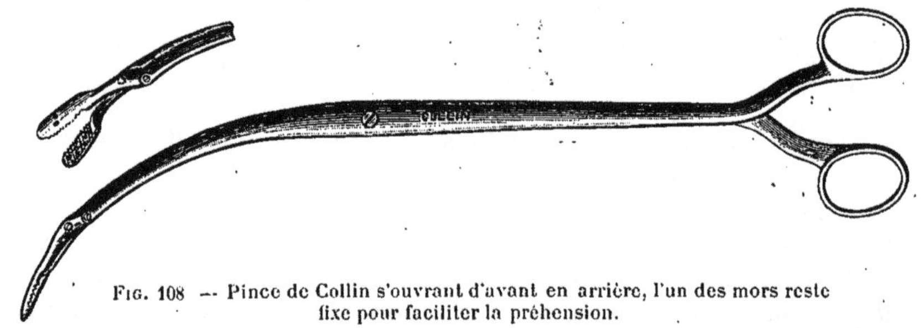

FIG. 108 — Pince de Collin s'ouvrant d'avant en arrière, l'un des mors reste fixe pour faciliter la préhension.

tage à la pince de Collin. L'extraction avec une pince est toujours le meilleur procédé lorsqu'on peut y recourir; c'est le seul qui assure une protection efficace aux parois du conduit. En cas d'insuccès, on recourra aux autres modes d'extraction, aux crochets, anneaux ou éponges fixés au bout d'une tige flexible, s'aidant au besoin, chez l'enfant, du chloroforme pour faciliter les manœuvres. Un des instruments les plus employés est le panier de de Graefe, sorte de double crochet P, fixé à l'extrémité d'une tige T, sur laquelle il peut se mouvoir d'un côté à l'autre.

Les Anglais emploient souvent le parapluie de crin de Fergusson : une éponge F est fixée à l'extrémité d'une tige T, T, qui glisse dans une canule C. La tige et la canule sont reliées par des crins très durs G, qui, par les mouvements de la canule s'appliquent contre la tige ou s'en écartent en éventail circulaire. Cet instrument est surtout utile pour enlever les corps de forme allongée (aiguilles, épingles, arêtes) qui s'engagent au milieu des crins. Un moyen vulgaire donnant aussi des succès dans les mêmes conditions, consiste dans l'introduction d'un poireau qu'on ramène ensuite vers soi, les feuilles du poireau accrochent au retour les petits corps étrangers (¹).

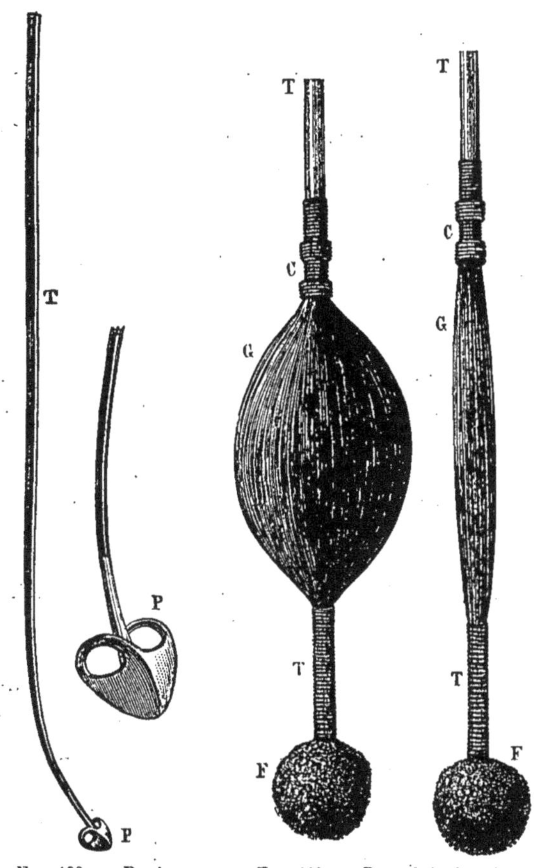

Fig. 109. — Panier de de Graefe.

Fig. 110. — Parapluie de crin de Fergusson.

Dans des cas tout spéciaux, on peut avoir recours à des artifices particuliers d'extraction. Nous citerons, par exemple, le cas célèbre de Bright (de Kentucky) ; deux enfants jouaient ensemble, l'un faisait le pêcheur, l'autre le poisson ; ce dernier vint se présenter au chirurgien, le fil qui tenait l'hameçon pendant hors de la bouche. Bright prit une balle de plomb, la perfora, l'enfila avec le fil de la ligne et la fit glisser sur le fil. Par son poids la balle décrocha l'hameçon ; à la suite d'une traction brusque, la pointe de celui-ci se fixa dans le plomb et rien ne fut dès lors plus simple que de ramener le tout au dehors.

Malgré cette richesse de moyens, l'extraction par la bouche reste encore souvent difficile et même dangereuse pour peu qu'elle soit faite brutalement

(¹) On pourrait s'étendre à l'infini sur les appareils employés, depuis le crochet simple à une seule branche de Rivière, jusqu'au parapluie de Baudens qui se déployait lorsqu'il était arrivé au-dessous du corps étranger.

ou qu'il s'agisse d'un corps anguleux. Sur 167 cas de tentatives d'extraction réunis par Martin, 40 fois seulement l'opération a été suivie de succès. On réussit d'autant mieux que les tentatives sont plus précoces; l'enclavement survenant progressivement par la contracture et l'inflammation, si bien que les tentatives d'extraction deviennent non seulement difficiles mais dangereuses.

3° *Extraction par une voie artificielle.* — L'extraction par une voie artificielle est indiquée d'une manière générale toutes les fois que les deux méthodes précédentes ont échoué, elle l'est même d'emblée lors de corps étranger très irrégulier et dur, les manœuvres de l'extraction par les voies naturelles exposant à la déchirure des parois de l'œsophage.

Le plus souvent c'est à l'*œsophagotomie externe* qu'on aura recours (¹). Pour la pratiquer, on incise le long du bord antérieur du sterno-mastoïdien, comme pour la ligature de la carotide primitive. L'incision, siégeant plus ou moins haut suivant le point occupé par le corps étranger, sera faite à gauche (²), à moins de contre-indications spéciales, tenant soit à la situation particulière du corps qui fait saillie à droite, soit à l'existence de phénomènes phlegmoneux nécessitant une incision de ce côté (³). La saillie faite par le corps étranger est quelquefois un guide des plus utiles dans la recherche de l'œsophage au fond de la plaie. En cas de doute, on peut introduire dans ce conduit une sonde conductrice, en particulier la sonde de Vacca Berlingheri qui porte un petit ressort latéral destiné à faire saillir la paroi latérale de l'œsophage. L'œsophage reconnu, on l'incise et l'on pratique ensuite l'extraction du corps étranger, soit avec le doigt, soit avec un instrument approprié, cette extraction présentant quelquefois des difficultés par suite de l'enchatonnement du corps étranger.

On peut tenter la suture de l'œsophage lorsqu'il paraît sain, mais en veillant à assurer un drainage soigné de la plaie, la suture manquant souvent en partie (⁴). Le plus souvent l'existence de phénomènes inflammatoires, d'ulcérations, de gangrène, fait que la prudence la plus élémentaire commande de laisser toute la plaie largement ouverte. Le mieux est peut-être alors d'introduire une sonde par la plaie qu'on tamponnera avec de la gaze iodoformée. Au bout de sept à huit jours on retirera la sonde et on laissera la cicatrisation se faire par granulations. Elle a lieu sans fistule et sans rétrécissement.

La mortalité après cette opération est relativement considérable. Fischer, qui en a réuni 108 cas, l'évalue à 26 pour 100. Ce chiffre élevé ne doit toutefois pas effrayer; il est dû à ce qu'on a souvent opéré trop tard alors que des suppurations péri-œsophagiennes, des hémorrhagies, l'inanition (si rapide

(¹) DE LAVACHERIE, *De l'œsophagotomie.* Bruxelles, 1845. — F. TERRIER, *De l'œsophagotomie externe.* Thèse de Paris, 1870. — S. DUPLAY, De l'œsophagotomie. *Arch. gén. de méd.* Paris, 1871, t. I, p. 193.

(²) L'œsophage débordant la trachée à gauche.

(³) Voy. plus haut, p. 448, le manuel opératoire de l'œsophagotomie externe.

(⁴) D'après F. TERRIER (*Loc. cit.*), il résulterait d'expériences de Colin (d'Alfort) que la suture, appliquée à la fois aux tuniques, muqueuse et musculaire, est très difficile et ne remplit pas le but qu'on se propose, attendu que les contractions de la musculaire ne tardent pas à amener la section des parties comprises entre les fils. Il faudrait donc limiter la suture à la tunique muqueuse, celle-ci étant suffisante pour permettre la déglutition d'aliments liquides pris par petites quantités à la fois.

chez l'enfant), avaient considérablement affaibli le malade. Celui-ci meurt non de l'intervention, mais du retard apporté à celle-ci [1].

Lors donc que l'œsophagotomie sera indiquée, on la pratiquera le plus rapidement possible et l'on arrivera ainsi à en obtenir d'excellents résultats. Elle permet d'extraire non seulement les corps étrangers de la portion cervicale, mais encore quelques-uns de ceux qui occupent la portion thoracique du conduit, comme l'ont fait Bégin et Syme, à l'aide de longues pinces introduites par la boutonnière œsophagienne.

Lorsque le corps étranger siège trop bas pour être atteint par la plaie œsophagienne, on peut recourir à la *gastrostomie* pour aller le chercher à travers le cardia. C'est ce qu'a fait Bull avec succès dans un cas [2]. Richardson a été plus loin; pour enlever un ratelier fixé depuis dix mois dans la partie inférieure de l'œsophage, il n'a pas craint d'ouvrir l'estomac sur une longueur de 15 centimètres, afin d'y pouvoir introduire la main et l'avant-bras; son malade a guéri [3].

Inversement on peut se trouver en présence de corps étrangers haut placés, pour lesquels la *pharyngotomie sous-hyoïdienne*, facile à pratiquer, donnant un jour très grand, est quelquefois indiquée [4].

4° RUPTURES DE L'ŒSOPHAGE

On décrit sous le nom de *rupture de l'œsophage* l'éclatement brusque de ce canal pendant le vomissement.

Boerhaave, Atrocis nec descripti prins morbi historia. Lugduni Batavorum, 1724. — Guersant, Rupture de l'œsophage. *Bull. de la Faculté de médecine*, Paris, 1812, t. I, p. 73. — Bouillaud, Observ. de rupture de l'œsophage. *Arch. gén. de méd.*, Paris, 1825, t. I, p. 531. — Charles (J.-J.), A case of rupt. of the œsophage, remarks. *Dublin Journ. of med. sciences*, 1870, t. L, p. 311. — Fitz, Rupt. of the healthy œsophagus. *Amer. Journ. of med. sciences*, Philad., 1877, new series, t. LXXIII, p. 17. — Roumegoux, Essai sur les plaies et les ruptures de l'œsophage. Thèse de Paris, 1878, n° 369. — Raimondi (C.), Rottura dell' œsofago da trauma all epigastrio. *Bull. de l'Acad. des sc. de Siennes*, annal. in *Centralblatt für Chir.*, Leipzig, 1888, p. 557. — Consulter en outre la bibliographie des maladies de l'œsophage, p. 445.

(1) Fischer (*Deutsche Zeitschrift f. Chir.*, 1887, t. XXV, H. 6) relève 15 pour 100 de morts quand l'opération est faite avant le troisième jour, 30 pour 100 de morts quand elle est faite après le troisième jour.

(2) William T. Bull, Gastrostomy for digital exploration of the œsophagus and removal of a foreign body. *New-York med. Journ.*, 29 octobre 1887.

(3) Maurice H. Richardson, A case of gastrostomy, digital exploration of the œsophagus and removal of plate of teeth. Recovery. *Boston med. and surg. Journ.*, 16 déc. 1886. — De ses recherches, Richardson conclut que l'œsophage peut dans toute sa longueur être exploré avec le doigt. On peut, dit-il, amener au contact deux doigts introduits dans l'œsophage, l'un par la boutonnière cervicale (œsophagotomie), l'autre par la gastrostomie. Reste à déterminer l'indication de l'une et de l'autre de ces opérations. Pour Richardson, il faut recourir à la gastrostomie dès que le corps étranger est à plus de 28 centimètres des incisives. Quelque anormal que semble au premier abord ce fait émis par Richardson qu'on peut pratiquer le toucher digital de toute la longueur de l'œsophage, il faut l'admettre; dans des recherches entreprises avec M. Quénu, nous n'avons eu en général qu'un écart des plus minimes entre l'extrémité de nos deux index.

(4) Lefferts, Pharyngotomie sous-hyoïdienne pour corps étrangers. *New-York med. Rec.*, 15 déc. 1874. — Iversen (Axel), Ueber Pharyongōtomia subhyoidea. *Arch. für klin. Chir.*, 1885, t. XXXI, p. 610.

La rupture résulterait de la projection dans l'œsophage d'une quantité de matières stomacales telle que le calibre du canal est insuffisant à lui donner passage.

Ce manque de proportion entre la masse des matières rejetées et la voie offerte à leur passage par le canal œsophagien dépend soit de la brusquerie de l'évacuation d'un contenu stomacal trop abondant, soit de l'obstruction du canal par un corps étranger ou par un spasme, celui-ci pouvant être isolé ou accompagnant des spasmes tétaniques d'autres muscles, des muscles fléchisseurs des cuisses dans un cas de Fitz, des muscles des parois abdominales dans un autre de Wilkinson King.

Exceptionnellement, on a noté la rupture de l'œsophage à la suite d'un traumatisme de l'épigastre (Raimondi).

Les recherches de M. Mackenzie et de Charles L. Taylor ayant montré que l'œsophage sain ne se rompait que sous une pression brusque de 7 livres, on pense que le plus souvent la rupture a été précédée d'une altération pathologique du conduit. Ce qui semble encore confirmer cette hypothèse, c'est que le plus souvent la rupture de l'œsophage s'observe chez des alcooliques, sujets à des vomissements fréquents; de plus Adams, dans une autopsie, a constaté de petites cicatrices, vestiges d'ulcérations antérieures [1]. Toutefois, nous ne saurions admettre avec Zenker et Ziemmsen qu'il s'agit simplement d'une *œsophagomalacie*, la paroi œsophagienne étant, pour ainsi dire, digérée par le suc gastrique, qu'amènent à son contact des vomissements fréquents, et se laissant rupturer par un effort de vomissement très minime.

La rupture siège d'ordinaire à la partie inférieure de l'œsophage et affecte la forme d'une fente longitudinale.

Les **symptômes**, qu'entraîne la rupture de l'œsophage éclatent brusquement pendant un effort de vomissement, le malade est pris d'une douleur brusque, anxiété extrême, de sueurs froides, quelquefois de syncope. Il cesse de pouvoir vomir le contenu stomacal; c'est tout au plus s'il peut recracher quelques gouttes du liquide qu'il avale. Le moindre mouvement augmente la douleur et rapidement on voit apparaître de l'emphysème sous-cutané qui débute le plus souvent à la partie antérieure de la base du cou.

La mort survient, en général, de quatre à vingt-quatre heures après le début des accidents; dans un cas de Meyer, elle s'est toutefois fait attendre cinquante heures; dans un autre de Fitz presque huit jours; il est probable que dans ce dernier, il ne s'agissait que d'une très petite fissure qui s'est étendue secondairement.

Le seul **traitement** rationnel est la sonde œsophagienne à demeure; malheureusement son introduction est difficile et expose à de nouveaux efforts de vomissements et à une fausse route dans le médiastin.

[1] Quénu (Des ruptures spontanées du rectum. *Revue de chirurgie*, 1882, t. II, p. 181) se demande s'il ne s'agit pas d'une rupture de varices œsophagiennes et si ce n'est pas le sang qui fait éclater les parois d'un œsophage altéré par l'inflammation. C'est un point à rechercher dans l'avenir.

IV

LÉSIONS INFLAMMATOIRES DE L'ŒSOPHAGE

L'œsophage et le tissu cellulaire qui l'entoure, peuvent être le siège de phénomènes inflammatoires qu'on décrit sous les noms d'*œsophagite* et de *péri-œsophagite*.

NOVERRE, Inflammation de l'œsophage. *Nouv. journ, de méd. et de chir.*, Paris, 1819, t. VI, p. 8. — MONDIÈRE (J.-T.), Recherches pour servir à l'histoire de l'œsophagite aiguë et chronique. *Arch. gén. de méd.*, Paris, 1831, 1re série, 9e année, t. XXV, p. 358. — PETRUNTI, Abcès rétro-œsophagien. *Gaz. méd.*, Paris, 1839, 2e série, t. VII, p. 122. — BALLOT, Phlegmon rétro-œsophagien. *Arch. génér. de méd.*, Paris, 1841, 3e série, t. XII, p. 257 et suiv. — MONDIÈRE, Recherches pour servir à l'histoire des abcès rétro-pharyngiens. *L'Expérience*, Paris, 1842, t. IX, p. 33, 49 et 65. — CAULET, De la péri-œsophagite. Thèse de Paris, 1864, n° 224. — PARENSKI, Des abcès de l'œsophage survenant à la suite d'embolie. Anal. in *Rev. des sciences méd.*, Paris, 1874, t. IV, p. 256. — BRUSCH, Œsophagitis as a disease of infancy. *Med. Rec.* New-York, 1883, t. I, p. 35. — CHITTON (H.-H.), Retro-œsophageal abcess. *Trans. of the Path. Soc.*, London, 1887, t. XXXVIII, p. 130. — DESCROIZILLES, Œdème de la glotte, œsophagite, gastro-entérite aiguë par ingestion de bouillon très chaud chez un jeune enfant, mort prompte, autopsie. *Gaz. des hôpit.*, Paris, 1887, p. 1317.

1° ŒSOPHAGITE

L'œsophagite peut être *aiguë* ou *chronique*.

A — ŒSOPHAGITE AIGUE

L'œsophagite aiguë est une maladie rare, qui n'a guère d'intérêt chirurgical; nous devons la signaler à cause des lésions de rétrécissement qui la suivent quelquefois et aussi parce qu'elle est constante dans les lésions traumatiques, consécutives à la présence de corps étrangers ou à des brûlures. Elle peut être l'origine d'ulcérations, de perforations et de périœsophagites (1).

B. — ŒSOPHAGITE CHRONIQUE

L'œsophagite chronique peut n'être que la conséquence d'une œsophagite aiguë; elle est à peu près constante dans les dilatations de l'œsophage, qu'on trouve au-dessus des rétrécissements, et acquiert alors une grande importance

(1) On a distingué, dans l'œsophagite aiguë, diverses formes anatomiques : *catarrhale, folliculeuse, pustuleuse, phlegmoneuse.* BIRCH HIRCHFELD a signalé une forme *desquamative*, où, sans cause connue, après quelques jours de fièvre et de dysphagie, on observerait l'élimination d'un long cylindre de muqueuse œsophagienne. Ces diverses variétés d'œsophagite, qui sont bien plus du ressort du médecin que de celui du chirurgien, reconnaissent pour cause la déglutition de caustiques légers, du tartre stibié, ou encore certaines infections (choléra, fièvre typhoïde, rougeole, variole, urémie, pyohémie); BÉHIER, LABOULBÈNE, LANNELONGUE admettent que des boissons très froides suffisent à les déterminer.

par suite des ulcérations dont elle s'accompagne et des perforations, qui peuvent les suivre, soit spontanément, soit à l'occasion d'un cathétérisme.

Les inflammations chroniques spécifiques, liées à la syphilis et à la tuberculose, seront étudiées plus loin [1].

Il ne nous reste donc à décrire qu'une œsophagite chronique née d'emblée, chez les alcooliques, chez les fumeurs, et chez les malades sujets à des vomissements fréquents. On a dit que cette œsophagite pouvait causer un rétrécissement par simple hypertrophie de la tunique musculeuse sous-jacente ; le fait a été contesté par Zenker et Ziemssen ; il est, en effet, probable qu'on a pris l'effet pour la cause et que l'œsophagite n'était que la conséquence du rétrécissement. Cette œsophagite chronique semble jouer un rôle des plus importants dans la genèse de l'*ulcère simple de l'œsophage* [2] et des rétrécissements qui en sont la conséquence.

Mentionné d'abord par Rokitansky, par Trier, étudié en France par Debove et son élève Berrez, cet ulcère, analogue à celui de l'estomac, siège ordinairement sur le tiers inférieur de l'œsophage ; il peut se cicatriser, au moins partiellement, ou, au contraire, progresser et donner lieu à des hémorrhagies répétées, abondantes, ou encore entraîner la perforation des conduits ; cette dernière serait même assez fréquente et s'observerait 4 fois sur 10, si l'on en croyait les recherches de Berrez.

La maladie est principalement caractérisée par une douleur, qu'éveille la déglutition, une dysphagie plus ou moins grande et des vomissements qui, d'abord alimentaires, deviennent souvent sanglants.

La mort peut survenir, soit par suite de l'épuisement, soit par suite des hémorrhagies et de la perforation ; assez souvent le malade guérit, mais, pour peu que l'ulcération ait été étendue, la cicatrice détermine la production d'un rétrécissement œsophagien.

2° PÉRIŒSOPHAGITE

On désigne sous le nom de *périœsophagite* l'inflammation du tissu cellulaire périœsophagien.

Cette inflammation peut être la conséquence directe d'une lésion d'un organe du médiastin postérieur, de l'œsophage (œsophagites graves, corps étrangers, plaies, ulcérations, rétrécissements, néoplasmes), des ganglions (adénites suppurées périœsophagiennes), etc., ou le résultat de la propagation de l'inflammation d'une région voisine (abcès péripharyngien, fusée purulente partie de l'aisselle et suivant les vaisseaux sous-claviers, etc.).

[1] Voy. p. 467 et 468.

[2] Consulter au sujet de l'ulcère simple : MAZOTTI, Sopra un caso di esophagite ulcerativa. *Rivista clin.*, Bologne, 1879, et *Revue des sciences médic.*, Paris, 1880, t. XVI, p. 468. — ZAHN (F.-W.), Ulcère simple de l'œsophage et du duodénum, anémie pernicieuse symptom. *Revue médic. de la Suisse romande*, Genève, 1882, t. II, p. 144. — JANEWAY (E.-G.), Perforating ulcer of the œsophagus. *Med. News*, Philadelphie, 1885, t. I, p. 361. — TEISSIER (J.) et FAVEL, Perforation spontanée de la trachée et de l'œsophage chez un ataxique. *Ann. des mal. de l'oreille*, Paris, 1885, t. XI, p. 356. — BERREZ (E.), De l'ulcère simple de l'œsophage. *Gaz. des hôp.*, Paris, 1887, n° 157, p. 1333, et Thèse de Paris, 1887-1888.

Symptômes. — Marche et pronostic. — Les symptômes varient suivant le siège, les dimensions et l'état de développement de l'abcès. Lorsque celui-ci occupe la partie supérieure du conduit, ses symptômes se rapprochent de ceux des abcès péripharyngiens, lorsqu'il s'est développé au niveau de la partie moyenne ou de la partie inférieure de l'œsophage, il traduit son existence principalement par de la douleur et de la dysphagie.

La douleur, qui existe le long de l'œsophage, est tantôt rapportée à la région rétrosternale, tantôt, au contraire, plus en arrière, le long du rachis ; d'abord localisée en un point, elle ne tarde pas à s'irradier, ordinairement vers la partie supérieure du conduit, puis sur toute sa longueur. Dès le début, elle est provoquée par la déglutition ; le moindre mouvement du cou l'exaspère, et même, pour peu que l'affection soit aiguë, la douleur existe dans l'immobilité la plus complète. La dysphagie est considérable ; le malade arrive à ne pouvoir plus rien déglutir, bien que le canal reste perméable au passage d'une bougie.

Il y a de la raideur du cou, quelquefois de la toux, généralement des altérations de la voix.

La **marche** est le plus souvent rapide.

Le **pronostic** varie suivant que l'abcès est circonscrit ou diffus.

Lorsque l'abcès est *circonscrit*, il s'ouvre ordinairement dans l'œsophage ; le pus est rejeté sous forme de vomiturition et le malade guérit. Dans quelques cas rares, l'abcès a pointé vers la racine du cou et a été ouvert par le chirurgien. Ces abcès circonscrits ont été principalement observés à la suite des corps étrangers de l'œsophage.

Lorsqu'au contraire il s'agit d'une *inflammation diffuse* on peut observer tous les accidents qui accompagnent les suppurations étendues du médiastin, la perforation de la plèvre, du péricarde, etc.

Diagnostic. — On peut confondre la périœsophagite avec l'*hydrophobie*, mais dans la périœsophagite la terreur des liquides n'existe pas ; avec certaines *péricardites*, on n'a pas les signes physiques de l'inflammation du péricarde. L'*œsophagite* se distingue par la fixité moindre de la douleur, le degré moins prononcé de la dysphagie, le flux constant de salive qui l'accompagne. Les *abcès péripharyngiens* sont caractérisés par les résultats que donne l'examen direct. C'est en s'appuyant sur ces divers symptômes qu'on établit le diagnostic différentiel théorique de la périœsophagite. En pratique, ce diagnostic est, en réalité, des plus difficiles ; on y songe bien quelquefois en présence de certaines conditions étiologiques ; mais le plus souvent la maladie est méconnue, et même, lorsqu'elle s'accompagne de symptômes respiratoires un peu marqués, elle est prise pour *affection de l'arbre aérien*.

Traitement. — Exceptionnellement on a pu, par une incision faite le long du bord antérieur du sterno-mastoïdien, arriver jusqu'à l'œsophage et ouvrir directement la collection purulente. Le plus souvent, vu le siège profond de l'abcès, on s'en est tenu à des applications émollientes sur le cou, alimentant les malades soit par la sonde, soit à l'aide de lavements. M. Mackenzie a prescrit des vomitifs dans l'espoir d'amener la rupture de la poche. Il nous semblerait plus rationnel, dans les cas où l'on aurait un diagnostic certain, d'aller à la recherche du foyer purulent, en pénétrant dans le médiastin après avoir réséqué la partie postérieure du corps des 4e, 5e et 6e côtes [1].

Dans quelques cas, le chirurgien, pour parer à des accidents de suffocation, est obligé de faire la trachéotomie; le plus souvent, du reste, en pareille circonstance, le diagnostic n'a pas été fait et l'on a cru à un œdème de la glotte.

V

SYPHILIS DE L'ŒSOPHAGE

Les lésions syphilitiques de l'œsophage, encore peu connues, ont cependant été l'objet d'un certain nombre de travaux.

BILLARD, Traité des maladies des enfants nouveau-nés. Paris, 1833, p. 307. — BERKELEY HILL, Syphilis and local contagious disorders, 1868, p. 127. — REIMIER, Syphilis. *Jahrbuch für Kinderheilk.*, Leipzig, 1876, t. X, p. 98. — LABOULBÈNE, *Nouv. élém. d'anat. path.*, Paris, 1879, p. 96. — LABLINSKI, *Berl. klin. Wochenschrift*, 1883, nos 33 et 34. — POTAIN, Rétrécissement syphilitique de l'œsophage. *Journ. de méd. et de chir.*, Paris, 1887, t. LVIII, p. 533, et *Semaine méd.*, Paris, 1887, p. 261.—Consulter en outre la bibliographie des *Rétrécissements.*

Ces lésions, contrairement à celles du pharynx sont rares; d'après M. Mackenzie, elles ne se développeraient guère dans ce canal que lorsqu'une maladie antérieure ou un traumatisme y a constitué un *locus minoris resistentiæ.*

On les observe surtout dans la période tertiaire de la syphilis acquise, exceptionnellement dans la syphilis congénitale, où elles ont cependant été signalées par Billard, Stoffen, et Reimier.

Elles consistent en ulcérations de la muqueuse ou en dépôt gommeux, susceptibles eux-mêmes de s'ulcérer et de donner, comme les premières, naissance à des cicatrices rétractiles. Dans quelques cas, les dépôts gommeux se bornent à épaissir la muqueuse; par leur transformation fibreuse, ils arrivent alors à constituer des lésions qui, au dire de West, rappelleraient beaucoup l'aspect des vieux rétrécissements uréthraux.

Le **symptôme** capital est la dysphagie qui, d'abord assez notable pendant la période d'ulcération, s'amende ensuite, pour reparaître quand le rétrécissement se constitue.

Le **diagnostic** est extrêmement difficile et ne peut guère être que soupçonné lorsqu'on se trouve en présence d'un syphilitique, et que la dysphagie, après avoir disparu par le traitement spécifique, reparaît au bout d'un temps plus ou moins long.

[1] Voy. plus haut, p. 449, le résultat des recherches que nous avons entreprises à cet égard avec M. QUÉNU.

Le **pronostic** est grave à cause du rétrécissement consécutif, que l'on doit toujours craindre en présence d'une pareille lésion.

Le **traitement** est, au début, le traitement général de la syphilis. Lorsque la coarctation fibreuse est constituée, il faut avoir recours aux moyens habituellement employés contre les rétrécissements.

VI

TUBERCULOSE DE L'ŒSOPHAGE

On peut voir se développer des lésions tuberculeuses soit dans l'épaisseur même des tuniques de l'œsophage, soit dans le tissu cellulaire périœsophagien.

Andral, Précis d'anat. pathol., Paris, 1829, t. II, p. 274. — Maisonneuve, *Clinique chirurg.*, Paris, 1864, t. II, p. 410. — Paulicki, Eine seltenere vielleicht tuberculose Ulceration des Œsophag's. *Virchow's Archive*, Berlin, 1868, Bd. XLIV, p. 373. — Knott, Pathology of the Œsophagus. Dublin, 1878, p. 215. — Laboulbène, *Nouv. élém. d'anat. pathol.*, Paris, 1879, p. 95. — Lemaistre (Prosper), Contribution à l'étude pathologique des ganglions de l'œsophage, tuberculose, rétrécissements de l'œsophage, gangrène du poumon. *Journ. de la Soc. de méd. de Limoges*, février 1885. — Mazotti (L.), Delle alter. dell' œsophago nella tuberculosi. *Riv. clin. di Bol.*, janv. 1885. — Barral (G.), Des diverses variétés de rétrécissement de l'œsophage. Thèse de Paris, 1885-1886, n° 270. — Zemann, Tuberculose de l'œsophage. *Soc. imp. méd. de Vienne*, et *Semaine méd.*, 1886, p. 503. — Mosny, Œsophage perforé par un ganglion tuberculeux. *Bull. de la Soc. anat. de Paris*, 30 mars 1888, p. 361.

1° *Tuberculose œsophagienne.* — On ne possède qu'un nombre restreint d'observations de tuberculose œsophagienne. Cette rareté ne serait qu'apparente pour quelques-uns qui pensent que l'affection est souvent méconnue ; elle serait réelle pour d'autres qui attribuent la rareté de l'infection tuberculeuse de l'œsophage soit, avec Weischelbaum, à ce que les matières infectantes ne font que traverser rapidement ce canal, soit, avec Schaschmann, à ce que celui-ci est protégé par un épithélium épais et résistant. La question ne pourrait être tranchée que par l'examen méthodique de l'œsophage dans toutes les autopsies de tuberculeux. Un fait intéressant de Breus semble établir que la tuberculose peut se greffer sur une ulcération vulgaire de l'œsophage [1].

Les lésions observées ont consisté en ulcérations, le plus souvent multiples, grisâtres, quelquefois jaunâtres, recouvertes d'une bouillie granuleuse; Follin dit avoir vu des tubercules dans le tissu cellulaire sous-muqueux. Le plus souvent les lésions occupent la partie inférieure de l'œsophage ; elles peuvent s'accompagner d'une infiltration telle du tissu cellulaire sous-muqueux qu'il en résulte un rétrécissement notable du conduit et que macroscopiquement on puisse croire à une néoplasie cancéreuse; le microscope seul permet alors d'établir avec certitude leur nature.

[1] Le malade de Breus, phthisique, avait antérieurement avalé de la potasse caustique.

Les **symptômes** sont difficiles à analyser, la lésion tuberculeuse de l'œsophage étant accompagnée et, pour ainsi dire, masquée par des manifestations tuberculeuses diverses soit du côté du tube digestif, de l'intestin le plus souvent, soit du côté des organes respiratoires. Le symptôme capital est la dysphagie qui, d'après M. Mackenzie, ne serait pas aussi régulièrement progressive que dans le cancer.

Le **diagnostic** avec cette dernière affection est des plus difficiles, le cancer de l'œsophage se compliquant très souvent à une certaine période de lésions tuberculeuses pulmonaires. On s'appuiera sur l'âge du malade, en général plus avancé dans le cancer, sur la teinte jaune paille, enfin sur ce fait que dans le cancer la lésion œsophagienne est la première en date, tandis que, dans le rétrécissement tuberculeux, c'est la lésion pulmonaire qui apparaît la première. Mais ces signes sont incertains et l'erreur ne peut guère être évitée ; on l'a vue persister même à l'amphithéâtre et l'examen histologique seul montrer la nature exacte des lésions (¹).

Il n'y a guère à instituer contre la tuberculose œsophagienne qu'un *traitement* symptomatique. Les injections sous-cutanées de morphine sont d'une grande utilité pour calmer les douleurs intenses de la déglutition.

2° *Tuberculose périœsophagienne.* — Nous nous contenterons d'une simple mention pour les dépôts tuberculeux que l'on a, dans quelques cas rares, observés dans le tissu cellulaire périœsophagien (Laboulbène). Signalons encore les abcès froids venus d'adénopathies trachéo-bronchiques, ou plus souvent d'un mal de Pott ; ils ne présentent rien de bien particulier à la région.

VII

VARICES DE L'ŒSOPHAGE

DUSSAUSSAY, Des varices œsophagiennes. Thèse de Paris, 1877, n° 60. — DURET, Note sur la disposition des veines du rectum et du système porte. *Progrès médical*, Paris, 1877, t. V, p. 504. — GIRODE, Varices de l'œsophage. *Bull. de la Soc. anat.*, Paris, 1888, p. 470. — LETULLE, Les varices de l'œsophage dans l'alcoolisme chronique. *Médecine moderne*, Paris, 1890, p. 893.

Les *varices de l'œsophage* ne nous arrêteront pas. Il s'agit là d'une affection médicale, caractérisée par des hématémèses et liée, le plus souvent, à une dilatation des veines œsophagiennes, destinée à permettre le retour du sang veineux abdominal lors d'obstacle au cours du sang dans le système porte ; cette dilatation est souvent favorisée par l'existence de lésions inflammatoires chroniques des parois veineuses relevant de la même cause que la cirrhose hépatique, l'alcoolisme le plus souvent.

(¹) Cas de BARRAL, examiné par SAPELIER. (BARRAL, *loc. cit.*, p. 26.)

VIII

RÉTRÉCISSEMENTS DE L'ŒSOPHAGE

Avec le professeur Guyon, nous décrirons sous le nom de *rétrécissement de l'œsophage* un état pathologique constitué par une altération permanente et progressive des parois de ce canal, diminuant son calibre, l'effaçant sans l'obstruer, causant des troubles fonctionnels variés et cependant susceptible de transformations régressives par un traitement approprié.

Cette définition élimine les compressions, les spasmes, les diminutions de calibre du conduit liées à des vices de conformation congénitaux, au cancer, à la tuberculose, etc. Certes, il y a une ressemblance clinique considérable entre les rétrécissements, tels que nous les comprenons, et les cancers qui obstruent l'œsophage; mais, quelles qu'elles soient, ces ressemblances s'effacent devant ce grand fait que les lésions du rétrécissement sont susceptibles de régression.

MONDIÈRE (J.-T.), Recherches pour servir à l'histoire de l'œsophagite aiguë et chronique. *Arch. gén. de méd.*, Paris, 1831, 1re série, 9e année, t. XXV, p. 358.— GENDRON, Sur les rétrécissements de l'œsophage et leur traitement. *Gaz. méd.*, 1847, p. 197. — FOLLIN, Des rétrécissements de l'œsophage. Thèse d'agrég. de Paris, 1853. — WEST (James F.), On syphilitic stricture of the œsophagus. *Dublin Quaterly Journ. of med. sc.*, 1860, t. XXIX, p. 86, et t. XXX, p. 29. — BÉHIER, Rétrécissements de l'œsophage. *Confér. de clin. méd.*, Paris, 1864, p. 51. — ROUSSELOT-BAULIEU, Des rétrécissements de l'œsophage. Thèse de Paris, 1864. — MANSIÈRE, Des rétrécissements intrinsèques de l'œsophage. Thèse de Paris, 1865. — DOLBEAU, Œsophagotomie interne. *Bull. de la Soc. de chir.*, Paris, 1870, 2e série, t. XI, p. 103. — TRÉLAT (U.), Œsophagotomie interne. *Bull. de l'Acad. de méd.*, Paris, 1870, t. XXXV, p. 241. — DUPLAY, De l'œsophagotomie. *Archives générales de méd.*, 1871, t. I, p. 193. — PODRAZKI. Stricture œsophagi, Œsophagotomie, Tod. *Wiener med. Wochenschrift*, 1873, nos 33, 35, 36, p. 773, 812, 831. — BOURDON, Des rétrécissements de l'œsophage. Thèse de Paris, 1876, no 234. — BRYK, Narbige Striktur des Œsophagus, Œsophagotomie. *Wiener med. Wochenschrift*, 1877, p. 961, 987, 1011, 1033, 1068, 1084. — FUGIER, Étude sur le traitement et le pronostic des rétréciss. cicatr. de l'œsophage. Thèse de Paris, 1877, no 117. — L.-H. PETIT, Traité de la gastrostomie. Paris, 1879. — DU MÊME, Ibidem. *Rev. des sc. méd.*, Paris, 1880, t. XVI, p. 746. — NEKKACH (Mohamed), Sur les rétrécissements de l'œsophage et le cath. de cet organe par la sonde de Collin. Thèse de Paris, 1880, no 253. — BIDAU (J.-A.), De l'œsophagotomie contre les rétrécissements de l'œsophage. Thèse de Bordeaux, 1881, no 17. — ROE, On internal œsophagotomy. *New-York med. Record*, 11 nov. 1882, t. II, p. 536 et 561. — MAYDL (C.), Ueber Gastrostomie. *Wiener med. Blätter*, 1882, p. 681, 713, 747. — SCHILTZ, Ueber Œsophagotomia interna. *Berl. klin. Wochenschrift*, 1882, p. 764 et 779. — BOECKEL (E.), De l'électrolyse dans les rétrécissements cicatriciels de l'œsophage. *Gaz. méd. de Strasbourg*, 1883, p. 13. — FREY, Étude sur les rétrécissements cicatriciels de l'œsophage et leur traitement. Thèse de Paris, 1883, no 344. — MORELL MACKENZIE, Gastrostomy, œsophagostomy, and internal œsophagotomy in the treatment of stricture of the œsophagus. *Amer. Journ. of med. sc.*, Philadelphia, april 1883, new series, t. LXXXV, p. 420. — SANDS (H.-B.), On the value of internal Œsophagotomie in the treatment of cicatricial stricture. *The New-York med. Journ.*, 9 et 23 févr. 1884. — VERNEUIL, Traitement des rétrécissements de l'œsophage. *Revue de chir.*, 1884, t. IV, p. 905. (Congrès de Copenhague). — GROSS (de Philadelphie), Treatment of stricture of the œsophagus. *Amer. Journ. of med. sc.*, juillet 1884, p. 69. — TERRILLON, Rétrécissement cicatriciel de l'œsophage. *Progrès médical*, Paris, 1884, t. XII, p. 161. — COHEN (Marcel), De la gastrostomie dans les rétrécissements non cancéreux de l'œsophage. Thèse de Paris, 1884-1885, no 163. — TERRILLON, Sur le rétablissement de la perméabilité de l'œsophage après la gastrostomie pour rétrécissement cicatriciel. *Bull. génér. de thérap.*, 30 août 1885, t. CXIV, p. 173. — CAPONOTTO (Amedeo), La gastrostomia come prezzo di cura degli stringimenti esofagei. *Giorn. d. Acc. d. med.*, Turin, janv.-févr. 1885. — BARRAL (G.), Des diverses variétés du rétrécissement de l'œsophage. Thèse de Paris, 1885-1886, n° 270. — MAYDL, Ueber ein neues Verfahren der Dilatation von Narbenstrikturen des Œsophagus. *Allg. Wien. med. Zeitung*, 1886, p. 289. — MAC CORMAC (William), Cicatr. strict. of the œsoph. treated by gradual and afterwards by forcible dilat. *The Lancet*, London, 1886, t. I, p. 191.—STRŒNE, Traitement des rétrécissements par l'électrolyse. *Treizième Congrès de méd. et natur. scandinave*, Christiania, 1886, et *Sem. méd.*, 1886, p. 319. — FRANK, Dilatation der Œsophagusstrikturen. *Wiener med. Blätter*, 1887, n° 47. — KENDAL FRANKS, On fibrous stricture of the œsophagus. *Annals of surgery*, Saint-Louis, 1890, t. II, p. 321.— HACKER (R. von), Ueber die nach Verätzungen entstehenden Speiseröhren-Verengerungen, Wien, 1890. — HERMANN, Études de l'œsophage d'origine syphilitique. Thèse de Paris, 1890-1891, n° 24.

Étiologie. — Les rétrécissements de l'œsophage sont presque toujours *cicatriciels* et consécutifs à une destruction plus ou moins étendue des tissus. Ils peuvent succéder soit à des plaies, particulièrement à des plaies par armes à feu, ce qui est rare, soit à des ulcérations déterminées par la présence de corps étrangers, soit à des déchirures produites pendant l'extraction de ceux-ci. Le plus habituellement, ils sont la conséquence de la cicatrisation des lésions, que produit l'ingestion des liquides bouillants ou caustiques.

On a incriminé certains médicaments, l'iode, le mercure, mais ces substances n'agissent que par l'intermédiaire d'une cautérisation, lorsqu'ils sont ingérés à l'état de teinture d'iode ou de sublimé corrosif par exemple. Le tartre stibié a cependant une action spéciale, il cause une pustulation particulière de l'œsophage, qui a été bien décrite par Laboulbène.

La diphthérie, la variole n'amènent de rétrécissement que par l'intermédiaire d'une ulcération. Le rétrécissement reste donc dans tous ces cas, le résultat d'un processus cicatriciel(1). Aussi la marche de l'affection est-elle rapide comme dans tous les rétrécissements cicatriciels, et voit-on le rétrécissement atteindre un degré excessif, devenir infranchissable en un temps relativement assez court de dix jours à six mois. A peine le malade a-t-il échappé aux premiers dangers de la lésion initiale que le rétrécissement s'établit.

Récemment, Debove a décrit des rétrécissements consécutifs à des ulcères simples de l'œsophage. Il distingue dans l'évolution de ces rétrécissements, qu'il appelle à tort primitifs, deux périodes. La première, qui répond à l'existence d'une ulcération, est caractérisée par de la douleur et des hématémèses; la deuxième, qui en réalité est la seule répondant au rétrécissement constitué, ne se traduit par des manifestations symptomatiques que plusieurs années après; la dysphagie est alors le symptôme prédominant(2).

Dans quelques cas plus rares, le rétrécissement semble d'*origine inflammatoire*; il n'est alors que le résultat d'une œsophagite chronique dont on est obligé d'admettre le rôle pathogénique, lorsque le temps écoulé entre l'accident primitif et l'apparition des premiers symptômes de rétrécissement est trop long pour qu'on puisse supposer qu'il s'agit d'un rétrécissement cicatri-

(1) TRENDELENBURG a toutefois observé un rétrécissement consécutif à la diphtérie qui avait mis douze ans à évoluer. La lenteur du processus dans ce cas semble contredire l'hypothèse d'une cicatrice; il faudrait donc admettre la possibilité, dans certaines circonstances exceptionnelles, de rétrécissements inflammatoires chroniques à la suite de la diphtérie.

(2) DEBOVE, De l'ulcère simple de l'œsophage et du rétrécissement consécutif de cet organe. *Société médicale des hôpitaux*, Paris, 9 avril 1885, 9 octobre 1885, 12 août 1887. — Ces rétrécissements ont été étudiés à l'étranger par ALBERS, VIRCHOW, ROKITANSKY, QUINCKE.

ciel. Tel par exemple un cas de Langenbeck, où les premiers symptômes de rétrécissement se montrèrent neuf mois après l'ingurgitation d'un liquide trop chaud; tel un autre de Trendelenburg, où le rétrécissement n'apparut que douze ans après une diphthérie. Quelquefois enfin il s'agit d'œsophagites primitivement chroniques, de processus cirrhotiques chez des alcooliques, comme l'a dit le professeur Verneuil.

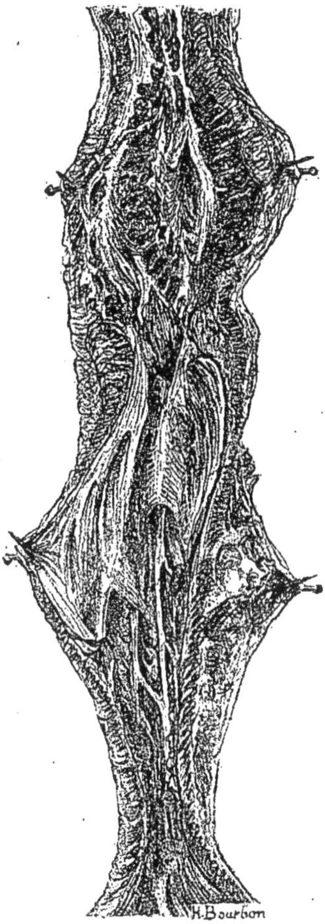

La syphilis enfin peut être incriminée dans la genèse de certains rétrécissements œsophagiens. Son action, niée autrefois par Follin, est aujourd'hui généralement admise ([1]).

Fig. 111. — Rétrécissement de l'œsophage.
Sur cette pièce déposée par M. Le Dentu au musée Dupuytren, on constate la diffusions des lésions si commune dans les rétrécissements.

Anatomie pathologique. — Les rétrécissements occupent, dit-on, le plus souvent la partie moyenne de l'œsophage; comme le fait observer M. Guyon, cette assertion n'est vraie que pour les rétrécissements qui succèdent à la présence de corps étrangers, elle est inexacte pour ceux qui résultent de l'ingestion de liquides caustiques. Ces derniers, le plus souvent multiples, peuvent occuper toute la longueur de l'œsophage (voy. fig. 111); assez souvent ils siègent immédiatement au-dessus du cardia ou à la fois à la partie supérieure et à la partie inférieure de l'œsophage, ce qui est peut-être en rapport avec ce fait aujourd'hui démontré que, lors de déglutitions successives, le liquide ne progresse pas par suite de mouvements péristaltiques, mais est brusquement projeté de l'extrémité inférieure du pharynx au cardia.

La forme de ces rétrécissements est celle d'un cylindre plus ou moins irrégulier, plus ou moins étendu. Leur orifice peut être excentrique, parfois très étroit, mais on n'a guère observé l'oblitération complète.

Au niveau du rétrécissement, les parois de l'œsophage sont épaissies; la tunique muqueuse a un aspect cicatriciel; la celluleuse est indurée, la musculeuse est quelquefois hypertrophiée, à tel point que Follin voyait dans cette hypertrophie la cause habituelle des rétrécissements; son opinion, généralement rejetée aujourd'hui, vient d'être tout récemment reprise par Poncet (de Lyon) et son élève Audry, qui ont décrit des rétrécissements par hyperplasie musculaire ([2]).

([1]) Voy. plus haut : *Syphilis de l'œsophage*, p. 467.
([2]) Audry, Sur les rétrécissements de l'œsophage par hyperplasie musculaire. *Bulletin méd.*, Paris, 1888, p. 451. — Dans les deux cas qui font l'objet de son mémoire, il s'agissai

Au microscope, on constate l'existence de tissu cicatriciel, disséminé sous forme de tractus irréguliers dans l'épaisseur des parois œsophagiennes. On a enfin signalé des dégénérescences secondaires cartilagineuses et même osseuses qui demanderaient, pour être admises définitivement, de nouveaux faits confirmatifs avec examen histologique.

Au-dessous du rétrécissement principal, on peut observer des rétrécissements secondaires qui dépendent de la même cause et ont une grande importance au point de vue des indications thérapeutiques, une opération exclusivement dirigée contre un rétrécissement haut placé, pouvant être insuffisante dans un grand nombre de cas.

Au-dessus du rétrécissement, les dilatations sont rares; Béhier faisait même à cet égard une opposition entre la rareté des dilatations dans les rétrécissements et leur fréquence dans le cancer; en réalité, dans ce dernier, il s'agit de destructions bien plus que de dilatations. West, Nicoladoni, etc., ont toutefois constaté l'existence de dilatations dans les rétrécissements. La muqueuse est enflammée et quelquefois ulcérée par suite de l'irritation locale qu'engendre le contact prolongé des aliments.

En même temps que ces diverses lésions œsophagiennes, on observe quelquefois l'existence de lésions dans les parties voisines, lésions dues à des *périœsophagites*. Celles-ci arrivent souvent à suppuration et donnent lieu à des collections purulentes qui s'ouvrent dans l'œsophage, la plèvre, le poumon, ou fusent dans le médiastin.

Symptômes. — Béhier, dont la description a été reproduite par bon nombre d'auteurs, divisait les symptômes des rétrécissements œsophagiens en *primitifs* et *secondaires*.

Les accidents primitifs appartiennent à l'histoire des corps étrangers, des brûlures, des œsophagites [1], etc.; ils ne sont pas plus les symptômes d'un rétrécissement œsophagien que la blennorrhagie n'a été le symptôme d'un rétrécissement uréthral. Seuls les accidents, dits par Béhier, secondaires, répondent à l'existence d'un rétrécissement.

Ces accidents se développent au bout d'un temps variable, suivant qu'il s'agit d'un rétrécissement cicatriciel ou d'un rétrécissement inflammatoire, de dix jours à des mois et même des années.

Le symptôme le plus important est la dysphagie. Celle-ci peut apparaître brusquement, disparaître pour reparaître de nouveau et ne s'établir définitivement qu'au bout d'un temps très variable; cette marche exceptionnelle résulte de l'adjonction à la lésion organique de phénomènes congestifs et spasmodiques qui la compliquent souvent et troublent un peu son évolution. Ordinairement la dysphagie suit une marche progressive; elle n'existe tout d'abord que pour les solides; les malades ont la sensation d'un arrêt en un point du conduit œsophagien, aussi apportent-ils de grandes précautions à la mastication et à l'insalivation des aliments, n'en avalent que très peu à la fois

d'un anneau voisin du cardia à peu près infranchissable. La muqueuse était à peu près saine, l'examen histologique montra que l'anneau était constitué par un mélange de tissu fibreux et de tissu musculaire.

(1) Voy. ces diverses affections.

et activent leur passage en buvant une certaine quantité de liquide, en faisant des efforts violents et prolongés avec les muscles de pharynx. Ces manœuvres amènent quelquefois de véritables accès de suffocation. Les liquides finissent eux-mêmes par être difficilement avalés.

Tôt ou tard surviennent des vomissements dits pseudo-vomissements œsophagiens, soit immédiatement après l'ingurgitation des aliments, soit un temps plus ou moins long après elle; les aliments sont alors ramenés non altérés; parfois la régurgitation est incomplète, les aliments reprennent leur marche descendante et franchissent la portion rétrécie.

La douleur est loin d'être constante; elle n'existe guère en l'absence de périœsophagite et ne se montre que pendant la déglutition.

Marche. — Complications. — Terminaisons. — La *marche* du rétrécissement de l'œsophage est essentiellement progressive et la dysphagie finit par devenir absolue; aussi l'inanition est-elle rapide. Le malade est en proie à toutes les sensations pénibles de la faim qui est progressive et à celles encore plus terribles de la soif, qui éclate le plus souvent avec brusquerie. Aussi la mort est-elle fatale si le malade n'est pas secouru.

Cette issue funeste peut être hâtée par l'apparition d'une complication, soit une inflammation de voisinage, quelquefois suivie de perforation du conduit; soit une lésion pulmonaire, la gangrène, signalée par Béhier, et surtout la tuberculose si fréquente chez les malades inanitiés par un rétrécissement œsophagien, comme l'ont montré Péter et son élève Porchaire.

Diagnostic. — Le *diagnostic* repose en grande partie sur l'étude des signes physiques; toutefois, avant de recourir à l'examen direct, on aura soin de faire une enquête étiologique aussi complète que possible; on étudiera la marche, la durée de l'affection; on recherchera les divers signes des complications qu'on est exposé à rencontrer. Le plus souvent alors, déjà en possession du diagnostic, on n'aura qu'à le parfaire en explorant directement l'œsophage.

L'auscultation, préconisée par Hamburger, qui insiste sur les modifications des bruits œsophagiens, ne donne guère de résultats. Le ralentissement dans la descente du bol alimentaire qui met de dix à quatorze secondes au lieu de quatre pour descendre dans l'estomac, serait plus important pour Ogston (1). Ces divers signes n'ont toutefois qu'une importance secondaire, et c'est au cathétérisme qu'il faut avoir recours. On le fait avec un explorateur à boule olivaire, qu'on prend volumineux d'abord pour déterminer le siège du rétrécissement le plus élevé; puis on se sert de boules graduellement décroissantes jusqu'à ce qu'on puisse pénétrer dans l'estomac; au retour, les ressauts qu'éprouve le talon de la boule donnent des notions importantes sur la saillie des parties rétrécies. U. Trélat, pour préciser le siège des brides, avait recours à des explorateurs à boule unilatérale, dont l'emploi ne s'est pas généralisé.

(1) ALEXANDER OGSTON (*Medic. chronicle*, janvier 1887, t. V, p. 4) attribue à ce signe une réelle valeur. Le moment où le bol quitte la bouche est marqué par le soulèvement de la pomme d'Adam; l'entrée dans l'estomac par un glouglou amphorique perceptible en appliquant l'oreille à trois travers de doigt au-dessous de l'angle de l'omoplate, en arrière et à gauche du thorax.

Cette exploration permet d'éliminer les *dysphagies par paralysie* et l'*œsophagisme* ; elle établit le siège et l'étendue du ou des rétrécissements.

Malheureusement elle expose à quelques erreurs ; la boule de l'explorateur pouvant être arrêtée par des obstacles extérieurs au canal et le comprimant. C'est ainsi que Travers, Wernher ont signalé l'arrêt produit par la *saillie du cricoïde ossifié* chez le vieillard ; il suffit de penser à cette erreur pour l'éviter. Une autre bien plus importante est celle qui consiste à prendre pour un rétrécissement œsophagien sa compression par une *tumeur du médiastin*. C'est un examen minutieux de la poitrine par la percussion, l'auscultation, etc., qui fera éviter cette erreur.

Nous verrons plus loin les signes qui permettent de distinguer les *dilatations*, le *cancer*, l'*œsophagisme* [1]. En pratique, les difficultés ne se présentent guère que pour les cas où le commémoratif étiologique du rétrécissement (brûlure, corps étranger, etc.), manque, comme le fait arrive en particulier dans les rétrécissements des alcooliques et des syphilitiques.

Pronostic. — Le pronostic est sérieux, car le rétrécissement abandonné à lui-même, finit tôt ou tard par entraîner la mort par inanition. Celle-ci est plus ou moins rapide suivant les cas, certains rétrécissements, ceux consécutifs à l'ingestion de liquides caustiques, par exemple, évoluant avec une rapidité beaucoup plus grande que les autres.

Ce qui augmente encore la gravité du pronostic, c'est que le traitement, long et pénible, expose à des accidents et que les malades deviennent rapidement phthisiques, par suite des conditions défectueuses de l'alimentation qui préparent un terrain favorable à l'évolution du bacille tuberculeux.

Traitement. — A. *Traitement médical*. — Le traitement *médical* n'a pas d'action sur les rétrécissements, même sur les syphilitiques, la lésion étant alors arrivée à la période de sclérose et ne subissant plus l'action des médicaments spécifiques. Il consiste surtout dans l'emploi des remèdes propres à calmer la douleur, à tromper la soif et la faim, enfin à soutenir les forces par des lavements nutritifs. C'est un adjuvant utile de certains traitements chirurgicaux; tous les agents qui diminuent la sensibilité et les phénomènes spasmodiques (belladone, chloral, etc.), facilitent la déglutition et permettent quelquefois un cathétérisme jusqu'alors impossible.

B. *Traitement chirurgical*. — Le traitement *chirurgical* comprend de nombreux procédés sur la valeur desquels on n'est pas encore exactement fixé.

1° La *dilatation* est la méthode la plus communément employée.

a. Elle peut être *progressive temporaire* et peut alors être faite de diverses façons. Bretonneau et Trousseau se contentaient de franchir le rétrécissement avec une simple éponge fixée au bout d'une tige de baleine, et exécutaient avec elle des mouvements de va et vient au niveau du rétrécissement; d'autres ont eu recours au passage répété d'explorateurs à boule ; afin d'éviter le ressaut que donne au retour le passage de la boule au niveau du rétrécis-

[1] Voy. plus loin, p. 498.

sement, M. Duguet a fait construire une tige qui se renfle graduellement en base de cône et dont le renflement correspond à la largeur de la partie supérieure de l'olive, si bien que la tige se continue avec l'olive en augmentant régu-

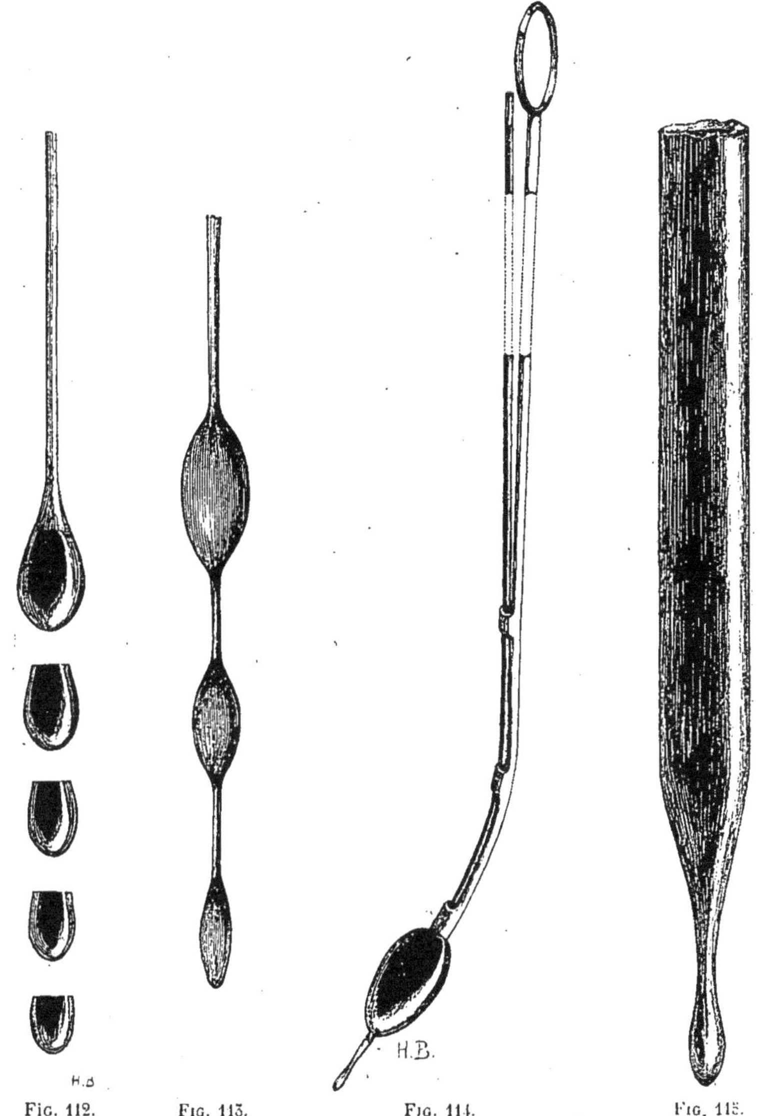

Fig. 112. Fig. 113. Fig. 114. Fig. 115.

Fig. 112 — Olives de Duguet pour la dilatation de l'œsophage.
Fig. 113. — Cathéter de Velpeau.
Fig. 114. — Dilatateur œsophagien de Verneuil.
Fig. 115. — Bougie de Bouchard pour la dilatation de l'œsophage.

lièrement de calibre [1]. Pour éviter le changement des olives, et la réintroduc-

[1] Chassagny (Du cathétérisme œsophagiên. *Bull. de la Soc. de Chir.*, Paris, 1877, nouv. sér., t. III, p. 288) a préconisé l'emploi d'olives aplaties et flexibles.

tion successive de plusieurs instruments, Velpeau plaçait sur une même tige plusieurs renflements allant en augmentant de volume, depuis le plus inférieur jusqu'au plus élevé (voy. fig. 113). Dans le même but, Verneuil en France, Mac-Cormac en Angleterre ont eu recours à des boules de dimensions variées, percées d'un trou et conduites sur une tige conductrice mince, préalablement introduite dans le rétrécissement (voy. fig. 114).

Tous ces modes de dilatation, malgré leurs perfectionnements successifs, avaient l'inconvénient d'agir brutalement sur le rétrécissement dilaté avec violence pendant le seul moment précis du passage de la boule. Aussi les abandonne-t-on de plus en plus aujourd'hui. Richet et Trélat, ne faisant en somme qu'appliquer à l'œsophage ce qui est de pratique courante pour l'urèthre, ont cherché à rendre la dilatation plus douce, plus lente, plus prolongée, et par là même plus efficace, en se servant de bougies cylindro-coniques. Cette méthode a été surtout bien étudiée par le professeur Bouchard qui a fait construire une série de bougies cylindro-coniques de dimensions appropriées au conduit œsophagien (voy. fig. 115). Comme dans les rétrécissements bas et étroits, la bougie a tendance à se ployer, M. Bouchard conseille pour ces cas particuliers d'employer des bougies remplies de grenaille de plomb.

Dans cette méthode on doit agir par contact, ne pas dilater beaucoup en une séance, tous les deux jours monter un peu, procédant par séances courtes et espacées. On arrive ainsi à d'excellents résultats. Chez les enfants de trois ou quatre ans, les bougies uréthrales, d'un maniement facile, d'une longueur suffisante, peuvent être utilisées. L'emploi de l'anesthésie et d'un ouvre-bouche sont quelquefois nécessaires chez les jeunes sujets qui se débattent.

D'après Lesbini [1], élève de Bouchard, la bougie œsophagienne doit être laissée en place durant cinq à huit minutes au plus, en ayant la précaution de faire pencher la tête du malade en avant, afin que la salive et les mucosités dont la sécrétion est momentanément augmentée, puissent s'écouler au dehors par la bouche sans tomber dans le larynx.

Les bougies, employées dans l'ordre de progression de leur diamètre, ne doivent être introduites que tous les deux ou trois jours, et le même numéro doit être passé trois ou quatre fois de suite avant de passer à un numéro supérieur.

D'après les mesures, prises par Lesbini, la dilatation ne devrait pas être portée au delà de 15 à 19 millimètres pour les enfants de deux à quinze ans ; de 20 à 22 millimètres chez les adultes.

Une fois la dilatation suffisante obtenue, il ne faut pas suspendre complètement tout traitement ; la sonde doit être introduite au moins une fois par mois. C'est le seul moyen de rester à l'abri des récidives.

b. La *dilatation brusque*, dont Flechter paraît avoir eu l'idée, est une méthode dangereuse. Elle peut être faite soit avec des dilatateurs variés qui agissent sur la partie supposée rétrécie, soit avec des instruments qui agissent

[1] Lesbini, *Traitement des rétrécissements œsophagiens par la dilatation temporaire progressive d'après la méthode de Ch. Bouchard.* Thèse de Paris, 1873, n° 401.

sur la plus grande partie de l'œsophage : ce sont les moins mauvais, les rétrécissements étaient souvent multiples [1].

c. La *dilatation immédiate progressive*, préconisée par le professeur Le Fort, est faite suivant un mode semblable à celle des rétrécissements de l'urèthre [2]. Pour la pratiquer on se sert d'une bougie conductrice, sur laquelle se vissent des cathéters coniques dont le diamètre au niveau de la pointe est égal à celui de la bougie conductrice.

d. La *dilatation progressive permanente* a été, tout d'abord, pratiquée par Mauchard, qui employait des boules d'ivoire de différents calibres, fixées à des tiges de baleine. Plus tard on a fait usage de sondes œsophagiennes en gomme dont Boyer faisait ressortir l'extrémité par la narine.

Aujourd'hui cette méthode n'est plus guère employée. On pourra toutefois y avoir recours, comme on le fait pour les rétrécissements de l'urèthre, dans les cas de rétrécissements très serrés, que l'on a eu du mal à franchir. Dans ces cas, la bougie, laissée à demeure pendant vingt-quatre ou quarante-huit heures, crée un chemin qui permet, dans la suite, la dilatation immédiate progressive.

2° L'*électrolyse* a permis à E. Bœckel de franchir un rétrécissement dans deux cas. Pour lui, ce n'est pas un moyen de destruction, c'est un moyen de modifier les tissus, de les congestionner, de les rendre plus mous, plus succulents, selon son expression [3]. Il croit cependant peu à l'électrolyse pure et pense qu'elle s'accompagne toujours de galvanocaustie chimique ; aussi place-t-il dans l'œsophage le rhéophore négatif, les eschares des alcalis passant pour plus molles que celles des acides. Stroem admet que non seulement l'électrolyse rend perméables des rétrécissements qui ne l'étaient pas, mais il pense qu'elle peut à elle seule rétablir le canal et produire un résultat durable.

3° La *cautérisation*, imaginée par Everard Home, employée par Mondière, Trousseau, Bretonneau, préconisée par Gendron, a eu successivement pour but de détruire ou de modifier simplement le rétrécissement; c'est un procédé dangereux, aujourd'hui abandonné.

(1) Loreta (de Bologne) (De la divulsion digitale du pylore et de la divulsion instrumentale de l'œsophage. *Arch. gén. de méd.*, Paris, septembre 1885, p. 318) ouvre l'estomac suivant son grand axe entre les deux courbures, le fait maintenir par un aide et, sur l'index gauche introduit dans le cardia, glisse sa pince dilatatrice. Celle-ci ressemble à la pince à dilatation périnéale de Dupuytren, mais ses proportions sont très différentes : les branches sont longues de 24 centimètres du point articulaire à leur extrémité antérieure ; les manches sont plus arqués et faits de telle manière que les branches ne peuvent s'écarter l'une de l'autre que de 5 centimètres au plus. Après avoir pénétré à travers le rétrécissement, il fait écarter les branches de la pince qu'il retire de haut en bas. La même manœuvre est répétée plusieurs fois de suite et la dilatation est obtenue. La pince est alors retirée, l'estomac suturé et la plaie abdominale refermée. Chez trois malades, l'opération fut suivie d'excellents résultats. Loreta ne croit toutefois pas à la guérison radicale après la simple divulsion instrumentale de l'œsophage ; il conseille de passer de temps à autre la sonde œsophagienne, comme cela se pratique dans les cas de rétrécissement de l'urèthre.

(2) F. Jouin, *De la dilatation immédiate et progressive*. Thèse de Paris, 1883, n° 68.

(3) Le professeur Guyon fait remarquer dans ses cours que c'est là une action comparable à celle du *cathétérisme appuyé*. Il pense que, dans bon nombre de cas, c'est la pression de l'instrument plus que l'électrolyse qui agit.

4° L'*œsophagotomie interne* pratiquée tout d'abord par Maisonneuve [1] et presque en même temps par Lanelongue (de Bordeaux) [2] peut être faite de haut en bas ou de bas en haut.

Maisonneuve a copié son uréthrotome; il coupe le rétrécissement de haut en bas en faisant courir sur un conducteur deux lames latérales triangulaires de 12 millimètres de diamètre, à angle saillant mousse, à tranchant limité au tiers antérieur.

Dolbeau sectionnait, au contraire, le rétrécissement de bas en haut avec un instrument terminé par une olive au-dessus de laquelle il faisait saillir une lame ovalaire. L'olive étant placée au-dessous du rétrécissement, on la retirait en faisant saillir la lame [3].

U. Trélat avait imaginé pour cette opération un véritable instrument de précision [4]. Son œsophagotome (fig. 116) se compose d'une tige graduée à grande courbure, présentant vers son extrémité terminale un renflement destiné à butter au-dessus de l'obstacle. La portion de la tige, située au-dessous de ce renflement et devant pénétrer à travers le rétrécissement, renferme deux lames B, que l'on peut faire saillir à l'aide d'une vis A, placée à l'extrémité manuelle de l'instrument; l'écartement des lames est indiqué par un petit curseur *a*, placé près de la vis. Pour se servir de l'instrument, il faut d'abord avoir déterminé avec précision le siège du rétrécissement; puis, l'instrument étant introduit, on constate sur la tige graduée que l'on est bien parvenu au point rétréci. Il suffit alors de faire saillir les lames, de tirer à soi l'espace de quelques centimètres, puis de faire rentrer les lames et de retirer l'instrument.

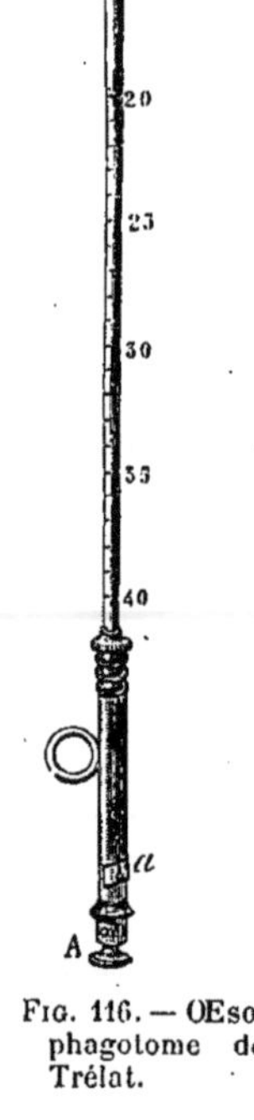

Fig. 116. — Œsophagotome de Trélat.

Malheureusement il y a des cas où le rétrécissement, quoique franchissable, est trop serré pour admettre la tige conductrice de l'œsophagotome de Trélat, et trop étendu pour que les lames cachées dans cette tige conductrice puissent l'inciser dans toute sa hauteur. M. Le Dentu a modifié pour ces cas l'œsophagotome à lame double de Maisonneuve. Pour éviter les sections dangereuses de ses lames trop larges, il a fait construire une série de lames de largeur graduée, au moyen desquelles on peut pratiquer le nombre de scarifications reconnues nécessaires pour faciliter la dilatation [5].

Cette opération est, au premier abord, séduisante; elle permet la dilatation,

(1) Maisonneuve, *Clinique chirurg.*, Paris, 1864, t. II, p. 409.

(2) Lanelongue, *Mém. de la Soc. de chir.*, Paris, 1865, t. VI, p. 547.

(3) Dolbeau, Deux observations d'œsophagotomie interne. *Bull. de la Soc. de chir.*, Paris, 16 mars 1870.

(4) U. Trélat, Sur l'œsophagotomie interne. *Bull. de thérap.*, Paris, 30 mars 1870 et *Leçons de clinique chirurgicale*, Paris, 1891.

(5) Le Dentu, Note sur l'œsophagotomie interne à temps espacés au moyen de l'instrument de Maisonneuve modifié. *Académie de médecine*, 22 juin 1887, et *Gaz. hebd. de méd. et de chir.*, Paris, 1887; p. 661.

ne constitue qu'une intervention en somme minime et ne laisse pas de cicatrice extérieure. Mais elle n'est praticable que si l'on peut tout au moins passer une bougie conductrice; de plus il arrive souvent que les bandes cicatricielles trop épaisses ne se laissent pas couper ou ne s'écartent pas après avoir été sectionnées. Enfin l'opération est quelquefois suivie d'accidents : de phlegmons périœsophagiens et d'hémorrhagie, celle-ci peut même être telle qu'elle entraîne la mort (1).

Sur 11 malades œsophagotomisés pour rétrécissement cicatriciel, M. Mackenzie relève 3 morts, soit 27,28 pour 100. Il est vrai que cette proportion devrait être réduite si l'on comptait non plus le nombre des œsophagotomisés, mais le nombre des œsophagotomies faites. Plusieurs de ces malades avaient subi des œsophagotomies multiples, si bien que les 3 morts correspondent à 19 œsophagotomies, ce qui donne pour l'opération une mortalité de 15,7 pour 100.

5° L'*œsophagotomie externe* est divisée par Follin (2) en œsophagotomie faite au-dessus, œsophagotomie faite au niveau, œsophagotomie faite au-dessous du rétrécissement.

a. *Au-dessus du rétrécissement*, elle a pour but de faciliter le traitement du rétrécissement situé plus bas. Waldenburg, Mikulicz ont profité de la plaie cervicale pour y passer des œsophagoscopes, d'une efficacité beaucoup plus grande que lorsqu'on les introduit par la bouche. Ils ont ainsi pu voir l'orifice d'un rétrécissement jusque-là infranchissable et y insinuer directement une bougie fine et courte, facile à guider.

Récemment Gussenbauer (3), mettant en pratique une idée émise autrefois théoriquement par M. F. Terrier (4), a fait l'*œsophagotomie combinée*; par la plaie de l'œsophagotomie externe, il a introduit dans le bout inférieur de l'œsophage un bistouri boutonné et a pu ainsi sectionner directement les points rétrécis.

b. *Au niveau du rétrécissement*, l'œsophagotomie externe a pour prétention de sectionner les parties rétrécies. Pratiquée par Watson, elle ne trouve que bien rarement son indication à cause de l'étendue habituelle des rétrécissements.

c. *Au-dessous du rétrécissement*, l'œsophagotomie a pour unique but de permettre l'alimentation du malade; c'est une *œsophagostomie*. Imaginée par Stoffel (5), elle fut certainement pratiquée dès le XVIIIe siècle, comme le prouve le fait, relaté par Tarenget (6), d'une religieuse qu'on alimenta pendant 16 mois par une plaie œsophagienne faite au-dessous du point rétréci. C'est une opération qu'on ne pratique guère; elle n'est possible que pour les rétrécissements situés très haut; de plus, elle est difficile, l'œsophage étant quelquefois profon-

(1) SCHILZ, *Correspondenz-Blatt des ärztl. Vereins im Rheinlande*, avril 1877, n° 19, p. 19. — Il conseille en cas d'hémorrhagie, de tamponner avec une grosse sonde et de donner des boissons glacées. — TRÉLAT, pensant que les hémorrhagies viennent de la muqueuse, veut qu'on incise uniquement la cicatrice après avoir déterminé le côté où elle siège.

(2) FOLLIN, *Rétrécissements de l'œsophage*. Paris, 1853.

(3) GUSSENBAUER, Ueber combinirte Œsophagotomie. *Zeitschrift für Heilk.*, Prague, 1883, t. IV, p. 33.

(4) F. TERRIER, *loc. cit.*, p. 73.

(5) D'après MORGAGNI, cité par F. TERRIER, *loc. cit.*, p. 17.

(6) TARENGET, *Journ. de méd. et de pharm.*, 1786, t. LXVIII, p. 250. — Il traite cette opération de *dangereux artifice*.

dément fixé aux parties environnantes, elle établit à la région cervicale une fistule disgracieuse; enfin son résultat est le plus souvent aléatoire, car on ne peut avoir la certitude qu'il n'existe pas de rétrécissement plus bas.

6° La *gastrostomie* ou bouche stomacale, proposée et décrite en 1837 par un chirurgien norvégien du nom d'Egebert, pratiquée par Sédillot, a été pour la première fois dirigée contre un rétrécissement cicatriciel par Cooper Foster; le malade, opéré par ce dernier, est mort de péritonite et il faut aller jusqu'en 1876 pour voir une première gastrostomie, faite par Verneuil et suivie de succès. Depuis cette époque les guérisons se sont multipliées, et en 1885, M. Cohen [1] réunissait 53 opérations avec 24 guérisons. Plus récemment Zézas [2], publiant 21 gastrostomies pour rétrécissement, comptait 7 guérisons définitives, 10 succès opératoires. Aussi le domaine de la gastrostomie s'est-il considérablement étendu. C'est une opération facile et dont les risques sont actuellement modérés. Elle établit d'une manière certaine une fistule au-dessous du rétrécissement, assure ainsi des survies indéfinies et peut même permettre la dilatation secondaire du rétrécissement et la fermeture ultérieure de la fistule stomacale.

En résumé, si le rétrécissement est franchissable et dilatable, on aura recours à la dilatation, que l'on fera le plus souvent progressive temporaire, suivant la méthode de Bouchard. S'il est franchissable et indilatable, l'œsophagotomie interne est indiquée; on la fera superficielle et on complétera ses effets en la faisant suivre de la dilatation progressive temporaire qu'on commencera cinq à six jours après l'opération, n'oubliant pas qu'ici comme à l'urèthre la section interne n'est qu'un adjuvant de la dilatation. Enfin, si le rétrécissement est infranchissable, on fera la gastrostomie ou l'on aura recours à l'œsophagotomie externe combinée.

Dans tous les cas, on se hâtera de rétablir une voie à l'alimentation, n'oubliant pas que chez de pareils malades l'intervention précoce, suivie d'un traitement approprié et persévérant, peut seule arriver à donner d'excellents résultats.

IX

DILATATION DE L'ŒSOPHAGE

Rokitansky, *Lehrb. von path. Anat.*, 1861, t. III, p. 127. — Fridberg, Dissertatio de œsophagi diverticulis. Giessen, 1867. —Zenker et Ziemssen, *Handb. der spec. Pathol.*, Leipzig, 1877, t. VII, 1re moitié. — Einhorn (Max), A case of dysphagia with dilatation of the œsophagus. *Medical Rec.*, New-York, 1888, t. II, p. 751. — Bergmann, Traitement des divert. œsophagiens. Soc. de méd. berlinoise, 6 novembre 1890. *Mercredi méd.*, Paris, 19 novembre 1890, p. 584. Discuss. : Virchow, Rosenthal, Frænkel, Ewald. *Ibid.*, p. 609. — Walther Whitehead, Diverticulum of œsophagus causing obstruction; gastrostomy; death six years afterwards. *The Lancet*, London, 3 janv. 1891, t. I, p. 11.

On peut observer dans l'œsophage des dilatations *circonférentielles* et des dilatations *limitées* à un point spécial de ce conduit.

(1) M. Cohen, *De la gastrostomie dans les rétrécissements non cancéreux de l'œsophage.* Thèse de Paris, 1884-1885, n° 163.

(2) Zézas, Die Gastrostomie und ihre Resultate. *Arch. für klin. Chirurgie*, 1885, t. XXXII, p. 188 et 276.

Les *dilatations circonférentielles*, liées à la stagnation des matières, se rencontrent dans quelques cas rares sans cause connue ; mais elles sont le plus souvent liées soit à la paralysie, soit au rétrécissement de l'œsophage ([1]). Elles sont, du reste, très rares et ne doivent pas être confondues avec les cavités rencontrées quelquefois dans les cancers, cavités dues à la destruction du tissu néoplasique bien plus qu'à la dilatation du canal.

Les dilatations limitées à un point de la paroi ou *diverticules*, ont été distinguées par Rokitansky, Zenker et Ziemmsen, etc., en deux grandes classes : les diverticules *par traction* et les diverticules *par propulsion*.

Les *diverticules par traction* siègent presque toujours sur la paroi antérieure de l'œsophage et le plus souvent à peu près au niveau de la bifurcation de la trachée. Un examen précis fait en général trouver des ganglions malades, qui se sont ulcérés dans l'œsophage. Il se forme dans ces conditions des cicatrices et lorsque les ganglions se rétractent, ils exercent une traction sur le point adhérent de la paroi œsophagienne. L'intérêt de ces diverticules, qui, au dire de Zenker et Ziemmsen, ont une paroi exclusivement muqueuse, consiste dans les perforations dont ils peuvent être le siège, en particulier lors du séjour d'un petit corps étranger dans leur intérieur.

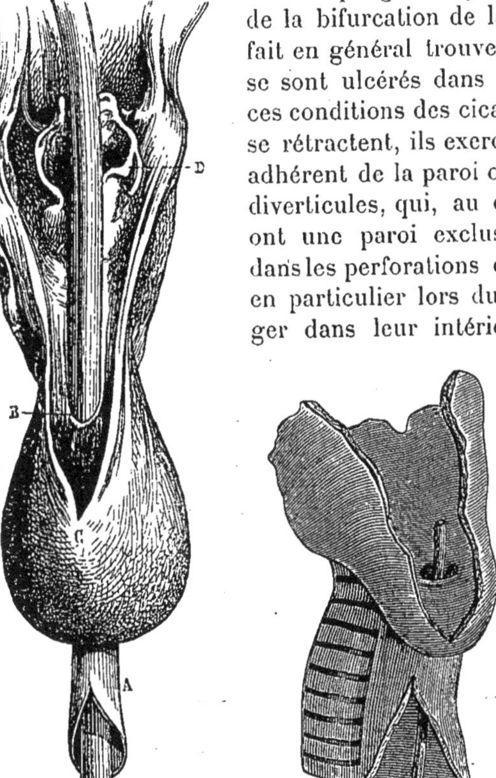

Fig. 117. Fig. 118.

Fig. 117. — Poche œsophagienne. — En A on voit le canal œsophagien dans lequel est engagé la sonde. — B, repli bordant inférieurement l'abouchement de la poche C dans l'œsophage. — D, orifice supérieure du larynx.

Fig. 118. — Dilatation du pharynx.

Les *diverticules par propulsion* ont été, pendant assez longtemps, attribués à la poussée alimentaire sur un point de l'œsophage affaibli par un traumatisme, une atrophie partielle de la tunique musculaire, une paralysie, le port d'une cravate trop serrée, une compression par une tumeur du corps thyroïde, etc. Une étude plus complète des faits montre que ces diverticules existent toujours à la partie supérieure de l'œsophage, ou plutôt même dans la partie laryngée du pharynx ; ils s'accroissent peu à peu, surtout dans le tissu cellulaire lâche situé entre l'œsophage et le rachis. Ils débutent par une petite fossette, promptement élargie par la poussée des aliments déglutis.

([1]) Voy. *Rétrécissements de l'œsophage*, p. 470, et *Paralysies de l'œsophage*, p. 501.

La fixité de leur siège, et ce fait que des fistules congénitales du cou s'ouvrent exactement au même point militent en faveur d'une origine congénitale. Aussi, bien que la pathogénie de ces faits reste encore obscure, on est tenté d'y voir un vice de développement du côté du sinus piriforme de His (1).

Des dilatations même étendues de l'œsophage peuvent ne se révéler pendant la vie par aucun symptôme. C'est l'exception, le plus souvent il existe des troubles de la déglutition qui vont croissant avec le diverticule. La dysphagie finit par être intense; quelques malades, au début du repas, avalent bien, mais peu à peu un obstacle se crée et des régurgitations surviennent. Il est alors possible quelquefois de sentir sur le côté de l'œsophage une tumeur molle, pâteuse, que le malade vide aisément par pression. Les régurgitations ramènent des aliments tantôt à peine altérés, tantôt à demi-décomposés, ce qui explique la fétidité de l'haleine que présentent certains malades.

Les résultats du cathétérisme sont extrêmement variables : chez le même malade, la sonde peut à un moment filer directement jusque dans l'estomac, tandis qu'à un autre elle butte dans le sac. Chez un malade de Rosenthal, elle passait quand le malade penchait la tête à gauche, attitude qui du reste facilitait la déglutition; dans tous les cas, lorsque la sonde peut être introduite, elle passe facilement.

L'auscultation de l'œsophage a donné des résultats très variables : Peut-être l'œsophagoscopie, si difficilement applicable dans le cancer à cause des sécrétions et des restes alimentaires qui obstruent le canal, pourrait-elle ici permettre de voir l'orifice de la poche.

Ces dilatations peuvent persister quelquefois pendant longtemps sans causer d'accidents graves; mais le plus souvent les malades succombent soit par suite de l'inanition, soit par suite d'une complication résultant de l'ulcération et de la perforation de la poche.

Le **traitement** a pendant longtemps été exclusivement *palliatif;* il consistait à prévenir l'accumulation des aliments dans le sac, soit à l'aide de la compression lorsqu'il était accessible, soit à l'aide de la sonde œsophagienne. Aujourd'hui on regarde l'*extirpation de ces diverticules* comme chirurgicalement possible; si Nicoladoni a perdu son opéré, Bergmann a pu, ces temps derniers, montrer à la Société de médecine berlinoise un malade auquel il avait fait la cure radicale d'un diverticule œsophagien.

L'intensité de la dysphagie peut, dans les cas où l'extirpation est rejetée, conduire le chirurgien à pratiquer la gastrostomie, comme l'a fait Whitehead, dont l'opérée a vécu six ans.

(1) Voy. pour cette question pathogénique : *Vices de conformation du cou*, p. 9 et 50.

X

TUMEURS DE L'ŒSOPHAGE

Les tumeurs de l'œsophage se divisent en tumeurs *bénignes* et en tumeurs *malignes*.

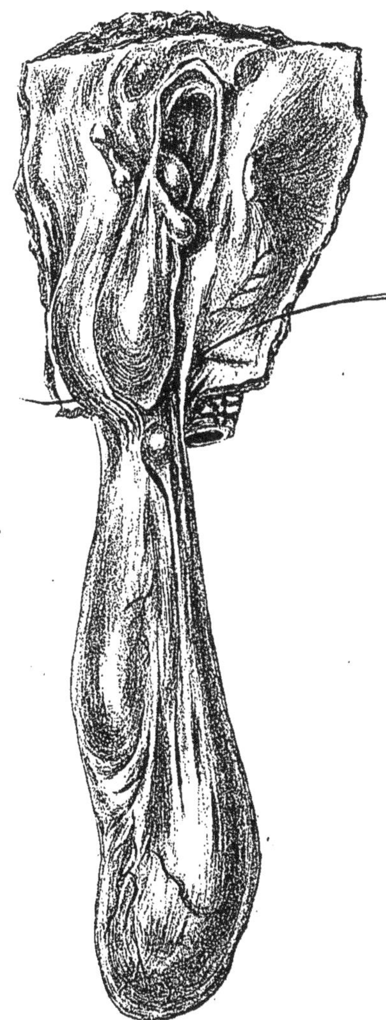

FIG. 119. — Polype de l'œsophage. (Holt.)

Une aiguille courbe placée transversalement indique la limite inférieure de l'insertion du polype qui descend dans une grande étendue au-dessous de son implantation.

1° TUMEURS BÉNIGNES

Les *tumeurs bénignes* sont rares. Leur nature est variable. On a rencontré au niveau de l'œsophage des *kystes muqueux* par rétention (Sappey), des *kystes congénitaux* à épithélium cilié (Wyss), des *kystes dermoïdes* fermés et des kystes dermoïdes ouverts (Watmann), des *papillomes* (Ziemmsen); des *fibromes* (Baillie), quelquefois multiples (Schneider), des *adénomes polypeux* (Weigert), des *lipomes* (Laboulbène), des *myomes* (Eberth, Arrowsmith, Coats, Hilton, Fagge, Blagoviéchiénsky).

VUSIONT, Polypes de l'œsophage. *Ann. de la Soc. de méd. prat. de Montpellier*, 1806, t. VIII, p. 69. — DUBOIS, Proposition sur l'art de guérir. Thèse de Paris, 1818, n° 104. — MIDDELDORPF, De polyp. œsoph. atque de tumore ejus generis primo extirpato. Vratislavice, 1857. — C. HILTON FAGGE, Case of myoma of the œsophagus. *Trans. of the path. Soc.*, London, 1875, t. XXVI, p. 94. — WEIGERT, Adenoma polyposim. *Virchow's Archive*, Berlin, 1876, Bd. LXVII, p. 516. — LABOULBÈNE, Nouv. élém. d'anat. path. Paris, 1879, p. 91. — BLAGOVIÉCHIENSKY, Fibromyome de l'œsophag. *Bull. méd.*, Paris, 1889, p. 11.

Ces diverses tumeurs revêtent souvent un caractère commun qui résulte de leur siège. Implantées sur la muqueuse œsophagienne, sans cesse entraînées par le bol alimentaire dans les mouvements de déglutition, elles tendent constamment à se pédiculiser. L'aspect polypeux s'observe dans les diverses variétés de tumeurs, même dans les kystes (Goschler). Un autre caractère, relevant de la même cause, est la forme très allongée qu'elles prennent quelquefois.

La plupart de ces tumeurs naissent de l'orifice supérieur de l'œsophage, souvent du pharynx; il est de règle, même dans ce dernier cas, de les décrire sous le nom de *polypes de l'œsophage*, parce qu'entraînées par les mouvements de déglutition elles habitent, pour ainsi dire, ce conduit.

Leur **symptôme** principal est une dysphagie lentement et progressivement croissante. Celle-ci varie beaucoup suivant les cas ; elle peut être telle qu'on croie à une néoplasie maligne ou, au contraire, manquer, la tumeur ne causant aucun trouble et constituant en quelque sorte alors une trouvaille d'autopsie.

D'autres fois il se joint à la dysphagie de la dyspnée et des troubles de la voix; dans quelques cas il y a de la douleur, la pression de la tumeur ayant déterminé la formation d'une ulcération œsophagienne; parfois il existe des nausées, des vomissements, exceptionnellement des hémorrhagies.

Le **diagnostic** se fonde essentiellement sur les résultats de l'examen physique. Dans certains cas, il saute pour ainsi dire aux yeux, le polype étant amené dans la bouche par un effort de vomissement (1). Mais c'est là un fait exceptionnel, et, pour voir le polype, il faut recourir au laryngoscope, qui permet d'explorer la partie inférieure du pharynx, ou même à l'œsophagoscope si le polype est plus bas, derrière le cartilage cricoïde.

Lorsque le polype ne peut être ni vu, ni senti avec le doigt, le diagnostic est à peu près impossible. Tonoli dit cependant avoir eu la sensation d'une tumeur mobile par l'examen avec la bougie exploratrice. La dysphagie plus lente et l'inanition moins rapide que dans les néoplasmes malins peuvent, en l'absence de toute cause de rétrécissement, faire songer à un polype de l'œsophage.

Le **traitement** consiste dans l'extirpation de la tumeur. Celle-ci a presque toujours été faite par les voies naturelles qui permettent l'ablation avec le serre-nœud, l'anse galvanique ou même la section du pédicule; au-dessus d'une ligature dans un cas de Dallas, la ligature du pédicule avec abandon de la tumeur dans l'œsophage fut suivie de l'élimination par l'anus. S'il faut disséquer la tumeur et si le développement des vaisseaux fait craindre une hémorrhagie sérieuse, on peut avoir recours, soit à la ligature de la carotide externe, faite par Busch, soit à la trachéotomie préventive avec tamponnement de la trachée. Ce dernier procédé, qui prévient l'un des dangers les plus imminents de l'hémorrhagie dans cette région, à savoir la pénétration du sang dans les voies aériennes, permet en outre d'arrêter plus aisément l'écoulement sanguin (S. Duplay).

Dans les cas où la tumeur ne peut être enlevée par les voies naturelles, par suite de son volume ou de sa situation, on peut recourir à la pharyngotomie ou à l'œsophagotomie préliminaire.

Enfin, si la tumeur est trop bas pour être extirpée et s'il est nécessaire de recourir à une voie artificielle pour assurer l'alimentation, on est autorisé à faire la gastrostomie.

(1) VATER a même vu le rejet du polype.

2° TUMEURS MALIGNES.

Nous ne parlerons pas du sarcome, que Rosenbach ([1]), Chapmann ([2]) et Dubrueil ([3]) ont observé au niveau de l'orifice supérieur de l'œsophage et dont l'évolution est semi-analogue. Nous décrirons ici sous le nom de *cancer* l'épithélioma et le carcinome vrai de l'œsophage.

LEBERT, Traité des maladies cancéreuses. Paris, 1851, p. 442. — BILLROTH, Ueber die Resektion der Œsophagus. *Arch. für klin. Chir.*, Berlin, 1871, t. XIII, p. 65. — DESNOS (E.), Essai sur la pathogénie des accidents pleuro-pulmonaires dans les rétrécissements cancéreux de l'œsophage. *Revue de méd. et de chir.*, 1879, p. 49. — LEVOYER, Du cancer latent de l'œsophage. Thèse de Paris, 1879, n° 123. — PETIT (L.-H.), Traité de la gastrostomie. Paris, 1879, et *Revue des sc. méd.*, Paris, 1880, t. XVI, p. 746. — G. MARCHAND, Des néoplasies de l'œsophage et en particulier des accès de suffocation et de la pseudo-angine de poitrine. Thèse de Paris, 1880, n° 341. — POORE, Épithélioma of the upper and of the œsophagus. *The Lancet*. London, 1880, t. I, p. 717. — NEIL (James), *Ibid.*, p. 447. — KRISHABER, De la sonde œsophagienne à demeure. *Ann. des mal. de l'oreille et du larynx*, 1881, t. VII, p. 265. — RODET (E.), De la sonde œsophagienne à demeure. Thèse de Paris, 1881, n° 505. — LACOUR, Étude sur le cancer de l'œsophage. Thèse de Paris, 1881, n° 73. — DUPAU, De l'intervention chirurgicale dans le cancer du tube digestif sauf le rectum. Thèse d'agrégation, 1883. — GENTY (G.), Des symptômes laryngés d'origine nerveuse dans le cancer de l'œsophage. Thèse de Paris, 1882-1883, n° 91. — PORCHAIRE, Tuberculose consécutive au rétrécissement cancéreux de l'œsophage (inanition). Thèse de Paris, 1883, n° 271. — LE FORT, Cancer annulaire de la partie inférieure de l'œsophage, rétrécissement, gastrostomie. *Gaz. des hôpit.*, 1883, p. 712. — BERRY (J.), On the treatment of cancerous stricture. *Saint-Barth. hosp. rep.*, London, 1884, t. XX, p. 45. — WHITEHEAD REID, Gastrostomy in malignant disease of œsophagus. *Saint-Barth. hosp. rep.*, London, 1884, t. XX, p. 117. — TERRILLON, Épithélioma de l'extrémité supérieure de l'œsophage et de l'extrémité inférieure du pharynx, gastrostomie, mort. *Bull. et mém. de la Soc. de chir.*, 1884, nouv. série, t. X, p. 275. — ZEZAS, Die Gastrostomie und ihre Resultate. *Arch. f. klin. Chir.*, 1885, t. XXXII, p. 188-276. — LAGRANGE, De la gastrostomie dans les rétrécissements cancéreux de l'œsophage. *Revue de chirurgie*, Paris, 1885, t. V, p. 549. — NICAISE, Cancer de l'œsophage et gastrostomie. *Sem. méd.*, 9 sept. 1885, p. 304. — DU MÊME, Rétrécissement cancéreux de l'œsophage, gastrostomie, mort. *Bull. et mém. de la Soc. de chir.*, 1885, n. sér., t. XI, p. 485. — D'EMMEREZ DE CHARMOY (O.), Du cancer de l'œsophage et du rétrécissement qu'il détermine. Thèse de Paris, 1885-1886, n° 2. — FRANKEL, Cancer de l'œsophage, perforation des gros vaisseaux. *Archives de méd.*, 1886, t. II, p. 610. — CHAVASSE, Gastrostomy in the treatment of œsophageal cancer. *The Lancet*, London, t. I, p. 338. — CHARTERS J. SYMONDS, Treatment of malignant stricture of the œsophagus by tubage or permanent catheterism. *Brit. med. Journ.*, 23 april 1887, t. I, p. 870. — LEYDEN, Traitement des rétrécissements carcinomateux de l'œsophage au moyen de canules à demeure. *Soc. méd. intern. de Berlin*, 28 novembre 1887. — LEYDEN et RENVERS, Behandlung der carcinomatösen Œsophagusstrictur. *Deutsche med. Wochenschrift*, 1887, n° 50. — COLLINS WARREN, Gastrostomy for cancer of the œsophagus. *Medical record*, New-York, 1887, t. II, p. 585. — HANDFORD (H.), Stricture of œsophagus, secondary growths in lung. *Trans. of the path. Soc.*, London, 1887, t. XXXVIII, p. 128. — DU MÊME, Broncho-œsophageal fistula consequent upon malignant growth. *Ibid.*, p. 129. — ROUX, Résection de l'œsophage. *Rev. méd. de la Suisse romande*, Genève, 1887, t. VII, p. 467. — LEYDEN, Du traitement des rétrécissements de l'œsophage. Congrès de méd. intern., Wiesbaden, et *Sem. méd.*, Paris, 1888, p. 160. — JOHANSEN, Die Gastrostomie bei carcinomatöser Striktur des Œsophages. Ein Beitrag zur Statistik dieser Operation. Thèse de Dorpat, 1888. — SONNENBURG, Beiträge zur Gastrostomie. *Berl. klin. Wochenschrift*, 1888, n° 1, p. 6. — TERRILLON, Gastrostomie. Soc. de chir., 9 mai 1888. — KIRMISSON, Du cathétérisme à demeure dans le traitement des rétrécissements cancéreux de l'œsophage. Acad. de méd., 4 juillet 1888. — NICAISE, De la gastrostomie dans le rétrécissement cancéreux de l'œsophage. Acad. de méd., 1888. — PLICQUE (A.-F.), Étude critique sur le traitement des rétrécissements cancéreux de l'œsophage. *Ann. des maladies de l'oreille*, Paris, 1888, t. XIV, p. 381. — ROUX, Extirpation d'un cancer de l'œsophage. *Rev. méd. de la Suisse romande*

([1]) ROSENBACH, *Berl. klin. Wochenschrift*, 20 et 27 septembre 1875.
([2]) CHAPMANN, *Amer. Journ. of med. sc.*, Philadelphie, oct. 1877, t. II, p. 433.
([3]) DUBRUEIL, Tumeur du cou, sarcome de l'œsophage. *Gaz. méd. de Paris*, 13 juin 1885.

Genève, 1888, t. VIII, p. 115. — AXEL IVERSEN, Om Resectioner of Pharynx og Œsophagus. *Nord med. Arkiv*, 1887, Bd. XIX (en danois). Analysé in *Centralblatt für Chirurgie*, Leipzig, 29 sept. 1888, p. 721. — F. TERRIER et H. DELAGÉNIÈRE, Quelques réflexions à propos d'un cas de gastrostomie. *Rev. de chir.*, Paris, 1890, p. 198. — H. HARTMANN, Note à propos d'un cas de gastrostomie. *Bull. de la Soc. anat.*, Paris, 1891. — F. TERRIER et LOUIS, Remarques cliniques et opératoires à propos de cinq observations de gastrostomies pratiquées pour cancer de l'œsophage. *Rev. de chir.*, Paris, 1891.

Étiologie. — La *fréquence* du cancer primitif de l'œsophage n'est pas grande. Sur 5,079 autopsies, Zenker et Ziemmsen ne l'ont trouvé que 30 fois.

L'*hérédité* semble avoir une grande influence sur sa production; M. Mackensie la relève 11 fois sur 60 cas. La prédominance dans le *sexe masculin* est considérable, Pétri compte 41 hommes sur 44 cancers, M. Mackenzie, 71 sur 100. C'est aux limites de l'*âge* mûr et de la vieillesse qu'on l'observe le plus souvent, de 40 à 50 ans pour S. Duplay, de 50 à 60 pour M. Mackenzie.

Gyser incrimine l'*alcoolisme*. On a ici, comme pour beaucoup de cancers, invoqué les *irritations locales*, telles que celles produites par la déglutition de liquides, ou d'aliments très chauds. Hilton Fagge a vu le néoplasme se greffer sur un rétrécissement cicatriciel, et M. Mackenzie a noté son développement chez des malades qui avaient présenté pendant plusieurs années des symptômes d'œsophagite légère.

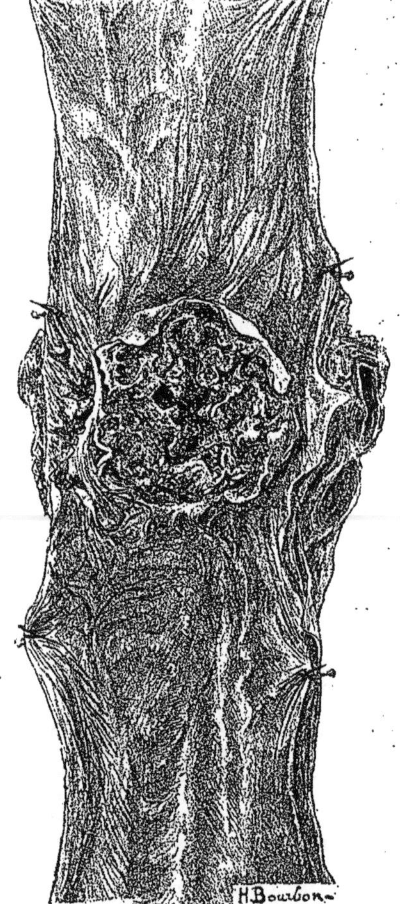

FIG. 120. — Cancer de l'œsophage.

Anatomie pathologique. — Le siège de prédilection du cancer est très discuté. Pour Petri, Zenker et Ziemmsen, il se développe le plus souvent dans le tiers inférieur de l'œsophage; pour Klebs, Rindfleisch dans le tiers moyen; pour Ever. Home, Habershon, Rokitansky, M. Mackenzie au niveau de l'extrémité supérieure; pour Michel, F. Guyon à l'union de la portion cervicale et de la portion thoracique de l'œsophage.

La tumeur est presque toujours unique; toutefois on a vu coexister une tumeur de la partie supérieure de la région thoracique avec une autre située au-dessus du cardia, fait qui trouverait peut-être son explication dans la greffe de parcelles tombées de la tumeur supérieure.

Ordinairement la lésion n'occupe qu'une petite portion de l'œsophage (1),

(1) Contrairement à ce qui arrive dans les rétrécissements cicatriciels; comparez à cet égard les figures 120 et 111.

5 à 6 centimètres en moyenne; exceptionnellement elle occupe une grande longueur pouvant alors s'étendre à toute la moitié inférieure de l'œsophage, et même aller du cricoïde à 2 centimètres du cardia. La tumeur fait rarement tout le tour du conduit et laisse le plus souvent une portion de muqueuse saine; aussi peut-on dire qu'au point de vue anatomique, la perméabilité persiste d'ordinaire, d'autant qu'il y a plus souvent ulcération que tumeur (1).

Au-dessus de la tumeur, la muqueuse est souvent saine; toutefois, dans quelques cas, elle peut être ramollie, ulcérée, fongueuse. Zenker et Ziemmsen ont noté l'hypertrophie de la tunique musculaire et l'épaississement des tissus périphériques. Béhier, dans son travail si souvent cité, dit que les dilatations sont fréquentes au-dessus du néoplasme. En réalité, elles sont très rares, et les poches étendues, qu'on observe, sont le résultat de la destruction des masses néoplasiques qui se sont ulcérées après avoir envahi les parties voisines. C'est par ce double mécanisme d'envahissement, puis de destruction, que se produit la communication avec les organes voisins, en particulier avec les voies aériennes. Sur 100 autopsies, M. Mackenzie relève 20 perforations de la trachée, 7 de la bronche droite, 6 de la bronche gauche. Cette communication peut être directe ou se faire par l'intermédiaire d'un trajet fistuleux. Les perforations vasculaires sont, au contraire, relativement rares. Notons enfin l'envahissement secondaire du nerf récurrent, du pharynx, du corps thyroïde, qu'on a observé quelquefois.

Dans quelques cas, il se développe, au voisinage de la production néoplasique, des inflammations suppuratives périœsophagiennes (Semon, M. Mackenzie).

L'envahissement des ganglions cervicaux et bronchiques est fréquent, mais la généralisation du cancer, commune pour Pétri et Kœnig, est, au contraire, généralement regardée comme rare. On l'a observée dans les reins, les ganglions mésentériques, les poumons, etc. Nous en distinguons le développement secondaire d'épithéliomas stomacaux, liés à la greffe de parcelles tombées directement de la néoplasie œsophagienne.

Histologiquement, il s'agirait toujours, d'après Zenker et Ziemmsen, Rindfleisch, Ziegler, d'un épithélioma pavimenteux; opinion trop absolue car Ch. Robin et Hanot ont observé des formes glandulaires, cylindro-prismatiques (2). Butlin décrit encore aujourd'hui des carcinomes alvéolaires, squirrheux, médullaires et colloïdes.

Symptômes. — Le symptôme le plus constant et le plus important est la dysphagie. Elle débute en général d'une façon graduelle; quelquefois cependant elle apparaît brusquement à la suite de l'introduction d'un bol alimentaire trop gros ou trop chaud, ou même sans cause, comme par suite d'un spasme du conduit. Consistant au début dans une simple gêne de la déglutition des solides, elle va croissant peu à peu et arrive à empêcher toute déglutition, même celle des liquides. Quelquefois cependant, les malades recouvrent, vers la fin de leur vie, le pouvoir de déglutir des aliments demi-solides, soit

(1) D'après Butlin, l'ulcération existe 49 fois sur 53 cas.
(2) Hanot, Épithélioma ulcéré de l'œsophage. *Arch. gén. de méd.*, Paris, 1889, t. I, p. 470.

qu'il y ait eu élimination d'une partie de la tumeur, soit qu'il y ait eu diminution du spasme concomitant. Le spasme joue, en effet, un grand rôle dans la production de la dysphagie, comme le prouve ce fait que souvent, chez un

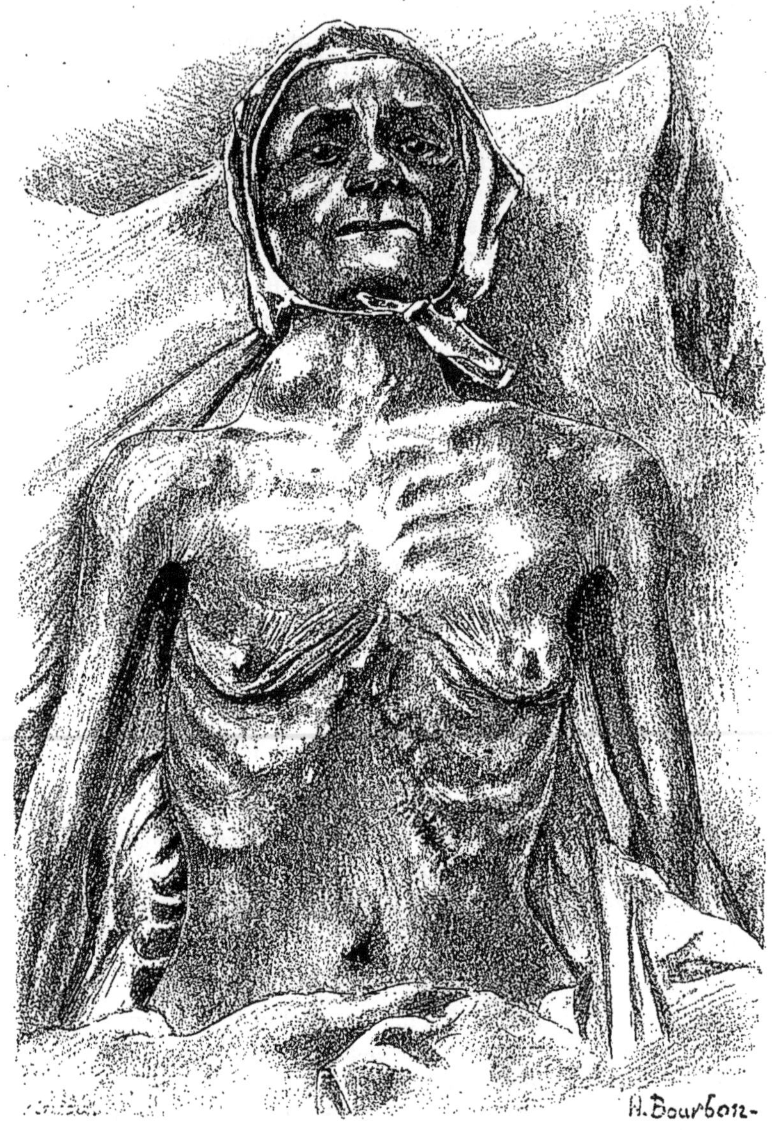

Fig. 121. — Cancer de l'œsophage avec dégénérescence des ganglions sus-claviculaires. — On voit au-dessous du rebord costal gauche la fistule gastrique qui sert à l'alimentation de la malade. (D'après une photographie prise au huitième jour d'une gastrostomie.)

malade, en proie à une dysphagie intense, on peut passer des sondes assez grosses.

A cette dysphagie s'ajoutent des régurgitations; les pseudo-vomissements œsophagiens se produisent soit immédiatement, soit un certain temps après le repas; ils sont constitués par des matières alimentaires non digérées, mélangées d'une certaine quantité de mucus épais et filant, quelquefois de filets de sang; on peut même observer de véritables hémorrhagies. L'haleine a une odeur mauvaise, qu'on a dite spéciale (?). Il y a du hoquet.

Ordinairement le malade ne souffre que d'une certaine gêne au niveau de la lésion; quelquefois il existe des douleurs vives, lancinantes, qui peuvent s'irradier dans le cou, la tête, le thorax, la colonne dorsale; ces douleurs, qu'on n'observe guère dans les rétrécissements en l'absence de périœsophagite, sont intéressantes à noter ici.

Dans un grand nombre de cas, on a des symptômes du côté des voies respiratoires. La toux, que l'on a attribuée à une action réflexe, à une irritation directe du pneumogastrique envahi, à une perforation des voies aériennes, est fréquente; quelquefois elle s'accompagne d'une dyspnée, qui peut être suffisamment intense pour nécessiter la trachéotomie [1]. La voix est bitonale, rauque, puis disparaît par suite de la lésion des récurrents ou de la propagation du néoplasme au larynx.

Marche. — Durée. — Terminaisons. — Pronostic. — La *marche* est rapide, et la *durée* de l'affection relativement courte; elle est en moyenne d'un an à partir du début de la dysphagie.

La mort est la *terminaison* constante; elle a lieu le plus souvent par défaut d'alimentation, par cachexie, et survient au moment où le poids du corps s'est réduit de 40 pour 100.

Dans certains cas, elle arrive plus tôt par le fait de *complications*, telles que les propagations inflammatoires au péricarde, à la plèvre, et la suppuration de ces cavités; les hématémèses par perforation de la carotide, de l'aorte, etc.; les lésions pulmonaires. Celles-ci sont particulièrement intéressantes par suite de leur fréquence. La communication avec les voies aériennes se traduit par de la dyspnée, quelquefois par de la suffocation pendant la déglutition. La gangrène pulmonaire, notée dans un certain nombre d'autopsies de cancers propagés aux voies aériennes, résulte de la chute de parcelles gangrenées ou peut-être même simplement de celle de la salive dans un parenchyme pulmonaire, dont la vitalité est diminuée par suite de l'inanition et peut-être aussi de la destruction des pneumogastriques. La tuberculose pulmonaire s'implante souvent sur ces malades débilités, comme l'ont bien montré Péter et son élève Porchaire; elle contribue à hâter l'issue finale. Lebert la regardait à tort comme spéciale au rétrécissement cancéreux; elle survient aussi au cours des rétrécissements cicatriciels et résulte simplement des conditions favorables qu'offre au développement du bacille tuberculeux toute cette catégorie de malades dont l'alimentation est insuffisante.

Le *pronostic* est, on le voit, des plus graves, la mort survenant à l'ordinaire moins d'un an après l'apparition des premiers symptômes du cancer œsophagien.

[1] GOISQUE (Eugène), *De la trachéotomie dans le cancer de l'œsophage*. Thèse de Paris, 1889-1890, n° 365.

Diagnostic. — Le *diagnostic* est quelquefois des plus difficiles.

La dysphagie peut être à peine marquée et passer inaperçue ; il y a même des malades dont le cancer est véritablement *latent*, et ne se traduit que par de l'affaiblissement, de l'amaigrissement et de l'œdème malléolaire ; d'autres portent une fistule œsophago-trachéale qui fait croire à une *bronchite chronique*, à la *phthisie*, à une *laryngite*, ou bien sont atteints d'une *gangrène pulmonaire* dont la cause reste inconnue ; dans quelques cas, la toux, la paralysie des cordes vocales fait penser à un *anévrysme de l'aorte*, à une *tumeur du médiastin*. On recherchera dans tous ces cas les signes du cancer de l'œsophage pour peu qu'il y ait le plus petit trouble dysphagique. On y pensera aussi en présence de certaines *tumeurs ganglionnaires du cou*, dont on ne s'explique pas la cause (Tostain).

Quand la dysphagie est évidente, l'absence des signes établissant l'existence d'une tumeur qui pourrait amener par compression les troubles de la déglutition observés, permettra de localiser la cause de la dysphagie dans l'œsophage. On soupçonnera une *dilatation* de ce conduit lors de la présence d'une tumeur molle, pâteuse, située sur les côtés de la trachée et pouvant se vider par compression. Le cathétérisme permettra alors quelquefois de constater la liberté du canal ; d'autres fois, au contraire, les sondes buttent contre l'obstacle quel que soit leur calibre, ce qui ne pourrait s'expliquer que par l'existence d'un rétrécissement extrêmement serré, incompatible avec le trouble léger de la déglutition observé (Duplay).

L'*œsophagisme* se distingue facilement par son intermittence, la bizarrerie de son évolution, l'état nerveux qui l'accompagne, sa disparition après le passage d'une boule volumineuse.

Le diagnostic le plus difficile est celui du cancer et du *rétrécissement de l'œsophage*. Il se fait par l'étude des causes, de la marche et des complications de la maladie. Il est quelquefois facilité par les résultats que donne la palpation du cou, lorsqu'elle fait constater directement l'existence de la tumeur œsophagienne, ou même simplement celle d'une masse ganglionnaire.

Le cathétérisme, dont nous avons déjà indiqué les règles [1], fera constater le siège de l'obstacle ; quelquefois même il donnera des renseignements sur sa nature, lorsqu'il déterminera un saignement, lorsqu'il ramènera des parcelles de tissu morbide. Il est nécessaire, lorsqu'on le pratique, de le faire avec les plus grandes précautions, les fausses routes étant fréquentes et l'exploration pouvant déterminer soit la rupture d'un gros vaisseau envahi par le néoplasme, soit surtout celle de la trachée ou de la plèvre.

Le *diagnostic des complications* est quelquefois des plus faciles, et l'on n'a pas à hésiter sur l'existence d'une communication avec les voies aériennes lorsque le malade éteint une bougie en soufflant par la sonde œsophagienne ; mais c'est là l'exception, et le plus souvent le diagnostic est entouré de difficultés. C'est un examen minutieux des divers organes du malade qui permettra de le faire.

Traitement. — Le traitement du cancer de l'œsophage peut être curatif ou palliatif.

[1] Voy. p. 416.

A. *Traitement curatif.* — Il consiste dans l'*ablation de la partie malade.* Billroth le premier, se fondant sur des expériences faites chez des chiens, pose en principe la possibilité de l'extirpation partielle de l'œsophage (1). La première opération sur l'homme fut faite par Czerny, le 2 mai 1877; depuis cette époque, plusieurs chirurgiens tentèrent l'ablation des cancers œsophagiens; nous citerons entre autres Bergmann, Billroth, Israel et Roux (de Lausanne). L'opéré de Bergmann succomba en cinq jours à une médiastinite phlegmoneuse, ceux de Billroth et d'Israel ne dépassèrent pas la sixième semaine; mais Czerny rendit la santé à sa malade qu'il revit, six mois après, forte et robuste. Roux, chez un premier malade, fit la résection circulaire de l'œsophage, l'excision du larynx et du corps thyroïde envahis par le néoplasme; il sutura la trachée dans l'angle inférieur de la plaie et le bout inférieur de l'œsophage à un trou du lambeau gauche. Les suites opératoires furent bonnes; mais la récidive survint rapidement (2).

Chez un deuxième malade, âgé de soixante-neuf ans, il fit l'ablation des parois antérieure et latérale de l'œsophage, celle du larynx, du lobe droit d'un goître et de ganglions cancéreux. La trachée fut de même fixée dans l'angle inférieur de la plaie et le bout inférieur de l'œsophage dans un trou du lambeau à droite. Le malade survécut (3).

La possibilité d'extirper les cancers de l'extrémité supérieure de l'œsophage est donc aujourd'hui définitivement établie. Malheureusement les cancers sont rares à ce niveau; ils ne siégeraient en ce point que dans 6 pour 100 des cas, si l'on en croit les relevés de Bergmann (4).

Est-il possible de faire plus et de réséquer les cancers intra-thoraciques? Le fait a été soutenu, théoriquement, par Ivan I. Nasïloff (5). Bien que nous ayons établi anatomiquement avec M. Quénu la possibilité d'aborder, sans léser d'organe important, la portion intrathoracique de l'œsophage, nous pensons que la résection de cette portion est entourée de difficultés. S'il est possible, après résection, d'amener le bout inférieur à la peau pour l'y fixer, il n'en est pas de même pour le bout supérieur qui, maintenu par ses adhérences à la crosse de l'aorte et à la bifurcation de la trachée (muscles broncho-œsophagiens,

(1) BILLROTH, *Arch. f. klin. Chir.*, 1871, p. 65.

(2) ROUX, Carcinome et résection circulaire de l'œsophage, excision du larynx et du corps thyroïde; guérison; récidive. *Rev. méd. de la Suisse romande.* Genève, 1887, t. VII, p. 467.

(3) ROUX, *Ibid.*, 1888, t. VIII, p. 113. — Les résultats obtenus par A. IVERSEN (On Resect, of Pharynx og Œsophagus. *Arch. f. Chirurgie*, 1884, Bd. XXXI, et *Nord. med. Arkiv*, 1887, Bd. XIX) dans des résections de la partie inférieure du pharynx et de l'origine de l'œsophage sont de même assez encourageants; sur 6 opérés, le 1er meurt 13 mois après l'opération de maladie accidentelle sans récidive; le 2e, 15 mois après de pleurésie purulente; le 3e, après 37 jours de vomissements répétés; le 4e, de l'opération; le 5e, d'intoxication iodoformique; le 6e est guéri, mais l'opération est encore récente. *Dans aucun cas il n'y a eu de métastase.* IVERSEN insiste sur la nécessité d'extirper le larynx; le plus souvent les nerfs laryngés sont lésés au cours de l'opération, le port d'une canule est donc nécessaire, même lorsqu'on veut garder le larynx. Mieux vaut donc l'enlever d'emblée, ce qui facilite l'opération et ce qui assure une extirpation plus large du néoplasme.

On a même été plus loin et l'on a tenté de refaire un œsophage en empruntant un lambeau au tégument cutané (consulter à cet égard V. RITTER VON HACKER, Zur Pharyngo- und Œsophagoplastik. *Centralblatt für Chirurgie*, Leipzig, 1891, n° 7, p. 121).

(4) BERGMANN, *Berl. klin. Wochenschrift*, 1883, p. 684.

(5) IVAN I. NASÏLOFF, Œsophagotomie et résection endothoracique de l'œsophage. *Vratch.* Saint-Pétersbourg, 1888, n° 25.

aortico-œsophagiens de Hyrtl), ne se laisse pas amener à la peau. Dès lors que faire de ce bout supérieur? On ne peut l'abandonner dans le médiastin postérieur où il déverserait dans un tissu cellulaire lamelleux, prêt à s'enflammer, les produits infectieux de la bouche, constamment entraînés avec la salive. Pourrait-on le lier et amener au dehors les produits de la déglutition par une plaie d'œsophagotomie externe? Pourrait-on suturer le bout supérieur au bout inférieur? Tout cela nous paraît bien risqué, d'autant que cette portion intrathoracique est en rapport immédiat avec les pneumogastriques qui y forment un plexus. Aussi croyons-nous que jusqu'à nouvel ordre les ablations de cancers doivent être limitées à ceux de la portion cervicale de l'œsophage.

B. *Traitement palliatif.* — Le traitement palliatif est quelquefois destiné à parer à des accidents de suffocation liés à des compressions nerveuses ou à l'envahissement direct des voies aériennes par le néoplasme; il consiste alors dans la trachéotomie (1). Le plus souvent il a simplement pour but de permettre l'alimentation des malades et comprend divers procédés.

1° La *dilatation progressive temporaire* est inefficace et dangereuse. Si l'on peut rapporter quelques cas heureux, il en est d'autres où, après avoir passé des sondes relativement volumineuses, on se trouve tout à coup dans l'impossibilité d'introduire des instruments même très petits et où l'on perd en un instant le bénéfice de progrès péniblement acquis. De plus, chaque cathétérisme expose à des accidents graves de pénétration dans l'aorte, les bronches et le médiastin, etc. Il suffit de parcourir les *Bulletins de la Société anatomique* pour voir le grand nombre de cancéreux qui meurent à la suite de tentatives de cathétérisme. Il y a là une cause de mort rapide beaucoup plus fréquente qu'on ne le dit en général et qu'il ne faut pas oublier.

2° Aussi, pour éviter les accidents des cathétérismes répétés, a-t-on eu l'idée de recourir à la *sonde à demeure.* C'est Boyer qui paraît l'avoir appliquée pour la première fois en France dans le but de remédier à un cancer de l'œsophage (2). Étant parvenu, chez un de ses malades, à introduire par la bouche une sonde en gomme élastique de moyen calibre, il en ramena, à l'aide d'une sonde de Belloc, l'extrémité dans la narine gauche, puis à l'extérieur. La sonde fixée permit l'alimentation pendant cinq mois.

Ce fait était oublié, lorsqu'en 1881 parurent deux observations de Krishaber, bientôt suivies d'une série d'autres, de Croft, de James Berry et de Charters Symonds en Angleterre, de Gersuny, de Leyden et de Renvers en Allemagne, de Kirmisson et de Gangolphe en France.

Actuellement deux procédés différents se partagent les chirurgiens qui recourent à la sonde à demeure. Les uns se servent de sondes très longues, allant de l'estomac à l'extérieur, les autres d'une sonde courte, véritable canule cylindrique placée à demeure dans le rétrécissement qu'elle déborde un peu au-dessus et au-dessous.

Le premier de ces procédés est le plus communément employé en France. M. Kirmisson (3), qui y a eu recours avec avantage, conseille de franchir le

(1) E. Goisque, *De la trachéotomie dans le cancer de l'œsophage.* Thèse de Paris, 1889-1890, n° 365.

(2) Boyer, *Traité des maladies réputées chirurgicales,* Paris, 1831, t. VII, p. 172.

(3) Kirmisson, Du cathétérisme à demeure dans le traitement des rétrécissements cancéreux de l'œsophage. *Acad. de méd.*, Paris, 4 juillet 1888.

rétrécissement avec une fine bougie conductrice en bâleine, puis de glisser sur elle une sonde à bout coupé. Lorsque celle-ci est en place dans l'œsophage, il ramène son extrémité antérieure dans une des fosses nasales et la maintient en place, soit au moyen d'une épingle anglaise traversant ses parois, soit au moyen de deux fils qui, passant derrière l'oreille, sont noués ensemble à la nuque. Il est bon d'enlever de temps en temps la sonde pour la nettoyer; si

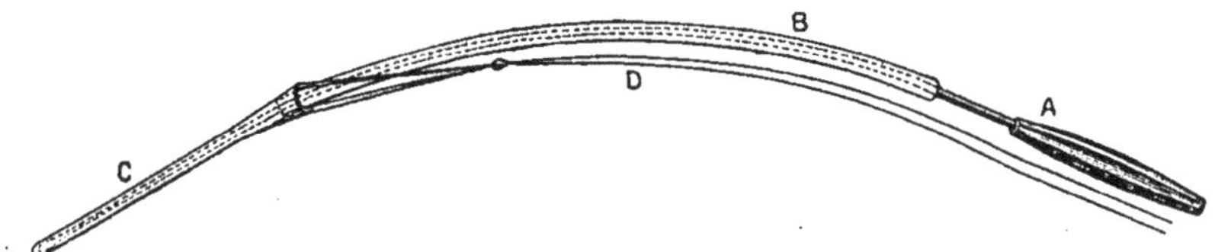

Fig. 122. — Mode d'introduction du tube de Symonds.
A, manche du conducteur. — B, manchon en gomme élastique. — C, canule à intubation. — D, fils.

même la dilatation produite par sa présence a été suffisante pour rendre désormais facile le cathétérisme, on peut substituer à la sonde en tissu élastique une sonde en caoutchouc rouge, toujours plus ample et plus souple (¹).

Les chirurgiens étrangers rejettent en général les sondes longues parce qu'elles déterminent parfois des ulcérations au niveau de leur réflexion sur le cricoïde, et parce qu'elles ne permettent pas aux malades d'avaler directement. Symonds (²), Renvers (³), Leyden (⁴), en particulier ont cherché à vulgariser l'emploi de canules courtes qu'on fait glisser sur une bougie conductrice jusqu'au niveau du rétrécissement et que l'on fixe à l'aide de deux fils passant par la bouche ou ramenés par le nez. Ces canules doivent être enlevées de temps en temps, afin que leur tissu ne devienne pas cassant. Pour enlever ces canules, il faut avoir soin de faire agir la traction du cordon verticalement sur la canule. Dans ce but on introduit l'index jusque dans le pharynx et l'on dirige le cordon avec ce doigt. Malgré ces précautions, l'extraction est quelquefois difficile; le fil peut se casser (⁵); de plus, comme l'indique M. Kirmisson, des parcelles alimentaires peuvent glisser entre le tube et l'œsophage, arriver ainsi sur les parois du rétrécissement et l'irriter. Aussi cette méthode, malgré l'ardeur que mettent à la défendre quelques chirurgiens, ne s'est-elle pas généralisée.

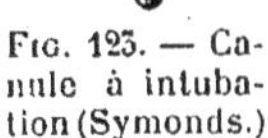

Fig. 123. — Canule à intubation (Symonds.)

3° L'*œsophagostomie* n'est applicable qu'aux tumeurs assez élevées, c'est une

(¹) M. Gangolphe a recours aux sondes en caoutchouc rouge; il se sert comme mandrins introducteurs de longs fils de plomb ou de minces tiges de baleine. (*Lyon méd.*, 6 et 13 juil. 1890, t. LXIV, p. 323 et 359.)

(²) Symonds, The treatment of malignant stricture of the œsophagus by tubage or permanent catheterisme, *British med. Journ.*, London, 1887, 23 avril, t. I, p. 870.

(³) Renvers, *Zeitschrift f. klin. Med.*, 1888, t. XIII, p. 499.

(⁴) Leyden, Soc. de méd. int. de Berlin, 28 novembre 1887, et Congrès de méd. int. de Wiesbaden, 1888. *Semaine méd.*, p. 160.

(⁵) Le fait n'a, il est vrai, qu'une importance médiocre; chez un malade de Leyden, les fils s'étant cassés, la canule est restée à demeure pendant dix mois dans un rétrécissement sans provoquer d'accidents.

opération souvent difficile, l'œsophage pouvant être immobilisé derrière la trachée par des adhérences. Elle a toutefois donné des résultats moins mauvais dans les cancers que dans les rétrécissements cicatriciels, probablement parce que ces derniers sont rarement localisés et que dès lors l'œsophagostomie est le plus souvent sans aucune utilité. M. Mackenzie en relève 7 cas ayant donné des survies de trois à onze mois [1].

4° La *gastrostomie*, faite en Angleterre d'une façon précoce, n'est pratiquée en France que trop tardivement. Elle y a été pendant longtemps violemment attaquée et l'on peut dire qu'en 1885 encore, Lagrange exprimait l'opinion courante lorsqu'il disait [2] que la gastrostomie devait être bannie de la thérapeutique des cancers de l'œsophage, que c'était une opération inutile et dangereuse. Depuis cette époque, des communications de MM. Nicaise, Terrillon, Berger, Routier et surtout des travaux de M. F. Terrier et de ses élèves, ont cherché à vulgariser en France cette opération très communément acceptée à l'étranger.

Depuis que Sédillot, le premier, a eu recours à la gastrostomie, les chirur-

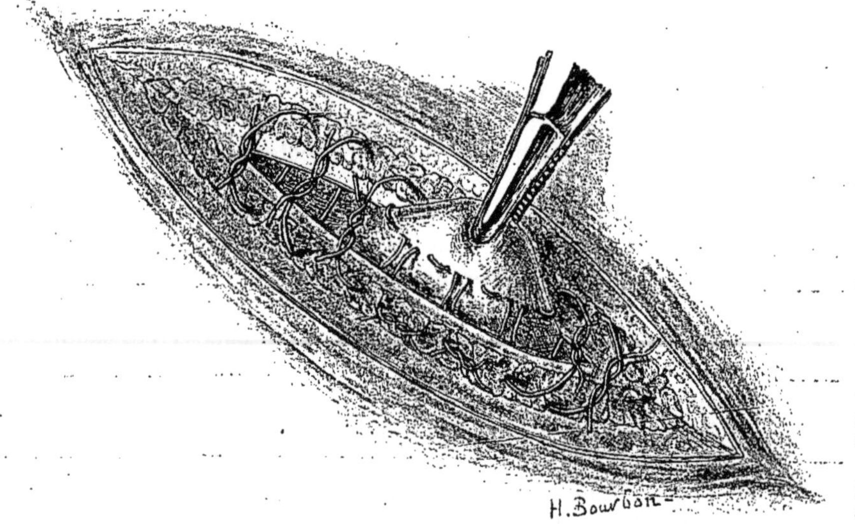

Fig. 124. — Une petite portion de l'estomac est attirée avec une pince. — Les fils séro-séreux fixateurs sont en place, mais non serrés. Comme on le voit, ils comprennent dans leur anse non seulement la séreuse pariétale, mais aussi une partie de la paroi musculaire. Deux fils supérieurs et un inférieur, figurés aussi, suffiront, une fois serrés, à fermer le reste de la plaie abdominale.

giens ont employé pour la pratiquer des procédés nombreux et variés. D'une manière générale l'*opération en deux temps* (méthode de Howse), qui consiste à fixer l'estomac à une plaie de la paroi et à ne l'ouvrir qu'une fois les adhé-

(1) Le premier succès de l'œsophagostomie pour cancer est dû à Studsgaard (de Copenhague). La bouche œsophagienne fut faite au niveau du 3e anneau de la trachée; un tube à drainage y fut introduit. Quatre jours après le malade se levait; cinquante jours plus tard, son état général était encore très satisfaisant. (*Hospitals Tidende*, 27 octobre 1880, p. 841.)

(2) Lagrange, De la gastrostomie dans les rétrécissements cancéreux de l'œsophage. *Revue de chir.*, Paris, 1885, p. 549.

rences établies, a rencontré peu de partisans en France. Sans nous attarder à décrire ici la pratique de Verneuil, de Larger, de Le Fort, de Berger, de Hahn, etc., nous nous contenterons de signaler les points principaux du procédé qui nous semble le meilleur, de celui qu'emploie depuis dix-huit mois M. F. Terrier (¹).

Par une incision parallèle au rebord costal gauche et se terminant à peu près au niveau de l'articulation de la 9e et de la 10e côte, on va, se guidant sur la face inférieure du foie, à la recherche de l'estomac. Généralement on tombe sur la région voisine du pylore, ce qui s'explique par ce fait que c'est la plus voisine de la paroi antérieure de l'abdomen, le cardia se trouvant profondément contre la colonne vertébrale. On cherche, si possible, à faire la bouche stomacale en un point de l'estomac, qui ne soit pas déclive, et lorsqu'on a déterminé l'endroit sur lequel on va faire porter la fistule, on l'attire entre les deux lèvres de la plaie. Il faut alors entourer le point où l'on va ouvrir l'estomac d'une couronne de sutures séro-séreuses, faites à la soie, réunissant le péritoine stomacal au péritoine pariétal. Six points suffisent en général pour assurer cette fixation. Les fils ne doivent comprendre que la séreuse et une partie de la musculaire; ils ne doivent pas perforer la muqueuse, de manière à éviter toute inoculation septique venue du contenu stomacal (²). Les deux extrémités de chaque anse, après avoir perforé la séreuse pariétale,

(¹) Ce procédé a été employé à notre connaissance 6 fois, et dans les 6 cas, l'opération n'a pas déterminé l'ombre d'un accident.

OBSERVATION.	OPÉRATEUR.	ÉTAT DU MALADE.	DURÉE DE LA SURVIE.	CAUSE DE LA MORT.
I.	F. Terrier.	Homme, 67 ans. — Rétrécissement infranchissable. Impossibilité de déglutir les solides.	3 mois et 5 jours.	Cachexie progressive.
II.	F. Terrier.	Homme, 50 ans. — Déglutition des liquides difficile. État cachectique.	24 jours.	Cancer du cardia et de l'estomac. Cachexie.
III.	F. Terrier.	Homme, 48 ans. — Déglutition des liquides difficile. Tuberculose pulmonaire.	36 jours.	Tuberculose. Cancer du cardia propagé à l'estomac.
IV.	H. Hartmann.	Femme, 59 ans. — Rétrécissement infranchissable. Déglutition des liquides des plus difficiles. État cachectique.	21 jours.	Bronchopneumonie, le cancer avait envahi la trachée.
V.	H. Delagénière.	Homme, 54 ans. — Rétrécissement franchissable. État cachectique. Généralisation au foie.	12 jours.	Cachexie.
VI.	H. Delagénière.	Homme, 44 ans. — Rétrécissement franchissable. État général en partie conservé.	2 mois.	Cachexie.

(²) Le passage de matières stomacales le long des fils n'est pas une simple vue de l'esprit. Kraske (*Centralbl. für Chir.*, 1881, n° 1) a perdu un de ses opérés à la suite d'une péritonite déterminée par le filtrage le long des fils des matières contenues dans l'estomac

sont nouées dans l'épaisseur de la paroi abdominale sectionnée. Le reste de la plaie pariétale est fermée au-dessus et au-dessous de l'union avec l'estomac, par des points de soie qui comprennent le feuillet pariétal séreux et une partie seulement de l'épaisseur de la paroi (voy. fig. 124).

A ce moment, la cavité pariétale est absolument close et, au milieu de la plaie fort rétrécie, il ne reste que quelques centimètres d'estomac à découvert et formant bourrelet. Pour ouvrir l'estomac, on fait une ponction au bistouri dans le bourrelet; les bords de cette ouverture, faite aussi petite que possible, sont alors rabattus et fixés à l'aide de fils qui passent, d'une part, à travers les trois tuniques de l'estomac; d'autre part, à travers les muscles et les téguments; de cette façon, une fois les fils noués, l'ouverture stomacale confond ses lèvres avec celles de l'incision cutanée et la muqueuse de l'estomac se continue directement avec la peau (¹). Pour limiter exactement la plaie, on peut, comme nous l'avons fait sur le conseil de M. Quénu, placer à ses deux extrémités deux points de suture cutanés qui chargent en passant la séreuse stomacale (voy. fig. 125). L'organe est ainsi solidement fixé (²) et toute crainte de pénétration de parcelles alimentaires dans l'abdomen évitée.

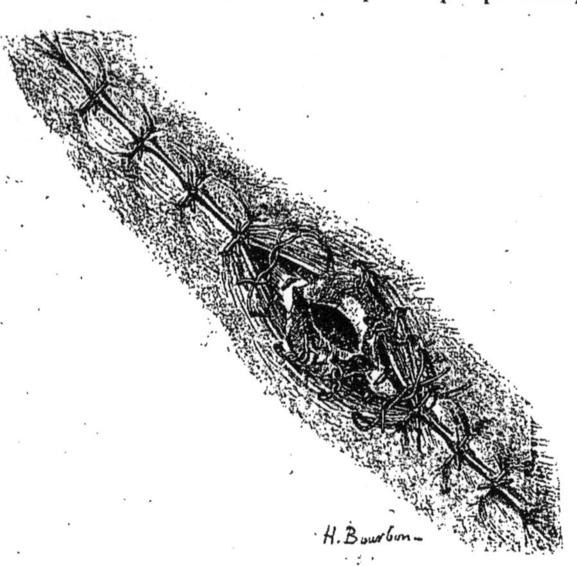

Fig. 125. — Les sutures cutanées sont en place et serrées; les fils muquo-cutanés et séro-cutanés sont en place mais non serrés.

Le pansement, des plus simples, consistera en une couche d'ouate après saupoudrage avec du carbonate de magnésie (³); on commencera l'alimentation dès qu'on n'aura plus à craindre les vomissements chloroformiques, ne faisant faire au début que des repas assez rares pour ne pas gêner le processus de cicatrisation de la plaie. Le mieux est, à notre avis, de ne rien mettre dans la fistule, ni canule, ni drain, ni sonde d'aucune sorte. Ces pseudo-obturateurs ne servent qu'à dilater la fistule; l'accolement des plis de la muqueuse dans le trajet fistuleux suffit parfaitement à occlure l'orifice pour peu qu'on ait eu le

(¹) On évite ainsi la digestion des bords de l'ouverture observée par O. Terrillon (*Bull. et Mém. de la Soc. de chir.*, Paris, 1883, p. 220), et par beaucoup d'autres.

(²) Fait important: chez des opérés de Studsgaard, de Lagrange (*loc. cit.*), etc., la mort est survenue par suite d'une fixation insuffisante de l'estomac à la paroi.

(³) Dans le cas où un peu de suc gastrique coulerait, dans un accès de toux par exemple, le carbonate de magnésie aurait l'avantage de le neutraliser.

soin de ne faire qu'une ouverture stomacale très petite (¹). Pour alimenter le malade, on insinuera chaque fois dans la fistule une sonde molle de petit calibre, numéro 13 ou 14, préalablement graissée dans l'huile phéniquée.

On voit, par cet exposé, que les ressources qu'offre la thérapeutique contre le cancer de l'œsophage sont minimes, et que, le plus souvent, il faut se borner à un traitement symptomatique, cherchant à combattre l'inanition et la douleur par des moyens appropriés. Lorsque la gêne de la déglutition se fait sentir pour les liquides, nous pensons qu'il faut recourir au traitement palliatif par excellence, à la gastrostomie : opération simple, sans gravité, permettant d'établir d'une manière certaine une fistule alimentaire, ne créant aucune difformité apparente et soulageant d'une manière très réelle les malades.

XI

ŒSOPHAGISME

L'*œsophagisme*, encore appelé *rétrécissement spasmodique*, *spasme de l'œsophage*, est caractérisé par une constriction du canal pharyngo-œsophagien; constriction plus ou moins complète et plus ou moins durable sans lésion organique appréciable au point où elle siège.

L'œsophagisme, tel que nous le comprenons, doit, par conséquent, être distingué des états spasmodiques, qui existent souvent au niveau des néoplasmes ou des rétrécissements fibreux de l'œsophage; il doit de même être différencié des spasmes passagers qu'on observe dans le tétanos ou l'hydrophobie. C'est une maladie spéciale, une névrose, d'ordre médical par son étiologie, ses symptômes et sa marche, dépendant du chirurgien par son diagnostic et surtout son traitement.

Courant, De nonnullis morbis convulsivis œsophagi. Montpellier, 1778. — Broca (P.), Rétrécissement spasmodique de l'œsophage; guérison par la dilatation forcée. *Bull. de la Soc. de chir.*, Paris, 1869, 2ᵉ série, t. X, p. 280. — Seney, Œsophagisme chronique. Thèse de Paris, 1873, n° 210. — Morell Mackenzie, Spasmodic stricture, paralysis. *Med. Times and Gaz.*, London, 1876, t. II, p. 456 et 564. — Raynaud, De l'œsophagisme dans ses rapports avec la dilatation et les ulcérations de l'œsophage. *Ann. des malad. de l'oreille et du larynx*, Paris, 1877, t. III, p. 5. — Nasse, Du traitement des rétrécissements spasmodiques de l'œsophage. Thèse de Paris, 1878, n° 425. — Brazier, Contribution à l'étude de l'œsophagisme, des spasmes de l'œsophage et du rétrécissement spasmodique de cet organe. Thèse de Paris, 1879, n° 574. — Deroïde (L.), Sur une variété peu connue d'œsophagisme réflexe. Thèse de Lille, 1879, n° 10. — Bernheim, art. Œsophagisme. *Diction. encyclop. des sciences méd.* Paris, 1880, 2ᵉ série, t. XIV, p. 529 (bibl.). — Potain, Rétrécissement spasmodique de l'œsophage. *Gazette des hôpit.*, Paris, 1883, p. 73. — Gaillard-Lacombe, Deux cas d'œsophagisme liés dans un cas à un cancer de l'estomac, dans l'autre à un cancer œsophagien situé loin de l'obstacle. *Bull. de la Soc. méd. des hôpit.*, Paris, 1885, 3ᵉ série, t. II, p. 95. — Bertrin (L.), De l'œsophagisme dans ses rapports avec les lésions de l'œsophage, de l'estomac et de l'intestin. Thèse de Paris, 1884-1885, n° 252. — Pflimlin, Contribution à l'étude du rétrécissement spasmodique de l'œsophage. Thèse de Paris, 1885-1886, n° 256. — Chassagny, Du cathétérisme dans l'œsophagisme, *Union méd.*, Paris, 1886, 3ᵉ série, t. XLII,

(¹) Hartmann, Note à propos d'un cas de gastrostomie. *Bull. de la Soc. anat.*, Paris, 1891, p. 117.

p. 445. — Dardel, Dysphagie spasmodique chez une fillette de neuf ans. *Rev. méd. de la Suisse romande*, Genève, 1887, t. VII, p. 157. — Netchaïeff, Névroses réflexes. *Bull. méd.*, Paris, 1888, p. 898.

Étiologie. — Gendron a observé l'œsophagisme chez un vieillard; Courant, Stevenson, Ev. Home, Robert, M. Mackenzie l'ont signalé chez l'enfant. Mais ce sont là des faits exceptionnels et l'œsophagisme frappe à peu près exclusivement les *femmes de dix-huit à trente ans*. Les hystériques, les névropathes, les hypochondriaques et en général les malades neurasthéniques y sont prédisposés d'une manière manifeste.

C'est souvent sans cause connue ou à l'occasion d'une émotion vive, d'une impression de froid, de l'ingestion de substances irritantes, de médicaments déterminant une sécheresse des voies digestives supérieures (jusquiame, belladone), que survient le spasme œsophagien. La crainte de la rage a pu, dans quelques cas, être la cause d'un rétrécissement spasmodique.

D'autres fois, le spasme œsophagien semble être le résultat d'un *réflexe*, ayant pour point de départ une évolution difficile de dent de sagesse, une amygdalite à répétition, un cancer de la partie inférieure de l'œsophage ou de l'estomac, une métrite, une grossesse, une ulcération du larynx, etc.

Symptômes. — Marche. — Terminaisons. — La brusquerie et l'irrégularité de ses allures font que l'œsophagisme présente de grands changements dans sa physionomie. Hamburger en distingue deux formes : l'œsophagisme fixe et l'œsophagisme migrateur, le spasme pouvant, dans celui-ci, se manifester tantôt en un point, tantôt en un autre. Cette dernière forme est exceptionnelle et, s'il est vrai que le spasme paraît et disparaît à diverses reprises, il occupe presque toujours le même endroit; il y a même pour le rétrécissement spasmodique un lieu d'élection, c'est l'extrémité supérieure de l'œsophage, sa jonction avec le pharynx.

Exceptionnellement on observe un début lent, graduel, caractérisé par de la gêne, quelquefois de la douleur le long de l'œsophage, puis par une dysphagie qui va croissant. Ordinairement le spasme débute brusquement au milieu d'un repas; le bol alimentaire semble s'arrêter, le malade est pris de toux, de hoquet, d'efforts de vomissements, puis a une sorte de régurgitation. Ces symptômes se répètent à chaque repas avec une intensité plus ou moins grande; quelquefois ils sont aggravés par une cause occasionnelle, une émotion par exemple.

La dysphagie, le plus souvent incomplète, peut être élective; dans certains cas, les solides passent mieux que les liquides; il n'y a toutefois rien de fixe à cet égard. La déglutition peut être simplement difficile, l'aliment stationner pendant un temps plus ou moins long, puis descendre; d'autres fois, au contraire, les aliments sont rejetés par une sorte de régurgitation; d'une manière générale, les aliments chauds ou tièdes sont ceux qui passent le plus facilement.

Rarement l'affection est indolore; presque toujours elle s'accompagne de sensations pénibles de brûlures, de constriction, de boule dans le cou ou dans la poitrine.

Quelquefois le spasme ne reste pas limité à l'œsophage et la contracture s'étend aux muscles du cou, du thorax, de la nuque, du larynx; des accidents de suffocation, une sensation angoissante peuvent alors éclater, tout comme dans les cas de corps étrangers de l'œsophage.

La *durée* des accès est très variable, de quelques minutes à un ou plusieurs jours; il est rare toutefois qu'un spasme dure plus de vingt-quatre heures sans rémission. Comme toutes les névroses, l'œsophagisme présente les plus grandes variations dans ses allures et il est impossible de rien fixer de précis à l'égard de sa marche. Jamais cependant, quoi qu'en ait dit Power, la mort ne survient et, tôt ou tard, l'œsophagisme finit toujours par guérir.

Diagnostic. — Le diagnostic est en général facile. La variabilité des symptômes met immédiatement sur la voie et conduit le chirurgien à pratiquer l'examen de l'œsophage avec l'explorateur à boule olivaire. Celui-ci ne peut passer; il est arrêté net, mais si l'on prolonge la pression sur l'obstacle, on voit que celui-ci disparaît, tantôt graduellement, tantôt brusquement et que la sonde parcourt librement l'œsophage. Au retour l'instrument parcourt sans arrêt tout le canal, le talon de la boule n'accrochant rien au passage. C'est là une caractéristique du spasme œsophagien, en tout comparable à celui qu'on observe au niveau de l'urèthre.

Lorsque l'affection dure depuis un temps assez long, il faut se méfier et, pour peu que l'on n'observe pas la marche spéciale aux névroses, ne pas se hâter de croire à un œsophagisme alors même que la sonde tantôt butte et tantôt passe librement, une poche œsophagienne pouvant parfaitement simuler un rétrécissement spasmodique, comme le fait observer M. S. Duplay.

Une fois le diagnostic posé, il faut chercher si le spasme est symptomatique d'une quelconque des affections que nous avons mentionnées, afin de le traiter efficacement en s'adressant à sa cause.

Pronostic. — Le pronostic n'est pas grave, pas plus que dans toute autre névrose, il faut toutefois faire des réserves pour les spasmes symptomatiques, mais la gravité de ceux-ci est uniquement sous la dépendance de leur cause.

Traitement. — Le traitement doit être à la fois *médical* et *chirurgical*.

Le cathétérisme a donné, dans cette affection, de réels succès; il suffit souvent de passer un explorateur à boule pour guérir le malade. Lorsque son introduction est insuffisante on peut recourir à la dilatation brusque, faite avec la pince de P. Broca. Dans tous les cas on agira graduellement, distendant lentement et peu à peu le conduit, afin d'éviter toute déchirure pouvant entraîner des accidents graves, des périœsophagites par exemple.

Le traitement médical, consistant dans l'emploi des antispasmodiques, tels que la belladone, la valériane, le bromure de potassium, etc., ne doit pas être négligé.

Il va sans dire que, dans les spasmes symptomatiques, on doit tout d'abord commencer par le traitement de la cause.

XII

PARALYSIE DE L'ŒSOPHAGE

La *paralysie de l'œsophage* n'est parfois que l'accompagnement d'une paralysie du pharynx; elle dépend le plus souvent d'une lésion des centres nerveux, d'une compression des nerfs œsophagiens ou d'un simple affaiblissement de la musculature du conduit, ces différentes causes pouvant du reste coexister.

La paralysie pourrait, suivant les cas, dépendre d'un trouble de la fonction motrice ou d'une perte de la sensibilité de la muqueuse, point de départ du réflexe de la déglutition (M. Mackenzie).

L'affection est surtout caractérisée par de la dysphagie; celle-ci, très lente dans son développement, lors de paralysie locale, a, au contraire, une marche des plus variables, suivant la nature des lésions, lorsqu'elle est sous la dépendance d'une maladie des centres nerveux.

Par suite de l'augmentation de cette dysphagie les malades arrivent à ne plus prendre que des aliments liquides, d'où un amaigrissement qui peut être très marqué. Il n'y a que rarement des régurgitations; toutefois, dans quelques cas de dilatation diffuse de l'œsophage, l'accumulation des aliments dans ce conduit provoque vers la fin de la journée des quintes de toux ne cessant qu'à la suite de régurgitations qui soulagent le malade (Mermod) (1).

Le *diagnostic* est facile, le cathétérisme permettant de constater la perméabilité du canal.

Le *pronostic* dépend en grande partie de la cause.

C'est à celle-ci que doit d'abord s'adresser le *traitement*. On combattra la paralysie par l'électrisation faradique, plaçant un des pôles à l'intérieur de l'œsophage (M. Mackenzie), et lors de dilatation diffuse, on alimentera les malades par la sonde afin de permettre la rétraction du canal (Mermod).

XIII

VICES DE CONFORMATION CONGÉNITAUX DE L'ŒSOPHAGE

L'étiologie des vices de conformation congénitaux de l'œsophage est très obscure; il est certain qu'ici comme ailleurs on doit tenir le plus grand compte des arrêts de développement; malheureusement comme on discute encore sur le développement normal de l'œsophage, il est difficile d'affirmer en présence d'un cas donné qu'il s'agit d'un arrêt dans ce développement. La coïncidence avec d'autres vices de conformation n'est pas rare, notamment avec ceux qui

(1) MERMOD, Dilatation diffuse de l'œsophage sans rétrécissement organique. *Rev. méd. de la Suisse rom.*, Genève, 1887, t. VII, p. 422.

occupent la partie terminale du tube digestif, comme l'a signalé en particulier M. Pinard.

LAMB (D.-S.), A fatal case of congenital tracheo-œsophageal fistula. *Philad. med. Times*, 1872-1873, t. III, p. 705 (bibl.). — EYQUEM (J.), Des malformations congénitales de l'œsophage. Thèse de Paris, 1875, n° 401. — REYNIER (P.), Du développement de la partie sus-diaphragmatique du tube digestif. Thèse d'agrég. d'anat. de Paris, 1883 (bibl.). — BOISVERT, Arrêt de développement et vice de conformation de l'œsophage. *Journal de méd. de Bordeaux*, 1886, p. 125. — VINCENT, Imperforation de l'œsophage. *Lyon méd.*, 1887, t. LIV, p. 406.

Nous nous contenterons d'une simple mention pour les faits obscurs de *transposition* et de *duplicité*. Les *dilatations* congénitales, ayant d'autre part été déjà étudiées dans le chapitre général des dilatations de l'œsophage [1], nous n'étudierons ici que les *imperforations*, les *rétrécissements* et les *abouchements anormaux*.

1° IMPERFORATIONS

L'imperforation se présente avec des caractères variables suivant les cas; tantôt il s'agit d'une simple cloison complète, siégeant près du cardia ou près du pharynx, tantôt il y a oblitération sur une plus ou moins grande longueur, un cordon fibreux réunissant les deux bouts, tantôt enfin il y a absence complète du conduit sur une étendue variable.

Dans tous les cas, la déglutition est évidemment impossible et le cathétérisme dénote d'une manière indiscutable l'existence de l'obstacle.

Peut-être est-on autorisé, lorsque la sonde est arrêtée, à la pousser avec quelque force, cette manœuvre permettant d'enfoncer une mince cloison, impossible à diagnostiquer des cas incurables où il y a éloignement des deux bouts. En cas d'échec, on pratique la gastrostomie, après s'être toutefois assuré qu'il n'existe aucune autre malformation incompatible avec la vie.

2° RÉTRÉCISSEMENTS

Certains rétrécissements en forme de diaphragme, sortes de cloisonnements incomplets sont évidemment d'origine congénitale; toutefois il n'y a jusqu'ici pas de dissection probante chez l'enfant. On se fonde, pour admettre la nature congénitale de certains rétrécissements annullaires constatés chez des sujets morts plus ou moins âgés, sur ce fait clinique qu'ils avaient présenté depuis leur enfance des troubles dysphagiques et sur ce fait anatomique que la muqueuse n'est nullement altérée à leur niveau.

Les symptômes sont ceux de tout rétrécissement de l'œsophage; souvent ils sont légers pendant un temps assez long et s'aggravent à mesure que le sujet avance en âge.

D'après Rokitansky et Berg, ces rétrécissements différeraient des rétrécissements acquis par leur tendance à se compliquer de poches diverticulaires.

[1] Voy. plus haut, p. 481.

3° ABOUCHEMENTS ANORMAUX

Les abouchements anormaux de l'œsophage dans les voies aériennes présentent deux variétés, suivant que la communication existe seule ou qu'elle s'accompagne d'une oblitération du bout supérieur.

A. *Oblitération avec abouchement anormal.* — Ces cas sont de beaucoup les plus fréquents. L'abouchement trachéal porte toujours sur le bout inférieur.

Quant au bout supérieur, il peut manquer complètement, une cloison se formant en arrière du voile du palais (pièce de M. Duval et de Hervé) ; le plus souvent il existe sous forme de cul-de-sac descendant plus ou moins bas. Suivant les cas, ce cul-de-sac se termine librement, adhère à la trachée ou est uni au bout inférieur par un cordon musculaire.

Le bout inférieur, perméable, s'ouvre dans la trachée, généralement au voisinage de la bifurcation des bronches, quelquefois plus haut, vers le milieu de la trachée ou plus bas dans la bronche droite.

L'orifice de communication est parfois très petit, laissant à peine passer un stylet ; d'autres fois il est long et de forme variable, ovalaire, semi-lunaire ou fissural.

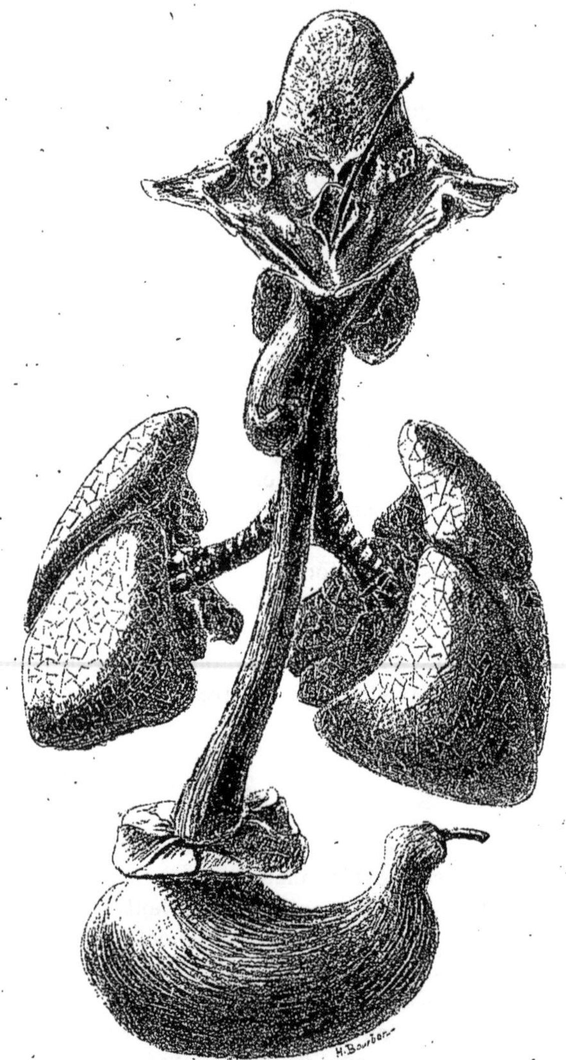

Fig. 126. — Malformation de l'œsophage. (Périer.)

Le bout supérieur se termine en cul de-sac. — Le bout inférieur s'abouche dans la trachée, si bien qu'une sonde, pour pénétrer dans l'estomac, doit traverser le larynx.

Aux symptômes de l'imperforation se joignent, dans ces cas, ceux de la communication trachéale qui se caractérise par des vomissements de matières stomacales mélangées d'eau.

La gastrostomie est le seul traitement à opposer à ces oblitérations avec abouchements anormaux.

B. *Fistules œsophago-trachéales.* — Dans ces cas l'œsophage est perméable, mais il existe entre sa cavité et celle des voies aériennes une communication sous forme de fissure d'étendue variable, siégeant juste au-dessous de l'orifice sous-épiglottique ou plus bas.

Les accidents, qui traduisent cette complication, sont surtout d'ordre respiratoire et se manifestent à chaque déglutition par de la dyspnée et de la toux. L'enfant peut vivre toutefois pendant quelque temps ; un petit malade de Lamb vécut sept semaines ; la mort survient à la suite des lésions inflammatoires pulmonaires, que détermine la chute continuelle des matières alimentaires dans les voies respiratoires.

CHAPITRE IV

MALADIES DU LARYNX ET DE LA TRACHÉE

ALBERS (J.-F.-H.), *Die Pathologie und Therapie der Kehlkopfskrankheiten.* Leipzig, 1829. — TROUSSEAU et BELLOC, *Traité pratique de la phthisie laryngée.* Paris, 1837; traduction anglaise, par J.-A. WARDER, Philadelphie, 1839. — RÜHLE, *Die Kehlkopfskrankheiten.* Berlin, 1861. — BAUMGÄRTNER (J.), *Die Krankheiten des Kehlkopfes.* Freiburg, 1864. — GIBB (G.-D.), *On diseases of the throat and windpipe,* London, 1864. — BRUNS (V.), *Die Laryngoskopie und die laryngoskopische Chirurgie.* Tübingen, 1865. — TÜRK (L.), *Clinic. researches on different diseases of the larynx.* London, 1862. — *Klinik der Krankheiten des Kehlkopfes.* Wien, 1866. — TOBOLD (A.), *Die chronischen Kehlkopfskrankheiten.* Berlin, 1866 : 3ᵉ édit., 1874; trad. angl. par GEORGE M. BEARD, New-York, 1868. — MANDL (L.), *Traité pratique des maladies du larynx.* Paris, 1872. — JAMES (P.), *Lessons on Laryngoscopy.* London, 1873; 4ᵉ édit., 1885. — FAUVEL (C.), *Traité pratique des maladies du larynx, précédé d'un traité complet de laryngoscopie.* Paris, 1876. — STOERK (C.), *Klinik der Krankheiten des Kehlkopfes.* Stuttgart, 1876. — ISAMBERT (F.), *Conférences cliniques sur les maladies du larynx et des premières voies.* Paris, 1876. — EPPINGER (H.), *Pathologische Anatomie des Larynx und der Trachea.* Berlin, 1880. — M. MACKENZIE, Diseases of the throat. London, 1880; trad. franç. par E.-J. MOURE et F. BERTIER, Paris, 1882. — POYET (G.), *Manuel pratique de laryngoscopie.* Paris, 1883. — NIKITIN (V.-N.), *Rukovodstvo k. izuchenion laringoskopii i boleznei gortain.* Saint-Pétersbourg, 1884. — GOTTSTEIN (J.), *Die Krankheiten des Kehlkopfes.* Wien, 1884; trad. angl. par P.-M. BRIDE, Edinburg and London, 1885; trad. franç. par ROUGIER, Paris, 1888. — Consulter en outre les articles des grands dictionnaires.

I

MOYENS D'EXPLORATION DU LARYNX ET DE LA TRACHÉE

L'*inspection extérieure par la vue* et le *palper du cou* peuvent renseigner le chirurgien sur les déviations, les déformations et le degré de mobilité du conduit laryngo-trachéal. L'*auscultation* pratiquée sur le larynx, à l'aide du stéthoscope fournit dans quelques cas (corps étrangers, polypes, etc.), des données utiles au diagnostic; de même le *toucher intra-laryngien*, dans de rares circonstances, permet de reconnaître des lésions de l'orifice supérieur du larynx; mais tous ces modes d'examen ne sont que secondaires et c'est l'examen direct de la cavité du larynx par la *laryngoscopie* qui a permis de réaliser, en une période d'années relativement courte, d'immenses progrès dans l'étude des maladies de cet organe.

C'est en 1858 que Türk et Czermak ont imaginé et décrit des moyens pratiques pour arriver à voir l'intérieur du larynx sur le vivant. Jusqu'à ces deux médecins autrichiens, bien des essais infructueux avaient été tentés, mais aucune de ces tentatives n'avaient donné de résultats suffisants pour encourager leurs auteurs et convaincre les médecins. Levret en 1743 pensait déjà à éclairer la cavité laryngée pour diagnostiquer sûrement les tumeurs et les extirper par les voies naturelles; mais ses recherches isolées n'eurent aucun écho; pas plus d'ailleurs que celles de Bozzini (Francfort, 1825), de Cagniard de la Tour (1825), de Babington (1829). Il faut arriver à Garcia, professeur de chant (1855), pour trouver des résultats pratiques; malheureusement Garcia n'était pas médecin et par cela même ses travaux perdirent le crédit que méritait sa perspicacité.

En 1857, Türk inventa un nouveau miroir au moyen duquel Czermak fit des études plus approfondies et créa d'un seul coup toute la technique laryngoscopique telle qu'elle existe aujourd'hui. Les belles planches du livre de Türk montrent que cet auteur observa beaucoup et bien, et il y a peu de chose à ajouter à bon nombre de ses descriptions.

En tout cas l'essor était donné, les faits nouveaux passionnèrent quelques médecins et chacun d'eux imagina de nouveaux appareils d'éclairage qui furent proclamés les meilleurs par leurs auteurs (Tobold, 1863; Servin, 1863; Moura, 1864; Fauvel, 1865; Mackenzie, 1865). Tous avaient leurs avantages et leurs inconvénients, tous ils procédaient des méthodes de Türk et Czermak, et n'étaient que des modifications plus ou moins ingénieuses de leurs appareils. Nous n'entrerons pas dans leurs détails, renvoyant pour cela aux traités spéciaux et nous contentant ici de décrire le plus simple à employer [1].

Pour voir dans l'intérieur d'un larynx, il faut un petit miroir, facile à introduire dans le pharynx, et une source lumineuse suffisante.

Le miroir laryngien, celui de Türk, est composé d'un petit miroir rond serti dans une capsule métallique et soudé suivant un angle d'environ 110 à 120 degrés sur une tige de laiton fixée elle-même à un manche ou poignée facile à tenir entre les doigts. Il y a des miroirs de différents diamètres suivant les cas; il faut en avoir au moins trois, variant de 1 centimètre à 2 centimètres de diamètre. Les plus grands sont nécessairement ceux avec lesquels on voit le mieux, aussi est-ce d'abord ceux-là que l'on essaye.

Le choix de la source lumineuse est ce qui a le plus divisé les médecins et ce qui a donné le plus libre jeu à leur imagination. On peut employer pour éclairer le fond de la gorge, soit la lumière directe (laryngoscope de Fauvel, appareil à lumière oxhydrique de Molteni), soit la lumière réfléchie par un

(1) La pratique, que nous exposons ici, est celle que l'on suit couramment dans les diverses cliniques, en particulier dans celle de notre ami Lubet-Barbon, qui nous l'a enseignée.

miroir porté par l'observateur (miroir dental de Czermak, bandeau frontal de Kramer, lunettes, etc., etc). Nous considérons la lumière réfléchie comme la

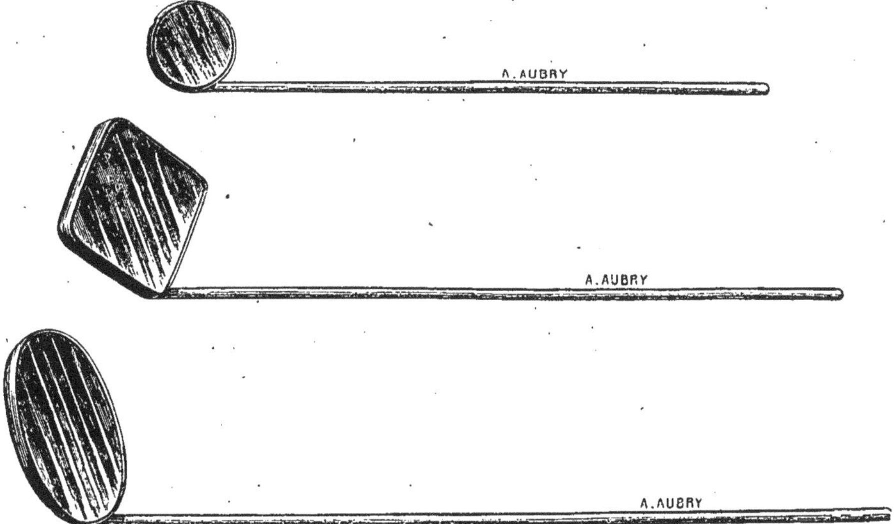

Fig. 127. — Miroirs laryngoscopiques de diverses formes.

plus utile parce qu'elle peut être utilisée dans tous les cas et nécessite un

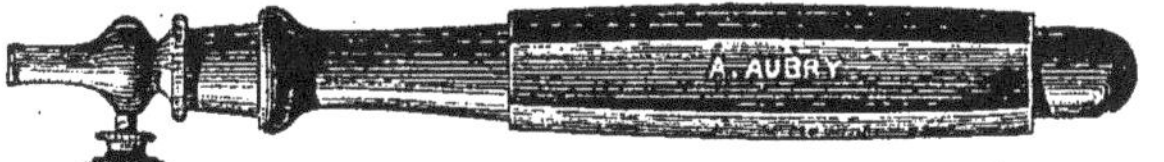

Fig. 128. — Manche destiné à porter le miroir.

moindre appareil. Pour la capter, le miroir avec bandeau frontal de Kramer est celui que nous conseillons. Il peut être plan si on emploie la lumière du soleil, il doit être concave si on emploie la lumière du jour ou celle d'une source lumineuse artificielle quelconque.

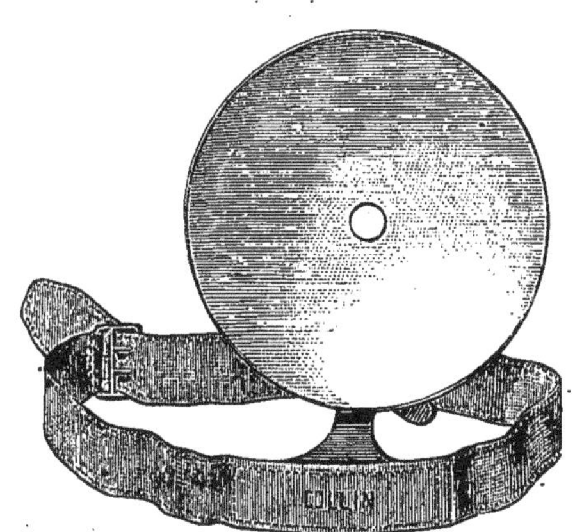

Fig. 129. — Bandeau frontal.

Son diamètre doit être de 10 à 14 centimètres. Il n'est pas indifférent qu'il ait telle ou telle courbure : les miroirs concaves avec une distance locale de 15 à 20 centimètres étant les plus convenables et ceux qui donnent théoriquement le maximum de lumière lorsqu'on se place à la distance voulue (14 centimètres de la bouche du malade).

Une lampe quelconque peut servir à éclairer, la quantité de lumière étant moins importante que la manière de la recevoir et de la réfléchir.

Pour examiner un larynx, on se place en général dans un endroit peu éclairé, le malade et l'examinateur sont assis en face l'un de l'autre, aussi rapprochés que possible. La source lumineuse est placée un peu en arrière du malade, et du côté droit, presque à toucher son oreille de façon à ce que les rayons incidents tombent sur le miroir d'une façon plus directe et soient aussi plus directement réfléchis. On accommode alors son éclairage de façon à trouver le maximum d'intensité avant de commencer l'examen : Le patient ouvre la

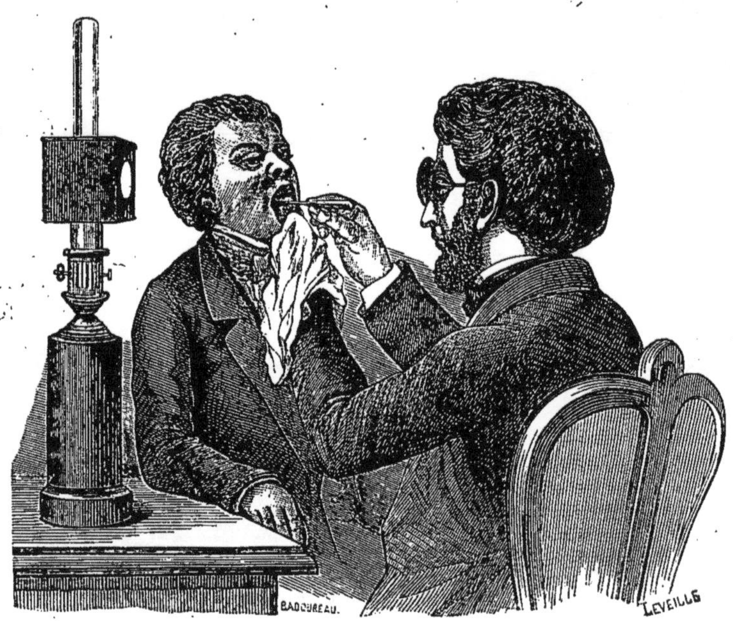

FIG. 139. — Position du chirurgien et du malade pour l'examen laryngoscopique.

bouche et le jet de lumière est projeté sur le voile du palais. On profite de ce temps pour inspecter la bouche, les dents, la langue, les amygdales et le pharynx. Cet examen peut fournir d'utiles éléments pour le diagnostic ultérieur, et peut pour ainsi dire guider les recherches que l'on va faire.

Quand on s'est ainsi assuré què l'éclairage est suffisant, on se prépare à introduire le miroir. On le chauffe légèrement de façon à ce qu'il ne soit pas terni par l'haleine du patient, mais avant de l'introduire on s'assure qu'il n'est pas porté à une trop haute température et qu'on ne brûlera pas les points où il sera appliqué. Cela fait, on fait tirer hors de la bouche la langue du malade et on la saisit entre le pouce et l'index de la main gauche, garantie par un linge, grâce auquel la langue est bien saisie et ne peut glisser au premier mouvement réflexe, tendant à la retirer dans la bouche. On doit se souvenir qu'il faut simplement maintenir la langue sans tirer trop fort sur elle, qu'il faut souvent protéger sa face inférieure par un coin du linge introduit entre celle-ci et les dents, afin qu'elle ne soit pas déchirée pendant les mouvements de défense instinctive qui peuvent survenir. Si ceux-ci se produisent on engage le malade à se calmer, en affirmant que l'examen n'est pas douloureux, et on cherche à le faire respirer lentement et régulièrement. De la régularité de la respiration dépend souvent le succès de l'entreprise ; lorsque la bouche est bien ouverte, la langue molle et bien fixée, on introduit le miroir tenu comme une plume à écrire, la face réfléchissante parallèle à la langue, mais en évitant de la toucher pour ne pas mouiller et ternir le miroir, de façon à venir sur le voile du palais, un peu au-dessus de la luette et faisant environ un angle de 45 degrés avec le plan horizontal du corps. Il faut éviter de toucher la luette qui est en général beaucoup plus sensible que le voile du palais sur lequel on peut s'appuyer, et qu'on peut même déprimer sans produire la nausée. Si le malade est sensible et que ce réflexe soit à craindre, on peut pulvériser sur le fond du pharynx une solution de cocaïne à 1/100 ou 1/50. La pulvérisation est mieux supportée, et de plus d'effet que le badigeonnage au pinceau.

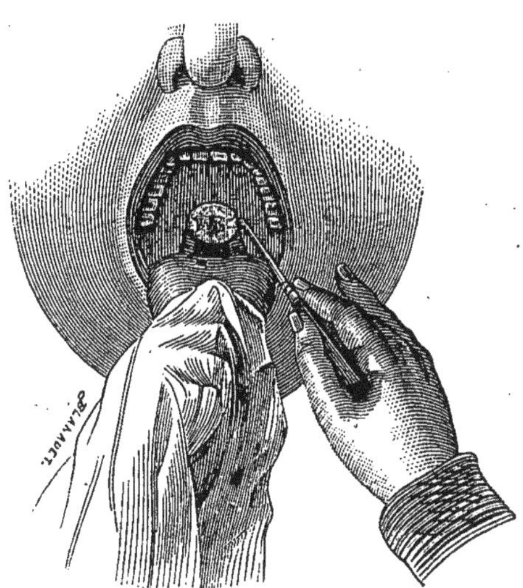

Fig. 151. — Application du laryngoscope. La bouche est largement ouverte, la langue maintenue tirée hors de la bouche.

On voit alors la base de la langue et la luette, qui recouvre une partie de l'orifice supérieur du larynx. On incline légèrement le miroir en avant et l'œil pénètre dans le larynx. Comme point de repère on cherche les cordes vocales et pour les mieux voir on dit au malade d'émettre, *sans effort*, le son *é*. On voit deux cordons blancs *ve* qui paraissent se détacher des parois du larynx, et viennent s'accoler l'une à l'autre sur le milieu de l'image. Le son émis et non tenu elles reprennent leur place primitive. Entre elles on voit un espace triangulaire qui est la glotte ; un peu au-dessus et de chaque côté une bande

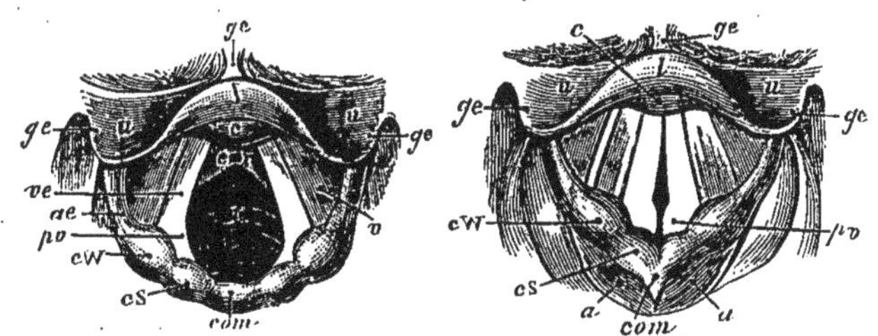

Fig. 152. — Images laryngoscopiques pendant la respiration et la phonation

rouge, antéro-postérieure, plus ou moins volumineuse, qui est la bande ventriculaire ou corde vocale supérieure *v*. Entre les deux cordes vocales supérieure et inférieure, une ligne parallèle qui est l'orifice des ventricules. Au-dessus des bandes ventriculaires le larynx s'élargit pour former le vestibule limité en haut, par un repli circulaire *ae*, qui va des cartilages aryténoïdes en arrière à l'épiglotte et à la base de la langue en avant. Pour bien voir tous ces détails il faut que le malade respire largement et lentement en émettant de temps en temps le son *é* qui rapproche les cordes vocales. Si l'on a affaire a un individu peu exercé il vaut mieux interrompre et reprendre plusieurs fois l'examen de façon à ne pas le fatiguer, et surtout à ne pas provoquer de phénomènes réflexes du côté de son pharynx, phénomènes qui sont toujours difficiles à calmer lorsqu'ils sont survenus. Nous ne saurions trop le répéter, une respiration régulière et l'assurance que le malade doit avoir de l'innocuité de l'opération, sont les deux points qui facilitent le plus l'examen. Si le malade se raidit, s'il respire mal, en retenant son souffle, il arrive fatalement un moment où il perd haleine et a des nausées. Il faut suspendre l'examen et ne le reprendre que lorsqu'il est calmé.

Outre cette difficulté de faire respirer régulièrement, il en est d'autres qui rendent l'observation plus difficile : l'épaisseur de la langue qui forme dans la bouche un dôme au-dessus duquel il est difficile d'introduire le miroir, et qui arrête les rayons visuels. On vient à bout de cet inconvénient en exerçant le malade, en déprimant la langue avec le doigt, avec l'abaisse-langue et surtout, nous ne craignons pas de le répéter, en le faisant respirer convenablement. La longueur du voile et de la luette sont souvent un obstacle, la luette descendant trop bas se projette dans le miroir et empêche de voir ce qui est au-dessous. On place le miroir un peu plus bas que de coutume, on l'incline davantage en avant, tout en faisant pencher la tête très en arrière. On se sert aussi de très grands miroirs. La susceptibilité trop grande du voile du palais et du pharynx sera combattue par les pulvérisations de cocaïne. On rendra le fond de la gorge plus tolérant en faisant gargariser pendant quelques jours avec un gargarisme iodé.

Les amygdales sont quelquefois tellement rapprochées qu'elles ne permettent pas l'introduction du miroir. On peut être obligé de les enlever, de les réduire; le plus souvent on parvient à son but en employant un miroir plus petit, ovale, et en attendant que le relâchement musculaire complet donne au fond de la gorge le plus d'ampleur possible.

La position de l'épiglotte est souvent un obstacle plus grand. Cet organe peut être replié sur lui-même transversalement (épiglotte en ω) ou bien retomber en arrière sur l'orifice du larynx si bien qu'elle coupe le rayon lumineux. On essaye de tourner la difficulté en faisant pencher la tête en arrière, en se tenant soi-même debout et en examinant le malade de haut en bas. On cherche à faire soulever l'opercule par des expirations rapides et profondes ou en faisant pousser très haut le son H ou le son I. On peut être amené à soulever l'épiglotte à l'aide d'un crochet.

Tels sont les moyens à employer pour pratiquer la laryngoscopie. Grâce à eux on peut arriver à voir convenablement tous les larynx pour peu qu'on y mette la patience nécessaire, surtout aujourd'hui que la cocaïne est venue faciliter les recherches en les rendant moins pénibles à supporter.

II

LÉSIONS TRAUMATIQUES DES VOIES AÉRIENNES

Certaines lésions traumatiques toutes spéciales ne nous arrêteront pas et nous nous contenterons d'une simple mention pour la déchirure des cordes vocales que pourraient déterminer chez l'enfant des cris exagérés (1) et pour la rupture de la trachée produite par de violents efforts respiratoires et par des secousses de toux. Nous nous bornerons ici à étudier les *contusions*, les *plaies*, et les *fractures*.

A. — COMMOTION ET CONTUSION DU LARYNX

La *commotion* du larynx a été décrite par Liston, Neudörfer, G. Fischer, Witte ; elle pourrait amener la mort par suite d'une action spasmodique réflexe sur la glotte. En réalité, comme le fait très justement observer M. Panas (2), son existence est loin d'être prouvée. Rien ne dit que dans les cas, semblables à celui de Liston, d'une jeune fille tombant sur une pierre, prise d'asphyxie et guérissant après trachéotomie, il n'y a pas eu un épanchement sanguin. Les résultats d'examens laryngoscopiques, faits dans des cas analogues par P. Güterbœck, P. Koch, ont du reste établi nettement l'existence d'infiltrations sanguines des cordes vocales ou des replis aryténo-épiglottiques.

La *contusion* du larynx est, au contraire, indiscutable ; elle peut être légère et limiter ses effets à quelques ruptures sous-cutanées ou sous-muqueuses ; souvent elle se complique de fractures des cartilages (3), d'autant plus à craindre que l'individu est plus âgé, de luxations de ces mêmes cartilages, en particulier des aryténoïdes, de ruptures des vaisseaux, des nerfs et de l'appareil ligamenteux.

Elle résulte de chocs, de tentatives de strangulation, rarement de pendaison, la corde glissant entre le larynx et le maxillaire.

La contusion du larynx se traduit par la perte de la voix et par une gêne respiratoire qui peut aller jusqu'à déterminer la mort. Dans les cas légers tous les symptômes se calment graduellement, et le blessé revient peu à peu à l'état normal. Gleitsmann a signalé l'hémoptysie par fissure de la muqueuse, accompagnant un hématome sous-muqueux (4).

(1) H. Beigel, Ein Fall von Abreissung beider Stimmbänder von ihrer Insertion mit gleichzeitiger Zerreissung des linken Stimmbandes in Folge vielen Schreien. *Berl. klin. Wochenschrift*, 1886, p. 394.

(2) Panas, Plaies du larynx. *Ann. des mal. de l'oreille et du larynx*. Paris, 1878, t. IV, p. 1. — Consulter encore Koch (P.), Note sur la commotion laryngienne. *Ibidem*, 1877, t. III, p. 210.

(3) Voy. plus loin, p. 517.

(4) Gleitsmann, Traumatic hœmatoma of the larynx. *New-York med. Rec.*, 1887, t. XXXII, n° 18, p. 583 (bibl.).

B. — PLAIES DU LARYNX ET DE LA TRACHÉE

Les plaies du larynx et de la trachée sont souvent comprises dans la description générale des plaies du cou. Souvent, en effet, la cause qui les produit, agit en même temps sur les gros vaisseaux du cou, et la mort rapide survient par hémorrhagie ; mais quelquefois la lésion est, pour ainsi dire, limitée à l'arbre aérien et mérite une description spéciale. Il est même remarquable de voir que, même dans des plaies larges par instrument tranchant, les lésions sont pour ainsi dire exclusivement laryngées, les gros vaisseaux s'étant en quelque sorte dérobés latéralement sous la pression du couteau.

Nous conformant à l'usage, nous décrirons avec M. Horteloup, les plaies de la membrane thyro-hyoïdienne, bien qu'au point de vue anatomique, il s'agisse là de plaies pharyngées. Leurs causes, leurs symptômes, leur marche et leur traitement les rapprochent des plaies du larynx qui, du reste, est souvent atteint par l'instrument vulnérant dans une de ses parties, l'épiglotte par exemple.

VELPEAU, Sur les plaies transversales du cou. *Mon. des hôpit.* Paris, 1854, p. 218. — JUHEL, Considérations médico-légales sur les plaies du cou. Thèse de Strasbourg, 1868, 3e série, n° 99. — HORTELOUP, Plaies du larynx, de la trachée et de l'œsophage. Thèse d'agr. en chir., Paris, 1869. — DELENS (E.), Section des deux valves du cartilage thyroïde par un coup de gouge. *Ann. des mal. de l'oreille et du larynx.* Paris, 1877, t. III, p. 18. — WITTE, Ueber die Verwundung des Kehlkopfes und ihre Behandlung, und besonders über die Bedeutung der prophylactischen Tracheotomie bei denselben. *Arch. f. klin. Chir.*, Berlin, 1877, t. XXI, p. 182, 391, 470. — PANAS, Plaies du larynx. *Ann. des mal. de l'oreille*, 1878, t. IV, p. 1. — FISCHER, Verletzungen des Halses. *Deutsche Chir. von Billroth und Lücke.* Stuttgart, 1880, 34e livr. — RAOUL (H.), Plaies du larynx, leur gravité, leur traitement. Thèse de Paris, 1880, n° 1. — DIAZ, Considérations sur certaines plaies de la région antérieure du cou chez les suicidés. Thèse de Paris, 1883, n° 132. — KOENIG, *Traité de pathologie chirurgicale spéciale*, trad. franç., Paris, 1888, t. I, p. 622. — PETIT (CH.), Des plaies par armes à feu du larynx et de la portion cervicale de la trachée. Thèse de Paris, 1888-1889, n° 375.

Étiologie. — Nous nous contenterons de mentionner les plaies produites *de dedans en dehors* par le passage d'un corps étranger, ou par une opération chirurgicale endolaryngée ; le seul point à noter, à la suite de ces déchirures de la muqueuse, est la possibilité de tuméfactions inflammatoires et d'hémorrhagies. Les plaies *produites de dehors en dedans*, les seules que nous étudierons ici, sont chirurgicales ou accidentelles. Ces dernières sont relativement rares en temps de guerre ; elles ne comptaient que pour les 5/10 000 des plaies dans les relevés de la guerre de Sécession. On les observe, au contraire, assez fréquemment dans la pratique civile. Elles résultent alors le plus ordinairement de tentatives de suicide (¹) ou d'homicide, et sont produites par des couteaux, des canifs, des rasoirs, des tranchets, des haches. On a même vu des fous user sur une pierre le manche de leur cuiller et s'en servir comme d'un couteau (Legouest) ; aussi s'explique-t-on que ces plaies soient souvent mâchonnées. Exceptionnellement elles résultent de l'action d'un instrument piquant (une aiguille, une pique, etc.), ou de celle d'une arme à feu.

(¹) Sur 4595 suicides, BRIÈRE DE BOISMONT en relève 121 par section du cou.

Anatomie pathologique. — Les plaies sont surtout fréquentes dans la moitié inférieure du conduit laryngo-trachéal. Horteloup relève 12 plaies de la membrane hyo-thyroïdienne, 10 du cartilage thyroïde, 13 de la membrane crico-thyroïdienne, 1 de la membrane crico-trachéale, 22 de la trachée (1). Elles sont, à part les chirurgicales, presque toujours transversales ou un peu obliques (2).

Il peut exister des différences considérables dans les dimensions relatives de la plaie des téguments et de celle du conduit aérien, une plaie étendue des parties molles pouvant coïncider avec une plaie insignifiante des conduits aériens, et réciproquement une plaie extérieure insignifiante, pouvant accompagner un délabrement profond ; d'où la division, en *plaies larges* et en *plaies petites*. Ces dernières présentent des conditions favorables au développement de phénomènes d'étranglement et de compression, aussi la distinction anatomique, établie par Horteloup mérite-t-elle d'être conservée au point de vue clinique.

Ces plaies peuvent s'accompagner de lésion du corps thyroïde, du pharynx, de l'œsophage, de branches de la jugulaire ou de la carotide externe, rarement des nerfs récurrents, très rarement du tronc même des carotides, que l'on trouve quelquefois à nu dans l'angle de la plaie. Quelquefois on voit des fragments multiples du cartilage thyroïde ballotter dans la plaie, appendus à des lambeaux de muqueuse.

D'après G. Fischer, les cartilages du larynx se répareraient par une cicatrice linéaire, fibro-celluleuse, qui peu à peu devient cartilagineuse.

On n'a que très rarement observé des plaies incomplètes, laissant la muqueuse intacte, ce qui s'explique par le peu d'épaisseur du conduit aérien. Dieffenbach a cependant rapporté un cas de section incomplète du cartilage thyroïde.

Les plaies par armes à feu sont en général irrégulières ; exceptionnellement on a vu un éclat d'obus sectionner le cricoïde aussi nettement que l'aurait fait un couteau (G. Fischer). Les lésions produites par les balles sont, du reste, des plus variables, depuis le simple sillon et la perforation de part en part jusqu'à la destruction d'une étendue plus ou moins grande de l'organe.

Symptômes. — Les *plaies larges* s'accompagnent d'un écartement notable de leurs lèvres, surtout au niveau de la trachée où, lorsque la section est complète, les deux bouts peuvent s'écarter d'une largeur égale à celle de la main. Cet écartement augmente par l'extension de la tête et aussi par l'inspiration qui abaisse le segment inférieur. Chez un malade de M. Richet, dont la plaie siégeait assez bas, le segment inférieur disparaissait dans le thorax à chaque inspiration.

L'hémorrhagie, même en l'absence de toute lésion des gros vaisseaux du

(1) Durham, qui a réuni 158 cas de plaies du cou, note 11 plaies au-dessus de l'os hyoïde, 45 de la membrane thyro-hyoïdienne, 35 du thyroïde, 26 de la membrane crico-thyroïdienne ou du cricoïde, 41 de la trachée (cité par Fischer).

(2) Les plaies seraient obliques en bas et à droite dans les tentatives de suicide, en haut et à droite dans celles de meurtre (G. Fischer).

cou, est ordinairement assez sérieuse, vu la vascularité du larynx ; elle est dangereuse par suite de la chute du sang dans les voies aériennes.

La respiration s'accompagne d'un bruit de sifflement et l'expiration détermine la projection au dehors de sang spumeux ou de mucosités aérées. La voix est plus ou moins perdue en raison de la lésion des cordes vocales, des nerfs récurrents, du siège inférieur de la plaie et, plus tard, de l'œdème consécutif. La déglutition, gênée et douloureuse dans les plaies du thyroïde, s'accompagne de la chute des aliments dans le larynx, lors de plaie de la membrane thyro-hyoïdienne. La soif est vive en général, que l'œsophage soit ou non lésé (Witte).

Dans les *plaies petites*, par suite du défaut fréquent de parallélisme entre la plaie cutanée et celle du canal aérien, l'air ne passe plus aussi facilement au dehors ; il y a de l'emphysème, même en l'absence de toute suture des téguments, et des épanchements sanguins sous-cutanés ; aussi l'asphyxie est-elle beaucoup plus fréquente et plus rapide que dans les plaies larges. La dyspnée peut, du reste, résulter, dans les deux variétés de plaie, du passage du sang dans les voies aériennes, de la chute dans le larynx d'un cartilage en partie détaché, l'épiglotte le plus souvent, du rétrécissement causé par le déplacement des fragments, etc.

Marche. — Terminaisons. — Ces plaies peuvent être immédiatement mortelles par suite de l'hémorrhagie et de l'asphyxie qui les accompagnent. Mais, le plus souvent, leur gravité vient de la fréquence des complications inflammatoires, des fusées purulentes qui se font, surtout dans les plaies petites, des nécroses, des chutes de fragments détachés, des proliférations de bourgeons charnus, des hémorrhagies secondaires, des trachéo-bronchites, des pleurésies, des broncho-pneumonies, toutes complications difficiles à éviter par suite de la difficulté où l'on est de maintenir aseptique le foyer traumatique et d'empêcher la chute de parcelles infectées dans les parties sous-jacentes de l'arbre respiratoire.

La mort, si le blessé échappe aux accidents immédiats, survient en général du huitième au quatorzième jour.

La guérison se fait en trente ou quarante jours ; la réunion par première intention, que Reiz a obtenue expérimentalement, n'a guère été observée chez l'homme. On cite cependant le cas, dû à Béclère, d'un vieillard de soixante-douze ans, dont la plaie transversale de 15 centimètres avec division de la trachée ossifiée, fut réunie et guérit par première intention en douze jours.

Souvent, la guérison ne s'accompagne pas d'un retour parfait à l'état antérieur ; la voix reste défectueuse, quelquefois même il existe une réelle infirmité, un rétrécissement du larynx, une fistule trachéale[1].

Pronostic. — Le pronostic est grave ; sur 88 plaies larges, Horteloup relève 21 morts, soit 23,8 pour 100 ; sur 21 petites, 11 morts, soit 52,3 pour 100. Witte, résumant les statistiques de Lotzbeck, d'Otis, etc., réunit 124 observations de plaies par armes à feu et compte 53 morts, soit 42,74 pour 100.

(1) Voy. plus loin ces affections, p. 567.

Diagnostic. — Le diagnostic ne présente aucune difficulté dans les plaies larges; lorsque la plaie cutanée est petite on ne peut affirmer la lésion des voies aériennes que si des bulles d'air sortent par la solution de continuité ou s'il y a de l'emphysème sous-cutané.

Traitement. — Le traitement a une grande importance dans la cure des plaies du conduit laryngo-trachéal; aussi, bien loin de répéter avec A. Paré, que « les plaies de la trachée ne guérissent que de temps à autre par la grâce de Dieu et que l'art n'y peut rien » nous dirons que souvent une intervention active est nécessaire si l'on veut sauver le blessé.

Certes il suffit, dans quelques plaies larges et régulières, de se contenter d'un nettoyage antiseptique et d'un pansement approprié; mais, le plus souvent, on a à arrêter l'hémorrhagie et à combattre l'asphyxie. On aspirera le sang tombé dans les voies aériennes, on enlèvera les lambeaux flottants, on cherchera le bout inférieur de la trachée rétractée et l'on y placera une canule, on remplira, en un mot, toutes les indications que présentera immédiatement l'état du blessé.

L'asphyxie et même l'hémorrhagie peuvent conduire à faire la trachéotomie. L'hémostase est en effet loin d'être toujours facile; elle est même impossible directement dans les cas où le sang vient des petits vaisseaux de la muqueuse turgide par le fait de l'asphyxie; dans ces cas la *trachéotomie*, suivie de l'emploi de la canule-tampon devient absolument *nécessaire*. Les indications de la trachéotomie doivent même être étendues au delà de ces cas. Les chirurgiens allemands, Fischer, Neudörfer, König, Beck, Witte, etc., conseillent la *trachéotomie préventive*, même en l'absence d'accidents graves immédiats, lorsque le blessé ne peut être placé sous la surveillance directe d'un médecin, pratique que nous conseillons pour peu qu'on ait à craindre la chute de lambeaux flottants dans le canal aérien ou une infiltration œdémateuse de la glotte. Au reste, il ne s'agit pas toujours d'une opération régulière. Quelquefois il suffit d'introduire une canule ou une grosse sonde dans la plaie élargie; d'autres fois, lors de plaie du larynx par instrument tranchant, comme un rétrécissement est toujours à craindre, le mieux est, d'après G. Fischer, de faire la thyrotomie pour assurer la cicatrisation en bonne position.

Quand on ne fait pas la trachéotomie, faut-il suturer? Nélaton, Gosselin conseillaient de placer quelques points de suture sur la trachée, ce qui faciliterait la respiration; Jobert voulait qu'on fît une suture complète. Aujourd'hui on se contente en général de rapprocher les lèvres de la plaie par une attitude appropriée et l'on ne suture que les plaies transversales complètes de la trachée avec écartement, de manière à rapprocher les deux bouts. Quant à la suture des téguments elle est à peu près universellement rejetée; elle ne sert qu'à favoriser l'emphysème, les épanchements sanguins profonds, et, par suite, les suppurations graves dans une région dont l'asepsie est à peu près impossible. C'est tout au plus s'il y a lieu de rétrécir un peu les angles de la plaie extérieure.

S'il existe une plaie œsophagienne concomitante on a recours à la sonde à demeure ou au cathétérisme répété; si la plaie est facilement abordable on peut en tenter la suture; mais on n'insistera pas sur ces pratiques pour peu qu'elles semblent présenter des difficultés spéciales, l'expérience ayant appris que ces plaies peuvent guérir spontanément (Horteloup).

La recherche et l'extraction des projectiles et des corps étrangers seront faites lorsqu'on en soupçonnera l'existence; leur ablation précoce peut prévenir l'asphyxie et facilite la désinfection de la plaie; leur extraction tardive suffit quelquefois pour tarir des fistules ou rétablir le libre passage des voies aériennes.

On combattra l'emphysème léger par une compression douce, l'emphysème intense par de larges débridements de la plaie.

Nous verrons plus loin le traitement des accidents consécutifs[1].

C. — FRACTURES DE L'OS HYOIDE, DU LARYNX ET DE LA TRACHÉE

Nous décrirons, à côté des fractures du larynx et de la trachée, celles de l'os hyoïde qui, par leurs causes et leurs symptômes, se rapprochent beaucoup des premières. La fréquence de ces diverses fractures est inégale comme le montre la statistique de Fischer. Sur 105 fractures, cet auteur a relevé 29 fractures du thyroïde, 11 du cricoïde, 9 du thyroïde et du cricoïde, 3 du thyroïde et de l'hyoïde, 2 du thyroïde, du cricoïde et de l'hyoïde, 1 du thyroïde, de l'hyoïde et de la trachée, 3 du thyroïde, du cricoïde et de la trachée, 1 du thyroïde et de la trachée, 2 du cricoïde et de la trachée, 14 du larynx, 23 de l'os hyoïde, 7 de la trachée. Comme on le voit, la fracture du thyroïde est de beaucoup la plus fréquente.

MALGAIGNE, Fractures de l'appareil hyo-laryngien. *Traité des fractures*, 1847, t. I, p. 404. — CAVASSE (J.-A.), Fractures du larynx. Thèse de Paris, 1859, n° 9. — LANGLET, Fracture du larynx. *Bull. de la Soc. anat.*, Paris, 1866, p. 392. — FREDET, Quelques considérations sur les fractures traumatiques du larynx et leur traitement. Paris, 1868. — HÉNOCQUE, Fractures du larynx. *Gaz. hebd.*, Paris, 1868, n°s 39 et 40, p. 610 et 625. — LAUGIER, Des fractures du larynx. *Ann. des mal. de l'oreille et du larynx.* Paris, 1875, t. I, p. 404 (bibliogr.). — FESSARD (G.), Des fractures traumatiques des cartilages du larynx. Thèse de Paris, 1877, n° 521. — CORLEY, Fracture of cartil. of trachea. *Dublin Journ. of med. sc.*, 1877, t. LXIV, p. 346. — CATERINOPOULOS (D.-C.), Étude sur les fractures des cartilages du larynx et leur traitement par la thyrotomie immédiate. Thèse de Paris, 1879, n° 375. — KOCH (P.), Fractures laryngiennes. *Annales des maladies de l'oreille et du larynx.* Paris, 1879, t. V, p. 73. — FISCHER (G.), *Deutsche Chirurgie.* Stuttgart, 1880, 34e livr. — WAGNER (W.), Ein Fall von Zerreissung der Trachea durch indirecte Gewalt, Heilung. *Deutsche med. Wochenschrift*, Berlin, 1880, p. 485. — Id., Fall von Komminutivfraktur des Kehlkopfs durch Erwürgen, nebst einigen Bemerkungen über die Behandlung dieser Frakturen. *Centralblatt für Chir.*, Leipzig, 1883, p. 361. — BESSIÈRES (M.), Fractures des cartilages du larynx. Thèse de Paris, 1884-1885, n° 238. — KOENIG (F.), Fractures de l'os hyoïdien, du larynx et de la trachée. *Traité de path. et de chir. spéc.*, trad. franç., Paris, 1888, t. I, p. 592.

A. — FRACTURES DE L'OS HYOIDE

Nous réunirons aux fractures de l'os hyoïde les luxations de la grande corne que Valsalva, Gibb et Ripley ont décrites[2], la distinction entre les deux étant

(1) Voy. *Traitement des rétrécissements* p. 567 et *Des fistules du larynx et de la trachée*, p. 574.

(2) Ces luxations seraient causées par l'ingestion de bols trop volumineux; d'après VALSALVA, il s'agirait là d'une lésion bénigne; la déglutition, impossible après l'accident, redeviendrait immédiatement facile, une fois la réduction faite.

impossible en clinique et l'âge seul permettant d'avoir des présomptions sur l'absence d'ossification et de soudure osséuse des diverses pièces de cet os.

Étiologie. — Ces fractures sont rares, l'hyoïde étant protégé par sa mobilité et par la saillie du maxillaire inférieur, qui peut être brisé en même temps. On les observe surtout chez les gens âgés dont la grande corne est soudée. Elles résultent le plus souvent de la strangulation, quelquefois d'une chute sur un corps dur, tel qu'une pierre ou une barre de fer ou encore d'un choc direct [1]. Orfila et Cazanvieilh, les ont observées après la pendaison, mais c'est là un fait exceptionnel, la corde glissant jusqu'au maxillaire qui l'arrête. Dans un cas d'Ollivier jusqu'ici unique, la fracture a été produite par la contraction musculaire. Il s'agissait d'une femme de cinquante-six ans, qui, faisant un faux-pas, tomba la tête en hyperextension, sentit un craquement et se fit une fracture de la grande corne gauche.

Anatomie pathologique. — La fracture siège ordinairement sur la grande corne, à sa jonction avec le corps, ou dans un point voisin; rarement elle est bilatérale, rarement aussi elle occupe le corps de l'os; la fracture des petites cornes n'a jamais été notée.

Symptômes. — La fracture de l'os hyoïde est assez fréquemment accompagnée d'un craquement, d'un crachement de sang quelquefois abondant, de douleurs vives exaspérées par la pression, par la parole et par la déglutition. Les mouvements de la langue et de la déglutition sont gênés; la voix est rauque, faible; dans quelques observations on voit des accès de suffocation survenir après la déglutition de quelques gouttes de liquide.

L'examen local permet de constater la mobilité anormale des fragments, avec ou sans crépitation et souvent leur déplacement en dedans appréciable par le toucher pharyngien.

Rapidement apparaît un gonflement du cou accompagné d'ecchymoses; plus tard surviennent des phénomènes inflammatoires, accompagnés de toux, d'expectoration, d'enrouement et même, comme l'a signalé Ollivier, d'abcès avec nécrose et élimination d'un fragment osseux.

Diagnostic. — Le diagnostic est ordinairement facile, sauf quand le gonflement est considérable; il est quelquefois obscurci par la concomitance de fractures du larynx, dans un cas de Gründer, où le fragment était profondément engagé entre l'épiglotte et la fente glottique, on avait cru à une lésion des nerfs laryngés et la fracture ne fut reconnue qu'à l'autopsie (Fischer).

Pronostic. — Le pronostic est grave; sur 23 cas réunis par Fischer, on compte 12 morts. Assez souvent, chez les individus âgés, la mort est survenue par le fait de lésions pulmonaires. Cette gravité est toutefois très diminuée, comme le font observer Hamilton et Poinsot, dans les cas où le traumatisme ne s'est pas exercé sur les organes voisins et a limité son action à l'os hyoïde.

(1) Dans la strangulation, la pression horizontale des doigts fracture l'os en resserrant l'arc; dans la chute ou le choc direct, la fracture se fait, au contraire, par redressement de l'arc dont les deux extrémités sont isolément appliquées contre la colonne vertébrale.

La fracture isolée de celui-ci semble se consolider assez vite, mais laisse quelquefois à sa suite une dysphagie rebelle et des troubles de la voix.

Traitement. — Il faut réduire les déplacements; l'index placé dans la bouche repousse en dehors et en avant le fragment postérieur, tandis que l'autre main agit au dehors sur le reste de l'os. Le simple repos suffit souvent pour assurer la contention des parties. Malgaigne conseillait d'incliner la tête en avant; Lalesque et Aubergé ont, au contraire, prescrit de renverser la tête en arrière de manière à exercer une extension permanente sur les fragments par l'intermédiaire des muscles et des ligaments qui s'y insèrent.

Pour combattre les phénomènes inflammatoires, on a utilisé les antiphlogistiques locaux, mais il faut bien savoir que ceux-ci sont quelquefois insuffisants, et que l'on doit se tenir prêt à faire la trachéotomie, celle-ci pouvant être nécessitée par l'intensité du gonflement. Dans quelques cas, la dysphagie a été telle qu'elle a nécessité l'emploi de la sonde œsophagienne (Kœnig).

B. — FRACTURES DU LARYNX

Étiologie. — L'âge avancé constitue une prédisposition aux fractures du larynx, l'ossification de l'organe étant alors plus complète. Morgagni, Marjolin mettaient même en doute la possibilité de fractures chez les sujets jeunes à cartilages non ossifiés, opinion erronée, comme l'ont montré les expériences de Gurlt et de Hénocque; la clinique montre du reste que, sur 52 fractures, 16 ont été constatées chez des sujets au-dessous de trente ans (Hénocque). Hunt(1) a même réuni 5 cas de fractures chez des enfants au-dessous de quatre ans.

Les fractures du larynx sont plus fréquentes chez l'homme que chez la femme; ce qui tient à ce qu'il est plus exposé aux traumatismes et à ce qu'il a un larynx plus saillant. Leur cause immédiate est le plus souvent une violence directe qui peut être bilatérale (pression avec les doigts) ou exercée d'avant en arrière (passage d'une roue de voiture, choc direct, pression avec une cravate). Laugier, Monteggia, Cavasse, Béchade, rapportent des observations de fractures du larynx à la suite d'une chute sur un corps dur; bien qu'on n'ait pu les obtenir sur le cadavre par ce mécanisme, contradiction qui s'explique, comme le font observer Eug. et J. Bœckel, par la nécessité pour leur production d'une fixation préalable du larynx par l'action musculaire.

On a dit(2) que la pendaison s'accompagnait souvent de fracture du larynx; cela n'est vrai, comme le fait observer Tardieu, que, lorsqu'à la pendaison, s'ajoute l'action de l'exécuteur qui imprime des mouvements violents au condamné.

Anatomie pathologique et mécanisme. — Les fractures du larynx peuvent être simples ou multiples, complètes ou incomplètes. Le trait siège le

(1) HUNT, On fractures of the larynx and ruptures of the trachea. *Amer. Journ. of obstetr.* New-York, avril 1866, n. s., t. LI, p. 578.

(2) MONTEGGIA, VALSALVA, MORGAGNI, etc.

plus souvent sur le cartilage thyroïde; vient ensuite comme fréquence la fracture isolée du cricoïde; la fracture simultanée du thyroïde et du cricoïde est plus rare; celle des aryténoïdes est exceptionnelle.

A la suite des pressions latérales qui ferment l'angle dièdre du thyroïde et exagèrent la courbure du cricoïde, on voit sur le premier de ces cartilages une fracture longitudinale, rarement sinueuse, en S, presque toujours médiane ou tout contre la ligne médiane. Ce siège juxtamédian s'observerait constamment chez les jeunes sujets, d'après les expériences de Cavasse, ce que Rambaud a expliqué en montrant l'existence normale d'un cartilage médian intermédiaire aux deux lames latérales. Le cricoïde aplati latéralement se fracture sur la ligne médiane antérieure ou bilatéralement.

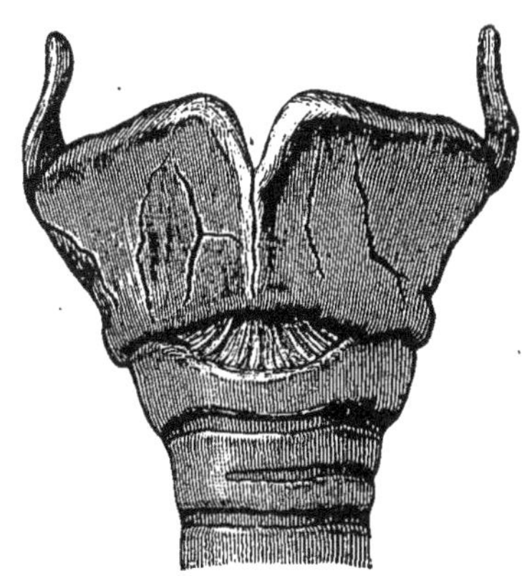

FIG. 133. — Fractures du cartilage thyroïde.

Les violences d'avant en arrière aplatissant les cartilages du larynx contre la colonne vertébrale, point d'appui, déterminent sur le thyroïde des fractures verticales, transversales ou obliques, quelquefois avec refoulement des fragments en dedans ; le cricoïde présente des traits bilatéraux et symétriques, quelquefois une fracture complète d'un côté, incomplète de l'autre, d'autres fois deux traits latéraux et un trait médian postérieur.

En même temps que ces fractures du thyroïde et du cricoïde, on peut voir les grandes cornes du thyroïde lésées, les aryténoïdes fracturés ou luxés, la muqueuse déchirée, les cordes vocales infiltrées de sang, les membranes et les muscles crico-thyroïdiens et thyro-hyoïdiens arrachés.

Enfin les fractures du larynx peuvent être compliquées d'autres fractures (hyoïde, trachée, maxillaire inférieur), de plaie, de déchirure de la veine jugulaire externe.

Symptômes. — Les symptômes varient beaucoup de gravité suivant les cas.

Les symptômes *fonctionnels* sont ordinairement très intenses. Un crachement de sang spumeux, de mucosités sanguinolentes, survient immédiatement ou peu après l'accident dans tous les cas.

La respiration est sifflante; la dyspnée, surtout marquée dans les fractures d'avant en arrière, est en général continue, sans exaspération; plus rarement elle survient par accès. La voix est voilée, rauque ou presque éteinte; la déglutition est gênée; enfin il existe, au niveau du larynx, une douleur vive, que la pression exaspère.

Indépendamment du gonflement et de l'ecchymose résultant de l'infiltration sanguine, il existe, au niveau du larynx, une série de *signes physiques* qui dénotent nettement l'existence de la fracture. La région est déformée; on y constate une dépression ou une saillie anormale par suite de la séparation des fragments. Il y a de la mobilité, ou tout au moins une dépressibilité anormale des cartilages, quelquefois de la crépitation; mais tous ces signes sont souvent masqués en quelques heures par un emphysème surtout profond, qui atteint rapidement des proportions effrayantes.

Marche et terminaisons. — Dans quelques cas rares, les symptômes sont à peine marqués ; la douleur est presque nulle, la respiration normale, et le malade guérit rapidement. Le plus souvent, les symptômes, s'ils n'ont pas été immédiatement graves, le deviennent rapidement et la mort, quand le malade n'est pas rapidement secouru, survient par suite de l'asphyxie que détermine soit un épanchement sanguin (intra-ventriculaire ou sous-muqueux), soit le déplacement d'un fragment, soit l'œdème de la glotte.

Lorsque le malade a échappé à ces divers accidents, il est encore exposé à la nécrose des fragments, à des abcès, à des cicatrices vicieuses et à des rétrécissements consécutifs à peu près impossibles à guérir.

Pronostic. — Le pronostic est grave; dans quelques cas, les symptômes sont immédiatement alarmants et, en l'absence d'intervention, la mort est constante; dans d'autres, les symptômes du début sont légers; mais il faut bien savoir que l'état peut toujours se compliquer brusquement. Aussi comprend-on que la mortalité soit grande : sur 52 cas, Hénocque relève 43 morts; les fractures du cricoïde seraient même, selon lui, constamment fatales, opinion exagérée, comme le prouve un fait de fracture consolidée du cricoïde, publié par Langlet. Le pronostic se trouve encore aggravé par ce fait que le malade, s'il guérit, peut être exposé à porter une canule toute sa vie.

Diagnostic. — Le diagnostic est ordinairement facile et l'on n'a guère méconnu de fractures du larynx que chez des aliénés qui se débattaient dans leur camisole de force et ne rendaient pas compte de leur état (Langlet). Toutefois, lorsque le gonflement est marqué, on peut rester dans le doute sur le nombre et le siège des fractures.

Traitement. — Bien que l'on ait observé la guérison en l'absence de tout traitement chirurgical actif, Gurlt, Mussa, Laugier, P. Koch veulent que l'on fasse la trachéotomie d'emblée dès que la fracture du larynx est reconnue. Cette pratique n'est généralement pas adoptée, et l'on se contente le plus souvent de faire la trachéotomie quand il existe des troubles respiratoires, n'hésitant pas à y recourir, alors même que les troubles sont légers et quel que soit le cartilage atteint, comme le recommande Fischer.

Dans les fractures avec déplacement, Kœnig préconise la trachéotomie suivie du redressement des fragments qu'on a cherché à maintenir à l'aide d'une petite vessie de caoutchouc introduite vide de bas en haut et gonflée d'air à l'instar du pessaire Gariel; Fischer en Allemagne, Panas et son élève Caterinopoulos en France, croient qu'il est préférable de faire la thyrotomie préventive en vue de tenir les deux moitiés du canal laryngé écartées l'une de l'autre jusqu'à la consolidation de la fracture du thyroïde en bonne position. Cette manière de faire permettrait, si quelque portion de ce cartilage était détachée et faisait saillie dans le larynx, de la remettre en place et au besoin de l'en extraire. Une conduite, qui nous semble très rationnelle, est celle conseillée par Wagner. Ce chirurgien fait la trachéotomie, pose une canule tampon; puis, après avoir incisé le larynx sur la ligne médiane, écarte les deux moitiés du thyroïde, aseptise les plaies, réduit ou excise au besoin des fragments de cartilage et finalement bourre de gaze iodoformée la cavité du larynx. Les faits ne sont pas encore suffisamment nombreux pour poser d'une manière définitive les règles du traitement; en tout cas, la gravité de ces fractures autorise des interventions plus rapides et plus complètes que celles faites autrefois. A ces conditions, on peut espérer guérir un grand nombre de malades et ne pas continuer à avoir une statistique aussi déplorable que par le passé.

C. — FRACTURES DE LA TRACHÉE

Les *fractures de la trachée* s'accompagnent souvent de fractures du larynx, 7 fois sur 14, d'après les relevés de Fischer.

Elles peuvent s'observer à tous les âges, de quatre à soixante-cinq ans, mais elles sont incontestablement plus fréquentes de quatorze à vingt ans; le sexe semble indifférent.

Elles résultent d'une compression violente du cou, du passage d'une roue de voiture, d'un coup de pied de cheval, d'une chute sur une barre de fer, etc.

La division est ordinairement transversale et ses bords s'écartent; exceptionnellement la fracture est longitudinale et a des bords renversés en dedans, obstruant la lumière du canal. Cette fracture siège d'ordinaire sur la partie cervicale de la trachée; on l'a toutefois observée près de la bifurcation bronchique dans des écrasements du thorax.

Comme les fractures du larynx, celles de la trachée s'accompagnent de dyspnée, d'emphysème, d'épanchement sanguin. Il y a de la douleur fixe à la pression, mais le gonflement empêche presque toujours de constater directement la fracture.

Le *pronostic* de ces fractures est très grave; la mort survient en quelques heures, au plus en quelques jours. On cite cependant quelques cas de guérison, 2 de Lang et de Wagner sans trachéotomie, 1 de Lauenstein avec trachéotomie.

Le *traitement* consiste à placer le malade dans le repos le plus absolu et à faire la trachéotomie au moindre symptôme respiratoire. Clermont a proposé de tenter le tubage trachéo-bronchique.

D. — INTUSSUSCEPTION DE LA TRACHÉE

Sous le nom d'*intussusception* ou d'*invagination de la trachée*, Lang [1] a publié l'histoire d'un homme qui, pendu par les pieds à une branche d'arbre,

[1] Cité par Fischer, *loc. cit.*, p. 86.

faisait des efforts violents pour se remonter et, dans ces efforts, fléchissait énergiquement la tête. Une heure après sa délivrance, il fut pris d'une dyspnée qu'améliora une forte extension de la tête. Les accidents persistant, il finit par se suicider. A l'autopsie, on constata que l'espace qui séparait le 2e du 3e anneau de la trachée était notablement exagéré, et que lorsqu'on fléchissait la tête, le 3e anneau s'engageait sous le 2e. Ce fait, jusqu'ici unique, ne nous permet pas de tracer l'histoire de cette affection.

D. — BRÛLURES DES VOIES AÉRIENNES

Jameson (W.), Œdema of the glottis, occasionned by the attempt to swallow boiling water, illustrated by 13 cases. *Dublin quart. Journ.*, 1848, t. V, p. 59. — Bevan (Philip), On scalds of the larynx. *Dublin quart. Journ.*, 1860, t. XXIX, p. I. — Hutchinson (Jonathan), On the avoidance of tracheot. in scald of the glottis. *The Lancet*, London, 1871, t. I, p. 190. — Parker (R.-W.), Scald of the glottis, with deposit of false membranes in the pharynx, larynx and bronchi. *The Lancet*, London, 1875, t. I, p. 613. — Wagner (W.), Ein Fall von Zerreissung der Trachea durch indirecte Gewalt, Heilung. *Deutsche med. Wochenschrift*, Berlin, 1880, p. 485. — Hamilton (J.-B.), A report of two cases of scalding of the air passagers by accidental inhalation of steam, with remarks. *Journ. of the Am. med. Ass.*, Chicago, 1889, t. XII, p. 47 (bibl.).

Étiologie. — Les brûlures des voies aériennes surviennent dans trois conditions différentes :

1° A la suite de l'inhalation de flammes ou de vapeurs brûlantes, comme le fait arrive quelquefois dans les incendies, les explosions de machines à vapeur; elles accompagnent alors ordinairement d'autres brûlures cutanées.

2° Après ingestion d'un liquide bouillant, comme cela a été surtout observé en Angleterre chez des enfants qui boivent directement au bec d'une théière.

3° Après ingestion d'un liquide caustique.

Dans ces deux derniers cas, la douleur due à l'arrivée du liquide dans la gorge provoquerait un cri, une inspiration qui entraînerait le liquide dans les voies aériennes. Celles-ci seraient brûlées dans une grande étendue si une contraction spasmodique de la glotte ne venait le plus souvent protéger les parties sous-jacentes et arrêter le liquide dans sa chute.

Anatomie pathologique. — Les brûlures du larynx s'accompagnent en général d'autres brûlures de la bouche, de la langue, des fosses nasales et du pharynx ; rarement l'œsophage est atteint, la régurgitation, qui se produit dès l'abord du liquide, le projetant dans les cavités nasales et ne le laissant pas pénétrer dans les voies digestives.

Ces brûlures sont rapidement suivies d'une inflammation aiguë qui s'accompagne d'une tuméfaction quelquefois considérable et qui peut s'étendre à la trachée, aux bronches et aux poumons.

Symptômes. — Les symptômes immédiats sont la douleur, la dyspnée, la dysphagie, la dysphonie et le choc. Dans les cas de brûlure par inhalation d'air chaud, les matières expectorées peuvent contenir des parcelles noires carbonisées.

La respiration est fréquente et bruyante, le visage pâle et fatigué; il y a, surtout chez les enfants, de l'agitation continuelle. Dans quelques cas exceptionnels, les symptômes bénins au début prennent dans la suite une gravité exceptionnelle; le fait arrive en particulier après l'ingestion de liquides caustiques.

En général, au bout d'un temps assez court, quelques heures, les replis ary-épiglottiques s'œdématient, la dyspnée augmente et la mort survient. Quelquefois le malade traverse la première période, mais il succombe dans la suite aux complications pulmonaires qui ne tardent pas à se développer.

Diagnostic. — Le diagnostic se tire de la notion des commémoratifs; c'est dire qu'il ne présente de difficultés que dans les tentatives de suicide, alors que le malade cache la nature des accidents. Dans ces cas, les brûlures concomitantes de la bouche et du pharynx mettront sur la voie.

Pronostic. — Dans les cas légers, la guérison peut se faire en quelques jours; mais le plus souvent, le pronostic est grave et la mort survient dans les vingt-quatre à quarante-huit premières heures, par choc traumatique ou gêne respiratoire; plus tard elle peut résulter de laryngite, de bronchite et de pneumonie.

Lorsque le malade a échappé à ces accidents et guérit, il persiste souvent un rétrécissement du larynx.

Traitement. — A part le cas de brûlure par les caustiques où l'on a conseillé de chercher à neutraliser le liquide ingéré, le traitement est le même, quelle que soit la cause de la brûlure. P. Bevan conseille d'appliquer des révulsifs sur le cou et la poitrine, de donner du calomel à l'intérieur, et, si la déglutition est impossible, de faire des frictions mercurielles; il aurait ainsi obtenu de nombreux succès. Récemment John B. Hamilton a préconisé l'emploi de l'éther qui aurait, d'après lui, le double avantage d'agir comme anesthésique local et général, et de prévenir l'œdème qui suit la vésication.

Ces divers moyens sont souvent insuffisants, la suffocation continue à progresser et la trachéotomie devient nécessaire, celle-ci n'a malheureusement donné que des résultats médiocres, 25 morts sur 38 opérés, d'après une statistique de Durham, ce qui s'explique par la grande extension des lésions dans ces cas.

E. — CORPS ÉTRANGERS DES VOIES AÉRIENNES

Nous plaçant exclusivement au point de vue chirurgical, nous laisserons de côté l'histoire des accidents causés par les gaz non respirables ou nuisibles; leur histoire appartient à la pathologie interne ou à la toxicologie; il en est de même des affections pulmonaires consécutives à l'introduction de poussières (pneumono-konioses).

Nous limiterons notre étude à celle des corps étrangers *solides* ou *liquides*, susceptibles de déterminer des accidents pouvant exiger l'intervention du chirurgien.

Parmi les nombreux travaux qui, depuis le mémoire de Louis, sur la bronchotomie, ont éclairé la question, nous citerons ceux de A. Bérard, de Bégin, de Gross, de P. Aronssohn, de Bertholle, de Bourdillat, de Durham, de Guyon et de Weist.

LOUIS, Deuxième mémoire sur la bronchotomie, où l'on traite des corps étrangers de la trachée-artère. *Mém. de l'Acad. roy. de chir.*, Paris, 1768, t. IV, p. 513. — LESCURE, Observations sur une portion d'amande, etc., dans la trachée. *Ibid.*, 1774, in-4°, t. V, p. 524. — Suite d'observations de corps étrangers dans la trachée. *Ibid.*, p. 527. — FAVIER, Expériences sur ces cas. *Ibid.*, p. 536. — DUPUYTREN, Corps étrangers dans la trachée-artère, signe particulier, etc. *Journal hebd. de méd.*, Paris, 1830, t. VII, p. 46. — BÉRARD (A.), *De corporibus extraneis in tractu aereo admissis.* Thèse d'agrég. de Paris, 1830. — BÉGIN, Mémoire sur les corps étrangers ingérés et passés dans les voies aériennes ou arrêtés dans l'œsophage. *Recueil de mém. de méd. milit.*, Paris, 1833, t. XX, p. 377. — OLLIVIER, CORPS ÉTRANGERS DU LARYNX. *Dictionnaire en 30 vol.*, Paris, 1838, t. XVII, p. 536. — MONDIÈRE, Note sur le séjour prolongé des corps étrangers dans les voies aériennes. *L'Expérience*, Paris, 1840, t. V, p. 425.— JOBERT DE LAMBALLE, Recherches sur les corps étrangers dans les voies aériennes (extr.). *Comptes rendus de l'Acad. des sc.*, Paris, 1851, t. XXXII, p. 706. — GROSS (S.), *Treatise on foreign bodies in the air passages.* Philadelphia, 1854. — CHASSAIGNAC, Des indications de la trachéotomie dans les cas de corps étrangers. *Moniteur des hôpitaux*, Paris, 1855, t. III, p. 225.—ARONSSOHN (L.), *Des corps étrangers dans les voies aériennes.* Thèse de Strasbourg, 1856. — GROSS (S.), Foreign bodies. *Syst. of Surgery*, Philadelphia, 1864, t. II, p. 362, 3e édit. — BARBEU-DUBOURG, *Recherches sur les accidents produits par quelques corps étrangers dans les bronches.* Thèse de Paris, 1866, n° 249. — BOURDILLAT, Observation pour servir à l'histoire des corps étrangers dans les voies aériennes. *Gaz. méd.*, Paris, 1868, p. 94, 121, 135, 180, 212 (bibl.). — CLEMENTI (G.), Caso raro di mignatta della glottide e della trachea. *Osservatore med.*, Palermo, 1874, 3e série, t. IV, p. 409, et *Arch. génér. de méd.* Paris, 1875, t. I, p. 226. — SANDER (A.), Ueber Fremdkörper in den Luftwegen. *Deutsch. Arch. für klin. Med.*, 1875, t. XVI, p. 330. — POULET, Corps étrangers des voies aériennes. *Traité des corps étrangers.* Paris, 1879. — KRISHABER, De la conduite de l'opérateur en face des corps étrangers engagés au niveau de la glotte. *Ann. des maladies de l'oreille et du larynx.* Paris, 1880, t. VI, p. 319. — WEIST (R.), Foreign bodies in the air passages. *Trans. of the Americ. surg. Assoc.*, Philadelphia, 1883, t. I, p. 117. — RAZUMOWSKY, Extraction de deux canules à trachéotomie de la trachée. *Duevnik Kazank. Obst. Vratcher*, 27 décembre 1887, anal. in *Rev. intern. des sc. méd.*, Paris, 1889, t. XXXIII, p. 709. — LEYDEN (F.), Beiträge zur Lehre der Fremdkörper in den Luftwegen. *Deutsche med. Wochenschrift*, Berlin, 1889, p. 72, 81 et 464. — THELEN (O.), Zur Casuistik der Fremdkörper in den Luftwegen. *Ibid.*, p. 561.

A. — CORPS ÉTRANGERS LIQUIDES

Il arrive souvent que des *boissons* soient « avalées de travers », comme l'on dit; le mouvement de détente, qui amène le larynx sous la base de la langue, s'est incomplètement exécuté et le liquide est tombé dans les voies aériennes. D'ordinaire la glotte réagit, se contracte et arrête le liquide, qu'expulse bientôt une toux convulsive. Mais il n'en est pas toujours ainsi et une inspiration brusque, provoquée par le rire, l'éternuement, peut entraîner le liquide jusque dans la trachée; les efforts de toux suffisent alors en général pour l'expulser.

La gravité ne devient réelle que, dans les cas où la sensibilité laryngienne a disparu, comme le fait arrive pendant le sommeil, chez les nouveau-nés en asphyxie, chez les vieillards affaiblis, chez les ivrognes et chez les malades comateux. Le passage du liquide dans la trachée, ne se traduit alors que par une exagération des phénomènes asphyxiques et l'existence d'un râle trachéal humide. La mort survient soit immédiatement, soit secondairement par le fait d'une inflammation pulmonaire consécutive. En l'absence même de ces accidents, l'introduction de liquides dans les voies aériennes, constitue un symptôme grave lorsqu'elle se répète nécessairement par le fait d'une lésion matérielle du larynx (ulcération de son orifice supérieur, plaie commune aux canaux alimentaire et aérien, perforation spontanée, etc.).

On observe encore la chute de liquides dans les voies aériennes quand il y a paralysie des organes de la déglutition, quand un malade atteint de constriction des mâchoires est pris de vomissements. Le mécanisme de la chute des liquides se comprend facilement dans ces cas.

L'introduction dans le larynx de *liquides médicamenteux* irritants ou leur chute au cours d'une application topique faite sur le pharynx, peuvent être suivies d'accidents spasmodiques de la glotte; dans un cas, relaté par M. Guyon, la mort a même été la conséquence de ces accidents.

Dans des cas plus rares, on peut avoir affaire à l'introduction de sang ou de pus dans les voies aériennes. Le *sang peut* y pénétrer en assez grande abondance pour déterminer la suffocation. Le fait s'observe dans les plaies du larynx, au cours de la trachéotomie, à la suite de plaies du poumon, de rupture d'anévrysmes.

Le *pus* provenant d'abcès périlaryngiens ou péritrachéaux, des matières tuberculeuses, le contenu d'un kyste, peuvent déterminer des accidents semblables; il en est de même des épanchements purulents de la plèvre et des abcès du foie s'ouvrant dans les bronches.

Le **traitement** de ces divers corps étrangers liquides est, en général, des plus simples et il suffit ordinairement d'abandonner leur expulsion à l'accès de toux. Si les conditions où se trouve le malade ne permettent pas que l'accès se développe, on favorisera leur expulsion en couchant le malade sur le côté, en l'inclinant légèrement et en excitant des mouvements respiratoires comme on doit le faire chez les noyés (F. Guyon).

Dans certaines conditions, un spasme glottique excessif, l'irruption brusque de sang ou de pus dans la trachée peuvent conduire à pratiquer la trachéotomie et même à la faire suivre de l'aspiration des liquides qui remplissent la trachée. Lorsqu'il existe déjà une plaie, il faut l'agrandir, aspirer le sang et pratiquer la respiration artificielle.

B. — CORPS ÉTRANGERS SOLIDES

Étiologie et nature. — Les corps étrangers des voies aériennes ont une fréquence variable suivant l'âge et l'état pathologique du sujet. Sur 102 cas, réunis par Aronssohn, on en voit 40, de un à dix ans et 15 seulement de dix à vingt ans; puis la proportion se relève sensiblement à mesure que l'on avance en âge.

Les corps étrangers solides viennent le plus souvent de l'extérieur et pénètrent soit par l'orifice supérieur du larynx, soit par une perforation du conduit aérien.

Le premier cas est le plus fréquent. L'accident se produit au moment de l'inspiration ou pendant la déglutition. Le plus souvent, c'est un enfant qui, en jouant, aspire un sifflet, un pépin, etc; le corps étranger entraîné avec la colonne d'air, franchit brusquement l'ouverture glottique dilatée au moment de l'inspiration et tombe dans la trachée. D'autres fois c'est un corps étranger lancé qui tombe directement dans le larynx et s'y fixe ou le franchit par suite de l'inspiration instinctive, résultant de la surprise que provoque son arrivée. C'est de même un mouvement brusque d'inspiration qui entraîne quelquefois un corps étranger pendant la déglutition lorsqu'on rit, qu'on parle en avalant. Comme pour les liquides, les lésions de l'orifice supérieur du larynx, suffisent souvent à amener la chute des aliments solides dans le larynx.

L'introduction de corps étrangers par une plaie, est plus rare ; on a signalé la chute d'un tube de canne dessoudé, la pénétration d'un projectile, etc.

Dans d'autres cas, le corps étranger a pénétré par une perforation pathologique des voies aériennes. Bégin a vu des pièces de monnaie arrêtées dans l'œsophage, ulcérer ce conduit ainsi que la trachée et passer dans la cavité de celle-ci. Lepelletier(¹), a signalé le passage de lombrics dans les voies aériennes par un mécanisme analogue. Edwards, Petersen (²), etc., ont montré la possibilité du rejet par la trachée de ganglions caséeux. De même à la suite d'ouverture d'abcès ossifluents dans les voies aériennes, on peut y voir des fragments d'os nécrosés, un séquestre du sternum dans un cas de Morgagni.

Tous ces corps étrangers ont nécessairement des dimensions peu considérables, en rapport avec celles des voies aériennes. Leur nature est des plus variables ; il serait fastidieux d'en faire l'énumération.

Disons toutefois qu'on les a divisés en corps *inertes* et corps *vivants* (hæmopis, mouches, poissons). Les premiers présentent eux-mêmes de grandes différences, suivant qu'ils sont à peine modifiés au contact des mucosités trachéales (os, pierre, noyaux, grains de café, etc.), ou, au contraire, qu'ils se modifient d'une manière notable, se gonflant en s'imbibant de liquide (haricot sec, pois, etc.), ou se dissolvant (sucre, sel), en déterminant quelquefois des accidents (nitrate d'argent). On les distingue encore suivant leur forme en lisses et irréguliers, arrondis et pointus, etc.

Exceptionnellement il s'agit de corps étrangers formés dans les voies aériennes elles-mêmes, des fragments de cartilage, des concrétions crétacées (³) etc.

Anatomie pathologique. — Une statistique, faite par Bourdillat, montre que le corps étranger peut s'arrêter dans le larynx (35 cas), mais que plus souvent il descend dans la trachée (80 cas), dans la bronche droite (26 cas), dans la gauche (15 cas) (⁴) ; on l'aurait même trouvé dans des divisions bronchiques de deuxième ordre (Gross).

(¹) Lepelletier, *Journ. hebd.*, 1831, t. IV. p. 367.

(²) Petersen, Verstopfung der Trachea durch eine verkäste und gelöste Bronchialdrüse. Heilung nach Tracheotomie. *Deutsche med. Wochenschrift*, Berlin, 5 mars 1885, n° 10, p. 145.

(³) Consulter à cet égard A. Fränkel, Fremdkörper aus den Luftwegen. *Deutsche med. Wochenschrift*, 1889, p. 300.

(⁴) Toutes les statistiques ne mentionnent pas la même prédominance pour la bronche droite, Cheadle et Smith (A case of occlusion of the left bronchus by a metal pencil-cap. Removal by tracheotomy. *Med. chir. Transaction*, London, 1888, 2ᵉ série, t. LIII, p. 113) réunissent 38 observations de corps étrangers bronchiques ; dans 19 cas le corps étranger occupait la bronche gauche.

Le corps s'arrête en général *dans le larynx*, soit parce qu'il est trop volumineux pour pouvoir passer à travers la glotte, soit parce qu'il présente des aspérités qui lui permettent de s'y fixer; quelquefois il s'agit d'un corps plat, une pièce de monnaie par exemple, qui s'engage dans les ventricules et qui, suivant les cas, se présente de champ ou de face à l'observateur. Enfin des corps, ayant franchi la glotte, ont pu remonter par des efforts d'expiration forcée et rester définitivement dans le larynx. Le seul fait commun à tous les corps étrangers intra-laryngiens est d'être *fixés*.

Au contraire, les corps situés *dans la trachée* sont, en raison de la forme régulière de ce conduit, *mobiles* suivant le courant atmosphérique ou l'action de la pesanteur, à part les cas rares où leur forme irrégulière, leur gonflement par imbibition, leur tassement, permet leur fixation.

Dans les bronches, les corps sont souvent *mobiles*, mais plus souvent que dans la trachée ils sont fixés, soit primitivement, soit secondairement par suite de leur pénétration plus profonde, ou par suite de leur changement de volume.

La présence du corps étranger ne tarde pas à déterminer des *lésions anatomiques secondaires*, soit locales, telles que la rougeur et l'inflammation de la muqueuse, rarement l'ulcération, au dire de Gross, soit éloignées, telles que l'emphysème, l'inflammation, la gangrène et les abcès du poumon, la suppuration des ganglions bronchiques, les inflammations pleurales, etc. Rokitansky a signalé l'ulcération et la rupture de l'artère innominée dans un effort de toux.

On cite partout deux cas exceptionnels de Renauldin et de Mondière, dans lesquels il n'y avait aucune lésion appréciable, après le séjour prolongé dans les bronches d'un clou et d'un morceau d'os.

Symptômes. — Les symptômes peuvent être divisés en *primitifs* et *consécutifs*.

A. *Symptômes primitifs*. — Au moment où un corps étranger, même petit, entre en contact avec le tube aérien, le malade est pris de suffocation intense et d'accès de toux par suite de la gêne apportée à la respiration et de l'action convulsivante exercée sur les muscles du larynx. Il éprouve une sensation angoissante; quelquefois il vomit, ce qui le soulage, ou bien a des évacuations involontaires d'urine et de fèces. Enfin, on a vu une certaine quantité de sang pur être rejetée pendant une toux violente immédiatement après l'accident. La suffocation peut être telle que le malade meure en quelques instants, comme le fait arrive dans les corps volumineux qui obturent le vestibule laryngien. D'autres fois, la toux amène le rejet du corps étranger. Enfin, dans un grand nombre de cas, après un accès ayant duré de quelques secondes à plusieurs minutes, les symptômes s'amendent, mais il persiste un certain nombre de signes qui dénotent la présence du corps étranger.

Dans quelques cas exceptionnels, l'accès initial de toux et de suffocation manque ou est assez léger pour passer inaperçu. La présence du corps étranger peut alors être méconnue.

B. *Symptômes secondaires*. — Ces symptômes peuvent manquer complètement, comme le fait s'est rencontré chez un malade de Louis qui, au bout d'un an, cracha un noyau de cerise. Mais c'est là un fait exceptionnel et ordinairement le malade éprouve d'une manière continue un certain nombre de troubles, même pendant les périodes de calme qui séparent les accès.

Pendant ces périodes, il existe quelquefois des modifications du timbre de la voix, souvent une oppression continue, unè respiration accélérée, laborieuse, de la toux accompagnée du rejet de matières spumeuses ou sanguinolentes, de la diminution ou de l'absence du murmure vésiculaire, enfin une *douleur bien localisée.*

Ces divers symptômes, quelquefois à peine marqués, subissent assez souvent des modifications considérables à l'occasion de causes diverses, de la toux, du rire ou même d'un simple changement d'attitude ; au dire de Gross le malade se trouverait généralement mieux dans la position assise.

Si le corps étranger est mobile et peu volumineux, le malade peut rester assez calme, la trachée ne possédant qu'une sensibilité obtuse, mais de temps à autre il est pris de nouveaux accès de suffocation, lorsque le corps est ramené au contact de la glotte, qui entre en contraction spasmodique. C'est dans ces cas que l'on observe des bruits de grelottement, de choc, de soupape, de drapeau qu'a bien étudiés Dupuytren ; ces bruits quelquefois entendus à distance ou perceptibles à la main sont, tout au moins, constatables à l'auscultation ; le malade lui-même peut avoir conscience des déplacements du corps étranger.

La santé générale n'est le plus souvent pas atteinte ; toutefois il y a quelquefois perte de l'appétit et du sommeil.

Marche. — Durée. — Terminaisons. — Ainsi que nous l'avons vu, le corps étranger peut déterminer la mort dès le premier accès ; d'autres fois il est expulsé, soit immédiatement, soit à une époque plus ou moins tardive ; enfin il peut déterminer des accidents pulmonaires graves. La toux devient plus fréquente ou s'établit ; elle est suivie d'expectoration mucoso-purulente ou franchement purulente, quelquefois d'hémoptysie et de symptômes de phthisie tuberculeuse (F. Guyon). Rarement surviennent des phénomènes aigus, de pneumonie, de pleurésie, etc., aussi l'affection ne conduit-elle à la mort qu'après une longue période, de 2, 4, 6 et même 10 années (F. Guyon), Sue (1) a même rapporté l'observation d'une jeune fille qui expulsa, dans un effort de toux, au bout de dix-sept ans, un croupion de pigeon resté dans les voies aériennes. Ces expulsions tardives sont loin d'être toujours suivies de guérison ; dans un grand nombre de cas, la mort survient par suite de l'évolution des lésions qu'avait déterminées la présence du corps étranger. Ces expulsions tardives se font en général dans un accès de toux, avec un flot de mucus ou de pus mêlé de sang. Dans d'autres circonstances, au lieu d'être expulsé par les voies naturelles, le corps étranger se fraye une voie à travers les parois thoraciques, en déterminant la formation d'un abcès. Ce mode d'expulsion paraît, au dire de M. S. Duplay (2), exclusivement propre à certains

(1) Cité par Louis, *loc. cit.*
(2) S. Duplay, *Pathol. externe*, 1878, t. V, p. 317.

corps, comme les épis de graminées. Hevin avait autrefois élevé des doutes sur l'interprétation de ces faits, empruntés pour la plupart à d'anciens auteurs ; il pensait qu'il s'agissait de corps étrangers de l'œsophage ; mais l'étude de quelques observations plus récentes ne peut laisser de doutes (S. Duplay). Dans un cas de Morrow [1], un morceau de paille introduit dans la trachée sortit, après un mois de séjour dans les voies aériennes, entre la 10e et la 11e côte. Dans un autre de Stanski, un épi de fausse avoine fut expulsé en deux parties par un abcès des lombes.

Pronostic. — Le *pronostic* est souvent grave, le malade porteur d'un corps étranger des voies aériennes étant exposé primitivement à des accès de suffocation, souvent mortels, et secondairement à des complications pulmonaires simulant quelquefois la phthisie. Ce pronostic est surtout grave chez l'enfant dont la glotte est plus étroite et plus irritable que celle de l'adulte ; il est aussi plus sérieux pour les corps solubles pouvant exercer une action caustique, pour les corps étrangers susceptibles de se gonfler, comme les légumes secs. Nélaton croyait même que la mort était la terminaison constante dans tous les cas où de tels corps avaient séjourné plus de quatre jours. C'est là une opinion exagérée, comme le prouve l'histoire, relatée par Reali [2], d'un enfant qui rejeta une graine de melon simplement ramollie, après vingt mois de séjour.

Diagnostic. — Le diagnostic comprend deux points :

1° Déterminer l'existence d'un corps étranger des voies aériennes ;

2° Préciser son siège.

1° Le *diagnostic de l'existence d'un corps étranger* est souvent entouré des plus grandes difficultés. Les commémoratifs peuvent éclairer ; mais ils manquent souvent, ces accidents survenant surtout chez les enfants, chez les vieillards gâteux et les aliénés, qui rendent mal compte de leur sensations. Si l'enfant jouait avec un haricot, un caillou, etc., lorsqu'il a été pris de suffocation, de toux spasmodique, etc., il y a de grandes présomptions en faveur d'un corps étranger. Ces présomptions se changeront en certitude si l'enfant jouissait auparavant d'une bonne santé et en particulier si les symptômes, après avoir cessé, reparaissent (Gross). Chez l'adulte les commémoratifs sont d'un grand secours, toutefois on est encore exposé à des erreurs.

L'étude de la marche et des symptômes concomitants permettra de distinguer le corps étranger des voies aériennes de la *laryngite striduleuse*, du *spasme de la glotte*, du *spasme rabique*, de l'*œdème de la glotte*, des *polypes du larynx*.

Les *corps étrangers* volumineux *de l'œsophage* peuvent, en comprimant la trachée, déterminer la suffocation ; on les diagnostiquera par le cathétérisme.

Les accidents pleuro-pulmonaires qui suivent le séjour prolongé d'un corps étranger dans les voies aériennes, sont parfois très difficiles à reconnaître et jettent une grande obscurité sur le diagnostic, lorsque les commémoratifs manquent de certitude. C'est ainsi que l'on n'a vu que la *bronchite*, la *pleuro-*

(1) Morrow, Intrusion of a foreign body into the air-passages. *Lancet*, London, 1862, t. II, p. 348.

(2) Reali, Corps étranger retenu dans le larynx pendant vingt mois. *Gaz. méd.*, Paris, 1844, p. 60.

pneumonie, qu'on a cru à de la *tuberculose*, alors qu'il s'agissait d'accidents consécutifs à la présence de corps étrangers. Aussi ne saurait-on apporter trop de soins à la recherche des commémoratifs, à l'analyse minutieuse des symptômes.

M. S. Duplay cite comme exemple le fait suivant, rapporté par Carville : appelé à donner des soins à un enfant qui toussait depuis trois jours, il constata tous les signes d'une pneumonie. L'enfant parut guéri sept jours après, mais il lui resta une toux croupale et convulsive. Le médecin, en promenant les doigts sur la trachée, sentit un grelottement, interrogea les parents de l'enfant, et apprit que, quelques jours avant le début de la maladie, l'enfant avait peut-être avalé un haricot qu'il se disputait avec son frère. La trachéotomie fut faite et le haricot rejeté par la bouche.

2° *Diagnostic du siège*. — La dyspnée à forme progressive à l'inspiration et à l'expiration, la persistance et la continuité d'une voix sourde bitonale, la persistance d'une sensation locale douloureuse feront songer à la présence d'un *corps intra-laryngé*, que l'examen laryngoscopique permettra de reconnaître. Lorsqu'on n'est pas familier avec l'emploi du laryngoscope, on peut, comme l'a fait avec succès M. P. Berger (1), recourir, après cocaïnisation, à l'exploration digitale, faite avec patience et douceur.

L'intermittence des symptômes et le bruit de soupape feront faire le diagnostic du *corps étranger de la trachée*.

Le *corps obstruant une des bronches* se reconnaîtra à ce qu'il détermine des phénomènes asphyxiques graves, une sensation douloureuse à la partie supérieure de la poitrine et une suppression unilatérale du murmure respiratoire avec conservation de la sonorité.

Traitement. — La question du traitement des corps étrangers des voies aériennes est assez difficile à résoudre, la rareté de ces corps étrangers ne permettant pas de se faire une opinion fondée sur l'expérience individuelle forcément trop restreinte. Aussi, malgré notre aversion pour les statistiques où l'on réunit en bloc des faits disparates, dus à des chirurgiens de valeur inégale, pensons-nous que, dans l'espèce, une semblable statistique peut avoir son utilité. Il y a, du reste, suivant que l'on a suivi telle ou telle pratique, des différences si grandes que l'on peut, croyons-nous, tirer des déductions de ces statistiques, quelque imparfaites qu'elles soient.

Gross (2) réunit 85 cas sans opération et relève 56 guérisons, soit 65,76 pour 100; l'ouverture des voies aériennes, faite dans 98 autres cas, donne au contraire 83 guérisons, soit 84,69 pour 100.

Durham (3) sur 271 cas non opérés, note 156 guérisons, soit 57,5 pour 100; sur 283 opérés, 213 guérisons, soit 75,2 pour 100.

Weist (4), réunissant 1674 cas, arrive à conclure que sans opération la mortalité est de 1 pour 3,5 et qu'après opération elle n'est que de 1 pour 4.

(1) P. Berger, Épingle implantée dans le vestibule du larynx; extraction par les voies naturelles. *France méd.*, 8 sept. 1888, t. II, p. 1265.

(2) Gross, *A practical treatise on foreign bodies in the air passage*, Philad., 1854.

(3) Durham, *Holme's system of surgery*.

(4) Weist, Foreign bodies in the air passage. *Transact. of the Amer. surg. Assoc.*, Philad. 1883, t. I, p. 117.

Ces diverses statistiques nous montrent toutes que non seulement l'opération n'aggrave pas le pronostic, mais encore qu'elle l'améliore notablement aussi comprend-on que Gross, Erichsen, Durham et d'autres aient dit que la présence d'un corps étranger dans les voies aériennes entraînait l'ouverture chirurgicale de celles-ci, opinion exagérée, car ici comme ailleurs, il faut être clinicien et distinguer entre les cas.

L'emploi de moyens destinés à provoquer la toux et l'éternuement, les vomitifs, la position horizontale la tête en bas, aidée de la percussion sur le thorax, sont des traitements rejetés aujourd'hui. On n'arrive que rarement au succès par ces moyens et l'on s'expose à des accidents de spasme glottique par le choc du corps étranger contre les cordes vocales. Bien que Solis Cohen (1) dise que ses recherches ne lui ont fait connaître aucun exemple de mort amenée par ce traitement, on admet comme règle aujourd'hui que ces moyens, quoique souvent heureux, ne sont pas justifiables, à moins qu'on ait fait la trachéotomie préalable ou qu'on ait tout préparé pour la faire en cas d'accident.

Lorsque le corps étranger est fixé dans l'espace sus-glottique ou dans la cavité même du larynx, on peut recourir à l'*extraction par les voies naturelles*. Le doigt, une pince ou tout autre instrument porté rapidement au fond de la gorge permet d'extraire les corps étrangers volumineux arrêtés à l'ouverture supérieure du larynx et déterminant la suffocation. Si le corps est moins volumineux, si les accidents sont moins pressants, l'extraction sera faite avec une grande précision en s'aidant du miroir laryngoscopique. Trolard, Massei, Clémenti ont pu de la sorte enlever des sangsues fixées sur l'orifice supérieur du larynx. D'autres chirurgiens ont extrait des pièces de monnaies, des épingles, des aiguilles, etc. Voltolini a proposé l'emploi des aimants pour enlever du larynx les aiguilles, les clous et tous les objets susceptibles de subir l'action magnétique, ou simplement pour les amener en un point accessible à la pince laryngienne. On a pu, dans quelques cas, après cocaïnisation, se guider sur le doigt (2) ; il vaut mieux toutefois autant que cela est possible, s'assurer tout au moins, par un examen laryngoscopique préalable, de la position du corps à enlever. Cette extraction par la bouche ne s'applique guère qu'aux corps étrangers sus-glottiques. Lorsqu'ils siègent plus bas, le procédé n'est bon que lorsque l'on est sûr de ne pas blesser les tissus et de ne pas provoquer de spasme, une lésion des cordes vocales pouvant entraîner une altération permanente de la voix. Lorsqu'il s'agit de substances friables, telles que des os ou des coquilles de noix; que l'on craint, pendant l'extraction, de faire des déchirures du larynx, il faut commencer par les briser entre les mors d'une pince, puis, si elles ne sont pas expulsées par la toux, les extraire par fragments

(1) SOLIS COHEN, *Encycl. intern. de chir.*, 1886, t. VI, p. 53.

(2) L'emploi de la cocaïne n'est pas accepté par tout le monde. MOURE (*Contribution à l'étude des corps étrangers des voies aériennes.* Paris, 1889) craint que, par suite de l'abolition des réflexes résultant de l'anesthésie laryngienne, l'opérateur, au lieu de prendre convenablement le corps étranger, se borne à le déplacer; les réflexes étant abolis, le corps du délit sera susceptible de tomber facilement dans la trachée et par conséquent d'occasionner des accidents fort graves quelquefois. Les contractions réflexes des muscles du larynx qui arrêtent en général le corps étranger ou souvent même le repoussent au dehors, paraissent un facteur important pour faciliter leur expulsion.

(Solis Cohen). Grâce à ces divers moyens, on est parvenu à extraire le corps étranger par les voies naturelles, dans 93 des 1000 cas réunis par Weist.

On pourra temporiser lorsque le corps étranger ne détermine pas de symptômes menaçants, lorsqu'il est fixé dans la trachée ou les bronches ; mais, pour peu qu'il existe, ne fût-ce que par intervalles, des accidents de suffocation, qu'il s'agisse d'un corps étranger intra-laryngien causant de la gêne respiratoire par œdème ou inflammation de la muqueuse, que l'on se trouve en présence d'un corps étranger mobile dans la trachée, il ne faut pas hésiter un instant à intervenir.

Le mode d'intervention varie suivant le siège, la forme et le volume du corps étranger.

La *pharyngotomie sous-hyoïdienne* pratiquée par Lefferts (1) dans un cas de corps étranger enclavé entre le repli aryténo-épiglottique et dans la corde vocale supérieure, n'a guère été employée jusqu'ici. Elle est applicable aux corps étrangers sus-glottiques qu'on ne peut extraire par les voies naturelles.

Lorsque le corps étranger a pénétré plus avant dans le larynx, qu'il est enclavé et fixé dans les ventricules de Morgagni ou entre les cordes vocales, on est autorisé à faire la *thyrotomie*, après trachéotomie préalable. Dans un cas, M. L. Labbé (2) eut à se repentir d'avoir voulu éviter à son malade cette opération préliminaire. La division du cartilage avait été faite sur la ligne médiane, on allait saisir le corps étranger, lorsque quelques gouttes de sang tombèrent dans la trachée et déterminèrent des accidents de suffocation formidables qui nécessitèrent la trachéotomie d'urgence ; la respiration ne se rétablit qu'au bout de 45 minutes sous l'influence des diverses manœuvres usitées en pareil cas.

La *laryngotomie intercrico-thyroïdienne*, insuffisante quand le corps étranger est volumineux ou de forme irrégulière, serait, au dire de Solis Cohen, préférable à la thyrotomie pour l'ablation des objets plus petits et de contours mousses et lisses.

Lorsqu'il s'agit d'un corps étranger de la trachée ou des bronches, c'est à la *trachéotomie* qu'on a recours. On met la trachée à nu sur une longueur de 2 centimètres 1/2 à 3 centimètres et, une fois l'hémostase faite, on ouvre le conduit. Dans un grand nombre de cas, le corps est expulsé avec violence dans une quinte de toux ou, tout au moins, se présente dans l'incision, où il faut le saisir rapidement avant qu'un mouvement d'inspiration ne le ramène au dedans. Si le corps étranger ne se montre pas, il faut, maintenant avec de très petits rétracteurs les deux lèvres de la plaie trachéale écartées, renverser le malade la tête en bas, lui frapper la poitrine pour mobiliser le corps étranger, titiller la muqueuse trachéale pour déterminer des efforts de toux.

(1) Lefferts, A brass ring lodged in the larynx for four years; removed by sub-hyoïdean laryngotomy; cure. *Med. Record*, New-York, 1874, t. IX, p. 641.

(2) L. Labbé, Corps étranger extrait par la laryngotomie. *Troisième Congrès français de chirurgie*, 1888, p. 553. — Consulter sur la thyrotomie dans les corps étrangers : Joubert (Émile), *La thyrotomie pour les corps étrangers du larynx*. Thèse de Paris, 1887-1888, n° 159. — Archambault, Pièce de cinquante centimes tombée dans un larynx, section du cartilage thyroïde, guérison. *Gaz. des hôpit.*, Paris, 1887, p. 839. — Godet, Sangsue dans la partie sous-glottique du larynx, thyrotomie, guérison. *Arch. de méd. et de pharm. milit.*, Paris, 1887, t. X, p. 438.

Si le corps étranger n'est pas délogé par ces manœuvres, il faut aller à sa recherche. A l'aide de pinces de modèles variés, on explore la trachée, cherchant d'abord à reconnaître la présence du corps étranger et procédant ensuite à son extraction.

Ces diverses tentatives ne doivent pas être trop prolongées, il vaut mieux maintenir ouverte l'incision trachéale, enlevant de temps à autre la canule et provoquant des efforts de toux pour amener l'expulsion du corps étranger (1). Parfois l'expulsion spontanée ne se fait qu'au bout de quelques jours, lorsque les accidents inflammatoires ont cessé. C'est ainsi que Conner a vu un dard pointu rejeté d'une bronche seize jours après l'opération (2).

Quand, après la trachéotomie, la respiration est devenue plus facile, on doit songer à la présence d'un corps étranger intra-laryngé et chercher à le refouler en haut, en s'aidant avec le doigt introduit dans la bouche, comme le recommande Annandale (3).

On pourrait peut-être, dans quelques cas de corps étrangers trachéaux, dont on ne peut amener l'expulsion, utiliser pour leur recherche la trachéoscopie, comme le conseille le professeur S. Duplay. Voltolini (4) du reste y a eu recours chez un enfant, qu'on avait trachéotomisé pour parer à des accidents qu'on croyait dus à l'introduction d'une coquille de noix dans les voies aériennes. Quoique le corps étranger n'ait pas été extrait, les accidents ayant cessé, on laissa se fermer la plaie trachéale. La douleur et les accès de dyspnée reparurent, on dilata l'ouverture de la trachée et à l'aide d'un éclairage approprié, Voltolini put découvrir un corps étranger fortement attaché à la paroi postérieure du conduit, et extraire un fragment de coquille de noix long de 15 millimètres et large de 10.

III

LÉSIONS INFLAMMATOIRES DES VOIES AÉRIENNES

Les lésions inflammatoires des voies aériennes sont, pour la plupart, d'ordre médical; telles les laryngites, les trachéites, les bronchites; nous n'avons pas à nous en occuper; nous dirons toutefois un mot de la *laryngite œdémateuse*, qui nécessite si souvent la trachéotomie, et nous décrirons les *périchondrites* qui sont du ressort du chirurgien.

A. — LARYNGITE ŒDÉMATEUSE

On décrit sous le nom de *laryngite œdémateuse*, d'*angine laryngée œdémateuse*, d'*œdème du larynx*, d'*œdème de la glotte*, de *laryngite phlegmoneuse*, l'in-

(1) On peut aussi ne pas mettre de canule et suturer les lèvres de l'incision trachéale à la peau.

(2) CONNER (P.-S.), Foreign body of unusual kind in the air-passages. *Amer. Journ. of med. sc.*, Philadelphie, oct. 1877, t. II, p. 595.

(3) ANNANDALE, Two cases of foreign bodies in the air-passages. *Med. Times and Gazette*, t. I, p. 225, London, 27 févr. 1875.

(4) VOLTOLINI, Eine Nussschale zehn Monate in der Luftröhre. *Berl. klin. Wochenschrift*, 8 févr. 1875, p. 71.

filtration séreuse, séro-purulente ou purulente du tissu cellulaire sous-muqueux du larynx.

SESTIER, Traité de l'angine laryngée œdémateuse. Paris, 1852. — MAISONNAVE, De la trachéotomie dans l'œdème de la glotte. Thèse de Paris, 1854, n° 263. — DOUSSIN, Considérations sur l'œdème de la glotte consécutif à l'érysipèle. Thèse de Paris, 1876, n° 48. — GOIX, Contribution à l'étude de la laryngite phlegmoneuse aiguë. Thèse de Paris, 1882, n° 32. — CHARAZAC (J.), Étude sur l'œdème du larynx. Thèse de Bordeaux, 1884-1885, n° 33 (bibliogr.). — ZIEM, Zur Entstehung der Peritonsillitis. *Monatsschrift f. Ohrenheilk.*, Berlin, septembre 1888, p. 233.— MONOD (CH.), Oedème aigu du larynx. *Bull. et mém. de la Soc. de chir.*, Paris, 1888, t. XIV, p. 297. — CHAUVEL, Sur trois observations d'œdème aigu du larynx. *Ibidem*, p. 846. — Consulter en outre la bibliographie des *Périchondrites*, p. 536.

Étiologie. — L'œdème de la glotte est trois fois plus fréquent chez l'homme que chez la femme; d'après les travaux de Sestier, il ne s'observerait guère que chez les malades de dix-huit à cinquante ans.

En réalité, il ne s'agit pas, dans l'immense majorité des cas, d'un œdème vrai; le plus souvent on a affaire à un œdème inflammatoire; aussi l'affection mérite-t-elle presque toujours le nom de laryngite œdémateuse, qui indique à la fois l'extension des lésions, rarement limitées à l'orifice glottique, et leur caractère inflammatoire.

L'*œdème vrai*, très rare, comme nous venons de le dire, peut être d'*ordre mécanique*, lié à une compression des veines du cou; il est alors localisé; il peut être d'*ordre dyscrasique*, sous la dépendance d'une néphrite (mal de Bright, néphrite scarlatineuse, etc.), ou d'un état cachectique; c'est alors un épiphénomène de l'anasarque généralisée, qui ne doit pas nous occuper.

L'*œdème inflammatoire* est *primitif* ou *secondaire*.

L'*œdème inflammatoire aigu primitif*, bien étudié par M. Charazac, peut dépendre de causes nombreuses. Quelquefois il résulte d'une lésion traumatique locale, telle qu'une fracture, une brûlure, un corps étranger, etc.; d'autres fois il se développe à la suite de l'ingestion d'iodure de potassium, d'un empoisonnement par les moules, ou même simplement après une impression de froid, une fatigue considérable de l'organe vocal. Ces diverses causes agissent en déterminant du côté du larynx une poussée fluxionnaire intense qui s'accompagne d'extravasation de liquides dans le tissu cellulaire sous-muqueux.

L'*œdème secondaire du larynx* survient à la suite de l'inflammation d'une région voisine (phlegmon ou cancer de la base de la langue, amygdalite simple ou suppurée, anthrax et phlegmon du cou, etc.), de la localisation laryngée d'une maladie infectieuse aiguë (variole, érysipèle, fièvre typhoïde, etc.). Enfin il succède, et c'est là sa cause de beaucoup la plus fréquente, à une maladie chronique du larynx, en général une périchondrite ou une ulcération liée à la tuberculose, à la syphilis, au cancer.

Anatomie pathologique. — On a distingué dans la laryngite œdémateuse des variétés suivant le point du larynx qu'elle occupe, et l'on a décrit un œdème sus-glottique, un œdème glottique, un œdème sous-glottique; ce dernier, très rare, est lié aux altérations du cricoïde.

Le plus souvent, l'infiltration est sus-glottique; elle occupe les replis aryépiglottiques dont le tissu cellulaire lâche se laisse facilement infiltrer. Ces replis, normalement minces, presque tranchants, se tuméfient; ils se présentent sous la forme de bourrelets épais et peuvent acquérir une épaisseur considérable; Morel-Lavallée parle d'un cas où ils atteignaient le volume du doigt. L'épiglotte est raccourcie et déformée; elle prend un aspect globuleux, parfois recourbée en axe ou repliée en cornet, elle reste toujours droite et immobile. L'ouverture supérieure du larynx, de triangulaire qu'elle est à l'état normal, revêt l'apparence d'une fente linéaire ou d'un orifice rétréci, et quelquefois si petit qu'on ne pourrait y introduire qu'une plume de corbeau ou une tête d'épingle (S. Duplay).

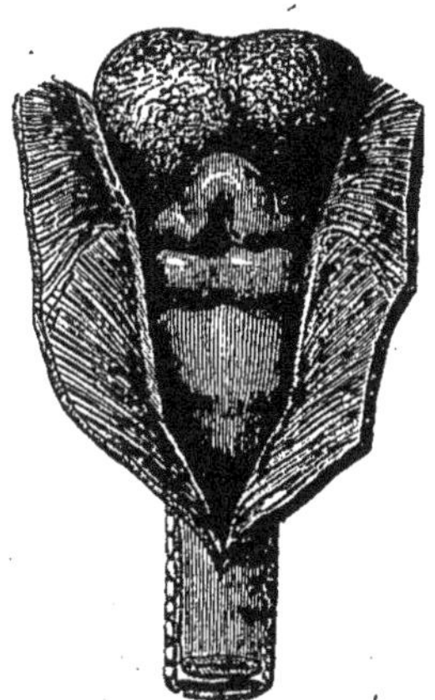

Fig. 134. — Laryngite œdémateuse.

Sestier, dont les travaux ont pendant longtemps fait loi dans la question de l'œdème laryngé, voyait dans l'infiltration de cet orifice supérieur du larynx, la cause à peu près unique de la gêne respiratoire. La suffocation, suivant lui, pouvait se produire alors même que le rétrécissement de l'orifice n'était pas très considérable, l'appel de l'air dans l'inspiration suffisant pour produire une occlusion complète, par aspiration et application l'une contre l'autre des deux lèvres latérales qui tombent déjà vers la cavité par leur propre poids. Cette opinion est contestée par M. Gouguenheim, qui pense que l'infiltration limitée aux replis supérieurs est généralement insuffisante pour provoquer des accidents graves, et que, contrairement à l'opinion de Sestier, les replis aryténo-épiglottiques, alors même qu'ils sont infiltrés, s'écartent au moment de l'inspiration. Il faut, d'après lui, pour que des troubles éclatent, une infiltration interne du larynx ou des troubles nerveux graves concomitants.

A l'incision, le liquide qui s'écoule est visqueux, tenace, s'écoulant difficilement, même par une pression prolongée; d'autres fois on trouve de la sérosité purulente ou sanguinolente; rarement on ouvre de petits abcès, le liquide estrant infiltré dans les tissus. Dans l'œdème inflammatoire à marche lente, il se fait une sclérose progressive; dans quelques cas, ce qu'on prend pour de l'œdème n'est, comme l'ont montré les examens de Doléris, qu'une infiltration par une poussée d'éléments tuberculeux.

En même temps que ces diverses lésions constituées par l'infiltration sous-muqueuse, on constate l'existence des lésions causales : ulcérations de la muqueuse, altération des cartilages, etc.

Symptômes. — Le symptôme prédominant est la dyspnée. Celle-ci, peu marquée au début, s'accompagne d'une sensation de gêne, de corps étranger à la partie supérieure du larynx, quelquefois d'une véritable douleur. La voix, rauque ou faible, finit par s'éteindre; la toux est peu fréquente, étouffée; la déglutition est presque toujours troublée, soit à cause de l'œdème pharyngien concomitant, soit à cause de la gêne des mouvements d'élévation du larynx.

Les symptômes s'aggravent progressivement et le plus souvent des accès de suffocation surviennent. M. S. Duplay en distingue deux sortes suivant leur degré d'intensité. Les uns, que l'on désigne sous le nom de *petits accès*, s'observent le matin et pendant la journée; ils ne durent que quelques secondes, une minute au plus, et consistent en une respiration haletante, pénible, sifflante, avec gêne de la circulation et menace d'asphyxie.

D'autres, beaucoup plus graves, surviennent surtout le soir et la nuit; Trousseau en a tracé une description saisissante que l'on trouve partout reproduite : « Le patient, la face livide, la bouche ouverte, les narines béantes, l'œil humide et saillant, la peau ruisselante de sueur, se lève précipitamment, marche dans l'appartement, s'accrochant de temps en temps aux meubles, au chambranle de la cheminée, à l'espagnolette des croisées, cherchant partout un point d'appui pour respirer plus aisément; tantôt la tête basse et le visage tourné vers la terre, tantôt, et le plus souvent, le cou tendu et la tête renversée en arrière; puis, accablé de fatigue, il s'assied pour se relever bientôt; vous le voyez dans un état d'agitation excessive, rejetant les vêtements qui couvrent sa tête, qui entourent son cou et sa poitrine, ouvrir les fenêtres avec une sorte de rage pour humer l'air frais du dehors, se prendre le cou avec les mains comme pour en arracher un corps étranger qui l'étrangle ».

En déprimant la langue, on peut quelquefois apercevoir l'épiglotte arrondie et tuméfiée; c'est là un signe exceptionnel; on ne doit toutefois pas négliger l'examen direct de l'arrière-gorge qui peut faire constater l'existence d'un œdème de la région.

L'exploration digitale de l'orifice supérieur du larynx, très pratiquée autrefois, se fait de la manière suivante : On fléchit la tête en avant et l'on pénètre d'un coup à la base de la langue; le mouvement de déglutition qui suit cette manœuvre amène le larynx au contact du doigt, qui sent deux bourrelets indurés comparables, dit Krishaber, à deux amygdales. Cette constatation serait pathognomonique pour Sestier.

Aujourd'hui on recourt beaucoup plus volontiers au laryngoscope qui permet, dans le plus grand nombre des cas, de voir nettement les lésions.

Ces diverses recherches, facilitées dans ces dernières années par l'emploi de la cocaïne, ne peuvent cependant être faites que dans des cas à évolution lente, leur emploi pouvant porter l'angoisse jusqu'à la suffocation.

La palpation du cou n'est, le plus souvent, d'aucun secours; quelquefois elle permet de constater son infiltration, la présence d'une tumeur comprimant les vaisseaux, etc. L'existence de vibrations perceptibles à la main n'a rien de caractéristique et s'observe de même dans les polypes, les corps étrangers, etc. Il en est de même du bruit de frôlement, de drapeau.

Les symptômes généraux varient suivant la cause; ils manquent à peu près complètement dans certains œdèmes à marche chronique et atteignent, au contraire, leur maximum dans la laryngite œdémateuse aiguë primitive qui peut s'accompagner d'une fièvre vive et même de délire lorsque l'infiltration sous-muqueuse devient purulente.

Marche. — Durée. — Terminaisons. — La marche est des plus variables; aussi a-t-on distingué des formes aiguës et des formes chroniques. Les formes aiguës se subdivisent elles-mêmes en suraiguës, aiguës et subaiguës; les chroniques en chroniques à accidents continus et progressifs, et chroniques à accidents intermittents et irréguliers. Ces variations s'expliquent facilement par la diversité des lésions qui déterminent l'explosion des accidents dits d'œdème de la glotte. La mort est la terminaison la plus fréquente. Elle survient par asphyxie subite, dans un accès de suffocation, ou par asphyxie lente. La guérison complète ne peut guère être espérée que dans l'œdème inflammatoire aigu; elle peut avoir lieu même lors d'abcès intra-laryngé, comme le montre un fait de Trousseau qui a vu la guérison par ouverture spontanée de la collection dans les voies aériennes. Lors d'ulcération, de nécrose, la trachéotomie peut faire cesser les accidents, mais elle n'a aucune action sur l'œdème qui révèle sa présence, chaque fois qu'on veut retirer la canule.

Diagnostic. — Le diagnostic doit être fait avec les diverses causes de dyspnée. En pratique, on y arrive facilement grâce à l'examen direct intra-laryngé, soit immédiat lorsque l'affection est subaiguë ou chronique, soit consécutif à la trachéotomie, lorsque l'intensité de la dyspnée laryngée a conduit à l'opération d'urgence en l'absence de tout diagnostic précis.

Au dire de M. Gouguenheim, on aurait fréquemment pris, chez des tuberculeux, pour des œdèmes glottiques, des accidents dyspnéiques liés à la paralysie du récurrent comprimé par des masses ganglionnaires.

Pronostic. — Le pronostic est grave (158 morts sur 213 cas, Sestier); toutefois il serait moins grave dans les œdèmes franchement inflammatoires que dans ceux liés à une nécrose, dans la diothiénentérie que dans la tuberculose, dans la tuberculose que dans le cancer.

Traitement. — Le traitement *médical* n'a qu'une efficacité médiocre; on a préconisé les pulvérisations astringentes avec le tannin, l'alun, les badigeonnages avec une solution de nitrate d'argent, la révulsion cutanée, les vomitifs et les purgatifs, etc.

Le plus souvent, ces moyens échouent, et l'aggravation de la dyspnée oblige à recourir aux *moyens chirurgicaux;* les scarifications du larynx conseillées par Lisfranc, par Semond et les ponctions seraient plus nuisibles qu'utiles (Gouguenheim), les tissus ne se dégorgeant pas facilement; aussi doit-on, après avoir tenté l'usage des antiphlogistiques ou immédiatement lors d'accidents pressants, faire la *trachéotomie*, qui est indiquée d'une manière absolue dès le premier accès de suffocation. Lors d'œdème primitif, elle peut guérir le malade d'une manière définitive, et lors d'œdèmes secondaires, elle donne le temps de combattre par des moyens appropriés la maladie qui a causé l'œdème.

B. — PÉRICHONDRITES

On décrit sous le nom de *périchondrites*, l'inflammation du périchondre et des cartilages du larynx, inflammation conduisant le plus souvent à ce qu'on appelle la carie ou la nécrose de ces cartilages.

Trousseau et Belloc, Traité de la phthisie laryngée. Paris, 1837. — Ziemssen, Perichondritis laryngia. *Handb. der spec. Path. und Therap.*, Leipzig, 1876, t. I, p. 332. — Chaumel, Contribution à l'étude des complications laryngées de la fièvre typhoïde. Thèse de Paris, 1877, n° 344. — Janicot, Contribution à l'étude des abcès du larynx. Thèse de Paris, 1879, n° 150. — Wissemans, Contribution à l'étude de la laryngite ulcéro-nécrosante dothiénentérique. Thèse de Paris, 1879, n° 156. — COTONI, Contribution à l'étude des abcès du cou consécutifs aux altérations du larynx. Thèse de Paris, 1880, n° 20. — TISSIER (P.), Les complications laryngées de la fièvre typhoïde. *Ann. des mal. de l'oreille et du larynx*, Paris, 1887, t. XIII, p. 341. — WOLFENDEN, Perichondris of the larynx. *Brit. med. journ.*, London, 14 avril 1888, t. I, p. 790. — GOUGUENHEIM (A.) et TISSIER (P.), in *Phthisie laryngée*. Paris, 1889, p. 83. — SWAIN (H.-L.), A discussion on perichondritis of the larynx. *Brit. med. Journ.*, London, 1889, t. II, p. 588. — Consulter en outre les traités généraux de *maladies du larynx*, en particulier ceux de RUHLE et de MORELL-MACKENZIE.

Étiologie. — La périchondrite du larynx s'observe surtout de vingt à trente ans; elle atteint plus souvent l'homme que la femme, 16 hommes pour 4 femmes, d'après les relevés de Restlag.

Presque toujours elle est *secondaire* à des lésions soit primitivement périchondriques, soit primitivement muqueuses. Il s'agit à l'ordinaire d'ulcérations tuberculeuses, dothiénentériques, syphilitiques ou cancéreuses; la périchondrite peut aussi survenir après des traumatismes, des cathétérismes œsophagiens. Dans tous ces cas l'inflammation s'explique par l'apport le plus souvent direct, quelquefois par l'intermédiaire de la circulation, de germes infectieux.

La périchondrite *primitive*, résultat d'un simple catarrhe, d'un abus de la voix ou de toute autre cause mal définie, est des plus rares, son existence est admise par Türk, Schrötter, Ziemssen, F. de Havilland-Hall, etc. Signalons enfin une variété de périchondrite qui nous semble problématique et que Dittrich attribue à la pression, pendant le décubitus prolongé, du cricoïde ossifié sur les tissus prévertébraux.

Anatomie pathologique. — Les cartilages cricoïde et aryténoïde, souvent pris en même temps, sont de beaucoup les plus fréquemment atteints et ils le sont à peu près dans les mêmes proportions : 24 périchondrites de l'aryténoïde, 21 du cricoïde pour 3 du thyroïde (Morell-Mackenzie).

Lorsque la périchondrite est déterminée par l'extension en profondeur d'une ulcération, on trouve au fond de l'ulcération de la muqueuse épaissie, infiltrée, dure, un bourgeon rougeâtre qui recouvre le cartilage; celui-ci, séparé de son périchondre par une nappe purulente, est ossifié, carié ou nécrosé. Dans certains cas à marche rapide, le cartilage est ramolli, morcelé en débris jaunâtres ou brunâtres qui s'éliminent par des pertuis fistuleux; Ziemssen, Gouguenheim ont même vu un aryténoïde être totalement expulsé et la guérison se faire par accolement des parois du foyer.

Dans la périchondrite précoce, au contraire, quand il semble que l'infection tuberculeuse typhoïdique ou syphilitique s'est faite par la voie circulatoire, il y a, dit Gouguenheim, un pseudo-œdème souvent considérable qui donne lieu à des tuméfactions proéminant à la fois vers le larynx et le pharynx pour l'aryténoïde, vers la face interne du chaton pour le cricoïde, vers la face cutanée pour le cartilage thyroïde.

Les lésions articulaires, en général un peu laissées dans l'ombre, sont importantes parce qu'elles expliquent certaines sténoses par rapprochement des cordes, dont l'existence est aujourd'hui bien établie (Gouguenheim).

Symptômes. — Le début est en général peu apparent, l'affection causale masquant les signes de la périchondrite. De plus, les premiers symptômes n'ont pas de signification bien précise; c'est une sensibilité circonscrite d'un cartilage, exagérée par la pression locale, par la déglutition, par la parole. Plus tard surviennent la toux, l'enrouement, l'engorgement des ganglions cervicaux. La dyspnée, qui est fréquente, dépend de causes variées: de l'œdème concomitant, de l'immobilité de l'une ou des deux cordes vocales, d'un abcès intra-laryngé, de l'engagement dans la glotte d'un fragment de cartilage nécrosé, etc.

Dans la périchondrite de la fièvre typhoïde, les symptômes sont peu marqués, ce qui s'explique par l'état de stupeur du malade. Alors même qu'il existe une diminution notable du calibre de l'arbre aérien, les symptômes peuvent être des plus légers, la somnolence masquant la dyspnée; aussi faut-il tenir grand compte de la cyanose en l'absence de lésions pulmonaires capables de l'expliquer.

L'examen laryngoscopique permet quelquefois de constater l'existence d'une ulcération, au fond de laquelle le stylet trouve un cartilage dénudé; le plus souvent il ne fait voir qu'un gonflement inflammatoire qui n'a rien de spécial dans son aspect, mais qui est intéressant par sa localisation.

Les résultats de l'examen direct diffèrent suivant le siège de l'affection.

La périchondrite de l'aryténoïde, le plus souvent tuberculeuse, donne lieu à une tuméfaction limitée à la région latérale et postérieure de l'orifice supérieur du larynx et à une immobilité de la corde vocale correspondante par paralysie musculaire ou par ankylose.

L'inflammation du cricoïde, qui occupe presque toujours la partie postérieure, large de ce cartilage, atteint en général en même temps l'aryténoïde. Lorsque la lésion occupe la face postérieure du chaton, il existe une dysphagie assez marquée; lorsqu'elle occupe la face antérieure, elle détermine un rétrécissement du larynx et une dyspnée d'autant plus intense que souvent il existe en même temps une ankylose de l'articulation crico-aryténoïdienne ou une paralysie du crico-aryténoïdien postérieur.

La lésion du thyroïde peut de même donner lieu à des symptômes de sténose laryngée à marche rapide lorsque la face interne du cartilage est malade; mais il n'est pas rare que l'abcès évolue en dehors, donnant lieu à une tuméfaction mollasse qui s'étend progressivement et finit par s'ouvrir, laissant à sa suite une fistule par où s'écoule abondamment un pus mal lié et quelquefois fétide. Il est alors souvent possible de constater directement avec le stylet l'altération du cartilage, et comme, en pareil cas, il y a quelquefois ouverture simultanée à l'intérieur du larynx, on a pu apercevoir avec le laryngoscope l'extrémité d'un stylet introduit par l'orifice cutané ou injecter par la fistule cutanée des liquides colorés, du lait, jusque dans le larynx; réciproquement on a vu l'issue des crachats par la fistule cutanée.

Diagnostic. — Le diagnostic de la *périchondrite* est facile dans les cas de fistule suppurante du larynx; dans les autres cas l'existence d'une tuméfaction d'une portion de la charpente du larynx avec dyspnée et immobilité d'une corde vocale sans cause de paralysie, mettra sur la voie.

La *cause de la périchondrite*, évidente s'il s'agit d'un typhoïdique ou d'un varioleux, peut être, au contraire, difficile à déterminer dans les autres cas.

La présence de petites ulcérations profondes de la région inter-aryténoïdienne ou de la face antérieure des aryténoïdes, jointe à une tuméfaction de l'épiglotte et des régions aryténoïdiennes, à des lésions pulmonaires, fera soupçonner la tuberculose, dont on pourra affirmer l'existence par la constatation des bacilles.

L'absence de douleurs, d'ulcérations pharyngées concomitantes, l'efficacité du traitement, établiront la nature syphilitique des lésions.

Le siège de la tuméfaction au niveau du cricoïde ou du thyroïde, l'apparition d'hémorrhagies feront songer à un cancer dont l'existence pourra quelquefois être affirmée par les résultats de l'examen microscopique de fragments enlevés à la pince, sous le contrôle du laryngoscope.

Pronostic. — Le pronostic est sombre ; à part quelques cas légers, ordinairement de nature syphilitique, l'affection évolue progressivement et entraîne la mort, soit lentement par affaiblissement progressif et fièvre hectique, soit rapidement par œdème de la glotte. La plupart des guérisons concernent des malades trachéotomisés, mais ordinairement il persiste des déformations et des sténoses laryngées telles, que le port d'une canule est nécessaire pendant tout le reste de l'existence.

Traitement. — Au début, on peut essayer d'arrêter le processus inflammatoire par l'application de glace intus et extra, de pommades résolutives et de sangsues sur le cou. Havilland-Hall conseille, s'il survient des phénomènes de sténose, de badigeonner la muqueuse avec une solution de cocaïne ; celle-ci amène quelquefois une rétraction des parties infiltrées et a, en tous cas, l'avantage de faciliter les manœuvres intra-laryngées de scarification de la muqueuse et d'ouverture d'abcès.

Dans quelques cas de dyspnée subite, si l'on pense à la chute d'un cartilage nécrosé dans le larynx et si on peut le sentir, il faut l'extraire immédiatement avec une pince.

Si la dyspnée est intense, on doit sans tarder faire la trachéotomie. Il y a vingt-cinq ans environ, Duncan Gibb conseillait déjà, une fois les accidents calmés par la trachéotomie, de faire la fente médiane du larynx, d'enlever les parties nécrosées, de curer les tissus malades, de désinfecter en un mot la cavité laryngée, pratique qu'a reprise récemment Sajous, en mettant à profit les méthodes antiseptiques actuelles (1).

Les abcès extérieurs seront incisés de bonne heure.

Enfin, lorsque l'évolution des lésions locales s'est arrêtée, que la maladie est guérie, tout n'est pas fini, car il persiste souvent un rétrécissement laryngé qu'il faut traiter ultérieurement (2).

Dans des cas exceptionnels, on a vu une périchondrite du chaton du cricoïde déterminer une gêne de la déglutition telle que l'on était obligé de faire usage de la sonde œsophagienne ; c'est là une manœuvre à laquelle on ne recourra que tardivement, le passage de la sonde irritant la lésion laryngée.

(1) Sajous, *Universal medical sciences*. Philad., 1889, t. III, p. 304.
(2) Voy. plus loin, *Des rétrécissements du larynx*, p. 567.

IV

TUBERCULOSE DU LARYNX

La tuberculose du larynx a été surtout étudiée par les médecins. Elle n'intéresse guère le chirurgien que lorsqu'elle se complique de périchondrites ou de pseudo-œdèmes [1].

Dans ces derniers temps cependant une tendance à intervenir chirurgicalement s'est accusée. Heryng (de Varsovie) en particulier a préconisé le curage intra-laryngé des ulcérations tuberculeuses. Fränkel, Massei, Retz regardent même la laryngectomie comme praticable dans la tuberculose primitive du larynx. L'extirpation de l'organe serait, d'après eux, préférable à la trachéotomie avec traitement symptomatique.

V

SYPHILIS DU LARYNX

La syphilis du larynx ne rentre dans le domaine du chirurgien que par ses complications (périchondrites), ou ses conséquences éloignées (rétrécissements) qui sont déjà étudiées ou le seront plus loin.

VI

TUMEURS DU LARYNX ET DE LA TRACHÉE

A. — TUMEURS DU LARYNX

Le larynx peut être le siège de tumeurs développées primitivement aux dépens des tissus qui le constituent ou nées dans les organes voisins et ne l'ayant envahi que secondairement. Les premières seules, méritent bien réellement le nom de tumeurs du larynx. On les divise en :

A. Tumeurs *bénignes*, encore appelées *polypes*.

B. Tumeurs *malignes* ou *cancers*.

La distinction entre ces deux catégories de tumeurs, n'est pas toujours tranchée et il est des formes dont la place exacte est difficile à déterminer.

Ehrmann (C.-H.), Maladie organique de l'appareil vocal connue sous le nom de polype du larynx. *Musée de la Faculté de méd. de Strasbourg*, Strasbourg, 1843, 1er fasc. — Trélat, Polype du larynx; ablation par les voies naturelles. *Bull. de la Soc. de chir.*, Paris, 1863, 2e série, t. IV, p. 154 (discussion). — Verneuil (A.), Traitement chirurgical des polypes du larynx. *Gaz. hebd. de méd.*, Paris, 1863, t. X, p. 161 et 345. — Follin, Polypes du larynx.

[1] Voy. plus haut, *De la laryngite œdémateuse*, p. 532, et *Les périchondrites*, p. 536.

Bulletin de la Soc. de chir., Paris, 1864, 2e série, t. IV, p. 55. — CAUSIT (A.), Étude sur les polypes du larynx chez les enfants et en particulier sur les polypes congénitaux. Thèse de Paris, 1867, n° 218. — MORELL-MACKENZIE, Essay on growths in the larynx; with reports, and an analysis of one hundred consecutive cases treated by the author. London, 1871. — LIVON, Du traitement des polypes laryngiens. Th. de Paris, 1873, n° 110. — SCHNITZLER (J.), Zur Kasuistik der Kehlkopfpolypen. *Wiener med. Presse*, 1874, t. XV, p. 718. — ISAMBERT, Contribution à l'étude du cancer laryngé. *Ann. des mal. de l'oreille et du larynx*, Paris, 1876, t. II, p. 1. — BRUNS (PAUL), Die Laryngotomie zur Entfernung intra-laryngealer Neubildungen. Berlin, 1878. — KRISHABER, Sur le cancer du larynx. *Ann. des mal. de l'oreille et du larynx*, Paris, 1879, t. V, p. 136, 202 et 262. — FAUVEL (C.), Les indications pour le traitement extra ou intra-laryngé des polypes du larynx. *Tr. of the intern. med. Cong.*, 7e sess. London, 1881, t. III, p. 225. — ZEZAS (D.-G.), Ein Ueberblick über die von der Kehlkopfsextirpation bis heute gewonnenen Resultate. *Arch. f. klin. Chir.*, Berlin, 1884, XXX, p. 665. — HAHN, Ueber Kehlkopfexstirpation bei Carcinom. *Ibid.*, 1884, t. XXXI, p. 171. — SALZER, Larynxoperationen in der Klinik Billroth, 1870 à 1884. *Ibid.*, 1885, t. XXXI, p. 848. — BERGMANN (A.), Larynxexstirpation wegen Carcinom. *Saint-Petersb. med. Wochenschrift*, 18 juillet 1885, p. 230. — HAHN, Ueber Kehlkopfexstirpation. *Sammlung klin. Vorträge*, Leipzig, 1885, n° 260. — SCHWARTZ (CH.-ED.), Des tumeurs du larynx. Thèse d'agrég. en chir. de Paris, 1886 (bibl.). — BOECKEL (JULES), Opérations pratiquées sur le larynx. *Gazette médic. de Strasbourg*, 1886, p. 121 et 134. — TRÉLAT (U.), Diagnostic du cancer et de la tuberculose du larynx. *Semaine méd.*, Paris, 1886, p. 379. — SALOMONI (A.). Della esportazione totale della larynge. Cremona, 1886. — MONOD et RUAULT, Contribution à l'étude de la thyrotomie et de la laryngectomie pour cancer du larynx. *Gaz. hebd. de méd. et de chir.*, Paris, 1887, p. 821. — HOFFA, Ueber Laryngofissur. *Berl. klin. Wochen.*, 1888, p. 878. — Resultate der Laryngofissur. *Centralbl. f. Chir.*, 1888, p. 911. — HAHN (E.), Mittheilungen über die Endresultate nach Kehlkopf-Operationen. *Arch. für klin. Chir.*, 1888, t. XXXVII, p. 522, et t. XXXVIII, p. 132. — MORITZ SCHMIDT, Beiträge zur laryngochirurgischen Casuistik. *Ibidem*, 1888, t. XXXVIII, p. 687. — SCHEDE (M.), Ein Fall von endgültiger Heilung nach Wegnahme des ganzen Kehlkopfes wegen krebsiger Entartung von mehr als vier Jahren, nebst einigen Bemerkungen über Morell-Mackenzie's Statistik. *Deutsche med. Wochenschrift*, 1889, n° 4, p. 62. — KRAJEWSKI, Berichtigungen und Ergänzungen zu Doctor Morell-Mackenzie's statistischen Aufgeben über Totalexstirpation krebiger Kehlköpfe. *Ibid.*, 1889, n° 4, p. 64. — FRÄNKEL (B.), Der Kehlkopfkrebs, seine Diagnose und Behandlung. *Ibid.*, 1889, n° 1 à 6, p. 1, 28, 50, 68, 87 et 109. — BECKER, Zur Statistik der Laryngofissur. *Münch. med. Woch.*, 1889, nos 16-18, p. 270 et 313. — BUTLIN (HENRY-T.), On radical operations for the cure of intrinsic carcinoma of the larynx. *Brit. med. Journ.*, London, 1890, t. II, p. 449. — PINÇONNAT (A.), De l'extirpation du larynx. Thèse de Paris, 1889-1890, n° 282 (bibl.). — BARDENHEUER, Vorschläge zur Kehlkopf-Exstirpation. *Arch. für klin. Chir.*, Berlin, 1891, Bd. XLI, Heft III, p. 553. — TAUBER, Ueber die Kehlkopf-Exstirpation (Laryngectomie). Eine kritisch-statistische Studie. *Ibid.*, p. 641. — MOURE, De la thyrotomie dans le cancer du larynx. *Congrès franç. de chir.*, Paris, 1891.

A. — TUMEURS BÉNIGNES

L'histoire des polypes du larynx a passé par des phases successives que nous pouvons rappeler en quelques mots. Leur existence fut établie en 1667 par les constatations anatomiques de Lieutaud; mais leur étude clinique ne commence qu'avec les interventions opératoires d'Ehrmann, de Middeldorpf et de Breslau, qui les enlevèrent après thyrotomie préliminaire. Depuis cette époque, les polypes du larynx ont été l'objet de nombreux travaux, grâce à la découverte du laryngoscope, qui a permis leur cure endolaryngée et grâce aux progrès de l'histologie pathologique qui a établi définitivement leur structure. La thèse d'agrégation de Schwartz constitue encore actuellement le travail le plus complet sur la question.

Anatomie pathologique. — On réserve le nom de polypes aux tumeurs du larynx qui n'ont rien de commun avec la tuberculose, la syphilis et le cancer, écartant de leur cadre les productions qu'on rencontre dans ces trois affections bien qu'elles puissent revêtir, pendant une certaine période, quelques-uns des caractères extérieurs des véritables polypes (Fauvel).

A proprement parler, la dénomination de polype est loin d'être toujours exacte, les tumeurs qu'on décrit sous ce nom, n'étant pas toujours pédiculées. Aussi avons-nous adopté la dénomination générique de tumeurs bénignes plus juste que celle de polypes encore employée par un très grand nombre d'auteurs.

Ces tumeurs siègent le plus souvent sur les cordes vocales, 836 fois sur 1100 d'après une statistique de Bruns ; viennent ensuite par ordre de fréquence les tumeurs de la région sus-glottique, enfin celles de la région sous-glottique qui sont relativement très rares (9 sur 300 tumeurs bénignes, Fauvel).

Les tumeurs intra-glottiques naissent ordinairement du tiers antérieur du bord libre des cordes vocales ; les sus-glottiques de l'épiglotte et des replis ary-épiglottiques, les sous-glottiques de la face inférieure des cordes vocales et de la face interne du cricoïde. Leur forme, leur volume, leur couleur et leur consistance varient suivant leur structure. Aussi est-il nécessaire de décrire séparément chacune de leurs variétés anatomiques.

1° *Papillomes.* — Les papillomes forment à eux seuls plus de la moitié des tumeurs bénignes du larynx. Ils se développent sur les cordes vocales inférieures, en particulier sur les parties antérieure et moyenne de ces cordes. Leur développement s'explique par ce fait qu'il existe sur les cordes vocales inférieures des papilles signalées dès 1867 par Luschka, bien décrites en 1874 par Coyne [1]. Ces papilles, certainement vasculaires et probablement nerveuses, sont beaucoup plus développées dans la moitié antérieure de la corde vocale que dans la postérieure, fait anatomique en rapport avec le siège pathologique habituel des papillomes.

Ceux-ci se présentent sous forme de tumeurs d'un rose blanchâtre, grenues, ressemblant à des choux-fleurs ou à des grains de raisin en miniature. Quel-

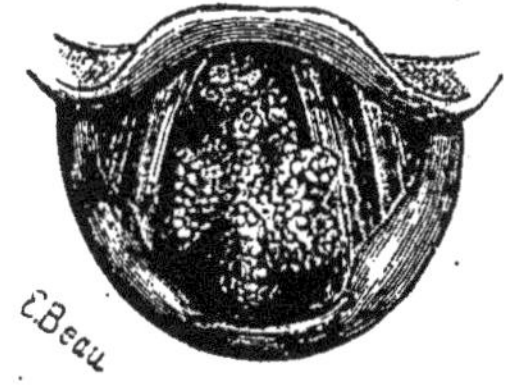

Fig. 135. — Papillome muriforme.

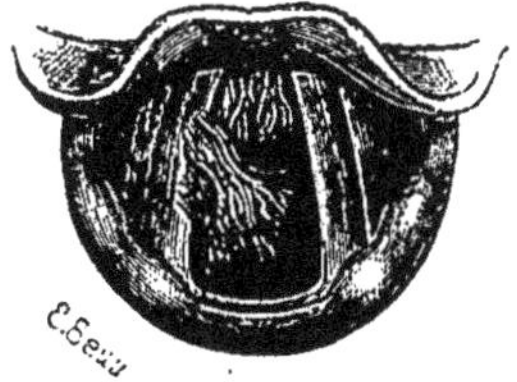

Fig. 136. — Papillome villeux.

quefois pédiculés, ils sont le plus souvent sessiles. Leur consistance peu considérable permet de les arracher avec la plus grande facilité ; l'écoulement de sang artériel qui suit cet arrachement est toujours peu abondant et jamais inquiétant (Fauvel). Quelquefois ils ont une couleur grisâtre par suite de la présence de mucosités à leur surface ; leur volume varie d'un grain de millet à

[1] Coyne, *Recherches sur l'anatomie normale de la muqueuse laryngée.* Thèse de Paris, 1874.

un marron; Jurasz en a observé un, qui ressemblait à une véritable corne (1).

La tumeur est généralement unique, quelquefois cependant, particulièrement chez l'enfant, on voit, comme l'a bien montré Causit, des productions multiples et même diffuses remplir presque totalement la cavité du larynx (2).

Ces papillomes peuvent être détachés par les efforts de toux ou détruits par la suppuration.

Histologiquement, on retrouve ici la structure habituelle des papillomes des muqueuses. Ce sont des papilles normales dont tous les éléments, et, en particulier l'épithélium, sont considérablement hypertrophiés. La variété la plus fréquente serait la variété cornée, c'est-à-dire celle dans laquelle l'épithélium est amoncelé en couches nombreuses et revêt la forme pavimenteuse (Fauvel).

Le centre de la papille est occupé par des vaisseaux, plus ou moins abondants plongés dans du tissu lamineux qui n'est que la continuation du tissu fibreux dermique. Dans un cas de Stoerk, ce tissu a continué à proliférer après l'arrachement du papillome et a donné un fibrome.

On a beaucoup discuté la question de savoir si ces papillomes pouvaient se transformer en épithéliomas. Stoerk, Fauvel, M. Mackenzie, P. Bruns l'admettent; un fait de Beschorner semble le prouver, l'ablation de récidives successives ayant donné des tumeurs qui se rapprochaient de plus en plus de l'épithélioma. Rien n'est toutefois établi, le diagnostic primitif de papillome n'étant fait que d'après l'examen de fragments excisés au niveau de la partie saillante d'une tumeur qui, dans la profondeur, peut présenter tous les caractères de l'épithélioma.

2° *Fibromes.* — Les fibromes représenteraient, au dire de Krishaber, le quart des tumeurs laryngées bénignes ; ils seraient plus rares encore d'après les relevés de Fauvel qui n'a observé que 11 fibromes sur 300 tumeurs bénignes. Comme les papillomes, ils siègent surtout sur les cordes vocales inférieures. Le plus souvent la tumeur est unique, mais le fait n'est pas absolu; Solis Cohen a constaté six fibromes chez le même malade.

La tumeur est ordinairement sessile, arrondie, ou lobulée à gros lobes, gri-

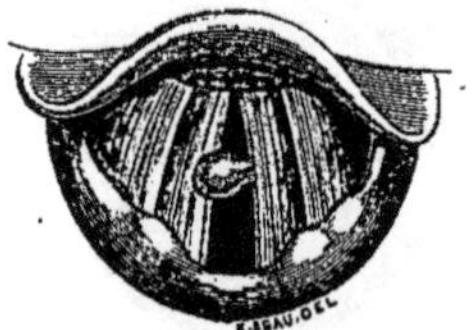

Fig. 157. — Fibrome pédiculé.

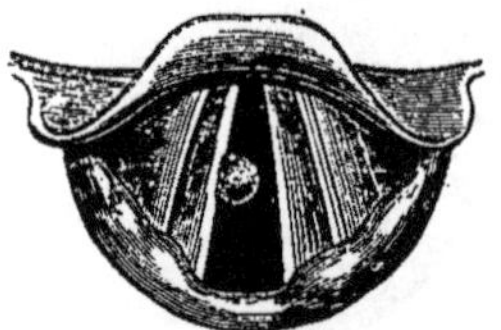

Fig. 158. — Fibrome sessile.

sâtre, en général ferme, quelquefois œdémateuse (M. Mackenzie). Son volume, qui dépasse rarement celui d'un grain de raisin, peut aller jusqu'à celui d'un abricot. Dans quelques cas le fibrome marque son empreinte sur la corde vocale du côté opposé, où il creuse une dépression persistante.

(1) Jurasz, Ein verhorntes Papillom des Kehlkopfs. *Berl. klin. Woch.*, 1886, n° 5.

(2) Causit (A.), *Étude sur les polypes du larynx chez l'enfant et, en particulier, sur les polypes congénitaux.* Thèse de Paris, 1867, n° 218.

Histologiquement, le néoplasme est constitué par une masse de tissu fibreux, quelquefois mélangé de tissu myxomateux, le tout recouvert d'une couche d'épithélium pavimenteux, alors même qu'au niveau du point d'implantation, l'épithélium était cylindrique vibratile (Ehrmann, M. Mackenzie, Cornil).

3° *Myxomes*. — Les myxomes purs sont d'une grande rareté, mais existent cependant, comme le prouvent des faits de Wagner, d'Eeman, etc. Ce qu'on observe le plus souvent, c'est un mélange de tissu myxomateux et de tissu fibreux. Les myxomes kystiques constitueraient les polypes vésiculeux (Krishaber) (1).

4° *Adénomes*. — Les adénomes, dont l'existence est contestée par Ziemssen, sont très rares. Mackenzie, Bruns, J. Bœckel les décrivent comme des tumeurs sessiles, de forme hémisphérique, à surface unie, quelquefois bosselée (2).

5° *Angiomes*. — Les angiomes, bien étudiés par Elsberg, Glascow et Bremer (3), se développent chez des hommes adultes, atteints de catarrhe laryngé, au niveau ou tout près de la commissure antérieure des cordes vocales.

6° *Lipomes*. — Les lipomes sont très rares; Bruns, Jones, Schrœtter en ont observé au niveau de l'orifice supérieur du larynx; M' Bride en a signalé à l'intérieur même de celui-ci (4).

7° *Kystes*. — Les kystes, bien étudiés par Moure (5), sont extra-laryngés ou intra-laryngés. Les premiers, plus volumineux que les autres, pouvant dépasser les dimensions d'une cerise, sont épiglottiques; les autres plus petits, ne dépassant pas, en général, un gros pois, siègent ordinairement sur les cordes vocales, rarement ils occupent le fond des ventricules. Ces divers kystes sont remarquables par leur forme sphérique, leur apparence brillante, transparente; ils sont sessiles ou pédiculés. Leur contenu varie, il peut être séreux, jaunâtre et transparent, ou épais, visqueux, colloïde; Johnson a trouvé dans un cas un liquide presque sanguin, enfin Blanc

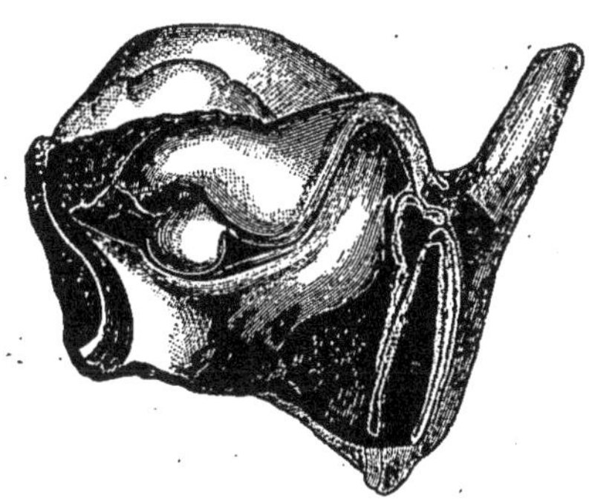

Fig. 139. — Polype vésiculaire. (Virchow.)

(1) Consulter sur les myxomes : Thiébault (J.), Contribution à l'étude des myxomes du larynx. Thèse de Paris, 1890-1891, n° 30.

(2) L'hypertrophie des glandes, qui se remplissent de cellules épithéliales, pouvant subir la dégénérescence graisseuse ou colloïde, est fréquente au cours des laryngites, mais l'adénome vrai est rare.

(3) Glascow (W.-C.) et Bremer (L.), Cavernous angioma of the larynx. *Amer. Journ. of med. sc.*, Philad., 1889, t. XCVII, p. 360.

(4) M' Bride, Clinical notes on fatty tumours of the larynx. *Edinburgh med. Journ.*, févr. 1889, p. 705.

(5) Moure, Étude sur les kystes du larynx. *Rev. mens. de laryng.*, Bordeaux, 1880-1881, t. I, p. 75, 99, 123, 147, 171, 203, et *ibid.*, 1882, t. II, p. 225. — Consulter aussi : Jurasz, Zur Lehre von den Kehlkopfcysten. *Deutsche med. Woch.*, Berlin, 1884, t. X, p. 625. — Garel, Kystes du larynx. *Ann. des mal. de l'oreille et du larynx*, Paris 1887, p. 239 et 289.

a décrit une sorte de bouillie athéromateuse dans un kyste qu'il regarde comme d'origine congénitale.

La poche qui constitue ces kystes est le plus souvent mince et revêtue d'une muqueuse hypertrophiée, sa membrane interne est formée par un épithélium à cellules polyédriques et aplaties. On admet généralement qu'il s'agit d'une dilatation kystique des culs-de-sac glandulaires par suite du rétrécissement et de l'oblitération de leur canal excréteur. Cette pathogénie rend compte de leur siège habituel sur l'épiglotte et les cordes vocales qui sont richement pourvues de glandes.

8° *Ecchondroses.* — Les tumeurs, dépendant de la charpente du larynx sont encore mal connues, bien qu'elles aient fait l'objet d'un certain nombre de travaux de Bertoye, d'Ehrendorfer et de Feruccio Putelli [1].

Elles peuvent revêtir toutes les formes depuis l'ecchondrose jusqu'à l'exostose ; on a vu aussi des fibro-chondromes, des chondro-sarcomes, des myxochondromes. Le cartilage le plus souvent atteint est le cricoïde, puis vient le thyroïde ; il est rare que les autres cartilages du larynx soient affectés.

9° Nous signalerons enfin une variété toute spéciale de tumeurs intralaryngées ; ce sont des néoplasmes présentant la structure du corps thyroïde. Ziemssen et Bruns admettent qu'il s'agit là de tumeurs développées aux dépens de *corps thyroïdes aberrants*.

Étiologie. — Les tumeurs bénignes du larynx se développent surtout de trente à cinquante ans, mais on peut les observer à tout âge. Schiffers a vu un polype papillaire chez un homme de quatre-vingt-deux ans, Causit a réuni un certain nombre de ces tumeurs chez des enfants où l'on observerait surtout la forme papillaire diffuse. Barker, Lewin, Causit, Bruns, Johnson, etc., en ont même signalé des cas congénitaux.

Trois fois sur quatre, il s'agit de malades du sexe masculin.

L'hérédité ne semble pas avoir grande importance malgré quelques faits de Poyet. On a cependant signalé certains états diathésiques, où il existerait une véritable disposition non seulement à produire des polypes du larynx, mais encore des tumeurs analogues dans le reste de l'économie ; en même temps que des tumeurs du larynx on observerait d'autres papillomes de la peau et des muqueuses (Schwartz).

Les professions qui exigent de grands efforts de voix, qui exposent à de fréquents changements de température, à la respiration de vapeurs irritantes ou de poussières, l'abus du tabac et de l'alcool, la rougeole, la coqueluche, etc., ont certainement une influence sur le développement de ces tumeurs, ce qu'on s'explique par la *congestion chronique* qui existe dans ces diverses circonstances.

Symptômes. — Les symptômes dépendent de la situation de la tumeur, de ses dimensions, de sa forme, pédiculée ou non, enfin de sa nature et de l'âge du sujet qui la porte (Schwartz).

[1] Bertoye, Aperçu sur les ecchondroses et les exostoses du larynx. *Ann. des mal. de l'oreille et du larynx*, Paris, 1886, p. 125. — Feruccio Putelli, Ueber Knorpelgeschwülste des Larynx. *Wiener med. Jahrb.*, 1888, fasc. 7.

Symptômes fonctionnels. — Les altérations de la voix sont presque constantes et se rencontrent dans 92 pour 100 des cas (M. Mackenzie). Elles s'établissent peu à peu, le plus généralement à la suite d'un rhume ou d'un effort de voix prolongé ; elles vont du simple enrouement à l'aphonie complète et sont surtout marquées dans les néoplasmes qui occupent le bord même des cordes vocales. Certains polypes à pédicule assez long s'accompagnent quelquefois de disparition puis de retour brusque des accidents, le même fait s'observe dans certaines tumeurs vasculaires qui, au moment de poussées congestives, s'accompagnent de dysphonie ou d'aphonie intermittente.

La dyspnée, relativement rare chez l'adulte, est au contraire très habituelle chez l'enfant, ce qui s'explique par la petitesse du larynx de ce dernier. En général plus marquée la nuit que le jour, accompagnée de sifflement laryngé et quelquefois de cornage, elle est déterminée par l'obstacle mécanique dû à la présence du polype, par les phénomènes inflammatoires et l'œdème de la muqueuse, par le spasme de la glotte concomitant. Elle varie de la simple gêne respiratoire à l'asphyxie; on cite quelques cas d'apnée subite suivie de mort (Lieutaud, Desault, Schultze, etc.). Les caractères de la dyspnée varient, dans une certaine mesure, avec le siège de la tumeur. Les polypes sus-glottiques s'accompagnent d'une inspiration bruyante et sifflante, d'une expiration facile, les sous-glottiques de phénomènes inverses. Souvent les malades prennent instinctivement une position plus favorable à la liberté de la respiration; Poyet raconte, à cet égard, l'histoire d'un paysan porteur d'un polype sus-glottique, qui, ne se trouvant bien que lorsqu'il penchait la tête en avant, resta dans cette attitude pendant deux ans et demi à trois ans.

La toux, assez rare chez l'adulte, est plus fréquente chez l'enfant, ses caractères varient : elle est, suivant les cas, sèche, croupale ou éteinte ; elle apparaît par quintes et s'accompagne quelquefois d'hémoptysies.

La dysphagie n'a été que très rarement observée et exclusivement dans des polypes volumineux de l'orifice supérieur du larynx.

La douleur manque presque toujours, et c'est tout au plus si, dans quelques cas, il y a une sensation de gêne au niveau du larynx.

L'intensité de ces divers troubles fonctionnels varie du reste suivant la nature de la tumeur; surtout marqués dans les papillomes et particulièrement dans la forme diffuse, ils manquent à peu près totalement dans les kystes (Schwartz).

B. *Signes physiques.* — Les signes physiques sont fournis par l'exploration directe du larynx.

L'abaissement forcé de la langue ne donne de renseignements que dans les cas où la tumeur siège sur le bord libre de l'épiglotte et a atteint de grandes dimensions.

Le toucher digital, surtout utile chez les enfants qui ne veulent pas se prêter à l'examen laryngoscopique, ne donne que des renseignements assez vagues; il a toutefois permis, dans quelques cas, de déceler l'existence de tumeurs occupant l'orifice supérieur du larynx. On ne doit y recourir qu'en l'absence de dyspnée, de peur de refouler un polype et de déterminer un spasme glottique mortel.

L'auscultation du larynx donne des résultats variables, et le plus souvent sans utilité au point de vue du diagnostic. Tantôt on entend un souffle râpeux, tantôt des sifflements, des ronchus ou des bruits de soupape, de drapeau. Ce dernier bruit, signalé par Dupuytren, aurait seul de la valeur et dénoterait, au dire de Fauvel, la présence d'un polype pédiculé.

L'étude des matières expectorées a, au contraire, une importance capitale, lorsqu'elle fait constater l'existence de parcelles de tumeurs. C'est elle qui guida Ehrmann dans sa première intervention. Malheureusement ce signe est rare et l'on ne peut guère compter sur lui pour faire le diagnostic.

Celui-ci repose, à peu près uniquement, sur les résultats de l'examen laryngoscopique qui permet de voir le polype et d'en apprécier les divers caractères, la dimension, la forme, la couleur, l'implantation, etc. Schwartz fait toutefois remarquer que certaines régions du larynx ne sont que difficilement accessibles au miroir, surtout lorsque l'épiglotte est pointue et longue, ou encore lorsqu'elle affecte la forme d'un chapeau de gendarme, pour employer l'expression consacrée.

C. *Symptômes généraux.* — Les tumeurs bénignes du larynx n'ont guère de retentissement sur la santé générale en dehors des troubles qu'elles apportent à la respiration et à la déglutition. Ceux-ci suffisent quelquefois pour amener, chez l'enfant, l'amaigrissement et l'anémie.

Marche. — Durée. — Terminaisons. — La marche des polypes laryngiens est généralement très lente, et c'est par années que se chiffre la durée de l'affection. Elle varie avec la nature de la tumeur. Tandis que certains fibromes restent à peu près stationnaires et n'augmentent en plusieurs années que d'une façon peu appréciable, les papillomes s'accroissent quelquefois considérablement en un court laps de temps. Ces poussées surviennent en particulier dans les papillomes irrités, soit par des excisions incomplètes, soit par des affections inflammatoires intercurrentes, soit par un usage immodéré de la voix.

La durée est, on le comprend par ce que nous venons de dire, essentiellement variable. Certains polypes, absolument stationnaires, durent autant que le malade (Fauvel). Les papillomes, au contraire, déterminent au bout d'un temps souvent assez court, des phénomènes dyspnéiques. Ceux-ci, surtout marqués chez l'enfant, dont la glotte est étroite, sont d'abord intermittents, puis deviennent continus ; la mort survient à la suite de phénomènes asphyxiques qui tuent le malade brusquement ou en quelques minutes, plus rarement en quelques jours. Dans ce dernier cas, il s'agit probablement d'œdème surajouté.

On a vu la guérison spontanée par détachement et rejet d'un polype à pédicule mince ou friable (1) ; la disparition spontanée a même été notée, soit que le polype détaché ait été avalé, soit qu'on ait eu affaire à un kyste qui s'est résorbé après rupture.

(1) Si l'on en croyait Boinet et Kiener, le détachement de polypes serait dû à l'action ulcérative de certains agents microbiens pénétrant le tissu de la tumeur (Edouard Boinet, Rôle des microbes dans le développement et l'élimination spontanée de trois gros polypes sus-glottiques. *Ann. des mal. de l'oreille et du larynx*, Paris, 1890, t. XVI, p. 767.

Après une guérison apparente, quelquefois d'assez longue durée, la tumeur reparaît, alors même qu'il ne s'agit pas d'un papillome. Tel le cas d'un jeune officier opéré par Coupard qui, deux ans plus tard, eut un nouveau kyste au même point [1].

Exceptionnellement, la marche revêt des allures différentes, le polype donnant lieu à des hémoptysies répétées avec aphonie, faisant croire à de la tuberculose. Le fait a été noté chez un malade d'Oppolzer qui guérit radicalement après ablation par Stœrk d'un fibrome ulcéré. Dans un cas de Sommerbrodt, des attaques d'épilepsie disparurent après l'ablation d'un fibrome mou de la corde vocale.

Pronostic. — Le pronostic des tumeurs bénignes du larynx varie suivant l'âge du malade et les conditions anatomiques de la tumeur.

Il est beaucoup moins sérieux chez l'adulte que chez l'enfant, par suite de l'impossibilité où l'on est de faire, chez ce dernier, la cure endolaryngée, et aussi de cet autre fait que, chez lui, c'est la variété papillome qui est la plus fréquente. Or, de toutes les variétés anatomiques, la plus grave est le papillome diffus; bien que la transformation en épithélioma n'ait pas été démontrée [2], les récidives en sont fréquentes, alors qu'au contraire les fibromes, les myxomes, les adénomes, les lipomes, les angiomes, etc., ne récidivent presque jamais.

Les tumeurs cartilagineuses ou osseuses n'offrent de gravité que par suite de la difficulté qu'on a à les extirper.

Diagnostic et traitement. — Voy. plus loin, p. 554.

B. — TUMEURS MALIGNES

Les premières observations de tumeurs malignes du larynx seraient, au dire de Morgagni, dues à Valsalva. Louis, Trousseau et Belloc, etc., publièrent quelques faits isolés; Regnoli, A. Cooper, Horace Green firent des tentatives d'extirpation par la bouche; Gordon Buck, en 1851, excisa un cancer après crico-thyrotomie; mais, comme pour les tumeurs bénignes, les travaux ne se multiplièrent qu'après l'introduction du laryngoscope dans la pratique.

Enfin, depuis 1873, époque où Billroth fit la première extirpation de larynx cancéreux chez l'homme, les essais d'opération curative se sont multipliés à l'étranger d'abord, puis en France dans ces dernières années.

Anatomie pathologique. — On divise les tumeurs malignes du larynx en *primitives* et *secondaires*; les premières naissent dans l'organe, les autres se développent tout d'abord dans les parties voisines (pharynx, œsophage, langue, corps thyroïde, trachée), et n'atteignent le larynx que par suite de leur extension. Ce ne sont pas à proprement parler des tumeurs du larynx; aussi les

(1) Cité par SCHWARTZ, *loc. cit.*
(2) Voy. plus loin la discussion sur cette question, p. 556.

laisserons-nous de côté et ne traiterons-nous ici que des tumeurs du larynx proprement dites, de celles qui sont d'emblée laryngées. Il est utile encore d'établir parmi ces dernières des distinctions, suivant qu'elles débutent dans la cavité laryngienne (*cancers intrinsèques*) ou qu'elles se développent tout d'abord au niveau de l'orifice laryngien (*cancers extrinsèques*, cancers pharyngo-laryngiens d'Isambert).

Le cancer du larynx est souvent unilatéral, fait important au point de vue du diagnostic et aussi à celui de l'intervention chirurgicale. Sur 36 cas, Fauvel trouve 26 fois la lésion à gauche et 7 fois à droite ; 3 fois seulement le larynx entier était pris.

Au point de vue histologique, on trouve dans les tumeurs malignes deux variétés très différentes : des *sarcomes* et des *épithéliomas*. Nous rangeons avec Schwartz les sarcomes parmi les tumeurs malignes, parce qu'ils ont une marche rapide, envahissante, attaquant les cartilages et les membranes fibreuses, parce que, enlevés, ils récidivent très souvent et que, s'ils sont peut-être moins graves que les épithéliomas, ils sont loin d'être bénins comme les polypes en général.

1° *Sarcomes.* — Les sarcomes se développent le plus souvent à l'intérieur même du larynx, 21 fois sur 27 d'après les relevés de Schwartz. Ils débutent presque toujours par les vraies cordes vocales, quelquefois par les fausses. La tumeur est unie ou légèrement lobulée ; dans deux cas d'Ed. Fournié, sa surface était cependant papillaire. En général circonscrite, le plus souvent sessile, elle est recouverte par une muqueuse décolorée qui rarement s'ulcère. Lorsque

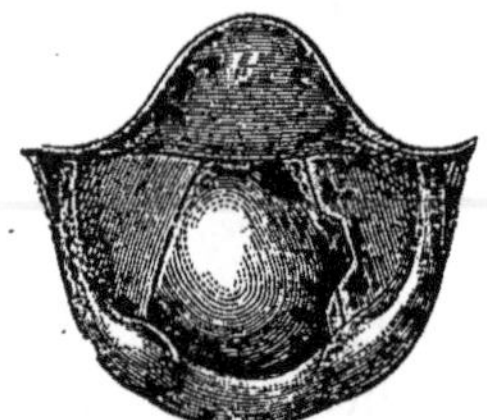

Fig. 140. — Sarcome du larynx.

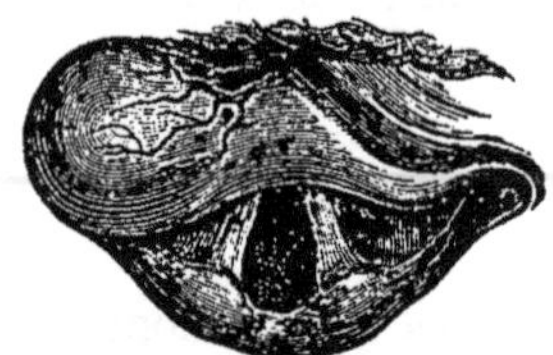

Fig. 141. — Sarcome fasciculé de l'épiglotte.

le sarcome est envahissant, il détruit les cartilages, se répand dans les muscles et les régions voisines, simulant alors absolument un carcinome vrai. Seul l'examen microscopique permet alors la distinction en montrant qu'il s'agit d'un *sarcome à cellules rondes*. Cette variété n'est toutefois pas habituelle et le plus souvent la tumeur, dont la marche est plus lente, est constituée par un *sarcome fasciculé*. Signalons encore, comme des exceptions, le *sarcome alvéolaire* décrit par David Newmann, le *lymphosarcome* noté par Czerny, et enfin un *myxo-sarcome télangiectasique* observé par Ethelbert-Caroll Morgan.

2° *Épithéliomas.* — L'épithélioma semble se développer de préférence dans les points les plus irrités, soit par les mouvements de la déglutition, soit par ceux de la phonation et de la respiration (Schwartz). C'est dire qu'on observera le plus souvent au niveau de l'épiglotte les cancers extrinsèques ou marginaux; au niveau des cordes vocales inférieures, puis des supérieures, les intrinsèques ou cavitaires.

La tumeur se présente au début sous des aspects variables : petite tumeur saillante, à aspect papillaire (cancer polypoïde d'Isambert); tumeur bien circonscrite, saillante; infiltration diffuse. A ce moment, le diagnostic est des

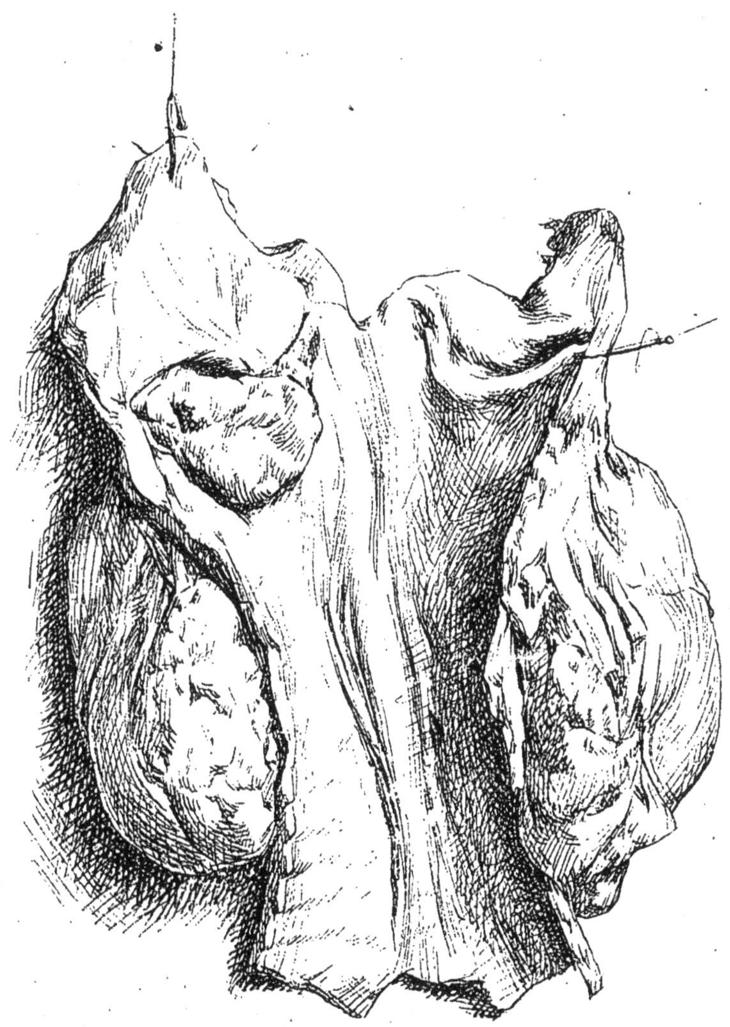

Fig. 142. — Épithélioma intra-laryngé. (Ruault.)

plus difficiles; mais toujours, à une certaine période de son développement, la tumeur prend les caractères généraux des néoplasmes malins et envahissants. La muqueuse est alors ulcérée, fongueuse, bourgeonnante, recouverte de pus sanieux.

Le reste de la muqueuse est enflammé; quelquefois il existe une infiltration œdémateuse sous-muqueuse. Les cartilages sont envahis par le néoplasme, ou tout au moins enflammés, ossifiés dans son voisinage; ils sont épaissis, élargis, déformés, donnant au larynx un aspect spécial, comparé par Isambert à celui d'une carapace de homard. L'infiltration peut s'étendre aux organes voisins. Dans un cas de Thiersch, les lésions étaient telles que les corps de cinq ou six vertèbres cervicales étaient en grande partie transformés en une masse cancéreuse. Les vaisseaux eux-mêmes ne sont pas indemnes; nous n'en voulons pour preuve que l'observation de Dreyfous qui nous montre une hémorrhagie mortelle par ulcération de la laryngée supérieure, une autre de Desnos où la carotide primitive était perforée. Les nerfs du cou, en particulier les récurrents, sont souvent englobés dans ces néoplasmes envahissants.

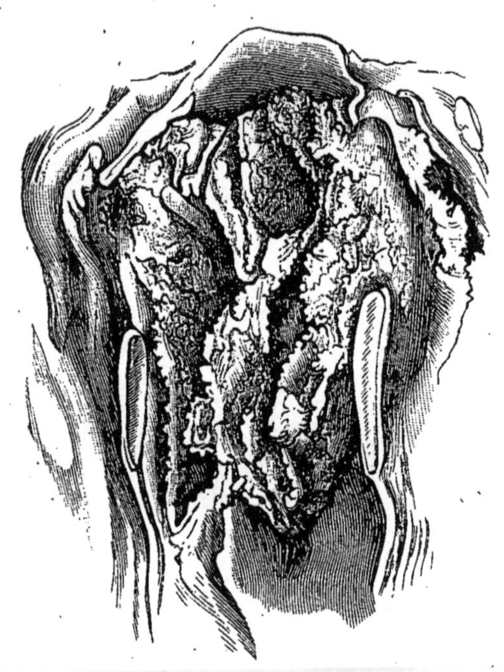

Fig. 143. — Cancer du larynx. (M.-Mackenzie.)

Il n'est pas rare, lorsque le cancer devient superficiel, de voir survenir de véritables phénomènes inflammatoires avec abcès consécutifs qui s'ouvrent d'eux-mêmes ou sont ouverts par le chirurgien et donnent issue à de l'ichor ou à du pus sanieux et plus tard à des bourgeons cancéreux qui végètent au dehors; c'est assez souvent le cas, lorsqu'on a fait une trachéotomie très près du niveau inférieur du mal (Schwartz).

L'envahissement ganglionnaire, constant dans le cancer extrinsèque, n'existerait pas dans le cancer intrinsèque, si l'on en croit Krishaber. Cette formule, trop absolue d'après Butlin et Schwartz, est cependant vraie d'une façon générale, l'infection ganglionnaire étant inconstante et tardive dans les cancers intrinsèques. Lorsqu'elle a lieu, ce sont en général les ganglions situés sous le bord antérieur du sterno-mastoïdien qui se prennent; M. F. Terrier a, dans un cas, vu l'envahissement des ganglions sus-claviculaires. Cette adénopathie, ordinairement unilatérale, est en général peu prononcée. Elle peut suppurer, ce qui s'explique facilement par l'absorption d'agents infectieux au niveau de l'ulcération laryngée. Quand le cancer a franchi le larynx, l'engorgement ganglionnaire est constant.

La généralisation est rare, mais existe. Une opérée de Sands est morte, vingt-deux mois après une thyrotomie, d'un cancer des capsules surrénales, des reins et des uretères. Chez un malade de Desnos, porteur d'un épithélioma du repli ary-épiglottique, on trouva à l'autopsie un noyau cancéreux dans le foie. Dans un cas de Schiffers et dans un autre de Thiersch, les poumons étaient parsemés de noyaux secondaires. Nous signalerons enfin un fait curieux de Poncet (de Lyon), où la généralisation s'était faite dans les os du crâne.

La variété histologique la plus fréquente est l'épithélioma pavimenteux lobulé; Kosinsky, Maydl, Lépine et Malassez ont cependant publié quelques cas d'épithéliomas à cellules cylindriques. Enfin on a décrit des carcinomes encéphaloïdes, rarement des squirrhes.

B. Fränkel rapproche des épithéliomas la *pachydermie laryngée* de Virchow. Cette affection serait caractérisée par un état un peu comparable aux verrues, bien que différant de celui des papillomes, par la présence de rhagades, d'ulcérations, par un état bosselé de la région inter-aryténoïdienne, etc. Anatomiquement, les lésions seraient fort analogues à celles de la leucoplasie buccale.

Étiologie. — Le cancer du larynx se développe surtout à la fin de l'âge adulte; on l'a cependant vu aux autres âges de la vie; Rehn l'a observé chez un enfant de trois ans, dont l'affection remontait à deux ans environ; Preisendorffer, chez un homme de quatre-vingt-deux ans. D'une manière générale, il semble que le sarcome se développe de vingt à soixante ans, chez des malades plus jeunes que ceux, porteurs d'un épithélioma, qui rarement ont moins de quarante ans.

L'homme est beaucoup plus souvent atteint que la femme : sur 179 cancéreux, Schwartz trouve 153 hommes et 26 femmes seulement.

Les irritations locales d'une part, la prédisposition créée par l'hérédité et l'arthritisme, etc., d'autre part, ont été invoquées ici comme pour les autres cancers. Lépine et Krishaber ont noté la coïncidence de la tuberculose et du cancer.

Symptômes. — Les symptômes des tumeurs malignes du larynx peuvent être divisés en symptômes subjectifs et symptômes objectifs.

A. *Symptômes subjectifs*. — La voix est voilée, rauque, enrouée sans être aphone; avec quelques efforts, le malade arrive, comme le dit Fauvel, à faire entendre des sons rauques, il est vrai, mais qui peuvent être entendus à une certaine distance; cette dysphonie est un signe presque constant du cancer. Cependant, si la tumeur n'a pas envahi la glotte, s'il n'y a pas de catarrhe ou d'œdème concomitant, la voix peut être conservée à peu près intacte (Mac Burney, Schwartz). Quelquefois la voix est bitonale par paralysie d'un récurrent (M. Mackenzie). Après expulsion par la toux d'une partie de la tumeur comme après destruction par une intervention, la voix revient souvent en partie. Le même phénomène se produit lorsque l'affection n'étant pas très avancée, le malade est trachéotomisé. Le repos de l'organe amène un dégorgement tel des parties œdématiées et tuméfiées, que souvent dix ou quinze jours après l'opération, le malade peut parler avec une canule fenêtrée, ce qui lui donne un espoir, malheureusement toujours déçu, de guérison prochaine (Fauvel).

La toux fréquente au début est rauque; elle diminue à mesure que la maladie évolue; elle est souvent provoquée par de mauvaises déglutitions.

La gêne respiratoire s'installe lentement : intermittente d'abord, ne se montrant qu'à l'occasion d'efforts, de fatigues de parole, elle devient continue, s'accompagne d'un cornage un peu spécial à timbre dur (Fauvel), et peut amener la mort, soit dans un accès de suffocation, soit par asphyxie lente. Cette dyspnée n'est pas en rapport seulement avec le volume de la tumeur, mais aussi avec les lésions du récurrent, la destruction de fibres musculaires, les ankyloses des articulations crico-aryténoïdiennes.

La déglutition est gênée, quelquefois douloureuse, surtout dans les cancers de l'orifice supérieur du larynx, tellement que l'alimentation devient impossible.

Les douleurs, à peu près nulles au début, vont croissant; elles sont d'abord sourdes, puis lancinantes, et s'accompagnent d'irradiations dans l'oreille, la face, dans un côté de la tête ; elles atteignent leur maximum lorsque le cancer est ulcéré, ou lorsqu'il a envahi la région pharyngienne.

La salivation est en général assez marquée et fatigue beaucoup le malade; l'expectoration, spumeuse au début, devient purulente, sanieuse, sanguinolente ; elle est ordinairement fétide et peut contenir des fragments de tumeur. Dans certains cas, la salivation devient excessive; le malade ne peut rester un moment sans cracher, la déglutition de cette salive étant extrêmement douloureuse; il se réveille la nuit en sursaut pour cracher et trouve le matin ses oreillers imprégnés d'un véritable *ichor cancéreux* (Fauvel).

L'haleine est fétide. Il est fréquent de voir de petites hémorrhagies qui se répètent, l'organisation du caillot se faisant difficilement sur une surface qu'agitent constamment les efforts de toux et les mouvements imposés par la respiration ; les grandes hémorrhagies amenant la mort rapide sont rares, mais ont été notées à la suite de l'ulcération d'une artère par le néoplasme.

B. *Symptômes objectifs*. — Le palper extérieur du cou ne donne souvent aucun renseignement; quelquefois cependant il permet de constater une augmentation de volume du larynx, un épaississement de ses cartilages, l'existence d'une sorte de gangue inflammatoire périlaryngienne, la présence d'une adénopathie sous-sterno-mastoïdienne, qui, très rarement précoce, peut atteindre un volume considérable et même suppurer.

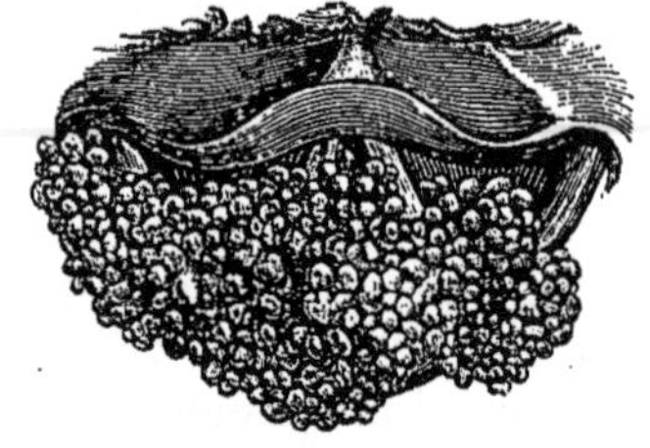

Fig. 144. — Aspect laryngoscopique du cancer, représenté figure 143.

Le toucher n'est utile que pour les tumeurs de l'orifice supérieur du larynx; aussi faut-il toujours recourir au laryngoscope qui seul permet d'apprécier le siège, l'étendue, le volume et les connexions de la tumeur.

Marche. — Durée. — Terminaisons. — Dans une première période qui dure ordinairement de deux à trois ans, mais qui peut être très longue [1], les symptômes sont ceux d'une laryngite catarrhale chronique.

[1] Krishaber dit avoir vu un homme enroué pendant vingt ans avant d'avoir de la gêne respiratoire; Gussenbauer fit l'ablation du larynx d'un malade qui souffrait depuis dix-huit ans et auquel on avait enlevé à deux reprises des polypes. Avec Schwartz, nous pensons que, dans ces cas, il ne s'agissait pas, dès le début, de tumeurs de mauvaise nature et nous croyons qu'on s'est trouvé en présence de cancers développés dans des larynx déjà malades, véritables *loci minoris resistentiæ* chez des malades prédisposés.

La deuxième période est caractérisée par l'existence de troubles respiratoires dépendant du rétrécissement du conduit; l'état général reste encore relativement bon si l'on pare aux troubles respiratoires.

Dans la troisième période, la cachexie s'installe rapidement, peu après les troubles de la déglutition; elle peut, si la trachéotomie a été faite, amener la mort par épuisement lent, ou être brusquement interrompue par un accès de suffocation subite, au moment d'un changement de canule en particulier, par une inflammation pleurale ou pulmonaire (Schluckpneumonie), par une syncope, par une hémorrhagie, etc. Le plus souvent le malade, déjà cachectisé, meurt d'inanition par suite des troubles de la déglutition (Schwartz).

Pronostic. — Le pronostic des tumeurs malignes est très grave; abandonnées à elles-mêmes, elles amènent constamment la mort; toutefois leur degré de malignité varie suivant leur nature, la récidive après ablation étant beaucoup moins rapide dans les sarcomes durs que dans les autres variétés.

Ce pronostic s'est amélioré depuis que la chirurgie intervient d'une manière plus active et l'on peut dès aujourd'hui dire que par une laryngectomie partielle ou totale, faite à temps, on peut espérer obtenir la cure radicale de cette redoutable affection. Nous verrons plus loin les résultats de ces interventions [1].

Diagnostic des tumeurs du larynx. — Le diagnostic d'une tumeur du larynx comprend les points suivants : 1° Y a-t-il tumeur? 2° Quelle est sa variété? Afin de mettre un peu d'ordre dans la question, nous étudierons successivement ces deux points pour les tumeurs bénignes et pour les tumeurs malignes.

A. *Tumeurs bénignes.* — 1° Le diagnostic est surtout difficile en l'absence d'examen laryngoscopique. Aussi, chez l'enfant qui ne supporte guère l'application du miroir, on a fait des erreurs nombreuses avec diverses affections du larynx : *croup*, *corps étranger*, *adénopathie trachéo-bronchique*, etc. On se fondera sur l'existence d'une aphonie de longue durée, sur la gêne respiratoire, sur le sifflement laryngé, pour soupçonner l'existence de polypes (Causit). Mais le diagnostic n'est le plus souvent posé qu'après une trachéotomie faite d'urgence pour remédier à des accidents asphyxiques, soit que l'on ait eu recours ultérieurement, avec ou sans anesthésie, à l'examen laryngoscopique, soit que l'on ait aperçu le néoplasme par la plaie de trachéotomie, soit enfin que des morceaux de la tumeur aient été rejetés par le malade.

L'examen laryngoscopique peut lui-même être insuffisant, lorsque le polype est petit et situé dans le ventricule (il faut alors faire tousser le malade), ou encore lorsqu'il est caché dans la portion sous-glottique. En général, il est cependant possible de faire assez facilement le diagnostic des tumeurs bénignes.

Les bourgeons charnus, *granulomes*, développés sur une ulcération simple (au contact d'un corps étranger) ou diathésique (tuberculeuse, syphilitique) peuvent en imposer, mais, comme cliniquement leur traitement est identique à celui des polypes, l'erreur n'a qu'une importance relative.

(1) Voy. p. 564.

L'*éversion de la muqueuse des ventricules* signalée par Moxon, Lefferts, Elsberg, Solis Cohen se distingue des polypes par l'absence de démarcation entre la bande ventriculaire et le ventricule; de plus la palpation avec la sonde permet de faire rentrer la partie herniée.

Störk a pris pour un polype une simple *hypertrophie de la muqueuse*. Les *lésions syphilitiques tuberculeuses*, les *néoplasies malignes*, prêtent aussi à la confusion [1]. Mais dans aucun de ces cas, on ne constate ces contours nettement limités qui sont l'apanage des polypes (Fauvel).

2° Lorsqu'on a diagnostiqué un polype dans le larynx, il faut en déterminer la *nature* afin de pouvoir poser en connaissance de cause le pronostic et les indications thérapeutiques. En règle générale, c'est à un *papillome* que l'on a affaire, cette variété de tumeurs étant de beaucoup la plus fréquente. On les reconnaît à leur siège (angle et partie antérieure du bord libre des cordes vocales inférieures), à leur coloration, aux inégalités de leur surface qui est mamelonnée ou chagrinée. Œrtel, Bruns en décrivent trois formes distinctes : *a*, tumeur rose ou rouge foncée, inégale ou mamelonnée; *b*, tumeur grisâtre à texture papillaire nette; *c*, chou-fleur mou.

Les *fibromes* se développent sur les deux tiers antérieurs des cordes; ils sont blanchâtres, quelquefois roses, à surface lisse, quelquefois lobulée (Fauvel). Lorsqu'ils sont développés sur le bord libre d'une corde vocale, la corde opposée est irritée, rouge par suite du contact de ce corps étranger.

Les *myxomes* sont souvent pédiculés; leur surface est lisse, la muqueuse qui les couvre a sa coloration normale.

Les *angiomes* sont globuleux, rouges, luisants, quelquefois noirâtres; les *kystes* fort rares siègent en général sur l'épiglotte; leur forme globuleuse, leur aspect vésiculeux et transparent appellent immédiatement le diagnostic.

3° Lorsque l'on a ainsi posé le diagnostic de la tumeur, il faut déterminer le point et le mode de son implantation; c'est généralement facile grâce à l'examen laryngoscopique; ce peut être impossible pour les tumeurs volumineuses, qui, par leur masse, cachent le pédicule.

B. *Tumeurs malignes*. — Le diagnostic des tumeurs malignes est entouré de difficultés.

Dans certains cas d'infiltration diffuse, avant l'apparition de l'ulcération, on a pu croire à une *laryngite hypertrophique;* dans celle-ci les lésions ne sont pas localisées comme dans le cancer; la coloration générale de la muqueuse est rouge vif et non vineuse, violacée; il n'existe pas de douleur et souvent le malade n'a pas atteint quarante-cinq à cinquante ans, âge avant lequel on n'observe guère de tumeurs malignes du larynx. L'existence de douleurs à la pression, dès le début de l'affection, a pu faire croire à une *périchondrite primitive*.

Mais ce ne sont là, en somme, que des causes d'erreur rares, et c'est surtout avec les *lésions syphilitiques*, *tuberculeuses* et avec certaines variétés de tumeurs bénignes que l'on fait le plus souvent confusion.

On a donné comme signes différentiels : l'engorgement ganglionnaire,

[1] Voy. plus loin, p. 556.

l'existence de douleurs irradiées. Mais l'adénopathie est rare; la constatation de douleurs irradiées dans la face et dans l'oreille, très caractéristique pour Ziemmsen, serait insuffisante, d'après Schwartz, qui admet leur existence au cours de lésions syphilitiques ou tuberculeuses; aussi est-ce à l'examen objectif qu'il faut surtout se fier.

Les *lésions syphilitiques* occupent l'épiglotte ou son voisinage; souvent elles sont consécutives à des lésions pharyngées, et sont caractérisées par des ulcérations taillées à pic, nettement circonscrites, entourées d'une muqueuse rouge foncé, souvent œdémateuse; fréquemment elles sont symétriques; alors que l'ulcération cancéreuse augmente sans cesse, l'ulcération syphilitique diminue par élimination de masses gommeuses, et quelquefois même guérit partiellement montrant alors, à côté d'elle, une cicatrice pathognomonique. Dans les cas douteux, on peut avoir recours à un traitement antisyphilitique énergique, mais on le fera court, car il aggrave le cancer; aussi vaut-il mieux recourir à l'examen microscopique de parties enlevées.

Les *lésions tuberculeuses* siègent de préférence sur la paroi postérieure du larynx et la région inter-aryténoïdienne; elles surviennent chez des individus relativement jeunes et sont le plus souvent secondaires à des lésions pulmonaires. Elles sont constituées par des ulcérations à fond jaunâtre; il existe un état anémique de la muqueuse laryngée avec gonflement œdémateux et rougeur de la région aryténoïdienne. Ce qui cause quelquefois l'erreur, c'est qu'il n'est pas rare de voir sur les ulcérations tuberculeuses pousser de volumineux bourgeons et même de véritables tumeurs comme l'ont signalé Schnitzler, Gouguenheim, etc. Dans ces cas on aura recours à l'examen microscopique de fragments enlevés sous le contrôle du laryngoscope; mais cela même peut être insuffisant, et l'on trouve partout relaté un fait célèbre de Gussenbauer, où même après l'extirpation totale de l'organe on avait cru à un cancer alors qu'il ne s'agissait que de tuberculose laryngée comme le montra un deuxième examen histologique refait sur la pièce conservée après que le malade fut mort de tuberculose pulmonaire.

Le *lupus du larynx* est excessivement rare, il se développe chez des jeunes gens et ressemble à une plaie en voie d'évolution recouverte de bourgeons charnus un peu exubérants, donnant une sécrétion très minime, ne s'accompagnant ni de douleur, ni d'œdème périphérique.

C'est surtout avec certaines formes de *papillomes* que le diagnostic du cancer présente des difficultés. Les papillomes se développent chez des individus plus jeunes et sont ordinairement multiples, mous, plus longs que les végétations papillomateuses du cancer (B. Fräenkel). Malheureusement ces caractères ne sont pas toujours suffisamment tranchés pour permettre d'affirmer le diagnostic. Aussi est-il souvent nécessaire de recourir à l'examen microscopique de fragments enlevés avec la pince coupante. On aura soin de faire les coupes histologiques perpendiculaires à la surface libre, les papillomes donnant sur des coupes parallèles à cette surface des noyaux épithéliaux entourés de tissu conjonctif; une autre cause d'erreur consiste à prendre pour des amas épithéliaux proliférés des formations glandulaires de la corde vocale, englobées dans la tumeur. Un peu d'attention permet de reconnaître les glandes à la régularité de l'agencement épithélial. L'erreur inverse, consistant à prendre un épithéliome pour un simple papillome est possible lorsque l'examen est fait sur des fragments enlevés à la superficie de la tumeur, le tissu caractéristique n'existant qu'à une certaine profondeur. Bien pratiqué, ce mode d'examen donnerait, au dire de B. Fraenkel, des résultats caractéristiques.

Les *sarcomes* se distinguent des épithéliomes, parce qu'ils se développent chez des individus plus jeunes et forment des tumeurs circonscrites, dures, sessiles, lisses ou lobulées, quelquefois villeuses. Ils ne s'ulcèrent pas aussi rapidement et ne s'accompagnent pas d'engorgement ganglionnaire; leur marche lente au début devient rapide à une certaine période de leur évolution, grâce à cet ensemble de caractères on peut, dans bon nombre de cas, faire le diagnostic; celui-ci n'est cependant pas toujours possible et certains sarcomes simulent à s'y méprendre les épithéliomes les plus avancés.

Traitement des tumeurs du larynx. — Le traitement des tumeurs du larynx peut être purement *palliatif*, destiné à remédier aux accidents respiratoires (trachéotomie); il peut être *curatif* et comprend alors un certain nombre de méthodes de traitement qui peuvent être classées sous trois chefs principaux : 1° cure endolaryngée; 2° cure après laryngotomie préliminaire; 3° laryngectomie. Nous laissons de côté la *laryngopuncture* de Rossbach, qui enfonce, au niveau de la partie la plus inférieure de l'échancrure supérieure du cartilage thyroïde, un petit couteau, dont il dirige ensuite les mouvements à l'aide du laryngoscope.

1° *Méthode endolaryngée.* — Après cocaïnisation du larynx, on va, guidé par le laryngoscope, détruire la tumeur à l'aide de moyens très divers.

L'*arrachement* et l'*écrasement* se font avec des pinces spéciales, variant sui-

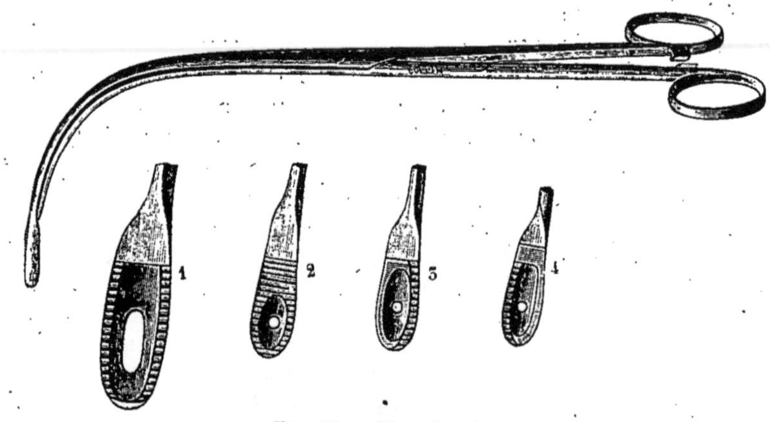

Fig. 145. — Pince à polype.

vant l'opérateur; le *grattage*, surtout préconisé par Voltolini, serait suivi, même lorsque le néoplasme n'est pas détruit en totalité, d'une inflammation suppurative qui en fait disparaître les restes (Schwartz)? L'*incision* se fait à l'aide de couteaux ou de ciseaux *ad hoc*. L'*excision*, praticable avec les mêmes instruments ou avec des polypotomes spéciaux, l'est aussi avec des serre-nœuds, ou mieux encore avec le galvano-cautère que l'on peut aussi employer pour pratiquer la *cautérisation* de la tumeur. Celle-ci a été aussi faite avec des

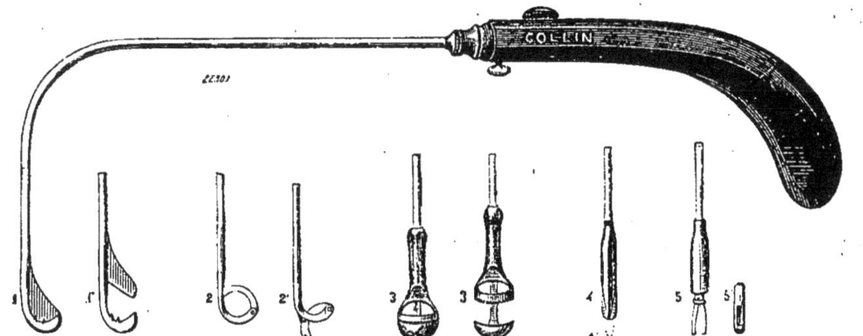

FIG. 146. — Polypotome à tranchant oblique (1), à anneau tranchant (2), en demi-sphère tournante (3), kystitome d'Isambert (4), porte-caustique (5).

caustiques chimiques (nitrate d'argent, chlorure de zinc, acide chromique). L'*électrolyse*, préconisée par Fieber, n'est guère employée.

2° *Laryngotomie.* — La laryngotomie, conseillée par Desault, exécutée par Brauers (de Louvain) et par Ehrmann (de Strasbourg), a été aujourd'hui pratiquée un grand nombre de fois(¹). Elle peut être *totale* ou *partielle*.

A l'exemple de P. Bruns (²), nous rapprocherons de la *laryngotomie totale* ou *laryngofissure* la thyrotomie, le grand point étant la section ou l'intégrité du cartilage thyroïde au niveau de l'insertion des cordes vocales. Cette opération consiste en une fente verticale du larynx, faite sur la ligne médiane antérieure, portant soit sur le thyroïde seulement, soit à la fois sur le thyroïde, sur les membranes fibreuses sus ou sous-jacentes et sur le cricoïde. Cutter, Balassa, Serres (de Montpellier) ont fait la laryngofissure sans trachéotomie préalable, mais leur pratique n'a généralement pas été suivie et le plus souvent on fait précéder la laryngofissure d'une trachéotomie pratiquée soit dans la même séance, soit quelques jours auparavant Pour éviter, pendant la laryngotomie, la chute du sang dans les voies aériennes, on s'est servi de canules-tampons ou l'on a eu recours à la position déclive de la tête.

La mortalité, consécutive à la thyrotomie, est d'environ 5 pour 100, les troubles respiratoires consécutifs sont très rares; au contraire, les troubles de la phonation, variant de l'enrouement à l'aphonie complète, sont fréquents.

La *laryngotomie partielle* peut être pratiquée, soit au-dessous du cartilage thyroïde, *laryngotomie intercrico-thyroïdienne*, opération simple, sans gravité, bonne pour les tumeurs sous-glottiques, soit au-dessus du cartilage thyroïde, *laryngotomie sous-hyoïdienne* de Malgaigne, que Prat, Follin et Debrou ont

(¹) PLANCHON (CH.), Faits cliniques de laryngotomie, Thèse de Paris, 1869.
(²) P. BRUNS, Die Laryngotomie zur Entfernung intra-laryngealer Neubildungen. Berlin, 1878.

faite sans trachéotomie préliminaire et que Langenbeck a fait précéder de la trachéotomie et du tamponnement du larynx.

3° *Laryngectomie.* — La laryngectomie, tentée tout d'abord chez des chiens par Albers (de Bonn), puis par Czerny, pratiquée chez l'homme par Patrick, Heron Watson (d'Édimbourg), pour une sténose syphilitique, a été, pour la première fois, faite dans un cas de cancer par Billroth. Elle peut être *totale* ou *partielle*, c'est-à-dire unilatérale [1].

La *laryngectomie totale* a été généralement précédée d'une trachéotomie préliminaire, faite quinze jours à trois semaines avant l'opération. Cette trachéotomie doit être faite aussi bas que possible, de façon à conserver intact

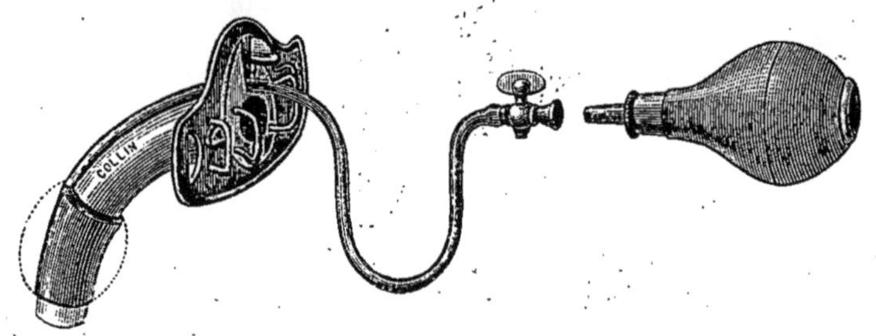

Fig. 147. — Canule de Trendelenburg.

le champ opératoire nécessaire pour une opération radicale. Pour empêcher la chute du sang dans les voies aériennes, on a conseillé de mettre la tête en bas, suivant la pratique préconisée par Rose; on s'est encore servi de la canule-tampon de Trendelenburg, sorte de canule à trachéotomie, dont la partie inférieure intra-trachéale, est enveloppée d'un manchon en baudruche ou en caoutchouc capable d'être distendu, de façon à ce que sa paroi externe vienne se mettre en contact avec la paroi interne de la trachée et obture ainsi ce conduit. Czerny, Gussenbauer ont placé au-dessus de la canule trachéale une éponge destinée à arrêter les liquides. Toutes ces pratiques sont passibles d'objections multiples. La position déclive de la tête rend le champ opératoire moins accessible pour l'opérateur et la chloroformisation moins facile. La canule-tampon, alors même qu'on y injecte, comme le recommande Michaël [2], du liquide au lieu d'air, présente des inconvénients. Elle nécessite une accoutumance préalable, elle laisse au-dessus d'elle un espace dans lequel s'accumulent les liquides tombés des voies supérieures, et, malgré la gaze iodoformée que l'on place à ce niveau, n'assure qu'une asepsie incomplète.

Aussi, pour simplifier le manuel opératoire, M. Périer a rejeté la trachéo-

(1) Hermantier, De l'extirpation totale du larynx. Thèse de Paris, 1876, n° 415. — Hahn, Ueber Kehlkopf-Exstirpation. *Sammlung klin. Vorträge*, Leipzig, 1885, n° 260. — Salomoni (A.). Della esportazione totale della larynge. Cremona, 1886. — A. Pinçonnat, De l'extirpation du larynx. Thèse de Paris, 1889-1890, n° 282. — Nikolai M. Voskresenky, Extirpation du larynx pour cancer. Thèse de Saint-Pétersbourg, 1890, n° 43. — Ivan A. Praxin, Laryngectomie partielle. Thèse de Saint-Pétersbourg, 1890, n° 76.

(2) Michaël, Die permanente Tamponade der Trachea, *Arch. f. klin. Chir.*, Bd XXXVIII, Heft 3.

tomie préliminaire. Après avoir isolé le squelette laryngotrachéal, il fit une

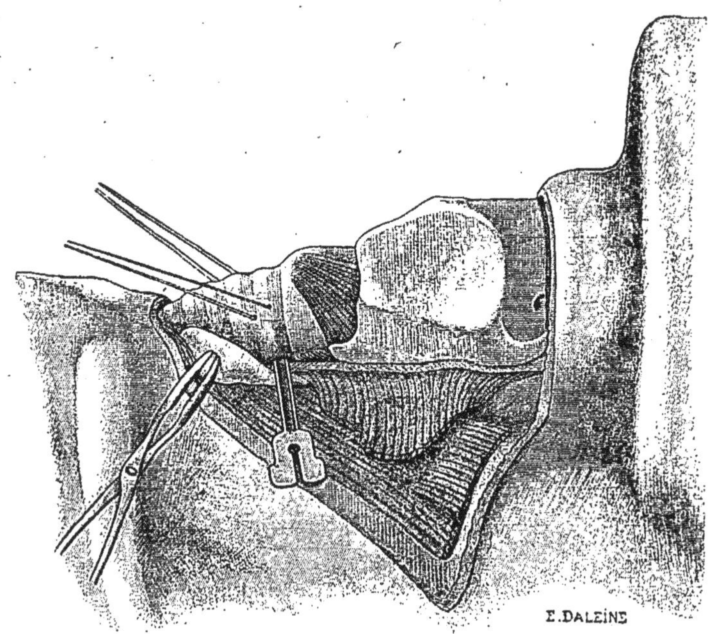

Fig. 148. — Laryngectomie. (Périer.)

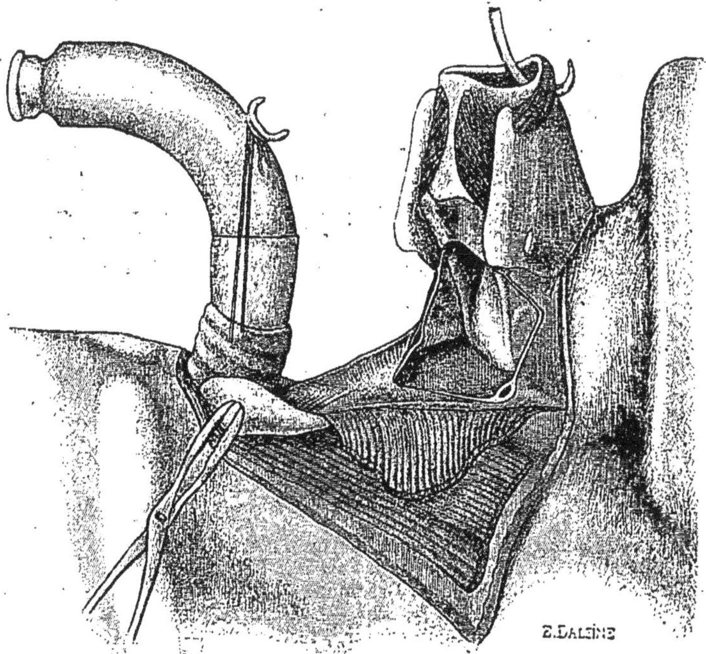

Fig. 149. — Laryngectomie. (Périer.)

section franche entre la trachée et le larynx, et put facilement enlever celui-ci après avoir attiré la trachée en avant (1). Il termina l'opération par la suture de la trachée à la peau, pratique déjà employée par M. F. Terrier.

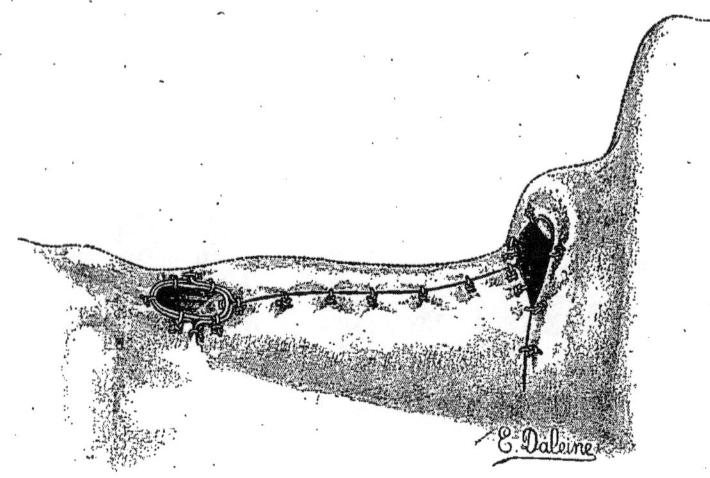

Fig. 150. — Aspect des parties une fois l'ablation terminée. (Périer.)

Cette manière de faire, excellente lorsque l'ablation totale est formellement indiquée, ne nous semble toutefois pas applicable à la majorité des cas.

Les lésions épithéliomateuses sont souvent unilatérales et, dans ces conditions, la *laryngectomie partielle*, moins meurtrière (2), donnant des résultats aussi bons au point de vue de la récidive, meilleurs au point de vue du rétablissement de la fonction, est manifestement préférable (3). Aussi, croyons-nous que dans tous les cas où l'extension des lésions ne semble pas trop grande, il faut, après trachéotomie préliminaire et tamponnement préalable de la trachée, suivre la ligne de conduite indiquée par Hahn (4) : sectionner le cartilage thyroïde, inspecter *de visû* la cavité laryngée et, si l'ablation unilatérale est suffisante, s'en contenter.

(1) Voici comment M. Périer (*Bulletins et mémoires de la Soc. de chir.*, Paris, 1890, p. 242) décrit ce temps de l'opération : « Je passai de chaque côté de la trachée au moyen d'une aiguille courbe un fil de soie solide ne traversant qu'une partie de l'épaisseur de la paroi. Chaque fil fut noué en anse. Un aide tenant une anse de fil dans chaque main put ainsi se tenir prêt à ramener en avant la trachée dès qu'elle aurait été séparée du larynx.

J'incisai franchement en travers entre la trachée et le larynx, un aide souleva le larynx au moyen d'un tenaculum, et la section jusqu'à la paroi antérieure de l'œsophage se fit presque d'un seul coup. Aussitôt j'introduisis dans la trachée une canule conique qui la boucha complètement.

Cette canule portait sur sa convexité un petit taquet sur lequel furent enroulés les fils préalablement passés dans la trachée. Ce bouchage fut ainsi maintenu hermétique; canule et trachée étant solidarisées, on continua facilement l'anesthésie par l'intermédiaire de la canule, munie à cet effet d'un tube de caoutchouc à large calibre, terminé à son extrémité par un entonnoir. »

La laryngectomie a, de même, été faite sans trachéotomie préliminaire par Billroth, Bruns, Novaro, Lloyd, Dupont (de Lausanne), Hayes Agnew, Gardner.

(2) Bien que les résultats de l'extirpation du larynx se soient déjà considérablement améliorés, comme le montrent les relevés de Lublinski (Ueber Kehlkopfskrebs. *Berl. klin. Woch.*, 1886, n° 8 et 10), l'ablation totale du larynx reste une opération grave. A. Pinçonnat (*loc. cit.*) réunit 49 laryngectomies partielles avec 4 morts, 171 laryngectomies totales avec 69 morts.

(3) Schwartz, *Bull. et mém. de la Soc. de chir.*, Paris, 1890, p. 262.

(4) Hahn, *Berl. klin. Woch.*, 16 juin 1884.

Dans tous les cas, on cherchera à aseptiser autant que possible la cavité buccale, la chute dans la plaie des liquides septiques qu'elle contient, étant la cause la plus fréquente des accidents consécutifs à la laryngectomie, inflammations du tissu cellulaire, Schlück pneumonie des allemands, etc. (1).

Les diverses méthodes, que nous venons d'étudier, présentent chacune leur indication.

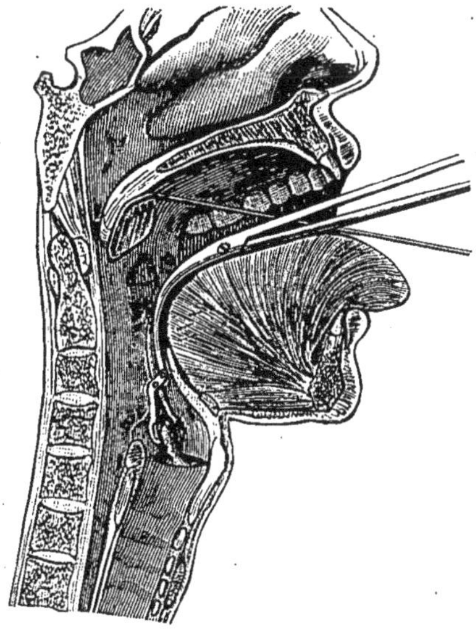

Fig. 151. — Arrachement d'un polype du larynx à l'aide du laryngoscope.

La *cure endolaryngée* convient à l'immense majorité des tumeurs bénignes, lorsqu'elles siégent au niveau ou au-dessus des cordes vocales, lorsqu'elles ont une base d'implantation peu considérable, que leur volume n'est pas tel qu'elles remplissent complètement le larynx et puissent donner lieu d'un moment à l'autre à un accès de suffocation mortel, lorsqu'elles sont uniques ou du moins peu nombreuses, lorsque enfin on a affaire à un adulte (Schwartz).

Suivant la nature anatomique de la tumeur on aura recours à tel ou tel mode opératoire, utilisant l'incision simple pour les kystes, le raclage pour les petites tumeurs disséminées, les instruments à anse (serre-nœuds par exemple) pour les tumeurs pédiculées, l'anse galvanique pour celles à large base, etc....

Cette méthode a donné aussi des services assez considérables dans des cas

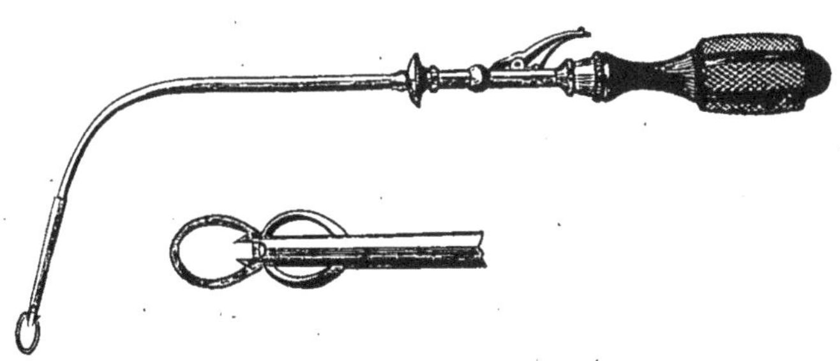

Fig. 152. — Polypotome de Mathieu.

de sarcomes se laissant pédiculiser et siégeant en un point facilement accessible du larynx (2). Elle a même produit des améliorations considérables, bien

(1) Bardenheuer, *Deutsche med. Wochenschr.*, 1890, n° 21. — La mort s'observerait encore quelquefois par suite d'accidents cardiaques qu'expliquent les anastomoses des nerfs laryngés et des nerfs cardiaques (Max Alpinger, Anatomische Studie über das gegenseitige Verhalten der Vagus und Sympathicusæste im Gebiete des Kehlkopfes. *Arch. f. klin. Chir.*, 1890, t. XL, p. 761.

(2) Türk, Gottstein, Navratil, M.-Mackenzie, Schech, Fauvel, Coupard, B. Fræнkel.

que passagères, dans certains épithéliomas, au dire de Krishaber et de B. Fraenkel.

C'est une méthode inoffensive, n'amenant pas de troubles de la phonation et ne causant que rarement des accidents (périchondrites, hémorrhagies. spasmes de la glotte). Aussi doit-on toujours l'essayer d'abord, tout au moins

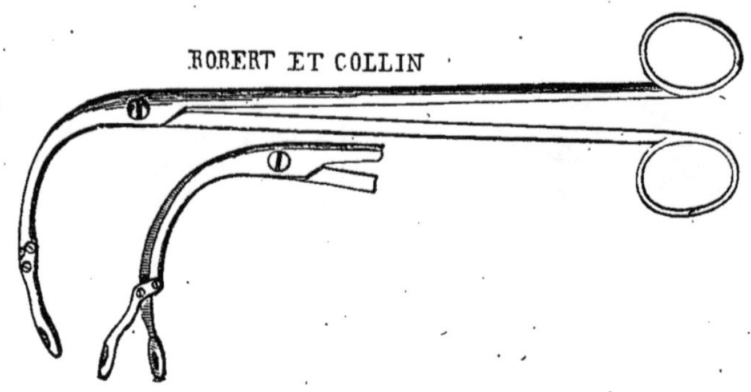

Fig. 153. — Pince de Cusco, l'un des mors reste fixe.

pour les tumeurs bénignes, à moins que des accidents de suffocation n'aient obligé à pratiquer d'urgence la trachéotomie et que le néoplasme soit plus accessible par la plaie trachéale que par les voies naturelles.

La *laryngotomie* trouve son indication dans les cas de tumeurs bénignes où le traitement endolaryngé s'est montré inefficace, dans certains papillomes diffus que l'on peut ainsi extirper plus complètement, dans les tumeurs sous-glottiques, ventriculaires, de la commissure, de l'insertion de l'épiglotte ou encore lorsque le jeune âge s'oppose à l'emploi des méthodes endolaryngées. Elle a permis aussi l'ablation large de certains sarcomes bien limités (G. Bürck, Laroyenne, Burow), mais n'a donné aucun bon résultat dans les épithéliomas (Bruns).

En règle générale, elle ne doit être entreprise que s'il y a impossibilité d'enlever la tumeur par les voies naturelles et, comme la thyrotomie laisse souvent après elle des troubles fonctionnels irrémédiables, il faut ne fendre le cartilage thyroïde que si la section des autres parties du larynx est réellement insuffisante. Bruns pense que les papillomes multiples et, parmi les papillomes solitaires, ceux qui sont implantés au-dessus de la glotte, c'est-à-dire les papillomes ventriculaires, sont du domaine de la thyrotomie, tandis que les tumeurs pédiculées des cordes vocales, ainsi que celles situées plus bas, peuvent être enlevées par une simple ouverture du segment inférieur du larynx.

Dans tous les cas, on ne se résoudra à la thyrotomie que lors d'accidents, n'oubliant pas que certains petits polypes des cordes vocales, ne troublant que la phonation et ne gênant pas la respiration, demeurent souvent stationnaires.

La gravité de la *laryngectomie* fait que cette opération est encore aujourd'hui très discutée. Un grand nombre de chirurgiens, parmi lesquels nous citerons MM. Le Fort, Tillaux, Verneuil, Richet, lui préfèrent la *trachéotomie palliative* comme donnant une moyenne de survie plus considérable [1]. Le nombre des défenseurs de la laryngectomie s'est toutefois considérablement accru ; certaines conversions éclatantes ont même eu lieu, nous citerons entre autres celle de Solis-Cohen qui, en 1881, condamnait l'extirpation du larynx, et qui l'accepte aujourd'hui [2]. Quelques chirurgiens, Czerny, F. Terrier, trouvant que la situation de certains malades, trachéotomisés dans des cas désespérés, est de beaucoup plus déplorable que celle de ceux laryngectomisés, veulent même qu'on extirpe les cancers avancés malgré les dangers de l'intervention ; on arrive ainsi tout au moins à calmer les douleurs. Cette manière de voir ne compte toutefois qu'un petit nombre de partisans. D'un autre côté, Hahn qui, par ses nombreuses publications, a largement contribué à la vulgarisation de la laryngectomie, devient moins interventionniste et veut que l'on réserve l'opération aux cas où il n'est pas nécessaire d'enlever la totalité du larynx [3].

Aussi nous est-il difficile de poser nettement les indications et les contre-indications du traitement radical. D'une manière générale, il semble que dans les cancers intrinsèques, la laryngectomie donne d'assez bons résultats. Butlin [4], réunissant 102 opérations de cancers intrinsèques, arrive aux résultats suivants : 27 malades ont été opérés de leur épithélioma après laryngotomie préliminaire ; 3 sont morts de l'opération, 13 ont eu une récidive, 8 sont encore actuellement bien portants, mais le temps écoulé n'est pas encore suffisant pour qu'on puisse affirmer la guérison définitive ; 3 peuvent être regardés comme guéris [5].

23 ont subi la laryngectomie partielle ; 7 sont morts de l'opération ; 6 ont eu une récidive ; 5 sont actuellement bien portants, mais il ne s'est pas encore écoulé trois ans depuis l'opération ; 4 étaient bien portants trois ans et demi, quatre ans, cinq ans après.

51 ont été traités par la laryngectomie totale ; 16 sont morts ; 17 ont eu une récidive ; 4 sont guéris, mais depuis un temps encore court ; 6 sont morts de causes variables (2 de pneumonie et 2 d'apoplexie, peut-être d'asphyxie, au bout de quelques mois ; 1 après vingt mois d'accidents alcooliques ; 1 après deux ans d'inanition sans récidive cancéreuse) ; 8 revus après trois à neuf ans sans récidive peuvent être regardés comme guéris.

Ce sont là des résultats bien plus encourageants que ceux qui suivent les opérations des cancers du testicule, de la langue, etc. Il n'en est plus de même lorsque l'on prend en bloc les opérations de cancers du larynx, qu'ils soient intrinsèques ou extrinsèques. Tandis que pour les intrinsèques, nous voyons 74 laryngectomies, partielles ou totales, donner 12 guérisons que l'on peut

(1) Augiéras (L.-G.), Sur la trachéotomie dans le cancer du larynx. Thèse de Paris, 1880, numéro 127. — Consulter aussi les *Bulletins de l'Académie de médecine de Paris*, 1887.

(2) Solis-Cohen, in *Encyclop. intern. de Chir.*, Paris, 1886, t. VI, p. 132.

(3) Hahn, *Berliner medicinische Gesellschaft*, 1890.

(4) Butlin (Henry-T.), On radical operations for the cure of intrinsic carcinoma of the larynx. *Brit. med. Journal*, 25 août 1890, t. II, p. 449.

(5) Butlin ne regarde comme guéris que les malades revus sans récidive au moins trois ans après l'opération.

déjà regarder comme définitives, 168 cancers, pris en bloc, ne donnent de même que 12 guérisons radicales (Melville Wassermann) [1].

La conclusion qui découle de ces chiffres est d'opérer les cancers intrinsèques, dont l'évolution est en général plus lente, moins maligne que celle des cancers extrinsèques, fait en rapport avec l'histoire clinique tracée autrefois par Krishaber, qui nous disait que les cancers cavitaires du larynx ne s'accompagnaient pas d'engorgement ganglionnaire. S'ensuit-il qu'il ne faut jamais opérer les cancers extrinsèques? Nullement; mais on doit ici établir des distinctions suivant la marche, et si l'on veut avoir des chances d'obtenir une cure radicale, il faut, à moins que l'on ait la main forcée par des phénomènes douloureux, limiter ses interventions aux cancers à marche lente, n'atteignant encore que peu ou pas les ganglions avoisinants.

Dans les autres cas, on aura recours à la *trachéotomie palliative*. Celle-ci peut être imposée d'urgence pour des accidents dyspnéiques; on aura alors soin de la faire aussi bas que possible pour se mettre dans les conditions les plus favorables à une intervention radicale s'il y a lieu. Enfin, chez certains malades, l'envahissement néoplasique peut être tel que les canules ordinaires deviennent trop courtes; on emploiera alors avec avantage des canules larges et rigides dans leur partie externe, flexibles dans leurs deux tiers internes, comme cela a été conseillé par M. Gouguenheim.

B. — TUMEURS DE LA TRACHÉE

Le traitement de la trachée se divise en tumeurs *bénignes* et tumeurs *malignes*.

SCHROETTER, Beiträge zur laryngoskopischen Chirurgie. *Wiener med. Jahrbücher*, 1868, fasc. 1, p. 64. — KOCH, *Archive für klin. Chir.*, Berlin, 1877, Bd. XX, p. 542. — PETEL, Des polypes de la trachée. Thèse de Paris, 1879, n° 497. — SOLIS-COHEN, Tumeurs de la trachée. *Encycl. intern. de chir.*, Paris, 1886, t. VI, p. 120 (bibl.). — ZEMANN, Sarcome de la trachée. *Sem. méd.*, Paris, 1887, p. 487. — CLERMONT, Néoplasmes de la trachée. *Dictionn. encyclop. des sciences méd.*, Paris, 1887, 3e série, t. XVII, p. 780. — KRAKAUER, Tracheostenose nach Tracheotomie. *Deutsche med. Wochen-schrift*, 1887, n° 5, p. 94. — STOERK, Ueber die Verhinderung der Granulombildung nach der Tracheotomie. *Wiener med. Woch.*, 1887, t. XXXXII, p. I, 35 et 57. — PUECH, Cancer de la trachée et tuberculose pulmonaire. *Montpellier méd.*, 1er juillet 1888. — ZEMANN, Ein Fall von Angiosarcom der Trachea. *Wiener med. Presse*, 20 mai 1888, n° 21, p. 737. — KÖSTLIN (TH.), Zur Behandlung der Granulation der Trachea nach Tracheotomie. *Beitr. zur klin. Chir.*, Tubingue, 1889, t. IV, fasc. 2.

A. — TUMEURS BÉNIGNES

Les tumeurs bénignes ont quelquefois été décrites sous le nom de *polypes de la trachée*.

A part quelques observations exceptionnelles de *kystes sous-muqueux*, d'*enchondromes multiples*, d'*ostéomes*, ce sont presque toujours des *fibromes* ou des *papillomes*.

[1] Cité par BUTLIN, qui, d'après ses relevés personnels incomplets, n'arriverait même pas à cette moyenne.

On rapproche ordinairement des tumeurs bénignes de la trachée les diverses productions végétantes qui se développent après la trachéotomie, soit pendant le port de la canule, soit une fois la plaie cicatrisée. Ces végétations ne sont cependant nullement néoplasiques, leur structure étant, comme l'a montré M. Ranvier, identique à celle des *bourgeons charnus* qui se développent autour des tubes à drainage et des sétons.

Les troubles respiratoires qu'ils déterminent obligent quelquefois à rouvrir la plaie trachéale pour placer de nouveau une canule.

Le **traitement** consiste dans l'extirpation de la tumeur; Fauvel, Poyet l'ont faite par les voies naturelles; en général on se crée une voie par l'incision directe de la trachée et l'on procède à l'ablation avec une curette, une pince, le doigt, etc. Pendant ces diverses manœuvres, il faut avoir soin de renverser la tête en bas et en arrière pour éviter la chute du sang dans les bronches.

B. — TUMEURS MALIGNES

On distingue dans les tumeurs malignes de la trachée des *sarcomes* et des *carcinomes*.

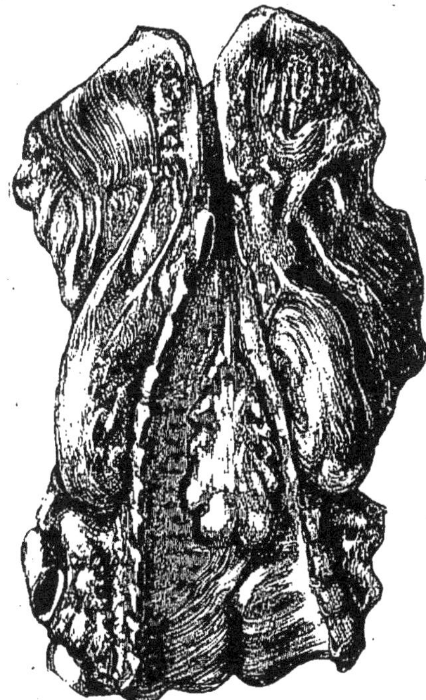

Fig. 154. — Bourgeon cancéreux de la paroi postérieure de la trachée (consécutif à un cancer de l'œsophage).

Les *carcinomes*, de beaucoup les plus fréquents, se développent surtout dans la partie supérieure de la trachée, en particulier au niveau de la portion membraneuse. Ces carcinomes, quelquefois *primitifs* sont plus souvent *secondaires* à un cancer de l'œsophage, du larynx, du corps thyroïde, des ganglions bronchiques, le néoplasme se propageant directement de l'organe primitivement atteint à la trachée.

Eppinger, dans un cas de cancer primitif du tiers supérieur de l'œsophage, a vu un noyau métastatique du volume d'une noisette greffé sur la bifurcation de la trachée.

Les **symptômes** ne présentent rien de bien particulier; la voix a perdu de sa force ; il existe une toux dure, sèche, persistante, une dyspnée progressivement croissante. Dans le carcinome, il est fréquent de voir des phénomènes douloureux.

Le **diagnostic** se fait par l'examen laryngo-trachéoscopique, l'inspection et la palpation à travers une ouverture trachéale, l'examen microscopique de fragments rejetés.

Le **traitement** des carcinomes est purement palliatif, la trachéotomie elle-même n'étant utile que dans les cancers haut placés.

VII

VICES DE CONFORMATION DU LARYNX ET DE LA TRACHÉE.

Les vices de conformation du larynx et de la trachée peuvent être divisés en *congénitaux* et *acquis*.

1° VICES DE CONFORMATION CONGÉNITAUX

Nous ne nous arrêterons pas sur les vices de conformation congénitaux des voies aériennes. A part les fistules trachéales déjà étudiées [1] et certains rétrécissements, ils n'offrent aucun intérêt pour le chirurgien.

On a constaté chez des monstres l'absence du larynx, de la trachée, celle du cartilage cricoïde et des aryténoïdes, une fissure de l'épiglotte, de la paroi postérieure du larynx, une réduction considérable des dimensions de l'organe, etc. Tous ces faits ne méritent qu'une simple mention.

Les rétrécissements congénitaux [2] sont plus importants ; Meinhardt Schmidt a décrit des rétrécissements par déviation des cerceaux de la trachée pliés à angle et rentrants. C'est là une variété rare ; le plus souvent on se trouve en présence de rétrécissements laryngiens, constitués par des voiles membraneux étendus entre les lèvres de la glotte, quelquefois par une soudure des faces correspondantes de l'espace interaryténoïdien. L'hérédité a été notée par Seifert dans des cas de palmure de la glotte.

2° VICES DE CONFORMATION ACQUIS.

Les vices de conformation acquis peuvent être divisés en deux grandes classes : A, les rétrécissements ; B, les fistules.

A. — RÉTRÉCISSEMENTS DU LARYNX ET LA TRACHÉE

On distingue les rétrécissements du larynx et de la trachée en *extrinsèques* et *intrinsèques*. Les premiers devant être étudiés plus loin, à propos des tumeurs du cou, en particulier du goître, nous ne nous occuperons ici que des rétrécissements intrinsèques.

(1) Voy. t. V, p. 44.
(2) LÉVY et ETIENNE, Un cas de rétrécissement congénital du larynx. *Rev. méd. de l'Est*, Nancy, 1er août 1887, p. 449. — SEIFERT (O.), Ueber congenitale Membranbildung im Larynx. *Berl. klin. Woch.*, 1889, n° 2, p. 24.

CHARNAL, Quelques considérations sur les rétrécissements cicatriciels de la trachée consécutifs aux ulcères de ce conduit. Thèse de Paris, 1859, n° 78. — BAUDRÉ (J.), Des rétrécissements du calibre de la trachée-artère. Thèse de Paris, 1864, n° 41. — MARY (V.), Sur les rétrécissements des voies aériennes. Thèse de Paris, 1865, n° 148. — CYR (J.), Anatomie pathologique des rétrécissements de la trachée. Thèse de Paris, 1866, n° 299. — TRENDELENBURG, Beitr. r. den operationen an den Luftwegen *Arch. für klin. Chir.*, Berlin, 1872, Bd. XIII, p. 335. — SCHROETTER, Ueber die Behandlung der Larynxstenosen. *Allg. Wiener med. Zeitung*, 1874, t. XIX, p. 449. — COGNES (J.-R.-E.), Contribution à l'étude du cornage chez l'homme. Thèse de Paris, 1874, n° 387. — DURET, Sur les rétrécissements du larynx et de la trachée. *Archives génér. de méd.*, Paris, 1876, t. I, p. 578 et 715. — LABUS (C.), Il cateterismo e la dilatazione mecanica nelle stenosi della larynge. *Ann. univ. di med. e chir.*, Milano, 1876, t. CCXXXVII, p. 97. — SOMMERBRODT, Ueber Verengerung des Kehlkopfes durch membranartige Narben in Folge von Luës. *Jahresber. der schles. Gesellsch. für vaterl. Kult.*, Breslau, 1877-1878, t. LV, p. 243. — VÖLKER (O.), Stenosedes Kehlkopfes nach Tracheotomie. *Deutsche Zeitschrift f. Chir.*, Leipzig, 1878, t. IX, p. 449. — SCHRÖTTER, Ueber Behandlung von Larynxstenosen. *Wiener med. Bl.*, 1878, t. I, p. 62 et 89. — STOERCK, Kehlkopfverwachsung. *Wiener med. Wochen.*, 1879, t. XXIX, p. 1195. — BEGER, Tracheostenosis durch Wirbelabscess. *Deutsche Zeitschrift f. Chir.*, Leipzig, 1880, t. XIII, p. 558. — HÉRING, Des résultats du traitement mécanique des rétrécissements du larynx. *Annales des maladies de l'oreille et du larynx*, Paris, 1882, t. IX, p. 55 et 141. — BALSER (W.), Tracheo- und Bronchostenose mit Amyloid in der Wandung der Luftwege. *Virch. Arch.*, Berlin, 1883, t. XCI, p. 67. — LÜNING, Die Laryngo- und Tracheostenosen im Verlaufe des Abdominal-Typhus, und ihre chirurgische Behandlung. *Arch. für klin. Chirurgie*, Berlin, 1884, Bd. XXX, H. II, S. 225 und H. III, S. 523. — JACOBSON (A.), Zur Frage von der mechanischen Behandlung der Larynxstenosen. *Arch. f. klin. Chir.*, Berlin, 1885, t. XXXI, p. 761. — MALFILATRE (A.), Contribution au traitement des laryngosténoses après la trachéotomie par le cathétérisme. Thèse de Paris, 1885-1886, n° 332. — GOUGUENHEIM, Rétrécissement de la trachée et de la bronche droite de cause syphilitique. *Annales des mal. de l'oreille et du larynx*, février 1886, t. XII, p. 65. — FRÆNKEL (EUG.), Ueber Tracheal- und Schilddrüsen-Syphilis. *Deutsche med. Woch.*, 1er déc. 1887, n° 48, p. 1035. — WAXHAM (E.), Report on intubation. *Journ. of Amer. med. Assoc.*, Chicago, 1888, t. I, p. 739. — NEWMAN (DAVID), Two cases of complete laryngeal stenosis produced by wounds of the larynx. *British Med. Journ.*, London, 1888, t. II, p. 616. — GOUGUENHEIM, Rétrécissement cicatriciel du larynx d'origine syphil., trachéot.; dilat. par les sondes de Schrœtter; guérison. *Bull. et mém. de la Soc. de chir.*, Paris, 1889, t. XV, p. 403 (discuss.).

M. Duret, avec beaucoup d'autres auteurs, divise les rétrécissements intrinsèques en *cicatriciels*, *inflammatoires*, *néoplasiques* et *spasmodiques*. C'est là une assez mauvaise classification. Nous nous comporterons ici comme dans notre étude des maladies de l'œsophage et, laissant de côté les inflammations, les néoplasmes et les spasmes qui diminuent le calibre des voies aériennes, nous ne traiterons que des rétrécissements proprement dits ou fibreux.

Étiologie. — Les rétrécissements du larynx sont le plus souvent le résultat de la formation d'une *cicatrice* consécutive, soit à une plaie, soit à une brûlure, soit à une ulcération, presque toujours d'origine syphilitique (1), dans quelques cas rares causées par une fièvre typhoïde, etc.

Les fractures, les chondrites et les périchondrites peuvent aussi s'accompagner de déformation de la charpente rendant impossible la dilatation mécanique du larynx; le même fait se produit quelquefois à la suite de l'ankylose des articulations aryténoïdiennes.

Schrœtter a décrit des rétrécissements consécutifs à une hyperplasie sous-muqueuse, une sorte de *chorditis hypertrophica ;* leur existence n'est nullement

(1) Au dire de CAPART, de POYET, la syphilis héréditaire pourrait, comme la syphilis acquise, déterminer des rétrécissements des voies aériennes. (CAPART, Rétrécissement des voies aériennes. *Acad. roy. de méd. de Belgique*, Bruxelles, 1879, 3e s., t. XIII, p. 1145. — POYET, Occlusion membranoïde du larynx. *Bull. méd.*, Paris, 18 sept. 1887, p. 921.)

établie. D'après les recherches de Ganghofner [1], il semble que dans quelques cas tout au moins, il se soit agi de lésions toutes spéciales, l'examen histologique ayant montré qu'on se trouvait en présence de rhinoscléromes avec altérations si peu marquées de la pituitaire que, sur le vivant, ces dernières avaient passé inaperçues.

Anatomie pathologique. — Les rétrécissements du larynx présentent les formes les plus diverses, depuis le simple renversement des aryténoïdes soudés dans les positions les plus diverses jusqu'à la diminution extrême de l'ouverture de la glotte, qui peut être réduite à un pertuis de 6 millimètres de diamètre. On a même vu l'oblitération complète du larynx à la suite d'une plaie, soit que la cicatrice ait englobé tous les cartilages du larynx en une seule masse, soit que la peau ait été attirée vers la muqueuse du pharynx et du larynx. Le plus souvent le rétrécissement succède à la cicatrisation d'ulcérations syphilitiques irrégulières; aussi est-il inégal, étendu, des brides déformant considérablement la cavité laryngienne; les cordes vocales peuvent être transformées en bandes fibreuses rétractiles.

Dans quelques cas, on se trouve en présence de formes spéciales, d'un rétrécissement annulaire sous-glottique après destruction partielle des cricoïdes, d'une membrane étendue entre les cordes vocales et formée par la soudure progressive d'avant en arrière de ces cordes ulcérées, suivant un processus absolument comparable à celui qui amène le rétrécissement de l'orifice palpébral dans certaines blépharites.

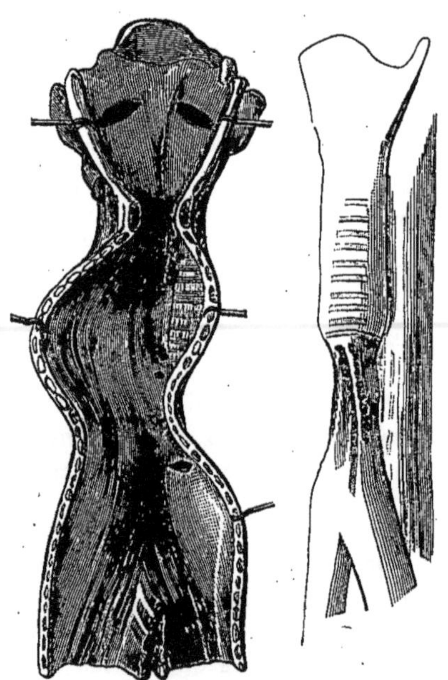

FIG. 155. — Rétrécissement de la trachée. (Charnal.)

Dans la trachée et les bronches le rétrécissement a un siège variable; plusieurs fois on l'a vu à l'angle de bifurcation de la trachée, s'étendant en même temps aux deux bronches. Son calibre varie, on l'a comparé à une plume de corneille, à une sonde de femme, à l'extrémité d'un crayon, etc. La muqueuse est remplacée à son niveau par un tissu fibreux, nacré, à fibres radiées. Les cerceaux cartilagineux sont diminués, infléchis sur eux-mêmes, quelquefois réduits à de petits grains disséminés dans un tube fibreux. Assez fréquemment les lésions occupent une assez grande étendue de la trachée et accompagnent des lésions de même ordre du larynx.

Quelquefois même elles remontent plus haut, dans le pharynx. Deux fois, nous avons eu l'occasion d'autopsier des syphilitiques morts des suites de rétré-

(1) GANGHOFNER, Ueber die chronische stenosirende Entzündung des Kehlkopfs und Luftröhrenschleimhaut. *Zeitschrift für Heilk.*, Prague, 1880, t. I, p. 350.

cissements multiples de l'arbre aérien et présentant des lésions presques continues depuis la langue chroniquement enflammée et scléreuse jusqu'à la partie terminale de la trachée.

Entre les points rétrécis, il n'est pas rare d'observer des dilatations, que l'on a voulu expliquer par la distension que l'air inspiré exerce sur la trachée pour franchir le rétrécissement. En réalité ces rétrécissements et ces dilatations successifs tiennent à la nature des lésions inflammatoires et sont en tous points comparables à ceux qu'on observe dans certaines urétéro-pyélites.

Symptômes. — La plupart des auteurs (S. Duplay, Duret, etc.), décrivent au rétrécissement du larynx trois périodes : ulcéreuse, de rétrécissement, asphyxique. Cette manière de faire nous semble irrationnelle. Il n'y a pas plus lieu de distinguer une période ulcéreuse dans certains rétrécissements que de décrire une période de lésion traumatique dans d'autres. Les ulcérations, comme les lésions traumatiques, sont des causes de rétrécissements, et n'en sont nullement la première période. Le rétrécissement n'existe que lorsque le calibre des voies aériennes est diminué.

Les symptômes de début sont le plus souvent lents et progressifs. C'est d'abord une simple gêne respiratoire qui ne s'accuse que lorsque le malade fait un effort, lorsqu'il court, lorsqu'il monte un escalier. Rapidement apparaît le cornage caractérisé par « une respiration rude, bruyante à distance, avec prédominance à l'inspiration, s'accompagnant toujours de dyspnée et fréquemment aussi d'altérations de la voix » (G. Sée). Ce cornage, d'abord faible, consistant en un léger soufflement, qui ne se perçoit que de très près, augmente peu à peu jusqu'à constituer une sorte de ronflement, de raclement dur et râpeux, s'entendant à distance. Ce bruit croît par les mouvements, par les efforts, etc.

La voix est rauque ou éteinte lors de rétrécissement laryngé, elle est simplement faible et voilée dans les rétrécissements de la trachée.

A une période plus avancée, la dyspnée augmente et s'accompagne d'accès de suffocation. La respiration est très pénible, très lente; on a vu le nombre des mouvements respiratoires descendre à six, à huit par minute (Worthington). Bien que le rétrécissement soit permanent, la dyspnée a des paroxysmes sous forme d'accès, survenant surtout la nuit et liés à des spasmes glottiques concomitants. La mort peut survenir par suffocation rapide ou par complications pulmonaires (congestion, pneumonie, œdème, etc.).

La mort subite par syncope, observée dans un certain nombre de cas, a été expliquée par une action inhibitoire allant de la muqueuse aérienne aux centres bulbaires (Brown-Séquard).

L'auscultation du larynx et de la trachée suffit quelquefois pour établir quel est le point où le cornage a son maximum et pour acquérir ainsi des notions sur le siège du rétrécissement.

L'examen laryngoscopique, beaucoup plus important, permet de déterminer le siège et la forme des rétrécissements laryngiens; quelquefois même il permet de voir des rétrécissements de la trachée qui « se présentent généralement sous la forme d'anneaux concentriques allant en diminuant de haut en bas et se terminant par un orifice rond ou ovale » (M.-Mackenzie).

Diagnostic. — Le diagnostic comprend plusieurs points :

1° Reconnaître l'existence d'un rétrécissement des voies aériennes; 2° en déterminer la nature et le siège.

Le cornage étant le signe caractéristique du rétrécissement, c'est lui que l'on doit tout d'abord étudier et distinguer du *souffle trachéo-bronchique*, toujours moins intense; du *râle trachéal*, humide, modifié par la toux; du *souffle tubaire*, thoracique et ne s'entendant pas à distance; de l'*asthme*, qui s'accompagne d'une sorte de sifflement prolongé à l'expiration; du *ronflement palatin* qui disparaît dès qu'on ferme le nez.

2° L'existence du cornage étant bien établie, il faut rechercher le siège du rétrécissement. S'il y a eu d'abord de l'enrouement, puis de la dyspnée, le siège est laryngé; s'il y a eu dès le début de la dyspnée, il est trachéal (Duret).

L'examen de la cage thoracique fera reconnaître les *tumeurs du médiastin* comprimant la trachée ou les bronches; le palper du cou, en même temps qu'il permettra d'étudier les tumeurs de la région, pouvant comprimer les voies aériennes, montrera quelquefois une déformation de la trachée. Enfin on devra toujours recourir à l'examen laryngoscopique, qui permet immédiatement le diagnostic différentiel des *paralysies* et des *tumeurs du larynx* avec les rétrécissements et qui fait en même temps préciser le siège, la forme et les caractères de ceux-ci.

L'étude des commémoratifs, jointe aux résultats de l'examen laryngoscopique, établira la nature du rétrécissement.

Pronostic. — Le pronostic est grave, surtout pour les rétrécissements de la partie inférieure de la trachée qui conduisent presque infailliblement à la mort.

On cite cependant des cas de guérison de rétrécissements syphilitiques de la trachée (Monneret, Bourdon, A. Després, etc.).

Traitement. — Le traitement des rétrécissements des voies aériennes ne diffère en rien de celui des autres rétrécissements. Il consiste essentiellement en une *dilatation* des parties rétrécies.

A. *Rétrécissement du larynx.* — On a fait la simple dilatation à l'aide de tubes introduits par la bouche après cocaïnisation et suspendus à l'aide d'un fil dans le larynx. Cette pratique, qui n'est en somme que le *tubage du larynx* de Bouchut, a été appliquée aux rétrécissements par Joseph O'Dwyer(1), Carl Stoerk, etc. Récemment elle a été chaudement préconisée par Lefferts(2). Celui-ci se sert d'une série de dix tubes, dont les plus volumineux sont en caoutchouc durci, les moyens en cuivre doré terminés par une portion en vulcanite, les plus petits tout en métal. Un introducteur et un extracteur complètent l'appareil instrumental. L'introduction du tube est facilitée par le miroir laryngoscopique, mais, pour le faire avancer jusqu'au-dessous des

(1) O'Dwyer, Chronic stenosis of the larynx treated by a new method, with report of a case. *Med. Rec.*, New-York, 5 juin 1886, t. XXIX, p. 641, et Intubation in chronic stenosis of the larynx. *New-York med. Journ.*, 1888, t. I, p. 261.

(2) G. Lefferts, Intubation du larynx dans les rétrécissements syphilitiques aigus et chroniques. Dixième Congrès international des sciences médicales. *Mercredi méd.*, Paris, 30 décembre 1890, p. 653.

cordes vocales il est bon de le guider avec l'index gauche. Lorsqu'on veut le retirer, l'emploi du laryngoscope est de nouveau nécessaire.

On peut laisser les tubes en place pendant de longues périodes ; cependant, en règle générale, il est bon de les changer toutes les deux ou trois semaines, de façon à modifier leur point de pression sur le vestibule du larynx ; de la sorte, on évite les érosions de la muqueuse et le développement d'un tissu de granulation exubérant.

Il faut avoir soin pendant la dilatation de procéder lentement et progressivement, n'augmentant pas de plus d'un dixième de millimètre chaque fois le diamètre antéro-postérieur des tubes.

Malgré sa simplicité apparente, cette méthode n'est généralement pas adoptée et l'on préfère recourir à la *trachéotomie préliminaire*, souvent du reste pratiquée d'urgence pour des menaces d'asphyxie. On dilate ensuite le rétrécissement.

Cette dilatation a été faite de bas en haut par Stoerk et par Sherry qui se servent de dilatateurs à deux ou trois lames ; par A. Desprès et J.-L. Championnière qui emploient simplement des bougies béniqués. Le plus souvent elle est faite de haut en bas.

Schrœtter, M.-Mackenzie, Navratil, etc., ont tenté la *dilatation rapide* à l'aide de dilatateurs spéciaux. Cette manière de faire n'a donné que rarement des résultats heureux ; elle a été, maintes fois au dire de Solis-Cohen, la cause de l'inflammation et de l'œdème des parties. Aussi préfère-t-on en général la *dilatation lente*.

Celle-ci, faite par Liston avec des bougies de volume graduellement croissant, a été perfectionnée par Trendelenburg, puis par Schrœtter, dont la pratique

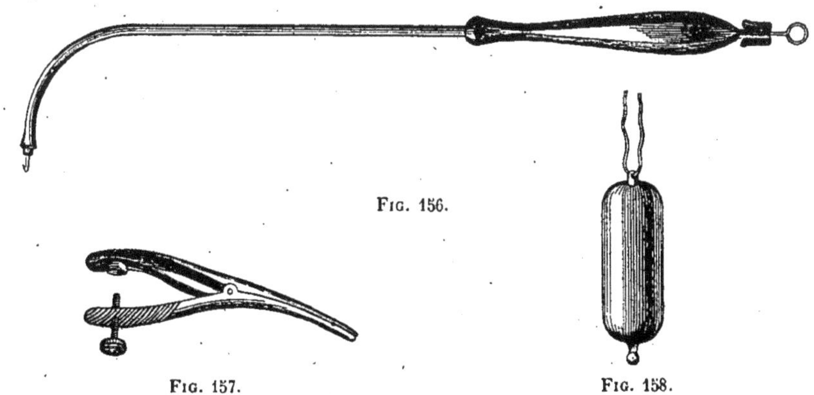

Fig. 156. Fig. 157. Fig. 158.

Dilatateur de Schrœtter.

Fig. 156. — Conducteur qui sert à porter dans le larynx le dilatateur et à ramener par la bouche les fils qui permettent de l'extraire.

Fig. 157. — Pince destinée à maintenir fixée dans une fenêtre de la canule trachéale, la petite boule qui termine en bas le dilatateur.

Fig. 158. — Dilatateur pourvu supérieurement d'une anse de fil qui permettra de le retirer ; comme on le voit, ce dilatateur se continue en bas par une partie rétrécie, sorte de collet qui s'engage dans une fenêtre de la canule trachéale dans laquelle fait saillie la boule terminale.

est généralement adoptée aujourd'hui. Après avoir habitué les parties à la présence d'une bougie, il place à l'aide d'un conducteur un dilatateur, dont la partie inférieure est fixée à une fenêtre de la canule trachéale par une petite pince, et dont la supérieure est maintenue par un fil sortant par la bouche.

Ce dilatateur est laissé à demeure jusqu'à ce qu'il soit nécessaire de le nettoyer ou de le remplacer par un plus volumineux. La dilatation terminée, il faut, pour prévenir la rétraction secondaire, que le malade introduise tous les jours, par la bouche, un tube de caoutchouc recourbé de la forme des bougies laryngées.

Souvent cette dilatation est impossible ou insuffisante, il faut lui préparer la voie par une laryngotomie. La *laryngotomie interne*, contre des brides, des bourrelets cicatriciels, des adhérences, des membranes, a été faite avec un long ténotome courbe par Langenbeck, avec un scarificateur par M.-Mackenzie, avec le galvanocautère, par Elsberg, Türk, Voltolini; ce dernier instrument a l'avantage d'éviter l'écoulement sanguin.

Dans quelques cas on a eu recours à des artifices spéciaux, c'est ainsi qu'Eysell, introduisant au-dessous du thyroïde un ténotome à lame étroite et se guidant sur l'image laryngoscopique, a sectionné une adhérence cicatricielle des cordes vocales.

Dans certaines obstructions à peu près complètes du larynx avec déformation considérable de la charpente, ces diverses méthodes sont encore insuffisantes et l'on doit avoir recours à la *laryngofissure*, suivie de la destruction du rétrécissement et du port d'une canule à ailettes ou à double courant (Dolbeau, Le Fort) [1], ou encore du larynx artificiel de Gussenbauer (Reyher). On a même été plus loin; Reyher, Heine, Bruns, Ashhurst ont fait des *résections partielles du larynx*.

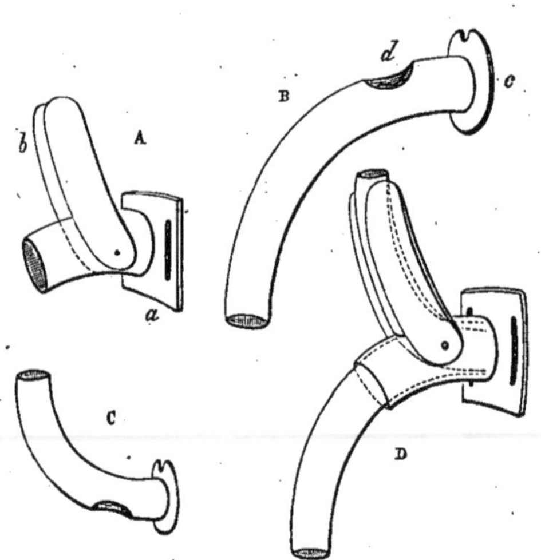

Fig. 159. — Canule à ailettes de L. Le Fort.

Quel que soit le traitement adopté, il faut insister sur son emploi prolongé; c'est à cette seule condition qu'on obtiendra des résultats et que l'on arrivera à supprimer la canule à demeure que beaucoup considéraient comme le seul traitement des rétrécissements il n'y a encore que quelques années.

B. *Rétrécissements de la trachée.* — Les résultats thérapeutiques, obtenus dans la cure des rétrécissements de la trachée seraient nuls d'après Charnal;

(1) La canule de Le Fort se compose de trois pièces s'emboîtant les unes dans les autres. La première pièce A, munie d'une plaque *a* pour la fixer, est surmontée de deux ailettes mobiles *b*, destinées à être introduites dans le rétrécissement; la seconde pièce B glisse dans la première et occupe la trachée, elle est munie d'un anneau *c* et présente, sur sa convexité, une ouverture *d* qui livre passage à la troisième pièce C que l'on introduit de bas en haut et qui écarte les ailettes mobiles. Le dessin placé à la droite de la figure montre les trois pièces emboîtées (S. Duplay).

c'est là une opinion exagérée. On a eu des succès par l'emploi de canules spéciales, très longues (Kocher), par la dilatation avec des mandrins (Chiari), etc.

Il n'en persiste pas moins que la cure des rétrécissements de la trachée est des plus difficiles.

B. — FISTULES DES VOIES AÉRIENNES

LE FORT, Fistule du larynx, sut., guérison. *Bull. de la Soc. de chir.*, Paris, 1864, 2e série, t. V, p. 489. — JACOBSON (A.), Nouvelle méthode de bronchoplastique. *Arch. für klin. Chir.*, Berlin, 1886, Bd. XXXIII, H. 3. — ROBERT ABBE, Plastic operation for closure of a large laryngeal fistula. *Annals of surgery*, Saint-Louis, 1887, t. V, p. 318. — P. BERGER, Procédé pour obtenir l'occlusion des fistules trachéales par une autoplastie. *Bull. et mém. de la Soc. de chir.*, Paris, 1889, n. s., t. XV, p. 684.

Étiologie et anatomie pathologique. — Les fistules acquises intéressent le larynx plus souvent que la trachée. Elles succèdent à des abcès, consécutifs eux-mêmes à la syphilis, à la tuberculose, à la fièvre typhoïde, à des néoplasmes, à des corps étrangers, etc., ou à des plaies chirurgicales, accidentelles ou par suicide.

Les plaies de trachéotomie ne restent guère fistuleuses que dans les cas de rétrécissements des voies aériennes supérieures.

L'aspect de ces diverses fistules varie suivant la cause.

Les fistules consécutives à la trachéotomie ont une forme ovalaire à grand axe vertical; la peau y est généralement attirée vers la muqueuse et froncée par la rétraction cicatricielle.

Dans les plaies larges du cou, la présence de la canule ayant empêché la rétraction de la peau du côté trachéal, la fistule prend l'aspect d'une fente transversale dont la lèvre supérieure retroussée en dedans est cutanée, dont la lèvre inférieure, recouverte de bourgeons charnus, se continue par un canal plus ou moins long avec la trachée (S. Duplay). Lors de section tranversale du larynx et du pharynx, la peau de la lèvre supérieure peut se souder à la muqueuse pharyngienne, constituant ainsi une cloison oblique en bas et en arrière qui ferme complètement le larynx.

Les fistules consécutives aux abcès sont généralement petites, infundibuliformes.

Dans les néoplasmes intralaryngiens, la fistule occupe d'habitude la membrane crico-thyroïdienne qui peut être résorbée entièrement ou simplement perforée (Solis-Cohen).

Symptômes. — Le symptôme caractéristique est le passage de l'air par l'orifice externe de la fistule, qui donne en même temps issue à du mucus, à du pus et à des détritus divers dans le plus grand nombre des cas. En l'absence de rétrécissement concomitant, la respiration se fait, en général, normalement; mais la voix est considérablement modifiée; impossible à moins d'obturation de la fistule; lorsque celle-ci siège au-dessous des cordes vocales, elle est modifiée dans son timbre lorsque le malade parle en fermant l'orifice anormal. L'effort thoracique ou thoraco-abdominal serait impossible.

Diagnostic. — Le diagnostic est des plus faciles, la simple inspection faisant constater directement la communication pathologique. Quelquefois il est possible de voir l'orifice interne de la fistule par l'examen laryngoscopique.

Pronostic. — Le pronostic n'est en général pas grave au point de vue de la vie, mais la fistule constitue une infirmité quelquefois difficile à traiter.

La guérison spontanée a été notée à la suite d'un érysipèle intercurrent (Bennett).

Traitement. — Le traitement consiste dans l'occlusion de la fistule si les voies aériennes sont libres au-dessus. S'il y a un rétrécissement, il faut commencer par le traiter.

Des cautérisations avec le nitrate d'argent, un stylet rougi, une pointe de galvanocautère, peuvent suffire pour certaines fistulettes; mais, pour peu que l'orifice soit d'une certaine étendue, ces moyens sont insuffisants.

Larrey, pensant que la formation de la fistule vient de la rétraction de la peau vers la muqueuse trachéale, conseille de décoller et de libérer la peau au-dessus et au-dessous de la fistule, puis d'amener au-devant de l'orifice fistuleux la peau ainsi mobilisée. Mais la ligne de suture se trouvant en face de l'orifice fistuleux est exposée à se décoller par suite de la toux et du rejet de mucosités.

Aussi Velpeau eut-il l'idée de recourir à une véritable autoplastie à lambeau, il suturait celui-ci aux bords de la fistule préalablement avivés. Depuis lors,

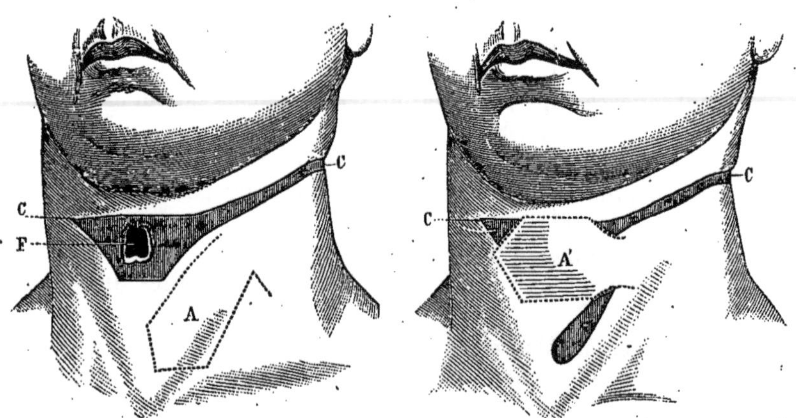

Fig. 160. — Procédé autoplastique de Ried pour la cure des fistules laryngées.

Dans un cas où l'ouverture fistuleuse F se trouvait au centre d'une cicatrice CC, Ried tailla un lambeau A, qu'il fixa en A' sur l'orifice fistuleux préalablement avivé.

de nombreux procédés ont été imaginés par Ried, J. Roux, Nélaton, Le Fort, P. Berger, Jacobson, Robert Abbe. On pourra y recourir avec avantage dans un certain nombre de cas.

Dans les fistules petites, peu enfoncées, on peut, comme l'a conseillé M. Després, se borner à pratiquer, autour de l'orifice fistuleux, un avivement annulaire dont on réunit les bords par la suture. Mais, comme le fait remarquer M. Berger, ce procédé n'est applicable qu'à un petit nombre de malades.

Dans les fistules trachéales très anciennes, l'orifice fistuleux est constitué par un anneau cicatriciel toujours intimement uni au pourtour de la perte de substance de la trachée, le squelette cartilagineux étant, en quelque sorte, détruit par le port prolongé de la canule. Le simple avivement suivi de suture se heurterait alors à une série d'obstacles :

1° La mobilité extrême des parties, le mouvement d'ascension du larynx, les contractions des muscles peauciers, sterno-mastoïdiens et prétrachéaux feraient vraisemblablement échouer une réunion établie par un seul étage de sutures et ne portant que sur les téguments;

2° Derrière cette réunion persisterait un infundibulum cicatriciel ouvert dans la trachée, peut-être même une véritable cavité en communication avec la cavité des voies aériennes, cavité sur les parois de laquelle la poussée de l'air s'exerçant dans l'inspiration et dans les efforts, distendrait et ferait échouer la suture ou, si celle-ci réussissait, constituerait à la région sous-hyoïdienne une sorte de trachéocèle [1].

Aussi M. P. Berger conseille-t-il d'établir deux plans de sutures superposés :

Circonscrivant l'orifice fistuleux par deux incisions semi-elliptiques, il dissèque la collerette cutanée et cicatricielle ainsi obtenue de la périphérie vers le centre, jusqu'à ce qu'elle n'adhère plus que par son bord interne et profond à la circonférence de la perte de la substance trachéale ; puis, la retournant sur elle-même de telle sorte que sa surface épidermique regarde la cavité trachéale, il suture ses bords opposés avec du catgut fin.

Dans un deuxième temps, il recouvre cette réunion profonde avec deux lambeaux verticaux, en forme de pont, taillés à droite et à gauche de la fistule, mobilisés et suturés sur la ligne médiane par de nombreux points de crin de Florence.

Ce procédé a donné à M. Berger deux succès remarquables.

VIII

TUMEURS GAZEUSES DU COU

Les *tumeurs gazeuses du cou*, *aréocèles*, *bronchocèles*, *laryngocèles*, *trachéocèles*, etc., sont des épanchements limités d'air dans une poche adventice soit naturelle, soit artificielle (L.-H. Petit).

Cette définition élimine l'emphysème, qui est un épanchement diffus, et la pneumocèle ou hernie du poumon qui n'est pas une poche adventice.

On trouvera la *bibliographie* très complète dans L.-H. Petit, Des tumeurs gazeuses du cou. *Revue de chirurgie*, Paris, 1889, t. IX, p. 97, 205, 370 et 470.

[1] P. Berger, *Bull. et mém. de la Soc. de chir.*, Paris, 1889, t. XV, p. 686.

Étiologie. — Les causes *prédisposantes* sont celles qui dépendent d'un défaut de résistance d'une des parties de l'arbre aérien. Les unes sont normales (présence de ventricules dans le larynx, absence d'arcs cartilagineux à la partie postérieure de la trachée), d'autres sont liées à des malformations congénitales (dilatation des ventricules du larynx, prolongements anormaux); d'autres enfin sont pathologiques (ulcération, dilatation des glandes de la muqueuse trachéale (Rokitansky); altérations syphilitiques ou autres des cartilages de la trachée, abcès de voisinage); enfin signalons les causes traumatiques (plaies de la trachée, rupture des espaces intercartilagineux).

Les causes *occasionnelles* sont toutes liées au phénomène de l'effort, dans ses diverses variétés (accouchements, toux violente, cri, chant, port d'un lourd fardeau, etc.).

Pathogénie et anatomie pathologique. — Le mécanisme peut se résumer en deux mots : augmentation de la tension de l'air dans l'arbre aérien avec diminution de la résistance d'un point de cet arbre. Tantôt c'est une simple hernie tuniquaire de la muqueuse trachéale et laryngienne à travers une déchirure incomplète de la paroi du canal aérien; tantôt c'est une rupture complète de la paroi avec pénétration de l'air dans une cavité préexistante (un abcès par exemple), ou avec passage des gaz dans le tissu cellulaire refoulé et tassé contre les plans aponévrotiques profonds du cou (L.-H. Petit).

Symptômes. — Marche. — Terminaisons et pronostic. — Les tumeurs gazeuses du cou peuvent se développer brusquement et atteindre d'un coup leur summum, ou, au contraire, s'accroître brusquement d'abord, puis augmenter peu à peu, ou enfin avoir dès le début une marche lentement progressive.

Une fois développées, ces tumeurs ont une consistance variable; lorsque la communication avec l'arbre aérien s'est oblitérée, elles sont à peu près constamment tendues; lorsqu'au contraire la communication persiste, elles sont molles, flasques à l'état de repos, augmentent rapidement de volume par les efforts, la toux, l'expiration, diminuent par la compression, l'inspiration large, l'extension forcée de la tête. Elles sont sonores à la percussion et indolentes à la palpation; la peau qui les recouvre conserve ses caractères normaux. Fréquemment il existe des modifications de la voix (raucité, nasonnement, aphonie).

Certaines de ces tumeurs sont susceptibles de diminuer et même de guérir : ce sont celles qui sont apparues brusquement dans un effort, en l'absence de toute affection chronique antérieure; les autres restent dans le *statu quo* ou vont constamment en augmentant (L.-H. Petit).

Diagnostic. — Le diagnostic est généralement facile. Les *tumeurs veineuses du cou*, qui seules pourraient prêter à une confusion, ne sont pas sonores et augmentent par la compression de la base du cou, qui ne modifie en rien la tumeur gazeuse.

Traitement. — Des accès de suffocation avec asphyxie ont pu obliger à faire la *trachéotomie*. Le plus souvent on s'en tient à un *traitement* purement *palliatif* (éviter les efforts, comprimer la tumeur avec une plaque de métal ou de caoutchouc). On arrive ainsi à arrêter le développement de la tumeur et même à obtenir la guérison dans quelques cas.

Dans certaines tumeurs bien limitées, communiquant avec un point de l'arbre aérien sus-jacent au sternum et par suite abordable, on est autorisé à prendre le bistouri et à faire l'extirpation de la poche suivie de la suture de l'orifice anormal.

CORPS THYROÏDE

Par le Dr A BROCA

CHIRURGIEN DES HÔPITAUX

Toute la pathologie du corps thyroïde pivote autour d'une lésion néoplasique, le goître. C'est l'existence d'un goître antérieur, ou la possibilité d'un goître ultérieur qui donne aux congestions et aux inflammations du corps thyroïde une bonne partie de leur intérêt. Il serait cependant exagéré de ne décrire ici que le goître, en faisant tout rentrer dans son étiologie ou dans ses complications : le goître proprement dit — car on a parfois appelé goître toute tuméfaction thyroïdienne — est le tenant ou l'aboutissant de beaucoup de lésions du corps thyroïde, mais non de toutes. J'étudierai donc successivement, après les lésions traumatiques, la congestion, l'inflammation, puis les tumeurs.

Pour toutes les maladies du corps thyroïde, on consultera, outre nos traités classiques, les ouvrages suivants :

BACH, De l'anatomie pathologique des différentes espèces de goitres, du traitement préservatif et curatif. *Mém. de l'Acad. de méd.*, Paris, 1855, t. XIX, p. 338. — VIRCHOW, *Pathologie des tumeurs*, trad. P. Aronsohn, Paris, 1871, t. III, p. 215. — LÜCKE, Krankheiten der Schilddrüse. *Pitha und Billroth Handb. der allg. und spec. Chir.*, t. III, 1re partie, 4e divis., chap. IV, Stuttgart, 1880. — FISCHER, Krankheiten des Halses. *Deutsche Chir. von Billroth und Lücke*, livr. XXXIII, p. 154, Stuttgart, 1880. — KRISHABER, art. GOITRE du *Dict. encycl. des sc. méd.*, Paris, 1883. — WÖLFLER, Ueber Entwickelung und Bau des Kropfes. *Arch. für klin. Chir.*, Berlin, 1883, t. XXIX, p. 1 et 754. — DU MÊME, Zur chirurgischen Anatomie und Pathologie des Kropfes und Nebenkropfes. *Ibid.*, 1890, t. XL, p. 169.

I

LÉSIONS TRAUMATIQUES DU CORPS THYROÏDE

1° Contusions. — Les contusions, outre leur étiologie banale, reconnaissent ici pour cause ordinaire les tentatives d'étranglement, et ont pour complication spéciale les fractures des cartilages laryngiens. Les épanchements sanguins dans la glande, ou autour d'elle, sont fréquents et volumineux, surtout si cette glande est déjà goîtreuse. De là un gonflement rapide, étendu parfois du menton au sternum. La peau est livide ; il existe une fluctuation obscure, la dyspnée est prononcée ; on observe avec cela quelques phénomènes de congestion céphalique

Le plus souvent, ces accidents diminuent bientôt, le sang se résorbe et le gonflement cesse. La guérison est la règle, si le larynx n'est pas fracturé. Peut-être, comme le veut Bach, les processus irritatifs autour des épanchements sanguins sont-ils l'origine de quelques goitres fibreux. La suppuration du foyer enfin a été observée par Schöninger, Tillaux. De là une thyroïdite et une périthyroïdite dont nous étudierons ultérieurement les symptômes et les conséquences.

Comme conséquence tardive et rare, nous signalerons l'invasion du myxœdème, observé par Guerlain-Dudon [1] à la suite du passage d'une roue de voiture sur le cou.

2° **Plaies.** — Les plaies sont produites par des instruments *piquants, tranchants* ou *contondants*. Les *piqûres* de la glande normale sont fort rares, et nous ne savons guère quels accidents elles peuvent occasionner. Mais elles sont fréquentes dans le corps thyroïde goîtreux, suivies, il est vrai, d'injections interstitielles irritantes (de teinture d'iode surtout). Quelques morts subites, mal expliquées encore, sont alors survenues par suffocation (Schwalbe, Lücke, Demme, Schmidt, Krieg), ou bien le malade a succombé à la suppuration du foyer (Luton). Même par des piqûres, enfin, S. Duplay parle d'hémorrhagies graves, mortelles même.

Les plaies proprement dites du corps thyroïde sont rarement simples, mais sont en général compliquées de lésions des organes voisins et surtout des gros vaisseaux. Quelquefois cependant elles sont isolées et permettent alors l'étude.

Les *plaies par instruments tranchants* relèvent surtout de deux causes : un coup de rasoir sur les lobes latéraux dans une tentative de suicide ; la section verticale de l'isthme dans une trachéotomie. Chez les suicidés, la plaie, transversale, siège volontiers vers la corne supérieure, vers le pédicule vasculaire de cette corne : de là des hémorrhagies graves. Au reste, la plaie la plus simple du parenchyme glandulaire peut en produire autant : Ch. Bell a vu un sujet mourir d'hémorrhagie en trois heures par une plaie de la pyramide de Lalouette. Aussi doit-on, autant que possible, ménager l'isthme dans la trachéotomie. L'hémorrhagie arrêtée, la marche de ces plaies par instruments tranchants est simple.

Les *plaies par instruments contondants*, parmi lesquelles il s'agit surtout de *plaies d'armes à feu*, sont moins exposées à l'hémorrhagie primitive, mais bien plus à l'hémorrhagie secondaire (Demme). Une balle peut atteindre un corps thyroïde, sain ou goîtreux, et le traverser ou y rester cachée ; une fois, dit Fischer, la glande fut pénétrée de cinq chevrotines. Une fois elle fut enlevée par un boulet de canon, et le blessé pensa en guérir, n'eût été une dysenterie qui l'emporta au quatorzième jour. C'est que ces plaies contuses semblent avoir une évolution assez bénigne en général. La suppuration, sans doute, y est la règle, mais, sur cinq blessés, Pirogoff n'en a perdu qu'un seul. Un patient de Stromeyer fut spécialement heureux : ce vieillard, porteur d'un goître volumineux, eut cette tumeur traversée d'une balle ; après suppuration et guérison, la rétraction cicatricielle fit diminuer considérablement le goître.

Fischer parle enfin, sans plus amples détails, d'une *plaie par arrachement*.

(1) Guerlain-Dudon, *Bull. et mém. de la Soc. de chir.*, Paris, 1881, n. s., t. VIII, p. 783.

Traitement. — Le chirurgien doit, avant tout, se rendre maître de l'hémorrhagie. Le mieux est de lier tout ce qu'on peut dans la plaie; mais ce précepte, facile à suivre pour les vaisseaux sectionnés, devient plus malaisé à appliquer lorsque l'hémorrhagie est surtout parenchymateuse. Le tissu glandulaire se laisse mal lier. Or, vu les anastomoses, la ligature de troncs tels que les thyroïdiennes, la carotide externe même, est tout à fait insuffisante. Un moyen souvent applicable consiste à faire, avec une ligature en chaîne, une sorte de pédicule aux dépens de la partie qui saigne. Ou bien on laisse des pinces à demeure. Depuis que ces procédés sont vulgarisés, on n'en est plus que rarement réduit à un tamponnement simple ou avec des styptiques, à la cautérisation. Ces moyens sont trop souvent infidèles et les morts par hémorrhagie n'étaient pas rares (1) à l'époque où on ne connaissait guère qu'eux. Pour les hémorrhagies en nappe, le tamponnement antiseptique rendra de grands services. Une fois le sang arrêté, le pansement sera antiseptique : on évite ainsi les suppurations graves et diffuses, fréquentes autrefois.

II

CONGESTION

La vascularisation considérable de la glande thyroïde nous permet de concevoir tout de suite que les congestions y soient fréquentes. Malgré cela, elles ne sont étudiées en détail que par les auteurs modernes. Certains faits sont signalés depuis fort longtemps, mais la question n'a guère été envisagée avec soin que depuis les mémoires de Maignien, de Bach, de F. Guyon.

L'hypérémie précède l'inflammation; elle précède aussi le goître. Sans doute, nous nous occuperons un instant du rôle de la congestion dans la production du goître, mais nous avons en vue ici la congestion simple de la glande thyroïde. Une dernière distinction, enfin, n'est pas toujours facile à établir, mais est cependant utile, suivant que la congestion atteint une thyroïde saine ou déjà affectée de goître.

Virchow, *Pathologie des tumeurs*, trad. P. Aronssohn, Paris, 1871, t. III, p. 215. — W. Freund, Die Beziehung der Schilddrüse zu den weiblichen Geschlechtsorganen. *Deut. Zeitschr. für Chir.*, Leipzig, 1883, t. XVIII, p. 213. — Charvot, Des goitres aigus. *Revue de chir.*, Paris, 1890, p. 701.

Étiologie. — Les causes de la congestion thyroïdienne peuvent être divisées en *physiologiques* et *pathologiques*.

Parmi les *causes physiologiques*, il faut mettre au premier rang un lien

(1) Fischer, dont l'assertion a été reproduite, prétend que dans un cas Gooch a arrêté l'hémorrhagie par la compression digitale dans la plaie, prolongée pendant huit jours. D'après Boyer (Thèse de Lyon, 1883-1884), c'est contre une hémorrhagie consécutive à une thyroïdectomie que Gooch a eu recours à cette manœuvre. Puisque nous parlons de l'hémorrhagie, nous ferons remarquer encore que Lücke attribue à Legouest une erreur gratuite en lui faisant dire que l'écoulement sanguin est abondant dans les plaies d'armes à feu même lorsque les gros vaisseaux sont respectés. Legouest (*Traité de chirurgie d'armée*, 1863, p. 414) parle des seules « blessures du corps thyroïde par les armes blanches ».

manifeste avec les *fonctions sexuelles de la femme*, si bien que Meckel n'a pas hésité à considérer la thyroïde comme la répétition de la matrice au cou. Certes, c'est exagéré, mais cela correspond à des faits réels. Lors de la première menstruation, il n'est pas rare de voir le cou se gonfler quelque peu; ce *goître anté-menstruel*, le plus souvent passager, est signalé par Heidenreich; il a été confirmé par les observations de Schönlein, de Friedreich. Puis, l'afflux sanguin périodique dans le corps thyroïde n'est pas exceptionnel aux époques suivantes, nous dit Wolfang Freund, ou lors de suppression brusque des règles. Ainsi Steinberg a vu une jeune fille de seize ans chez laquelle, à la suite d'un refroidissement, un arrêt des règles fut suivi d'un développement rapide du corps thyroïde; en deux mois ce gonflement cessa sous l'influence du traitement iodique, les règles jusqu'alors suspendues reparurent, et il ne fut plus question de goître. De cela nous rapprocherons les observations nombreuses de Heidenreich, Roll, Wörtz, Pflug, Emery, Rudolph Wagner, Muhlibach, qui ont démontré la congestion thyroïdienne chez les animaux en rut, sur le chien, le chat, le mouton, la chèvre, le cerf (1).

Au reste, ce gonflement du cou serait d'observation populaire ancienne, s'il faut en croire une épigramme où Gœthe fait dire par une mère à une fillette dont le cou grossit: « Tranquillise-toi, mon enfant, Vénus t'a touchée de la main et t'avertit doucement que bientôt ton petit corps va se transformer. » Croyance populaire encore, affirmée par Catulle, que l'*influence de premier coït*, et c'était une antique coutume que de mesurer le cou des nouvelles mariées pour s'assurer de leur virginité préalable. Ici les faits sont peut-être moins évidents, quoique Heidenreich les admette, et en note autant chez l'homme au début des relations sexuelles. Bach incrimine encore la *masturbation*.

La congestion thyroïdienne des *femmes enceintes* (2) est au contraire bien démontrée, et peu d'auteurs la passent aujourd'hui sous silence. Démocrite déjà donnait le gonflement du cou comme un signe de conception. Ferrus rapporte des observations de P. Dubois. Depuis, N. Guillot a étudié « l'hypertrophie de la glande thyroïde des femmes enceintes » sans voir, il est vrai, qu'il s'agit de congestion. Plus récemment, cela a été confirmé par F. Guyon, Tarnier, A. Ollivier, Lawson Tait, Pastriot. Wolfang Freund a trouvé cette augmentation de la glande thyroïde d'une façon manifeste 45 fois sur 50 femmes enceintes. Puis cela persiste, pour les uns, pendant la lactation, tandis que, d'après Wolfang Freund, il n'y a rien de fixe à cet égard. Auparavant, la congestion thyroïdienne avait subi un accroissement constant au moment de l'*accouchement*. Mais là intervient un second facteur dont Guyon a bien mis l'importance en relief : nous voulons parler de l'*effort*.

Maignien, vérifiant des expériences de Lalouette, avait déjà constaté que,

(1) Voy. WAGNER, *Handwörterbuch der Physiologie*, Braunschweig, 1853, t. IV, p. 113. — BAILLARGER, *Gaz. hebd. de méd. et de chir.*, Paris, 1862, p. 617.

(2) N. GUILLOT, *Soc. méd. des hôp.*, Paris, 1860, t. IV, p. 544, et *Arch. gén. de méd.*, Paris, 1860, 5e série, t. XVI, p. 513. — F. GUYON, *Arch. de phys. norm. et path.*, Paris, 1868, t. I, p. 56. — A. OLLIVIER, *Arch. génér. de méd.*, Paris, 1873, 6e série, t. I, p. 5, 421, 568. — LAWSON TAIT, *Edinb. med. Journ.*, 1875, t. XX, 2e partie, p. 993. — PASTRIOT, Thèse de doct. de Paris, 1876, n° 449. — PORCHER, Thèse de doct. de Paris, 1880, n° 64. — PLET, Thèse de doct. de Paris, 1881, n° 267.

sur les chiens forcés à la course, le corps thyroïde est toujours accru d'un bon tiers, si l'on sacrifie l'animal immédiatement, à l'aide d'une goutte d'acide prussique, tandis que son volume est normal, si on laisse la respiration reprendre son rythme naturel. Il en est de même pour tout effort prolongé : c'est le cas pour l'accouchement (Bach, Guyon), et cela s'exagère dans l'éclampsie (Bach). C'est par les efforts et les cris accompagnant la chute que Guyon (1) explique la congestion thyroïdienne vue par lui sur un homme tombé d'un lieu élevé. Le même état a été observé dans les convulsions ; dans une migraine accompagnée de vomissements (Blachez). Le mode d'action est identique pour le gonflement thyroïdien des emphysémateux (Lebert), des chanteurs, des individus qui commandent en plein air et à haute voix ; pour l'influence de l'extension forcée du cou, vérifiée récemment encore par Meuli. Dans tous ces cas, il y a *gêne de la circulation veineuse du cou*, et le corps thyroïde, véritable éponge veineuse, se distend. De même chez les fœtus venus au monde plus ou moins asphyxiés pendant un travail laborieux.

Les *causes pathologiques* sont moins importantes que les causes physiologiques. G. Marchant y signale les *maladies infectieuses* telles que la variole, la fièvre typhoïde. Mieux vaut, croyons-nous, faire rentrer ces faits dans l'étude de la thyroïdite. Il est cependant une maladie générale dont l'action semble démontrée. Pendant un accès de *fièvre intermittente*, le corps thyroïde peut, comme la rate, subir un gonflement brusque. Aux faits déjà connus de Ricbuyck et de Francesco Greco, Zezas a ajouté deux observations. Il en fait, il est vrai, de la thyroïdite ; nous croyons plus rationnel de penser qu'il s'agit en général de congestion. C'est d'ailleurs l'opinion de F. Greco (2).

Un des patients de Zezas avait un *goître antérieur*. Aussi bien toutes les causes précédemment énumérées se manifestent-elles avec plus d'intensité et de fréquence lorsque la glande est déjà malade. On en reste convaincu quand on lit les observations rapportées par les auteurs dont nous venons de citer les travaux. Et, lorsque le corps thyroïde paraît sain, Lawson Tait se demande si l'on ne doit pas tenir compte néanmoins des *influences endémiques* : il a rencontré à Wakefield, pays où le goître est endémique, beaucoup de gonflements gravidiques et fort peu à Birmingham. C'est peut-être pour cela, dit-il, que cette affection est considérée comme fréquente par Holmes ; comme rare au contraire par Simpson.

Cela nous amènerait à parler du *rôle de la congestion répétée dans l'étiologie du goître*, tant endémique que sporadique ; à étudier, par exemple, l'influence de la menstruation et de la grossesse sur le développement et l'accroissement de la tumeur. Mais cette question sera traitée plus loin.

Anatomie pathologique. — Nous n'avons pas grand'chose à dire sur les lésions produites par la congestion du corps thyroïde, car les autopsies ne sont pas fréquentes. Quelques examens nécroscopiques ont toutefois été faits, par Bach, en particulier, sur un nouveau-né accouché au forceps après un travail prolongé ; sur une femme morte en travail, avec éclampsie. Au premier

(1) GUYON, *Arch. de phys. norm. et path.*, Paris, 1870, t. III, p. 167.

(2) F. GRECO, *Il Morgagni*, Naples, 1872, t. XIV, p. 655. — ZEZAS, *Centralbl. für Chir.*, Leipzig, 1885, p. 532.

degré, la glande, gorgée de sang, est violet foncé ; sa consistance est un peu augmentée. Sa structure n'est pas altérée. A un degré plus avancé, des ruptures se font et le sang s'infiltre ou se rassemble en foyers qu'on a appelés *apoplexies thyroïdiennes*. Il est vrai que les extravasations, en foyer surtout, sont rares lorsque le tissu glandulaire n'est pas déjà altéré par un goître.

Symptômes. — Le *gonflement* est à peu près le seul symptôme observé dans la majorité des cas. Il est ordinairement bilatéral ; pas toujours cependant, et un seul lobe était pris dans l'observation déjà citée de Guyon (chute du 2e étage). La tumeur, recouverte par une peau saine, est indolente, souple, molle, bien limitée ; sa forme est celle de la thyroïde ; elle suit le larynx dans les mouvements de déglutition.

Lorsque la cause est un effort assez brusque, il se passe du côté de la *circulation carotidienne* des phénomènes spéciaux, bien étudiés par Guyon pendant l'accouchement surtout. Si on examine le pouls de la faciale, de la coronaire labiale, de la temporale superficielle (et c'est à cette dernière que la facilité d'examen fait donner de préférence), on constate que les battements deviennent plus rapides et plus faibles, puis nuls, pour reparaître, après des modifications semblables, lorsque l'effort a cessé. Ces variations ne sont pas brusques, mais progressives. Elles sont dues à la compression de la carotide par les lobes latéraux gonflés de sang et développés en arrière, bridés qu'ils sont en avant et sur les côtés par une gaîne musculo-aponévrotique, tendue elle-même lors de l'effort.

En dehors de l'effort, cette tension n'existe pas, et la circulation carotidienne n'est pas interrompue, mais on peut être inquiété par quelques *phénomènes de compression* lorsque l'hypérémie est rapide et intense. Dans la malaria, F. Greco a noté un peu de dyspnée ; Blachez (1), à la suite de vomissements, un peu de gêne de la respiration et de la déglutition. Mais cela n'est guère alarmant que lorsqu'il s'est formé des foyers hémorrhagiques, ou lorsque la congestion envahit un goître préexistant, ou à la fin de la grossesse. Pour que la dyspnée dégénère en suffocation revenant par accès, voire en asphyxie mortelle, il faut, en général, un concours spécial de circonstances fâcheuses : dans une observation de Bach, l'éclampsie se surajoutait à l'accouchement ; dans celles de N. Guillot, sur un goître antérieur venait se greffer la congestion gravidique. Mais la terminaison brusque et fatale n'est pas toujours ainsi justifiée ; deux observations de Lebert en font foi, sur un garçon de dix-sept et une fille de dix-huit ans.

Dans les cas simples, toutefois, le *pronostic* est des plus bénins et la marche rapide. La cause disparue, en quelques jours le gonflement thyroïdien se dissipe sans laisser de traces. Si cette cause a été chronique, et c'est le cas pour la grossesse, que terminent en outre les efforts de la parturition, la décroissance est moins rapide, et Chailly, Ollivier, Wolfang Freund comptent de quelques semaines à quelques mois, pendant lesquels la lactation n'a pas une influence fixe, quoi qu'on en ait dit.

La congestion persistante ou souvent renouvelée (grossesse, attitude, pro-

(1) Blachez, *Gaz. des hôpit.*, Paris, 1866, p. 447.

fession, etc.) est susceptible de faire naître un *goître parenchymateux*, d'autant plus dangereux qu'il est exposé, lui aussi, à des poussées congestives : d'où, par exemple, la fréquence relative des accidents respiratoires graves au cours des goîtres gravidiques. J. Schrantz a insisté, en l'exagérant, sur le rôle des troubles vaso-moteurs dans la production du goître (¹).

Diagnostic. — Le diagnostic est facile. La forme de la tuméfaction, sa situation, ses mouvements, démontrent qu'elle siège dans le corps thyroïde. L'absence d'ecchymose prouve qu'un *traumatisme* n'en est pas la cause (F. Guyon). La consistance, l'indolence, les notions étiologiques, la rapidité d'apparition, empêchent de s'arrêter à l'idée d'un *néoplasme*. Reste donc la *thyroïdite* : l'apyrexie et l'indolence ne laissent guère place à l'erreur. Il y a cependant des cas intermédiaires où des auteurs prudents ont hésité ; Briquet, qui semble avoir eu raison, croyait à une congestion là où Richard et Blachez admettaient une thyroïdite. Dans la malaria, Zezas, Ricklin, parlent d'inflammation, et F. Greco de congestion. Au reste, les manifestations pulmonaires d'origine palustre prêtent à la même discussion.

Traitement. — *Hors de la grossesse* l'expectation pure suffit presque toujours. Une suffocation intense (ce qui est rare) pourra nécessiter la trachéotomie. Dans un cas moins extrême, Blachez s'est bien trouvé de soulever la tumeur thyroïdienne pour faciliter la respiration. Contre les congestions répétées qui font craindre un goître au début, J. Meuli conseille des mouvements spéciaux, des massages, une véritable gymnastique thyroïdienne. L'influence palustre est combattue avec un succès rapide par le sulfate de quinine.

Si, *pendant la grossesse*, la suffocation devient grave, au lieu de faire la trachéotomie, qui n'a pas sauvé une des malades de N. Guillot, il peut être urgent de débarrasser au plus vite l'utérus du produit de la conception, d'autant qu'on évitera ainsi un accouchement dont les efforts exposeraient à un désastre. Au huitième mois, Howitz a fait une opération césarienne qui n'a pas empêché la malade de mourir asphyxiée au bout de quelques jours. On l'imitera, si la mère est morte; sans cela, mieux vaux provoquer l'accouchement, ou même l'avortement prématuré. Une malade de Tarnier a péri quelques heures après, mais H. W. Freund a communiqué à Wolfang Freund deux observations heureuses, une au troisième mois et une au huitième.

III

INFLAMMATION (THYROÏDITE)

Synonymie. — Divisions. — L'inflammation du corps thyroïde a souvent été appelée *goître inflammatoire*; P. Frank la désigne sous le nom de *thyreophyma acutum;* Bauchet propose, lui aussi, le terme de *goître aigu*, et trouve rationnel d'appliquer le nom générique de goître à toutes les maladies

(¹) J. Schranz, *Arch. für klin. Chir.*, Berlin, 1886, t. XXXIV, p. 92.

du corps thyroïde. Ces dénominations n'ont point prévalu : elles ont le défaut d'exagérer des confusions qui n'existent déjà que trop entre la thyroïdite et le goître enflammé et nous ne croyons pas devoir prédire le succès à la récente tentative de Charvot dans ce sens. Il est certain cependant que la distinction est parfois malaisée et nous aurons à examiner ce point à propos de l'étiologie. Nous constaterons alors qu'il nous est impossible d'éliminer de cet article la *strumite* ou *goître enflammé*.

La thyroïdite est, d'après la division classique, aiguë ou chronique. Je n'aurai point en vue ici la forme chronique. Son étude rentre, en effet, dans celle du goître fibreux.

Historique. — Lorsqu'en 1857 Bauchet publia sur la thyroïdite un mémoire, important à vrai dire, il sembla croire qu'auparavant il n'existait guère de travaux sur ce sujet et ne cita, en effet, que les quelques lignes insignifiantes de Sacchi, de Vidal, de Cruveilhier. Mais, quoi qu'il en dise, Bach (1855) connaît l'inflammation et non la seule congestion, et les auteurs antérieurs ne sont pas aussi muets qu'il le prétend; cela est facile à prouver sans remonter au delà du siècle dernier. Et nous n'entendons point parler ici des observations de Monteggia (1789), Zipp (1807), Baillie (1812), Lüdicke (1839), Kern (1840), Cruveilhier (1849), Riberi (1855). Nous faisons allusion à des descriptions véritables. P. Frank s'occupe du *thyreophyma acutum;* dans son traité du goître, Walther rapporte avec soin trois observations de thyroïdite vraie (1817); la thèse de Hupeden (1823) a pour titre *De affectionibus inflammatoriis glandulæ thyroïdicæ*. En 1824 Convudi publie une *Commentatio de Cynanche thyroïdea*. Plusieurs observations sont réunies par Schöninger et Michel (1842). En 1845 Weisenweber fait un mémoire *Ueber die Entzündung der Schilddrüse* et le base sur 11 observations; le même titre est pris par Grötzner (1847), qui s'occupe surtout des symptômes dus aux connexions avec l'appareil respiratoire. Lebert, enfin, auquel nous avons emprunté la plupart de ces documents historiques, puisés à des sources qu'il nous eût été difficile de vérifier, faisait soutenir à Zurich en 1856 par son élève Baumann une thèse sur la suppuration de la thyroïde.

Si donc Bauchet a eu le mérite de grouper des observations inédites et convaincantes, il n'en reste pas moins vrai qu'il avait été précédé dans cette voie. Depuis, des faits importants ont été publiés par Werner (1858), Eulenburg (1859), et avec tout cela Lebert a écrit en 1862 un chapitre fort complet basé sur 50 observations. Aujourd'hui les ouvrages classiques traitent avec détails de la thyroïdite (Duplay, Lücke, G. Marchant); dans ces dernières années des thèses assez nombreuses ont été soutenues par Rœllinger (1877), Pinchaud (1881), Simon (1881), Galtier (1881), Zouiowitch (1884-1885). L'étiologie surtout a été ainsi bien élucidée. Elle constitue, d'ailleurs, un des points les plus intéressants de cette étude, et c'est par elle que nous allons commencer.

BAUMANN, *Ueber Vereiterung der Schilddrüse*. Thèse de Zurich, 1856. — BAUCHET, De la thyroïdite (goitre aigu) et du goître enflammé. *Gazette hebd. de méd. et de chir.*, Paris, 1857, p. 19, 52, 75, 92. — MARTINACHE, *De l'inflammation aiguë du corps thyroïde*. Thèse de doct. de Paris, 1861, n° 83. — G. MARCHANT, art. THYROÏDE du *Nouv. Dict. de méd. et de chir. prat.*, Paris, 1883. (Consulter en outre la bibliographie de la congestion.)

Étiologie. — Lücke divise les thyroïdites en traumatiques, spontanées et métastatiques. Mieux vaut n'admettre que deux variétés étiologiques, de *cause externe* et de *cause interne*.

La *cause externe* par excellence est le *traumatisme*, auquel, pour la thyroïdite suppurée tout au moins, doit se joindre l'*infection*. Dans l'espèce, il n'a pas une influence fréquente. Qu'il s'agisse de plaies, ou surtout de contusions, la thyroïdite consécutive est mentionnée, sans commentaires, par Chelius, Nélaton. Cette étiologie a été évidente chez une malade de Schöninger, fillette de trois ans qu'on a voulu étrangler; au dire de Rœllinger, Tillaux a observé, sur un adulte, un fait analogue. Le foyer s'enflamme surtout, d'après Duplay, lorsque le traumatisme a causé un épanchement sanguin intra-glandulaire, sans aller jusqu'à penser, comme Lücke, qu'alors la suppuration est la règle.

C'est peut-être après production d'un épanchement sanguin que l'*effort* engendre une thyroïdite. Le fait est rare, mais semble évident, par exemple, chez une jeune fille que Schöninger a trouvée atteinte de thyroïdite après un effort pour se mettre sur la tête un fardeau pesant, effort pendant lequel elle avait ressenti une brusque douleur sous-hyoïdienne.

Le *refroidissement* est encore une cause externe, et ici les faits abondent. Lebert l'a trouvé noté 9 fois dans les 50 observations de toute nature qu'il a rassemblées. Tous les auteurs sont d'accord sur sa nocivité possible, surtout dans les cas considérés comme thyroïdite rhumatismale.

L'*influence rhumatismale*, en effet, est une des plus fréquemment incriminées parmi les *causes internes*. Walther croyait déjà à son action, que de nos jours nous trouvons affirmée par Kocher, Vulpian, Raymond, et ces faits ont été résumés dans la thèse récente de Zouiowitch. L'inflammation thyroïdienne, dont la marche, la thérapeutique, permettent d'affirmer la nature rhumatismale en dehors de tout symptôme articulaire, survient parfois pendant qu'il existe des lésions des jointures; en pleine attaque aiguë (Raymond), ou à son décours (D. Mollière) (¹), ou durant des manifestations subaiguës greffées sur un état chronique (Raymond). Une femme observée par Zouiowitch avait déjà eu le cou douloureux lors d'atteintes rhumatismales antérieures. Étant donné que, pour toutes les manifestations de cette maladie, le refroidissement joue un rôle important, on peut se demander si le froid aurait été suivi d'accidents sur un organisme non prédisposé. La thyroïdite *a frigore* serait donc plutôt une thyroïdite de cause interne. En effet, le refroidissement a existé dans d'autres observations où la cause interne doit être mise au premier plan.

Nous faisons là allusion aux diverses *maladies infectieuses*, au cours desquelles la thyroïdite se déclare. Aussi bien pour Klebs, Hüter et d'autres, le rhumatisme articulaire aigu est-il une maladie infectieuse. En tout cas on ne contestera pas cette appellation à la *pyohémie;* et là les abcès thyroïdiens ont été constatés par Guthrie, Kocher, Bögehold (²), Wölfler, G. Marchant. Lücke les signale comme complication des lésions utérines avec sécrétions infectieuses. Pour des patientes de Stromeyer (cité par Bach), de Laure, l'*infection puerpérale* est en cause, et chez une accouchée

(¹) D. Mollière, *Comptes rendus de la Soc. de méd. de Lyon*, 1873, t. XIII, p. 22.
(²) Bögehold, *Deutsche med. Woch.*, Leipzig, 1880, t. VI, p. 140.

de Fochier la thyroïdite fut, pendant quelques jours, la seule manifestation de la puerpéralité [1].

Nous énumérerons encore les diverses infections médicales telles que la *diphthérie* (Zwicke) [2], la *variole* (Liouville), la *pneumonie* (Nauwerck). Nous pourrions parler du *choléra*, mais dans le seul fait que nous ayons rencontré la thyroïdite survint six semaines après que le malade eut été renvoyé guéri, si bien que Cruveilhier mit plutôt en avant l'influence rhumatismale. La thyroïdite est surtout fréquente pendant la convalescence de la *fièvre typhoïde*, et nous rappellerons les observations de Lebert, Kocher[3], Liebermeister (cité par Ziemssen). Cette question a été résumée dans la thèse de Pinchaud à propos d'un fait de Veil.

A côté de ces grands processus fébriles, nous arrivons enfin à des états généraux moins bien définis : quatre malades de Kocher présentaient auparavant de l'*embarras gastrique*. N'y a-t-il pas quelque chose d'analogue pour les thyroïdites, nombreuses, où la cause est dite inconnue?

Donc la thyroïdite dite spontanée semble être bien souvent de nature infectieuse. Cette idée a été développée par Kocher dans un mémoire où il met cette inflammation en parallèle avec l'ostéomyélite aiguë. Elle a été, depuis, reprise par Wölfler, qui a trouvé des microbes dans le pus d'abcès thyroïdiens. Les causes déterminantes externes sont dès lors reléguées au second rang. Nous l'avons déjà dit pour le refroidissement joint au rhumatisme. Nous le répéterons pour le refroidissement joint à la fièvre puerpérale (obs. de Chantreuil). Un malade de Martinache s'est refroidi, mais depuis quelques jours déjà il était souffrant et, s'il s'est refroidi, c'est sur son lit, où il s'est endormi en sueur pour se réveiller avec un frisson une demi-heure plus tard.

Toutes ces causes seront favorisées par certaines *prédispositions*, parmi lesquelles Kocher a raison de mettre au premier rang la *préexistence d'un goître*. Cette affection fait de la thyroïde un lieu de moindre résistance. Les causes de cette *strumite* (si l'on veut employer ce nom pour éviter la confusion avec la thyroïdite vraie) sont exactement celles que nous venons d'énumérer. Peut-être faut-il leur en joindre d'autres, congestionnant le corps thyroïde sain, mais capables de l'enflammer, s'il est déjà malade. Ainsi de 5 observations de gonflement thyroïdien consécutif à la *malaria* il n'y a eu qu'une fois des phénomènes phlegmasiques, et dans ce cas il y avait un goître antérieur (Zezas). Il y a bien un fait analogue de Huguier, mais dès le début des accès fébriles on avait administré un émétique et on ne saurait refuser quelque influence aux efforts de vomissement.

Quelle est la proportion relative exacte de la thyroïdite vraie et de la strumite? Nous ne croyons pas qu'il y ait à cette question une réponse précise, et nous avons renoncé à établir une statistique où les causes d'erreur seraient multiples. Lebert a réuni 50 observations : dans 22 seulement un goître a été remarqué auparavant. Mais ce chiffre n'est-il pas au-dessous de la vérité et peut-on, même s'il est exact, en conclure, avec Rœllinger, que le goître n'est

(1) LAURE, FOCHIER, *Comptes rendus de la Soc. des sc. méd. de Lyon*, 1873, t. XIII, p. 22.

(2) ZWICKE, *Charité-Annalen*, 1882 (Berlin, 1884), t. IX, p. 389. — NAUWERCK, *Deutsch. Arch. für klin. Med.*, 1881, t. XXIX, obs. 16, p. 35. — CRUVEILHIER, *Gaz. des hôp.*, Paris, 1840, p. 220.

(3) KOCHER, *Deutsche Zeitschr. f. Chir.*, Leipzig, 1873-1874, t. IV, p. 439. *Arch. f. klin. Chir.*, Berlin, 1878, t. XXIII, p. 101.

pas une prédisposition à la thyroïdite? Ainsi, quelques années auparavant un goître a paru guéri (Lebert, Virchow), et on range ces faits dans les thyroïdites vraies. Lebert a fait la remarque judicieuse qu'il n'a pas eu à soigner de thyroïdites typhoïdiques à Breslau et qu'il en a eu quatre sous les yeux à Zurich, où le goître est endémique. Tels autres ne parlent pas du goître antérieur, mais les malades sont originaires d'un pays à goître. Est-on sûr, alors, que le corps thyroïde fût indemne de toute dégénérescence? Aussi ne doit-on pas nier l'*influence du climat*, de l'*alimentation*, de l'*hérédité*, tout en reconnaissant que Bauchet l'admet sans trop de preuves. De même pour les professions pénibles : elles exposent à des congestions répétées, et là où commence le goître? Donc, entre la thyroïdite typique, dont l'existence est indéniable, assez fréquente même, et la strumite, il y a des cas qui échappent aisément à l'analyse et c'est là la cause, à notre sens, de certaines divergences.

La plupart des auteurs admettent la prédisposition du *sexe féminin* et quelques-uns l'exagèrent : tel Bauchet, parce que sur 5 observations il ne compte qu'un homme. Mais, sur des chiffres plus étendus Lebert, avec 50 cas, trouve 27 femmes, 21 hommes et 2 sujets de sexe inconnu. Une distinction est utile pour apprécier ces relevés. Il semble, en effet, que le goître étant sans conteste plus fréquent chez la femme, la strumite acquière dans ce sexe une fréquence accrue encore par la puerpéralité possible ; que pour la thyroïdite vraie cette prédominance s'efface. Simon a cherché à ne réunir que des inflammations de la thyroïde saine et y a réussi à peu d'exceptions près ; les 22 observations se répartissent entre 10 hommes et 12 femmes. La preuve est surtout évidente, si on prend la thèse de Martinache : 18 observations concernent 11 femmes et 6 hommes, mais sur les 7 hommes il n'y a que 3 strumites ; il y en a 8 parmi les femmes. Au total, la femme conserve encore une certaine prédominance et peut-être la doit-elle aux causes sexuelles de congestion sur lesquelles nous avons insisté dans le chapitre précédent. On voit en effet quelques thyroïdites succéder à un arrêt des règles causé par un refroidissement (Parnet).

Si l'on veut, enfin, se rendre compte de l'influence de l'*âge*, la même distinction est utile. Pour la thyroïdite vraie les sujets ont le plus souvent de vingt à trente ans. Pour les goîtres enflammés, ils sont en moyenne plus âgés (Martinache).

Quelle que soit sa variété étiologique, la thyroïdite suppurée est toujours une lésion microbienne, et j'ai déjà dit que dès 1883 Wölfler avait coloré des microbes dans le pus. Depuis, on a cherché à spécifier la nature exacte de ces parasites et l'on a confirmé pour les abcès du corps thyroïde ce que l'on sait sur les divers abcès primitifs et secondaires. Tantôt, en effet, on a trouvé les microbes pyogènes ordinaires, et cela quelquefois dans les thyroïdites secondaires ; tantôt on a trouvé le microbe de l'infection initiale, pur ou associé aux agents pyogènes vulgaires. Ainsi dans une thyroïdite typhoïdique Spirig (¹) a démontré l'association du *staphylococcus albus* au bacille d'Eberth. Et tout récemment Gérard Marchant (²) a vu, à la suite d'une pneumonie, le pneumocoque pur faire suppurer le corps thyroïde.

(¹) SPIRIG, *Corr.-Bl. für schw. Aerzte*, Bâle, 1891, n° 3, p. 74.
(²) G. MARCHANT, *Cinquantième Congrès français de chirurgie*, d'après *Mercredi médical*, Paris, 1891, p. 168.

Anatomie pathologique. — L'anatomie pathologique de la thyroïdite est encore obscure sur certains points. Lebert a été un des premiers à réunir sur ce point les matériaux épars ; ses recherches ont surtout été complétées par Virchow, D. Mollière, Wölfler.

La glande, dans la majorité des cas, n'est pas envahie en totalité. L'inflammation se borne à un des lobes latéraux ; on a dit au lobe droit surtout, ce qui n'est pas prouvé ; celle du lobe moyen seul est plus rare. Quand toute la glande est prise, les lésions sont plus accentuées d'un côté.

Deux fois Lebert a eu l'occasion d'examiner des thyroïdites qui ont tué les malades *sans suppuration*. Le tissu était congestionné, rouge foncé, parsemé de petits points hémorrhagiques, assez ramolli pour donner une sensation de fluctuation. Il y aurait une hyperplasie des cellules glandulaires, avec dégénérescence pigmentaire. La trachée était comprimée et d'autant plus rétrécie qu'elle était encore obstruée par un épaississement considérable de la muqueuse rouge, enflammée et même recouverte de fausses membranes.

La *suppuration* se produit d'abord dans les points les plus rouges de la glande. Le pus reste longtemps infiltré, nous disent Laure et Daniel Mollière ; à la coupe on le voit sourdre de toutes parts du parenchyme rouge enflammé ; le microscope montre qu'alors il siège dans les seules travées conjonctives. Plus tard il se collecte, soit en une seule cavité, soit en plusieurs foyers distincts, capables de s'ouvrir l'un après l'autre. Ailleurs, les travées sont détruites et les lobes glandulaires isolés se nécrosent au milieu du pus : c'est la thyroïdite disséquante de Lebert. Ailleurs enfin une véritable gangrène s'emparera de tout ou partie de la glande.

Les organes voisins sont souvent compromis dans ces altérations. Nous nous bornerons à mentionner pour le moment les fusées purulentes dans le médiastin ; les perforations des voies aériennes, de l'œsophage. Ces faits trouveront mieux leur place à propos de l'évolution clinique.

Symptômes. — L'aspect clinique de la thyroïdite varie d'une manière notable suivant l'état général antérieur du sujet, suivant que l'inflammation est dite idiopathique ou métastatique. De même la phlegmasie de la glande jusqu'alors saine ne ressemble pas toujours à celle de la glande auparavant goîtreuse. Malgré cela, on peut tracer un tableau général, quitte à indiquer ensuite les quelques points spéciaux relevés dans les diverses variétés étiologiques. La description qui va suivre visera, d'une façon presque exclusive, l'*inflammation dite idiopathique* (*a frigore*, rhumatismale, sans cause connue) de la glande saine.

Le *début*, dans ces circonstances, est net, brusque, quelquefois marqué par un frisson dont tous les auteurs signalent l'inconstance. Les premiers phénomènes sont la douleur et la fièvre.

La *douleur*, parfois accompagnée d'un mal de gorge assez intense (Cruveilhier), va de pair avec une sensation de tension au niveau de la région antérieure du cou. Elle siège sur le côté de la trachée, est unilatérale ou bilatérale ; prédomine peut-être à droite (?) ; est plus rarement médiane. Le plus souvent elle est intense, et non légère comme le dit Nélaton. Profonde, continue avec paroxysmes, elle est exaspérée par la pression, par les mouvements du cou et de la tête, par l'extension surtout. Aussi les malades fléchissent-ils la tête, appuyant parfois le menton sur les mains. Elle s'accroît encore dans les mouvements communiqués au larynx lors de la déglutition. Elle ne reste pas toujours confinée à la région sous-hyoïdienne, mais peut, dès le début, irradier dans les plexus cervical et brachial, à la nuque, à l'oreille, à l'épaule (Löwenhardt).

La *fièvre*, pendant ce temps, est moins modérée que ne l'écrit Martinache. Le pouls est fréquent, plein et dur (Lebert). A l'inappétence se joint une *soif* d'autant plus pénible que les malades craignent de la satisfaire (Bauchet). La *céphalalgie* n'est pas simplement celle que commanderait une réaction fébrile de cette intensité. Elle est plus vive, aggravée de bourdonnements d'oreilles, de vertiges, d'agitation, de délire même. Avec cela la face est rouge, vultueuse, congestionnée ; les épistaxis ne sont point rares. Là commence à intervenir la *gêne de la circulation céphalique* due à la tumeur thyroïdienne.

Cette *tuméfaction*, d'après Bauchet, d'après Lebert, n'est bien nette qu'à la fin du premier jour, ou au commencement du second. Parfois bilatérale, plus souvent unilatérale, elle occupe le siège de la glande normale dont elle présente à peu près la forme. Plus rarement elle est médiane, l'isthme seul étant atteint. Ailleurs, au contraire (et c'est peut-être dû à l'absence d'isthme), les deux lobes sont pris, alors que sur la ligne médiane un sillon indemne les sépare. Si le volume devient notable, le sterno-mastoïdien se tend, fait corde à son insertion sternale, mais le creux s'efface, qui à l'état normal sépare ce muscle de son congénère du côté opposé. La peau est tendue, mais non rouge. Si on regarde la région de profil, on la voit soulevée par les battements carotidiens que la tumeur transmet.

L'*inspection* révèle encore que cette tumeur suit le larynx dans les mouvements de déglutition. La palpation sera parfois nécessaire pour apprécier ce symptôme qui, malgré son existence ordinaire, n'est cependant pas d'une constance absolue. Martinache signale son absence possible ; Gosselin, lui aussi, l'affirme et a vu le larynx et le corps thyroïde, immobilisés ensemble par l'empâtement qui les entourait, recouvrer peu à peu leur mobilité à mesure que diminuait cet empâtement.

La *palpation* prouve que la région entière est chaude, dure, tendue. Elle circonscrit la tumeur d'une manière assez précise. Borné, le plus souvent, au volume d'un œuf de poule, le lobe enflammé monte obliquement vers le sterno-mastoïdien sous lequel, en haut, il disparaît en pointe ; en bas, tantôt il reste séparé de la clavicule, de la fourchette sternale, tantôt est recouvert par ces parties du squelette, caché alors par l'insertion du sterno-mastoïdien, qu'il peut dépasser en arrière pour reparaître dans le creux sus-claviculaire (Bauchet). Sa consistance est, au début, assez dure et élastique. La peau reste pendant quelque temps bien mobile sur lui, et, mobile à son tour sur les parties profondes, il est susceptible de quelques mouvements de latéralité, mouvements transmis aussitôt au larynx et à la trachée. Et lorsque la tumeur unilatérale atteint quelque importance, l'arbre aérien, auquel elle est fixée, est refoulé du côté opposé.

Ces explorations exigent de la douceur, de la prudence, car elles sont fort douloureuses et peuvent exagérer brusquement certains *phénomènes de com-*

pression dont la trachée souffre déjà. De là une dyspnée sur laquelle se greffent, dans des faits assez rares, il est vrai, des accès de suffocation. Souvent existe une toux sèche, fréquente, amenant quelquefois une expectoration sanglante. Une véritable hémoptysie peut survenir, être même un symptôme de début (Stromeyer, Berger). Bauchet conteste les troubles de phonation ; la plupart des auteurs ont cependant observé que la voix est rauque, et cela peut aller jusqu'à l'aphonie (Laure). Les veines du cou se dilatent, les douleurs irradiées, par compression des plexus cervical et brachial, augmentent à cette période, se compliquent exceptionnellement d'une parésie du bras. Parmi les phénomènes rares, il faut noter les nausées et les vomissements (Lebert), que Hardy explique par l'irritation du pneumogastrique. Ces accidents de compression sont susceptibles de causer une mort rapide avant toute suppuration (Lebert, Risdon Bennett, Virchow). Mais, en règle générale, ils ne deviennent sérieux que lorsque la thyroïdite suppure, ou lorsqu'elle fait gonfler un goître préexistant.

Marche. — Durée. — Terminaisons. — La thyroïdite, à part les cas exceptionnels où elle entraîne la mort presque immédiate, se termine par résolution, induration, suppuration, gangrène.

1° Bauchet a donné de la *résolution* une description restée classique. La tumeur, apparue vers le 2e jour, « grossit du 3e au 5e ou 6e jour; puis elle diminue à partir de ce moment et disparaît du 15e au 20e jour à peu près. Pendant la première période, les symptômes vont en s'aggravant; ils restent stationnaires pendant un jour ou deux, puis ils disparaissent plus ou moins vite suivant les sujets, suivant le traitement qui a été mis en usage. » La résolution est souvent assez brusque, sans phénomènes critiques toutefois (Lebert). Ailleurs, elle est plus lente, ou ne s'établit franchement qu'après quelques rémissions temporaires.

2° Même après la résolution, quelques auteurs se demandent si la glande revient tout à fait à l'état normal. Parfois de petits noyaux *indurés* persistent pendant longtemps et cela nous conduit aux cas, sujets à discussion, où l'inflammation passe à l'état chronique, devient goître fibreux.

3° La *suppuration* ne tarde pas à s'annoncer par des *symptômes rationnels* qui n'ont ici rien de spécial. Les douleurs sont plus profondes, plus pulsatives; la fièvre augmente, avec de petits frissons irréguliers. Le *gonflement œdémateux* gagne la peau et le tissu sous-cutané, s'étend sur le haut de la poitrine, ainsi que vers la région sus-hyoïdienne. Il faut tenir grand compte de ce symptôme, car la lenteur possible de la *fluctuation* ferait parfois trop retarder l'incision. Les causes de cette lenteur sont multiples : le pus est long à se collecter; en outre, une fois le foyer formé, la fixation de la poche sur les parties profondes est difficile. La fluctuation échappe aisément dans un kyste thyroïdien : que sera-ce lorsque la moindre pression sera douloureuse ou causera un accès de suffocation? Aussi Lebert conseille-t-il de ne pas trop s'y fier, et d'assurer la précocité de l'incision par une ponction exploratrice, faite dès qu'on soupçonnera la présence du pus. C'est qu'à cette période il ne faut pas attendre. Les phénomènes de compression sont au maximum, la dyspnée surtout; P. Frank, alors âgé de sept ans, asphyxiait lorsque, d'urgence, un barbier lui incisa son abcès thyroïdien. De plus, si le pus tend, en général, à marcher vers la peau, on doit toujours redouter néanmoins qu'il n'aille causer, dans la profondeur, des désordres considérables.

La *migration vers la peau* cause d'abord la rougeur et l'empâtement de cette membrane, puis son amincissement et sa perforation. Le pus qui s'écoule est ordinairement louable, d'après Lebert; souvent au contraire sanglant, fétide, d'après Bauchet, dont l'assertion ne s'appuie, il est vrai, que sur une seule observation; quelquefois mélangé de gaz, dus, pour Bauchet, au voisinage de l'arbre aérien. Cela est possible, mais il faut reconnaître que la présence des gaz est en général liée à la gangrène. Une fois le pus évacué, la guérison est rapide; elle est plus lente s'il y a élimination de fragments glandulaires mortifiés (thyroïdite disséquante), ou si des *abcès successifs* s'emparent de lobules isolés. Elle est lente surtout, si on laisse l'ouverture se faire spontanément; elle traîne alors pendant des semaines et peut laisser une *fistule* comme celle que P. Frank a portée de sept à seize ans.

Dans un abcès ainsi ouvert à la peau, Grötzner a vu le cartilage thyroïde, dénudé au fond de la plaie, s'exfolier ensuite et le malade guérir. Si la lésion s'accentue davantage, les cartilages du larynx ou de la trachée sont détruits et le pus fait *irruption dans les voies aériennes* (Monteggia, Baillie). Cette ouverture est grave, mais non toujours mortelle, et Riberi l'a vue se terminer trois fois par guérison (1). Elle est précédée par des accès de suffocation, plus aigus encore lorsque, dans une quinte de toux, le pus est expulsé.

L'ouverture dans l'*œsophage* est plus rare; elle se fait pendant un effort de vomissement (Schöninger, Eulenburg). Ce qui est grave surtout, c'est la diffusion de l'inflammation autour de la thyroïde et de là dans le *médiastin* antérieur ou postérieur. La mort est alors à peu près constante; elle a terminé les observations de Monteggia, de Bruns. Elle est plus fatale encore lorsque la *plèvre* est perforée (Lebert). Nous signalerons ici, à cause de sa rareté, une observation présentée par Lejars à la Société anatomique (29 octobre 1886). Un kyste thyroïdien suppuré a ulcéré la carotide primitive et la jugulaire interne et le malade est mort d'hémorrhagie.

L'abondance des veines a fait dire à Cruveilhier que les suppurations thyroïdiennes sont prédisposées à la septicité et à l'infection purulente.

4° La *gangrène* n'est qu'un épiphénomène dans la thyroïdite disséquante. Mais, dans d'autres circonstances, elle est étendue et mérite une mention spéciale. Les observations de Zipp, Löwenhardt (2), Kern, Knuppel, Eulenburg, Middeldoppf (2 obs.), démontrent qu'elle n'est pas d'une rareté extrême. Elle survient au cours de la deuxième semaine. La peau est d'une rougeur livide, violacée; elle est distendue par des gaz dont la crépitation rend la présence évidente; l'état général est grave, adynamique. Puis, après ouverture, on voit, au milieu d'un pus infect, la thyroïde sphacélée tout entière ou à peu près. Après élimination, il reste une vaste plaie bourgeonnante au fond de laquelle

(1) Riberi, Rapport de Legouest à la *Société de chirurgie*, 1857, t. VI, p. 436. — Le rapport de Legouest mentionne trois autres cas dans lesquels l'origine thyroïdienne est douteuse; d'autre part, leur issue définitive n'est pas indiquée. Nous n'avons donc pas cru devoir en tenir compte.

(2) Löwenhardt, d'après *Arch. génér. de méd.*, 1844, 4e série, t. V, p. 215.

sont la trachée, l'œsophage, avec les carotides qui battent, et même la crosse de l'aorte. Il est remarquable que les malades guérissent encore assez souvent, malgré ces délabrements énormes. Sur 7 observations, Lebert enregistre 4 guérisons et constate que la destruction totale de la glande n'a pas été suivie de troubles ultérieurs de l'économie. Une observation semblable, plus récente, est due à Gascoyen (1).

Formes. — Pronostic. — Nous venons de tracer un tableau général de la thyroïdite et de ses terminaisons possibles. Mais il serait insuffisant de prendre, par exemple, le relevé fait par Lebert sur 50 cas et de dire que la résolution a été comptée 13 fois (26 pour 100), la suppuration 32 fois (64 pour 100); deux fois seulement la mort a eu lieu sans suppuration; sur les 32 cas suppurés, 11 ont été mortels (22 pour 100). Au total, la thyroïdite tue environ dans un quart des cas. Ce pronostic, fait en bloc, devient inexact pour les cas particuliers. Un jugement précis n'est possible que si l'on tient compte : *a*, de la cause; *b*, de l'état antérieur de la glande.

a. *Variétés étiologiques.* — Les différences que nous avons à marquer, lorsque la glande est saine auparavant, tiennent aux troubles préalables de l'état général. Lorsque le sujet est pris en pleine santé, ou à peu près, la réaction initiale est vive et franche. C'est ce qui a lieu pour la *thyroïdite a frigore.* Il y a invasion, avec douleur intense, d'une maladie aiguë. Mais aussi la marche est rapide et presque toujours ces cas sont le type de la résolution telle que nous l'avons décrite. Nous avons déjà dit qu'on peut alors se demander s'il n'y a pas là une *influence rhumatismale.* La question doit être résolue par l'affirmative lorsque la marche de l'affection est celle des fluxions de nature rhumatismale : ainsi le malade d'Eulenburg chez lequel, à plusieurs reprises, il y a eu balancement inverse entre une thyroïdite et une orchite; ainsi les cas où, avec la thyroïdite, ou avant elle, on observe des douleurs articulaires, parfois un rhumatisme articulaire aigu, et dans le cas de Mollière la courbe thermique de la thyroïdite fut semblable à celle de la polyarthrite aiguë dont le malade avait souffert quelques jours auparavant. Ici encore la résolution est presque constante, le pronostic est tout à fait bénin en général.

Mais, si le sujet a souffert auparavant d'une *maladie générale grave*, la question change de face. La réaction est alors bien moins vive, les douleurs sont plus légères, nulles même, et chez une femme morte de mal de Bright avec pleuro-pneumonie double, Lebert a découvert à l'autopsie une thyroïdite suppurée, disséquante, méconnue pendant la vie. La suppuration est la règle, tenant avant tout à la nature de l'infection causale, et nous rappellerons les microbes dont Wölfler a constaté l'existence dans le pus. Elle est très fréquente dans la fièvre typhoïde, sans que cependant le pronostic soit bien grave. Elle est presque constante et très grave dans la pyohémie, dans l'infection puerpérale. Même alors, toutefois, la résolution est possible. Bach l'a observée pour une infection légère consécutive à une saignée au bras, Chantreuil (2) pour une fièvre puerpérale bénigne.

(1) GASCOYEN, *British med. Journal*, London, 1876, t. I, p. 192.
(2) CHANTREUIL, *Gaz. des hôp.*, Paris, 1866, p. 493.

b. *Variétés tenant à l'état antérieur de la glande.* — Lorsque le corps thyroïde est auparavant affecté de goître, il est hors de doute que la suppuration y est plus fréquente. L'inflammation dite idiopathique s'y termine assez souvent par suppuration et, si la fièvre intermittente provoque la congestion simple de la glande saine, Zezas l'a vue faire suppurer un goître. Encore est-il qu'on ne doit pas désespérer de la résolution, dont les anciennes observations de Carron, par exemple, démontrent la possibilité. C'est surtout par l'apparition des phénomèmes de compression que l'existence antérieure d'un goître est défavorable. C'est presque toujours dans ces conditions qu'on a observé les thyroïdites amenant une mort rapide par suffocation. Si le sujet échappe à ces accidents, il en retire parfois quelque bénéfice : après suppuration, le retrait cicatriciel est un des modes de guérison spontanée du goître.

Diagnostic. — Nous nous contenterons d'énumérer brièvement les principales causes d'erreur. La *congestion* se reconnaîtra surtout à l'absence de fièvre. De même les *névralgies cervicales* et *cervico-brachiales*, puis, plus tard, s'il y a thyroïdite, l'apparition de la tumeur lèvera tous les doutes. Ce dernier symptôme serait encore suffisant pour ne pas croire à une *angine aiguë*, à laquelle dès l'abord la douleur à la déglutition peut faire penser, si l'on n'avait eu soin de constater tout de suite l'absence de rougeur de la gorge. Les *adénites aiguës* se distinguent surtout par leur siège, par l'empâtement rapide des tissus voisins et de la peau, par l'existence d'une lésion cutanée ou muqueuse sur le territoire correspondant. Le siège encore est différent dans les *myosites* du sterno-mastoïdien. Dans le *phlegmon large* du cou l'inflammation est plus superficielle, la peau plus rouge, l'empâtement plus diffus, la déglutition moins pénible. L'erreur est moins facile à éviter avec la *laryngochondrite* : elle avait été faite dans un cas publié par Gaucher, où au lieu d'un thyroïdite on trouva une nécrose partielle du cartilage thyroïde; il n'y avait pas d'ascension de la tumeur pendant les mouvements de la déglutition. Il semble bizarre, enfin, de parler ici du *sarcome de la thyroïde*; mais un jour Billroth (d'après Wölfler) a incisé une tumeur de cette nature. Cela prouve que l'erreur est parfois excusable.

Une fois l'*existence* d'une thyroïdite reconnue, il faut en déterminer la *nature* et la *cause*; nous ne croyons pas avoir à revenir sur les détails qui permettent de le faire. Il faut savoir s'il y avait ou non un *goître antérieur* : pour cela on a les commémoratifs, la nationalité, l'état du lobe opposé, si l'inflammation est unilatérale. Un kyste enflammé, en particulier, se reconnaîtra vite à sa forme arrondie, à sa fluctuation immédiate. Il faut, enfin, guetter avec soin la formation du pus : nous avons déjà assez insisté sur les signes qui doivent alors guider le chirurgien.

Traitement. — Le *traitement interne* a de l'importance. Au début d'une inflammation franche, un purgatif salin sera souvent utile. La salicylate de soude a une action efficace sur la thyroïdite rhumatismale (Vulpian, Raymond), le sulfate de quinine sur la thyroïdite palustre.

Le *traitement local* consiste d'abord à immobiliser autant que possible la région; les applications de sangsues *in loco dolenti* semblent certes avoir contribué au succès dans les observations un peu anciennes et l'on y renonce peut-être trop de nos jours. Les larges onctions d'onguent napolitain belladoné, les applications de compresses humides antiseptiques, favorisent la résolution.

Si malgré cela la suppuration se fait, il faut inciser aussi vite que possible. Kocher préconise la ponction suivie d'injection antiseptique. En général on préfère l'incision franche, incision qu'on doit diriger de façon à éviter les veines : cela est rendu facile par leur turgescence habituelle. Le drainage sera soigné; le pansement bien antiseptique. On aura ainsi des guérisons rapides et sans délabrement sérieux.

IV

TUBERCULOSE

La tuberculose du corps thyroïde est rare. Il n'y a pas de fait bien probant où elle ait été nettement primitive; c'est tout au plus si l'on peut citer à cet égard une observation possible de Weigert, terminée par tuberculose généralisée. Quant à la tuberculose secondaire, Chiari l'a constatée 7 fois sur 100 autopsies de tuberculeux; et il est à remarquer que ces chiffres se divisent en 4 fois sur 96 tuberculoses chroniques et 3 sur 4 tuberculoses aiguës. Wölfler a vérifié cette fréquence dans la tuberculose aiguë.

Presque toujours ces trouvailles d'autopsie n'intéressent guère le chirurgien. D'après Krishaber cependant, Nélaton signale des cas chirurgicaux, où un abcès froid s'ouvre à l'extérieur et reste fistuleux. Je mentionnerai une observation de Grasset et Estor où, chez une femme atteinte d'un mal de Pott méconnu, une tuberculose thyroïdienne causa une tumeur prise pour une thyroïdite; une autre, de H. Barth, où une thyroïdite caséeuse affecta la forme du goître suffocant [1].

V

SYPHILIS

Il n'existe pas de description précise de la syphilis thyroïdienne. Wölfler, dans son travail si complet, se borne à citer pour la syphilis acquise une observation — douteuse car il n'y a pas d'examen histologique — où Navratil aurait vu une gomme thyroïdienne grosse comme le poing. Pour la syphilis héréditaire, il nous apprend que 3 fois Demme a trouvé des gommes du corps thyroïde à l'autopsie d'enfants atteints de syphilis viscérale.

[1] Outre les articles de Wölfler (p. 826) et de Krishaber (p. 522), consulter Cornil et Ranvier, *Manuel d'hist. norm. et pathol.*, Paris, 1884, t. I, p. 240 et t. II, p. 515. — Jardet, *Bull. de la Soc. anat.*, Paris, 1884, p. 592. — H. Barth, *France méd.*, Paris, 1884, t. I, p. 549. — Grasset et Estor, *Rev. de méd.*, Paris, 1887, p. 113.

VI

TUMEURS

Pendant longtemps l'usage a été d'appeler goître toutes les tuméfactions thyroïdiennes. Ainsi, j'ai déjà dit que la thyroïdite a souvent été décrite sous le nom de goître aigu. Il y a là un langage vicieux, excusable sans doute par ce fait que l'inflammation s'attaque surtout aux glandes réellement goîtreuses à l'avance. Mais de nos jours on tend de plus en plus à réserver le nom de goître aux tumeurs proprement dites, et encore parmi ces tumeurs l'attribue-t-on plus particulièrement à une variété spéciale de tumeurs épithéliales : il y a en effet dans le corps thyroïde des tumeurs épithéliales et des tumeurs conjonctives, ces dernières étant d'ailleurs de beaucoup les moins importantes. Notre division initiale va donc être celle en tumeurs épithéliales et tumeurs conjonctives.

A. — TUMEURS ÉPITHÉLIALES

Il faut comprendre sous le nom de tumeurs épithéliales tous les néoplasmes où la prolifération de l'élément glandulaire est le fait initial, même quand, autour des masses épithéliales, les éléments conjonctif et vasculaire deviennent importants, voire prédominants, ainsi que cela s'observe dans certaines variétés de goître.

Anatomiquement, on divise les tumeurs thyroïdiennes épithéliales, en : 1° hypertrophies et adénomes; 2° épithéliomes et carcinomes; ce qui répond à peu près à la division clinique en tumeurs bénignes et malignes.

Mais il faut reconnaître que nous sommes encore loin de pouvoir superposer exactement nos connaissances cliniques à nos connaissances anatomiques, et jusqu'à nouvel ordre le mieux est de diviser ces tumeurs en deux groupes, le goître et le cancer, sans se préoccuper trop, en clinique, des subdivisions établies par l'étude histologique.

1° GOÎTRE

Définition. — On appelle goître une tumeur thyroïdienne d'origine épithéliale, bénigne de son essence et remarquable par des particularités étiologiques spéciales, par ses relations avec le crétinisme surtout. La cause première, efficiente, nous est encore il est vrai inconnue, et dès lors il faut s'en tenir à cette définition clinique.

Houel, *Des tumeurs du corps thyroïde*. Thèse d'agr. en chir. de Paris, 1860. — Parchappe, *Études sur le goître et le crétinisme*, Paris, 1874. — Bircher (H.), *Der endemische Kropf und seine Beziehungen zur Taubstummheit und Cretinismus*, Bâle, 1883. — Boursier, *Traitement des tumeurs du corps thyroïde*. Thèse d'agr. en chir. de Paris, 1883. — Robinson (W.), *Endemic goitre or thyreocele*, Londres, 1885. Consulter en outre les articles déjà cités de Virchow. de Krishaber, de Wölfler.

Historique. — Si je voulais citer même une faible partie des travaux qui ont été consacrés à l'étude du goître, il faudrait un volume entier. C'est que cette lésion, extérieurement très visible, remarquable par une tendance frappante au développement endémique, a, depuis bien des siècles, attiré l'attention des observateurs. Les auteurs anciens distinguaient même, avec quelque confusion sans doute, les tumeurs thyroïdiennes, ou bronchocèles, des tumeurs ganglionnaires ou strumes. Mais vers la fin du moyen âge, en Allemagne surtout, des confusions se sont établies entre toutes les tumeurs de la région antéro-latérale du cou ; toutes ont été appelées *strumæ*, et de nos jours encore *struma* est le nom courant en Allemagne pour désigner le goître ; les confusions ont cessé, mais le terme vicieux qu'elles avaient engendré persiste.

C'est depuis la fin du XVIIIe siècle, depuis Kortum et Fodéré, que l'on a pris soin de bien déterminer cliniquement les tumeurs thyroïdiennes. Peu à peu, au XIXe siècle, Ph. von Walther (1817), Hedenius (1822), Beck (1833), Rust (1835), Heindenreich ont donné des descriptions systématiques du goître et de ses principales variétés. Maunoir (de Genève) avait montré dès 1815 que parmi les kystes ou « hydrocèles » du cou, une bonne partie, chez l'adulte, avait pour siège la glande thyroïde. Les études cliniques n'en étaient pas restées là. En même temps, grâce surtout à Fodéré, on avait fait des enquêtes pour déterminer avec soin les relations du goître et du crétinisme, et l'on avait de la sorte élucidé en partie un problème étiologique important.

En somme, donc, depuis une soixantaine d'années, la connaissance clinique du goître est très avancée. On s'est ensuite attaché aux investigations anatomiques, et c'est du milieu de notre siècle que datent, avec Ecker (1847), Frerichs, Rokitansky, les premières recherches anatomo-pathologiques, peu à peu complétées par L. Porta, Bach (de Strasbourg), Friedreich, Billroth ; et les choses en étaient là lorsque, dans ses remarquables leçons sur les tumeurs, en 1867, Virchow édifia une théorie d'histogenèse extrêmement séduisante, bientôt adaptée à la clinique par Lücke et classique jusqu'à ces dernières années. De cette théorie, il est resté une idée dominante : l'unité originelle des goîtres en apparence les plus dissemblables. Mais depuis quelque temps des contestations se sont élevées, sous l'influence de Wölfler surtout, sur le rôle primordial de l'épithélium thyroïdien normal.

C'est que, de nos jours, les pièces soumises à l'examen des histologistes ont été et plus nombreuses et plus fraîches. Ce n'est plus seulement par le hasard des autopsies qu'on se les procure, mais à l'aide des opérations que, grâce à la chirurgie antiseptique, nous sommes en mesure d'opposer au goître. Ces opérations, les thyroïdectomies, ont ouvert une phase d'une importance capitale dans l'histoire du goître. Non point seulement parce que nous sommes à même d'obtenir des résultats thérapeutiques importants, mais encore il en est résulté des enseignements d'un grand intérêt sur la physiologie de la glande thyroïde, enseignements dont la pratique chirurgicale a vite fait son profit.

Symptômes, étiologie clinique, anatomie pathologique et traitement opératoire, voilà autant de points sur lesquels nos connaissances sont assez complètes L'agent causal initial reste encore inconnu, et c'est dans ce sens qu'on dirige de nos jours quelques recherches ; mais les praticiens prennent patience, car depuis longtemps déjà ils ont appris empiriquement à connaître l'action quasi-spécifique de la médication iodée.

Anatomie pathologique. — J'envisagerai successivement : 1° les lésions du corps thyroïde ; 2° celles des parties voisines.

1° Lésions du corps thyroïde. — Dans l'étude des lésions du corps thyroïde, il faut considérer : A. l'aspect macroscopique ; B. la constitution histologique ; C. les doctrines d'histogenèse.

A. Aspect macroscopique. — Rien n'est variable comme le volume, la forme et même, jusqu'à un certain point, le siège du goître. Pour le volume, tous les intermédiaires existent entre les petits noyaux appréciables seulement à la palpation et les tumeurs énormes qui pendent devant le tronc, jusqu'au nombril même. Quant à la forme, elle dépend du mode de développement de la tumeur. Lorsque la dégénérescence atteint le corps thyroïde tout entier, la tumeur, pourvu qu'elle ne soit pas trop volumineuse, dessine la forme en fer à cheval de la glande normale. Mais déjà, dans ces conditions, il est rare qu'elle soit bien symétrique, que même un lobe entier soit également envahi ; de là des bosselures plus ou moins grosses et plus ou moins irrégulières. Et même il n'est pas exceptionnel que la néoplasie ne porte que sur un lobe, sur une partie d'un lobe, sur l'isthme, sur la pyramide de Lalouette. Certes, dans ces cas, il est de règle que le reste de la glande soit malade, que la palpation y révèle des nodules morbides vérifiés par l'histologie ; mais à la simple inspection du cou on ne s'en douterait pas, ou presque pas. De là des tumeurs, ici latérales, là médianes et plus ou moins élevées ; ou bien le goître envahit toute ou presque toute la glande ; mais en un point se développe une bosselure kystique, quelquefois énorme, attirant souvent à peu près seule l'attention au premier abord.

Ce n'est pas tout. Jusqu'ici on s'y reconnaît, et le siège thyroïdien est vite mis en évidence par le clinicien aussi bien que par l'anatomiste. Mais les *goîtres aberrants* viennent compliquer la question.

Il est bien connu aujourd'hui que les corps thyroïdes accessoires, noyaux erratiques développés aux dépens d'invaginations épithéliales anormalement persistantes ou anormalement dirigées, sont loin d'être rares. Souvent, sans doute, cela se borne à un lobule surajouté, adhérent à la glande ordinaire par un pédicule plus ou moins étroit : mais parfois l'indépendance est absolue et la masse accessoire n'a aucune connexion avec la masse principale. Or le goître envahit ces noyaux aussi bien que la glande classique ; quelquefois même c'est à eux presque exclusivement qu'il s'attaque. Le goître plongeant, rétro-sternal [1], dont les chirurgiens se sont tant occupés, relève d'une anomalie primordiale du corps thyroïde, et non point d'une sorte de déplacement secondaire. Il est des corps thyroïdes au bord inférieur desquels sont appendues des masses qui vont au contact de la sous-clavière, du tronc artériel brachio-céphalique, de la crosse de l'aorte, et même de la plèvre et du poumon ; le goître plongeant n'est que l'état pathologique répondant à cette anomalie anatomique. Dans d'autres cas, le tissu thyroïdien normal entoure la trachée

[1] Girod, Thèse de doct. de Montpellier, 1888-1889, n° 36.

en un anneau complet; ailleurs il passe jusque derrière l'œsophage; à cela aussi correspondent des variétés de goître, et en particulier les goîtres rétro-œsophagiens, signalés par N. Guillot, par Tarnier, par Chaboureau, ont été l'objet d'une étude spéciale de la part de Kaufmann (de Zurich)(1).

Les véritables goîtres aberrants, ceux qui ont été l'objet de nombreux travaux anatomiques et cliniques, dus surtout à Gruber, Lücke, H. Braun, Madelung, Wölfler, sont plus indépendants encore. Il n'est pas d'endroit où l'on n'en ait trouvé dans la région cervicale antéro-latérale, et quelquefois la glande ordinaire semble saine. D'autre part, s'il est de règle que la masse anormale soit reliée au corps thyroïde par un pédicule vasculaire, il faut convenir que cette règle souffre des exceptions; et c'est ainsi que von Bruns, von Ziemssen, signalent des tumeurs intra-laryngées ayant la structure du goître; de même que (je l'ai déjà dit et expliqué embryologiquement) des kystes à paroi thyroïdienne peuvent exister dans la base de la langue(2). Lorsque ces goîtres occupent la région cervicale, Albers avait un mot expressif pour les désigner : il les appelait *goîtres ganglionnaires*, car c'est volontiers aux ganglions qu'on attribue ces tumeurs, cliniquement indépendantes du corps thyroïde. Une autre cause d'erreur est la suivante : quelquefois des noyaux solides et surtout des kystes s'énucléent peu à peu hors de la glande où ils sont nés et ils semblent dès lors en être indépendants. On observe des migrations analogues pour les adénomes de la mamelle.

Telles sont les principales variétés de forme et de siège. Passons maintenant aux différences, non moins grandes, de l'aspect à la dissection et à la coupe. De ces variétés, les principales sont les goîtres folliculaires, colloïdes, fibreux, kystiques, vasculaires.

Le *goître folliculaire*, encore appelé *mou*, *glandulaire* ou *parenchymateux*, est une tumeur molle, de volume modéré, souvent diffuse, prenant tout un lobe du corps thyroïde ou les deux lobes sans grande asymétrie; un peu noueuse cependant à la palpation profonde et lobulée à la surface, mais relativement lisse. La coupe est à peu près semblable à celle d'un corps thyroïde normal.

Le *goître colloïde* est celui qui atteint les plus grandes dimensions. Sur la coupe on voit une infinité de loges petites ou grandes, énormes même, remplies d'une gelée jaunâtre, amorphe ou faiblement granuleuse, ressemblant à de la colle forte. Suivant que leur développement a été lent ou rapide, ces loges sont arrondies, ou au contraire polyédriques, aplaties par pression réciproque.

Le *goître fibreux* est dû à une modification du goître folliculaire, par hyperplasie, puis sclérose du tissu conjonctif interstitiel. Cette sclérose tantôt est spontanée, tantôt est provoquée, et dans ce dernier cas une de ses causes les plus usuelles est le traitement par les injections interstitielles irritantes. Presque toujours elle n'est que partielle, disséminée, et de là des parties dures, blanches, rétractées, criant sous le scalpel, entourées des tissus mous du goître folliculaire. Tantôt ces indurations sont diffuses, les tractus fibreux se perdant sans démarcation dans les parties voisines; tantôt elles sont en forme de

(1) Kaufmann, *Deutsche Zeitschrift f. Chir.*, Leipzig, 1885, t. XVIII, p. 254.
(2) Voy. t. V, p. 55 et 200.

noyaux circonscrits, de dimensions très diverses, contenus dans une coque d'où ils sont facilement énucléables. Quelquefois la sclérose est totale ou à peu près, et ratatine le goître : c'est alors qu'elle est dangereuse, surtout lorsque le goître entoure la trachée, et devient ainsi constricteur.

Le *goître kystique*, signalé dès l'antiquité, a fait l'objet de nombreux travaux anatomiques et opératoires ; la première étude détaillée est celle de Maunoir (de Genève) en 1815. Il présente des dispositions anatomiques très variées. Les kystes y sont grands ou petits, uniloculaires ou multiloculaires, nombreux ou rares. Leur paroi est ici mince et souple, là épaisse, rigide, calcifiée même, incapable de revenir sur elle-même après évacuation. Si on l'incise, on la voit tantôt lisse, tantôt incomplètement cloisonnée par des saillies plus ou moins marquées, tantôt même hérissée de végétations intra-kystiques. Le contenu est, suivant les cas, un liquide incolore ou un peu jaune, quelquefois filant, riche en mucine ; il y nage des cellules épithéliales, des paillettes de cholestérine, mais parfois les éléments solides l'emportent et l'on se trouve en présence d'une véritable bouillie. Chez certains malades enfin des hémorrhagies ont lieu dans la cavité et, selon son abondance et son ancienneté, la poche contiendra du sang pur, diffluent ou en caillots, ou bien un liquide chocolat ou même noir [1].

Dans tout goître, les vaisseaux thyroïdiens sont remarquablement volumineux, mais dans certains cas ils prennent une exubérance toute spéciale, et cela constitue le *goître vasculaire*, ordinairement développé de bonne heure et peut-être même souvent congénital, d'après Heidenreich, Virchow. Il faut subdiviser ces goîtres vasculaires en deux variétés : dans l'une, l'hyperplasie porte sur les veines ; dans l'autre, sur les artères. Le *goître veineux* ou *variqueux*, bien étudié par de Haen, Fodéré, Portal, Bruns, est caractérisé par des veines périthyroïdiennes grosses, flexueuses, à dilatations ampullaires ; et dans la glande même les veines sont dilatées en ampoules, en sacs, en chapelet ; leur paroi amincie perd ses fibres musculaires. Dans le *goître artériel* ou *anévrysmatique*, sur lequel Ph. von Walther surtout a insisté, les troncs artériels volumineux, flexueux, forment de véritables pelottes hors du corps thyroïde ; dans la glande ils sont souvent moins énormes, mais ils restent gros encore. Au milieu de ces goîtres vasculaires, les hémorrhagies interstitielles ne sont pas rares, mais elles ne sont pas leur apanage exclusif ; et même, affirme Wölfler, elles sont surtout fréquentes dans la variété dite fœtale, où est développée une très riche circulation capillaire et lacunaire ; mais c'est là, à vrai dire, une variété de goître vasculaire.

J'ai signalé les hémorrhagies intra-kystiques ; je parle maintenant d'hémorrhagies interstitielles : c'est que les ruptures vasculaires, spontanées ou provoquées par un effort, par un coup, ne sont pas rares dans le goître. En cas d'hémorrhagie interstitielle, le sang pourrait s'enkyster, ce qui pourtant n'est pas une origine usuelle des kystes. En général il se résorbe, et c'est là un point de départ fréquent de la transformation fibreuse, par irritation du stroma autour de l'hématome.

J'en arrive maintenant à des variétés d'importance médiocre.

(1) PEUT, Thèse de doct. de Paris, 1884-1885, n° 305.

La *calcification* partielle est possible, atteignant soit un ou plusieurs noyaux fibreux, soit une paroi kystique; et Gosselin a trouvé libre dans le liquide d'un kyste une lame calcaire venant de la paroi; dans un cas de Daake, il y avait plusieurs calculs dans un kyste; dans un autre, dû à Michaux (de Louvain), la poche contenait une bouillie crayeuse.

Autrefois, Parsoons a parlé de *goîtres osseux;* Albers, Lebowicz, de *goîtres cartilagineux :* ces faits restent douteux.

Le *goître cireux ou amyloïde*, décrit par Friedreich, Beckmann, Laycock, Virchow, est une forme rare due à une altération spéciale des vaisseaux. Le tissu folliculaire est d'ordinaire disparu en grande partie et remplacé par un lacis vasculaire très riche avec une faible quantité d'un tissu vaguement fibrillaire. Par l'action de la teinture d'iode, la coupe prend la couleur rouge vineuse caractéristique.

Je viens de passer en revue les formes élémentaires du goître et, pour la clarté de la description, je les ai montrés isolés. Mais je dois dire que généralement elles ne le sont pas. Certes, une variété prédomine le plus souvent dans un goître, mais souvent aussi les autres ne sont pas exclues. De là des diversités d'aspect impossibles à décrire.

Enfin il est un point, que j'ai signalé à propos du goître fibreux, mais que je veux mettre en relief : le processus néoplasique est tantôt diffus et tantôt circonscrit. Dans ce dernier cas il aboutit à la formation de *noyaux*, fibreux ou kystiques, *énucléables*, et c'est là, on le conçoit, une particularité opératoirement d'une importance extrême. Les hyperplasies diffuses, générales, revêtent surtout la forme folliculaire ou colloïde.

B. Histologie. — Les *éléments glandulaires* du goître apparaissent, soit sous forme d'amas cellulaires et de cordons pleins, soit sous forme de follicules creux et de tubes. Les amas cellulaires sont constitués par des cellules très variables de forme, ressemblant souvent à celles du corps thyroïde fœtal; ils peuvent se creuser en vésicules et en tubes de formes et de dimensions beaucoup plus diverses que dans le corps thyroïde normal et tapissés d'un épithélium très changeant, ici mince, presque pavimenteux, là épais, cylindrique même. Ces vésicules n'ont pas de paroi propre, et les capillaires, normaux ou élargis, reposent directement sur les cellules épithéliales; quelquefois même entre ces cellules a lieu une circulation lacunaire, normale d'ailleurs à une époque déterminée de la vie fœtale.

Dans ces cavités s'accumule souvent de la *matière colloïde*, due exclusivement, pour Virchow, à la sécrétion des cellules glandulaires, et non à leur dégénérescence, comme l'avaient prétendu avant lui Frerichs, Ecker, Rokitansky. Mais il y a quelques années Gutknecht [1] a repris la question, et il a adopté l'opinion de ces derniers auteurs. Il pense même que cette transformation colloïde peut avoir lieu aux dépens d'éléments non épithéliaux, par une dégénérescence spéciale du tissu conjonctif, des parois vasculaires, et du sang contenu dans les vaisseaux ou extravasé.

Ainsi, les *kystes* du goître ne seraient pas tous d'origine folliculaire : il y aurait des kystes par ramollissement, dus à la dégénérescence hyaline du

[1] Gutknecht, *Arch. f. path. Anat. u. Phys.*, Berlin, 1885, t. XCIX, p. 314 et 419.

stroma ou des amas hémorrhagiques. Mais, en tout cas, les kystes folliculaires, ou par dilatation, semblent les plus fréquents. Ils sont caractérisés par la présence d'un revêtement épithélial, fort irrégulier d'ailleurs et souvent incomplet. Les végétations dont j'ai signalé plus haut la présence sur la paroi sont tantôt à nu dans le liquide, tantôt tapissées d'épithélium. Mais dans un cas comme dans l'autre, affirme Wölfler, elles sont dues à des proliférations glandulaires extra-kystiques, refoulant la paroi ou la perforant.

Je ne reviendrai pas sur la transformation fibreuse ou calcaire du stroma ; sur le développement vasculaire toujours grand, quelquefois énorme, sur les variétés en présence desquelles on se trouve selon la prédominance de tel ou tel élément.

Un point est très important dans la structure des goîtres nucléaires. Les noyaux dont j'ai décrit déjà l'aspect macroscopique sont entourés d'une coque formée de tissu thyroïdien condensé, comprimé : pour arriver sur eux le bistouri doit fendre, outre la capsule fibreuse d'enveloppe, cette coque glandulaire.

C. Histogenèse et variétés. — J'ai décrit, d'après l'aspect macroscopique, des formes multiples ; je viens de dire que l'histologie vérifie jusqu'à un certain point ces données en montrant la prédominance des amas épithéliaux, des masses fibreuses, des kystes, etc. Pendant très longtemps on a ainsi admis que ces formes correspondaient en effet à des variétés réellement distinctes. Les choses en étaient là, lorsque Virchow a fait une sorte de synthèse. « Pour le goître proprement dit, nous enseigne-t-il, on a pensé pendant longtemps qu'il embrasse une série d'espèces particulières (goîtres lymphatique; cystique, osseux, etc.), qui pouvaient très bien se produire indépendamment l'une de l'autre. C'est là une erreur. Toutes ces espèces ne sont rien autre chose que le mode différent de développement d'une production essentiellement identique. Elles répondent en grande partie à des formes diverses de terminaison, de métamorphose, et elles peuvent se continuer entre elles dans la même tumeur, ce qui donne à la structure de ces tumeurs une grande et singulière variété. »

Voilà donc la doctrine générale : l'origine de toutes ces variétés est une, elle est épithéliale. La forme primordiale, c'est le goître folliculaire. Quant aux évolutions colloïde, fibreuse, kystique, anévrysmatique, modifications secondaires que tout cela.

Au fur et à mesure que la technique histologique s'est perfectionnée, cette doctrine a été confirmée dans ses grandes lignes. Mais ce qui est mis en discussion, c'est le point de départ exact de la prolifération épithéliale.

Pour Virchow, tout dérive du tissu thyroïdien normal, adulte. Il y a une *hypertrophie* glandulaire, hypertrophie qui peut être identique au processus de développement normal de la glande — d'où le goître folliculaire pur — mais qui peut aussi porter en quantités inégales sur les divers tissus constituants, d'où les goîtres fibreux, vasculaires. En outre, des modifications secondaires sont dues aux hémorrhagies, aux poussées inflammatoires. Ou bien, sans intervention de ces éléments, étrangers en quelque sorte, les vésicules se remplissent de masses colloïdes ou deviennent kystiques ; et je ne reviendrai pas sur ce que j'ai dit de la genèse de ces kystes et amas colloïdes.

Tel est le résumé succinct de la doctrine de Virchow : tout provient du tissu thyroïdien adulte préexistant. Virchow a pendant longtemps triomphé sans conteste, car il s'attaquait à une opinion de nos jours insoutenable. Avant lui, en effet, Frerichs, Heschl, tout en admettant la nature épithéliale de la tumeur, avaient prétendu que des bourgeons épithéliaux pouvaient naître dans le tissu conjonctif interstitiel. C'est inadmissible, d'après tout ce que nous savons aujourd'hui sur l'origine embryonnaire des épithéliums.

Mais Frerichs, Heschl, avaient-ils eu absolument tort quand ils ont dit avoir vu des amas épithéliaux indépendants des vésicules thyroïdiennes adultes? Peut-être pas, et ceci m'amène à l'exposé de la doctrine de Wölfler.

Wölfler ne nie pas la participation des vésicules adultes au processus. Mais, à son sens, c'est là un point accessoire. Dans le corps thyroïde normal, dit-il, entre les vésicules adultes, au milieu du stroma, l'invagination épithéliale originelle laisse des amas cellulaires qui dans l'état normal sommeillent, ou tout au moins n'évoluent que lentement pour constituer des vésicules adultes, de remplacement pour ainsi dire. C'est à peu près exclusivement sur ces amas, jusqu'alors indifférents, que la cause morbide exerce son influence. C'est eux qui se mettent à proliférer et vont constituer la masse néoplasique.

Et maintenant, dans quel sens exactement vont évoluer ces masses embryonnaires inter-acineuses? Ici encore Wölfler est en désaccord avec Virchow. Certes, il admet leur évolution dans le sens du tissu thyroïdien normal et adulte, d'où une tumeur reproduisant, ou à peu près, la structure du corps thyroïde normal. C'est là ce qui caractérise l'*hypertrophie* vraie; et encore devrait-on en nier l'existence s'il fallait pour la prouver rencontrer un goître où fussent normaux et normalement proportionnés les éléments glandulaires, conjonctifs et vasculaires du corps thyroïde normal. Mais contentons-nous des seuls éléments glandulaires et de leur évolution dans le sens du tissu thyroïdien adulte, avec sa vascularisation typique : l'hypertrophie ainsi entendue existe, mais déjà elle est rare. Wölfler n'en a pu examiner que cinq pièces et il se demande si souvent, sinon même toujours, elle n'appartient pas au goître congénital. Dans l'immense majorité des cas l'évolution est tout autre. En certains points tout au moins de cette prétendue hypertrophie les amas épithéliaux en sont restés à l'état fœtal, avec leurs irrégularités et leur vascularisation caractéristiques. On ne saurait donc parler d'hypertrophie, et Wölfler qualifie cette tumeur d'*adénome*. Il définit ces adénomes thyroïdiens « des tumeurs épithéliales qui se développent aux dépens de formations glandulaires embryonnaires, à vascularisation atypique, qui peuvent soit persister à cet état, soit passer à l'état de tissu thyroïdien fœtal ». On le voit, c'est une définition de l'adénome qui ne ressemble pas à celle de Waldeyer (¹) ; mais peu nous importe la doctrine générale : il ne s'agit ici que d'exposer l'opinion de Wölfler spécialement pour le corps thyroïde.

Cette opinion, il est vrai, n'est pas admise sans conteste, et Gutknecht doute de son exactitude absolue. Il doute surtout des diverses variétés d'adénomes que Wölfler établit; et certes, après avoir lu attentivement le mémoire de Wölfler, on ne saisit pas des distinctions nettes entre ce que

(¹) Voy. t. I, p. 360.

l'auteur appelle adénome fœtal et adénome gélatineux, ce dernier, qui répond au goître colloïde ordinaire, se subdivisant en adénome inter-acineux et cystoadénome. Mais du travail de Wölfler il restera la mise en évidence du rôle des amas silencieux inter-acineux, et cela étant on comprend bien comment peuvent se constituer les goîtres nucléaires, que nous verrons si importants au point de vue opératoire.

S'il fallait s'en rapporter à ce que nous savons sur les adénomes et les épithéliomes en général, il faudrait faire des réserves sur la bénignité de ces adénomes fœtaux et atypiques. Et cependant l'expérience nous prouve que le goître est une tumeur bénigne. Mais elle nous enseigne aussi qu'histologiquement la démarcation n'est pas toujours nettement tranchée entre les adénomes thyroïdiens et l'épithéliome ou le carcinome, que d'autre part dans des observations de Lücke, Müller, Cohnheim, Runge, Eberth, des goîtres dont la structure semblait n'avoir rien de spécial se sont généralisés, ont envoyé dans les os et dans les viscères, dans les poumons surtout, des foyers métastatiques reproduisant la structure du corps thyroïde. Jusqu'à nouvel ordre il faut confesser notre ignorance et reconnaître que même au microscope on ne peut prédire la malignité de ces *goîtres métastatiques*.

2° **État des parties voisines.** — Lorsque le goître est petit, les modifications des parties voisines sont à peu près nulles. Elles deviennent importantes, au contraire, dans les goîtres volumineux.

Les aponévroses s'étalent alors en de minces feuillets où sont inclus les muscles amincis, élargis, jaunâtres et en dégénérescence graisseuse. Le sterno-mastoïdien est refoulé en dehors; souvent, d'autre part, la tumeur s'engage sous lui et devient appréciable dans le creux sus-claviculaire.

Par ce développement de la tumeur, la carotide est refoulée en dehors, — exceptionnellement vers la ligne médiane comme l'ont vu A. Poncet et Boyer (¹), — mais elle n'est pas englobée dans la masse néoplasique et elle n'est que rarement comprimée; je mentionnerai ici une pièce de Lejars (²) où un kyste thyroïdien enflammé a ulcéré la carotide primitive. Les vaisseaux thyroïdiens, les inférieurs surtout, subissent dans le goître ordinaire des modifications importantes de rapports : la tumeur passe devant eux, les cache, et c'est là, comme nous le verrons plus loin, une cause possible de difficultés opératoires notables. Quant aux autres artères, elles ne sont en rapport qu'avec les goîtres développés dans des corps thyroïdes anatomiquement anormaux; c'est ainsi que les goîtres intra-thoraciques sont au contact de la crosse aortique, entourent et même enserrent le tronc artériel brachio-céphalique ou la sous-clavière.

Pour les veines, j'en dirai autant : le goître ordinaire ne comprime guère la jugulaire; les goîtres anormaux rencontrent dans le médiastin les troncs brachio-céphaliques et la veine cave. Dans une pièce présentée il y a quelques jours par Lamy (³) à la *Société anatomique*, un noyau intra-thoracique avait comprimé le tronc veineux brachio-céphalique gauche, d'où un œdème du membre supérieur correspondant.

(¹) Boyer, Thèse de doct. de Lyon, 1883-1884, n° 200.
(²) Lejars, *Bull. de la Soc. anat.*, Paris, 1886, p. 611.
(³) Lamy, *Bull. de la Soc. anat.*, Paris, 1891, p. 181.

Je ne ferai que signaler la compression de l'œsophage par les goîtres rétro-œsophagiens, les perforations de l'œsophage ou de la trachée par des kystes, les compressions nerveuses dont je parlerai dans l'étude clinique, et j'en viens aux lésions de l'arbre respiratoire.

Parmi ces lésions, les plus importantes sont celles de la *trachée*, qui très souvent est *déformée* et *comprimée*. Un des premiers mémoires consacrés à l'étude de ce point fort intéressant pour le chirurgien est celui que Bonnet (de Lyon) a inspiré à son élève Philipeaux (¹). Depuis ce moment, on sait bien que l'on peut observer : 1° l'aplatissement antéro-latéral, rare, produit par les goîtres plongeants et exceptionnellement par des tumeurs qui, insinuées entre le rachis et l'œsophage, refoulent la trachée contre le sternum ; 2° le déjettement latéral, avec plus ou moins d'aplatissement et avec formation d'un angle entre le larynx et la trachée ; cela a lieu dans les goîtres unilatéraux ; 3° la compression bilatérale, plus ou moins symétrique, par les goîtres bilatéraux, d'où des trachées en prisme, en gouttière, en fourreau de sabre. Je mentionnerai encore la sténose circulaire par le goître constricteur proprement dit. Ces formes extérieures de la trachée ont été étudiées à maintes reprises, en Allemagne surtout. Mais ce qu'il faut mentionner plus spécialement c'est l'opinion de E. Rose (²) : d'après cet auteur, la trachée subit un *ramollissement* par transformation graisseuse et fibroïde de ses cerceaux cartilagineux. Cela étant, le goître, nuisible puisqu'il comprime, devient utile cependant puisqu'il forme soutien autour du tube, que sans cela la pression atmosphérique aplatirait lors de l'inspiration ; et Rose prétend qu'en effet cet affaissement se produit au cours de la thyroïdectomie, d'où l'indication de la trachéotomie préliminaire. On le voit, il était bon d'insister sur ce fait anatomique qui a conduit à une semblable pratique chirurgicale. Mais je me hâterai d'ajouter que l'opinion de Rose est peu admise. Les chirurgiens ont vite constaté que la trachéotomie, loin d'améliorer le pronostic, l'aggrave ; et, soumettant alors au contrôle les assertions de Rose, ni Miller et Bruns ni Kocher (³) n'ont pu saisir de modifications appréciables dans la structure des cerceaux cartilagineux. Si le ramollissement existe, il est donc rare ; et, par contre, Demme a observé la calcification des anneaux de la trachée sous-jacent au goître.

Je ne dirai que quelques mots sur le reste de l'appareil respiratoire : le catarrhe trachéo-bronchique et l'œdème pulmonaire sont fréquents chez les goîtreux ; de même l'emphysème, dû sans doute à la gêne de l'expiration. Et c'est probablement par retentissement du poumon sur le cœur qu'il faut expliquer les lésions cardiaques souvent constatées, la dilatation du cœur droit en particulier, quoique Schranz (⁴), se basant sur leur fréquence, veuille les prendre à témoin de l'intervention d'une cause vaso-motrice dans l'étiologie du goître.

Étiologie. — Dans l'étude étiologique, le goître doit être divisé en sporadique, endémique et épidémique. Il semble cependant qu'entre ces trois

(¹) PHILIPEAUX, *Gaz. méd. de Paris*, 1851, p. 752, 770, 783, 799.
(²) E. ROSE, *Arch. f. klin. Chir.*, Berlin, 1878, t. XXII, p. 1, et t. XXIII, p. 339.
(³) MILLER, *Mitth. aus der chir. Klinik zu Tübingen*, 1883-1884, t. I, p. 371. — KOCHER, *Centr. f. Chir.*, Leipzig, 1883, p. 649.
(⁴) J. SCHRANZ, *Arch. f. klin. Chir.*, Berlin, 1886, t. XXXIV, p. 92.

variétés il y ait des contacts assez intimes et que cette classification soit à bien des égards artificielle. Mais elle est commode pour la description didactique, et je la conserverai, étudiant avec le goître dit sporadique les conditions diverses d'âge, de sexe, etc.; et gardant pour le goître endémique les relations avec le crétinisme.

Le *goître sporadique* peut débuter à tous les âges. D'assez nombreux auteurs ont observé, par exemple, le *goître congénital* [1]. D'autre part, on l'a vu commencer chez des sujets âgés. Mais, d'après Krishaber, c'est le plus souvent de sept à dix ans que la tumeur thyroïdienne se met à croître, et, passé quarante ans, on en est à peu près à l'abri. Wölfler nous apprend que les deux tiers des pièces soumises à son examen ont été obtenues par thyroïdectomie sur des sujets âgés de quinze à trente ans, et en outre cette statistique met en évidence une prédominance nette dans le sexe féminin. Au reste, cette influence du sexe est classique depuis longtemps, et, si l'on désire des chiffres, on peut rappeler qu'en Écosse, Laycock n'a compté que 26 hommes sur 551 cas de goître. Aussi bien chez la femme y a-t-il un lien évident entre les fonctions sexuelles et le développement de la tumeur thyroïdienne, que l'on voit débuter ou s'accroître au moment de la puberté, des règles, des grossesses, des accouchements. J'ai dit précédemment les relations de ces fonctions avec la congestion thyroïdienne, et je n'aurais ici qu'à me répéter. Ces congestions ont-elle un rôle causal localisant ou mettent-elles en évidence un goître constitué sans leur secours, mais latent jusqu'à leur intervention ? C'est une question encore inconnue. En tout cas, les congestions répétées sont cliniquement importantes, et si parmi elles les congestions sexuelles sont les plus usuelles, si les efforts de l'accouchement sont ceux qui retentissent le plus sur le corps thyroïde, ces causes sexuelles ne doivent pas être seules invoquées. Le goître était fréquent, dit-on, chez les coureurs; Guillaume, nous apprend Virchow, a vu le goître atteindre des écoliers travaillant le cou tendu; de même le général Morin, chez deux officiers travaillant toute la journée à lever des plans. L'attitude est la même chez les dentellières, et Hahn a fait savoir en 1869 à l'Académie des sciences que les femmes de Luzarches n'étaient plus goîtreuses depuis qu'elles ne faisaient plus de dentelles; mais je ferai remarquer, après avoir longtemps habité le pays, que : 1° le goître n'y est encore pas rare; 2° la population s'abreuve maintenant pour une bonne part avec de l'eau venant d'une source située hors du village; 3° on ne fait plus guère de dentelle dite de Chantilly, mais on travaille toujours beaucoup à la passementerie, ce qui nécessite à peu près la même attitude.

Quelquefois on invoque d'autres causes déterminantes locales, pour lesquelles, il est vrai, il s'agit peut-être souvent de congestion. Ainsi, pour le rôle local du froid, on cite une observation de Cros, où une femme se fai-

[1] Le *goître congénital* peut être relativement énorme; il pesait 102 grammes sur un enfant de 3 kilogrammes, vu par Demme et mort asphyxié en trente-six heures; dans un cas de Danyau il a été une cause de dystocie. Sa nature anatomique est très variable. Ce serait assez souvent une hypertrophie simple (Spiegelberg, Fröbelein, Wölfler). On observe aussi le goître télangiectastique (Mondini, Cammerer, Eulenburg), par persistance anormale de la circulation lacunaire fœtale (Wölfler). Le goître kystique a été vu par Friedreich, Boucher, Redner, Hubbauer, Löhlein, Adelmann, Demme; le colloïde, par Virchow, Demme, Wölfler; le fibreux, par Demme.

sait venir à volonté une tuméfaction thyroïdienne en buvant quelques verre d'eau froide.

On a parlé de certaines influences générales, dont plusieurs sont douteuses. Par exemple, en 1880, la Société de médecine de Metz a mis au concours la question suivante : Pourquoi la femme juive est-elle exempte de goître? Mais cette immunité est loin d'être démontrée. Barton a prétendu que l'impaludisme joue un rôle étiologique, qu'il amène dans le corps thyroïde, comme dans la rate, des congestions, peu à peu suivies d'hypertrophie définitive; j'ai dit plus haut que la congestion paludique existe incontestablement; mais elle est rare, et si elle peut dégénérer en goître le fait est certainement exceptionnel. On a discuté, enfin, sur les relations avec le lymphatisme et la scrofule : il y a affinité d'après Boyer, Bazin; antagonisme d'après Virchow. N'y aurait-il pas surtout indifférence?

Dans tout cela, donc, rien n'est démontré. Il est probable, cependant, que les congestions et les causes locales dont il vient d'être question n'agissent efficacement que chez les sujets prédisposés. Ainsi, dans le goître dit sporadique, l'hérédité n'est pas aussi vulgaire que pour le goître endémique, mais elle est loin d'être exceptionnelle. En outre, par un interrogatoire précis on apprend souvent que ces sujets sont originaires d'un pays à goîtres; et dès lors, quoique la tumeur ait débuté lorsque le malade était en pays non goîtrigène, il est juste d'en faire un goître endémique, latent jusque-là. De la sorte, la fréquence du goître sporadique se restreint notablement au profit du goître endémique.

Le *goître endémique* (¹) est surtout intéressant, en clinique, par ses relations avec le crétinisme, relations notées depuis longtemps, — les Béotiens, dit-on, étaient goîtreux, — mais sur lesquelles les premières notions scientifiques datent du commencement de notre siècle, avec Fodéré, Malacarne, Ackermann, Clayton, et ont été poursuivies par les enquêtes de deux grandes commissions, l'une italienne (commission du Piémont, 1848), et l'autre française (rapport de Baillarger à l'Académie de médecine, 1864-1873).

Dans tous les pays du monde, dans tous les climats, dans toutes les races, on observe des régions où le crétinisme règne endémiquement et toujours il est associé à l'endémie goîtreuse. Ce lien intime, affirmé par Fodéré, a été il est vrai contesté jusqu'à un certain point par Ferrus, par la commission de Piémont, mais aujourd'hui il est à peu près unanimement admis : 80 pour 100 des crétins sont nés de parents goîtreux, a constaté la commission française; le crétinisme n'existe guère qu'à l'état endémique, et quand on le rencontre à l'état sporadique, c'est presque toujours à la limite de zones goîtrigènes, ou bien dans des familles de goîtreux; et il faut remarquer en outre que peu à peu on est arrivé à établir quelques types cliniques parmi les états qualifiés de crétinisme sporadique. Par exemple, on commence à bien connaître le myxœdème, chez les adultes aussi bien que chez les enfants; et, chose digne de mention, cet état crétinoïde, analogue à certains égards au crétinisme endémique, coïncide avec l'atrophie ou l'absence du corps thyroïde.

(¹) BAILLARGER et KRISHABER, art. CRÉTINISME du *Dict. encycl. des sc. médic.*, Paris, 1879. — LONGUET (R.), *Arch. de méd. et pharm. milit.*, Paris, 1884, t. III, p. 97.

Nous admettons donc un lien indissoluble entre l'endémie crétineuse et l'endémie goîtreuse, et tout ce qui va suivre concerne cette endémie crétino-goîtreuse. Il est exact de dire, avec Krishaber et Baillarger : « Le goître est le degré initial d'une dégénérescence dont le crétinisme complet constitue le dernier échelon. » Aussi voit-on le goître, dans ces pays, être vulgaire chez des sujets non crétins, mais cependant atteints d'une légère dégradation physique et mentale. Est-ce à dire cependant que le goître soit constant chez les crétins? Non, mais il faut distinguer deux degrés parmi ces sujets : les crétineux et les crétins proprement dits. Le goître est constant chez les crétineux, mais il est nul ou léger chez les crétins complets, et de cela voici la cause. Le goître endémique, comme le goître sporadique, subit une poussée au moment de la puberté; souvent il est jusque-là nul ou peu apparent, puis il se développe assez vite pour devenir bientôt stationnaire et dur. Or, chez le crétin complet, la puberté ne s'établit pas, les fonctions génésiques sont nulles et la stérilité est absolue. Dans les pays où l'endémie est faible, la prédominance du goître chez la femme est nette; elle s'efface dans les régions où l'endémie est forte. Le crétinisme pur, au contraire, serait plus fréquent chez l'homme, d'après Baillarger et Krishaber. Chez les crétineuses, les poussées menstruelles et gravidiques sont semblables à celles du goître dit sporadique.

L'influence de l'hérédité est considérable : 80 pour 100 des crétins naissent, je l'ai déjà dit, de parents goîtreux. Fodéré affirme, et semble avoir raison, qu'en pays où sévit l'endémie le mariage entre deux goîtreux procrée fatalement des crétins; le rejeton est encore toujours dégénéré lorsqu'un des conjoints étant sain l'autre est crétineux; le danger est moindre, mais le goître au moins n'est guère évité dans la descendance, lorsqu'un goîtreux s'allie à un sujet sain. Si on joint à cela la possibilité de retours ataviques, on conçoit qu'au nom de la science Fodéré ait réclamé une loi interdisant le mariage entre goîtreux; mais dans les pays où presque tout le monde est au moins goîtreux, ce serait en pratique d'une application difficile.

La répartition géographique de l'endémie crétino-goîtreuse prouve immédiatement que la race n'a rien à voir dans son étiologie. Mais dans ces pays — où les animaux eux-mêmes sont souvent goîtreux et intellectuellement dégradés — n'y a-t-il pas des conditions telluriques communes? Certes oui, et, par exemple, toutes ces régions sont plus ou moins montagneuses. En France, les pays les plus goîtreux sont la Savoie et les Hautes-Alpes. Mais on ne tarde pas à se convaincre que l'endémie ne frappe pas proportionnellement aux altitudes. On a incriminé la constitution géologique du sol et l'on a fait voir ici des terrains argilo-calcaires, là des terrains calcaires, là des terrains magnésiens. En réalité, rien ne ressort nettement de ces recherches. La commission de Piémont a soutenu que l'endémie relève de causes multiples : il y aurait trois groupes principaux de causes, inhérentes aux localités infestées, à la manière de vivre de la population, aux individus. Dans tout cela, les causes principales seraient l'air humide ou vicié, la mauvaise qualité de l'eau, des aliments. Mais de ces causes multiples la commission française n'en a retenu qu'une : l'eau. La nuisance de certaines eaux n'est d'ailleurs pas une idée nouvelle. Elle était admise dans l'antiquité par la croyance populaire, et c'était le fleuve Asopos qu'on rendait responsable des Béotiens; dans certaines régions, et de nos jours encore, les conscrits vont, et paraît-il parfois avec succès, boire aux sources goîtrigènes. On ne connaît d'ailleurs pas les caractères physiques ou chimiques permettant de déterminer si une eau est ou non dangereuse, mais il est des faits qui ont la valeur de preuves absolues. A maintes reprises, dans les pays infestés, ont voit le goître paraître ou disparaître après qu'on a changé une prise d'eau.

Je viens de dire que l'analyse chimique des eaux n'a pas donné la solution du problème. On a accusé des substances diverses : leur inconstance a dû faire renoncer à ces explications. Lorsque les bons effets de la médication odée ont été prouvés, on a cru que l'eau était nuisible parce qu'elle ne con-,enait pas assez d'iode, et des analyses ont semblé donner d'abord raison à cette théorie : mais les faits contradictoires n'ont pas tardé à dominer [1].

Actuellement, une autre opinion se fait jour. Le goître serait une maladie infectieuse, et le parasite serait véhiculé par l'eau. Ce parasite est encore inconnu. A. Lustig et A. Carle [2] ont cependant constaté il y a quelques mois que, au milieu de bactéries nombreuses, l'eau des pays à goître contient constamment un bacille spécial ; mais ces recherches sont encore incomplètes, et en particulier on ne sait pas encore si l'eau débarrassée de tous ses microbes conserve son pouvoir goîtrigène.

Ce qu'on sait fort bien, c'est qu'un individu sain, un enfant surtout, transporté en pays goîtreux, y contracte le goître, puis peu à peu dégénère et peut même devenir crétin. Ainsi, la tumeur thyroïdienne précède l'obtusion intellectuelle ; et l'on sait d'ailleurs que chez les crétineux originaires du pays il en est de même. Ici, deux hypothèses peuvent intervenir : ou bien l'agent infectieux est pour un temps arrêté dans la thyroïde, puis la franchit et infecte l'organisme entier ; ou bien le corps thyroïde étant incapable de fonctionner, il en résulte des troubles de nutrition généraux. Nous retrouverons ces deux hypothèses quand nous parlerons de la cachexie strumiprive : pour le moment, il suffit de les signaler. Au reste, ce qui importe au clinicien, c'est la notion du début par le goître ; car autant la thérapeutique est désarmée contre le crétinisme constitué, autant elle est puissante contre le goître commençant.

Le *goître épidémique* s'observe dans les agglomérations, dans les pensions, les prisons, les casernes surtout. Mais il survient presque exclusivement dans les pays à goître, et il n'est qu'une variété du goître endémique. Sur 34 épidémies étudiées en France de 1780 à 1873, on en compte 12 à Briançon, 8 à Clermont et presque toutes les autres en Auvergne ou dans les Alpes. Presque tous les sujets atteint sont jeunes : dans les pensionnats, les professeurs sont épargnés. L'épidémie peut naître en toute saison, mais presque toujours c'est en été ou en automne qu'elle survient. On en a conclu au rôle étiologique des refroidissements brusques le corps étant en sueur ; on a dit que les jeunes soldats sont atteints parce qu'ils enlèvent volontiers le col auquel il ne sont pas habitués et ainsi se refroidissent le cou ; Viry et Richard ont parlé de contagion,

(1) Boussingault a incriminé la désoxygénation de l'eau ; Iphofen, l'absence d'acide carbonique ; Demortain et Eulenberg, l'absence des chlorures ; Chatin, le défaut d'iode et des odures.
Par contre, Crighton, Grange, ont accusé la présence des sels magnésiens ; Maumené, elle des fluorures ; Saint-Léger, celle des sulfures.

(2) A. Lustig et A. Carle, *Giorn. di R. Accad. di med. di Torino*, août 1890, p. 689.

mais se sont heurtés à une expérience contradictoire de Czernicki[1]. En réalité, les causes qu'on a invoquées, si elles agissent, ne sont que secondes, et des observations nombreuses prouvent que l'eau est ici encore l'origine du mal : et, par exemple, l'épidémie de 1822 au collège de Clermont cessa après qu'on eut fait fermer la fontaine de la cour de récréation [2].

Toutes les variétés étiologiques et anatomiques que je viens de nommer sont-elles la même maladie, ou bien des causes analogues, mais un peu différentes, produisent-elles des lésions différentes? Ainsi Hahn se demande — et cela a de l'importance pour le chirurgien — si le goître nucléaire n'est pas plus fréquent à Bâle qu'à Berlin. Le fait est-il exact, et, si oui, quelle est sa cause? C'est une question que l'on peut poser mais dont la solution n'est même pas ébauchée. Il est fort admissible, en principe, si le goître est d'origine parasitaire, que dans les eaux goîtrigènes les germes soient de même famille, mais non identiques, et produisent dans le corps thyroïde des lésions elles aussi de même famille, mais non identiques.

Symptômes. — Le goître cause des symptômes physiques et fonctionnels, et cette symptomatologie est très complexe. Cela se conçoit sans peine si l'on veut réfléchir aux différences de siège, de structure, de nature, sur lesquelles il a été insisté dans les pages précédentes. La forme, les sensations de palper ne se ressembleront en rien dans le goître kystique et dans le petit goître fibreux. Les symptômes fonctionnels qui — le crétinisme mis à part — sont tous des signes de compression, seront très différents dans le goître ordinaire et dans le goître qui atteint un corps thyroïde anatomiquement anormal. Mais ces signes fonctionnels ne sont importants à considérer que lorsqu'ils deviennent de véritables complications; leur intérêt alors est capital, et d'eux dérivent la plupart des indications chirurgicales. Cela étant, ils méritent qu'on les isole en un paragraphe spécial, et la description actuelle va se borner à celle des signes physiques. Encore parmi ces signes ne m'occuperai-je que des signes communs à tous les goîtres, je devrais dire à toutes les tumeurs thyroïdiennes, réservant pour la discussion diagnostique ceux qui sont particuliers à certaines espèces de goître.

De ces signes, un est immédiatement apprécié par l'inspection : une déformation de la région cervicale antérieure. Lorsque le goître envahit toute la

(1) *Gaz. hebd. de méd. et de chir.*, Paris, 1881 p. 457, 480 et 610.

(2) Je ne décrirai dans les symptômes que le goître commun, pour ne pas donner une description complexe. Je vais donc résumer ici les caractères principaux du goître épidémique. L'anatomie pathologique est peu connue; cependant dans deux autopsies de Collin et de Lebert, on a trouvé les lésions du goître ordinaire. L'évolution est insidieuse, indolente en général. Le premier symptôme est la difficulté à boutonner le col; quelquefois il y a un peu de douleur à la pression. Le gonflement est total ou partiel, et dans ce dernier cas porterait surtout sur le lobe droit. Quelquefois on note des variations de volume du matin au soir, et alors la tumeur est ordinairement plus grosse le soir. Quelques légers signes de compression sont possibles : voix rauque, respiration bruyante, dysphagie, rougeur de la face, battements exagérés des carotides, exophthalmie. Dourif, Gérard, ont constaté des engorgements ganglionnaires cervicaux. Après une période d'augment, le goître reste stationnaire, puis décroît, et sa durée varie, suivant les épidémies, de 7 à 8 jours (Nivet) à 69 jours (Goujet). La guérison est la règle, mais on a vu le goître persister. L'épidémie dure de 2 à 3 mois, quelquefois de 5 à 6. Le traitement consiste à changer l'eau, à administrer l'iode, et au besoin à faire changer de garnison.

thyroïde, la tumeur, qui occupe d'abord et surtout la région cervicale inférieure, a la forme d'un fer à cheval à concavité supérieure. Peu à peu, à mesure que le goître grossit, les cornes latérales remontent, atteignent même les apophyses mastoïdes, entourant alors la mâchoire d'un épais collier, en même temps que la convexité inférieure, de moins en moins distante du sternum, pend sur le thorax, sur l'abdomen même, et certains sujets peuvent rejeter par-dessus leur épaule leur monstrueux goître.

Si l'hypertrophie thyroïdienne était régulière et diffuse, la tumeur serait symétrique, et cela s'observe, ou à peu près, pour certains goîtres de médiocre volume. Mais presque toujours — et toujours quand la tumeur est grosse — cette symétrie n'existe pas. La forme générale rappelle celle de la glande normale, mais avec des bosselures irrégulières échappant à toute description : en peut-il être autrement, puisque le goître peut subir en un point la rétraction fibreuse, en un autre une distension kystique énorme? A plus forte raison est-il impossible de tracer un tableau général pour les bosselures capricieuses des goîtres partiels, et, mieux encore, des goîtres aberrants.

Le volume varie dans des limites considérables, et un point sur lequel il faut immédiatement insister est l'absence de proportion entre le volume de la tumeur et l'intensité des signes de compression : tel goître énorme pousse au dehors et ne comprime rien, tandis qu'une tumeur intra-thoracique assez petite cause des accidents graves et qu'une petite virole de goître constricteur devient aisément redoutable.

Un fait évident à l'inspection la plus superficielle est l'existence de veines serpentines et très volumineuses sillonnant la peau au-devant du goître et autour de lui. Si l'on regarde plus attentivement, on voit que la tumeur suit l'ascension du larynx pendant les mouvements de déglutition : c'est là un phénomène d'une importance diagnostique considérable.

Si l'on pratique la palpation, on constate que la peau est mobile sur la tumeur, que d'autre part celle-ci, prise en masse, se laisse mouvoir transversalement, pourvu qu'elle ne soit pas trop volumineuse, tandis qu'elle est immobile dans le sens vertical. Dans ces déplacements transversaux, on remarque que le larynx et la trachée suivent la masse morbide ; et d'autre part lorsque la tumeur n'est pas symétrique, plus encore lorsqu'elle est unilatérale, on constate que le tube aérien est refoulé de côté, si bien que l'encoche du cartilage thyroïde peut être chassée sous l'aplomb de l'angle de la mâchoire.

La palpation ne doit pas s'en tenir à ces constatations grossières. Son rôle est encore de déterminer avec précision quelles sont les limites du goître. Aussi devra-t-on explorer avec soin le creux sus-claviculaire, car il n'est pas rare que la tumeur, engagée sous le sterno-mastoïdien (qu'il faut faire relâcher en inclinant la tête en avant et du côté examiné), vienne y faire saillie. De plus, contre le bord postérieur on cherchera si l'on peut isoler la carotide et la sentir battre.

Telles sont les données générales acquises par la palpation; les variations de consistance d'une tumeur à l'autre, ou d'un point à un autre d'une même tumeur, seront indiquées au moment où j'étudierai le diagnostic des variétés. Un point sur lequel je veux insister avant de terminer ce rapide exposé est la nécessité de palper toute la glande, même lorsque la dégénérescence semble particlle. Il est fréquent alors qu'on sente dans les parties en apparence saines des indurations disséminées, comme égrenées, dures et arrondies, qu'on prend volontiers pour des ganglions.

Troubles fonctionnels et complications. — Dans un grand nombre de cas, le goître ne cause que peu ou pas de troubles fonctionnels : on ne s'en plaint que parce qu'il fait à la région cervicale antérieure une saillie disgracieuse. Et encore dans les pays à goître fait-on souvent bon marché de cette difformité, dont à peu près tout le monde est atteint, si bien même qu'autrefois, nous apprend Ferrus, à Saint-Jean-de-Maurienne un goître modérément volumineux passait pour un « agrément ».

Mais cette évolution bénigne n'est pas constante, tant s'en faut, et trop souvent la compression des organes cervicaux entraîne des accidents sérieux, mortels même.

L'invasion de ces troubles fonctionnels graves est quelquefois progressive, survient sans être provoquée par une modification anatomique brusque. Mais ailleurs les symptômes menaçants éclatent à peu près sans signes prémonitoires : leur cause est alors dans une augmentation rapide du volume de la tumeur à la suite soit d'une hémorrhagie, soit d'une poussée congestive ou inflammatoire.

L'hémorrhagie est ou spontanée ou due à un choc, à un effort. Dans la description anatomo-pathologique, j'ai déjà dit qu'elle pouvait être interstitielle ou intra-kystique. Dans un cas comme dans l'autre, si elle est abondante elle se traduit par un accroissement brusque de volume, par une douleur vive, localisée, exagérée par la pression, par un accès de dyspnée, quelquefois même par une suffocation immédiatement mortelle. Puis peu à peu, si le sujet survit, le sang se résorbe, les choses rentrent dans l'ordre, et quelquefois à partir de ce moment le goître évolue dans le sens de la sclérose.

Quant aux poussées congestives et inflammatoires, je ne ferai que les nommer ici : elles sont étudiées tout au long dans des chapitres spéciaux, où déjà j'ai étudié leurs causes, et où j'ai dit leur fréquence et leur gravité toutes spéciales lorsqu'elles atteignent un corps thyroïde préalablement goîtreux. Comme points un peu particuliers à la thyroïdite goîtreuse, il me reste à signaler les suivants : après résolution, il peut s'installer une rétraction quelquefois favorable, mais quelquefois origine d'un goître constricteur; la suppuration est plus grave dans le goître parenchymateux où le pus est plutôt infiltré, mais elle est plus fréquente dans le goître kystique. Après ouverture du kyste suppuré il peut, surtout si la paroi est partiellement calcifiée, rester une fistule rebelle.

Je viens d'énumérer, chemin faisant et pour n'y plus revenir, quelques signes physiques de ces deux complications : l'hémorrhagie, l'inflammation. Mais c'est surtout en raison des symptômes fonctionnels graves qu'elles provoquent qu'elles doivent être étudiées.

Que ces symptômes soient progressifs ou bien qu'ils s'installent dramatiquement à l'occasion d'une complication, les troubles de l'*appareil respiratoire* doivent parmi eux être mis au premier rang. C'est d'abord, à un léger degré, une certaine faiblesse de la voix, avec quelque raucité ; à cette *voix goîtreuse* se joint une dyspnée modérée, dans les efforts, les courses rapides, l'acte de monter les escaliers; puis peu à peu ces accidents s'aggravent, s'accompagnent de toux quinteuse, la voix devient très faible, la dyspnée est continue et sérieuse, s'accompagne de cornage, et sur elle se greffent des accès de suffocation, capables un jour d'entraîner la mort. Dans cette forme, donc, les allures sont celles des rétrécissements de la trachée. Mais il n'en est pas toujours ainsi, et, même sans hémorrhagie et sans thyroïdite, quelquefois la dyspnée survient avec une rapidité remarquable : on trouvera dans le mémoire de Seitz [1] des exemples où le chirurgien, mandé en toute hâte pour une trachéotomie d'urgence que rien ne faisait prévoir quelques heures auparavant, n'est arrivé que pour constater un décès.

Ces morts subites seraient dues surtout, d'après Seitz, à la paralysie bilatérale des récurrents comprimés. Krishaber pense, il est vrai, que cette paralysie bilatérale, dont il admet d'ailleurs la possibilité, n'a jamais été directement constatée, mais la compression unilatérale, révélée par la raucité souvent précoce de la voix, a été démontrée par la paralysie, vue au laryngoscope, d'une des cordes vocales [2]. La cause la plus ordinaire des accidents respiratoires sérieux est la compression de la trachée, sur laquelle j'ai suffisamment insisté dans la description anatomo-pathologique pour n'avoir pas à revenir ici sur les goîtres constricteurs, sur les goîtres plongeants; pour n'avoir pas à dire de nouveau qu'il n'y a pas corrélation entre le volume apparent de la tumeur et les dangers qu'elle fait courir au malade. Il faut, en clinique, se souvenir des goîtres plongeants dont une partie est accessible au cou, car ceux-là peuvent être, selon le conseil de Bonnet, relevés avec la main, et l'on pare quelquefois ainsi, à bien peu de frais, à une crise dyspnéique qui semblait devoir conduire à la trachéotomie.

De ces compressions trachéales et de la dyspnée habituelle résultent encore, comme complications secondaires, l'emphysème pulmonaire, la bronchite chronique et, comme conséquence ultime, la dilatation du cœur droit.

Mais est-ce là la seule cause des *accès d'asystolie* quelquefois observés chez les goîtreux? Il semble que non, et, chez quelques malades, l'asystolie survient avec le complexus symptomatique du *goître exophthalmique;* en particulier j'ai observé une dame chez laquelle un goître ancien se compliqua, à l'occasion d'une poussée thyroïdienne, de palpitations cardiaques avec léger œdème des jambes et avec le tremblement caractéristique de la maladie de Basedow, sans exophthalmie il est vrai [3]; Trélat, P. Berger [4], ont parlé d'un goîtreux chez qui se déclara une exophthalmie secondaire. Ces goîtres secondairement exophthalmiques semblent être bien différents du goître exophthalmique proprement dit survenant chez des sujets jeunes et le plus souvent hystériques. Leur pathogénie exacte est pour le moment peu connue, et l'on peut discuter, sans arriver à une solution ferme, sur le rôle des compressions du grand sym-

(1) SEITZ, *Arch. f. klin. Chir.*, Berlin, 1883, t. XXIX, p. 146 et 203; 1884, t. XXX, p. 64.

(2) L'examen laryngoscopique a souvent été pratiqué chez les goîtreux. Türck a vu une saillie répondant au point rétréci de la trachée. On constate souvent une rougeur de laryngo-trachéite. Eug. Bœckel a noté l'œdème glottique et sus-glottique.

(3) Pendant que cet article était sous presse, Lamy a publié à la *Société anatomique* (20 mars 1891, p. 181) deux observations semblables, recueillies dans le service de Brissaud.

(4) P. BERGER, *Bull. et mém. de la Société de chirurgie*, Paris, 1884, n. s., t. X, p. 277.

pathique, du pneumogastrique, des récurrents, et sur la suppression de la fonction thyroïdienne et ses effets généraux [1].

Les autres compressions que le goître peut produire au cou sont moins importantes. Il me suffira d'énumérer celle du plexus brachial, avec ses douleurs et ses paralysies; celle du phrénique, avec la paralysie du diaphragme (Bonnet). La compression des carotides se traduit par des symptômes d'anémie cérébrale; celle des jugulaires, par des dilatations veineuses, une couleur violacée de la face, de la somnolence. Quant à l'œsophage, enfin, son aplatissement entraîne de la dysphagie, fréquente à un léger degré lorsque la tumeur est volumineuse, mais n'attirant l'attention, comme symptôme de premier plan, que dans les goîtres rétro-œsophagiens. Gooch, Lebert, ont vu des kystes se vider dans l'œsophage ulcéré.

Diagnostic. — Lorsqu'on est en présence d'une tumeur de la région antérieure du cou, le diagnostic doit résoudre les points suivants :

1° Est-ce une tumeur thyroïdienne?

2° Si oui, est-ce un goître?

3° Quelle est la variété exacte de ce goître et son état anatomique?

1° LA TUMEUR EST-ELLE THYROÏDIENNE? — La réponse à cette question est presque toujours évidente quand il s'agit d'un *goître ordinaire*, occupant la glande thyroïde anatomiquement normale. Le siège de la tumeur, sa mobilité latérale transmise au larynx, son ascension pendant les mouvements de déglutition, sont caractéristiques; quand ces signes sont nets, on ne confondra pas le goître avec les adénopathies diverses, avec les kystes congénitaux du cou. On dit, sans doute, qu'une tumeur ganglionnaire, en général tuberculeuse, peut adhérer à l'arbre aérien et dès lors suivre l'ascension du larynx pendant la déglutition : mais alors on sera guidé par la multiplicité des tumeurs, par l'empâtement, l'adhérence à la peau, les cicatrices concomitantes, l'état général, l'hérédité, etc. Quant aux kystes mucoïdes et dermoïdes, uniloculaires, il en est qui, médians et situés entre l'os hyoïde et l'isthme du corps thyroïde, suivent les mouvements du larynx. Parmi ces kystes, ceux qui sont exactement thyro-hyoïdiens forment une variété bien connue; mais ceux qui sont situés plus bas, au-devant du larynx ou au-dessous de lui, sont bien difficiles à différencier de certains kystes de la pyramide de Lalouette. D'ailleurs j'ai dit dans une partie précédente de cet ouvrage [2] que ces kystes mucoïdes congénitaux médians sont, en partie au moins, formés aux dépens de l'involution thyroïdienne médiane, celle dont restera précisément la pyramide de Lalouette une fois le développement achevé.

Je mentionnerai le cas spécial du diagnostic du goître pulsatile avec l'anévrysme carotidien : pour éviter l'erreur, il suffit d'examiner attentivement la tumeur, d'étudier la pulsation dans les artères temporales

Les tumeurs aériennes [3], autrefois appelées goîtres aériens, sont reconnues à leur sonorité à la percussion.

(1) Lamy admet plutôt un reflexe bulbaire ayant son point de départ dans les nerfs thyroïdiens.

(2) Voy. t. V, p. 10 et 54.

(3) Voy. t. V, p. 576.

En somme, donc, le goître ordinaire sera presque toujours localisé très aisément dans le corps thyroïde. Avec les *goîtres aberrants* commencent les difficultés. Supposons, en effet, une tumeur, solide ou kystique, développée dans un de ces nodules épars, indépendants de la masse principale ou reliés à elle par un pédicule long et grêle : cette tumeur sera privée du caractère physique essentiel des tumeurs thyroïdiennes, elle ne suivra pas l'ascension du larynx. On aura un élément important de diagnostic si le corps thyroïde classique est hypertrophié, même légèrement. Mais si cet élément, lui aussi, fait défaut? Dans ces conditions délicates on précisera par l'interrogatoire l'indolence de la tumeur et sa lenteur d'accroissement, l'âge, le sexe, le lieu d'origine ou d'habitation ordinaire du sujet, l'hérédité possible. En outre, pour les tumeurs cervicales, c'est surtout avec les adénopathies que sont confondus ces « goîtres ganglionnaires », comme les appelait Albers : aussi devra-t-on s'informer avec soin de tout ce qui est capable de révéler une tare tuberculeuse ou syphilitique, un cancer latent du larynx ou surtout de l'œsophage, ou même un cancer d'une région éloignée. On arrivera ainsi à soupçonner que cette tumeur bizarre est un goître aberrant, mais il ne saurait être question d'un diagnostic ferme.

Ces obscurités de diagnostic différentiel ne sont pas les seules que soulève l'étude des goîtres dans le corps thyroïde anormal, et, par exemple, il n'est pas rare qu'un goître constricteur soit méconnu jusqu'au jour où, en présence d'une suffocation brusque, la palpation attentive du cou révèle une légère hypertrophie thyroïdienne se prolongeant derrière le sternum. Ce n'est pas tout, et quand le chirurgien examine un goître, il doit, dans la mesure du possible, déterminer exactement quels sont les rapports de la tumeur. Or c'est malaisé, puisque les rapports de la glande normale sont variables. On trouve une masse de siège classique : mais existe-t-elle seule, ou, si l'on prend le bistouri, n'est-on pas exposé à aller jusque derrière l'œsophage, à descendre plus ou moins loin dans le médiastin ? L'examen physique montre si un goître cervical est continu avec une tumeur rétro-sternale : mais cette tumeur peut être indépendante, ou à peu près. Dans ces cas, c'est à l'analyse des symptômes fonctionnels qu'il faut demander la solution du problème, en cherchant minutieusement les signes de compression du côté de l'œsophage, de la trachée, des gros troncs artériels et veineux de la base du cou et du sommet du thorax.

2° La tumeur thyroïdienne est-elle un goître? — Lorsque le siège thyroïdien d'une tumeur est bien déterminé, il faut poser le diagnostic différentiel entre les diverses tumeurs du corps thyroïde, établir nettement qu'il s'agit d'un goître. Le cancer sera étudié à part dans un instant, et je dirai à ce moment quelles sont ses analogies et ses différences avec le goître. Les tumeurs rares, telles que les kystes hydatiques, les fibromes, les tubercules, ne seront presque jamais diagnostiquées : on croira presque invariablement à un goître sporadique bien localisé. La congestion thyroïdienne, avec sa brusquerie, son étiologie assez spéciale; la thyroïdite aiguë, avec sa fièvre, sa dysphagie et sa dyspnée précoces, seront aisément reconnues. Mais alors se posera une question : le sujet n'était-il pas goîtreux à l'avance ? La recherche des anamnestiques donnera à cet égard les renseignements voulus. Cette même recherche, d'ailleurs, et toutes les notions étiologiques sur lesquelles j'ai insisté à propos des goîtres aberrants, ne permettront pas de méconnaître le goître endémique, même quand le malade a quitté son pays natal. De même le goître épidémique a des allures trop caractéristiques pour qu'on s'y trompe. C'est donc, en somme, pour le seul goître sporadique que le diagnostic différentiel sera à débattre.

3° QUELLE EST LA VARIÉTÉ DU GOÎTRE? — Une première variété sera presque immédiatement éliminée dans la grande majorité des cas : le *goître exophthalmique*, affection d'ordre médical pour laquelle l'erreur est à peu près impossible lorsque sa triade symptomatique est au complet. Mais il y a des goîtres exophthalmiques frustes, où la différenciation peut être assez difficile avec certains goîtres s'accompagnant de palpitations cardiaques, et j'ai déjà dit qu'au cours du goître quelques accidents cardiaques ne sont pas rares. La question sera plus complexe encore lorsqu'on se trouvera en présence d'un de ces goîtres secondairement exophthalmiques dont j'ai parlé précédemment. Or cela a de l'importance thérapeutique, puisque dans le goître exophthalmique proprement dit je ne crois pas que la thyroïdectomie soit de mise, au lieu que ces accidents, venant compliquer un goître préexistant, peuvent, au contraire, être une indication opératoire, et il est bien probable que les succès incontestables, obtenus ainsi par quelques chirurgiens — parmi lesquels je citerai Tillaux, Dubrueil, Rehn (1) — concernent des cas de la seconde catégorie. C'est en tenant compte de l'étiologie qu'on arrivera à faire le départ entre ces deux ordres de faits, et en déterminant avec précision quelles sont l'importance et la date de la tumeur thyroïdienne relativement à l'importance et à la date des palpitations cardiaques et de l'exorbitisme (2).

Je me suis déjà suffisamment expliqué sur les *variétés étiologiques* du goître, sporadique, endémique, épidémique ; sur les *relations du goître avec le crétinisme*. Sur ces points, un clinicien instruit ne sera guère induit en erreur ; et j'en arrive maintenant au diagnostic de la *variété anatomique* du goître. Un goître est-il total ou partiel, diffus ou nucléaire, parenchymateux, fibreux, colloïde, kystique, vasculaire? C'est l'examen objectif, par la palpation surtout, qui fournira les réponses à ces diverses questions.

De ces réponses, quelques-unes sont très aisées à donner. La palpation démontre vite si un des lobes est resté petit et souple. Mais avant de déclarer que ce lobe est sain, il faut le palper attentivement et bien examiner s'il ne contient pas, au milieu de parties souples, des indurations noueuses, lisses et arrondies, insuffisantes pour causer une déformation extérieurement apparente, mais parfaitement appréciables sous les doigts. Ces nouures, je l'ai déjà dit,

(1) BÉNARD, Thèse de doct. de Paris, 1882. — REHN, *Berl. klin. Woch.*, 1884, p. 163. — DUBRUEIL, *Gazette méd. de Paris*, 1887, p. 397.

(2) LEMKE (*Deutsche med. Woch.*, 1891, p. 47) a publié, alors que cet article était à peu près terminé, deux observations heureuses de thyroïdectomie partielle pour goître exophthalmique. Dans les deux cas il a enlevé un lobe, le plus hypertrophié des deux. Il s'agit de deux hommes, âgés de dix-sept et de quarante sept ans. Dans le premier cas, des troubles de compression graves avaient d'abord fait faire la trachéotomie; ce sujet a guéri entièrement. L'autre a été notablement amélioré. L'auteur en conclut que le goître exophthalmique doit dorénavant être considéré comme une lésion chirurgicale, et non point médicale. Cette proposition, un peu radicale, ne tient sans doute pas assez compte des diverses variétés du goître exophthalmique.

doivent être soigneusement différenciées des engorgements ganglionnaires, auxquels elles ressemblent quelque peu. On évitera aisément cette erreur si l'on constate qu'elles sont incluses dans une gangue mollasse. Leur constatation est importante en pratique, non seulement parce qu'elles prouvent une extension des lésions plus grande qu'on ne le croirait au premier abord, mais surtout parce qu'elles sont la preuve, difficile à acquérir dans les parties profondément dégénérées et très volumineuses, que le processus est nucléaire et non diffus. Or, nous le verrons plus loin, la thérapeutique doit savoir tirer parti de cette donnée anatomique.

Parmi les goîtres diffus, la variété folliculaire se reconnaît à sa consistance égale, molle et pâteuse, à sa forme assez régulière, à son volume en général modéré ; les phénomènes de compression y sont assez rares. Lorsque ce goître vieillit, il est fréquent que par places il devienne kystique, colloïde, fibreux : de là des bosselures, des variabilités de consistance d'un point à un autre.

Le goître fibreux est dur, petit, aussi est-il peu gênant par la difformité : mais c'est lui, surtout lorsqu'il est annulaire, qui s'accompagne le plus volontiers de troubles de compression et principalement de troubles dyspnéiques.

Le goître colloïde, au contraire, est avant tout très déformant ; mou, fluctuant, tremblotant, c'est lui qui constitue les tumeurs les plus volumineuses que l'on connaisse.

Le goître vasculaire se reconnaît à la variabilité de son volume dans les efforts, dans la flexion du cou ; dans les cas extrêmes, à sa réductibilité partielle. Il est mou, presque fluctuant. Dans la variété veineuse, on voit extérieurement un développement remarquable du réseau veineux sous-cutané. Dans la variété artérielle, ou anévrysmatique, on entend des bruits de souffle continus ou intermittents et l'on sent des pulsations avec expansion ; cette expansion est importante pour le diagnostic des battements simplement transmis à un goître par la carotide, et de plus ces battements transmis cessent, d'après la remarque de Boyer, quand on fait incliner la tête en avant, la tumeur perdant le contact de l'artère.

Les kystes thyroïdiens [1], lorsqu'ils sont volumineux, sont impossibles à méconnaître, car ils sont alors nettement fluctuants, ils forment des bosselures qu'on diagnostique presque à la seule inspection. Quelquefois même ils sont transparents. Mais les petits kystes sont arrondis, lisses, réguliers, le liquide y est très tendu, de plus il est très malaisé de bien fixer la tumeur contre le plan résistant sous-jacent : autant de raisons pour qu'ils soient durs et non fluctuants, en sorte que le diagnostic avec des noyaux solides est impossible. Mais peu importe, car dans les deux cas la thérapeutique est la même. Lorsque, par la fluctuation ou par la ponction exploratrice, on a reconnu l'exis-

[1] On a rencontré dans le corps thyroïde des *kystes hydatiques*, dont le diagnostic avec le goître kystique est impossible, ce qui n'a pas d'importance, puisque le traitement est le même. Ces kystes sont très rares, d'autant mieux que les faits de Haen, Bach, Rullier sont douteux. Les cas de Laennec, Lieutaud, Reverdin et Mayor concernent des kystes circum-thyroïdiens. Mais ceux de Nélaton, Peyrot et Decressac sont bien intra-thyroïdiens. Consultez sur ce sujet : HOUEL, Thèse d'agrég. en chir. de Paris, 1860, p. 70. — DAVAINE, *Traité des entozoaires*, Paris, 1877, p. 563. — KRISHABER, art. GOÎTRE du *Dict. encycl. des sc. méd.*, Paris, 1883, p. 573. — L. OSER, *Wiener med. Bl.*, 1884, t. VII, p. 1570. — REVERDIN et MAYOR, *Rev. méd. de la Suisse rom.*, Genève, 1885, p. 421. — DECRESSAC, *Bull. de la Soc. anat.*, Paris, 1888, p. 684.

tence de poches liquides on peut, par l'analyse minutieuse des sensations tactiles, déterminer si la paroi est en certains points indurée, calcifiée même; si plusieurs poches communiquent entre elles ou sont indépendantes. De plus, par l'étude de l'évolution on apprend si la bosselure kystique a subi un développement brusque et douloureux, en même temps qu'éclataient des signes de compression trachéale : dans ce cas, on peut diagnostiquer une hémorrhagie intra-kystique.

Le diagnostic des autres complications, de la congestion, de l'inflammation, nous est déjà connu (¹).

Marche et pronostic. — Le début du goître presque toujours est obscur, méconnu, puis la tumeur subit un accroissement en général lent et indolent, accroissement tantôt régulièrement graduel et tantôt marqué, chez la femme, par des poussées successives au moment des grossesses, au moment des périodes menstruelles; accroissement quelquefois brusque, et alors dû à une hémorrhagie interstitielle ou intra-kystique. Le volume final est extrêmement variable, suivant les individus, suivant la variété anatomique du goître. La guérison spontanée est possible, mais rare. Souvent à un moment donné la tumeur devient stationnaire, mais on ne peut jamais être certain que cet arrêt d'évolution sera définitif.

Ces allures générales sont celles d'une tumeur bénigne, et c'est en réalité, d'une façon générale, dans cette catégorie que doit trouver place le goître. Avec quelques réserves cependant. Il est certain, en effet, que le cancer thyroïdien est fréquent surtout dans les pays à goître, et cela porte à penser que le goître est susceptible de se transformer en cancer. Mieux encore, il est des *goîtres métastatiques*, d'une malignité considérable, tuant par généralisation, alors que la structure de la tumeur thyroïdienne et des noyaux de généralisation paraît, avec nos moyens actuels d'investigation, identique à celle d'un vulgaire goître bénin. La cause exacte de ces évolutions malignes nous échappe. Heureusement qu'elles sont rares, et l'on peut dire, en principe, que le goître est une tumeur bénigne.

C'est même, le plus souvent, une tumeur innocente. Certes, elle est volontiers disgracieuse et, parvenue à un certain volume, ne peut plus être dissimulée sous un col montant. Mais, chez la majorité des sujets, les troubles fonctionnels sont légers ou nuls. Toutefois les accidents sérieux, menaçants même, sont loin d'être rares. C'est par eux que le goître peut devenir grave, mortel; que le chirurgien peut avoir la main forcée à un traitement d'urgence. On conçoit donc que de là vont venir les principales indications thérapeutiques. Mais avant d'aborder en détail l'étude du traitement, il nous faut décrire les accidents, précoces ou tardifs, consécutifs à la thyroïdectomie totale, car leur connaissance a modifié de fond en comble les idées qu'on s'était faites il y a une dizaine d'années sur le traitement du goître.

Suites de la thyroïdectomie (¹). — Après la thyroïdectomie on a observé

(¹) Les articles fondamentaux sur cette question sont ceux de : A. et J. L. REVERDIN, *Rev. méd. de la Suisse rom.*, Genève, 1883, t. III, p. 169, 253, 309. — JULLIARD, *Rev. de chir.*, Paris, 1883, p. 585. — KOCHER, *Arch. f. klin. Chir.*, Berlin, 1883, t. XXIX, p. 251. — BRUNS, *Samml. klin. Vorträge*, n° 244, Leipzig, 1884. — On trouvera la bibliographie des études expérimentales dans A. BROCA, art. THYROÏDECTOMIE du *Dict. encycl. des sc. méd.*, Paris, 1887.

des accidents multiples, les uns d'origine septique, les autres dus à des lésions que l'anatomie de la région fait prévoir : de ces accidents, je n'ai rien à dire ici. Mais il en est d'autres qui semblent liés d'une façon toute spéciale à la suppression de la glande thyroïde, à la cessation de ses fonctions, et que les autres opérations sur le cou n'entraînent pas, quelque graves qu'elles soient. Avant de rechercher de quelle interprétation ces faits sont susceptibles, nous commencerons par leur simple exposition. Les phénomènes sont les uns précoces (troubles cérébraux, tétanie), les autres tardifs (cachexie strumiprive). Mais un lien commun paraît unir les deux catégories, et certaines observations conduisent, par degrés insensibles, d'une variété à l'autre.

A. **Troubles psychiques immédiats. — Manie aiguë.** — Après toutes les grandes opérations, en particulier après certaines opérations abdominales (hernie étranglée, ovariotomie), on a noté, à titre d'exception, des symptômes de manie. Mais il faut bien admettre ici quelque chose de particulier quand, sur les treize premières opérations de Borel, on trouve quatre observations de ce genre, quand des faits analogues, moins exactement relatés, il est vrai, sont dus à Wölfler, Sick, Kocher, etc. Ces troubles psychiques sont assez variables dans leur forme. Un des opérés de Borel eut pendant huit heures un accès d'aliénation avec agitation et mutisme, pendant lequel il défit son pansement; un autre, âgé de dix-huit ans, présenta pendant huit jours un état de mélancolie voisin de la stupeur; la mélancolie, un peu agitée, dura assez longtemps chez un enfant de sept ans. Une femme enfin eut des hallucinations tout à fait bizarres. Elle se crut chamois et pensait qu'un coup de feu lui avait enlevé une partie de l'épaule parce que le pansement qui lui couvrait le haut du corps l'empêchait de mouvoir les bras; cette idée ne l'abandonna que le jour où elle put palper son dos. Elle guérit d'ailleurs, ainsi que les trois autres. Ces quatre sujets étaient jeunes. Lorsque leur observation fut publiée (1882), la cachexie strumiprive n'était pas encore connue et nous ne savons pas quel a été le résultat tardif. A ces accidents cérébraux aigus nous comparerons le fait suivant, dû à Chatelain : un homme atteint de démence avec stupeur portait un goître énorme qui, par la dyspnée et la cyanose, semblait l'avoir amené à un état désespéré, si bien qu'on ne crut même pas devoir tenter la trachéotomie. Puis peu à peu, en deux ans environ, sans traitement, le malade guérit, à la fois, et de sa démence et de son goître.

B. **Tétanie.** — La tétanie, elle aussi, a des causes multiples, mais on est bien forcé de croire ici à une influence spéciale, quand on la voit, réservée aux thyroïdectomies totales, compliquer 7 des opérations de Billroth, publiées par Wölfler, quand les 17 thyroïdectomies totales des deux Reverdin en fournissent 3 cas. Les 7 de Mikulicz en donnent jusqu'à 4! Si bien qu'aux 2 premières observations, qui semblent être celles de Schönborn publiées par Falkson en 1881, N. Weiss en 1883 en ajoutait 11 autres, en 1884 Schramm en additionne 20, et en 1886, sans avoir la prétention de tout rassembler, j'en réunissais 27, qui se décomposaient ainsi qu'il suit : Billroth (8), Albert (2), Schönborn (2), Nicoladoni (1) (ces 13 observations sont celles de Weiss); Reverdin (3), Szuman (1), Mikulicz (3) (ces 7 observations complètent les 20 de Schramm) ; Mikulicz (1), Kocher (2), Kottmann (*in* Kocher) (1), Wolkowitsch (1), Hicquet (1), Zambianchi (1).

Cette complication a d'abord passé pour l'apanage exclusif du *sexe féminin*. C'est l'avis de N. Weiss (13 observations). Mais Kocher a vu un jeune garçon être atteint; deux des faits de Mikulicz concernent des hommes; de même ceux de Hicquet, de Wolkowitsch : au total 5 cas chez l'homme. Il est réel toutefois que la fréquence est bien plus grande chez la femme, jeune surtout. Nous n'avons pas à décrire l'*aspect clinique* de la tétanie, mais nous avons à signaler quelques particularités au sujet de la répartition et de la marche. La contracture, qui s'accompagne de crampes, de contractures douloureuses, de convulsions épileptiformes (Schramm et Mikulicz), est le plus souvent localisée aux membres supérieurs et parfois à un seul (Reverdin). Aux mains, elle revêt le type classique de flexion. Ailleurs, elle s'empare aussi des pieds, des jambes (Weiss, Kottmann, Schramm), de certains muscles faciaux (Weiss, Wölfler, Schramm). Peut-être, par envahissement du diaphragme, peut-elle causer la mort par asphyxie. Dans le fait de Kottmann, il y eut chaque soir élévation concomitante de la température.

La tétanie peut apparaître le jour même de l'opération; le plus souvent elle survient du lendemain au cinquième ou sixième jour, au plus tard le dixième jour (Weiss). Les spasmes, qui peuvent se manifester à l'occasion de certains mouvements, lors du premier pansement, par exemple, durent pendant un temps variable. Susceptibles de disparaître définitivement en huit à quinze jours, ils présentent ailleurs une évolution plus sérieuse. D'autres faits sont déjà moins favorables où les accès récidivent, s'espaçant de plus en plus à mesure qu'ils durent moins longtemps et sont moins intenses. Cela continue ainsi pendant quelques mois. Mais aussi au bout de trois ans une des malades de Billroth n'était point encore guérie. D'autre part, la mort n'est certes point exceptionnelle, puisque des 13 malades de Weiss 7 sont mortes, sans que, d'ailleurs, la tétanie ait toujours été la cause directe du décès. Elle l'aurait été dans 2 cas de Billroth, où la mort arriva au bout de plusieurs mois, au milieu de troubles dyspnéiques graves. Encore peut-on se demander s'il n'y a pas une part à faire à d'autres altérations cachectiques de l'individu, et, pour le cas de Wolkowitsch, la réponse doit être affirmative.

C. **Hystérie.** — Une des observations de J.-L. Reverdin nous montre une jeune fille, sujette auparavant à des attaques d'hystérie, en être guérie après une thyroïdectomie. Cela est exceptionnel, tandis que l'inverse semble ne point l'être. L'hystérie préexistante fut seulement aggravée chez une malade de Poncet (*in* th. Boyer). Mais la névrose n'avait encore donné lieu à aucune manifestation chez les opérées de Kocher, de J.-L. Reverdin. Chez cette dernière, quelque temps après l'opération, compliquée de tétanie bien guérie, une vive contrariété pendant la menstruation fut la cause occasionnelle d'un mutisme hystérique qui cessa brusquement quelque temps après sous l'influence d'une émotion vive. Depuis, la patiente a présenté des crises dyspnéiques suivies de mictions fréquentes et abondantes, et accompagnées quelquefois d'anesthésie d'un bras, de sensibilité d'un ovaire. Cette même femme, pendant les premiers mois après la thyroïdectomie, avait eu une suppression des règles avec anémie. La malade de Zambianchi, elle aussi, a souffert d'un mélange de tétanie, de troubles menstruels et de symptômes hystériques.

Nous sommes donc déjà en présence d'accidents nerveux à évolution assez lente, à complexité plus grande qu'on ne serait tenté de le croire au premier abord. Cela se manifeste plus encore chez cet homme, observé par Wolkowitsch, qui devint presque immédiatement anémique et faible ; au cinquième jour il fut pris de tétanie dont il ne guérit jamais bien, puis son corps entier fut envahi d'un eczéma qui avait débuté par les jambes ; toute la peau s'épaissit ; la parole s'embarrassa et l'intelligence s'affaiblit, et finalement le malade mourut dans une faiblesse complète. Les accidents ont été analogues, mais réellement aigus, chez une opérée de Stokes. Témoin encore cette jeune fille, opérée par Kocher, qui, quatre mois après, présenta de fortes convulsions, revenant par accès tous les quatre jours et accompagnées de tétanie avec flexion des doigts, des poignets, des pieds, puis éclatèrent des accès épileptiques, deux fois avec chute et perte de connaissance, fort brève il est vrai. Nous voilà conduits, par gradation insensible, des accidents précoces aux accidents tardifs, de la tétanie et de l'hystérie à la *cachexie strumiprive*.

D. **Cachexie strumiprive.** — **Myxœdème opératoire.** — Les accidents qui vont nous arrêter à présent étaient encore inconnus il y a neuf ans, et la priorité de leur découverte appartient à J.-L. Reverdin, par une communication, en date du 13 septembre 1882, à la Société médicale de Genève. Cet auteur insiste déjà sur la fréquence des phénomènes cachectiques après les thyroïdectomies totales et en tire la conclusion que la thyroïdectomie partielle doit seule être pratiquée, sauf lorsque des circonstances spéciales imposent l'ablation complète. Cette communication précédait un mémoire qu'en 1883 J.-L. Reverdin publia avec son cousin Aug. Reverdin ; cinq observations y étaient recueillies. Vers la même époque Kocher, frappé l'année précédente par une communication orale de J.-L. Reverdin, ouvrit sur les résultats définitifs de ses thyroïdectomies une enquête dont il fit connaître les documents au Congrès des chirurgiens allemands : la ressemblance était parfaite entre sa description clinique et celle des deux Reverdin. A peu près en même temps, deux observations étaient publiées dans un travail de Julliard (de Genève). A partir de ce moment, les chirurgiens étaient avertis, et les travaux se succédèrent rapidement, dus à Bruns, à Grundler, à Baumgärtner, à Mikulicz, etc., tandis que les physiologistes se mettaient à la besogne pour donner à ces faits des interprétations expérimentales. Les observations que nous avions pu réunir en 1886 étaient au nombre de 44, dues à : Kocher (18), les deux Reverdin (5), Julliard (2), Bruns (3), Baumgärtner (4), Güssenbauer (3), König (1), Mikulicz (1), Schmidt (1), Poncet (1), Ruggi (2), Occhini (1), Tassi (1), J. Gordon (1). Elles se sont multipliées depuis, mais assez lentement, car on n'a pas tardé à renoncer à la thyroïdectomie totale.

D'après Kocher, le *début* a lieu, insidieux, progressif, à peu près aussitôt que le malade commence à se rétablir du traumatisme opératoire. A. et J.-L. Reverdin ont bien publié un fait de ce genre, mais ils pensent qu'en général l'état morbide commence au bout de trois à quatre mois ; six mois chez une malade de Martin ; près d'un an chez une opérée de Reverdin revue par

Laskowski. Ces débuts tout à fait tardifs sont exceptionnels; de même l'apparition brusque des accidents presque aussitôt après l'opération, s'enchaînant à partir de ce moment, commençant par la tétanie et arrivant peu à peu à la cachexie (observation de Wolkowitsch sur un opéré de Borhaupt).

Les *premiers phénomènes* sont la pâleur, la lassitude, la faiblesse, la maladresse et la pesanteur des membres. Le malade se fatigue vite: tel grand marcheur est forcé de se reposer après 2 kilomètres (J.-L. Reverdin). Cela s'accompagne de douleurs dans les bras, moins souvent dans les jambes, dans le cou, dans les épaules, dans tout le corps même. Ces souffrances sont, à l'ordinaire, modérées, mais elles peuvent devenir très vives et, dans les jambes, simuler des douleurs osseuses. Peu à peu l'anémie augmente, le visage et les extrémités gonflent et se refroidissent. La maladie se constitue ainsi.

Alors les membres sont lourds, quelquefois raides, plus rarement agités de quelques spasmes; les tremblements fibrillaires des muscles y sont fréquents, parfois intenses. Les *mouvements* sont lents, faits comme à regret; cela peut en venir à la paralysie, mais ce n'est certes point la règle. Les muscles, au contraire, restent volumineux, si bien qu'on pourrait croire à une pseudohypertrophie, si l'on ne voyait le sujet capable de mouvements assez énergiques lorsque, par un effort de volonté, il triomphe de son engourdissement. Mais la précision de ces actes musculaires est bien diminuée, aux membres supérieurs surtout, et cette maladresse est un phénomène précoce, portant principalement sur les petits mouvements: telle femme ne coud plus qu'à grand'peine, ne saurait faire au crochet un ouvrage quelque peu délicat; un coiffeur, opéré par J.-L. Reverdin, laissait, à chaque instant, tomber ses ciseaux. Un autre malade de ce dernier chirurgien perdait aisément l'équilibre dans la station debout.

Cette maladresse augmente quand vient le *gonflement* qui bientôt raidit les doigts. Ce gonflement est d'abord oscillant. Kocher l'a vu s'établir de plus en plus fort, par une série de poussées à l'époque desquelles survenaient des crises de dyspnée. En hiver surtout, les mains et les pieds, bleus et froids, sujets aux engelures, subissent des infiltrations. Ailleurs, c'est le matin que l'enflure est le plus appréciable, durant quelques heures, pour augmenter peu à peu et devenir permanente. Ce n'est point un véritable œdème, car sur ce gonflement, assez dur et élastique, la pression du doigt ne produit point la dépression classique. Les mains, les pieds, sont envahis, plus rarement les segments supérieurs des membres. Les doigts, volumineux et raides, se fléchissent avec difficulté. Mais c'est au visage qu'il résulte de ces modifications un aspect tout à fait spécial.

A la face, en effet, la pâleur et la bouffissure acquièrent une grande importance. Les paupières sont prises les premières, et cela commence par l'inférieure, qui présente un gonflement sacciforme, demi-translucide, qu'on est tout étonné de trouver assez résistant. Puis l'infiltration efface les plis du visage et les traits s'épaississent; le nez, plus ou moins épaté, surmonte des lèvres gonflées, renversées en dehors, mettant au jour une muqueuse décolorée sur laquelle la salive en vient à s'écouler en bavant. Les yeux se rapetissent sous le développement des paupières. Les traits, devenus grossiers, restent immobiles, ne réagissent plus à l'expression des passions, donnant à ce visage, épais et hébété, l'aspect du crétinisme et de son impassibilité. Deux fois J.-L. Reverdin a noté un pseudo-lipome sus-claviculaire.

Avec cela cadrent assez bien les *phénomènes intellectuels*. Car, si un malade de Reverdin a eu un peu de délire des grandeurs, les cas usuels se caractérisent par une diminution de l'activité cérébrale. La pensée est lente; la mémoire, rebelle aux enseignements présents, est bientôt infidèle aux connaissances antérieures. C'est sur les enfants qui fréquentent encore l'école que ces différences s'apprécient le mieux, et là aussi sont mises en relief les modifications du caractère. Les individus les plus enjoués deviennent taciturnes, silencieux, tristes, renfermés en eux-mêmes. S'ils cherchent ainsi à s'isoler, c'est peut-être par conscience de leur infériorité intellectuelle. Cette conscience, il en est chez qui on la prend sur le fait; au dire de Kocher, une fille cherchait par des efforts redoublés à se maintenir au niveau de sa classe, un autre enfant suppliait sa mère de ne pas l'envoyer à l'école être la risée de ses camarades. C'est que l'état cérébral de ces malades n'est pas le crétinisme vrai. Avec une réflexion soutenue, dont parfois ils s'impatientent, ils trouvent des réponses justes et sensées. La pensée est engourdie, mais non point nulle, et cette lourdeur des conceptions est encore exagérée, en apparence, par la lourdeur des mouvements, de la langue surtout : ces deux causes s'unissent pour produire une lenteur considérable de la parole.

A cela se joignent d'autres phénomènes cérébraux moins constants : une céphalalgie qui n'est jamais bien intense; des vertiges, des étourdissements qui peuvent aller jusqu'à l'évanouissement.

Tous ces accidents s'accentuent. Le corps entier devient plus épais, et l'on s'en aperçoit vite à la taille des jeunes filles : un ventre gros, où l'ascite est possible (Kocher), est surmonté d'un thorax dont la base s'élargit. Dans un cas des Reverdin, sans qu'il y eût à cela de cause connue, l'épaississement avait envahi la moitié droite de tout le corps avec une prédominance marquée.

La *peau* infiltrée perd sa souplesse : on n'en peut faire que de larges plis. Elle est sèche, jusqu'à la perte absolue de la suéur (Reverdin). L'épiderme s'écaille et tombe en lames plus ou moins larges, surtout aux mains et aux pieds. Les cheveux grisonnent (Schinzinger), poussent raides, secs, en brosse (Reverdin). Ils tombent parfois, se réduisent à une maigre couronne qui entoure la dénudation du vertex.

La peau acquiert, par-dessus tout, une *pâleur anémique* tout à fait particulière, que la rougeur fréquente des pommettes met spécialement en évidence au visage. Ce n'est pas la pâleur vraie de l'anémie, de l'albuminurie. C'est un teint blanc jaunâtre, blafard, terreux, comme celui des crétins. Cette décoloration atteint les muqueuses, dont Bruns, d'ailleurs, au palais, à la langue, a constaté l'épaississement.

Le *pouls* est petit et filiforme. Le *cœur* n'est pas agité de palpitations. Les bruits sont faibles, mais clairs. Burckhardt insiste sur cette faiblesse cardiaque. Un souffle anémique avec renforcement du second ton pulmonaire est le seul bruit morbide que signale Kocher. Les *recherches hématologiques* ne revèlent rien de fixe, d'après J.-L. Reverdin. Celles toutefois que Bourquin et Cornaz ont faites sur les malades de Kocher ont donné un résultat positif. Les globules n'avaient subi aucune modification qualitative, mais il y avait une diminution numérique fort nette des globules rouges, d'autant plus prononcée, en règle générale, que les troubles généraux étaient plus accentués. Le minimum a été de 2 168 000 globules par millimètre cube chez une jeune fille opérée depuis huit mois. Cette oligocythémie est admise par Bruns.

La *respiration*, presque toujours, est à peu près normale, et c'est à titre d'exception qu'il nous faut signaler la dyspnée intense avec toux et cyanose dont fut atteint un patient de Kocher, trachéotomisé, il est vrai, pendant l'opération. Il existe un cas analogue de Baumgärtner ; mais, avant la thyroïdectomie, la corde vocale gauche était déjà paralysée. Les poumons restent sains. La voix est faible, aisément enrouée, sans que Kocher ait constaté d'altération du larynx au laryngoscope. D'après Baumgärtner, Pietrzikowski, les lésions des récurrents seraient usuelles. Cette opinion, sur laquelle ces auteurs ont fondé une théorie pathogénique, semble erronée, comme nous le verrons dans un instant.

Une légère sensation de constriction à la gorge dégénère quelquefois en gêne de la déglutition, mais la sonde œsophagienne ne rencontre aucun obstacle. Deux fois les Reverdin ont noté la perte de la soif et de la faim. A part cela, les *fonctions digestives* s'accomplissent bien. Les *urines* restent presque toujours normales, et les premiers observateurs en ont été étonnés, s'attendant, vu l'aspect du visage, à y trouver de l'albumine. La *rate* est normale. La *menstruation* est souvent diminuée, irrégulière.

Outre les douleurs, qui sont un phénomène de début et qui persistent plus ou moins à la période d'état, la *sensibilité générale* présente quelques troubles. Les faits sont rares où la *sensibilité tactile* est obnubilée. Mais un des phénomènes les plus remarquables est une *sensation de froid* à peu près constante, atteignant son maximum aux extrémités, mais n'y étant pas exclusivement limitée.

Les *sens spéciaux* sont généralement intacts. Toutefois l'ouïe était diminuée chez un opéré de Borhaupt (observation de Wolkowitsch) ; un malade de J.-L. Reverdin entendait des gens qui l'injuriaient, se croyait entouré de serpents et de squelettes. Un autre individu a subi une perte de goût.

Lorsqu'enfin la thyroïdectomie a été pratiqué pendant la période de développement, un de ses effets les plus fâcheux est l'*arrêt de la croissance*. Un enfant opéré par P. Sick à l'âge de dix ans était à vingt-huit ans un crétin haut de 127 centimètres. A un degré moindre, un patient de Julliard, opéré à sept ans, présenta le même phénomène. En 1886, Schmidt a publié une observation dont le sujet n'est guère mieux loti que l'opéré de P. Sick.

La *marche* de ces accidents est progressive pour Kocher. Ce chirurgien les a toujours vus s'accroître peu à peu ; il n'a été témoin d'aucune amélioration. Cette évolution fatale est possible, fréquente même, surtout chez les jeunes sujets, et aux observations de Kocher on peut en joindre d'autres de P. Sick, de Wolkowitsch. Mais Kocher exagère en la regardant comme constante. L'amélioration a bientôt été évidente chez la plupart des malades observés par les deux Reverdin : aucun d'entre eux, à la vérité, n'a été guéri d'une façon absolue, mais, après avoir passé par un maximum très accentué, ils sont arrivés à ne plus souffrir que d'un peu de faiblesse. La coloration blafarde de la peau est ce qui persiste le plus longtemps. Baumgärtner donne de la cachexie strumiprive une explication que nous aurons à discuter : en tout cas, ses quatre opérés devenus cachectiques ont à peu près recouvré la santé. J.-L. Reverdin, dans sa dernière communication, cite une observation où les accidents subissent alternativement des améliorations considérables et des récidives.

Il semble, d'autre part, que parfois la maladie soit atténuée. Peut-être est-ce ainsi qu'il faut interpréter cette enflure générale dont fut pris, au bout de quelques semaines, un garçon de seize ans opéré par Julliard. Cela disparut au bout de peu de temps, et quatre mois après cet homme était en parfait état.

L'affaiblissement qui accompagne la cachexie strumiprive peut prédisposer à l'invasion de la tuberculose. A l'appui de ce dire, on peut invoquer une observation de Kocher et deux des Reverdin. Une de ces deux dernières malades présentait, il est vrai, des antécédents héréditaires.

Étiologie et pathogénie. — La *thyroïdectomie totale* est à peu près seule exposée à la cachexie strumiprive; Kocher, les Reverdin, disaient même que c'était une condition absolue, et, en somme, c'est à peine si les observations de Tassi, Poncet (ablation partielle), Occhini (destruction d'un goître par l'électrolyse), infirment cette conclusion. Une restriction est cependant possible. Il n'est pas toujours aisé d'affirmer que l'ablation ait été rigoureusement totale; les accidents légers et temporaires qui ont suivi une thyroïdectomie partielle de Poncet permettent de se demander si les cachexies à amélioration progressive ne résultent pas, plus souvent qu'on ne le croit, d'ablations partielles considérées à tort comme totales. La communication de J.-L. Reverdin au Congrès français de chirurgie (8 octobre 1886) a augmenté le nombre des faits sur lesquels nous avions basé cette appréciation dans une revue critique publiée par la *Gazette hebdomadaire* (août 1886). Ce chirurgien a vu la thyroïdectomie unilatérale être suivie d'atrophie du lobe opposé et de cachexie. Deux fois les troubles consécutifs ont guéri, et les malades ont présenté un petit noyau de récidive. M. Girard (de Berne) a observé des faits analogues.

Cette même difficulté se retrouve, si on veut chercher quelle est la *fréquence relative* de la cachexie à la suite de la thyroïdectomie. Sur 34 opérations suivies de succès immédiat, Kocher, en 1885, comptait 24 cachectiques. Mais déjà ce chirurgien nous montre des malades restés en bonne santé et chez lesquels une petite récidive a prouvé qu'une partie de la glande avait été laissée en place. Même en tenant compte de cette cause d'erreur, il est probable que la proportion moyenne n'est pas aussi élevée que dans la statistique de Kocher, et il est plus vraisemblable d'admettre les chiffres donnés en 1886 par Trombetta au Congrès des chirurgiens italiens : il y aurait cachexie à la suite de 27 pour 100 environ des thyroïdectomies totales, et certaines *conditons étiologiques particulières* paraissent avoir sur sa production une influence réelle.

Du *sexe* nous ne dirons rien. Les femmes sont plus nombreuses, mais par la simple raison qu'elles sont plus souvent goîtreuses, partant plus souvent opérées. L'*âge*, au contraire, a une importance considérable. Peu d'individus ayant subi la thyroïdectomie totale avant l'achèvement de la croissance échappent aux accidents tardifs. Cette conclusion ressort avec netteté de tous les travaux publiés. Tous les sujets opérés avant vingt ans par Kocher ont été atteints; ceux que les deux Reverdin ont revus en bonne santé étaient tous adultes; parmi ceux de Güssenbauer, au nombre de 9, 6 ont été revus, dont 3 cachectiques : un garçon de 9 ans, 2 filles de 10 et 17 ans. Aussi Kocher a-t-il demandé au Congrès des chirurgiens allemands en 1886 que la thyroïdectomie totale fût proscrite chez les jeunes sujets. A son sens, la cachexie est alors fatale.

D'autres opérateurs, au contraire, ne furent pas d'abord retenus par ces craintes et contestèrent jusqu'à l'existence de la cachexie strumiprive. Parmi les opérés de Billroth dont Wölfler a rapporté l'histoire, aucun n'en avait subi les atteintes; Credé avait 14 opérés bien portants, dont un garçon de 16 ans; Bardeleben en avait présenté douze autres. De même, pour Fiorani, 5 thyroïdectomies totales dont il avait connaissance (3 personnelles, dont 1 sur un garçon de 16 ans, 1 de Piccinelli sur un garçon de 19 ans, 1 de Munich) ne justifiaient pas ces appréhensions. Rotter s'appuyait sur les faits de ce genre et en concluait que, dans tout cela, il s'agissait simplement d'une cachexie goîtreuse continuant d'évoluer après la thyroïdectomie, tout comme elle aurait évolué sans elle : Bircher n'a-t-il pas montré que le goître est une maladie infectieuse chronique, dont le dernier stade, inconstant, est la cachexie avec crétinisme? D'autres n'admirent pas dans leur entier les opinions de Bircher, mais pensèrent qu'il s'agissait surtout d'une *influence climatologique*, d'une altération due à la *persistance de la cause endémique du goître*; voilà pourquoi les faits se seraient présentés si nombreux à Kocher, à Reverdin, opérant en Suisse, pays à goîtres, tandis qu'à Vienne Billroth n'en enregistrait pas.

Il est bien possible que le climat, les influences telluriques, etc., jouent un certain rôle, et que cela explique en partie les divergences des diverses statistiques particulières. Mais il ne s'agit là que de causes accessoires, comparables à l'âge du sujet, par exemple, et même avec une importance moindre. Les opinions que nous venons de rapporter sont en effet passibles de plusieurs objections sérieuses.

D'abord, nous ne reviendrons pas sur ce que nous avons dit des thyroïdectomies que l'on croit totales et qui, en réalité, sont partielles. En second lieu, on peut se laisser aller à des enquêtes insuffisantes. Que dire de Köhler qui, pour contester la cachexie strumiprive, présente son opérée, jeune fille de dix-sept ans, au bout de deux mois et demi seulement? Ces observations à longue échéance échappent avec facilité, et James Gordon en a donné la preuve avec une jeune fille opérée par Lister il y a onze ans, puis perdue de vue : or, les accidents sont très intenses et identiques à ceux que Kocher a décrits, et J. Gordon, répondant aux négations de Billroth et Wölfler, montre que quelques jours avant cette publication Lister en aurait peut-être dit tout autant. D'ailleurs, il est juste d'ajouter que les opposants n'ont pas tardé à se rallier presque tous.

Un autre argument, que nous n'avons guère vu mis en relief, nous paraît avoir une valeur considérable. S'il n'y avait dans tout cela que la cachexie goîtreuse continuant son évolution, la proportion des cachectiques devrait être la même chez les goîtreux opérés et non opérés. Or, on n'a jamais montré une statistique où un tiers des goîtreux fussent cachectiques. Le crétinisme s'associe souvent au goître, mais dans des conditions spéciales : dans les pays où le goître est endémique, lorsque le sujet est né de parents goîtreux, lorsque la maladie a débuté à partir de la première enfance, si même elle n'a pas été congénitale. En dehors de cela, le crétinisme survient rarement au cours du goître, et l'on se tromperait à prétendre que parmi les sujets opérés, et ne présentant alors aucun symptôme de crétinisme, un tiers fussent destinés à en être affectés. Serait-ce donc, si l'on admet l'opinion de Bircher sur la nature du goître, que le parasite, privé du lieu où il est en général retenu, aille dès lors infecter l'organisme entier? C'est entrer dans le domaine de l'hypothèse pure, sans réhabiliter pour cela la thyroïdectomie.

On est ainsi conduit à reconnaître qu'il y a un *lien réel entre la thyroïdectomie totale et la cachexie tardive* dont nous avons indiqué les principaux traits. Reste à déterminer quel est ce lien.

Pour les uns il est *indirect*, et la nature de la glande enlevée n'entre guère en jeu. Nous ne signalerons que pour mémoire l'opinion de Rapin, qui nous parle de troubles sympathiques dus à l'action locale, inhibitoire, de l'acide phénique sur le sympathique cervical. Pourquoi n'aurait-on jamais rien vu de pareil dans les autres opérations faites sur le cou et s'approchant plus ou moins de ce cordon nerveux? Quant à penser à des troubles réflexes, vaso-moteurs surtout, par lésions étendues des nombreux filets sympathiques de la thyroïde (Laskowski), par névrite consécutive surtout (de Cérenville), l'innocuité de la thyroïdectomie partielle ne permet pas de s'arrêter à cette théorie.

L'anémie joue certainement un rôle considérable dans la genèse des accidents. Kocher l'a d'abord mise au premier plan et a cru en trouver la source dans des *troubles chroniques de l'hématose*. Par la thyroïdectomie totale on prive la trachée des vaisseaux nombreux que lui fournissent les artères thyroïdiennes. Les parois, mal nourries, se ramollissent et s'affaissent; l'hématose se fait mal et l'anémie s'installe peu à peu. Admettons un instant ce ramollissement hypothétique. Les cas sont usuels où des malades présentent des troubles chroniques de l'hématose et n'ont rien qui rappelle, de près ou de loin, la cachexie strumiprive. En outre, on ne voit pas comment la conservation, parfois involontaire, de la pyramide de Lalouette, d'un lobule thyroïdien erratique, ferait préserver la thyroïdienne inférieure et ses branches trachéales. Enfin, qui n'objectera immédiatement à Kocher que presque toujours l'opération a eu pour but de parer à des accidents respiratoires graves, intenses il est vrai, mais souvent anciens? Ils cessent après l'ablation du goître, et la cachexie coïncide avec l'amélioration de la respiration. Baumgärtner a édifié une théorie qui est passible des mêmes objections. La sténose chronique des voies aériennes aurait son siège au larynx, par suite de paralysies plus ou moins complètes des cordes vocales, dues aux lésions des récurrents. Des phénomènes laryngés, avec une certaine dyspnée, existaient en effet chez les quatre malades de Baumgärtner et s'amendèrent par l'électrisation en même temps que la cachexie guérissait. Pietrzikowski, après avoir examiné les opérés de Güssenbauer, incline vers cette opinion, difficile à soutenir néanmoins. Les autres observateurs n'ont pas confirmé cette fréquence des lésions des récurrents et ont, au contraire, fourni nombre de cas où ces lésions ne s'accompagnent d'aucune cachexie. Puis König a eu l'occasion de pratiquer la trachéotomie et de laisser une canule à demeure chez son opéré, devenu crétinoïde et sujet à une dyspnée intense; la respiration n'eut plus à subir aucune entrave et cependant l'état général ne fit qu'empirer. S'il en faut croire Bidder, même aventure est arrivée depuis à Baumgärtner. Ce dernier auteur maintient pourtant son opinion (1886).

Force est donc d'admettre un *lien direct*. Aucune opération sur le cou, quelque large qu'elle soit, n'entraîne de semblables conséquences, apanage exclusif de la thyroïdectomie, et surtout de la thyroïdectomie totale. Les rapports de la thyroïde avec les voies respiratoires, avec les nerfs sympathiques ou récurrents, ne fournissent que des explications insuffisantes. Il faut en venir à penser que l'origine de la cachexie est dans la *suppression des fonctions de la glande thyroïde*. Cette opinion est celle de presque tous les auteurs et Kocher s'y est rallié. La preuve en est donnée et par l'observation sur l'homme, et par l'expérimentation sur les animaux.

L'étude du *crétinisme* est une source d'arguments. Les crétins sont souvent goîtreux : leur thyroïde ne fonctionne certes pas bien. Inversement, il y a des crétins chez lesquels le corps thyroïde est absent. Le fait a été signalé depuis longtemps par Curling et appuyé par lui sur deux autopsies. Depuis son premier mémoire, Kocher a vérifié cliniquement cette absence de la thyroïde sur plusieurs crétins, mais on peut objecter à cela qu'en pareille matière la palpation est insuffisante. La similitude n'est pas parfaite entre le crétinisme et la cachexie strumiprive, mais les ressemblances sont suffisantes pour autoriser un rapprochement.

Il est une autre maladie où le corps thyroïde a été trouvé altéré, atrophié : nous voulons parler du *myxœdème* des auteurs anglais, de la *cachexie pachydermique* de Charcot.

La description clinique de cette affection ressemble d'une manière frappante à celle de la cachexie strumiprive, et cette analogie a aussitôt attiré l'attention d'Auguste et J.-L. Reverdin. Que maintenant on se reporte aux autopsies de myxœdème où Ord, Hadden, Cushier, Hale White, etc., ont vu la glande thyroïde réduite à une masse insignifiante, fibreuse ou fibro-kystique. L'analogie augmente encore, et à un état clinique semblable correspond un substratum physiologique comparable : l'insuffisance évidente des fonctions du corps thyroïde. Et aujourd'hui qu'on explore avec soin le cou des myxœdémateux, le toucher y montre souvent la glande atrophiée, plus souvent encore impossible à sentir. L'infiltration, la raideur des tissus, empêchent, il est vrai, de tirer de là des conclusions solides. Ailleurs, le myxœdémateux aura souffert d'un goître antérieur, et Brayton Ball en a rapporté une observation bien probante; une malade d'Hartmann a présenté, au début, des phénomènes nets de goître exophthalmique. Il se vérifie donc de plus en plus qu'Auguste et J.-L. Reverdin ont eu raison d'appeler *myxœdème opératoire* les accidents dont ils ont été témoins, et leur opinion est adoptée par Bruns, Kocher, H. White, etc. Et, à son tour, la cachexie strumiprive jette une certaine lumière sur la pathogénie du myxœdème spontané. Dans cette dernière maladie, l'atrophie thyroïdienne est-elle la cause des accidents myxœdémateux ou relève-t-elle, au même degré qu'eux, d'une cause commune supérieure? N'y a-t-il pas là, avant tout, un ensemble de phénomènes sympathiques et vasomoteurs retentissant sur le corps thyroïde aussi bien que sur le reste de l'économie? On trouve ces discussions soulevées à propos du myxœdème et B. Féris par exemple, les résoud dans le sens des troubles vaso-moteurs primitifs. Aujourd'hui il semble que, quelle que soit l'origine de l'atrophie thyroïdienne, c'est de cette atrophie que résultent les symptômes spéciaux du myxœdème.

Peut-être enfin est-ce un véritable *myxœdème de l'enfance* qu'ont décrit Bourneville et Bricon sous le nom d'idiotie crétinoïde. Les phénomènes, avec l'arrêt de la croissance physique et intellectuelle, sont identiques à ce qu'on voit chez les jeunes thyroïdectomisés. Il n'y a aucune différence sérieuse entre l'opéré de Sick et le *Pacha* de Bicêtre : or, pour les malades de Bourneville et de Bricon, le corps thyroïde est absent ou annihilé dans toutes les autopsies connues [1].

Pour aller plus avant dans la question, il faut s'enquérir des résultats fournis par l'*expérimentation sur les animaux*. D'après Hofrichter (1820), Cooper aurait vu un chien thyroïdectomisé devenir cachectique. Il y a eu des expériences douteuses de Rapp (1840), de Lacauchie. Mais les premières recherches complètes semblent avoir été celles de Schiff, publiées en 1884, à la suite des mémoires des Reverdin et de Kocher. L'ablation d'un seul corps thyroïde est inoffensive, mais les chiens que Schiff a privés des deux sont tous morts du 4e au 27e jour, ordinairement du 6e au 9e, alors que la plaie était cicatrisée ou à peu près. Après l'opération, l'animal devient somnolent, apathique, affaibli; ses mouvements sont lents; ses muscles, animés d'abord de contractions fibrillaires, ne tardent pas à trembler, puis à se raidir de crampes tétaniques, et souvent c'est au milieu de convulsions que la mort arrive. Ailleurs, la paralysie envahit peu à peu les membres postérieurs. La sensibilité s'émousse parfois aux extrémités; une fois Schiff a vu une cécité sans cause matérielle connue. Les troubles vaso-moteurs sont manifestes : à la fin de la vie, il y a un grand abaissement de la pression vasculaire; quelquefois des œdèmes se produisent. La croissance d'un jeune chat a subi un arrêt.

Ces résultats ont été confirmés sur le chien, le chat, par la plupart des observateurs, parmi lesquels nous signalerons Zezas, Sanquirico et Canalis, Albertoni et Tizzoni, Colzi, Wagner. Ils prouvent que, à de rares exceptions près, ces animaux ne tardent pas à succomber. Quelques chiens de Schiff (1), de Zezas (1), d'Albertoni et Tizzoni (4), ont sans doute survécu, mais après avoir présenté des accidents graves. En présence de ces faits, les négations de quelques auteurs deviennent difficiles à admettre. Le chien unique dont Bardeleben se prévaut ne s'est pas rétabli sans peine. Kaufmann semblait entrer en lice avec une série assez nombreuse de chiens un peu maigres, mais vivant depuis assez longtemps : or il paraît démontré qu'il leur avait enlevé les glandes sous-maxillaires et non les corps thyroïdes (Schiff et J.-L. Reverdin). Il n'y a pas lieu de s'en étonner quand on voit Tauber ne trouver le corps thyroïde des chiens que 5 fois sur 15, et conclure de là à son inconstance chez les mammifères! Cela est formellement contredit par tous les autres auteurs. Les expériences de Philippeaux subsistant seules pour infirmer toutes les autres, on

[1] Depuis cette époque, Bourneville a continué ses études sur ce point et il les a publiées l'an dernier dans le *Progrès médical* et au *Congrès des médecins aliénistes français*. Voy. *Mercredi médical*, 1890, p. 390. L'analogie de la cachexie strumiprive avec le myxœdème des adultes a également été admise au *Congrès international de Berlin*. Voy. *Mercredi médical*. 1890 p. 389, par Ord, Mosler et Hanau.

est autorisé à penser, jusqu'à plus ample informé, qu'une cause d'erreur s'y est glissée. Peut-être est-ce, comme le dit Wagner, que chez le chien on laisse aisément échapper un prolongement pré-aortique de la thyroïde.

Nous considérons donc comme établi que, chez le chien et le chat, la thyroïdectomie totale est à peu près toujours mortelle. Mais déjà une différence existe entre ces animaux, et en parcourant le tableau de Zezas, on remarque qu'en moyenne la survie est plus longue pour les chats que pour les chiens. C'est une sorte de transition aux animaux qui supportent la thyroïdectomie sans en paraître incommodés. Tels sont le rat d'après Schiff, le lapin d'après Albertoni et Tizzoni.

Ainsi, la similitude est à peu près parfaite entre la thyroïdectomie humaine et la thyroïdectomie expérimentale. Chez l'homme, les accidents sont lents, progressifs; ils sont pour ainsi dire aigus chez le chien, mais nous les avons vus chez le chat revêtir une forme intermédiaire. D'ailleurs, les chiens opérés par Herzen, par Fuhr, ont présenté parfois des phénomènes un peu plus lents. Inversement, Stokes a observé chez une jeune fille des accidents réellement aigus, complexes et promptement mortels. La durée est peut-être pour quelque chose dans les quelques différences symptomatiques qu'on peut relever. La principale est que le chien, le chat, n'offrent pas l'aspect myxœdémateux si remarquable chez l'homme. V. Horsley a triomphé de cette objection en opérant sur des singes. Chez ces animaux, les premiers accidents ne tardent pas à se manifester, et c'est vers le cinquième jour que débutent les contractions fibrillaires, les tremblements, les spasmes tétanoïdes. Les mouvements deviennent lents, puis l'animal prend un air hébété, tandis que la peau, d'une pâleur extrême, subit un gonflement assez dur, d'abord apparent aux paupières. L'anémie est profonde et s'accompagne de leucocythémie. La température de l'animal s'abaisse, le froid extérieur est mal supporté et peu à peu la cachexie augmente et se termine par la mort. Horsley a montré, l'année suivante, que la survie est plus considérable, si l'on a soin de maintenir le singe opéré dans une chambre bien chauffée.

Quelle est cette *fonction thyroïdienne* dont la suppression engendre de si sérieuses perturbations? La réponse à cette question est loin d'être faite aujourd'hui et nous avons d'ailleurs peu à nous en occuper ici. Il nous suffira de chercher jusqu'à quel point les hypothèses et théories émises cadrent avec ce qu'enseigne la thyroïdectomie.

L'anémie est attribuée par beaucoup d'auteurs à la suppression de la *fonction hématopoïétique*. Sans doute, J.-L. Reverdin pour l'homme, Sanquirico et Canalis, Rogowitsch, pour le chien, ne trouvent dans le sang que des modifications inconstantes et légères. La plupart des auteurs, cependant, les regardent comme plus importantes. La diminution des globules rouges est affirmée par Kocher, Bruns, Zezas, Horsley; Albertoni et Tizzoni signalent la désoxygénation du sang artériel. Mais supposons un instant qu'aucune contestation ne soit possible, aurons-nous pour cela la clef de tous les désordres observés? En aucune façon, et Zezas, Horsley, sont les premiers à le reconnaître. Quand on enlève la rate, l'hypoglobulie avec leucocytose est autrement intense, et pourtant aucune cachexie n'apparaît, le rétablissement est prompt. Crédé a remarqué une fois l'hypertrophie compensatrice du corps thyroïde. Donc les suppléances ne tardent pas à s'établir, pour ramener à la normale le nombre des globules. Pour Zezas, Crédé, contredits, il est vrai, par Tauber, il y a, à ce point de vue, un lien intime entre la rate et le corps thyroïde, et il faut chercher ailleurs la cause des phénomènes spéciaux qui suivent la thyroïdectomie.

Cette fonction indispensable à la vie, Zezas et J. Schranz la trouvent dans la *régulation de la circulation cérébrale*, et la cachexie strumiprive serait un mélange d'anémie vraie, par entrave à l'hématopoièse, et d'anémie cérébrale mécanique. Il est possible que ces perturbations circulatoires soient la cause principale des troubles psychiques observés dans les premiers jours qui suivent la thyroïdectomie. Mais de leur attribuer des accidents qui débutent au bout de quatre mois, nous n'en sommes pas d'avis. Bien moins encore, si l'on réfléchit qu'un opéré de thyroïdectomie partielle est préservé, quand bien même le fragment respecté n'est qu'un morceau de lobe privé de toutes connexions avec le paquet vasculo-nerveux du cou. On s'est donc rabattu sur d'autres hypothèses. D'après Reverdin, « le corps thyroïde joue par lui-même un rôle important dans l'innervation vaso-motrice, et la suppression de cette *sorte de centre d'action nerveuse* est la cause des accidents. » Pour Schiff (1884), le corps thyroïde a probablement une *influence sur la nutrition des centres nerveux*; peut-être élabore-t-il à cet effet une substance indispensable. Cette opinion est admise par Sanquirico et Canalis. Schiff ne la donnait d'ailleurs que comme hypothèse et, d'après Girard, en 1885, il croyait « que le corps thyroïde sécrète une substance qui détruirait et annihilerait dans l'organisme un poison qui se produirait lui-même dans l'organisme et dont l'action néfaste s'exercerait surtout sur le système nerveux. » Herzen a soutenu récemment qu'il s'agit « d'une affection cérébrale probablement corticale ». Les autopsies humaines trancheront peut-être la question. Pour le moment elles ne sont guère qu'au nombre de trois : une, insuffisante, de Krönlein; une de Gründler où l'on a trouvé de la leptoméningite; une de J.-L. Reverdin où il y avait un œdème gélatiniforme de la pie-mère avec congestion cérébrale. Quelques altérations cérébrales corticales ont été constatées par Rogowitsch sur le chien.

La glande thyroïdienne serait donc un *organe dépuratoire* de haute importance. De même Wagner, F. Colzi, pensent qu'elle a une *fonction éliminatrice* pour certains principes de désassimilation et comparent à l'urémie les phénomènes consécutifs à la thyroïdectomie. Horsley va plus loin : pour lui, la mucine est le produit qui envahit l'organisme lorsqu'on a enlevé le corps thyroïde, de là le myxœdème. Non que la mucine soit excrétée par le corps thyroïde, mais elle est transformée en une autre substance utile à l'organisme. Ce processus, qu'Horsley qualifie de « métabolisme mucineux », est d'importance vitale chez les jeunes sujets et devient moins actif chez les animaux âgés; cela est démontré par l'expérimentation aussi bien que par la chirurgie humaine.

Peut-être cette fonction encore discutée est-elle, elle aussi, susceptible de certaines *suppléances* qui n'ont pas le temps de s'établir lorsque, d'un coup, on la supprime tout entière. Des expériences de Schiff sont de nature à prouver que l'économie s'habitue bien à la perte graduelle du corps thyroïde. Si en effet on n'enlève qu'un lobe, au bout d'un certain laps de temps, d'autant plus long que l'animal est plus jeune, l'ablation de la seconde moitié ne cause plus la mort, mais seulement des accidents plus ou moins intenses, nuls même, si l'on a assez attendu. Le lobe respecté a donc paré aux accidents mortels immédiats, tandis que d'autres organes, encore inconnus, s'accoutumaient à le soulager en partie de ses fonctions. A propos du goître exophthalmique, Hale White a étudié jusqu'à quel point le thymus, les amygdales, les plaques de Peyer, peuvent suppléer le corps thyroïde. Dans ses expériences, Rogowitsch signale une hypertrophie constante du corps pituitaire (¹). Au reste, point n'est besoin d'un lobe entier pour que l'animal reste en vie. Les expérimentateurs sont d'accord pour reconnaître qu'une faible masse glandulaire est suffisante à cet effet. Les expériences de Fuhr fixent à un tiers de la glande totale ce reste nécessaire et suffisant. Schiff a même montré qu'on peut transplanter le corps thyroïde sans lui faire perdre pour cela ses fonctions. Si l'on introduit dans la cavité péritonéale d'un chien le corps thyroïde d'un autre chien, cette masse glandulaire se greffe sur la surface séreuse, puis se résorbe peu à peu, se réduisant à une tache brunâtre qui finalement disparaît. Or, tant que la glande greffée existe, le chien supporte sans encombre la thyroïdectomie totale. Cela ne s'accorderait guère avec la théorie exclusive de la régulation cérébrale (²).

Les expériences précédentes expliquent peut-être pourquoi, chez l'homme, la cachexie n'est pas constante après la thyroïdectomie totale. On n'enlève pas, en effet, un corps thyroïde sain, mais une glande dont les fonctions ont été graduellement compromises par le goître et graduellement suppléées par d'autres organes. La régularité des résultats obtenus chez le singe rend, en effet, cette hypothèse plus vraisemblable que de faire de l'homme, au point de vue de la fonction thyroïdienne, une sorte d'intermédiaire entre le chien et le chat d'une part, le lapin et le rat d'autre part. Il y a toutefois une objection à tirer d'une opération où Stokes a enlevé les deux lobes successivement, à plus de quatre mois d'intervalle, sans éviter pour cela la cachexie consécutive. Neuf mois n'ont même pas suffi à une opérée de Kocher.

Serait-ce que l'intervalle n'a pas été assez considérable? Dans l'état actuel de la science, il ne paraît pas permis d'entreprendre des opérations pour s'en assurer. En effet, une conclusion chirurgicale précise résulte des faits que nous avons cherché à exposer. La *thyroïdectomie totale n'est pas une opération physiologiquement permise.* On ne la fera que contraint et forcé par des accidents qui menaceraient immédiatement la vie; on pourra y être obligé par certains goîtres suffocants annulaires. Il faut, lorsqu'on veut opérer, en revenir à la thyroïdectomie partielle, aujourd'hui mieux réglée grâce aux travaux de

(¹) Pisenti et Viola (*Centr. für die med. Wissensch.*, Berlin, 1890, p. 450 et 481) admettent ce même rôle de suppléance du corps pituitaire. Ils ont vu dans cette glande des lésions semblables a celle du goître chez une goîtreuse morte de cancer utérin.

(²) Cette conception du rôle de la fonction thyroïdienne dans la genèse du myxœdème opératoire et spontané, les notions acquises par Schiff et von Eiselsberg sur la greffe thyroïdienne, ont conduit à essayer cette greffe chez l'homme. Bircher et Kocher l'ont tentée dans le myxœdème opératoire et ont eu des améliorations, transitoires il est vrai; Horsley est revenu sur ce sujet, mais sans opération personnelle (*British med. Journal*, London, 1890, t. I, p. 287 et t. II, p. 201). Lannelongue et Legroux (*Compte rendu de la Soc. de biol. de Paris*, 1890, p. 135) ont tenté cette méthode, sans grand succès, dans un cas de myxœdème infantile. Chez l'adulte, enfin, je citerai des améliorations très nettes obtenues par Bettencourt et Serrano (*Progrès méd.*, Paris, 1890, t. II, p. 170), par Walther et Merklen (*Soc. méd. des hôp.*, Paris, 1890, p. 859).

Burckhardt, de Mikulicz. Cela a d'autant moins d'inconvénient qu'après cette opération le reste de la glande goîtreuse subit souvent un retrait notable et laisse le malade en repos. Même fait a été observé par S. Jones, après une simple section de l'isthme, destinée à pallier des accidents dyspnéiques intenses.

C'est donc à perfectionner les opérations partielles que doit s'attacher la chirurgie moderne, séduite d'abord par la facilité et l'efficacité plus grandes de l'ablation totale. Elle ne se fût point engagée dans cette voie, si elle eût été éclairée par des expériences physiologiques précises. Schiff a bien reproché aux opérateurs d'avoir ignoré qu'il y a quelque trente ans il avait vu périr des chiens après l'ablation du corps thyroïde. Mais ces expériences, faites avant l'emploi des pansements antiseptiques, n'étaient pas assez probantes pour que Schiff lui-même se soit cru dispensé d'en recommencer une nouvelle série. Et puis, qui ira reprocher à un chirurgien étudiant la thyroïdectomie de ne pas puiser ses notions physiologiques dans des *Recherches sur la formation du sucre dans le foie*?

Traitement. — Le traitement du goître est prophylactique, médical et chirurgical.

A. Le TRAITEMENT PROPHYLACTIQUE se fonde sur ce que nous a appris l'étude étiologique du goître endémique. C'est par l'amenée d'eaux salubres qu'on peut lutter contre l'endémie. De plus, lorsque la dégénérescence est médiocre, le dépaysement peut avoir des effets curatifs : on doit donc, d'après Baillarger et Krishaber, prendre pour le service militaire les conscrits légèrement goîtreux et non crétins.

B. Le TRAITEMENT MÉDICAL, d'une efficacité remarquable, dans certains cas tout au moins, repose sur l'emploi de l'iode en solution aqueuse (à l'aide de l'iodure de potassium) ou, depuis quelques années, à l'état d'iodoforme (¹).

C. Le TRAITEMENT CHIRURGICAL se divise en palliatif et curatif.

a. Le *traitement palliatif* est purement symptomatique, pour parer aux accidents de compression. On a renoncé, pour faire cesser ces accidents, aux grands débridements musculo-aponévrotiques par lesquels Dupuytren, Bonnet, Billroth, Gosselin, ont cherché à donner du jeu, pour ainsi dire, à la tumeur trop étroitement bridée. La seule opération palliative quelquefois indiquée, d'urgence, est la trachéotomie, assez souvent rendue difficile par les déviations de la trachée, par le volume et la vascularisation de l'isthme du corps thyroïde. La laryngotomie inter-crico-thyroïdienne est donc plus facile : mais il faut être averti qu'elle nécessite des canules longues, pour dépasser avec certitude le point comprimé.

b. Le *traitement curatif* (²) comprend une grande quantité de méthodes et de procédés, dont un assez grand nombre, il est vrai, sont tombés dans une juste désuétude. Ainsi le séton, les flèches caustiques, le broiement sous-cutané de Gaillet (de Reims), la discision sous-cutanée avec des aiguilles de Billroth, qui d'ailleurs dès 1877 y avait renoncé. J'en dirai presque autant de

(¹) 2 grammes pour 30 pilules, 2 pilules par jour a dit A. Reverdin au dernier *Congrès franç. de chir.*, voy. *Mercredi méd.*, 1891, n° 14, p. 170.

(²) Voy. sur ce sujet un article très complet de VAN ARSDALE, *Ann. of surgery*, St-Louis, 1890, t. XII, p. 161.

l'électro-puncture malgré quelques tentatives récentes. Cela étant, nous restons en présence de quelques méthodes seulement, qui sont :

1° Les injections interstitielles irritantes ;

2° La ligature atrophiante des artères afférentes ;

3° La thyroïdectomie, avec ses divers procédés : intra-capsulaire et extra-capsulaire, totale ou partielle ; et dans cette dernière se trouve un procédé tout spécial, l'énucléation intra-glandulaire. Quels sont, exactement, ces procédés et leur manuel opératoire? C'est ce que je vais étudier sommairement, en même temps que je vais tâcher d'exposer à quelles indications thérapeutiques générales doit obéir un chirurgien appelé auprès d'un goîtreux.

Indications thérapeutiques. — Les indications thérapeutiques sont aujourd'hui assez bien précisées, grâce aux études anatomo-pathologiques. Mais elles sont assez complexes, car elles doivent s'adapter aux diverses formes anatomiques sur lesquelles j'ai insisté plus haut.

A peu près dans toutes les variétés de goître, on tentera d'abord et avec persévérance la médication iodée dont Coindet (de Genève) a bien mis en relief, il y a quelque cinquante ans, l'efficacité souvent merveilleuse. Un inconvénient (qui a valu à Coindet quelques malédictions) est l'action atrophiante que l'iode exerce volontiers sur les seins, et l'on sait que parmi les goîtreux les femmes jeunes sont en majorité.

Quels sont les cas où l'on peut fonder sur cette thérapeutique des espérances réelles? Cela dépend de l'état anatomique du goître, et par conséquent l'indication thérapeutique sera subordonnée au diagnostic anatomique exact. Dans l'hyperplasie glandulaire, dans les goîtres diffus, mous, à marche rapide, cette médication est à peu près toute-puissante. Mais que peut-elle, une fois constituée la sclérose, une fois formée une cavité kystique? Elle aurait pu lutter contre le processus initial, mais elle reste désarmée contre ses résultats définitifs, et l'on ne saurait mieux comparer ces faits qu'à ce qu'on observe dans la syphilis tertiaire. Le traitement spécifique triomphe des lésions gommeuses, mais les scléroses lui résistent.

Est-ce à dire, cependant, que dans les goîtres fibreux ou kystiques il faille repousser toute tentative médicale? Non, et, sauf accidents pressants, on devra commencer par elle, car autour du kyste, par exemple, le processus adénomateux n'est pas toujours éteint et sur lui on pourra agir.

Lorsqu'il est bien et dûment démontré que le goître — ou tout au moins un résidu — est rebelle à la médication iodée, il convient avant tout de peser scrupuleusement les indications opératoires.

L'agrément des formes extérieures, d'abord, n'est pas à dédaigner pour la région cervicale antérieure, chez la femme surtout, et chez la femme souvent jeune. Naguère, on condamnait ces opérations de complaisance que la coquetterie seule justifiait. Aujourd'hui l'antisepsie permet de souvent les entreprendre. D'autant mieux que ce goître, d'abord simplement laid, peut devenir dangereux. Vienne une maladie infectieuse, et il suppurera parfois ; une grossesse, et une congestion brusque pourra causer la mort par asphyxie ou imposer une trachéotomie d'urgence. Ou bien on laissera la sclérose se faire autour de la trachée gravement comprimée, autour de l'œsophage ; ou bien, enfin, l'adénome subira une évolution maligne, et Wölfler a bien montré que le cancer du corps thyroïde s'observe surtout dans les pays à goîtres et se greffe le plus souvent sur un goître préexistant.

Nous venons d'énumérer quelques indications d'urgence. Mieux vaut les prévenir et n'être pas trop avare du bistouri. De quels moyens disposons-nous donc?

Les moyens chirurgicaux sont : pour le goître solide, les injections interstitielles, les ligatures artérielles, les diverses thyroïdectomies ; pour le goître kystique, les ponctions, les injections modificatrices, l'incision, l'extirpation.

Commençons par les kystes, sur lesquels l'accord des chirurgiens est parfait.

Leur diagnostic est presque toujours évident quand ils ont acquis quelque volume. Plus petits, ils sont souvent pris pour un noyau solide : erreur qu'avec une seringue de Pravaz on évite sans peine. D'ailleurs, peu importe aujourd'hui, pour la thérapeutique chirurgicale. On a, en effet, renoncé aux ponctions et aux injections de la période ancienne. La ponction simple est suivie de récidive à peu près constante ; l'injection iodée, fort vantée par Velpeau, a donné des succès incontestables, mais elle est parfois suivie d'accidents d'inflammation aiguë, de suppuration, graves par eux-mêmes et surtout redoutables parce qu'alors on a pu voir la trachée brusquement comprimée [1]. Aujourd'hui, donc, on n'a plus guère recours qu'à deux méthodes : ou bien on incise le kyste, on suture les lèvres de la poche à celles de la plaie cutanée et l'on fait bourgeonner cette cavité sous un tamponnement antiseptique ; ou bien on extirpe le kyste tout entier, exactement comme nous le dirons dans un instant pour le goître solide nucléaire.

Mais ces deux méthodes ne s'excluent pas l'une et l'autre. La seconde sera employée par tout le monde quand on aura reconnu la possibilité de l'énucléation ; faute de quoi on se rabattra sur l'incision avec large drainage. Quand les kystes ne sont pas trop gros, trop anciens, quand de vieilles poussées inflammatoires ne les rendent pas trop adhérents, l'énucléation en est le plus souvent possible.

Arrivons maintenant aux goîtres solides. Ici il faut établir une distinction entre le goître parenchymateux et le goître fibreux.

Contre le goître parenchymateux, en effet, on a une ressource précieuse, qu'on associera souvent à la médication interne : les injections interstitielles faites avec une seringue de Pravaz, à des intervalles variés. Le plus souvent, on injecte de la sorte de la teinture d'iode ; on a aussi préconisé quelques autres substances, l'alcool, l'arséniate de soude, par exemple. Cette méthode est lente et assez douloureuse, mais elle est dans bien des cas d'une grande efficacité, prouvée par Luton il y a déjà longtemps, mise de nouveau en relief par Terrillon et Sébileau, par Duguet. On lui a reproché de faire suppurer la glande : il n'en est rien si, ce qui est aisé, on réalise une asepsie parfaite. Mais il ne faudrait pas affirmer que ces injections sont d'une bénignité absolue et constante. A leur suite, en effet, on a observé quelques cas de mort subite,

[1] Un travail récent sur ce sujet est dû à Wörner, *Mitth. aus der chir. Klinik zu Tübingen*, 1883-1884, t. I, p. 382. — On trouvera tous les renseignements relatifs à la période ancienne dans l'article de Krishaber.

par syncope, quelle que soit la substance employée; MM. Schmidt[1], Krieg[2], ont fait des mémoires sur ce point. On n'exagérera pas, toutefois, ce danger, et il reste acquis que cette méthode donne de nombreux succès.

Son véritable inconvénient est que lorsque après cela il persiste des masses dont l'ablation est indiquée, elle a produit des rétractions scléreuses, des indurations, des adhérences, qui rendent plus difficile la tâche du chirurgien.

C'est là, en somme, à proprement parler, une annexe du traitement médical. Avec la ligature des artères afférentes, nous entrons dans la thérapeutique plus réellement chirurgicale. Méthode qui n'est pas récente, loin de là, car déjà Ph. von Walther la préconisait en 1814[3]. Mais, après des fortunes diverses, elle avait été à peu près totalement abandonnée, lorsqu'il y a quelques années elle a été reprise par Wölfler[4], par Rydygier, au moment où les désastres de la thyroïdectomie totale ont refroidi le zèle de ceux qui avaient extirpé à outrance. On lie, à distance, suivant les procédés opératoires classiques, les deux thyroïdiennes du côté malade si le goître est unilatéral, ou même les quatre thyroïdiennes.

Ce traitement donne certainement des succès, surtout dans les goîtres vasculaires. Mais aussi les échecs ne sont pas rares, et de plus l'acte chirurgical est loin d'être aisé. Pour la thyroïdienne supérieure, tout va bien. Mais la thyroïdienne inférieure n'est-elle pas profonde, prévertébrale? Et quand le goître se développe, il se prolonge sous le sterno-mastoïdien, va jusque dans le creux sus-claviculaire, recouvre alors le tronc qu'on veut lier et dont la découverte devient difficile, périlleuse même.

En règle générale, donc, et sauf indications spéciales, on ne s'est pas rallié à cette méthode, et quand on veut attaquer chirurgicalement un goître, c'est à la thyroïdectomie qu'on s'adresse.

On a d'abord prôné la thyroïdectomie totale. Elle est, dit la statistique de Liebrecht, moins grave que la partielle, et de plus elle met sûrement à l'abri de la récidive. Aussi n'hésitait-on point, et en peu d'années des statistiques opératoires considérables et favorables étaient dues à Julliard, Reverdin, Kocher, Billroth. L'opération, d'ailleurs, n'est pas d'invention récente. Gooch, Desault, l'avaient tentée. Mais dans le goître les artères sont souvent nombreuses et énormes, et jadis les opérés mouraient volontiers d'hémorrhagie, sous le couteau; et ceux qui y échappaient succombaient quelque temps après à la septicémie engendrée par cette vaste plaie. Avec la forcipressure et l'antisepsie, la thyroïdectomie totale est devenue une opération chirurgicalement permise. Mais le myxœdème opératoire a bientôt prouvé qu'elle était physiologiquement interdite. On y a donc renoncé, et l'on a perfectionné les divers procédés de thyroïdectomie partielle.

Un mot seulement sur deux procédés de la thyroïdectomie. L'opération peut être intra ou extra-capsulaire : c'est de la capsule fibreuse qu'il est ici question. L'extirpation intra-capsulaire a l'inconvénient qu'on arrive, entre la

(1) M. Schmidt, *Deutsche med.. Woch.*, 1884, p. 155.

(2) Krieg, *Med. Corr. Blatt des Würtemb. Aerzte-Vereins*, Stuttgart, 1886, t. LIV, p. 115.

(3) L'idée de cette ligature aurait été émise dès 1807 par Ch. Lauge et par Jonas. La première opération serait due à Blizard.

(4) Wölfler, *Wiener med. Woch.*, 1886, p. 1013 et 1052, et 1887, p. 159. — Billroth, *Wiener klin. Woch.*, 1888, p. 3. — Rydygier, *Arch. f. klin. Chir.*, Berlin, 1890, t. XL, p. 806.

glande et la capsule, sur des vaisseaux sanguins ramifiés à l'infini et volumineux, d'où la nécessité de pinces et de ligatures innombrables. Mais elle était indispensable au niveau de la corne inférieure de la glande, car l'artère thyroïdienne affecte avec le nerf récurrent, tout près de la face externe de la capsule, des rapports tellement intimes, bien spécifiés par Kocher [1], Rotter [2], qu'il est à peu près impossible au chirurgien de jeter une pince ou un fil qui n'enserre pas le nerf avec l'artère.

Cette considération chirurgicale a été le point de départ des procédés de thyroïdectomie partielle de ceux, par exemple, de Burckhardt [3], de Mikulicz [4]. Le corps thyroïde ayant été mis à nu, comme pour la thyroïdectomie totale, par une incision médiane ou latérale, en T ou en V, ou en H, ou en croix [5], on abrase les parties supérieure et antérieure, et dans le fond de la plaie, sous une ligature en masse, on laisse toute la corne inférieure : c'est là la caractéristique essentielle du procédé de Mikulicz. On ménage donc à coup sûr le récurrent : et, a ajouté la physiologie, on laisse une masse glandulaire qui sauvera le malade de la cachexie crétinoïde.

On a mis en parallèle avec cette opération l'énucléation intra-glandulaire, prônée surtout par Socin et ses élèves [6]. Le goître, dit Socin, est anatomiquement composé de nodules de volume variable, enkystés dans une coque d'où ils sont énucléables. Le corps thyroïde une fois à nu, il faut inciser toutes ces loges, entourées de tissu fibreux puis d'une couche de tissu thyroïdien comprimé, et, sans hémorrhagie, l'opération sera vite menée à bien avec une spatule, avec les doigts [7].

En réalité, le parallèle n'est pas de saison, et d'après Hahn, qui semble avoir raison, le choix entre ces procédés de thyroïdectomie partielle, dépend absolument des formes anatomiques. A Berlin Hahn [8] a cherché des goîtres à noyaux énucléables, et il n'en a pas trouvé ; à Bâle, au contraire, d'après la pratique de Socin, cela semble être la forme prédominante. A cette forme nucléaire convient l'énucléation intra-glandulaire, à l'hypertrophie plus diffuse convient seule la thyroïdectomie partielle proprement dite, et Mikulicz a fait publier une statistique toute récente pour montrer l'innocuité et l'efficacité de son procédé.

Mais dans les goîtres fibreux, surtout plongeants et constricteurs, on laisserait de la sorte autour de la trachée la virole qui précisément est la cause

(1) KOCHER, *Arch. f. klin. Chir.*, Berlin, 1883, t. XXIX, p. 254-337.
(2) ROTTER, *Arch. f. klin. Chir.*, Berlin, 1884-1885, t. XXXI, p. 683.
(3) BURCKHARDT, *Centr. f. Chir.*, Leipzig, 1884, p. 723.
(4) MIKULICZ, *Wiener med. Woch.*, 2 janvier 1886, n° 1, et *Centr. f. Chir.*, 1885, p. 889 ; et sa statistique publiée par TRZEBICKI, *Arch. f. klin. Chir.*, 1888, t. XXXVII, p. 498.
(5) La forme de l'incision n'a pas grande importance. Elle sera aussi simple que possible. Presque toujours une seule incision, rectiligne, suffit.
(6) S. KESER, Thèse de Bâle, 1887.
(7) A la condition, cependant, qu'on sache bien la différence qu'il y a entre la thyroïdectomie intra-capsulaire et l'énucléation intra-glandulaire. Si l'on cherche à commencer le décollement avant d'être arrivé exactement sur le noyau morbide, on dilacère le tissu glandulaire et il en résulte une hémorrhagie redoutable. Le corps thyroïde une fois mis à nu, il faut faire une section nette, au bistouri : 1° de la capsule fibreuse de la glande ; 2° de la coque glandulaire plus ou moins épaisse. On continue tant qu'on n'a pas traversé tout le tissu rouge et qu'on n'est pas sur le noyau goitreux, gris et dur.
(8) HAHN, *Arch. f. klin. Chir.*, Berlin, 1888, t. XXXVI, p. 605.

des accidents graves, mortels même à brève échéance, contre lesquels on doit intervenir. Ici il faut mentionner, pour mémoire seulement, quelques procédés spéciaux, et nous signalerons, à l'époque on l'on avait peur du bistouri, les tentatives de Bonnet (de Lyon) pour attirer au dehors le goître rétro-sternal et pour le fixer dans une position cervicale où il fût moins dangereux.

Une méthode intéressante est celle de Sydney Jones (¹). Dans deux observations, cet auteur a tenté de sectionner simplement sur la ligne médiane l'isthme du corps thyroïde, pour laisser à la trachée la possibilité de reprendre son calibre; les deux fois il a vu la dyspnée cesser, et de plus, fait curieux, il a constaté que les lobes latéraux, non touchés cependant, subirent une atrophie qui conduisit à la guérison.

Mais il ne faut pas compter toujours sur un pareil succès, et dans ces conditions, après un essai de ce procédé si les accidents ne sont pas trop pressants, on pourra être amené à pratiquer la thyroïdectomie totale. On laissera sans doute les fragments glandulaires qu'on pourra respecter; mais on est en droit, si besoin est, de passer outre, car on agit pour une indication vitale. On peut même n'avoir pas le loisir d'opérer ainsi, et il est des cas d'asphyxie rapide où, d'urgence, on n'a eu que le temps de faire la trachéotomie; il en est même — Rose et Seitz y insistent — où la mort a eu lieu avant l'arrivée du chirurgien, appelé cependant en toute hâte.

La trachéotomie d'urgence une fois faite, on songera à attaquer le goître; et c'est aujourd'hui la seule circonstance où l'on permette la trachéotomie préliminaire. Sur ce point, on a beaucoup discuté. Rose a prétendu que sous le goître la trachée était déprimée et ramollie, et que si on la privait de son tuteur pathologique elle s'affaisserait brusquement, sous le poids de la pression atmosphérique, d'où la mort pendant l'opération. Mais les faits cliniques et anatomo-pathologiques n'ont pas confirmé cette doctrine de Rose, et l'on a renoncé à la trachéotomie, à peu près incompatible avec l'asepsie de la plaie cervicale (²).

En résumé, donc, c'est toujours la thyroïdectomie partielle qu'on doit avoir pour but. Mais la récidive ne sera-t-elle pas à peu près fatale, car on ne saurait avoir la prétention d'extirper tout ce qui est malade? L'expérience a infirmé ces craintes. Certes, la récidive existe, et nécessite parfois des retouches opé-

(¹) S. Jones, *Lancet*, London, 1883, t. II, p. 900, et 1884, t. II, p. 367.

(²) Rose a prétendu aussi éviter ainsi le tirage sus-sternal qui serait une cause puissante de médiastinite. Mais Kocher n'a jamais vu de trachée ainsi ramollie; tout dépend, pour lui, des inflexions de la trachée aplatie en fourreau de sabre, et si l'on voit la trachée s'infléchir de la sorte on la redresse immédiatement avec une anse de fil passée dans sa paroi. Quant aux fusées dans le médiastin, dit Kocher, elles dépendent de la septicité et non du tirage sus-sternal. Or la trachéotomie rend impossible l'asepsie de la plaie, qui, de son côté, déverse ses produits putrides dans l'orifice trachéal, et de là une plus grande fréquence des broncho-pneumonies septiques. Les chiffres, enfin, parlent haut contre la méthode de Rose. Les 43 dernières opérations de Kocher (en 1883) se décomposaient en : 39 sans trachéotomie, 29 guérisons; 4 avec trachéotomie, 3 morts. Les 54 dernières de Billroth (d'après Wölfler) étaient : 43 sans trachéotomie, 43 guérisons; 5 avec trachéotomie, 3 morts. Il faut donc réserver la trachéotomie aux cas où la suffocation la rend urgente, avant, pendant ou après la thyroïdectomie. Ainsi elle peut être indiquée par certaines tétanies, par la section des deux récurrents. Tout à fait tardivement enfin on a pu voir des accès de suffocation subits après cicatrisation par inflexion de la trachée; Maas a dû pratiquer ainsi, sur le même sujet, deux trachéotomies successives.

ratoires. Mais bien souvent aussi le processus est définitivement enrayé, non pas seulement par une action obscure, comme dans les faits de Sydney Jones, mais souvent parce que — les recherches anatomiques l'ont démontré — le processus morbide est moins diffus qu'on ne le croyait naguère et aboutit volontiers à des noyaux isolés.

Tels sont les résultats auxquels les données scientifiques ont conduit le clinicien. On le voit, la thérapeutique n'a pu être fixée avec quelque précision qu'à partir du moment où l'étude pathologique a été parachevée. En somme, donc, l'histoire chirurgicale du goître comporte un enseignement d'ordre général, en nous montrant d'abord, par l'histoire néfaste de la thyroïdectomie totale, qu'on n'est en droit de porter le bistouri sur un viscère que quand on connaît sa physiologie; en nous montrant ensuite, par l'histoire des procédés de thyroïdectomie partielle, qu'on ne peut attaquer scientifiquement une lésion que quand on est familiarisé avec son anatomie pathologique.

2° ÉPITHÉLIOME ET CARCINOME

Le corps thyroïde peut être envahi par des carcinomes venus des organes voisins, surtout du larynx ou de l'œsophage; il peut aussi être le siège de noyaux métastatiques partis d'un cancer plus ou moins éloigné. Mais dans ces cas la lésion thyroïdienne n'est qu'un épiphénomène, et je ne m'occuperai que du cancer thyroïdien primitif (¹).

Étiologie. — Un fait, que j'ai signalé dans l'étude du goître, est à mettre en relief dans l'étiologie : on rencontre surtout ce cancer, rare d'ailleurs, dans les pays à goîtres. A cet égard, les statistiques de tous les auteurs sont concordantes. Malgré cela, Lebert, Kaufmann, pensent qu'il frappe surtout le sexe masculin, mais H. Braun, H. Bircher, ne sont pas de cet avis, et par exemple les 4 cas de Bircher concernaient 3 femmes et 1 homme, tous venus de villages à goîtres. L'âge des malades est en moyenne de quarante à quarante-cinq ans; mais une observation de Schuh concerne un adolescent et Demme a vu un enfant être atteint.

Anatomie pathologique. — A l'*examen macroscopique*, on a distingué le squirrhe et l'encéphaloïde, mais on sait aujourd'hui que ces différences n'ont pas grande importance en histologie. Les organes voisins sont vite et profondément altérés; la trachée et l'œsophage sont comprimés, refoulés, parfois

(¹) Eberth, *Arch. für path. Anat. und Phys.*, Berlin, 1872, t. LV, p. 254. — Cornil, *Arch. de phys. norm. et path.*, Paris, 1875, 2ᵉ série, t. II, p. 659. — Eppinger, *Viertelj. für prakt. Heilk.*, Prague, 1875, t. II, p. 13. — Rose, *Arch. für klin. Chir.*, Berlin, 1878, t. XXIII, p. 1. — Kaufmann (C.), *Deutsche Zeitschrift für Chir.*, Leipzig, 1879, t. XI, p. 401, et 1881, t. XIV, p. 25. — Albert (E.), *Wiener med. Presse*, 1881, nᵒˢ 3 et 6, p. 73 et 172. — Bircher (H.), *Samml. klin. Vortr.*, Leipzig, 1882, n° 222 (*Chir.*, n° 71). — Coulon (G.), *Sur le cancer du corps thyroïde*. Thèse de Paris, 1882-1883, n° 93. — Braun, *Arch. für klin. Chir.*, Berlin, 1883, t. XXVIII, p. 291. — Giraudeau, *Rev. de méd.*, Paris, 1884, p. 102. — Webster (C.-E.), *Week. med. Rev.*, Chicago, 1885, t. XI, p. 176. — Coats (Joseph), *Trans. of the path. Soc.*, London, 1887, p. 399. — Hayem, *Bull. de la Soc. méd. des hôp.*, Paris, 1887, p. 493, et 1888, p. 128 et 343. — Parmentier et H. Hartmann, *Bull. de la Soc. anat.*, Paris, 1888, p. 947. — Billroth, *Wien. med. Woch.*, 1888, n° 20, p. 672. — Scheinmann, *Deutsche med. Wochenschr.*, Berlin, 1890, p. 263.

même. Les gros vaisseaux artériels et veineux sont déplacés, adhérents, les veines sont pénétrées par le néoplasme, les nerfs sont envahis, les ganglions lymphatiques sont dégénérés.

La malignité de ces tumeurs est grande. La *généralisation* y est la règle et les foyers métastatiques siègent surtout dans le poumon, dans le médiastin, dans les os.

Histologiquement, on sait nettement aujourd'hui que squirrhe et carcinome sont à l'origine des épithéliomes; et presque toujours il s'agit d'épithéliomes cylindriques, auxquels l'épithélium thyroïdien imprime quelques particularités bien mises en relief par les examens histologiques de Cornil, Wölfler, Parmentier.

D'autre part, Wölfler nous a bien montré qu'il y a des transitions insensibles entre les adénomes, c'est-à-dire le vulgaire goître, et les épithéliomes et carcinomes. Au microscope, on ne voit pas toujours de différence entre un goître bénin et un goître malin; nous ne sommes pas encore en mesure de superposer exactement nos connaissances anatomiques et nos connaissances cliniques. Il est probable, l'étiologie nous l'enseigne et la clinique le confirme, que la plupart de ces cancers sont la transformation de goîtres. Mais quelle est exactement cette transformation, quand et comment se fait-elle? Nous l'ignorons. Mieux encore, il est des cas où la tumeur est nettement maligne, a disséminé des noyaux viscéraux et osseux et où au microscope la structure est celle du goître ordinaire. Tous les auteurs qui ont écrit sur le goître parlent de ces goîtres métastatiques. Dans les foyers secondaires eux-mêmes la structure n'est pas celle d'un carcinome typique. D'ailleurs dans tous les cancers du corps thyroïde, les noyaux secondaires conservent d'une façon remarquable la structure thyroïdienne.

Förster, Eppinger, Lücke, Kauffmann, ont vu des épithéliomes pavimenteux dont l'origine est obscure.

Symptômes et diagnostic. — La tumeur, qui a les caractères ordinaires des tumeurs thyroïdiennes [1], mais que des adhérences ne tardent pas à immobiliser, est le plus souvent unilatérale. Fréquemment bosselée, rarement ulcérée, elle est très variable de forme, de dimensions, de consistance. Tantôt elle est dure, tantôt molle, fluctuante même, et ces consistances s'associent dans un même cancer. Ses limites ne sont pas nettes et derrière elle on ne tarde pas à ne plus pouvoir isoler et sentir battre les carotides : c'est là un signe important pour le diagnostic avec le goître.

Les signes fonctionnels à cette période sont intenses. Ils consistent en douleurs lancinantes dans le domaine des plexus brachial et cervical, en dyspnée, dysphagie, amaigrissement; les noyaux pulmonaires se traduisent par une expectoration muco-purulente ou sanglante. A. Mathieu a noté l'irrégularité des battements du cœur. Dans un cas, Hayem a constaté une leucocytose telle qu'il a songé à une leucémie thyroïdienne.

Tel est le tableau succinct du cancer thyroïdien à la période d'état, période où l'erreur de diagnostic avec le goître est à peu près impossible. A cette période, la seule erreur commise, à peu près, consiste à confondre le cancer

[1] Voy. t. V, p. 614.

avec une thyroïdite; en général on est guidé par l'étiologie, la brusquerie des accidents, la fièvre vive, mais plusieurs auteurs, dont Billroth, sont restés dans le doute jusqu'au moment où une ponction ou une incision leur a fait voir du pus.

Je n'ai parlé que de la période d'état et nullement du début. C'est qu'au début le diagnostic avec le goître ne saurait être établi. On apprend, d'ailleurs, que le plus souvent le sujet était antérieurement goîtreux. Et tant que la capsule thyroïdienne n'est pas franchie, tant que la tumeur n'est pas adhérente et diffuse, la similitude avec le goître simple est absolue, en sorte qu'on ne peut avoir de renseignements précis sur la marche et la durée du mal qu'à partir du moment où s'est faite la transformation cancéreuse. Par contre, à partir du moment où la capsule est franchie — ce qui est favorisé par les ponctions et les incisions — la marche est rapide : en un an environ le sujet succombe par asphyxie, par pneumonie, par cachexie. La généralisation est alors presque constante.

Traitement. — Cette généralisation est même presque toujours effectuée au moment où l'aspect clinique permet le diagnostic. Si bien que Kauffmann, Braun, profondément découragés par leurs tentatives de thyroïdectomie, en sont venus à recommander le seul traitement palliatif, par la trachéotomie et l'alimentation à la sonde, lorsque la respiration et la déglutition sont menacées. Poncet (de Lyon) a conseillé de faire cesser la compression à l'aide de grands débridements circum-thyroïdiens. Bircher cependant est moins pessimiste et il plaide en faveur de l'extirpation, même quand il faut réséquer le larynx, l'œsophage, les vaisseaux carotidiens. C'est alors, évidemment, de thyroïdectomie totale qu'il est question; mais pour une lésion qui menace directement la vie, on est en droit de risquer la cachexie strumiprive.

B. — TUMEURS CONJONCTIVES

Je ne dirai que quelques mots sur ces tumeurs, rares et mal connues [1].

Wölfler décrit un *fibrome;* R. Mayer parle de chondrome ostéoïde ; l'ostéome de Parsoons est douteux. On ne peut différencier le fibrome du goître nucléaire et d'ailleurs le traitement est le même.

Le *sarcome* est plus fréquent et on a observé toutes les variétés de ce néoplasme, le sarcome fuso-cellulaire, globo-cellulaire, alvéolaire, angio-caverneux, à cellules géantes, le lympho-sarcome. On ne peut jusqu'à nouvel ordre le différencier du carcinome. Cependant, la plupart des cancers ayant simulé la thyroïdite étaient à l'examen histologique des sarcomes. Quelquefois la vascularisation est extrême et la tumeur est pulsatile. Le sarcome semble être un peu moins malin que le carcinome et par exemple E. Bœckel a vu un sarcome énorme donner une survie de plus de 3 ans sans récidive; puis une récidive a été extirpée avec succès. Si donc on diagnostique un sarcome, l'intervention est indiquée.

(1) H. Braun, *Arch. für klin. Chir.*, Berlin, 1879, t. XXIV, p. 229. — A. Mathieu, *Bull. de la Société anatom.*, Paris, 1881, p. 370. — Bowlby, *Lancet*, London, 1884, t. II, p. 1001. — E. Bœckel, *Gaz. des hôpit.*, Paris, 1884, p. 1110, et *Gaz. méd. de Strasbourg*, 1885, 4e série, t. XIV, p. 1. — Kobler, *Wiener med. Woch.*, 1886, p. 295.

MALADIES DU COU

Par le Dr CHARLES WALTHER

CHIRURGIEN DES HÔPITAUX

CHAPITRE PREMIER

LÉSIONS TRAUMATIQUES

I

CONTUSIONS

Les contusions du cou sont relativement rares, mais l'importance des organes qui traversent la région rend compte de leur gravité; elles peuvent être compliquées de fractures de l'os hyoïde, du larynx, de la trachée, de lésions vertébrales, de commotion ou de contusion de la moelle, accidents que nous n'avons pas à décrire ici et qui sont étudiés dans les chapitres spéciaux consacrés aux affections de ces différents organes.

Leur étiologie ne présente rien de spécial : chute, pression brusque d'un corps pesant, passage d'une roue de voiture, ou bien choc direct, coup de bâton, coup de poing, etc., telles sont les causes habituelles de la *contusion directe*. Mais on peut observer, à la base du cou, de véritables *contusions indirectes* (Jeannel) [1]. Elles sont dues à la compression exercée sur la région sus-claviculaire par la clavicule portée en arrière, dans une chute sur la partie antérieure du moignon de l'épaule par exemple.

Les ecchymoses et les épanchements sanguins, de forme et de volume variables suivant la nature et l'intensité du traumatisme, siègent tantôt dans les couches superficielles, tantôt sous l'aponévrose superficielle ou sous l'aponévrose moyenne; cette dernière est assez résistante pour ne point être toujours déchirée dans les cas où le traumatisme a été assez violent pour produire un épanchement profond, tandis que la superficielle est alors presque toujours rompue. Les épanchements sanguins peuvent, par leur grand développement, exercer une compression plus ou moins forte sur le conduit laryngo-trachéal et sur l'œsophage, et apporter, par conséquent, une plus ou moins grande gêne à la respiration et à la déglutition.

(1) JEANNEL, art. COU, *Encyclopédie intern. de chir.*, vol. V, p. 747.

Les caractères anatomiques de la contusion varient du reste dans chacune des régions secondaires du cou. Jeannel a donné une bonne description de ces diverses variétés.

A la *région sus-hyoïdienne*, l'épanchement sanguin sous-aponévrotique est limité en haut par le corps de la mâchoire, en bas par l'attache de l'aponévrose à l'os hyoïde; il peut même n'occuper que la loge de la glande sous-maxillaire. Ces contusions, rares à cause de la saillie protectrice du maxillaire inférieur, ne s'observent guère que dans les chutes où se produit un accrochement du menton.

Les contusions profondes de la *région sous-hyoïdienne* sont surtout intéressantes par les lésions de la trachée et du larynx (voy. *Trachée*). Cependant, Brown-Séquard a montré (1) que le larynx, la trachée et probablement aussi la peau qui les recouvre sont capables, sous l'influence d'une irritation mécanique, de produire l'inhibition du cœur, celle de la respiration et aussi celle de toutes les activités cérébrales. Il peut donc y avoir sous l'influence d'un traumatisme portant sur la région antérieure du cou une perte complète de connaissance et une syncope cardiaque et respiratoire. C'est ainsi, dit-il, qu'il faut expliquer la mort chez les individus qui ont été soumis à une pendaison insuffisante pour gêner ou empêcher le passage de l'air dans les voies respiratoires. Dans ces cas, le sang passe rouge des artères dans les veines et présente ainsi un contraste absolu avec ce que nous montre la mort dans l'asphyxie franche où le sang est rapidement noir dans les artères.

A la *région sus-claviculaire*, on peut observer, à la suite d'une contusion superficielle, un épanchement sanguin dans la cavité triangulaire limitée par l'aponévrose superficielle en avant et l'aponévrose moyenne en arrière (Jeannel); cet épanchement pourrait être parfois assez considérable pour comprimer le plexus cervical et même le plexus brachial.

Les branches du plexus cervical sont facilement atteintes par un traumatisme même léger, ce qui explique la douleur excessive qui résulte de quelques contusions du creux sus-claviculaire; une contusion violente a pour effet de déterminer l'anesthésie dans tout le territoire de distribution de la branche atteinte.

La contusion du plexus brachial succède soit à un traumatisme direct de la région ou à un effort violent, soit à un traumatisme agissant sur la clavicule; elle peut être produite par des manœuvres obstétricales, et Duchenne (de Boulogne) a attiré le premier l'attention sur une variété particulière de paralysie partielle du plexus brachial qu'il avait le plus souvent observée à la suite d'accouchements laborieux.

Dans quelques cas de fracture de la clavicule, les branches du plexus brachial peuvent être contusionnées ou déchirées par un fragment anguleux, pénétrées par une esquille. Earle, Gurlt (2), Desault, Jacquemier (3), Hamilton (4) en ont cité des exemples. Plus souvent, les paralysies consécutives aux fractures

(1) Brown-Séquard, *Sur divers effets d'irritation de la partie antérieure du cou et en particulier la perte de la sensibilité, et la mort subite.* Académie des sciences, séance du 4 avril 1887.

(2) Cités par Bardenheuer, *Fracture de la clavicule. Deutsche Chir.*, vol. I, Lief. 63 a.

(3) Jacquemier, *Des fractures de la clavicule.* Thèse d'agrég. de Paris, 1844.

(4) Hamilton, *Traité des fractures.* Trad. Poinsot, p. 218.

de la clavicule doivent être attribuées à la compression des nerfs par un fragment déplacé, par un cal volumineux, exubérant. Le cal peut même enclaver une branche nerveuse soit du plexus cervical, soit le plus souvent du plexus brachial [1]. Les phénomènes de compression succèdent parfois sans interruption aux accidents de contusion qui se sont produits au moment même de la fracture. Il en était ainsi dans un cas que Delens a rapporté à la Société de chirurgie; la paralysie du bras fut définitivement guérie par la résection du cal exubérant [2]. Ricard a observé un fait analogue [3].

Ce n'est d'ordinaire qu'au bout d'un certain temps qu'apparaissent les troubles nerveux. Nous n'avons pas à décrire ici ces différents accidents déjà étudiés dans cet ouvrage (voy. *Nerfs*, *Contusion et compression*, par Lejars, t. II, p. 3 et 13 et suivantes, — et *Fractures de la clavicule*, par Ricard, p. 422).

Un traumatisme portant sur la clavicule, sans la briser, peut produire indirectement une contusion du plexus brachial (Desault, Hamilton, Bardenheuer), et Jacquemier pense que, même dans les cas de fracture, la paralysie immédiate est due à une contusion du plexus par le traumatisme, contusion indépendante de la fracture.

Des traumatismes légers et répétés peuvent, à la région sus-claviculaire comme ailleurs, provoquer une contusion chronique et une paralysie; les paralysies dues à la pression de la bretelle chez les portefaix [4], les paralysies des porteurs d'eau [5] sont partout citées comme types de ces accidents.

Quelle que soit la cause de la contusion du plexus, les lésions peuvent atteindre une seule branche nerveuse [6], ou bien le plexus tout entier; mais dans certains cas, et surtout chez les nouveau-nés, on observe des paralysies partielles, paralysies radiculaires supérieures (type Duchenne, Erb) portant sur le deltoïde, le biceps, le brachial antérieur, le coraco-brachial, souvent le sous-épineux et le long supinateur. Ces muscles éloignés par leur situation anatomique sont reliés, comme l'a montré Erb, par la communauté radiculaire de leurs fibres motrices qui passent toutes par la 5e et la 6e paires cervicales (voy. *Contusions des nerfs*, vol. II, p. 16). Lauth a rapporté il y a quelques années un bel exemple de cette variété de contusion radiculaire [7]. Le malade dont il publie l'histoire, dans un effort violent de l'épaule gauche, pour soulever un fardeau soutenu par une bretelle, sentit un craquement dans la région sus-claviculaire et eut immédiatement de l'impotence du bras. On put constater une anesthésie complète dans toute la zone de distribution du plexus cervical

(1) Chalot, *Lésions des nerfs produites par les fragments dans les fractures. Bull. de la Soc. de chir.*, 1879, p. 189. — Chavière, *Des troubles nerveux consécutifs aux fractures de la clavicule par cause indirecte. Gaz. méd. de Paris*, 24 août 1889. — Blum, *Fracture de la clavicule. Cal vicieux ayant déterminé de la névrite du plexus brachial. Ostéotomie, guérison. Arch. gén. de méd.*, 1888, t. XX, p. 742.

(2) Delens, *Bull. de la Soc. de chir.*, 1881. p. 452.

(3) Ricard, *Fractures de la clavicule. Traité de chirurgie*, t. II, p. 423.

(4) Guénot, *Quelques mots sur la paralysie consécutive à la contusion des nerfs.* Thèse de Paris, 1872.

(5) Bachon, *Paralysie des porteurs d'eau de Rennes. France méd.*, juin 1861.

(6) Terrillon, *Fracture de la clavicule. Paralysie consécutive. Bull. de la Soc. de chir.*, 1888, p. 374.

(7) Lauth, *Note sur un cas de contusion du plexus cervical superficiel et du plexus brachial. Revue de chir.*, 1884, p. 560.

superficiel, et une paralysie motrice des muscles que nous avons cités plus haut.

Dans les cas observés par Erb, par Remak et par Hœdemaker, la paralysie avait toujours reconnu pour cause un traumatisme (chute, coup, effort) portant violemment sur la clavicule et sur la région sus-claviculaire et déterminant vraisemblablement une contusion du 5e nerf cervical et du 6e, situés tous deux assez superficiellement à ce niveau.

On conçoit que, suivant l'intensité et surtout la direction du traumatisme, on puisse observer d'autres variétés de paralysies partielles, de contusions radiculaires.

Les accidents nerveux qui succèdent à ces traumatismes sont des paralysies motrices, des troubles de la sensibilité, douleurs ou anesthésie, ultérieurement des troubles trophiques, des douleurs persistantes; car aux lésions de compression ou de contusion peuvent, au bout d'un certain temps, succéder tous les accidents de la névrite (1).

Ces troubles nerveux ne présentent ici rien de particulier; le seul fait à noter est que les troubles primitifs de la sensibilité se manifestent à la main et à l'avant-bras et n'atteignent jamais la face interne, la face antérieure ou la postérieure du bras, innervées par les anastomoses fournies au brachial cutané interne par les intercostaux; à la face externe du bras, on peut observer l'anesthésie due à une lésion du circonflexe (2).

Le diagnostic des contusions du plexus brachial et des accidents qui leur succèdent est en général facile; on ne les confondra guère avec les amyotrophies dues à la contusion de l'articulation de l'épaule. La périarthrite chronique peut être parfois une cause d'erreur. Duplay a montré, en effet (3), que dans le tissu fibreux de nouvelle formation qui entoure en pareil cas la capsule, peuvent être englobées et comprimées certaines branches du plexus brachial, surtout le circonflexe, le brachial cutané interne, le radial et le cubital; il en résulte des douleurs persistantes et des troubles trophiques; mais alors les signes observés autour de l'articulation, la raideur, l'immobilité particulière de l'épaule permettront, en général, de reconnaître facilement la nature de l'affection.

Les anesthésies et les paralysies réflexes qui succèdent, chez certains sujets hystériques, à des contusions de l'épaule (hystéro-traumatisme) peuvent simuler une contusion du plexus. Le diagnostic devra être établi d'après l'irrégularité de la distribution et surtout de la marche de ces paralysies qui ne sont jamais suivies d'amyotrophie et disparaissent souvent sans cause précise (4).

Le pronostic est celui de toutes les contusions nerveuses et dépend du degré d'attrition du nerf.

L'électricité résume toute la thérapeutique (Jeannel). Mais si la compression par un fragment, par un cal vicieux de la clavicule provoque des accidents

(1) Mills, *Névrite traumatique du plexus brachial. Philad. med. Times*, 1er septembre 1877, p. 564. — Pozzi, *Névrite du plexus brachial droit. Troubles trophiques. Gaz. méd. de Paris*, 13 oct. 1883. — Blum, *loc. cit.*

(2) Joffroy, *Bull. de la Soc. méd. des hôp.*, 1885, p. 284.

(3) Duplay, *De la périarthrite scapulo-humérale, etc. Arch. gén. de méd.*, novembre 1872, et *Traité de pathol. externe*, t. VII, p. 762.

(4) Terrillon, *Bull. de la Soc. de chir.*, 27 mai 1885, p. 378.

persistants, il ne faut pas hésiter à pratiquer la résection du cal, opération qui a, dans ces dernières années, donné les succès que nous avons déjà indiqués (Delens, Blum, Terrillon).

On ne connaît point de cas de contusion simple des gros vaisseaux de la région sus-claviculaire. Dans les fractures de la clavicule, il peut se produire des déchirures de l'artère sous-clavière ou de la veine (voy. t. II, p. 423, et plus loin *Plaies des artères et des veines du cou*). Bowlby a récemment rapporté un cas de rupture des tuniques internes de l'artère sous-clavière par fractures de la clavicule et des côtes [1].

A la *région sterno-mastoïdienne*, les contusions, relativement fréquentes, atteignent le muscle sterno-mastoïdien et respectent le faisceau vasculo-nerveux sous-jacent, sauf dans les cas tout particuliers de constriction que nous étudierons dans cet instant. Le nombre des branches nerveuses qui sont en rapport avec le muscle rend compte de la douleur intense que provoque ici le traumatisme. Une contusion violente peut produire une attrition des branches nerveuses et déterminer de la paralysie. Un épanchement sanguin plus ou moins considérable se développe dans la gaîne du muscle et peut produire des accidents de compression. Le muscle lui-même est, suivant les cas, paralysé ou contracturé; il peut être volontairement relâché à cause de la douleur que provoque sa contraction; il en résulte dans tous les cas un véritable torticolis symptomatique dont le sens varie suivant l'état du muscle (Jeannel).

Les *contusions de la nuque*, plus fréquentes que celles des régions antérieures du cou, atteignent des masses musculaires volumineuses; l'attrition de ces muscles qui maintiennent constamment la tête en équilibre est particulièrement douloureuse. Ces contusions sont assez souvent accompagnées de lésions vertébrales, fracture des apophyses épineuses et des lames, parfois luxation, ou de commotion ou de contusion de la moelle (voy. *Rachis*).

A côté de ces différentes variétés de contusions, il convient de faire une place à la *strangulation* et à la *pendaison* dont les lésions et les accidents tout spéciaux ne doivent pas être étudiés seulement dans les traités de médecine légale; à l'exemple de Peyrot [2], nous en donnerons une courte description, car « ces violences intéressent aussi le chirurgien, qui peut avoir à intervenir, et d'une façon fort utile, dans certaines tentatives de suicide ou de meurtre. »

Dans la *pendaison*, la corde passée autour du cou soutient le corps abandonné à son propre poids. Le plus souvent, la compression porte, non pas sur le larynx, mais sur la base de la langue, car le lien suspenseur se place cinq fois sur six au-dessus du larynx.

Nous n'avons pas à rappeler ici les discussions anciennes sur la luxation de l'atlas sur l'axis, à laquelle on avait longtemps attribué la mort (J.-L. Petit). Nous ne pouvons que renvoyer pour ces détails au chapitre des luxations du

(1) Bowlby, *Rupture partielle de l'artère sous-clavière. Bull. de la Société de pathologie de Londres*, 18 nov. 1890. *Mercredi méd.*, 1890, n° 471-596. — Voici le résumé de cette observation : Femme âgée, renversée sur le côté droit; fracture de plusieurs côtes et de la clavicule. Le bras est froid; pas de pouls; mort le lendemain. A l'autopsie, on trouve les deux tuniques internes de la sous-clavière rompues transversalement, non rétractées du côté du cœur, mais au bout périphérique rétractées d'un pouce dans la gaine de la tunique externe, complètement invaginées. Oblitération par un caillot.

(2) Peyrot, *Manuel de la pathol. externe*, t. III, p. 3.

rachis. On sait aujourd'hui que la mort est due à l'arrêt de la respiration et à l'interruption de la circulation encéphalique. Les expériences d'Hoffmann [1], celles de Brouardel et de Lévy [2], ont montré que, sous l'influence du lien constricteur, les gros vaisseaux du cou sont complètement imperméables.

L'effet de la compression des nerfs est beaucoup plus douteux; elle ne semble pas jouer en tout cas un rôle capital [3] dans la production des accidents.

La mort n'est pas instantanée; le cœur bat encore pendant deux, quelquefois trois minutes, plus longtemps même si la constriction est insuffisante.

Dans la *strangulation*, la compression porte son effet surtout sur le larynx et la trachée directement lésés par les doigts ou par le lien constricteur.

Les lésions produites par la pendaison et la strangulation sont très diverses et toujours multiples. Il est inutile d'insister ici sur les excoriations cutanées, traces de doigts ou d'ongles, sur le sillon ecchymotique imprimé par le lien, altérations qui n'ont de valeur qu'en médecine légale. On a signalé des ruptures musculaires, des fractures de l'os hyoïde, du larynx, de la trachée, des lésions vertébrales, enfin des ruptures des tuniques internes des artères. Sur 50 pendus avérés, Lesser [4] a trouvé 27 fois des lésions de l'os hyoïde, du larynx ou du rachis, 11 fois des lésions musculaires (10 fois rupture du sterno-mastoïdien, 5 fois du peaucier, 2 fois du sterno-hyoïdien et du sterno-thyroïdien, 1 fois de l'omo-hyoïdien); la rupture du sterno-mastoïdien ne comprend jamais toute l'épaisseur du muscle. Quant aux lésions artérielles, déjà signalées autrefois par Amussat, Lesser les a rencontrées dans 7 cas, siégeant soit sur la carotide primitive, soit sur la carotide interne; elles consistaient en déchirures simples ou multiples n'intéressant que les tuniques internes du vaisseau et ordinairement situées sur sa paroi postérieure.

On conçoit que dans nombre de cas, alors qu'il y a seulement compression sans rupture des artères, si le lien constricteur est enlevé à temps, il soit possible de rappeler les patients à la vie. La respiration artificielle, l'électrisation, les excitations de la peau et des muqueuses du nez et du pharynx, seront les moyens à employer en pareil cas et devront être prolongés pendant un certain temps; des fractures du larynx pourront nécessiter la trachéotomie (voy. *Larynx*). Alors même que ces moyens auront réussi à ranimer le sujet, il faut savoir que pendant plusieurs jours peuvent survenir des accidents mortels, soit par lésions pulmonaires, soit par lésions cérébrales.

Ainsi qu'on vient de le voir, les lésions artérielles dues à la pendaison sont plus fréquentes qu'on ne le croyait autrefois; elles ne reconnaissent guère d'autre cause; la profondeur et la mobilité de ces vaisseaux qui fuient sous un choc direct et ne peuvent être, que très difficilement, blessés par une constriction énergique ou une distension brusque, suffisent à expliquer qu'il n'existe presque point d'observations de contusion ou de rupture, en dehors

(1) Hoffmann, *Traité de méd. légale*. Vienne, 1877-1878.

(2) Lévy, *Des causes de la mort dans la pendaison*. Thèse de Paris, 1879, n° 172.

(3) Tamassia, *Action du pneumo-gastrique dans la mort par pendaison*. *Riv. sper. di fren. e di med. leg.*, f. III et IV, 1880.

(4) Lesser, *Lésions locales de la pendaison*. *Vierteljahrsschrift für gerichtliche Medicin und öffentliches Sanitätswesen*, nouv. série, t. XXXVII, octobre 1882, p. 265.

des cas de pendaison. Un fait fort curieux a été rapporté par Verneuil ([1]) qui a observé une rupture des tuniques internes de la carotide, chez un homme renversé et traîné par un wagon; en l'absence de toute trace de contusion sur la région correspondante du cou, Verneuil conclut à une rupture par allongement, par distension; une thrombose totale de la carotide et de la sylvienne fut la conséquence de cette lésion.

On ne connaît pas de fait de rupture des grosses veines du cou. Cependant des vaisseaux d'un certain calibre peuvent être déchirés dans certaines conditions, et Gillette ([2]) cite quelques cas d'épanchements sanguins profonds du cou chez des nouveau-nés, observés par Shrzeczka, Fasbender, Wegscheider et Ruge. Dans presque toutes ces observations, l'accouchement avait eu lieu par le siège.

Quant aux ruptures musculaires, elles seront étudiées avec les autres affections des muscles du cou.

II

PLAIES

Les plaies du cou ne sont pas fréquentes dans la pratique civile. Fischer en a relevé 30 cas sur 9508 malades traités de 1860 à 1876 dans les salles de Billroth; Jarjavay, 7 cas sur 6100 malades traités par lui à l'hôpital Saint-Antoine et à l'hôpital Beaujon. Elles sont plus fréquentes en Angleterre qu'en Allemagne et en France (Peyrot). En effet, Legoyt ([3]) a montré que sur 1000 suicidés, 333 emploient les armes blanches en Angleterre, 76 en Allemagne, 63 en France. Dans la statistique des blessures de guerre, les plaies du cou sont plus nombreuses; sur 408072 blessés, Otis a trouvé 4895 plaies du cou, soit 1,2 pour 100. Tous les chiffres que nous venons de citer sont sans doute au-dessous de la vérité, car les plaies qui intéressent les gros vaisseaux peuvent provoquer immédiatement ou très rapidement la mort, et cela surtout sur les champs de bataille.

Division. — Comme toutes les plaies des autres régions, les plaies du cou ont été divisées, d'après la nature de l'agent vulnérant, en plaies par *instruments piquants*, par *instruments tranchants*, par *instruments contondants* ou par *projectiles d'armes à feu;* la fréquence de l'intervention chirurgicale dans cette région, a permis de faire aussi une place à part aux plaies *opératoires;* ces dernières présentent en effet un grand intérêt, à cause des lésions vasculaires souvent considérables que nécessite l'acte opératoire.

([1]) VERNEUIL, *Contusions multiples, délire violent, hémiplégie à droite, signes de compression cérébrale; mort le cinquième jour. Rupture complète des tuniques profondes de la carotide interne gauche au cou; oblitération du vaisseau au point lésé par un caillot qui remonte jusqu'aux dernières branches de l'artère sylvienne. Ramollissement cérébral étendu à la presque totalité du lobe moyen. Bull. de l'Acad. de méd.*, 1872, 2e série, t I, p. 46.
([2]) GILLETTE, art. COU. *Dict. encyclop. des sciences médicales*, 1re série, t. XXI, p. 167.
([3]) LEGOYT, art. SUICIDE. *Diction. encycl. des sc. méd.*, 3e série, t. XIII, p. 242.

La distinction en plaies *superficielles* ou sus-aponévrotiques et plaies *profondes* est très utile, car les plaies superficielles sont ordinairement *simples*, n'entamant que des vaisseaux ou des nerfs de peu d'importance; tandis que les plaies profondes sont le plus souvent *compliquées*, atteignant des organes « dont la blessure peut compromettre la vie, altérer une fonction ou déterminer quelque symptôme particulier » (1).

Enfin, quelques auteurs se fondent sur les lésions de l'œsophage ou de la trachée, pour diviser les plaies du cou en *pénétrantes* et *non pénétrantes*.

Étiologie. — Les plaies du cou sont rarement accidentelles (chute sur un fragment de verre, sur une lame de métal, sur une tige de fer ou de bois, etc.); elles sont le plus souvent le résultat d'une tentative de meurtre ou de suicide; les plaies de guerre, autrefois dues pour la plupart à des instruments piquants ou tranchants (coup de baïonnette, coup de sabre), comprennent surtout aujourd'hui des plaies par projectiles plus ou moins volumineux, balles, éclats d'obus, etc.

Les seules conditions étiologiques spéciales aux plaies du cou peuvent donc se résumer en deux groupes de faits : plaies de guerre, tentatives de meurtre ou de suicide. Nous n'avons pas à insister ici sur les autres causes de ces plaies et à refaire l'énumération de tous les corps vulnérants, étiologie banale de toutes les plaies en général. Nous reviendrons, au cours de notre description, sur les conditions qui peuvent, dans certains cas, leur imprimer un caractère spécial.

1° PLAIES SUPERFICIELLES

La division des plaies en superficielles et profondes répond, nous l'avons dit, à d'importantes différences anatomiques et cliniques.

Les plaies superficielles ne divisent que la peau, le tissu cellulaire sous-cutané et le peaucier; elles ne peuvent atteindre par conséquent que des branches du plexus cervical superficiel ou des veines du réseau superficiel.

Les *piqûres* sont généralement insignifiantes; faites avec un instrument septique, elles peuvent provoquer des accidents communs à toutes les plaies infectées.

Les *coupures*, très variables dans leur direction, leur étendue et leur forme, présentent quelques caractères particuliers. Le plus souvent elles sont perpendiculaires ou obliques à la direction des fibres du peaucier; il en résulte un écartement parfois considérable des bords de la plaie qui ont tendance à se recroqueviller en dedans. Quelquefois une coupure curviligne détache un véritable *lambeau*, à base plus ou moins large, qui se rétracte de façon à laisser une assez grande surface dénudée; dans d'autres cas, il y a véritablement *perte de substance*, par détachement complet du lambeau cutané; cette dernière variété seule offre quelque intérêt au point de vue de la réparation primitive ou secondaire.

La blessure des veines du réseau superficiel n'offre en général aucune gra-

(1) Follin et Duplay, *Pathologie externe*, t. V, p. 8.

vité; l'hémorrhagie s'arrête facilement par une légère compression; cependant, comme on a pu quelquefois observer l'entrée de l'air dans les veines, à la suite de plaies incomplètes de la jugulaire antérieure, il sera toujours bon d'exercer une compression sur le bout central des veines superficielles avant de les couper au cours d'une opération. (Voy. *Plaies des veines*).

La mobilité extrême du cou rend compte de la possibilité de l'introduction d'air dans le tissu cellulaire sous-cutané; cet emphysème très rare, limité, passager, ne saurait être confondu avec l'emphysème diffus et persistant qui succède aux plaies pénétrantes des voies aériennes.

Ces plaies, bien soignées, ne présentent plus le caractère de gravité qui leur a été jadis attribué. Dieffenbach [1] s'était attaché à montrer que les plaies superficielles du cou peuvent être suivies d'accidents sérieux, érysipèles, phlegmons, etc., souvent mortels. Il est certain que l'inflammation se propage facilement et rapidement dans la couche celluleuse lâche du cou, mais on ne peut plus insister, comme l'ont fait jusqu'ici les auteurs classiques, sur ces accidents justiciables d'un traitement approprié et sûrement évités par un pansement antiseptique appliqué à temps. Lors donc qu'on se trouvera en présence d'une plaie superficielle récente, on ne devra pas hésiter, après l'avoir soigneusement désinfectée, à faire des sutures, quelle que soit sa forme, quelle que soit son étendue; le pansement devra être appliqué de façon à immobiliser aussi bien que possible la tête et le cou pour ne point laisser tirailler et désunir les lèvres de la plaie suturées.

Il est bien rare que les *plaies par armes à feu* soient limitées à la couche sous-cutanée; parfois cependant une balle chemine plus ou moins loin sous la peau; elle peut y rester, ou bien au contraire sortir en formant une plaie en séton. Ces plaies superficielles par armes à feu ne présentent au cou aucun caractère particulier qui mérite l'attention; elles réclament ici le même traitement que dans les autres régions.

2° PLAIES PROFONDES

Le point capital de l'étude de ces plaies (à part les lésions du conduit laryngo-trachéal ou de l'œsophage, de la colonne cervicale et de son contenu, dont l'histoire est faite dans les chapitres consacrés aux affections de ces organes) est la blessure des gros vaisseaux ou des gros nerfs du cou.

Nous n'avons rien à ajouter à l'étiologie générale de ces plaies, elles reconnaissent les mêmes causes que les plaies superficielles; cependant, dans quelques cas, elles peuvent être produites, pour ainsi dire, de dedans en dehors; une balle pénétrant par la bouche peut traverser le plancher de cette cavité et la région sus-hyoïdienne, ou bien le pharynx, etc.; un instrument pointu, un morceau de bois peut suivre le même trajet; Wagnier en a rapporté récemment un curieux exemple [2]. Ces faits appartiennent surtout à l'histoire des

[1] *Beobachtungen über Halswunden. Rust's Magazin*, t. XLI, p. 395, 1834.

[2] WAGNIER, *Fragment de bois enfoncé dans la bouche d'un enfant et sorti au bout de dix mois dans la région cervicale postérieure*. Congrès de laryngologie, séance du 24 mai 1890. *Bull. méd.*, 1890, n° 43, p. 498.

plaies de la bouche et du pharynx. Ils ne peuvent nous intéresser ici que s'ils s'accompagnent de lésions des gros vaisseaux.

Les *plaies de la nuque* entament plus ou moins profondément les épaisses masses musculaires qui protègent en arrière la colonne cervicale(¹). Elles sont le plus souvent produites par un coup de sabre, et vont parfois jusqu'aux vertèbres; Larrey, Legouest(²) ont décrit ces énormes plaies, véritables demi-décapitations. Nous avons pu observer, il y a deux ans, à la Charité, dans le service de Trélat, un homme qui avait eu la nuque coupée en travers par un coup de couteau, dans une tentative de meurtre; tous les muscles avaient été divisés jusqu'à la colonne cervicale. Celle-ci même peut être atteinte plus ou moins profondément ainsi que les méninges et la moelle (voy. *Plaies de la moelle*).

Par suite de la section des muscles postérieurs, la tête tombe en avant, l'hémorrhagie primitive est assez abondante, venant des nombreuses artères musculaires et des riches plexus veineux de la partie profonde de la nuque. Legouest, pansant à plat et maintenant la tête en bonne position, obtint des guérisons avec de larges et épaisses cicatrices. Aujourd'hui on doit tenter la réunion; pour obtenir l'affrontement d'aussi larges surfaces, on pourra, avec avantage, placer sur les masses musculaires coupées deux ou trois plans de sutures au catgut, après avoir assuré l'hémostase. Le pansement devra immobiliser la tête dans l'extension. La réunion complète semble difficile à obtenir à cause de l'épaisseur de la tranche musculaire et du suintement sanguin inévitable en pareil cas. Dans le cas que nous avons observé, la suture n'avait pu être faite que plusieurs heures après l'accident; il y eut une désunion partielle due au suintement sanguin; une suture secondaire faite quelques jours plus tard amena la diminution de la plaie sans pouvoir produire toutefois la réunion totale, et le malade guérit avec une cicatrice étroite et solide.

Un blessé observé par Larrey(³) resta impuissant après une large plaie de la nuque par coup de sabre.

Les plaies par instruments piquants et les plaies par armes à feu de la nuque n'intéressant pas le rachis ou la moelle ne présentent aucun caractère particulier. Jenny(⁴) a rapporté une curieuse observation d'embrochement des parties molles de la nuque par un long morceau de bois pointu, dans une chute d'une hauteur de 40 pieds environ. La bâton, qui avait passé sous les muscles de la nuque et le sterno-mastoïdien droit, faisait saillie à droite de 18 centimètres, à gauche de 7 centimètres; il était si solidement fixé qu'il fallut de vigoureuses tractions pour le dégager. Aucun vaisseau important n'avait été blessé, la colonne cervicale était intacte, ce qui tenait probablement à l'extension forcée de la tête au moment de l'accident.

A la *région antérieure du cou*, divers muscles peuvent être atteints. Les plaies du sterno-mastoïdien seules méritent de nous arrêter; complètes, elles donnent le plus souvent lieu à des troubles fonctionnels décrits par Stromeyer :

(¹) DESMARRES, *Plaies de la partie postérieure du cou.* Thèse de Paris, 1839.
(²) LEGOUEST, *Chirurgie d'armée*, 1872, p. 296.
(³) GILLETTE, *loc. cit.*, p. 171.
(⁴) JENNY, *Plaie singulière du cou, produite par un instrument piquant. Corresp.-Bl. f. schw. Aerzte*, 1883, 1ᵉʳ juin, nº 11, p. 274.

la tête, droite au repos, est brusquement jetée du côté sain comme poussée par un ressort, sous l'influence de la moindre contraction du sterno-mastoïdien intact. Il est à remarquer que la résection d'une partie même étendue du sterno-mastoïdien au cours d'une ablation de tumeur du cou ne provoque aucun trouble fonctionnel, comme le montrent les observations de Liston (1) et de Jeannel (2). Ce fait tient à ce que le muscle est atrophié et impuissant, par suite du développement de la tumeur, et qu'il existe déjà une suppléance fonctionnelle par les autres muscles chargés de maintenir l'équilibre de la tête. Quoi qu'il en soit, les troubles des mouvements dus aux blessures du sterno-mastoïdiens disparaîtraient dans la plupart des cas, d'après Stromeyer (3). Duplay cite cependant un cas tiré de l'histoire de la guerre de Sécession (4), dans lequel un torticolis permanent succéda à une section complète du sterno-mastoïdien par uu coup de feu.

Des instruments piquants ou tranchants peuvent pénétrer très profondément dans le cou sans blesser de vaisseau volumineux; l'élasticité et la mobilité du faisceau jugulo-carotidien suffisent à expliquer avec quelle facilité il peut fuir devant l'instrument vulnérant, et il est commun, dans les tentatives de suicide où un coup de rasoir a transversalement divisé presque toute la partie antérieure du cou, le vestibule du larynx, une partie du pharynx, de voir, au fond de cette énorme plaie, les carotides et les jugulaires intactes. Flinger (5) a rapporté l'observation d'un suicidé chez lequel un couteau avait traversé tout le cou dans le sens antéro-postérieur, ouvrant l'articulation occipito-atloïdienne et blessant les méninges et la moelle allongée sans intéresser ni la jugulaire ni la carotide, et pourtant le trajet de la plaie allait directement de la nuque à la partie moyenne du bord horizontal du maxillaire inférieur.

Les projectiles d'armes à feu respectent moins les vaisseaux; cependant, dans quelques cas, une balle peut traverser la région dangereuse; elle peut même, si elle est à la fin de sa course, s'arrêter sur la colonne vertébrale ou sur la première côte, au contact de la carotide ou de la sous-clavière, sans blesser l'artère. On en connaît plusieurs exemples. En voici un rapporté par Sawtelle (6): une balle entrée au-dessus de la clavicule gauche traverse presque transversalement le cou et reste logée dans la région sus-claviculaire droite; sept ans après, Lincoln tente l'extraction pour des accidents nerveux dus à des lésions du plexus brachial droit; il trouve la balle située entre l'artère sous-clavière et une branche du plexus.

Le plus souvent, les artères ou les veines du cou sont intéressées par les plaies profondes. Nous décrirons successivement les plaies des artères, celles des veines, enfin les lésions des nerfs.

(1) Liston, *Pratical surgery*, 1837, p. 145.
(2) Jeannel, *loc. cit.*, p. 756.
(3) Stromeyer, *Maximen der Kriegsheilkunde*, p. 423.
(4) *Medical and surg. history of the ward of the rebellion*, t. I, p. 405.
(5) Flinger (de Chemnitz), *Mode insolite de suicide par section du cou. Vierteljahrsschrift für gerichtl. Med. und öffentl. Sanitätswesen*, nouvelle série, t. XXXIV, p. 189, janvier 1881.
(6) H.-W. Sawtelle, *Gunshot of the neck. Boston med. and surg. Journal*, 14 novembre 1872, p. 335.

1° PLAIES DES ARTÈRES

Le volume et la multiplicité des artères du cou rendent compte de la gravité de ces plaies et de la difficulté parfois insurmontable du diagnostic précis du siège de l'hémorrhagie.

Symptômes. — Le symptôme capital est l'*hémorrhagie*, variable suivant le volume du vaisseau blessé et suivant les conditions anatomiques de la plaie.

Le plus souvent, et cela surtout dans les plaies par instruments tranchants, le sang s'écoule directement au dehors (*hémorrhagie externe*); si une cavité voisine de l'artère (trachée, plèvre) est ouverte en même temps que cette dernière, le sang peut s'y répandre (*hémorrhagie interne*); enfin dans nombre de cas, l'étroitesse de la plaie extérieure, le défaut de parallélisme des lèvres des deux plaies, la compression exercée sur la blessure, peuvent forcer le sang à s'épancher dans le tissu cellulaire du cou (*hémorrhagie interstitielle*). Cette dernière forme d'hémorrhagie s'observe exclusivement dans les cas relativement rares de blessure de l'artère par un fragment osseux, dans une fracture de la première côte ou de la clavicule par exemple. Le plus ordinairement, l'hémorrhagie interstitielle ou l'hémorrhagie cavitaire s'accompagne d'un écoulement sanguin plus ou moins abondant par la plaie extérieure.

Si la plaie extérieure est large et que la lésion porte sur une des grosses artères du cou, l'hémorrhagie est foudroyante, le jet de sang, énorme, jaillit à une grande distance, le blessé meurt en quelques secondes.

L'hémorrhagie dans la cavité pleurale peut aussi déterminer la mort immédiate ou du moins très rapide, si une grande quantité de sang emplit brusquement la plèvre et comprime le cœur et le poumon; dans d'autres cas, comme nous le verrons plus loin, le blessé peut survivre un temps plus ou moins long.

Il est inutile d'insister sur la rapidité de la mort dans les cas où la trachée a été ouverte en même temps que la carotide.

L'infiltration sanguine de l'hémorrhagie interstitielle forme une tuméfaction souvent très volumineuse qui comprime les organes voisins et peut tuer rapidement par suffocation. Très rarement le sang épanché se résorbe et la plaie artérielle guérit (simples piqûres); d'ordinaire il y a formation d'anévrysme traumatique diffus ou circonscrit. La collection sanguine suppure quelquefois; alors peut apparaître une hémorrhagie secondaire, le plus souvent mortelle.

La blessure simultanée d'une artère et d'une veine donne lieu, dans un grand nombre de cas, à un anévrysme artério-veineux, terminaison regardée comme relativement favorable par les auteurs.

Les plaies par armes à feu provoquent, plus que les autres, des hémorrhagies secondaires. L'hémorrhagie primitive peut être nulle ou peu abondante; mais vers le huitième ou le dixième jour, la chute de l'eschare ouvre plus ou moins largement le vaisseau, et une hémorrhagie très abondante se produit, ou bien plusieurs hémorrhagies se répètent à des intervalles variables; ces accidents sont redoutables à cause des phénomènes d'infection qui compliquent le plus souvent l'évolution de la plaie et à cause de la grande difficulté que présente dans tous ces cas l'intervention chirurgicale.

Pronostic. — Le pronostic des plaies artérielles du cou ne peut être formulé d'une façon générale; il dépend de l'importance du vaisseau blessé, du genre de blessure; les piqûres même des grosses artères n'entraînent pas d'accidents aussi graves que les coupures. Les plaies incomplètes divisant la moitié ou les deux tiers du calibre de l'artère sont, ici comme partout, les plus terribles. En effet, l'hémostase spontanée peut se faire par rétraction des deux bouts dans leur gaine (dans les sections complètes), par syncope ou par la compression exercée par le thrombus. Nous avons déjà signalé la gravité particulière des plaies par projectiles d'armes à feu, nous y reviendrons à propos du traitement.

Il est indispensable d'étudier séparément les plaies de chacune des grosses artères du cou pour trouver dans leurs caractères particuliers les éléments du *diagnostic* et des *indications thérapeutiques*.

a. Les *plaies du tronc brachio-céphalique* ne doivent pas nous arrêter. Un cas de plaie par coup de poignard (Ercorsi) est cité par les auteurs; il se termina rapidement par la mort. Poinsot [1] rapporte deux faits de plaie par arme à feu empruntés à Otis; dans ces deux cas il n'y avait pas eu d'hémorrhagie immédiate; c'est au vingt-deuxième jour chez l'un des blessés, au quatrième jour chez l'autre que survint une hémorrhagie foudroyante.

b. *Plaies de l'artère sous-clavière* [2]. — Les observations de plaies de la sous-clavière sont rares. L'artère, profonde, est protégée par le sterno-mastoïdien et la clavicule; d'autre part, la blessure entraîne le plus souvent la mort immédiate.

Poinsot a pu cependant réunir 23 cas et tracer de ces plaies un tableau auquel nous empruntons une bonne partie de cette description.

L'artère peut être atteinte non seulement dans la région sus-claviculaire où elle est le plus accessible, mais entre les scalènes, ou plus profondément encore. Demons a observé une plaie par la branche d'une fourche qui, pénétrant à la partie inférieure du cou, au niveau de la trachée, avait glissé vers la poitrine et traversé la sous-clavière, au point où elle croise la côte. Dans un second fait du même chirurgien, le blessé, forgeron, fut frappé par un éclat de fer rouge qui pénétra dans le cou au niveau de la région carotidienne et blessa la sous-clavière en fracturant la première côte.

Les instruments tranchants ou piquants (couteaux, poignards, sabres, etc.) peuvent atteindre l'artère en pénétrant soit par le creux sus-claviculaire, soit au-dessous de la clavicule en se dirigeant en haut (Thiersch), soit en arrière de l'épaule, au-dessus de l'omoplate (Arango).

Les projectiles de guerre suivent des trajets moins déterminés et peuvent aborder l'artère de tous côtés, en produisant des délabrements plus ou moins étendus des parties voisines.

(1) Poinsot, art. Sous-clavière. *Dict. de méd. et de chir. prat.*, t. XXXIII, p. 360.

(2) Le Fort, art. Sous-clavière. *Dict. encycl. des sc. méd.*, 3e série, t. X, p. 669. — Poinsot, *loc. cit.*, p. 411.

Dans un autre ordre de faits, la sous-clavière peut être blessée par un fragment osseux dans une fracture de la première côte ou de la clavicule, avec ou sans lésions des téguments. Dans le cas célèbre et partout cité de Sir Robert Peel, on crut reconnaître une perforation de l'artère par un fragment de la clavicule; mais le fait ne fut point confirmé par l'examen anatomique. Il existe néanmoins des observations probantes de ce genre de blessures; dans 2 cas de Hammond et de Beck, le vaisseau avait été ouvert par l'extrémité pointue d'un fragment de la première côte et Storrow a vu la sous-clavière perforée par une esquille qu'une balle avait détachée du bord postérieur de la clavicule.

L'hémorrhagie primitive est notée par Poinsot 20 fois sur 23 observations; elle peut être le symptôme unique et emporter le malade en quelques instants, dans les cas de plaie large. Dans plusieurs observations, la plaie étant étroite, la compression a pu suffire à arrêter, au moins pour quelque temps, l'écoulement du sang.

L'hémoptysie, toujours liée à une plaie du poumon (mais se produisant sans blessure d'aucun vaisseau important de l'organe et par le seul fait de l'épanchement du sang artériel dans la plaie pulmonaire et dans les bronches) peut coïncider avec l'hémorrhagie extérieure. Dans le cas de Richet, que nous rapportons plus loin, la compression fit cesser à la fois l'hémorrhagie extérieure et l'hémoptysie. Cette hémoptysie peut persister plusieurs jours jusqu'à la mort du blessé (Hammond). Dans quelques cas, elle constitue le seul mode de perte sanguine (Bergmann).

L'obturation de la plaie artérielle par des esquilles, des débris de vêtements, etc., peut empêcher l'hémorrhagie primitive. Un malade de Beck, vingt jours après un coup de feu qui avait brisé la tête humérale et l'apophyse coracoïde et avait rendu nécessaire la résection de l'humérus, fut pris d'une hémorrhagie effroyable qui l'emporta rapidement. A l'autopsie, on trouva un fragment de la première côte fracturée implantée dans l'artère. Otis cite un cas analogue observé par Smith.

L'absence du pouls radial est notée dans le plus grand nombre des cas, et constitue un signe de grande valeur; cependant il n'est pas constant; on a pu trouver des battements à la radiale alors que la sous-clavière était coupée (cas de Thiersch), grâce au rétablissement de la circulation collatérale; et la simple compression de l'artère par un fragment osseux au fond de la plaie peut interrompre la circulation (cas de Fischer).

Il est fréquent d'observer avec les plaies de la sous-clavière des lésions des nerfs du plexus brachial.

L'hémorrhagie primitive peut être arrêtée par la compression et ne plus reparaître. Richet (¹) a rapporté l'observation d'une jeune fille de dix-huit ans, qui reçut un coup de couteau-poignard à la région sus-claviculaire droite. L'hémorrhagie primitive abondante avait été arrêtée par une syncope. Quand la malade revint à elle, on constata tous les signes d'une plaie de la sous-clavière avec plaie du poumon, absence de pouls dans les artères du bras, épanchement pleural abondant, hémoptysie, suffocation; on fit une légère compres-

(¹) RICHET, Soc. de chir., séance du 6 sept. 1865.

sion sur la plaie obturée par un caillot et la malade guérit sans hémorrhagie ultérieure, sans anévrysme, ne conservant à sa sortie de l'hôpital qu'un peu d'oppression et une paralysie incomplète du médian, dont les branches d'origine avaient été lésées en même temps que l'artère. Richet se proposait de lier les deux bouts de l'artère en cas d'hémorrhagie secondaire.

Poinsot cite deux cas analogues dus à Beck et à Keef.

Mais, le plus souvent, l'hémorrhagie reparaît au bout d'un temps plus ou moins long. Dans nombre de cas, l'hémorrhagie primitive a été insignifiante et ce n'est qu'après huit, quatorze et même vingt-deux jours, qu'apparaît une hémorrhagie secondaire foudroyante ou plusieurs fois répétée; dans un cas de Breed, elle a été retardée jusqu'au quatre-vingt-neuvième jour.

Elle est ordinairement précédée de phénomènes d'inflammation et même de suppuration de la plaie; cependant elle s'est aussi montrée chez des sujets considérés comme guéris (Ogilvie Will, Billroth, Breed).

Dans certains cas, la blessure simultanée de la veine sous-clavière favorise la production d'un anévrysme artérioso-veineux. Le Fort en a réuni 5 cas (Bérard, Robert, Larrey, Watmann, Letenneur (1)), auxquels Poinsot ajoute une observation de Posada Arango.

Enfin il existe un certain nombre d'observations d'anévrysmes diffus. Poinsot en rapporte 5 (3 plaies par arme blanche, 2 plaies par armes à feu). Les rares observations publiées depuis ne présentent rien de particulier.

Les plaies des *branches de l'artère sous-clavière* donnent parfois lieu à de redoutables hémorrhagies; on a vu la mort survenir à la suite de blessures de *scapulaire supérieure*, de la *cervicale profonde*, de la *thyroïdienne inférieure*. Mais de toutes les branches de l'artère, celle dont les plaies doivent surtout nous arrêter, à cause de leur caractère particulier de gravité, est l'*artère vertébrale*.

Fischer (2) a bien étudié les plaies de la vertébrale, il en a réuni 32 cas; Kuester (3), ajoutant à la statistique de Fischer et à celle de Kocher (4) une intéressante observation personnelle, arrive à rassembler 41 faits.

L'artère peut être atteinte dans les divers points de son trajet, assez rarement à la base du cou, plus souvent dans le canal des apophyses transverses ou bien entre l'atlas et l'occipital, ou au niveau même de l'atlas, cas le plus fréquent. On comprend facilement la fréquence des lésions concomitantes des vertèbres et même des organes contenus dans le canal médullaire. Le siège de la plaie extérieure est fort variable et, dans les blessures de la partie supérieure de l'artère, elle se trouve ordinairement au-dessous et en arrière de l'apophyse mastoïde, quelquefois au-dessous du lobule de l'oreille, plus rarement à la nuque; enfin l'instrument vulnérant a pu pénétrer par le pharynx.

L'hémorrhagie primitive est parfois peu considérable et la plaie semble n'offrir aucune gravité. Toute hémorrhagie peut manquer et, dans un cas de

(1) *Bull. de la Soc. de chir.*, 1865, t. VI, 2e série, p. 367.
(2) Fischer, *Deutsche Chir.*, Lief. 34.
(3) Kuester, *De l'hémostase des plaies artérielles par le tamponnement antiseptique, à propos d'un fait de blessure de l'artère vertébrale. Berliner klin. Wochenschrift*, 26 nov. 1883, n° 48, p. 737.
(4) Kocher, *Langenbeck's Archiv*, XII.

Stromeyer, cité par Duplay ([1]), cas dans lequel il n'y avait pas eu le moindre écoulement sanguin à la suite d'une plaie par arme à feu, on trouva à l'autopsie que la vertébrale était complètement sectionnée, ses deux bouts étaient obstrués par des caillots; la mort avait été le résultat d'une méningite.

Dans les plaies par instruments tranchants, l'hémorrhagie primitive peut être très abondante et entraîner la mort. Les hémorrhagies secondaires se comportent ici comme ailleurs et se répètent le plus souvent jusqu'à la terminaison fatale.

La formation des anévrysmes n'est pas rare ([2]), mais elle est le plus souvent méconnue, ou bien la lésion est rapportée à une autre artère (Duplay).

Les plaies de la vertébrale ont une gravité exceptionnelle; leur pronostic est plus grave que celui des plaies de la carotide; en effet, sur les 41 cas réunis par Küster, il n'y eut que 4 guérisons (observations de Warren, de Kocher, de Möbius, de Küster). Nous verrons plus loin les difficultés de diagnostic et de traitement spéciales à ces lésions.

C. *Plaies de la carotide primitive* ([3]). — Plus fréquentes que celles de la sous-clavière, ces plaies sont cependant rarement observées, la mort par hémorrhagie étant le plus souvent immédiate. L'obliquité du trajet de la plaie, le peu d'étendue de la plaie artérielle, ou même la section complète des deux bouts qui se rétractent dans leurs gaînes, suffisent parfois à atténuer l'hémorrhagie primitive qui s'arrête alors sous l'influence d'une syncope (Richet).

Les plaies par armes à feu peuvent, comme celles de la sous-clavière, ne provoquer qu'une hémorrhagie primitive légère ou insignifiante et une ou plusieurs hémorrhagies secondaires très graves.

Le plus grand nombre d'observations comprend des plaies par instruments tranchants dans des tentatives de meurtre ou de suicide. Les simples piqûres offrant toutes les conditions d'hémostase signalées plus haut, ont une gravité beaucoup moindre et peuvent guérir par la simple compression; mais on doit toujours craindre alors le développement ultérieur d'un anévrysme artériel au niveau du point blessé (Duplay).

Dans les plaies par instruments tranchants, le blessé ou les assistants portent instinctivement la main sur la plaie par laquelle le sang s'échappe et cette compression directe permet parfois au chirurgien d'arriver à temps pour faire la ligature.

La carotide primitive peut être blessée par un corps étranger introduit dans le pharynx. Walter Rivington a observé une perforation de l'artère par une arête de poisson ([4]). Ces sortes de blessures atteignent plus souvent la carotide interne.

D'autres artères, la faciale, l'occipitale, la thyroïdienne peuvent être atteintes

([1]) *Pathol. externe*, t. V, p. 18.

([2]) Fischer, *loc. cit.* — Vérardrin, *Quelques remarques sur les blessures et les anévrysmes des artères vertébrales. Bull. delle sc. med. di Bologne*, oct. 1872, p. 293. — Simes, *Anévrysme traumatique de l'artère vertébrale, suite de coup de feu. Philadelphie Acad. of surgery*, 4 juin 1888.

([3]) Le Fort, art. Carotide. *Dict. encycl. des sc. méd.*, t. XII, 1re série, p. 623. — Richet, art. Carotide. *Dict. de méd. et de chir. prat.*, t. VI, p. 383.

([4]) Walter Rivington, *Perforation de la carotide primitive par une arête de poisson, ligature. Medico-chir. transact.*, 1886, LI, p. 63.

en même temps, que la carotide primitive dans les blessures par armes à feu. La blessure concomitante de la veine jugulaire interne présente une gravité particulière; elle peut donner lieu à la formation d'un anévrysme artério-veineux surtout quand la plaie est produite par un instrument piquant, pointe de sabre ou de fleuret, rarement à la suite d'une plaie par arme à feu.

Il nous est inutile d'insister ici sur les signes de ces plaies (nous y reviendrons à propos du diagnostic des plaies artérielles), sur la marche, ou sur les accidents analogues à ceux que nous avons étudiés à propos des blessures de la sous-clavière.

Nous ne faisons que signaler aussi les plaies opératoires, les résections de la carotide, pratiquées au cours d'ablations de tumeurs du cou; ces faits ne peuvent rentrer dans la description des plaies artérielles, ils ressortissent à une question de technique opératoire et ne doivent point prendre place ici; on sait aujourd'hui qu'une résection plus ou moins étendue de la carotide, faite dans de bonnes conditions d'asepsie, ne présente pas une grande gravité.

D. *Plaies de l'artère carotide interne.* — Profondément cachée sur les parties latérales du pharynx, la carotide interne est beaucoup moins souvent blessée que la carotide primitive. Il est rare qu'elle soit atteinte par un instrument tranchant ou piquant pénétrant sous l'angle de la mâchoire, à travers la parotide; les projectiles suivent plus facilement cette voie.

L'artère peut être blessée par un corps pointu introduit dans la bouche et violemment enfoncé dans le pharynx. Le Fort (1) a rassemblé un certain nombre de ces cas; la plaie a été produite 3 fois par un tuyau de pipe (2), par une épingle (3), par une fourchette (4).

Des projectiles pénétrant par la face, au niveau de la joue (Prewitt) (5), au-dessous de l'orbite (W. Lee) (6), ont été perforer l'artère sur les parties latérales du pharynx.

Une incision chirurgicale portant sur l'amygdale ou le pharynx a pu ouvrir la carotide interne; les cas partout cités de Chassaignac (7), de Duke (8), de Liston (9), ont donné lieu à des interprétations différentes, car il est bien difficile de savoir si le bistouri a ouvert un anévrysme pris pour un abcès, ou bien un abcès qui avait déjà ulcéré l'artère, ou bien encore l'artère en même temps que l'abcès. Dans plusieurs autres observations, en effet, il est très nettement établi que la paroi de l'artère a été ulcérée au contact du pus. Nous reviendrons plus loin sur ces faits.

Les plaies de la carotide interne faites de dehors en dedans se comportent

(1) LE FORT, *loc. cit.*, p. 673.
(2) MAYO, *Med. quart. Review*, 1834, p. 410. — URE, *Lancet*, 1859, vol. I, p. 559. — VINCENT, *Med. chir. transact.*, t. XXIX, p. 39.
(3) KEITH, *Arch. gén. de méd.*, 1851, t. XXVII, p. 475.
(4) NASON, *Amer. Journ.*, 1867, LIII, p. 545.
(5) PREWITT, *Anévrysme traumatique de la carotide interne. Journ. of Amer. medic, Assoc.*, 15 mai 1886, p. 552.
(6) E.-W. LEE, *Mort subite à la suite d'une lésion de la carotide interne. Boston med. and surg. Journ.*, 30 oct. 1879. *Rev. des sc. méd.*, t. XVII, p. 251.
(7) CHASSAIGNAC, *Médecine opératoire*, t. I, p. 326.
(8) DUKE, *Lancet*, 1848, t. I, p. 233.
(9) LISTON, *Lancet*, 1842. Cités par Le Fort, *loc. cit.*, p. 673.

comme celles de la carotide primitive. Celles qui résultent d'un traumatisme intra-pharyngien entraînent la mort immédiate si l'artère est largement ouverte; une simple piqûre, comme cela arrive le plus souvent, provoque des hémorrhagies répétées à intervalles variables, avec ou sans formation d'anévrysme, et qui finissent, presque toujours, par entraîner la mort. L'observation de W. Lee, que nous avons citée plus haut, mérite d'être rapportée avec quelques détails parce qu'elle offre un exemple complet de la marche d'une plaie par arme à feu et de l'hémorrhagie qui résulte de l'incision de la poche formée autour de l'artère : « Un jeune homme reçut une petite balle de pistolet au-dessous de l'œil droit. Immédiatement après il se développa, vers l'angle de la mâchoire du côté droit, une tuméfaction considérable, qui, deux jours plus tard, devint le siège de symptômes inflammatoires. Le malade ne put ouvrir la bouche et éprouva une grande difficulté pour parler et pour avaler. Au bout de huit jours, les symptômes locaux et généraux s'étaient améliorés et le malade put vaquer à ses affaires. Ce n'est que huit jours plus tard qu'il put écarter suffisamment les mâchoires pour qu'il fût possible d'examiner l'intérieur de la bouche. Lee découvrit alors sur le côté droit de la voûte palatine une petite tumeur saillante, translucide, œdémateuse, du volume d'une noisette. Elle était dure, non fluctuante. Lee fit avec une lancette une petite ponction exploratrice qui amena l'expulsion de quelques petits caillots sanguins noirâtres, ensuite il l'incisa largement; un autre caillot fut expulsé, puis survint une hémorrhagie foudroyante. Le malade succomba deux minutes après.

A l'autopsie, on découvrit la balle logée dans la paroi postérieure de l'artère carotide interne; elle avait traversé l'artère d'avant en arrière; le sang avait décollé la muqueuse du pharynx et avait pénétré jusque sous le périoste de la portion osseuse de la voûte palatine. L'incision avait pénétré dans ce sac anévrysmal à 5 centimètres environ de la carotide. Les caillots contenus dans le sac étaient en voie de ramollissement et la partie inférieure du sac contenait une petite quantité de pus ».

E. *Plaies de l'artère carotide externe.* — Le tronc artériel lui-même est bien moins souvent blessé que ses branches. La multiplicité de ces dernières et leur épanouissement en rameaux divergents, à la partie supérieure et latérale du cou, rendent compte de la possibilité de blessures simultanées de plusieurs artères et de la difficulté parfois insurmontable de préciser le siège exact de l'hémorrhagie.

Ces plaies n'offrent du reste aucun caractère particulier; elles sont moins graves que celles qui atteignent les artères de la base du cou, et tout l'intérêt de leur histoire est dans les indications opératoires que nous aurons à étudier plus loin.

Diagnostic des plaies artérielles du cou. — Ce diagnostic comprend deux points essentiels: 1° reconnaître s'il y a réellement plaie artérielle; 2° rechercher quelle artère est blessée. Il est rare que le chirurgien assiste à l'hémorrhagie primitive et, le plus souvent, celle-ci ayant été arrêtée par une compression directe, on ne constate au moment de l'examen qu'un écoulement sanguin plus ou moins abondant, ou bien on est en présence d'une hémorrhagie secondaire, ou enfin l'hémorrhagie fait absolument défaut. De là deux cas :

Premier cas. — *Il existe une hémorrhagie.* — Si l'hémorrhagie est abondante, elle se présente, en général, avec des caractères assez nets pour qu'il soit facile de distinguer, à l'aide des signes habituels, la blessure d'une artère de celle d'une veine; les difficultés sont quelquefois très grandes si la plaie des téguments n'est pas large et si le sang n'arrive à l'extérieur que par un trajet oblique. Le diagnostic peut être, dans certains cas, impossible (Pirogoff).

L'hémorrhagie artérielle étant reconnue, la détermination de l'artère lésée repose sur les données suivantes : siège, direction de la plaie, troubles circulatoires dans le territoire de distribution de cette artère, parfois lésions appréciables au point même de la blessure artérielle.

Le siège de la plaie extérieure n'a pas toujours une grande valeur même dans les plaies par instruments piquants ou tranchants; si le trajet est oblique, une artère assez éloignée de l'orifice d'entrée a pu être atteinte; d'autre part, alors même que le trajet est presque perpendiculaire aux téguments, la présence en une même région de plusieurs troncs volumineux peut égarer le diagnostic. Aussi est-il nécessaire d'étudier dans chaque région les caractères différentiels des plaies des diverses artères. Il va sans dire que, dans les plaies par armes à feu, le siège de la blessure des téguments ne fournit qu'une indication de bien peu d'importance à cause de l'irrégularité et de l'étendue de la marche du projectile.

A la base du cou, la sous-clavière, la carotide primitive, le tronc brachio-céphalique peuvent être blessés. Il n'y a guère à songer à une plaie du tronc brachio-céphalique; on n'en connaît que deux cas, nous l'avons vu, et tous deux entraînèrent rapidement la mort. Le diagnostic des plaies de la carotide à sa partie inférieure et de la sous-clavière en dedans des scalènes peut offrir d'insurmontables difficultés; dans le cas de Demons cité plus haut, la sous-clavière était blessée à son passage sur la première côte, on crut à une plaie de la carotide et on se disposait à lier ce vaisseau quand le malade succomba.

En général les modifications du pouls fournissent un précieux élément de diagnostic, suppression du pouls radial dans les plaies de la sous-clavière, suppression du pouls temporal dans les plaies de la carotide. Malheureusement ce signe peut faire défaut dans certains cas; il n'a toute sa valeur que si l'on est en présence de l'hémorrhagie primitive. La richesse des anastomoses dans les deux territoires vasculaires explique le retour parfois rapide de la circulation dans les collatérales. Chez un blessé atteint de plaie de la sous-clavière, Thiersch a pu constater qu'au bout de deux heures le pouls radial était le même des deux côtés.

Par contre, le pouls radial peut manquer, alors que la sous-clavière est simplement comprimée; dans un cas de Fischer, la compression était due au déplacement d'un fragment de la première côte. Mais ce fait est exceptionnel et l'absence de pouls radial n'en garde pas moins sa grande valeur séméiologique.

Les troubles nerveux résultant de la blessure du plexus brachial peuvent éclairer le chirurgien, mais ne servent jamais qu'à confirmer l'opinion suggérée par les autres symptômes (Poinsot).

Les plaies des branches de la sous-clavière, thyroïdienne inférieure, vertébrale, à peu près impossibles à distinguer entre elles, n'entraînent aucune modification du pouls radial. Le diagnostic entre les plaies de la carotide, de la thyroïdienne et de la vertébrale, superposées en un point, ne peut guère s'appuyer que sur les modifications du pouls temporal.

A la partie moyenne du cou, c'est presque toujours la carotide primitive qui est atteinte; mais ici encore le voisinage de la vertébrale est une cause d'erreur. La compression à la base du cou agit à la fois sur les deux artères. Aussi les plaies de la vertébrale ont-elles été le plus souvent méconnues; ici encore, c'est l'absence du pouls temporal qui peut seule permettre, dans les cas douteux, d'affirmer la lésion de la carotide.

Quand la plaie siège plus haut, *entre le bord supérieur du cartilage thyroïde et l'angle de la mâchoire*, il est possible, à moins d'infiltration sanguine trop étendue, de comprimer la carotide primitive à sa partie moyenne, sans agir sur la vertébrale; cette compression arrêtera donc toutes les hémorrhagies sauf celles de la vertébrale. Le diagnostic entre les plaies des différentes branches de la carotide est le plus souvent impossible.

Il en est de même pour les blessures qui intéressent les carotides ou leurs branches entre l'angle maxillaire et leurs terminaisons. « Je pose en principe, dit Richet, qu'il n'est pas possible, hormis peut-être dans quelques cas tout à fait exceptionnels, d'établir le diagnostic d'une manière certaine et de savoir au juste non seulement lequel des deux troncs carotidiens externe ou interne a été blessé, mais même de reconnaître si l'hémorrhagie n'est pas produite par une des branches collatérales de la carotide externe, ou par plusieurs branches artérielles simultanément intéressées. »

Deuxième cas. — *L'hémorrhagie est arrêtée.* — C'est dans ces conditions que le chirurgien est appelé le plus souvent à examiner le blessé. L'analyse attentive des commémoratifs prend ici une grande importance. Il est nécessaire en effet de savoir si l'hémorrhagie primitive a été très abondante, si l'écoulement sanguin s'est répété à plusieurs reprises, quels en ont été les caractères; malheureusement les renseignements fournis par les assistants ne suffisent souvent pas à apprendre si le sang était artériel ou veineux (Peyrot).

On n'oubliera pas que, dans les plaies par armes à feu, l'hémorrhagie primitive a pu être nulle ou insignifiante.

S'il existe au niveau de la blessure une tumeur fluctuante, animée de battements et d'expansion, avec bruit de souffle isochrone aux pulsations cardiaques, la lésion artérielle est manifeste, alors même qu'il n'y aurait aucune hémorrhagie extérieure. Mais, lorsque les signes de l'anévrysme traumatique font défaut, les modifications du pouls périphérique peuvent seules permettre de faire le diagnostic.

Nous avons suffisamment insisté sur les complications propres aux plaies de quelques artères (tumeur pharyngienne dans les blessures de la carotide interne, épanchement pleural sanguin, hémoptysie dans les blessures de la sous-clavière, etc.), pour qu'il soit inutile d'y revenir ici.

Wahl [1] a signalé, il y a quelques années, un signe permettant de reconnaître une blessure partielle ou une section complète d'une artère. S'il existe sur le trajet d'une artère une ouverture qui n'est pas complètement obturée par un caillot, on entend sur toute la longueur du vaisseau, en aval et en amont du point blessé, un bruit métallique très accusé. Après avoir vérifié l'existence d'une plaie artérielle latérale dans un cas où le bruit métallique avait été constaté, Wahl, chez un autre blessé, diagnostiqua une section complète de l'artère sous-clavière à la suite d'un coup de feu, se fondant sur l'absence de pouls radial et de bruit métallique. Après incision des téguments et ablation d'une grande quantité de caillots, on trouva en effet une section complète de l'artère; les deux bouts furent liés, la partie lésée excisée, le malade guérit sans complications.

Nous n'avons point trouvé d'observations ultérieures pouvant établir la valeur de ce signe; il sera toujours utile de le rechercher, puisqu'il a fourni des renseignements très précis dans les deux cas cités par Wahl.

Traitement [2]. — Au cou plus que partout ailleurs la ligature des deux bouts de l'artère blessée est la règle qui doit guider l'intervention. Malheureusement, les difficultés opératoires qui résultent soit de l'obscurité du diagnostic, soit de l'infiltration sanguine ou même, dans certains cas, de complications inflammatoires, rendent souvent cette pratique impossible; force est alors de recourir à la ligature à distance du vaisseau lui-même ou du tronc d'origine. Enfin, souvent la compression, le tamponnement ont pu rendre des services.

La nature de la plaie, son siège, les caractères de l'hémorrhagie fournissent autant d'indications que nous devons étudier. La conduite à tenir peut être différente, en effet, suivant que le chirurgien se trouve en présence d'une hémorrhagie primitive, d'une hémorrhagie secondaire, ou bien que l'hémorrhagie est arrêtée depuis un temps plus ou moins long; suivant encore que la plaie est large et régulière, ou bien, au contraire, étroite et profonde, comme à la suite d'un coup de feu; enfin la présence d'une infiltration sanguine étendue ou d'un anévrysme diffus pourra encore modifier la méthode d'hémostase à employer.

1° Supposons d'abord le cas où *il existe une hémorrhagie plus ou moins abondante.*

Si la plaie est large, telle qu'une plaie par instrument tranchant et qu'une des grosses artères de la base du cou soit ouverte, la mort, nous l'avons vu, est le plus souvent immédiate, ou du moins très rapide, et la compression, faite sur la plaie, peut être insuffisante à arrêter l'hémorrhagie; Abel Bouchard (de Bor-

(1) Wahl, *Sur la valeur diagnostique du bruit métallique dans les lésions partielles des artères. Saint-Petersb. med. Wochenschrift*, n° 1, 1884.

(2) Bergmann, *Leçons faites à Dorpat sur la chirurgie de guerre. Blessures et ligatures de la sous-clavière. Saint-Petersb. med. Wochenschrift*, 1877, n°s 12 à 22. — Trèves, *Du traitement de l'hémorrhagie carotidienne.* Soc. méd. de Londres, séance du 9 janvier 1888, et *Lancet*, 1888, n° 3. — Cripps, *Du traitement des hémorrhagies artérielles consécutives aux blessures du cou et de la gorge. Avantages de la ligature de la carotide externe sur celle de la carotide primitive. British med. Journ.*, 4 mai 1888, p. 661. — Kuester, *De l'hémostase des plaies artérielles par le tamponnement antiseptique à propos d'un fait de blessure de l'artère vertébrale. Berliner klin. Wochenschrift*, n° 48, 26 nov. 1883, p. 737.

deaux) a vu, dit Poinsot, au siège de Strasbourg, un soldat frappé par un éclat d'obus qui emporta la clavicule en déchirant l'artère et la veine sous-clavières; le tamponnement immédiat de la plaie ne put modérer la perte effroyable de sang et le blessé succomba en quelques minutes.

La seule conduite à tenir en pareil cas est, en effet, de pratiquer sur la plaie une compression énergique de façon à arrêter, pour quelques instants au moins, l'hémorrhagie; si le doigt ou un tampon introduits sur l'artère arrêtent le sang, il faut maintenir cette compression jusqu'à ce que soient prêts les instruments nécessaires pour faire la ligature.

Richet, dans l'article que nous avons déjà plusieurs fois cité, rapporte en ces termes la célèbre observation de Michon : « Je ne saurais mieux faire que de donner ici le résumé d'un cas intéressant qui offre en même temps un bel exemple de plaie complète de la carotide primitive droite et un précieux enseignement sur la conduite à tenir. Une jeune fille reçoit à la partie inférieure droite de la région sous-hyoïdienne un coup de couteau qui pénètre obliquement au-dessous du sterno-mastoïdien; le sang jaillit en abondance, la malheureuse femme a le temps de traverser la rue en courant, et d'entrer chez un pharmacien où un médecin appelé de suite s'empresse d'introduire le doigt indicateur dans la plaie et de pratiquer comme il peut la compression.

Michon, mandé en toute hâte, arrive, trouve la jeune fille exsangue, respirant encore, mais ayant le cou déformé par une énorme quantité de sang accumulé sous les téguments. Il introduit son doigt dans la plaie pour s'assurer de la direction de la blessure, et, au moment où il la retire, un jet de sang vermeil s'échappe. Plus de doute, la direction de la plaie, la couleur du sang, la rapidité de l'hémorrhagie épuisante, tout indique que la carotide est divisée Sans perdre de temps, l'habile chirurgien prend son parti; pendant que son doigt indicateur gauche comprime le fond de la plaie, il agrandit les bords de l'incision, reconnaît alors que la carotide est divisée complètement en travers, lie d'abord le bout supérieur qui fournissait beaucoup de sang, puis le bout inférieur non sans peine, et l'hémorrhagie est définitivement arrêtée. »

Ici, la section complète de l'artère avec rétraction des deux bouts, le défaut de parallélisme de la plaie artérielle et de la plaie cutanée à la suite des mouvements faits par la malade, la syncope et la compression digitale pratiquée par le médecin étaient autant de conditions favorables.

Si la ligature des deux bouts est la méthode pour ainsi dire idéale, elle peut n'être cependant pas praticable, surtout quand il s'agit de plaies étroites, de plaies par armes à feu. *A la base du cou*, la recherche des deux bouts est souvent fort difficile. Alors même qu'on a largement agrandi la plaie cutanée, l'infiltration sanguine très considérable, les lésions étendues des organes voisins, fractures de la clavicule, de la première côte, etc., peuvent rendre l'opération impraticable; si Bergmann et Volkmann ont pu lier dans la plaie les deux bouts de la sous-clavière blessée, Smith fut en pareil cas obligé d'abandonner l'opération sans avoir pu trouver l'artère. Pirogoff conseillait de lier d'abord la sous-clavière au-dessus de la plaie, puis d'examiner celle-ci à loisir et de faire alors la double ligature. Même en suivant ce procédé, Thiersch ne put arriver à mettre à nu la plaie vasculaire (Poinsot).

Aussi Bergmann conseille-t-il, au moins pour les hémorrhagies secondaires de la sous-clavière ([1]), d'avoir recours à la ligature dans la continuité; et, dans les cas relevés par Poinsot, cette ligature arrêta toujours définitivement l'hémorrhagie. Mais, dans certains cas, la blessure siège trop haut sur l'artère pour qu'il soit possible de lier dans la continuité. Il ne reste alors, si on ne peut lier dans la plaie, qu'à faire le tamponnement antiseptique et la compression.

A la partie moyenne du cou, il est plus facile de trouver les deux bouts de la carotide primitive. L'observation de Michon, une autre analogue de Gray (de Californie) ([2]) montrent la marche à suivre en pareil cas. Il est vrai que Travers, Brown, Horner, Boileau, Fleming et d'autres ont lié la carotide entre le cœur et la plaie avec un succès complet. Mais, dans deux cas de Marjolin et de Giroux, l'hémorrhagie reparut après la ligature de la carotide primitive (Richet).

Une plaie située *entre le cartilage thyroïde et l'angle de la mâchoire* peut atteindre la terminaison de la carotide primitive ou ses branches de bifurcation, ou encore les branches de la carotide externe. Ici, la profondeur des vaisseaux, la présence de troncs veineux importants (tronc thyro-linguo-facial), de troncs nerveux (grand hypoglosse et sa branche descendante) rendent la recherche directe des deux bouts très difficile. Enfin on ne sait jamais d'une façon précise quel tronc artériel a été blessé, ce qui expose à de longues et pénibles recherches dans des tissus infiltrés de sang, au milieu d'organes importants dont les rapports peuvent être modifiés. Malgré ces périls, Richet conseille encore ici de tenter d'abord la ligature directe de l'artère blessée et de ne faire la ligature à distance qu'après avoir reconnu qu'il y aurait de trop grands dangers à poursuivre cette recherche des deux bouts.

Si l'hémorrhagie est très abondante et menace la vie du malade, il faut, avant de faire la recherche de l'artère dans la plaie, essayer d'arrêter le sang par la compression de la carotide au-dessous de la plaie. Si cette compression est efficace, on la maintiendra pendant tout le temps de l'opération jusqu'à ce que les deux bouts soient liés. Mais bien souvent la compression très difficile est impuissante à arrêter l'hémorrhagie; on ira alors au plus pressé, et on liera la carotide primitive, opération rapide et facile; il sera dès lors possible d'agrandir la plaie, puis de chercher et de lier pour plus de sûreté le vaisseau blessé ([3]).

Ce qui fait toujours hésiter à lier la carotide primitive en pareil cas, c'est la crainte de provoquer les graves accidents cérébraux qui peuvent résulter de cette ligature. Aussi, avant d'arriver à ce moyen extrême, Trèves ([4]) conseille-t-il de pratiquer une ligature temporaire à l'aide d'un fil de catgut qu'on enlève le plus tôt possible. Chez un homme de vingt-cinq ans, qui avait perdu une

([1]) Le conseil donné par Bergmann ne s'applique pas seulement aux plaies de la sous-clavière mais aussi à celles de l'*axillaire* qui porte encore, pour les auteurs allemands, le nom de sous-clavière, jusqu'au bord inférieur du petit pectoral.

([2]) Gray, *The med. Press*, 1865, p. 115.

([3]) Peyrot, *loc. cit.*, p. 45. — Schmoll, *Des plaies artérielles et de l'hémostase*. Dissertation inaug. Bonn, 1880.

([4]) Trèves, *Du traitement de l'hémorrhagie carotidienne*. Soc. de méd. de Londres, séance du 9 janvier 1888. *Semaine méd.*, 1888, p. 15.

énorme quantité de sang par une plaie profonde et étroite située au niveau de la grande corne de l'os hyoïde, Trèves dénuda la carotide primitive et la comprima avec un catgut pendant une demi-heure; l'hémorrhagie s'arrêta immédiatement pour ne plus reparaître; par précaution, on laissa le fil en place, mais non serré, pendant quatre jours, puis on l'enleva et les plaies se fermèrent rapidement. Trèves a employé ce procédé avec le même succès dans trois autres cas. L'arrêt définitif de l'hémorrhagie tient à l'hémostase dans la plaie et non à l'oblitération de la carotide par cette compression temporaire, car Trèves a pu constater que l'artère était restée perméable. On peut donc craindre, par ce procédé, des hémorrhagies secondaires, si la blessure est septique; aussi serait-il peut-être plus sûr, en pareil cas, de faire la ligature temporaire de la carotide primitive et de profiter de l'ischémie de la région pour rechercher et lier le vaisseau blessé, et en même temps désinfecter soigneusement la plaie, puis d'enlever alors la ligature temporaire; on aurait ainsi définitivement arrêté l'hémorrhagie, sans exposer le malade aux dangers de la ligature permanente de la carotide primitive.

La ligature temporaire inoffensive pourrait aussi permettre de s'assurer que la plaie siège non pas sur le système carotidien, mais bien sur la vertébrale, l'hémorrhagie continuant après qu'on aurait serré le fil.

Lorsque la plaie siège *au-dessus de l'angle de la mâchoire*, la recherche des deux bouts devient absolument impossible. Si l'hémorrhagie est très abondante, on doit lier rapidement la carotide primitive. Si les accidents ne sont pas trop pressants, on pourra découvrir la bifurcation de la carotide, comprimer alternativement la carotide interne et externe, et lier celui des deux troncs dont la compression arrête l'hémorrhagie (Richet). Le Fort pense qu'il y aurait peut-être avantage à lier la carotide primitive dans le cas de blessure de la carotide interne, ce qui exposerait moins aux accidents cérébraux, mais plus aux hémorrhagies secondaires. Dans un cas, Richet fut obligé de lier successivement la carotide primitive et la carotide interne.

Si on avait pu reconnaître une plaie de la vertébrale, ou si la compression ou la ligature de la carotide inefficaces permettaient de porter ce diagnostic, on n'aurait guère d'autre ressource que de faire le tamponnement dans la plaie avec de la gaze antiseptique (Küster). Si la plaie siège très haut, au niveau des courbures de l'artère, Duplay conseille de lier les deux bouts après excision partielle des muscles de la nuque, ce qui peut être bien difficile (Peyrot).

Lorsque la carotide interne a été blessée par un instrument introduit dans le pharynx, on peut comprimer la carotide primitive, puis lier la carotide interne, comme le fit Kuth, plutôt que la carotide primitive; si cette dernière méthode donna un succès à Chassaignac, elle laissa périr d'hémorrhagie secondaire un malade de Baizeau (Richet). Cependant Le Fort conseille la ligature de la carotide primitive comme aussi efficace et plus facile.

Les hémorrhagies secondaires entraînent les mêmes indications que les hémorrhagies primitives, mais la recherche des deux bouts est toujours beaucoup plus difficile, et on est souvent obligé de faire la ligature à distance.

2° *L'hémorrhagie est arrêtée.* Le chirurgien ne voit le blessé que quelques heures ou quelques jours après l'accident, et les commémoratifs, quelques signes locaux ou quelques troubles circulatoires permettent seuls, comme nous l'avons vu, de faire le diagnostic. Les indications du traitement seront absolument différentes suivant la nature des hémorrhagies observées antérieurement.

Si l'hémorrhagie primitive, même très abondante, a duré peu de temps, puis a été définitivement arrêtée par la compression ou par tout autre moyen, on se contentera d'aseptiser autant que possible la plaie, de faire une compression légère et d'assurer l'immobilité absolue du blessé. Il faudra exercer une surveillance incessante et se tenir toujours prêt à agir jusqu'à ce que tout danger d'hémorrhagie secondaire soit passé. Nous avons suffisamment insisté sur la gravité de ces hémorrhagies dans les plaies par armes à feu, alors même que l'hémorrhagie primitive a été insignifiante.

Apprend-on, au contraire, que l'hémorrhagie primitive, sans être forte, s'est prolongée le deuxième ou le troisième jour, on aura tout lieu de craindre l'apparition vers le huitième jour d'une hémorrhagie secondaire grave; l'intervention sera donc indiquée.

Il en sera de même à plus forte raison s'il s'est déjà produit une hémorrhagie secondaire même légère; en pareil cas on ne saurait temporiser et « c'est la prudence qui doit ici engager à l'audace » (Otis).

Nous ne faisons que signaler ici l'*ulcération des artères* du cou au contact d'abcès, accident dont l'histoire sera faite plus loin (voy. *Phlegmons du cou*). Les hémorrhagies qui en sont la conséquence donnent lieu aux mêmes indications que les hémorrhagies traumatiques.

3° En présence d'un *anévrysme diffus*, on sait que les différents modes de compression sont en général inefficaces; l'incision large du foyer avec la ligature des deux bouts, comme l'a fait Syme, est fort périlleuse; c'est à la ligature à distance qu'on sera le plus souvent forcé de recourir; on pourra ensuite ouvrir le foyer et le tamponner, ou lier les deux bouts si leur recherche n'est pas trop difficile.

2° PLAIES DES VEINES

Les plaies des veines du cou offrent quelques caractères particuliers dus à la disposition anatomique de la région. L'aspiration thoracique a ici une puissante action sur la circulation veineuse; aussi, dans les plaies du cou, l'hémorrhagie sera-t-elle d'autant plus abondante que la respiration est plus gênée, et il suffit parfois du rétablissement régulier du jeu du poumon pour arrêter le sang. Le plus frappant exemple de ce fait est observé au cours de la trachéotomie; l'hémorrhagie veineuse, parfois très abondante, cesse dès que la canule est mise dans la trachée et que le malade peut respirer largement.

Un accident presque particulier aux plaies du cou est l'entrée de l'air dans les veines. Il se produit parfois dans les plaies des veines de la face, de la veine maxillaire; on a même pensé l'avoir observé dans l'utérus, mais c'est au cou qu'il est incomparablement le plus fréquent; on doit le redouter, notamment à la base du cou, dans cette région où les troncs veineux sont maintenus pour ainsi dire béants par l'aponévrose cervicale moyenne qui leur adhère; c'est là la *zone dangereuse*, dans laquelle les opérations doivent être conduites avec la plus grande prudence, car c'est presque toujours une plaie opératoire qui a amené cette grave complication. Nous ne reviendrons pas ici sur la description des phénomènes provoqués par cette introduction de l'air dans les veines, ni sur la pathogénie qu'on leur a attribuée; cette histoire a été déjà complètement traitée ([1]).

Les plaies peuvent atteindre isolément ou simultanément les veines superficielles ou les veines profondes.

A. *Plaies des veines superficielles.* — Les simples *piqûres* de la jugulaire externe ou de la jugulaire antérieure n'ont en général aucune gravité. La pratique ancienne de la saignée de la jugulaire externe en est la preuve. Les rapports de la veine avec le peaucier expliquent la facile et rapide hémostase spontanée dans les piqûres ou les plaies peu étendues par instruments tranchants (Duplay).

Les *sections* partielles ou complètes de la veine, avec plaie plus large du peaucier, donnent lieu à un écoulement du sang parfois très abondant, mais qui, en général, s'arrête de lui-même ou sous l'influence d'une compression. Dans quelques cas cependant, l'hémorrhagie a pu être assez abondante pour entraîner la mort; par exemple chez des suicidés qui s'étaient coupé les deux jugulaires externes (Peyrot).

La jugulaire antérieure peut être blessée au cours de la trachéotomie; l'hémorrhagie n'a le plus souvent pas d'importance et s'arrête dès que la canule est introduite. Il en est de même de la blessure presque constante des veines thyroïdiennes inférieures qui forment au-devant de la trachée le plan veineux profond.

Cependant il ne faut pas oublier qu'à la partie inférieure du cou, l'entrée de l'air dans les veines jugulaires superficielles a été aussi souvent, même plus souvent observée que dans les veines profondes. Sur 18 cas rassemblés par Couty ([2]), 9 fois la plaie siégeait sur la jugulaire externe, 2 fois sur l'antérieure, et dans la statistique de Fischer ([3]), nous trouvons sur 27 observations, 13 plaies de la jugulaire externe, contre 10 de la jugulaire interne et 1 de la veine sous-clavière. Tout récemment, Cassaet ([4]) a rapporté un cas de cet accident par blessure d'une anastomose des deux jugulaires antérieures au cours d'une trachéotomie.

Le *traitement* des plaies des jugulaires superficielles est en général d'une grande simplicité. Si l'hémorrhagie peu abondante ne s'arrête pas d'elle-même, une compression méthodique après désinfection soigneuse de la plaie suffira d'ordinaire. L'hémorrhagie est-elle abondante, il sera toujours facile de lier les deux bouts de la veine si la section est complète; en cas de section incomplète, il faudra placer un fil au-dessus, un autre au-dessous de la plaie. Au cours

([1]) Quénu, *Plaies des veines*, t. II, p. 183.

([2]) Couty, *Étude expérimentale sur l'entrée de l'air dans les veines.* Thèse de doctor. Paris, 1875, n° 464.

([3]) Fischer, *Dangers de l'entrée de l'air dans les veines pendant une opération. Volkmann's Samml. klin. Vorträge*, 1877, n° 113.

([4]) Cassaet, *Entrée de l'air dans les veines au cours de la trachéotomie.* Soc. d'anat. et de physiol. de Bordeaux. *Bull. méd.*, 1890, n° 27, p. 312.

d'une opération, ablation de tumeur, etc., la veine doit être coupée entre deux pinces, et les deux bouts liés au catgut pratique qui met à l'abri des complications souvent observées autrefois et dues à l'infection de la plaie. Ce fait a, comme nous allons le voir, une bien plus grande importance dans le traitement des blessures des grosses veines profondes du cou.

B. *Plaies de la veine jugulaire interne* (¹). — Ces plaies présentent un intérêt particulier. Elles sont le plus souvent le point de départ des grandes hémorrhagies veineuses de la région. Les accidents graves qu'elles provoquent obligent à une intervention rapide et délicate; enfin, c'est surtout à propos de ces plaies qu'ont été discutées les différentes méthodes de ligature ou de résection des veines, car, de toutes les grosses veines, les jugulaires sont les plus exposées soit aux traumatismes accidentels, soit aux plaies chirurgicales; depuis quelques années la résection de la jugulaire, seule ou associée à la résection de la carotide, a été faite un assez grand nombre de fois, au cours de l'ablation de tumeurs du cou (²).

Les *piqûres* de la veine ne présentent rien de particulier dans leur étiologie. Un seul point mérite d'être signalé, c'est que la veine peut être transfixée complètement. Gross cite deux cas dans lesquels la jugulaire fut traversée par l'aiguille dans la ligature de la carotide. Dans les deux cas, cette transfixion passa inaperçue et la ligature joua le rôle d'un séton après l'opération. Les malades moururent de phlébite et d'infection purulente et la lésion de la veine ne fut reconnue qu'à l'autopsie.

Les hémorrhagies qui succèdent aux piqûres peuvent être graves; tantôt elles se font à l'extérieur, tantôt dans la cavité bucco-pharyngienne. Dans un cas de Fischer, l'hémorrhagie s'était faite dans la plèvre blessée, en même temps que la jugulaire, immédiatement au-dessus de la clavicule. L'hémorrhagie interstitielle, qui peut exister seule, est parfois très abondante et provoque de graves accidents de compression. Si la plaie est infectée, ce foyer sanguin peut suppurer, d'où des complications diverses, phlébite, hémorrhagies secondaires, infection purulente, etc.

Les plaies par *instruments tranchants* peuvent être pénétrantes ou non pénétrantes; ces dernières, caractérisées par la section de la tunique externe seule avec hernie de la tunique interne, existent réellement mais sont très rares. Enfin, on range d'habitude parmi les plaies incomplètes les dénudations de la veine. Ces dénudations (³) produites le plus souvent au cours d'ablation de tumeurs du cou, ont été étudiées surtout par Ollier, par Verneuil et ses élèves. L'antisepsie met aujourd'hui à l'abri des accidents, thrombose, phlébite, etc., qui étaient surtout à redouter autrefois en pareil cas.

Dans les plaies pénétrantes par instrument tranchant, l'hémorrhagie est

(¹) W. Gross, *Amer. Journ. of med. sc.*, 1867, t. LIII, p. 19 et 305. — Fischer, *Handbuch der allg. und spec. Chir. von Pitha und Billroth*, t. III, p. 84. — Dussutour, *Des plaies de la veine jugulaire interne et de leur traitement.* Thèse de doct. de Paris, 1875, n° 359. — Grenet, *Des oblitérations de la jugulaire interne et des sinus de la dure-mère.* Thèse de doct. Paris, 1875, n° 316. — Lidell, *Plaies des veines. Encyclopédie internationale de chirurgie*, t. III, p. 275. — Vaudey, *Plaies et ligatures de la veine jugulaire interne.* Thèse de doct. de Paris, 1890.

(²) Bœckel, *Ligature et résection des grosses veines dans la continuité. Revue de chirurgie*, février 1881, p. 119.

(³) Verdier, *De la dénudation des veines.* Thèse de doct. de Paris, 1883.

toujours abondante, parfois foudroyante; la mort peut être immédiate comme dans deux observations de Vallée ([1]) et de Lidell ([2]). Cette rapidité de la mort dans les plaies larges de la jugulaire interne est attribuée par Lidell à la capacité considérable de la veine, à l'absence de valvules, aux relations de la veine avec les sinus de la dure-mère qui se vident ainsi presque directement, d'où résulte une anémie cérébrale immédiate. Aussi les auteurs enseignent-ils que les sections de la jugulaire interne sont plus graves encore que celles de la carotide. Fischer, dans un relevé de 85 cas, note 20 morts sur 20 blessés abandonnés à eux-mêmes. Ici, comme pour les plaies des artères, l'obliquité de la plaie, la compression directe peuvent seules permettre d'attendre une intervention qui assurera l'hémostase.

Les *projectiles d'armes à feu* produisent soit une section complète, soit une déchirure partielle, soit même une simple contusion des parois veineuses. Des grains de plomb ont traversé de part en part la veine et sont restés enkystés dans la paroi postérieure. On a, dans d'autres cas, retrouvé, fichés dans la veine, des fragments de balle ou des esquilles détachées d'os voisins (Stromeyer). De même que dans les plaies artérielles par coup de feu, l'hémorrhagie primitive est rarement mortelle; les blessés succombent presque toujours à des hémorrhagies secondaires; la gravité particulière de ces hémorrhagies est due à ce que la suppuration du foyer qui en est la cause habituelle s'accompagne de phlébite suppurée.

Tous les cas relevés par Gross de plaies par armes à feu de la jugulaire interne furent mortels; « 62,5 pour 100 des blessés moururent d'hémorrhagies, 25 pour 100 de pyémie et 12,5 pour 100 d'hémorrhagie primitive. »

Enfin, il est une dernière variété de plaies qu'on observe non pas sur la jugulaire elle-même, mais sur ses branches collatérales. Ce sont des *plaies par arrachement* produites au cours d'extirpation de tumeurs, et sur lesquelles Verneuil a depuis longtemps attiré l'attention. Quénu en a très nettement résumé la description : « Si la plaie porte sur la veine à une certaine distance du tronc principal, l'hémorrhagie est modérée et en rapport avec le calibre de la veine arrachée; d'autres fois, l'arrachement devient une cause d'hémorrhagies graves, c'est lorsqu'il s'effectue à l'insertion même d'une collatérale sur le tronc veineux principal; cela équivaut en effet à une plaie latérale de ce dernier » (voy. t. II, p. 180).

Le pronostic si grave des plaies de la jugulaire interne s'est notablement modifié, grâce aux excellents résultats de la ligature faite dans de bonnes conditions d'asepsie.

Traitement. — La ligature de la veine au-dessus et au-dessous de la plaie est le seul moyen véritablement efficace pour assurer l'hémostase. Cependant, dans certaines conditions, la compression a pu rendre de grands services et amener même la guérison; elle suffit en effet quelquefois dans de

([1]) Vallée, *Gaz. méd.*, 1837, p. 267. — Soldat qui avait reçu un coup de couteau dans le cou; la veine jugulaire droite était presque complètement divisée. Les bords de la plaie étaient rétractés et la veine était vide. La mort fut instantanée.

([2]) Lidell, *loc. cit.*, p. 274. — Une jeune fille reçoit un coup de rasoir au côté gauche du cou. Un témoin la voit chanceler, tomber et mourir sans dire un mot; en même temps qu'un flot de sang s'écoulait de la blessure. La jugulaire seule avait été atteinte; la carotide était intacte.

simples piqûres ou dans des plaies étroites; la compression digitale directe faite au moment même de l'accident et plus ou moins prolongée, doit être remplacée par un pansement antiseptique compressif appliqué de façon à ne pas appuyer trop fortement sur la jugulaire du côté opposé. Cette compression bien faite peut être maintenue plusieurs jours.

Mais le plus souvent, soit parce que la compression a échoué, soit parce que la plaie est large, on est obligé de recourir à un traitement plus efficace, de faire la ligature de la veine ou d'appliquer des pinces hémostatiques qu'on laisse à demeure. Ce dernier procédé doit être autant que possible évité à cause du danger de pincer un nerf en même temps que la veine et en outre de la difficulté d'assurer l'asepsie absolue de la plaie. La méthode de choix est donc la ligature de la veine, ou plutôt la double ligature, un fil placé au-dessus, l'autre au-dessous de la plaie.

Les accidents jadis si redoutés à la suite de la ligature de la jugulaire étaient de deux ordres : 1° accidents d'infection, phlébite, infection purulente, etc.; 2° accidents cérébraux par gêne mécanique de la circulation veineuse. C'est pour éviter cette dernière complication qu'on avait imaginé la ligature latérale qui, dans les plaies partielles, devait assurer l'hémostase sans entraver en rien la circulation veineuse. Les déplorables résultats obtenus par plusieurs chirurgiens (5 morts sur 7 cas) (1) firent renoncer à ce procédé. On se rallia d'autant plus à la ligature totale que les recherches de Sappey et de Nicaise (2) permettaient de prévoir la facile suppléance de la jugulaire interne par les multiples voies de dérivation collatérale qu'offrent la jugulaire du côté opposé, les jugulaires postérieures et les veines rachidiennes (3).

Et en effet, les dangers d'infection, de phlébite, n'existant plus aujourd'hui, la ligature totale, circonférentielle a donné d'excellents résultats. Pour ne prendre que les relevés statistiques les plus récents, nous voyons, dans la thèse de Vaudey, que, sur 12 cas de ligature totale, ne figure qu'une seule mort. Sur les 36 observations rassemblées par Dussutour, deux fois seulement on avait noté un léger œdème de la face et deux fois un peu de céphalalgie, une hémiplégie incomplète et passagère.

Aux 12 observations de Vaudey, nous pouvons encore ajouter celles de Gay (4), de Tipton (5), de Woodmann (6), qui, avec des détails suffisants, rapportent autant de succès.

Malgré les meilleurs résultats qu'ont donnés les ligatures latérales faites dans de bonnes conditions d'asepsie (7), la ligature circonférentielle doit être

(1) Blasius, cité par Peyrot, p. 55.

(2) Nicaise, *Des plaies des veines.* Thèse d'agrég., 1872.

(3) Walther, *Recherches anatomiques sur les veines du rachis.* Thèse de doct., Paris 1885.

(4) Gay, *Plaie du cou intéressant la veine jugulaire gauche, guérison. Lancet,* vol. I, p. 126, 1879.

(5) Tipton, *Ligature de la jugulaire interne, guérison. New-York medical Journal,* p. 15, 2 juillet 1887.

(6) Woodmann, *Plaie du cou avec blessure de la jugulaire interne, guérison. British medical Journ.*, 18 oct. 1873.

(7) Marquardt, *De la ligature partielle des grosses veines. Deutsche milit. Zeitschrift,* n° 10, 1879. — Kadazki, *Ligature latérale de la jugulaire interne. Journ. de méd. milit. Russe,* 1873, t. CXVIII, p. 13. — Lewis S. Pilcher, *Ligature latérale dans les plaies incomplètes des veines. Ann. of anat. and surg.*, août 1883 (8 observations de ligature latérale de la jugulaire interne, 8 guérisons).

conservée pour la jugulaire interne, puisqu'elle assure de la façon la plus efficace l'hémostase, et qu'elle n'expose pas aux troubles circulatoires qui peuvent résulter de la ligature d'autres veines volumineuses, la fémorale par exemple.

Par conséquent, nous croyons qu'on peut résumer ainsi les indications du traitement lorsqu'on se trouve en présence d'une hémorrhagie de la jugulaire.

1° Si la *plaie* est *large*, l'*hémorrhagie abondante*, faire immédiatement la compression digitale, directe, pour arrêter provisoirement le sang, puis agrandir la plaie au besoin, lier les deux bouts de la veine et réunir la plaie après l'avoir soigneusement désinfectée;

2° La *plaie* est-elle *étroite*, s'agit-il d'une simple piqûre, on pourra essayer de faire la compression directe avec des tampons antiseptiques; si l'écoulement sanguin persistait ou bien si l'hémorrhagie dans le tissu cellulaire produisait un hématome volumineux, il faudrait alors débrider largement et faire la ligature.

Dans tous les cas, il ne faut jamais oublier la possibilité de l'entrée de l'air dans le bout central; aussi est-il de règle de faire comprimer avec un doigt ce bout central jusqu'à ce que la ligature l'ait enserré. De même dans les opérations pratiquées sur le cou, dans les extirpations de tumeurs, surtout de tumeurs ganglionnaires adhérentes à la gaine des vaisseaux, un aide sera toujours prêt à faire cette compression. Il serait utile aussi, au moindre signe d'aspiration de l'air par une plaie, par une déchirure ignorée de la veine, d'inonder le champ opératoire d'eau bouillie, suivant le conseil de Trèves [1] et de chercher alors la plaie pour placer les ligatures nécessaires (voy. t. II, p. 187).

Le traitement des plaies de la jugulaire interne comporte donc trois indications, comme l'a parfaitement indiqué Peyrot [2] : 1° prévenir l'entrée de l'air 2° arrêter l'hémorrhagie; 3° assurer l'asepsie de la plaie.

Lorsque la plaie siège sur la partie la plus élevée de la jugulaire, la ligature des deux bouts est impraticable; la ligature de la carotide faite quelquefois en pareil cas n'a pas amené l'hémostase [3]; il ne reste donc comme ressource que la compression, l'application des pinces hémostatiques offrant trop de dangers dans cette région profonde où la veine est côtoyée par tant de nerfs importants.

3° L'*hémorrhagie* est *insignifiante* ou est *arrêtée;* il s'agit ordinairement dans ce cas de plaie par arme à feu. On doit se borner à désinfecter avec grand soin l'orifice d'entrée du projectile et à faire une compression méthodique, en se tenant prêt à intervenir à la moindre hémorrhagie.

c. *Plaies de la veine sous-clavière et du tronc brachio-céphalique.* — Les observations manquent pour tracer l'histoire de ces plaies. On n'a pas rencontré un seul cas de plaie de la veine sous-clavière pendant la guerre d'Amérique (Lidell), ce qui tient, sans doute, à ce que le blessé meurt immédiatement

(1) Trèves, *British med. Journ.*, 1883, t. I, p. 1278.

(2) Peyrot, *loc. cit.*, p. 54.

(3) J. Bell, *Plaie de la jugulaire interne, ligature de la carotide primitive, persistance de l'hémorrhagie, compression avec des éponges, guérison.* Montréal med. chir. Soc., 14 janvier 1887, et *Annals of surgery*, vol. V, p. 539, 1887.

sur le champ de bataille. Duplay cite un cas de Grüber (1) dans lequel le blessé mourut le dixième jour; l'artère sous-clavière et la plèvre avaient été également atteintes. Fischer rapporte aussi 3 cas suivis de mort.

Maisonneuve (2) a observé une plaie du tronc brachio-céphalique gauche, par un coup de couteau-poignard. La plaie cutanée longitudinale, longue de 1 centimètre 1/2, placée immédiatement au-dessus de la fourchette du sternum, fut réunie par des sutures entortillées, et la guérison fut obtenue. C'est là le seul cas connu de guérison d'une blessure du tronc branchio-céphalique.

3° PLAIES SIMULTANÉES DES ARTÈRES ET DES VEINES

Les blessures simultanées d'une grosse artère et de la veine satellite peuvent être parfois immédiatement reconnues, si la plaie n'est pas trop étroite et qu'il y ait hémorrhagie extérieure; mais plus souvent elles ne sont découvertes qu'au cours de l'intervention : s'il n'y a pas hémorrhagie extérieure, la lésion se révèle au bout d'un temps variable par les signes propres aux anévrysmes artério-veineux. Ces anévrysmes artério-veineux seront étudiés plus loin.

Les indications, en cas de plaie récente et d'hémorrhagie, sont absolument les mêmes que pour les plaies isolées d'une artère ou d'une grosse veine. On devra chercher, si l'intervention est indiquée, à lier les deux bouts de la veine et les deux bouts de l'artère. Cette conduite, plusieurs fois appliquée depuis quelques années, a donné des succès (Périer (3), Swasey (4).

La compression et la suture ont pu suffire parfois (5) à amener la guérison, comme dans les cas de plaies artérielles que nous avons rapportés plus haut.

PLAIES DU CANAL THORACIQUE

Nous n'avons pu trouver que 3 cas de blessure du canal thoracique au cou. Ces 3 observations ont trait à des plaies faites par le chirurgien au cours d'opérations. A. Cooper et Fergusson (6), cités par Poinsot (7), coupèrent le canal thoracique en faisant la ligature de la sous-clavière. Bœgehold (8) a rapporté, au douzième congrès des chirurgiens allemands, un fait très intéressant qui lui servit de point de départ pour un mémoire sur les blessures du

(1) GRÜBER, *Pitha et Billroth*, t. III, p. 75.
(2) MAISONNEUVE, *Union méd.*, 1865, t. XXVI, p. 425.
(3) PÉRIER, *Ligature de la carotide et de la jugulaire interne.* Académie de médecine, 8 mai 1888.
(4) SWASEY, *Plaie pénétrante du cou intéressant la carotide primitive et la jugulaire interne. Ligature, hémiplégie, transaction, guérison. New-York med. Record*, févr. 1888, p. 197.
(5) PIANO ANTILLO, *Histoire d'une plaie de la carotide et de la jugulaire droites par instrument tranchant. Guérison par la compression et la suture. Racoglitore med.*, janvier 1880, p. 41.
(6) FERGUSSON, *Ligature of the sub-clavière with probable injury of the thoracic duct. Lancet*, 1872, t. I, p. 755.
(7) POINSOT, *Dict. de méd. et de chir. prat.*, t. XXIII, p. 442.
(8) BŒGEHOLD, *Des blessures du canal thoracique. Verhandl. der deutschen Gesellsch. f. Chir.*, XII. Congress, 1883, et *Arch. f. klin. Chir.*, XXIX, 1883, p. 443.

canal thoracique. Le malade, âgé de quarante-cinq ans, portait une volumineuse tumeur carcinomateuse de la région sus-claviculaire gauche. L'extirpation fut faite par Wilms : en arrivant au confluent de la veine sous-clavière et de la jugulaire, Wilms grattait avec la curette tranchante quelques portions d'un tissu d'apparence suspecte, quand un flot de liquide blanchâtre jaillit tout à coup d'un orifice du calibre d'une paille. On fit le tamponnement de la plaie avec de l'ouate salicylée. La guérison se fit sans aucun incident; l'état général ne subit aucune perturbation. Bœgehold n'a pu trouver d'autre observation analogue. L'absence de tout accident, dans ce cas, semble indiquer nettement l'usage du tamponnement et de la compression, si l'on se trouvait en présence d'une semblable lésion.

PLAIES DES NERFS (1)

Les nerfs superficiels du cou sont souvent atteints par les divers agents vulnérants, et il n'est guère d'opération un peu étendue sur la région cervicale au cours de laquelle ne soient sectionnées des branches plus ou moins importantes du plexus cervical superficiel. Les plaies des nerfs profonds, beaucoup plus intéressantes, ne s'observent, la plupart du temps, que comme complications de traumatismes graves, de blessures des gros vaisseaux. Au cours d'extirpations de tumeurs profondes, ces différents nerfs ont put être blessés par mégarde ou volontairement réséqués.

a. *Plaies des nerfs du plexus cervical.* — Les plaies des branches superficielles du plexus sont, en général, sans importance. Elles peuvent provoquer des névralgies consécutives, comme Londe (2) en a rapporté 2 cas; il s'agissait, dans une observation, d'une saignée de la jugulaire; dans l'autre, d'une section sous-cutanée du sterno-mastoïdien.

Des branches profondes du plexus cervical, le *phrénique* seul mérite une mention spéciale. B. Cooper (3), Hutin (4) blessèrent le phrénique en pratiquant la ligature de l'artère sous-clavière. Le malade de Cooper eut une toux continuelle pendant les quinze jours qu'il survécut; le nerf n'était pas coupé, mais rouge et enflammé.

b. *Plaies du plexus brachial.* — Les plaies du plexus brachial à la base du cou sont relativement assez fréquentes. Peyrot en compte 49 cas, dont 27 mentionnés dans la statistique de la guerre d'Amérique, 15 relevés par Beck et 7 par Socin pendant la guerre franco-allemande.

Quelquefois produites par des instruments tranchants ou piquants, elles résultent le plus souvent de coups de feu, et sont produites soit par des fragments de la clavicule ou de la première côte, soit, plus fréquemment, par le projectile lui-même. La sous-clavière a été assez souvent atteinte en même temps que le plexus, et, nous avons déjà vu que les troubles nerveux dans le

(1) DUPLAY, *Traité de pathol. externe*, t. V, p. 26.

(2) LONDE, *Des névralgies consécutives aux blessures des nerfs*. Thèse de doctor., Paris, 1860.

(3) B. COOPER, *Guy's hosp. Reports*, 1849, t. XIII.

(4) HUTIN, art. SOUS-CLAVIÈRE. *Dict. encycl. des sciences méd.*, 3e série, t. X, p. 707 (cas cité par Le Fort).

territoire du plexus brachial ont une certaine importance dans le diagnostic du siège de la plaie vasculaire.

Plusieurs branches du plexus sont d'ordinaire atteintes, les branches supérieures le plus souvent. Mais on a observé tous les cas, depuis la blessure d'une seule branche jusqu'à celle de tout le plexus.

Nous n'avons pas à étudier ici les signes où la marche de ces lésions ; ils ne diffèrent en rien de ceux des plaies des autres nerfs et ont été déjà décrits dans cet ouvrage (voy. *Plaies des nerfs* par Lejars, t. II, p. 26). Il nous suffit de signaler l'extrême variabilité des signes tenant à des lésions d'une ou de plusieurs des branches du plexus.

c. *Plaies du pneumogastrique.* — Le pneumogastrique est ordinairement blessé en même temps que la carotide ou la jugulaire interne.

Des balles cependant ont pu l'atteindre en passant derrière les vaisseaux sans les blesser (Peyrot). Enfin au cours d'extirpations de tumeurs, le nerf a été quelquefois coupé ou réséqué ; plus rarement il a été blessé dans une ligature de la carotide.

La blessure du pneumogastrique peut être favorisée par la situation du nerf en avant de la carotide, anomalie signalée par Le Dentu (1) et rencontrée depuis par Jeannel (2) au cours d'une thyroïdectomie.

La lésion du pneumogastrique détermine, presque toujours, des troubles de la respiration et de la phonation, quelquefois de la circulation (Jeannel). Il est à remarquer que ces accidents sont peu marqués, ou du moins s'accentuent peu, si le nerf a été réséqué avec une tumeur qui l'avait déjà comprimé et détruit en partie. La raucité de la voix, due à la paralysie de la corde vocale correspondante, la dyspnée, les accès de suffocation sont les accidents immédiats habituellement notés.

Cette blessure du pneumogastrique n'entraîne pas toujours la mort. Un certain nombre de malades ont survécu (3) ; chez ceux qui ont succombé on a presque toujours constaté l'existence d'une pneumonie ou plutôt d'une broncho-pneumonie avec hépatisation grise ; sur 3 des malades observés par Demme (4), 2 guérirent ; le dernier succomba à une pneumonie. Riedel (5) a publié la très intéressante observation d'une résection du pneumo-gastrique gauche dans une extirpation de tumeur du cou ; ce n'est qu'à l'examen de la pièce qu'on s'en aperçut, il n'y eut ni dyspnée ni troubles stéthoscopiques notables ; le malade mourut le quatorzième jour, et à l'autopsie on trouva une bronchite purulente du côté gauche ; les lésions étaient tellement avancées que Riedel les attribua pluôt à la compression du nerf par la tumeur qu'à la résection elle-même.

En tout cas, ces lésions pulmonaires, bronchite, broncho-pneumonie, localisées au poumon correspondant au pneumo-gastrique blessé, doivent être rapprochées de celles observées à la suite de la section expérimentale de ce nerf. Si la survie est longue, les lésions sont très avancées ; on rencontre de

(1) Le Dentu, *Bulletins de la Soc. de chir.*, 1880, 5 mai, p. 280.
(2) Jeannel, *Encycl. int. de chir.*, t. V, p. 760.
(3) Deibel, Thèse inaug., Berlin, 1881.
(4) Demme, cité in *Pitha et Billroth* (*loc. cit.*, t. III, p. 94).
(5) Riedel, *Un cas de blessure du pneumogastrique. Berl. klin. Wochenschrift*, 1883, p. 543. *Revue de chir.*, 1884, p. 233.

l'hépatisation grise comme dans le cas de Riedel, où les accidents avaient peut-être débuté par la compression du nerf ; et ceci est bien en rapport avec les expériences de Beaunis [1], rappelées par Jeannel : la section simultanée des deux pneumogastriques amène rapidement la mort, les lésions pulmonaires sont alors rares et peu avancées ; la section des deux pneumogastriques à long intervalle permet, au contraire, une assez longue survie et les désordres pulmonaires sont très accentués, il y a le plus souvent de l'hépatisation grise.

Quant aux *blessures des nerfs récurrents*, elles ont été assez souvent observées depuis quelques années au cours d'extirpations de tumeurs du corps thyroïde. Leur étude appartient au chapitre des complications de la thyroïdectomie.

d. Les plaies du facial derrière la branche de la mâchoire, celles du *grand hypoglosse* ne méritent qu'une simple mention. Elles n'offrent aucun caractère spécial et se traduisent les premières par une hémiparalysie totale ou partielle de la face, les secondes par une hémiparalysie de la langue sans abolition de la sensibilité. Schüller [2] a observé un cas curieux de blessure des deux hypoglosses par une balle qui avait traversé transversalement les régions sus-hyoïdiennes. Il en résultait une immobilité complète de la langue affaissée sur le plancher de la bouche; pas de trouble de la sensibilité, parole inintelligible, déglutition des aliments solides impossible. Cependant les accidents s'amendèrent peu à peu et, au bout de six mois, la langue avait recouvré sa mobilité.

e. Plaies du grand sympathique. — Presque toujours compliquées de lésions des nerfs voisins ou des gros vaisseaux, les blessures du grand sympathique passent souvent inaperçues. Elles n'ont été recherchées et étudiées, du reste, que depuis les célèbres expériences par lesquelles Claude Bernard a montré l'influence du grand sympathique cervical sur la circulation de la face et sur l'œil (1852). Poiteau a réuni et analysé tous les faits connus en 1869 [3]. En 1876, Seeligmüller [4] en a rassemblé 13 observations.

Les signes sont bien difficiles à isoler de ceux produits par les lésions des organes voisins. On peut rencontrer, du reste, comme l'a montré Poiteau, ou bien des troubles résultant de la section du sympathique et de sa paralysie (rétrécissement de la pupille, léger ptosis, rougeur de la conjonctive, douleur de tête, rougeur de la moitié correspondante de la face, etc.) ; ou bien des phénomènes qui appartiennent à son excitation (élargissement de la pupille, pâleur de la moitié de la face, protrusion du globe oculaire, etc.). Seeligmüller a noté, sur les 13 cas qu'il analyse, 10 fois des accidents de paralysie, 3 fois des phénomènes d'excitation ; peut-être, d'après cet auteur, s'agissait-il moins, dans certains cas, d'une lésion du tronc du grand sympathique lui-même que de la blessure d'une branche de communication de ce tronc avec les nerfs du plexus cervical ou du plexus brachial.

(1) Beaunis, *Bull. de la Soc. de biol.*, 1885, p. 72.

(2) D'après Fischer, *Deutsche Chir.*, 1880, Lief. XXXIV, p. 123 (cité par Jeannel).

(3) Poiteau, *Des lésions de la fraction cervicale du grand sympathique.* Thèse de doct. de Paris. 1869.

(4) Seeligmüller, *Des lésions traumatiques du smpathique cervical.* Sect. de chirurgie de la 49e réunion des natural. et méd. Allemands à Hambourg, 1876. *Berl. klin. Wochenschrift*, n° 51, p. 742.

Traitement des plaies des nerfs du cou. — Les observations manquent absolument pour établir les règles de l'intervention. Cependant, ce que nous savons aujourd'hui des résultats fournis par la suture des nerfs autorise à conseiller de faire cette suture si, au cours d'une opération, un gros tronc nerveux était blessé, si en débridant largement une plaie pour lier un vaisseau, on constatait une plaie nerveuse. Cela est surtout applicable aux blessures du plexus brachial, qui entraînent de si graves accidents consécutifs, parfois l'impotence complète du bras.

La suture des racines du plexus brachial ne sera guère applicable, le plus souvent, qu'un certain temps après l'accident, alors que l'observation précise des troubles moteurs et sensitifs aura permis de localiser nettement la lésion. Markoe a fait ainsi une suture secondaire pour une blessure du cinquième nerf cervical, racine supérieure du plexus brachial (1).

CHAPITRE II

LÉSIONS INFLAMMATOIRES

I

PHLEGMONS ET ABCÈS AIGUS

Le cou est fréquemment le siège d'inflammations aiguës. Les unes affectent les organes qui le traversent ou qui y sont logés (glande sous-maxillaire, muscles, os, corps thyroïde, larynx, pharynx, œsophage, etc.), et sont décrites ailleurs dans ce traité. Les autres intéressent le tissu cellulaire si abondant de la région. C'est uniquement de ces dernières que nous nous occuperons (2).

(1) MARKOE, *Suture secondaire des nerfs. New-York med. Journ.*, 1885, p. 205.

(2) ROGNETTA, *Du phlegmon large du cou et de son traitement. Bull. de thérap.*, 1833, t. V, p. 271. — FRORIEP, *Erläuterungen der üblen Folgen der Abscesse an der Oberfläche des Halses. Schmidt's Jahrb.*, 1834, VI, p. 37. — VELPEAU, *Abcès de la gaine sterno-mastoïdienne. Leçons clin.*, III, p. 442, 1841. — CHASSAIGNAC, *Traité de la suppuration*, 1859, t. II, p. 177 et 230. — DUMESTHÉ, *Phlegmon et abcès sterno-cléido-mastoïdiens.* Thèse de Paris, 1864, n° 88. — CASTELAIN, *Idem.* Thèse de Paris, 1869, n° 200. — HERNANDEZ, *Des abcès du cou.* Thèse de Paris, 1870, n° 200. — GRAY-CROLY, *Observation d'inflammation diffuse du tissu aréolaire du cou (cellulitis). Importance des incisions précoces, larges et profondes. Rapports pratiques sur l'anatomie chirurgicale de cette région. Dubl. Journ. of med. sc.*, mai 1873. — JACQUEY, *Des phlegmons de la région carotidienne (complications).* Thèse de Paris, 1876, n° 383. — FOLLIN et DUPLAY, *Pathol. ext.*, t. V, 1878. — GILLETTE, art. Cou du *Dict. encycl.*, p. 211, 1878. — MARSHALL, *Phlegmons et abcès du cou. Lancet*, 1879, I, 219. — KÖNIG, *Die entzündlichen processe am Hals. Deutsche Chirurgie*, 1882, Lief. XXXVI. — LIDELL, *Des abcès profonds du cou. Amer. Journ. of med. sc.*, oct. 1883, n. s., t. LXXXVI, p. 321. — H. YOUNGE, *De la cellulite cervicale. Brit. med. Journ.*, juin 1884, p. 1141. — GUNDRINN, *Étude clinique des abcès profonds du cou. Lancet*, juin 1885. — MOLLIÈRE, *Du phlegmon sus-hyoïdien septique. Progrès méd.*, 13 août 1887. — CHAVASSE, *Injections antiseptiques interstitielles dans les adénophlegmons de la région cervicale. Rev. gén. de chir. et thérap.*, 31 mai 1888. — TILLAUX, *Chir. clin.*, t. I, p. 436.

La description des phlegmons et abcès aigus du cou n'est pas chose facile, et il est peu de sujets qui soient aussi différemment étudiés par les auteurs. Ces divergences tiennent, d'une part, à l'absence ou à la multiplicité des divisions, d'autre part, à la confusion faite quelquefois entre les abcès aigus et les abcès chroniques.

Étiologie et pathogénie. — Le cou peut être envahi par des collections purulentes nées dans les régions voisines ; les phlegmons amygdaliens s'ouvrent parfois au-dessous du maxillaire inférieur, des abcès profonds de l'aisselle font quelquefois saillie au creux sus-claviculaire ; un abcès du médiastin antérieur peut apparaître sur les parties latérales du cou (1), etc., etc. Ces faits ne doivent pas nous arrêter.

Le phlegmon primitif du cou envahit parfois d'emblée le tissu cellulaire dans les mailles duquel s'introduisent directement les principes irritants, généralement septiques. Toutes les plaies accidentelles, soit extérieures, soit cavitaires (pharynx), et même des plaies chirurgicales mal pansées, peuvent ainsi être le point de départ d'une infection directe et d'une suppuration du tissu cellulaire. C'est par un mécanisme analogue que naissent les suppurations consécutives à une fracture du larynx, à la pénétration de corps étrangers ou de débris alimentaires par une rupture ou une ulcération de l'œsophage, etc.

L'infection du tissu cellulaire se produit parfois autour d'un organe primitivement malade ; le fait est rare pour les adénopathies épithéliales et tuberculeuses ; mais nombreux sont les abcès aigus qui se développent par continuité d'inflammation à la suite des fractures, des ostéopériostites et ostéomyélites du maxillaire inférieur, de la nécrose phosphorée des mâchoires, des phlegmasies de la glande sous-maxillaire (2), des thyroïdites suppurées, des hygromas aigus des bourses séreuses normales ou accidentelles du cou, etc. Nous rappellerons que Th. Anger a signalé la possibilité d'une inflammation suppurative aiguë du cou, dans le cours de l'épithélioma lingual. Toutefois, dans beaucoup des circonstances que nous venons d'énumérer, il n'est pas toujours aisé de faire la part qui revient à la continuité d'inflammation et au transport des principes septiques par les vaisseaux lymphatiques (3).

Et, en effet, la plupart des phlegmasies aiguës du tissu cellulaire cervical ne sont point des phlegmons simples, mais des *adénophlegmons*. La raison de cette circonstance étiologique ne saurait échapper, si on a présents à l'esprit les nombreux ganglions dont le cou est pourvu et le territoire lymphatique fort étendu qu'ils tiennent sous leur dépendance (4). Nous ne voulons pas énu-

(1) Bousquet, Congrès français de chirurgie, séance du 9 oct. 1889 (soir).

(2) Bien qu'on désigne parfois l'angine de Ludwig sous le nom de phlegmon infectieux sous-maxillaire, nous ne la comprendrons pas dans notre description ; son histoire est faite ailleurs.

(3) Une récente discussion à la Société de chirurgie a bien mis en lumière le rôle prépondérant de l'infection de l'ulcération ou de la plaie opératoire buccale dans la production de ces suppurations consécutives à l'épithélioma lingual, et surtout aux opérations dirigées contre lui (Soc. de chir., séance du 4 février 1891).

(4) Il est indispensable, pour l'intelligence de ce qui suit, de rappeler la topographie des ganglions lymphatiques du cou. Ils forment un certain nombre de groupes :

1° Ganglions sous-maxillaires (8-10) : occupent la loge de la glande sous-maxillaire ; sont placés la plupart dans l'angle formé par le mylohyoïdien et la face interne de la mâchoire

mérer toutes les causes de l'adénite cervicale. Il nous suffira de rappeler qu'elle peut succéder à des lésions quelconques, même insignifiantes, de la face, du cuir chevelu, du nez, des lèvres, etc., qu'elle est fréquente dans les plaies et les ulcérations de la cavité bucco-pharyngée et du conduit laryngo-trachéal, qu'elle accompagne fréquemment les inflammations de la muqueuse buccale (stomatites, glossites, amygdalites, angines et affections du système dentaire, etc., etc.). Toutes ces causes sont capables d'engendrer des phlegmons suppurés variables quant à leur siège. Mais il est remarquable de voir que l'adénite cervicale, par laquelle débutent la plupart de ces inflammations, n'arrive parfois pas à suppuration; le tissu cellulaire périganglionnaire seul s'abcède alors (Peyrot). Cette distinction toutefois n'est vraie qu'au début; plus tard, les abcès endo et péri-ganglionnaires sont combinés, et on ne retrouve plus guère la marque de l'origine ganglionnaire.

Il va sans dire que les causes précédentes n'amènent pas fatalement le développement d'une inflammation suppurative; mais elles créent une porte d'entrée toute ouverte pour la pénétration des microbes pyogènes. La cause de l'adénophlegmon n'est pas toujours facile à reconnaître; la lésion qui l'engendre est bien souvent insignifiante, elle peut être cicatrisée au moment où éclate la complication cervicale. Mais actuellement on ne saurait plus admettre l'existence d'un phlegmon idiopathique ou essentiel. On a bien dit qu'il pouvait

osseuse et reçoivent les lymphatiques du front, des paupières, du nez, des joues, des lèvres, des gencives inférieures, de la muqueuse buccale et d'une partie de la langue.

2° Ganglions sous-mentaux ou sus-hyoïdien médians (1-3) : placés près de la ligne médiane, sur le mylo-hyoïdien, reçoivent les lymphatiques de la partie moyenne de la lèvre inférieure et du menton.

3° Ganglions sous-hyoïdiens médians : placés aux environs de la ligne médiane. *a*, Ganglions juxta-laryngiens (1-2), placés au niveau de la membrane crico-thyroïdienne, reçoivent les lymphatiques de la partie supérieure du larynx. Le ganglion dit prélaryngé est dans le V circonscrit par les muscles crico-thyroïdiens. *b*, Un ganglion assez constant est appliqué sur la face externe du muscle sterno-hyoïdien; il reçoit des vaisseaux tégumentaires. *c*. Ganglions laryngo-pharyngo-œsophagiens, placés autour des canaux aérien et alimentaire.

4° Ganglions cervicaux supérieurs. — Les uns sont *superficiels*, placés le long du bord antérieur et de la face externe du sterno-hyoïdien. Il en est qui longent la jugulaire externe, ils se trouvent entre le muscle précédent et le peaucier. Reçoivent les lymphatiques des gencives supérieures du palais.

Les autres sont profonds, occupent notamment le point de bifurcation de la carotide et le voisinage du tronc thyro-lingua-facial. Ils sont les aboutissants des lymphatiques du cuir chevelu, de l'oreille, de la cavité buccale, de la langue, des amygdales, du pharynx, de la trachée et de l'œsophage.

5° Ganglions cervicaux inférieurs ou carotidiens. — Recouverts par le sterno-mastoïdien, ils forment une chaîne le long des vaisseaux. La plupart tout en avant, quelques-uns en arrière des vaisseaux. Au point de vue pratique, ils font savoir que les plus importants et les plus gros sont appliqués sur la paroi latérale externe de la jugulaire interne. Ils reçoivent les lymphatiques afférents du groupe précédent et quelques vaisseaux du corps thyroïde. A ce groupe profond appartiennent les ganglions rétro-pharyngiens.

6° Ganglions sus-claviculaires. — Les uns, superficiels, contiennent la série des ganglions cervicaux superficiels supérieurs; les autres sont appliqués profondément sur le plexus brachial et les scalènes, dans l'angle formé par les veines jugulaire interne et sous-clavière, reçoivent les lymphatiques de la peau du cou, de la partie inférieure du larynx, du corps thyroïde, une partie des vaisseaux absorbant de la trachée, de l'œsophage et de la glande mammaire.

7° Ganglions postérieurs. — Les uns, ganglions sous-occipitaux, occupent la fossette de la nuque; les autres ganglions mastoïdiens ou rétro-auriculaires, sont placés sur l'origine du sterno-mastoïdien. Ils reçoivent les lymphatiques du vertex et l'occiput de la partie postérieure de l'oreille externe.

succéder à l'action sur le cou du froid, de l'humidité. Il est probable que dans ces cas, la porte d'entrée (angine, carie dentaire) a passé inaperçue. Une amygdalite légère peut permettre la pénétration dans le torrent lymphatique des micro-organismes si nombreux qui pullulent à l'état normal dans la cavité buccale. Si, comme le soutient Metschnikoff [1], les leucocytes possèdent spécialement la propriété de détruire les bactéries, l'amygdale n'est qu'un amas de phagocytes et devient un rempart contre l'invasion des micro-organismes. « Sous l'influence du froid, du surmenage, de la misère, de l'alcoolisme, il se peut que s'amoindrisse l'aptitude des phagocytes à combattre les microbes, auquel cas la barrière amygdalienne sera franchie et l'organisme infecté » [2].

A côté de ces causes, il convient de faire une place à l'influence des maladies générales, telles que le diabète, le typhus, la pyohémie, la fièvre typhoïde, la rougeole, la variole, la diphthérie et surtout la scarlatine [3]. C'est surtout à la fin et pendant la convalescence de ces affections qu'apparaît le phlegmon cervical. Quelle en est alors la pathogénie? Le plus souvent, ce n'est encore qu'un adénophlegmon, dont la cause réside dans une détermination bucco-pharyngée. On sait la fréquence des angines, des ulcérations de la gorge et du larynx au cours de ces affections et, nous le répétons, il n'est pas besoin d'une lésion grossière, un petit point d'inoculation suffit pour permettre l'absorption des principes septiques. Mais tous les abcès cervicaux observés dans les maladies infectieuses ne paraissent pas reconnaître une semblable origine. Pour quelques auteurs, le sang charrie directement les microbes pathogènes et c'est lui qui devient la cause directe de l'inflammation locale. Il est probable qu'un certain nombre des abcès dits métastatiques observés au cours de l'érysipèle, de la pyohémie, etc., sont justiciables d'une semblable pathogénie. Il ne faut toutefois se rallier à cette hypothèse qu'après un examen détaillé des nombreuses portes d'entrée dont nous avons parlé plus haut.

Les micro-organismes rencontrés dans les collections purulentes du cou sont variables. En dehors des agents habituels de la suppuration, on peut y trouver, suivant les cas, le microcoque tétragène [4], les bacilles de la fièvre typhoïde, les diplocoques en capsules de la pneumonie, etc., etc.; mais il est difficile de dire actuellement si ces microbes sont seulement phlogogènes ou également pyogènes. Dans le pus de plusieurs adéno-phlegmons sous-maxillaires consécutifs à des caries dentaires, Verneuil et Clado [5] ont décelé, à côté des microcoques pyogènes, des spirilles de la salive, en quantité parfois considérable et formant en quelques points des touffes filamenteuses. Ces agents, dans

(1) METSCHNIKOFF, *Sur la lutte des cellules de l'organisme contre l'invasion des microbes. Ann. de l'Institut Pasteur*, 1887, p. 32.

(2) BALME, Thèse de Paris, 1888, n° 314.

(3) ARÈNE, *Adénites et adéno-phlegmons de la région cervicale dans la diphthérie et la scarlatine.* Thèse de Paris, 1883, n° 358. — Suivant cet auteur, les lésions des ganglions superficiels appartiennent plutôt à la diphthérie bénigne ou moyenne, celles des ganglions profonds et surtout du tissu cellulaire à la diphthérie toxique.

(4) ROWELL PARK, *Abcès sous-maxillaire. Présence du microcoque tétragène. Medical News*, 16 oct. 1888.

(5) VERNEUIL et CLADO, *Des abcès spirillaires.* Académie des sciences, séance du 13 février 1889.

leur trajet de la cavité buccale vers la région cervicale, sont ordinairement transportés par la voie lymphatique, mais ils peuvent aussi suivre les conduits excréteurs des glandes salivaires, provoquer, par exemple, une inflammation de la glande sous-maxillaire qui deviendra l'origine d'un phlegmon du cou. Dans un cas observé par Kœnig, des filaments de leptothrix buccal remplissaient le canal de Wharton.

C'est ici le lieu de mentionner rapidement les suppurations cervicales consécutives à l'actinomycose (1). On sait que cette maladie infectieuse est caractérisée par la présence d'un champignon capable de produire des accidents à distance, des abcès métastatiques (cerveau, thorax, abdomen), mais habitant la cavité buccale, les cryptes amygdaliennes et les dents cariées surtout. Il semble qu'il détermine seulement des tumeurs inflammatoires qui viennent à suppurer dans certaines conditions encore mal établies. Il envahit de préférence l'os de la mâchoire inférieure, mais il peut aussi, pénétrant par la voie lymphatique, atteindre les ganglions sous-maxillaires et amener la formation d'adéno-phlegmons. Ceux-ci débutent par une tumeur d'abord très dure, qui se ramollit bientôt pour s'ouvrir dans la bouche ou à la région sus-hyoïdienne. Ils ne renferment pas toujours de pus; souvent on n'y rencontre que des grumeaux jaunâtres adhérents à la paroi et contenant les actinomycètes. Rarement uniques et circonscrits, ils sont généralement multiples, successifs, envahissants et affectent plus souvent une marche insidieuse et chronique qu'une allure franchement aiguë.

Nous ne voulons pas insister davantage sur ces faits dont peu d'exemples ont été observés en France. Retenons, au point de vue clinique, l'importance étiologique des affections dentaires, des lésions de la face et des muqueuses buccale et pharyngienne, de la diphthérie et surtout de la scarlatine. Ces causes nous permettent de comprendre pourquoi tous les auteurs mentionnent la plus grande fréquence des phlegmons et abcès cervicaux chez l'enfant et chez l'adolescent. Mais aucune période de la vie n'en est à l'abri; les suppurations aiguës du cou constituent à tout âge une affection très commune, d'un haut intérêt chirurgical, grâce aux sièges divers qu'elles peuvent occuper, aux formes cliniques qu'elles peuvent revêtir, aux complications qui traversent parfois leur évolution.

Topographie. — Suivant leur degré d'extension, ces phlegmons méritent, comme partout ailleurs, d'être distingués en *diffus* et *circonscrits*. Les premiers sont rares au cou, affectent parfois la forme gangréneuse, et ne s'observent guère que sous l'influence d'un état général mauvais, ou comme complication d'un phlegmon circonscrit mal soigné. Leur siège anatomique est commandé, dit-on, par le trajet des feuillets aponévrotiques; mais le pus détruit ces barrières anatomiques, et Malgaigne a montré qu'on ne pouvait pas toujours, de la disposition des espaces celluleux du cou, déduire la marche des abcès aigus. Ces importantes restrictions cliniques étant posées, nous

(1) Bollinger, *Centralblatt für med. Wissenschaften*, 1877, n° 27, p. 481. — Ponfick, *Die Aktinomykose de Menschen, eine neue Infectionskrankheit*. Berlin, 1882. — Wolff, *Centralbl. f. Chir.*, 1685, n° 18, p. 313. — Bertha, *Wiener med. Woch.*, 1888, n° 35, p. 1181. — Ullmann. *Wiener med. Presse*, 1888, XIX, n° 49-51, p. 1709.

devons néanmoins établir des divisions nécessaires pour une description méthodique.

Il y a lieu de distinguer les phlegmons et abcès du cou en postérieurs et antéro-latéraux. Ces derniers, suivant leur siège par rapport à l'aponévrose cervicale superficielle, sont dits superficiels ou profonds. Les phlegmons profonds présentent eux-mêmes autant de variétés qu'il existe de groupes de ganglions lymphatiques et de régions anatomiques secondaires (phlegmons sus-hyoïdiens, carotidiens, sous-hyoïdiens, sus-claviculaires). Parmi ces phlegmons profonds, il en est un, tellement important, qu'il mérite une mention spéciale : C'est le phlegmon rétropharyngien, dont on trouvera la description au chapitre des *Maladies du pharynx*.

Le tableau suivant résume les divisions que nous adoptons :

I. PHLEGMONS ET ABCÈS AIGUS DE LA NUQUE OU DE LA RÉGION CERVICALE POSTÉRIEURE.

II. PHLEGMONS ET ABCÈS AIGUS DE LA RÉGION ANTÉRO-LATÉRALE DU COU.

A. *Superficiels.*

B. *Profonds :* 1° Sus-hyoïdiens. *a.* Médians ou sous-mentaux.
— *b.* Latéraux ou sous-maxillaires.
2° Sous-hyoïdiens. *a.* Circonscrits. α. Abcès thyro-hyoïdiens.
— — β. Abcès laryngo-trachéaux.
— — γ. Abcès de la gaine du sterno-cléido-mastoïdien.
— — δ. Abcès sous-sterno-mastoïdiens.
— *b.* Diffus. α. Phlegmon large de Dupuytren.
— — β. Abcès diffus profond.
— — γ. Cellulite cervicale.

Symptômes. — Les phlegmons du cou offrent un certain nombre de caractères communs qui appartiennent à toutes les inflammations analogues. Aussi n'y a-t-il guère lieu d'en parler, à moins de vouloir tracer une symptomatologie purement schématique; nous ne ferons que rappeler l'apparition souvent précoce et l'intensité extrême des phénomènes généraux, qui peuvent, chez les enfants, et dans les phlegmons septiques profonds, précéder toute manifestation locale. Comme dans les autres régions aussi, ces phlegmons peuvent se terminer par résolution, par induration, par passage à l'état chronique, mais d'ordinaire ils aboutissent à la suppuration. Ils se sont transformés en abcès dont l'évolution et les manifestations cliniques varient suivant le siège de la collection.

I. Les *phlegmons et abcès aigus de la nuque* ne sont pas fréquents et ne s'observent guère qu'à la suite de lésions superficielles de la partie postérieure du cuir chevelu. Plus rarement, ils succèdent à un furoncle, à une plaie de la région. Aussi, malgré l'opinion de Gillette d'après laquelle « ils ne reposent pas sur une masse ganglionnaire et ne laissent pas à leur suite d'induration lente à disparaître », doit-on, grâce à leur origine habituelle, les considérer comme des adéno-phlegmons, développés autour des ganglions sous-occipitaux (Chassaignac). Plus ou moins profonds, situés tantôt sous l'aponévrose, tantôt sous la masse musculaire superficielle de la nuque, ils entraînent rarement une rougeur et un œdème appréciables des téguments et la fluctuation en est presque l'unique signe. L'épaisseur et l'adhérence de la peau permettent de comprendre pourquoi ils provoquent des douleurs souvent extrêmement vives; pourquoi ils ont une forme aplatie, une certaine tendance à la diffusion, enfin pourquoi le chirurgien, pour les ouvrir doit plonger son bistouri à une profondeur assez considérable.

II. Pas plus que la variété précédente, les *phlegmons et abcès superficiels de la région antéro-latérale* n'ont un réel intérêt pratique. Kœnig soutient qu'ils peuvent être d'origine adénitique et siéger autour de petits ganglions, placés entre le peaucier et le fascia superficiel et recevant quelques vaisseaux lymphatiques du périoste alvéolo-dentaire. D'habitude, ce sont des abcès phlegmoneux simples, circonscrits et tendant naturellement à s'ouvrir du côté de la peau. Cependant on cite quelques cas de diffusion; le pus peut gagner la paroi thoracique en passant par-dessus la clavicule et se faire jour au niveau des insertions pectorales du peaucier. On a vu des abcès « qui pendaient sur la gorge comme de gros goîtres » (Lamotte). La possibilité de ces accidents doit engager le chirurgien à inciser de bonne heure ces abcès superficiels, de manière à prévenir les décollements, la destruction de la peau, les fistules, les cicatrices vicieuses du cou.

III. Les *phlegmons antéro-latéraux sous-aponévrotiques* méritent toute notre attention. Cependant ils nont pas tous la même gravité.

1° Il nous suffit de mentionner l'ABCÈS MÉDIAN SUS-HYOÏDIEN OU SOUS-MENTAL. C'est un adéno-phlegmon siégeant entre le mylo-hyoïdien et l'aponévrose unique de la région, bien limité, sans connexion avec aucun organe important. Il est une autre collection, appelée quelquefois phlegmon médian sus-hyoïdien profond, s'étalant au-dessus du mylo-hyoïdien. Bien qu'il puisse faire saillie à la région cervicale, il doit être rangé dans les inflammations du plancher buccal; il constitue l'abcès sous-lingual [1].

2° Les PHLEGMONS ET ABCÈS SOUS-MAXILLAIRES OU SUS-HYODIENS LATÉRAUX, par leur fréquence, constituent le type des phlegmons du cou. En faisant abstraction des inflammations de la glande sous-maxillaire, oreillons suppurés, submaxillite de la diphthérie, etc., et des cas rares naissant par continuité d'inflammation, ce sont des *adéno-phlegmons* consécutifs aux lésions de la face, de la bouche, aux amygdalites, etc., et enfin surtout à la carie dentaire avec périodontite. Souvent on les voit succéder à l'avulsion d'une dent, soit par infection instrumentale directe, soit par infection secondaire de la plaie de la bouche.

Ils débutent par un gonflement dur, quelquefois ligneux, en général mal limité. La peau a d'abord son aspect normal, mais elle ne tarde pas à devenir rouge, luisante. Cette tuméfaction qui fait disparaître le sillon cervico-maxillaire, ne dépasse guère le niveau de l'os hyoïde, et s'étend en arrière jusqu'au muscle sterno-mastoïdien, en avant jusqu'à une faible distance de la symphyse mentonnière. Elle peut rétrocéder, mais, en général, elle se ramollit au bout de cinq à six jours; un foyer ne tarde pas à se former, qui traduit sa présence par de l'œdème, une douleur vive à la pression en un point fixe, puis par la fluctuation, toujours assez profonde, mais facile à percevoir avec un peu d'attention. Les phénomènes généraux sont rarement inquiétants; en

[1] DUMONTEIL-GRAMPRÉ. Thèse de doct. de Paris, 1874.

revanche, le malade est en proie à des douleurs lancinantes. La salivation est abondante, la langue est épaisse, repoussée en arrière, la mastication et la déglutition sont notablement gênées par la constriction de la mâchoire. La respiration reste ordinairement libre.

Le foyer se fait à peu près constamment jour vers l'extérieur. Mais le pus peut traverser le feuillet profond de la loge sous-maxillaire, faire saillie sous le plancher buccal et repousser la base de la langue. La tuméfaction gagne les régions péri-laryngiennes, les replis ary-épiglottiques, et détermine du côté de la respiration et de la phonation des troubles fort graves, qui ont pu provoquer la mort par suffocation. Le pus se fait quelquefois jour au plancher buccal, ou vers la base de la langue ou vers le pharynx (1). Il s'agit alors de véritables complications sur lesquelles nous reviendrons plus loin.

Une variété intéressante d'abcès de cette région est celle que Chassaignac a décrite sous le nom d'*adéno-phlegmon sous-angulo-maxillaire*. Il occupe la partie la plus reculée de la loge sus-hyoïdienne latérale et paraît fixé sous l'angle de la mâchoire (2). Il résulte le plus souvent d'une éruption laborieuse de la dent de sagesse, d'un travail ulcératif de la portion de la gencive interposée entre l'apophyse coronoïde et le collet de la dernière grosse molaire. Ses symptômes sont analogues à ceux que nous venons d'indiquer; mais la mastication, la déglutition, la phonation sont plus sérieusement entravées; le trismus paraît être un accident à la fois précoce et constant.

L'étude des phlegmons et abcès aigus sous-hyoïdiens est plus difficile que celle des inflammations sus-hyoïdiennes. On peut, avec quelque avantage, les classer en abcès circonscrits et en abcès diffus (Tillaux). Mais un certain nombre de subdivisions doivent être faites dans ces deux classes.

3° Dans les PHLEGMONS ET ABCÈS SOUS-HYOÏDIENS CIRCONSCRITS, nous distinguerons les variétés suivantes :

a. *Les abcès de l'espace thyro-hyoïdien*. — Ils prennent généralement naissance dans les pelotons adipeux et les follicules lymphatiques situés entre l'épiglotte et la membrane thyro-hyoïdienne et succèdent à des affections diverses de la langue, du larynx, du corps thyroïde, etc.; mais, malgré les recherches de Vidal, de Sestier (3), leur étiologie est encore bien imparfaitement connue. Ils se manifestent par une tuméfaction, une rougeur, une douleur locales, une fluctuation surtout appréciable au-dessus du bord supérieur du cartilage thyroïde; mais ils provoquent, en outre, — et c'est là ce qui constitue leur gravité — tous les symptômes de l'angine laryngée œdémateuse : aphonie, dyspnée, accès de suffocation. Le laryngoscope, le doigt introduit dans la bouche en suivant la base de la langue pourraient quelquefois constater directement le relief de la collection purulente, qui tend à se porter du côté du pharynx, en avant et sur les parties latérales de l'épiglotte (Follin et Duplay).

(1) Les abcès profonds peuvent suivre une marche inverse, on a vu des abcès rétro-pharyngiens qui simulaient des abcès sous-maxillaires et s'étaient fait jour au-dessous du rebord de la mâchoire.

(2) EYSSAUTIER, *Dauphiné méd.*, avril 1889, n° 4.

(3) SESTIER, *De l'angine laryngée œdémateuse. Ses rapports avec les abcès de l'espace hyo-thyroïdien. Arch. génér. de médecine*, 1852, 4e série, XXIV, p. 477.

b. *L'abcès laryngo-trachéal.* — En dehors des thyroïdites, des périchondrites suppurées, on rencontre parfois dans la région laryngo-trachéale des adéno-phlegmons signalés pour la première fois par Blandin. Ces suppurations juxta-laryngiennes causent des accidents dyspnéiques graves et ont une grande tendance (Cotoni) [1] à fuser vers le thorax, en suivant la gaine celluleuse qui entoure le canal aérien. Aussi faut-il les inciser de bonne heure. Velpeau et Bassereau ont décrit une forme fétide d'abcès laryngo-trachéal, sans communication du foyer avec l'arbre aérien.

c. *Les phlegmons et abcès sterno-mastoïdiens.* — Les suppurations de la région sterno-cléido-mastoïdienne ont été décrites par Velpeau sous le nom de phlegmons cervicaux, par Chassaignac sous le nom d'abcès cervicaux moyens. Leur point de départ est variable. Il en est qui prennent naissance dans le muscle lui-même (myosites suppurées); elles ne doivent pas nous arrêter. D'autres siègent profondément sous le muscle et constituent la majeure partie des phlegmons larges du cou, sur lesquels nous allons revenir; d'autres enfin constituent les adéno-phlegmons de la gaîne du sterno-cléido-mastoïdien. Suivant Chassaignac, Tillaux, ces derniers reconnaissent pour origine l'inflammation d'un ganglion occupant la partie supérieure de cette gaine et recevant les lymphatiques de la région rétro-auriculaire. On pourrait également les observer à la suite d'une amygdalite. Ils se manifestent « par une tumeur, donnant lieu à un renflement fusiforme, avec chaleur, douleur et gonflement des parties antéro-latérales du cou. Le pus reste enfermé dans la gaîne fibreuse du muscle » (Chassaignac), qui le limite très exactement et il parvient jusqu'à ses attaches inférieures. « L'aponévrose s'amincit en ce point et n'est plus guère qu'une couche celluleuse; aussi le foyer, qui était d'abord profond, devient-il très superficiel et s'étale sous la peau » (Tillaux). Cet abcès laisse ordinairement à sa suite une raideur et un raccourcissement du muscle.

Mais, à côté de ces adéno-phlegmons de la gaîne, on décrit dans la région sterno-cléido-mastoïdienne une autre variété d'adéno-phlegmon, sur laquelle Dumesthé, Castelain ont beaucoup insisté. Cette variété siège en dehors de la gaîne, sous le muscle. Elle succède aux angines et s'observe avec une certaine prédilection au cours de la scarlatine. Les phénomènes généraux, fièvre, inappétence, céphalalgie, quelquefois délire chez l'enfant, marquent souvent le début de ces adéno-phlegmons, infectieux au premier chef. Un gonflement ne tarde pas à apparaître, qui présente la forme et la direction du sterno-mastoïdien, mais qui est situé au-dessous de lui. Au début, il est assez facile de reconnaître que le corps charnu est soulevé par la collection, mais bientôt il est perdu dans l'empâtement qui envahit les plans superficiels. Le muscle se contracture; la tête prend la position du torticolis et ne peut être ramenée à la rectitude qu'au prix de douleurs vives, irradiées vers l'oreille et la clavicule (tiraillement des branches du plexus cervical superficiel). L'œdème collatéral et la compression exercée par la tuméfaction profonde déterminent d'autres troubles fonctionnels : gêne de la mastication et de la déglutition, plus rarement de la phonation et de la respiration, dysphagie œsophagienne, dilatation ou

(1) COTONI, *Abcès du cou consécutifs aux altérations du larynx.* Thèse de Paris, 1880, n° 20.

rétrécissement pupillaire par irritation ou paralysie du sympathique cervical (¹).

Cet adéno-phlegmon peut se terminer par résolution, mais celle ci est lente à se faire et longtemps on sent plusieurs ganglions indurés. La suppuration, qui est habituelle, se traduit par un redoublement d'intensité des phénomènes généraux, par des douleurs pulsatives, l'extension du gonflement, la rougeur de la peau; mais la fluctuation reste longtemps obscure; elle est toujours difficile à sentir. Le pus tend à se faire jour vers l'un des bords du muscle; parfois l'aponévrose cervicale forme un obstacle suffisamment résistant pour permettre au pus de fuser dans ses régions voisines, et notamment vers le creux sus-claviculaire. Dans un cas de Dumesthé, le foyer avait gagné l'aisselle en côtoyant les branches du plexus brachial. La migration vers le médiastin est tout à fait exceptionnelle. Les exemples d'ouverture dans l'œsophage, le pharynx, la trachée, sont un peu plus fréquents.

d. Nous n'avons rien à dire des *collections sus-claviculaires*. Elles résultent ordinairement de la propagation des phlegmons de la région sterno-mastoïdienes. Lorsqu'elles sont circonscrites, cantonnées au creux sus-claviculaire, elles débutent presque toujours par une adénite, sont bridées par les plans aponévrotiques qui favorisent leur extension à l'aisselle et sont animées de soulèvements qui peuvent en imposer pour un anévrysme de l'artère sous-clavière.

4° Parmi les PHLEGMONS ET ABCÈS SOUS-HYOÏDIENS DIFFUS, il en est un surtout qui, par sa gravité, mérite toute l'attention du praticien, c'est l'*abcès cervical profond* de Chassaignac, plus connu sous le nom de *phlegmon large du cou* de Dupuytren. Il n'est parfois qu'une terminaison de l'adéno-phlegmon sous-sterno-mastoïdien. Quand il est primitif, il prend origine dans la même région et siège en avant de l'aponévrose moyenne (Tillaux). Dans les cas observés par Dupuytren, les causes productrices étaient des courants d'air, lorsque le cou était en sueur; « mais c'est surtout par l'action de crier que le mal de gorge fait de rapides progrès et se convertit en phlegmon large. Cette dernière circonstance explique pourquoi les vendeurs et les crieurs dans les rues y sont plus sujets. Quelquefois cette maladie s'est manifestée à l'occasion d'un coup de canne ou d'autres corps contondants sur la région du cou. Une circonstance cependant qui nous paraît essentielle à noter ici, c'est que le phlegmon dont nous parlons n'attaque ordinairement que les femmes cacochymes et malsaines, rarement les hommes : en général, le mal semble se rallier à quelque vice humoral ou constitutionnel » (Rognetta).

Le phlegmon se déclare par un mal de gorge bientôt suivi de raideurs, de douleurs lancinantes, de rougeur et de gonflement sur un des côtés du cou. Cette inflammation profonde ne tarde pas à s'étendre, quelquefois depuis l'oreille jusqu'à la clavicule, depuis la nuque jusqu'au larynx. Elle constitue d'abord une véritable cuirasse extrêmement dure au toucher, masquant les saillies et les dépressions du cou, englobant les ganglions, les muscles, etc. Aussi le torticolis et le trismus plus ou moins complets sont-ils des symptômes à peu près constamment observés. Ajoutons à cela une teinte parfois érysipé-

(¹) POITEAU, *Des lésions de la portion cervicale du grand sympathique.* Thèse de Paris, 1869, n° 2.

lateuse des téguments, une grande intensité des phénomènes généraux, l'apparition assez fréquente de symptômes cérébraux. Cette période initiale dure en moyenne quinze à vingt jours. A ce moment, une certaine mollesse au toucher fait soupçonner la présence du pus; mais nulle part la sensation de fluctuation n'est bien manifeste; la suppuration est en effet infiltrée, disséminée dans les interstices musculaires et dans les mailles du tissu cellulaire. Si l'affection est abandonnée à elle-même, elle peut passer à l'état chronique : le trismus persiste ; les malades, ne pouvant se nourrir, tombent dans le marasme (Rognetta). Plus souvent des foyers multiples s'ouvrent à l'extérieur, des gaz s'y infiltrent, indice de la gangrène du tissu cellulaire, l'état général s'aggrave et la mort survient dans l'adynamie. La respiration reste libre, la dyspnée est rare, car la trachée est protégée contre toute compression par le plan fortement tendu de l'aponévrose cervicale moyenne (Tillaux). Mais celle-ci n'oppose pas toujours une barrière suffisante; on cite des compressions de l'arbre aérien ayant nécessité la trachéotomie (Kœnig), des exemples de fusées vers le médiastin antérieur. Disons enfin que le phlegmon de Dupuytren, primitivement unilatéral, peut dépasser la ligne médiane et gagner le côté opposé du cou.

Dans d'autres circonstances, ce n'est plus en avant, mais en arrière de l'aponévrose cervicale moyenne que l'inflammation se développe. « Quel que soit son mode d'origine, écrit Tillaux, l'*abcès diffus profond du cou* détermine dès le début, avant même que le pus soit collecté, un ensemble de phénomènes qui peuvent atteindre une gravité extrême ; la compression déterminée sur la trachée et l'œsophage, sur le récurrent, sur le pneumo-gastrique et le grand sympathique, sur les gros vaisseaux, et en particulier sur la jugulaire interne, en rendent suffisamment compte. La dyspnée peut devenir telle qu'une intervention rapide s'impose : débridement profond ou trachéotomie. Bridé en dehors par l'aponévrose, cet abcès n'a aucune tendance à se porter vers la peau ; il tend au contraire à gagner la racine du cou en suivant les lâches traînées celluleuses qui séparent les divers organes. Lorsqu'il est parvenu à ce niveau, deux routes se présentent : le thorax et l'aisselle ; suivant le siège qu'il occupe, le pus pénètre dans le thorax dans trois points, par le médiastin antérieur, par le médiastin postérieur, ou par le cul-de-sac des plèvres. Il pénètre dans l'aisselle en suivant le plexus brachial, soit dans le creux de l'aisselle proprement dit, soit dans l'une des parois. J'ai vu dernièrement avec le docteur Reynier un de ces abcès qui avait suivi le nerf du grand dentelé et fut ouvert sur la paroi thoracique ». Ces abcès diffus profonds du cou nous paraissent identiques avec les faits décrits sous le nom de phlegmon profond du cou (Gross), de phlegmon de l'espace vasculaire (Kœnig).

Nous mentionnerons également ici, sans être en mesure de les classer avec précision, les *cellulites cervicales*, inflammations diffuses du tissu cellulaire du cou, décrites par Henry Gray-Croly en 1875 et par Harisson Younge en 1884. Ces cellulites se rapprocheraient du type érysipèle et reconnaîtraient surtout pour cause le froid et l'humidité. Elles se caractérisent par la dyspnée, de la dysphagie, un état général très alarmant ; enfin l'inflammation, limitée à la partie antérieure du cou, donne au toucher la sensation d'un œdème dur, sans fluctuation. Des 7 cas rapportés par Gray-Croly, 1 s'est terminé par infection purulente, 2 par guérison après suppuration ; dans tous les autres l'incision n'a donné issue qu'à un liquide séreux. Dans un phlegmon analogue terminé par guérison, Gacoyen (¹) a été témoin d'un phénomène curieux, consistant en un sphacèle et une destruction complète du corps thyroïde.

Complications. — 1° La *diffusion* du pus vers des régions éloignées est un accident qui appartient non seulement aux phlegmons diffus d'emblée, mais également aux phlegmons circonscrits. Elle peut même s'observer dans les abcès sous-maxillaires, et, dans deux cas remarquables, relatés par Malassez et Lucas-Championnière (²), le pus d'une collection sus-hyoïdienne avait envahi la poitrine, en suivant la gaine des vaisseaux. Mais la pénétration dans le médiastin est tout à fait exceptionnelle, même pour les diverses variétés de phlegmons sous-hyoïdiens, qui tendent de préférence à se propager vers les régions axillaires et sous-claviculaires, quelquefois sous le trapèze. Nous avons insisté suffisamment sur ces accidents, pour ne pas y revenir.

Nous dirons seulement qu'une médiastinite antérieure ou postérieure, une péricardite ou une pleurésie purulente, un abcès du poumon avec pyohémie ou septicémie compliquent souvent l'invasion de la poitrine par ces suppurations diffuses. Il est rare que le pus se fasse jour par la paroi thoracique. Cependant, dans un cas de Kœnig, il apparut entre la 1re et la 2e côte. Mais il est bon de noter que ces extensions inusitées des phlegmons circonscrits, de même que les collections primitivement diffuses ne se produisent guère que chez les individus débilités par une maladie antérieure, ou convalescents d'une affection générale grave (scarlatine, variole, diphthérie).

2° C'est aussi dans ces circonstances que s'observe la *transformation gangréneuse* des foyers purulents. Les alcooliques, les diabétiques, y sont également prédisposés ; mais chez eux, il est plus commum de voir le phlegmon cervical, après un début aigu, affecter une allure subaigüe ou chronique, avec tendance aux décollements et à la mortification des tissus. Le pronostic de ces suppurations est fort grave; elles précipitent souvent l'instant de la terminaison fatale.

3° Il est des symptômes qui, par leur exagération, attirent parfois toute l'attention, réclament une intervention spéciale et constituent de réelles complications. Tels sont la *dysphagie*, la *dyspnée* continue, les accès de *suffocation*, l'*œdème glottique*, plus spécial au phlegmon sus-hyoïdien.

4° Toutefois, les complications qui retentissent sur l'arbre aérien résultent moins souvent de sa compression que de l'*inflammation, de l'ulcération de la muqueuse* laryngo-trachéale (Gillette). Ces accidents ne sont pas rares; à titre exceptionnel, nous devons mentionner la *congestion pulmonaire*, la *broncho-pneumonie*, la *pleurésie purulente* (par propagation ou par effraction).

(¹) Geo. G. Gacoyen, *Brit. med. Journal*, 12 février 1876, p. 171. — Lyell, *Edinb. med. Journ.*, 1887, p. 715.

(²) Malassez et Championnière, *Deux observations d'abcès sus-hyoïdiens ayant fusé dans la poitrine. Gaz. des hôpitaux*, 1869, n° 71. — Hugh Smith (cité par Poulet et Bousquet) relate le cas d'un abcès sous-maxillaire ouvert dans le poumon.

5° Bien plus intéressantes et plus spéciales sont les complications qu'il nous reste à étudier. Elles sont, du reste, *communes aux abcès chauds et aux abcès froids;* nous voulons parler de l'ouverture dans les voies digestives et respiratoires et des complications vasculaires.

C'est à tort que Sarazin (1) considère l'*irruption du pus dans le pharynx, dans l'œsophage* comme un accident à peu près mortel; les exemples de terminaison heureuse sont assez nombreux. La *pénétration dans les voies aériennes* est bien plus grave; néanmoins la guérison est possible. Dans un cas de Frazer (2), un abcès tuberculeux ouvert dans la trachée guérit spontanément, sans l'intervention du chirurgien. Binaut (3) a vu un abcès antérieur du cou, communiquant avec la trachée et ayant nécessité la trachéotomie, par suite d'asphyxie imminente. Un cas plus curieux (4) concerne un phlegmon profond du cou, s'accompagnant d'œdème du membre supérieur par thrombose de la veine axillaire. L'individu qui en était porteur, expulsa subitement 1/2 litre de pus dans un accès de toux. La fluctuation disparut et fit place à une sonorité tympanique. La tumeur gazeuse, réductible à la pression, fut incisée au-dessous de la clavicule. La plaie opératoire donna issue à un mélange d'air et de pus. Le sujet fut pris d'accidents de collapsus grave, mais finit néanmoins par guérir (5).

6° Les *complications du côté du système vasculaire du cou* (6) sont de différents ordres. Ce sont tantôt des perforations, tantôt des compressions.

a. *Ulcérations vasculaires.* — Elles sont dangereuses à deux points de vue : d'une part, par les hémorrhagies qu'elles entraînent, d'autre part, par la pénétration possible du pus dans les canaux sanguins. Ces accidents sont relativement fréquents dans la région qui nous occupe; sur 88 cas rassemblés par Monod (7), 28 se rapportent à des perforations des artères du cou par des collections purulentes.

Ces ulcérations des vaisseaux se rencontrent notamment dans le cours des abcès scarlatineux (Pepper) (8), et la plupart des faits qui forment la statistique de W. Gross (9) concernent des enfants ou des adolescents. On les observe aussi bien à la suite d'abcès chauds qu'au cours d'abcès tuberculeux. Le processus de l'ulcération vasculaire a été suffisamment discuté dans le premier volume de cet ouvrage, auquel il nous suffit de renvoyer. Mais l'ulcération n'amène pas fatalement l'hémorrhagie, le vaisseau peut être oblitéré, avant que la perforation soit complète. L'inflammation de la paroi vasculaire ne se limite pas, en effet, à la tunique externe, elle gagne la tunique interne. L'endo-

(1) SARAZIN, art. Cou du *Dict. de méd. et de chir. prat.*

(2) FRAZER, *Monthly Journ.* London, janv. 1848, p. 305.

(3) BINAUT, *Bull. méd. du Nord*, juillet 1863.

(4) *Correspondenzbl. f. schw. Aerzte*, 1873, n° 22, p. 589.

(5) Dans un fait exceptionnel, un abcès de la partie postérieure du cou communiquait avec le canal rachidien. (HENROT, *Bull. de la Soc. méd. de Reims*, 1875, n° 13).

(6) Il faut encore mentionner les lymphorrhagies signalées par DESPRÉS comme consécutives aux adénites et péri-adénites suppurées du cou. *Chirurgie journalière*, 1877, p. 157 et 181.

(7) MONOD, *De la perforation des artères au contact des foyers purulents. Bull. de la Soc. de chir.*, 1882, t. VIII, p. 666. — FLOUS, Thèse de Paris, 26 juin 1884, n° 262.

(8) PEPPER, *British med. Journ.*, 1872, t. II, p. 510. — Cet auteur a observé 6 cas d'hémorrhagie foudroyante sur 3957 scarlatines.

(9) W. GROSS, *Amer. Journ. of med. sc.*, avril 1871, p. 371.

phlébite oblitérante est toutefois infiniment plus fréquente que l'endartérite et, si on songe à la facilité de la compression des veines, qui résistent bien moins que les artères, on n'aura pas de peine à comprendre pourquoi ces derniers vaisseaux, notamment ceux d'un certain calibre sont plus que les premiers, exposés aux perforations (Lindner) (1). L'ouverture du vaisseau peut se produire au moment même de l'incision de l'abcès. Mais ordinairement le processus inflammatoire, l'infiltration tuberculeuse marchent lentement et n'aboutissent à la perforation qu'à un moment imprévu, quelques jours ou quelques semaines après l'évacuation du foyer.

Depuis que Liston (2) a publié le fait d'un abcès communiquant avec la carotide primitive, les observations se sont multipliées; il n'est pas une des grosses artères du cou, qui n'ait été une ou plusieurs fois le siège de ces lésions. Dans la statistique de Gross (1874), la carotide primitive est atteinte 5 fois, la carotide interne 3 fois, la sous-clavière 1 fois; la thyroïdienne supérieure 2 fois, la linguale, la faciale, la thyroïdienne inférieure, chacune 1 fois. Dans 11 cas, on n'a pu déterminer exactement l'artère intéressée. Depuis cette époque, d'autres faits ont été publiés. Dauvé (3) a communiqué à la Société de chirurgie l'observation d'un soldat porteur d'une adénite cervicale chronique, qui s'ouvrait dans le pharynx et avait ulcéré à la fois la carotide commune et la carotide externe. Cette dernière était seule perforée chez un malade de Kœnig. Un cas analogue est relaté par Buman (4). Une enfant, soignée par Fraser (5), pour un abcès scarlatineux, mourut en un quart d'heure d'une hémorrhagie de la carotide interne. Une autre jeune fille, dont la carotide externe était ulcérée par une adénite sous-maxillaire chronique, fut sauvée par la ligature de la carotide primitive (6). Une opération analogue fut faite dans des circonstances semblables par Chever (7). Plus récemment encore, Roth (8) et Ashby (9) ont observé des ulcérations mortelles de la carotide externe par des bubons scarlatineux. Les artères très profondes, telles que la vertébrale, ne sont point épargnées par la perforation. Un abcès tuberculeux, venant des vertèbres cervicales fut incisé par Weil (10); une hémorrhagie abondante, fut traitée avec succès par la ligature de la carotide; mais le malade mourut de tuberculose miliaire. Dans un cas de Bornhaupt (11), une fistule, occupant la partie inférieure du sterno-mastoïdien, et symptomatique d'une tumeur blanche cervicale, devint le siège d'une abondante hémorrhagie qui nécessita la ligature de la carotide primitive. Au bout de quatre heures, retour de l'hémorrhagie, accidents dyspnéiques, extravasation du sang en arrière du

(1) LINDNER, *Des hémorrhagies des grosses artères dans les abcès. Deutsche med. Wochensch.*, 1887, n° 24, p. 455. — LANGENBUCH, *Ulcération des gros troncs vasculaires et son traitement par la charpie au chlorure de zinc. Samml. klin. Vorträge*, 1878, n° 29.

(2) LISTON, *Brit. and Foreign med. Rev.*, 1843, XV, p. 155.

(3) DAUVÉ, *Bull. de la Soc. de chir.*, juillet 1871.

(4) BUMAN, *Revue de la Suisse rom.*, nov. 1870, p. 371.

(5) FRASER, *British med. Journ.*, 1872, t. II, p. 25.

(6) *Centralbl. für Chir.*, 1876, n° 42.

(7) CHEVER et NORMANS, *Med. and surg. rep. of the Boston city hosp.*, 1877, p. 223.

(8) ROTH, *Correspondenzbl. für schw. Aerzte*, 1878, n° 24, p. 743.

(9) ACHBY, *Lancet*, 13 févr. 1886, p. 301.

(10) WEIL, *Ligature des gros troncs vasculaires dans la continuité. Prager med. Wochenschrift*, 1880, n° 13, p. 142.

(11) BORNHAUPT, *Wratch*, 1880, n° 24, p. 290.

pharynx. On reconnut une ulcération de la vertébrale; le sang s'arrêta par le tamponnement, le malade finit par guérir, après expulsion d'un séquestre.

Ces hémorrhagies artérielles sont parfois foudroyantes ou nécessitent une intervention immédiate. Mais elles peuvent aussi être successives, se reproduire pendant plusieurs jours : témoin un fait bien connu de Dolbeau ([1]), qui dut, chez une jeune fille, lier la carotide externe, pour des hémorrhagies répétées qui avaient été causées par l'ulcération de la linguale, à la suite d'adéno-phlegmon sus-hyoïdien. Quant à la perforation elle-même, elle est le plus souvent unique; elle se présente rarement sous forme d'un large trou; en général, l'ulcération a détruit les tuniques externe et moyenne sur une petite étendue, mais la solution de continuité de la tunique interne affecte l'aspect d'une simple fissure. Dans un fait intéressant de Bœckel ([2]), la mort survint subitement après injection d'éther iodoformé dans un abcès tuberculeux sus-claviculaire. L'autopsie démontra que le foyer était en communication avec l'artère sous-clavière, qui offrait tout près de son origine une fente longitudinale de 11 millimètres. Dans deux faits de Roth et de Burk ([3]), l'aorte communiquait directement avec un abcès sus-sternal. La perforation siégeait un peu au-dessous de la naissance du tronc brachio-céphalique, elle affectait une disposition fissuraire sur la membrane interne; la tunique adventice était détruite sur un espace de deux lignes anglaises.

L'ulcération ne se borne pas toujours aux parois artérielles; on l'a vue (cas de Savory) ([4]), détruire à la fois une grande partie de la carotide, de la veine jugulaire et du nerf pneumogastrique. Parfois la communication ne s'établit qu'avec une des grosses veines du cou, de préférence avec la jugulaire interne (13 cas de Gross, Martin ([5]), Chever ([6]), Savory). On a vu également intéressées, la veine cave supérieure (Froriep), la veine innominée (Payne), la jugulaire externe. Dans les cas de Gross, la mort a constamment été la conséquence de cette complication et a succédé le plus souvent à des hémorrhagies multiples; dans 3 cas seulement, l'hémorrhagie a été foudroyante.

b. *Compressions vasculaires.* — Les veines, en particulier, peuvent être influencées par un autre mécanisme, par la compression qu'exerçent sur elles les collections purulentes. Toutefois cette gêne de la circulation en retour ne provoque guère qu'une hypérémie passagère, car si la jugulaire interne est en cause, le sang revient bientôt par les nombreuses voies anastomotiques. La nutrition et le fonctionnement du cerveau sont bien autrement compromis, si la carotide est comprimée, seule ou avec sa veine satellite. C'est alors qu'on observe une céphalalgie intense, du délire, des convulsions, du coma. La nature du phlegmon joue certainement un rôle important dans la production de ces phénomènes.

Ces compressions, sur lesquelles Kœnig insiste beaucoup, nous paraissent toutefois devoir céder le pas aux accidents qui résultent de la coagulation du

([1]) Dolbeau, *Bull. de la Soc. de chir.*, 1864, p. 180.
([2]) Bœckel, *Gaz. méd. de Strasbourg*, 1er juillet 1885, p. 76.
([3]) Burck, *Med. chir. Transact.*, 1846, XI.
([4]) Savory, *Brit. med. Journ.*, 30 octobre 1880, p. 706, et *St-Barthol. hosp. rep.*, 1879, XV, p. 264.
([5]) Martin, *Bull. de la Soc. anat.*, 1873, p. 612.
([6]) Chever, *Rep. of the city hosp. of Boston*, 1882, p. 266.

sang par inflammation de la paroi vasculaire. L'oblitération par thrombose est, on le sait, bien plus fréquente pour les veines que pour les artères. S'il se fait une infection microbienne, un ramollissement puriforme des thrombus veineux, ceux-ci peuvent, entraînés par le torrent sanguin, produire des abcès métastatiques et la pyohémie[1]. S'ils sont de nature bacillaire, ils engendreront une tuberculose miliaire généralisée. Dans d'autres circonstances, suivant leur volume, ils donneront naissance à des *infarctus* du poumon ou entraîneront la mort subite par embolie de l'artère pulmonaire (Narbonne)[2]. Enfin Jacquey cite, dans sa thèse, des troubles cérébraux, des attaques épileptiformes, résultant de thromboses et d'embolies dans le système carotidien. Ces accidents, thromboses, phlébites, accompagnées d'infection purulente, menaçent naturellement, nous le répétons, les malades qui se trouvent dans de mauvaises conditions de santé générale, ceux dont les abcès tendent à revêtir la forme gangréneuse et putride.

Pronostic. — Les détails dans lesquels nous venons d'entrer nous dispensent d'insister sur la variabilité du pronostic. On conçoit qu'il diffère notablement suivant le siège et la nature du phlegmon, suivant qu'il a des allures franches ou qu'il prend une extension inusitée, selon qu'il apparaît chez un sujet vigoureux ou chez un individu convalescent d'une fièvre grave ou débilité par une affection chronique diathésique. Toutefois il est bon de savoir qu'en toute circonstance, le phlegmon sous-aponévrotique du cou est une affection grave, capable, à un moment donné, de mettre en danger la vie du malade.

Diagnostic. — 1° Le diagnostic différentiel des phlegmons aigus du cou n'offre à peu près jamais de sérieuses difficultés. Le début récent, la marche aigüe ne permettent de les confondre avec aucune autre affection de la région, et un examen attentif empêche de confondre un abcès carotidien ou sus-claviculaire avec un anévrysme enflammé.

L'adéno-phlegmon sous-maxillaire est parfois fort difficile à distinguer de l'ostéo-périostite du maxillaire inférieur. Les deux affections reconnaissent d'ailleurs la même cause habituelle et la première peut succéder à la seconde. Il y a néanmoins grand intérêt à les distinguer, car la marche et le pronostic en sont tout différents. Les caractères suivants, indiqués par Tillaux, sont pathognomoniques : « la tuméfaction dans l'ostéo-périostite, répond au corps et au bord inférieur de la mâchoire; elle siège au-dessous de cet os dans l'adéno-phlegmon. La tuméfaction n'étant pas nettement limitée, empiète sans doute sur les deux régions, mais dans le premier cas, son maximum est à la face et se porte vers la portion massétérine de la joue; dans le second, le

(1) GILLES, *Abcès du cou. Ulcération de la jugulaire interne. Pyohémie, mort. Echo médical*, 25 mai 1889, p. 215. — Les exemples de phlébite de la jugulaire interne dans le cours des phlegmons cervicaux ne sont pas rares. SCHÜTZENBERGER, *Gaz. méd. de Strasbourg*, 1866, p. 42. — TRÉLAT, *Gaz. des hôpit.*, 1869. — BROCA, *Journ. de méd. et de chir. prat.*, 1874, p. 496). Dans un cas complexe de PERRIER (*Lancet*, 1873, I. p. 138), on trouva à l'autopsie une ulcération de la jugulaire interne sur une étendue de 3 centimètres, des abcès métastatiques des poumons et une endocardite ulcéreuse.

(2) NARBONNE, Thèse de Paris, 1849, n° 181.

maximum répond au cou. Dans l'adéno-phlegmon, le vestibule de la bouche est libre; dans l'ostéo-périostite, il est douloureux au toucher, de plus il est tuméfié et présente quelquefois de la fluctuation ». Nous ajouterons (1) que dans l'adéno-phlegmon, lorsque le malade peut ouvrir la bouche, en appuyant le doigt sur le plancher buccal on perçoit souvent de l'œdème et un soulèvement notable de la base de la langue. Enfin les commémoratifs ont aussi leur importance; le début de l'affection par un mal de gorge par exemple suffit à éliminer l'idée de périostite. Cette dernière succède le plus souvent à des lésions dentaires.

2° Le diagnostic de la variété se fait d'après la forme du gonflement, d'après les signes fonctionnels, les accidents de compression. On devra s'enquérir également du mode de début, de la cause, et ne pas oublier que l'affection initiale est quelquefois guérie quand paraît la complication cervicale.

3° Il est enfin un point plus délicat à résoudre, la formation de la collection purulente. La fluctuation est un guide fort incertain, surtout dans les adéno-phlegmons profonds, car elle est tardive et difficile à percevoir. En l'absence de ce signe, on se fondera sur les douleurs pulsatives, sur l'existence d'un point particulièrement sensible à la pression, sur l'empâtement des couches superficielles, sur les frissons répétés, etc., pour soupçonner la collection du foyer purulent.

Traitement. — En présence d'un phlegmon nettement circonscrit, sans tendance manifeste à la diffusion, serait-on en droit d'essayer le traitement antiphlogistique, notamment les vésicatoires et les sangsues (Velpeau, Nicaise)? Dans plusieurs cas, où la suppuration semblait imminente, Duplay a obtenu la résolution par l'application de plusieurs vésicatoires volants. Les douleurs parfois intenses à la période initiale, seraient avantageusement combattues par les applications froides, les vessies de glace (Kœnig).

Bertels (de Saint-Pétersbourg) aurait réussi à faire avorter des phlegmons par des *injections* phéniquées à 2 pour 100. Chavasse dans deux cas, a évité la suppuration et obtenu la guérison par des injections interstitielles répétées de 2 grammes d'une solution phéniquée à 5 pour 100, de 2 grammes de sublimé à 1 pour 1000. — Toutefois, il faut se méfier du faux avortement des abcès (Chassaignac), des améliorations apparentes, pendant lesquelles le mal s'étend en profondeur.

D'ailleurs, dès qu'on soupçonne que le pus est collecté, il faut lui donner issue. Les *ponctions* capillaires (Voillemier, Crocq), le *séton* (Bonnefont, Saint-Germain), le *drainage* simple (Chassaignac) ont quelquefois été suivis de bons résultats.

Actuellement, on applique surtout l'*incision antiseptique*, avec drainage. Les sections doivent être faites avec prudence, en tenant compte des connaissances anatomiques; elles porteront sur le point le plus sensible à la pression du doigt, elles seront petites, pour éviter les cicatrices difformes; elles ne comprendront que la peau et le tissu cellulaire sous-cutané. Puis le chirurgien ira à la recherche du pus à l'aide de la sonde cannelée de Nélaton ou

(1) Verneuil. *Adéno-phlegmon sus-hyoïdien et périostite du maxillaire inférieur. Bulletin méd.*, 1888, p. 583

de la pince dilatatrice de Lister. Dans les phlegmons sous-maxillaires, l'incision la plus convenable est celle qui est parallèle au bord inférieur du maxillaire, placée à 2 ou 3 centimètres au-dessous de lui, et un peu plus rapprochée de l'angle de la mâchoire que de la symphyse mentonnière. L'ouverture par la voie sus-hyoïdienne est préférable, même pour les abcès sous-maxillaires qui proéminent vers la cavité buccale. Dans les phlegmons suppurés de la région sterno-mastoïdienne, on divisera les tissus le long du bord antérieur ou du bord postérieur du muscle; la double incision, en ces deux points à la fois, est souvent utile.

2° Mais, dans les formes graves, par leur nature ou par leur extension, dans les phlegmons diffus d'emblée, une semblable conduite n'est plus de mise; il faut pratiquer, sans attendre que la collection soit formée, des débridements, profonds, larges et multiples au bistouri ou au thermo-cautère, pour combattre les effets de l'étranglement exagéré des tissus (Racis) [1]. Après Chassaignac, Gray-Croly a beaucoup et à juste titre, insisté sur l'importance des incisions précoces, qui peuvent porter sur plusieurs lignes, qu'il distingue en lignes de sûreté et en lignes dangereuses. Les premières se trouvent sur le raphé médian du cou, sur le bord postérieur du sterno-cléido-mastoïdien et au bord inférieur du maxillaire. Les secondes correspondent au bord antérieur de ce muscle et à une ligne qui, partie de l'angle de la mâchoire, aboutit au milieu de la clavicule. Mais, souvent le chirurgien ne peut s'appuyer sur des considérations théoriques; il doit inciser au lieu de nécessité.

Il est enfin des accidents qui réclament d'urgence une intervention. L'œdème de la glotte peut obliger à la trachéotomie. Les hémorrhagies dues aux lésions vasculaires ont quelquefois cédé au tamponnement; mais il est préférable de lier dans la plaie et, en cas d'échec, de recourir à la ligature à distance du tronc principal.

II

ABCÈS FROIDS

L'histoire des abcès froids du cou ne présente aucune particularité intéressante à noter, abstraction faite des ulcérations et des perforations artérielles et veineuses sur lesquelles nous avons longuement insisté.

Les uns sont d'origine ganglionnaire ou occupent primitivement le tissu cellulaire sous-cutané.

Les autres sont symptomatiques d'une lésion osseuse ou cartilagineuse: rachis, base du crâne, apophyse mastoïde, maxillaire inférieur, os hyoïde, trachée, larynx, sternum, clavicule, côtes et leurs cartilages, omoplate.

On a vu des collections de la cavité thoracique faire saillie à la région sus-claviculaire et même s'ouvrir à la région sous-hyoïdienne, près du cartilage thyroïde. Maclachlan [2] a vu un abcès du médiastin antérieur former au-dessus de la clavicule une tumeur qui simulait un anévrysme artériel. Une caverne

(1) Racis, *Gaz. méd. de Strasbourg*, 1874, n° 9, p. 141.
(2) Maclachlan, *Med. chir. Transact.*, t. LI, p. 185.

pulmonaire peut s'ouvrir dans le triangle sus-claviculaire (Cruveilhier, Voisin [1], Froriep). Comme les abcès chauds, les abcès froids fusent quelquefois dans des régions éloignées ou s'ouvrent dans la trachée, dans l'œsophage, etc.

Les symptômes sont ceux de toutes les collections analogues. On a parfois confondu les abcès froids cervicaux avec des anévrysmes, des lipomes, des kystes, etc.

Le diagnostic de leurs causes et de leur point de départ nécessite un examen physique attentif. Ceux qui communiquent avec la cavité se reconnaissent, lorsqu'ils sont fistuleux, à l'écoulement plus abondant du pus à chaque mouvement expiratoire.

La thérapeutique de ces abcès varie naturellement suivant chaque cas. On les traitera par l'incision et le grattage, les ponctions, les injections iodoformées. Les abcès froids profonds de la région sous-hyoïdienne [2], généralement symptomatiques d'une lésion du larynx, nécessitent quelquefois l'ouverture de la trachée. Quand les abcès froids du cou menacent de s'ouvrir, d'ulcérer les téguments, il est indiqué de les inciser, pour éviter des cicatrices difformes et rétractiles.

CHAPITRE III

MALADIES DES GANGLIONS

Les ganglions jouent dans la pathologie du cou un rôle prépondérant. Leurs affections si fréquentes servent de type à la description générale des adénites aiguës, des adénites chroniques, de la tuberculose ganglionnaire, du lymphadénome. A l'étude fort complète faite de ces maladies dans le premier volume de ce traité, nous n'ajouterons ici que les détails absolument spéciaux à la région.

I

ADÉNITES

A. *Adénites aiguës.* — Elles sont très fréquentes et succèdent aux causes multiples sur lesquelles nous avons longuement insisté, en étudiant les adéno-phlegmons. Leur origine spontanée doit être révoquée en doute ; avant d'admettre une adénite idiopathique, il convient de se livrer à un examen détaillé des téguments du crâne et de la face, à une inspection minutieuse de la cavité buccale, du pharynx, des fosses nasales, etc. Rappelons aussi la constance de l'adénite et sa précocité dans l'érysipèle, la diphthérie, etc.

(1) Voisin, *Bull. de la Soc. anat.*, 1877, p. 60.
(2) Delobel, Thèse de Paris, 1887.

Les adénites cervicales reconnaissent des agents d'infection fort divers, mais encore à peine connus [1].

Ces inflammations ganglionnaires se traduisent par l'apparition rapide d'un ou de plusieurs corps arrondis, mobiles, douloureux au palper, entraînant, suivant leur siège, des attitudes vicieuses de la tête, des troubles de la mastication, etc. Elles peuvent se terminer par suppuration (voy. *Adénophlegmons*), par induration, par résolution. Celle-ci se fait toujours lentement et les ganglions restent longtemps appréciables au doigt.

B. *Adénite chronique simple.* — C'est une question très discutée que celle de l'existence des adénites chroniques simples. Beaucoup d'auteurs soutiennent qu'elles sont toujours de nature scrofuleuse. Ricard [2], par des preuves cliniques, histologiques et expérimentales, a essayé de montrer qu'une semblable opinion est exagérée. On peut rencontrer au cou des engorgements ganglionnaires, ne se rattachant à aucune diathèse, n'infectant pas l'économie, n'influençant pas l'état général. Ces engorgements indolents, stationnaires, paraissent résulter de lésions dentaires, d'angines à répétition. Larrey a incriminé les irritations locales, le contact d'un col militaire un peu rude. Bien que Kiener et Poulet affirment la nature tuberculeuse constante des adénites cervicales des soldats, la question n'est pas absolument tranchée. Larrey a vu bien souvent la suppression du col amener la disparition des adénites chroniques, de plus, il ne les a jamais observées chez les zouaves, les tirailleurs, qui gardent le cou découvert. Riedel [3] fait cette curieuse remarque que, pendant la guerre de 1870-1871, il ne les a rencontrées que sur des prisonniers français.

Des faits de ce genre plaident en faveur de l'existence de l'adénite chronique simple, mais elle est infiniment rare, comparée à l'adénopathie tuberculeuse. En clinique, le problème est souvent impossible à résoudre et le traitement hésitant. S'il existe une cause manifeste d'irritation (chicot, impétigo du cuir chevelu, etc.) qui entretient l'adénite, il faut la supprimer. Mais en cas de doute, on peut essayer la médication générale anti-scrofuleuse, les badigeonnages à la teinture d'iode, les injections interstitielles, l'administration de l'arsenic à fortes doses. Beaucoup de chirurgiens préfèrent enlever toute tumeur ganglionnaire suspecte.

II

ADÉNOPATHIES SECONDAIRES

Parmi les adénites, il en est qui sont nettement spécifiques; elles appartiennent à la tuberculose, à la syphilis, aux néoplasmes malins, etc. Elles arrivent à former de véritables tumeurs, qui constituent le groupe des adénopathies secondaires. Existe-il des tumeurs ganglionnaires primitives? C'est un point sur lequel nous reviendrons dans un instant.

(1) NICAISE (Assoc. franç. pour l'avancement des sciences, 1889) a signalé une variété d'adénité consécutive à une entérite grave; on y trouve de nombreux microbes intestinaux.

(2) RICARD, *Adénopathie pseudo-tuberculeuse du cou.* Congrès franç. de chir., séance du 12 octobre 1889 (soir), p. 674.

(3) RIEDEL, *Die Geschwülste am Hals. Deutsche Chir.*, Lief. XXXVI.

A. *Adénopathie tuberculeuse.* — Elle a au cou son siège de prédilection et a été décrite sous les noms d'écrouelles, d'hypertrophie ganglionnaire, d'adénite cervicale militaire.

Comme pour les autres manifestations bacillaires, son apparition est favorisée par les mauvaises conditions d'hygiène et d'alimentation, la misère physiologique, l'hérédité alcoolique, syphilitique ou scrofuleuse, en un mot par toutes les circonstances qui affaiblissent la résistance de l'organisme. On connaît actuellement les portes d'entrées les plus fréquentes de l'agent pathogène et son mode de transmission jusqu'aux ganglions. Mais la question de pathogénie n'est pas encore complètement élucidée. On a cité des cas où des excoriations, des ulcérations, qui avaient livré passage au bacille, n'étaient pas tuberculeuses (H. Martin).

L'adénopathie cervicale tuberculeuse, se présente cliniquement sous deux formes :

1° Dans une *forme aiguë*, très rare, paraissant plus spéciale aux adultes, c'est en quelques jours que les ganglions se prennent. Ils ne tardent pas à se ramollir, à communiquer avec l'extérieur par des fistules et des décollements multiples. A ce début brusque, peut succéder une évolution lente; mais il est plus habituel de voir les malades emportés rapidement par une tuberculose généralisée.

2° La *forme chronique* offre les caractères habituels, classiques, de l'adénite tuberculeuse avec sa marche irrégulière, la formation plus ou moins lente d'abcès, de décollements, de fistules, etc. Nous n'avons rien à ajouter ici à la description qui en a été faite dans le premier volume.

Un nombre considérable de mémoires ont été écrits sur le *traitement* des adénopathies tuberculeuses du cou. Il y a lieu d'insister avant tout sur le traitement médical, sur les merveilleux effets des moyens hygiéniques et de l'air marin en particulier. Les indications chirurgicales varient suivant les cas. Dans l'abcès ganglionnaire bien collecté, la ponction suivie d'injection d'éther iodoformé (1), de glycérine iodoformée, a donné de bons résultats. Si le foyer ramolli est mal limité, on donnera la préférence à l'incision et au curage (Trélat) (2), poussé jusqu'à l'extirpation des parties résistantes et fibreuses. Dans les adénopathies indurées, l'intervention est plus délicate; malgré les difficultés et les dangers opératoires, inhérents à la constitution anatomique de la région, la plupart des chirurgiens tant en France qu'à l'Étranger, se montrent partisans de l'extirpation des tuberculoses ganglionnaires nettement localisées; la question de l'intervention a fait un grand pas depuis la discussion qui eut lieu à la Société de chirurgie en 1884 (3); mais elle ne peut encore être jugée et il faut faire de sérieuses réserves (4), au point de vue des résultats

(1) Au cou, les injections d'éther iodoformé doivent être faites avec précaution. La distension de la poche par les vapeurs d'éther peut provoquer des accès de suffocation et même des menaces d'asphyxie. Il est donc plus utile ici que partout ailleurs de laisser quelques instants en place la canule qui permet aux vapeurs d'éther de s'échapper.

(2) Trélat, *Bull. de la Soc. de chir.*, t. V, p. 177.

(3) Chauvel, *Ablation des ganglions strumeux du cou. Bull. de la Soc. de chir.*, 1884, t. X, p. 160 et 187. (Rapport sur Poulet.)

(4) Trélat, *Diagnostic et traitement des adénites tuberculeuses. Clinique chirurgicale.* Paris, 1891, t. I, p. 408.

éloignés qu'on est en droit d'attendre de l'ablation des ganglions tuberculeux du cou.

B. *Adénopathies syphilitiques.* — 1° L'adénite cervicale *primitive* s'observe dans les chancres des lèvres, de l'amygdale, etc. Elle siège le plus souvent dans les ganglions sous-maxillaires. Elle présente ce caractère spécial d'acquérir rapidement un volume considérable, circonstance qui n'est pas sans importance pour le diagnostic différentiel. La peau est tendue, mais il n'existe ni œdème, ni douleur locale, ni mouvement fébrile.

2° Les adénopathies *secondaires* sont très communes, surtout à la nuque. C'est là « qu'il faut tâter le pouls à la vérole » (Ricord). L'engorgement siège surtout dans la rainure du trapèze, dans la fossette de la nuque, dans la région mastoïdienne (Fournier). Il semble succéder le plus souvent à une lésion syphilitique des téguments, mais se développe peut-être, dans certains cas, sous la seule influence de la diathèse.

3° Les engorgements *tertiaires* sont beaucoup plus rares; ils peuvent se présenter au cou, sous la forme scléreuse et sous la forme gommeuse.

Le *traitement* de ces adénopathies ne présente rien de spécial; elles sont justiciables du traitement spécifique. Comme indications locales, nous dirons cependant qu'elles doivent, ainsi que toutes les autres tumeurs ganglionnaires du reste, être protégées contre les irritations extérieures, les frottements des vêtements, l'action du froid, etc.

C. *Adénopathies néoplasiques.* — 1° L'adénopathie *sarcomateuse* est tout à fait exceptionnelle, car le sarcome se généralise surtout par voie veineuse; cependant, on aurait rencontré quelques sarcomes secondaires du cou compliquant des néoplasmes analogues de la glande parotide et du corps thyroïde.

2° L'adénopathie *chondromateuse* a été signalée par Wirchow, dans un enchondrome de l'omoplate.

3° L'adénopathie *épithéliale*, à peu près la seule observée, survient au cours des épithéliomes de la face, des lèvres, de la langue, du pharynx, de l'œsophage, de l'amygdale, du larynx, de la plèvre, du poumon, etc. On a vu des adénopathies sus-claviculaires dans le cours du carcinome mammaire, qui n'est, on le sait, qu'un épithélioma atypique diffus. Elles peuvent apparaître également comme manifestations éloignées des cancers viscéraux (estomac, utérus) [1]. L'aspect de ces néoplasies secondaires ne présente rien de spécial à la région. Mais il faut savoir qu'elles acquièrent parfois un volume considérable, s'accompagnent de troubles fonctionnels tels qu'elles détournent à leur profit l'attention du malade et du chirurgien. On peut poser en règle générale que toute adénite cervicale, portant sur un ou deux ganglions, remarquable par son indolence et sa dureté, apparaissant vers l'âge de cinquante ans, doit faire songer à un épithélioma. Ces néoplasmes n'étant à peu près jamais primitives, la lésion initiale doit être recherchée avec un soin méticuleux; l'examen des parties latérales du pharynx, de la loge amygdalienne, des fosses nasales mérite surtout une attention particulière (Verneuil, Duplay). Il n'est pas indifférent de diagnostiquer la nature de l'adénopathie; car l'incision d'un ganglion

(1) TROISIER, *Adénopathie sus-claviculaire gauche dans le cancer abdominal. Bull. de la Soc. méd. des hôpit.*, 1886, p. 394. — PETIT. *Ganglions sus-claviculaires gauches cancéreux, dans un cas de cancer de l'utérus. Ibid.*, 1888, p. 26. discuss., p. 501.

cancéreux ramolli donne lieu à une hémorrhagie, souvent difficile à maîtriser, et à l'envahissement néoplasique de la plaie. Ces adénopathies épithéliales font naître parfois des indications thérapeutiques particulières, par suite des accidents de compression qu'elles peuvent produire sur l'œsophage, le pharynx et le conduit laryngo-trachéal.

III

ADÉNOPATHIES CERVICALES PRIMITIVES

A. On a décrit au cou des exemples de chondromes, de sarcomes, de carcinomes primitifs des ganglions. Mais la plupart de ces faits sont sujets à caution. Les carcinomes épithéliaux du cou sont surtout d'origine branchiogène ou dermoïde, ou bien siègent dans des glandes thyroïdiennes aberrantes ». (Tillmanns). Néanmoins, il existe des observations indiscutables de néoplasmes primitifs et isolés des ganglions. Ce ne sont pas toujours des carcinomes; on a observé des épithéliomes pavimenteux. Peut-être ces tumeurs n'ont-elles pas leur siège initial dans les ganglions, mais dans la gaîne des vaisseaux carotidiens et sous-claviers (Volkmann).

B. La seule tumeur ganglionnaire incontestablement primitive, qu'on ait observée dans cette région, est la tumeur lymphadénique. La plupart des cas de lymphadénome et de lymphosarcome se rapportent aux glandes lymphatiques cervicales. Ce serait faire double emploi que de revenir sur cette affection, dont l'histoire a été complètement tracée dans le premier volume de cet ouvrage.

CHAPITRE IV

MALADIES DES MUSCLES

I

LÉSIONS TRAUMATIQUES. — RUPTURES

Nous avons déjà décrit les *plaies* des muscles en étudiant les plaies profondes du cou. Il ne nous reste donc à parler ici que des *ruptures* musculaires.

Ces lésions doivent être séparément étudiées chez l'adulte et chez l'enfant nouveau-né. Pendant les manœuvres plus ou moins violentes de l'accouchement, se produisent, en effet, dans le muscle sterno-mastoïdien, ou dans sa gaine, des désordres qui se traduisent par une symptomatologie toute spéciale (hématome des nouveau-nés).

1° *Ruptures musculaires chez l'adulte.* — Les ruptures du sterno-mastoïdien [1] semblent être les plus fréquentes. Les symptômes observés dans la plupart des cas permettent de croire bien plutôt à des ruptures partielles, avec épanchement sanguin, qu'à des ruptures complètes (Jeannel).

On a signalé aussi des ruptures des muscles de la nuque chez les ouvriers chargeurs [2], des arrachements des attaches vertébrales du rhomboïde et de l'angulaire chez les cultivateurs [3].

2° *Hématome du sterno-mastoïdien chez le nouveau-né.* — Giovanni Melchiori [4], en 1861, attira l'attention sur cette affection dont il avait recueilli 4 observations. L'année suivante, Dolbeau publiait un cas analogue. Les faits se multiplièrent bientôt et toujours la maladie était caractérisée par les mêmes caractères cliniques :

Une tumeur se développe quelques jours ou quelques semaines après la naissance, dans la région sterno-mastoïdienne, le plus souvent du côté droit, très rarement des deux côtés à la fois. Cette tumeur, de consistance ferme, élastique, de forme ovoïde, siège nettement dans la gaîne du sterno-mastoïdien et paraît faire corps avec le muscle lui-même, car on peut la déplacer transversalement avec le muscle.

Son volume est très variable; quelquefois grosse comme une amande, elle peut, dans certains cas, occuper presque toute la hauteur du muscle.

La douleur spontanée paraît très légère ou nulle; la pression, les mouvements sont au contraire douloureux; la tête est inclinée en torticolis du côté malade.

Cette tumeur n'a aucune tendance à l'accroissement, ni à la suppuration; il n'y a jamais de phénomènes inflammatoires et toujours la mobilité de la peau témoigne de l'intégrité du tissu cellulaire sous-cutané.

Peu à peu, le volume diminue et toute tuméfaction finit par disparaître en quelques semaines ou quelques mois. En même temps que la tumeur s'efface, le torticolis diminue; mais, dans quelques cas, on a vu persister la déviation sous forme de torticolis permanent.

L'*étiologie* et la nature même de l'affection ont été l'objet de nombreuses discussions.

Il est cependant un point absolument hors de doute, c'est l'influence du traumatisme obstétrical. D'autre part l'absence de tout accident spécifique chez l'enfant, de tout antécédent chez les parents, et l'évolution même de la tumeur permettent d'éliminer nettement la syphilis autrefois invoquée comme cause par quelques auteurs.

Le sterno-mastoïdien peut être lésé de différentes façons pendant l'accou-

(1) Traisnel, *Contribution à la pathologie chirurgicale du sterno-mastoïdien.* Thèse de doct. de Paris, 1876, n° 274.

(2) Bourgougnon, *Ruptures et contractures musculaires des ouvriers chargeurs.* Thèse de doct. de Paris, 1875, n° 274.

(3) Ricochon, *De quelques ruptures musculaires professionnelles. Poitou méd.*, 1888, p. 37.

(4) Giovanni Melchiori, *Induration du muscle sterno-cléido-mastoïdien chez les nouveau-nés. Gazette méd. ital.;* prov. Sarde, 1861, cité par Gillette. Art. Cou. *Dict. Dechambre*, t. XXI, 1re partie, p. 358.

chement; on a incriminé la pression des branches du forceps [1], mais le forceps n'appuie guère sur le muscle. Les tiraillements exercés sur le muscle, pendant l'accouchement par le siège, semblent avoir une bien plus grande influence; Blachez et Planteau [2] ont bien mis cette cause en lumière: Rüge [3] sur 64 présentations du siège constata 18 fois des lésions du sterno-mastoïdien; 6 observations de Launois [4] se rapportent encore à des enfants nés par le siège.

Cependant, dans certains cas, on a observé l'affection après un accouchement spontané, normal, par le sommet. Arnott [5], Petersen [6] en ont notamment rapporté des exemples.

Clarke [7] a vu la tumeur se produire brusquement chez un enfant que sa nourrice avait laissé tomber la veille.

Le traumatisme agit, comme l'ont bien montré Blachez et Planteau, par contusion, froissement ou tiraillement du muscle. La lésion produite n'est pas simplement une myosite interstitielle comme l'ont pensé Blachez et Gillette. On ne saurait accepter non plus l'hypothèse d'une rupture musculaire complète, qui serait caractérisée par des signes cliniques absolument différents.

La notion très précise du traumatisme, l'évolution et les caractères de la tumeur, permettent de conclure à l'existence d'une rupture partielle ou d'une attrition du muscle avec production d'un hématome (Bohn) [8] intra-musculaire (*trachélhématome*) [9]. Du reste, ces lésions ont été anatomiquement constatées [10], et Volkmann et ses élèves ont montré que, dans quelques cas, on a pu suivre l'évolution de l'affection de l'hématome à la myosite scléreuse, au torticolis par rétraction.

Le *pronostic* est en général très bénin, la tumeur disparaît sans aucun traitement [11]; cependant, le développement possible d'une myosite fibreuse et, par conséquent, d'un torticolis chronique, doivent engager à surveiller la régression de l'hématome; on pourrait ainsi agir sur le muscle, dès qu'on aurait constaté la tendance à la rétraction.

(1) Stromeyer, *Operative orthop. chirurg.*, t. II, p. 425. — Pératé, *Gaz. hebdom.*, 26 mai 1876. — Labalbary, *Gaz. des hôp.*, 1862 (cité par Gillette).

(2) Blachez et Planteau, *Une variété de tumeur de la région cervicale des nouveau-nés. Gaz. hebd.*, 1876, p. 305.

(3) Carl Rüge, *Zeitschrift f. Geburtsh. u. Frauenkr.*, 1876, t. I, p. 68.

(4) Launois, *Hématome du sterno-mastoïdien chez les nouveau-nés. Rev. mens. des maladies de l'enfance*, 1885, p. 140.

(5) Arnott, *Saint-Thomas's Hosp. Reports*, 1874, p. 275.

(6) Petersen, *Caput abstipum, etc. Arch. f. klin. Chir.*, 1884, t. XXX, p. 781.

(7) Clarke, cité par Gillette, p. 351.

(8) Bohn, *Das Hämatom der Sterno-clin. bei Neugeborenen. Deutsche Klinik.* Berlin, 1864, p. 267.

(9) Tordeus, *Considérations sur le trachelhématome. Journ. de méd. chir. et pharm.* Bruxelles, 1882, p. 318.

(10) Fasbender, *Sur certains états rares du cou chez les nouveau-nés. Berl. klin. Wochenschr.*, 1875, n° 25, p. 298.

(11) Le Breton, *Etude sur une variété de tumeur du cou chez les nouveau-nés.* Thèse de doct. de Paris, 1883.

II

LÉSIONS INFLAMMATOIRES

Les lésions du sterno-mastoïdien ont été seules étudiées. Les *myosites chroniques* appartiennent à l'histoire du torticolis.

Les *myosites aiguës*, les suppurations du muscle sterno-mastoïdien sont extrêmement rares. Velpeau a attiré l'attention sur les abcès siégeant dans la gaîne du sterno-mastoïdien ; le muscle lui-même peut être, dans ce cas, désorganisé par le pus. La myosite suppurée proprement dite ne s'observe que dans les infections générales.

Il peut être très difficile de différencier l'abcès du sterno-mastoïdien d'un abcès des ganglions qu'il recouvre. Le diagnostic n'a pas d'ailleurs grande importance pratique, car l'indication est toujours la même : inciser largement le foyer dès qu'on a constaté, ou seulement soupçonné, la présence du foyer purulent.

III

SYPHILIS

Les tumeurs syphilitiques affectent surtout le sterno-mastoïdien. Les autres muscles du cou ne sont guère atteints par la syphilis ; Bouisson [1] rapporte cependant un exemple de gomme du trapèze.

Lécuyer [2] a rassemblé 15 observations de lésions syphilitiques du sterno-mastoïdien. 13 cas ont été observés chez l'adulte, dont 9 chez des femmes. 2 observations de tumeurs de ce muscle chez l'enfant, attribuées à la *syphilis héréditaire*, ne sont peut-être que des trachelématomes (Peyrot). Le fait de Taylor [3] seul semble probant. La tumeur examinée au microscope était constituée par une « production fibreuse ayant pour point de départ le tissu conjonctif du muscle ». L'enfant avait présenté des éruptions spécifiques et les parents étaient manifestement syphilitiques.

Chez l'adulte, les lésions se présentent tantôt sous forme de *myosite scléreuse diffuse*, occupant tout le muscle et le transformant en une corde rigide (Salomon) [4], ou bien localisée en un point, tantôt sous forme de *gommes*. Les gommes siègent souvent à l'insertion inférieure du muscle (Duplay, Traisnel) [5].

[1] Bouisson, *Mémoire sur les tumeurs syphilitiques des muscles. Tribut à la chirurgie*, 1853, p. 517.

[2] Lécuyer, *Des gommes du sterno-mastoïdien*. Thèse de doct. de Paris, 1881, n° 176.

[3] Taylor, *Chicago med. Journ.*, novembre 1875, p. 820, et *Med. Times and Gaz.*, 28 nov. 1874, t. II, p. 618, cité par Gillette.

[4] Salomon, *Arch. gén. de méd.*, t. XI, 1846.

[5] Traisnel, *Contribution à la pathologie chirurgicale du sterno-mastoïdien*. Thèse de doct. de Paris, 1876, n° 274.

Dans un cas de Bouisson, la tumeur occupant l'extrémité inférieure du muscle avait le volume d'une orange. Il n'est pas rare d'observer deux ou trois gommes sur le même muscle. Les deux sterno-mastoïdiens peuvent être simultanément atteints (Bouisson).

Ces tumeurs offrent ici leurs caractères cliniques habituels, se ramollissent et s'ulcèrent en laissant, après évacuation, une perte de substance profonde.

Le diagnostic ne présente, en général, pas de grandes difficultés; dans les cas incertains, un traitement d'épreuve lèvera les doutes. Chez les nouveau-nés, la tumeur syphilitique pourra être confondue avec l'hématome; ici, l'examen attentif des parents, l'étude des commémoratifs permettront le plus souvent de faire le diagnostic.

Le traitement ne comporte aucune indication spéciale; c'est celui de la syphilis tertiaire.

IV

TORTICOLIS

Le terme de torticolis (*caput obstipum*, *distortum*) s'applique à toute position vicieuse de la tête, quelle que soit son origine. Mais ces déviations passagères ou permanentes reconnaissent des causes multiples, sont le résultat d'affections essentiellement différentes et ne sauraient être rapprochées dans une description commune. Aussi l'usage a-t-il été depuis longtemps établi de classer ces différentes déviations suivant leurs causes et d'en renvoyer l'étude à l'histoire de chacune des affections correspondantes.

On a ainsi divisé le torticolis en *torticolis cutané*, *torticolis osseux* ou *articulaire*, *torticolis musculaire*.

La première variété, qu'on peut aussi appeler torticolis *cicatriciel*, est due à la rétraction des cicatrices du cou, cicatrices vicieuses provoquées par des pertes de substance étendues, surtout par des brûlures, ou bien encore par des abcès froids, des phlegmons, etc.

La seconde variété, *torticolis osseux* ou *articulaire*, est le résultat ordinaire d'ostéo-arthrites tuberculeuses de la colonne cervicale, du mal sous-occipital, plus rarement d'arthrites rhumatismales, enfin de traumatismes, luxations ou fractures.

Le *torticolis musculaire* seul doit nous occuper ici. Son nom indique suffisamment en quoi il consiste et il est facile de concevoir comment il peut se produire. La tête est maintenue en équilibre sur la colonne vertébrale par la tonicité des muscles cervicaux; abandonnée à elle-même et soustraite à toute action musculaire, elle tomberait en avant dans la position normale ou roulerait, pour ainsi dire, en tous sens sous l'influence des divers mouvements, comme on le voit, par exemple, chez les sujets chloroformisés. Tous les muscles groupés autour de la colonne cervicale se font équilibre par leurs actions opposées pour maintenir la tête droite, dans l'attitude normale. Que, pour une cause quelconque, cet équilibre musculaire soit rompu, la tête se dévie et le cou subit le plus souvent un mouvement complexe de flexion et de torsion, déviation variable suivant le muscle, ou le groupe musculaire, atteint.

Le torticolis musculaire peut donc résulter soit de la *paralysie*, soit de la *contracture* ou de la *rétraction*, soit enfin de *spasmes* ou de *convulsions* d'un ou de plusieurs des muscles du cou. Ces variétés étiologiques correspondent à des types cliniques différents et qui doivent être étudiés séparément : 1° *torticolis passager* ou *aigu* (contracture); 2° *torticolis permanent* ou *chronique* (rétraction, paralysie); 3° *torticolis intermittent* (convulsions épileptiformes, tics convulsifs, spasmes musculaires). Ces différents types sont loin d'avoir la même importance; le torticolis permanent par rétraction du sterno-mastoïdien constitue la forme habituelle de l'affection, à ce point que, dans le langage clinique, c'est lui qui est désigné par le seul mot de torticolis employé sans épithète.

I. — TORTICOLIS AIGU OU PASSAGER

Étiologie. — Le torticolis aigu ou passager est assez souvent décrit sous le nom de torticolis rhumatismal; il succède en effet, le plus souvent, à l'action du froid. Mais il peut être aussi produit par une mauvaise position prolongée, par un brusque mouvement ou un effort. Dans un autre ordre de faits, on le voit survenir comme complication d'une inflammation quelconque de la région cervicale, angine, adénite, arthrite vertébrale, etc., ou même d'une petite plaie, d'une simple piqûre. Il est plus rare chez la femme que chez l'homme et chez l'enfant.

Symptômes. — Le début est brusque; le plus souvent le malade, le matin, à son réveil, ressent une vive douleur dans un côté du cou. La tête est penchée de ce côté, la face légèrement tournée du côté opposé, l'épaule relevée; et le malade, immobilisant toute la région douloureuse, remue le tronc tout d'une pièce. La position de la tête et la rotation de la face varient avec les muscles atteints. Le type ordinaire que nous venons de décrire appartient à la contracture du sterno-mastoïdien. C'est en effet ce muscle qui pour la plupart des auteurs classiques serait pris d'habitude. Duchêne a observé le rhumatisme isolé du trapèze. Beau [1] pense que le trapèze est le siège le plus fréquent de l'affection. Si les deux muscles trapèzes sont atteints, la tête est directement portée en arrière par la contracture des muscles profonds de la nuque. Un seul trapèze est-il atteint, le sterno-mastoïdien est bien contracturé, mais cette contracture n'est point due au rhumatisme du sterno-mastoïdien; ce n'est qu'une contracture d'immobilisation, comme le prouve la localisation de la douleur.

La douleur est exaspérée par la pression, par les mouvements; il n'existe en général qu'une fièvre très légère et qui disparaît assez rapidement. La maladie se termine en quelques jours par la résolution; cependant, dans certains cas, la contracture peut persister et l'affection passe à l'état chronique.

[1] BEAU, *Rhumatisme du deltoïde, etc. Arch. gén. de méd.*, décembre 1862, p. 648, cité par Guyon, art. TORTICOLIS du *Dict. encycl. des sc. méd.* 3e série, t. XVII, p. 668.

Pour établir le *diagnostic* en général facile, il faudra s'assurer qu'il n'existe aucune autre affection douloureuse capable de provoquer la même déviation, adénite, phlegmon, arthrite cervicale, etc.

Quand le torticolis succède à un mouvement brusque ou à un effort, le diagnostic peut être plus embarrassant (Guyon), car on peut se demander si la contracture du sterno-mastoïdien n'est pas due à une entorse des vertèbres cervicales (Malgaigne), ou même à une luxation unilatérale (Dupuytren); la localisation de la douleur aux articulations vertébrales dans la première hypothèse, la déformation spéciale (avec saillie de la vertèbre à la paroi postérieure du pharynx) dans la seconde, permettront, en général, de faire le diagnostic.

Le *pronostic* du torticolis rhumatismal est bénin; les récidives l'aggravent, l'affection pouvant alors devenir chronique (1); en cas de torticolis traumatique, le pronostic doit être beaucoup plus réservé, car une myosite consécutive peut se développer et entraîner la sclérose et la rétraction.

Le *traitement* consiste, pour le torticolis rhumatismal, en applications de révulsifs, en frictions calmantes; le cou sera maintenu enveloppé d'une cravate d'ouate.

Si le torticolis ne cédait pas au bout de quelques jours et que la persistance de la déviation malgré l'atténuation de la douleur fît craindre le passage à l'état chronique, les mouvements communiqués, les frictions, le massage, les bains sulfureux, l'électrisation des muscles antagonistes (Duchenne de Boulogne) devraient être employés.

II. — TORTICOLIS CHRONIQUE OU PERMANENT

Le torticolis permanent comprend deux variétés : l'une, torticolis par rétraction, type classique de l'affection, l'autre, torticolis paralytique, variété très rare, dont on possède seulement quelques observations et qui mérite à peine le nom de torticolis.

A. — TORTICOLIS PERMANENT PAR RÉTRACTION

Étiologie. — Le torticolis est surtout observé dans l'enfance, rare dans l'adolescence, exceptionnel à l'âge adulte. Il est plus fréquent chez les filles que chez les garçons; on a rarement noté que l'affection fût héréditaire; Guyon n'en a relevé que deux observations (2); Jeannel en rapporte un autre exemple (3). Dieffenbach (4) a observé cinq frères et sœurs atteints de torticolis congénital, mais ne donne pas de renseignements sur les parents.

Le torticolis étant souvent constaté peu de temps après la naissance, il était naturel d'admettre la *congénitalité* de la lésion dans ces cas; et il est classique

(1) COUILLARD-LABONNOTTE, *Du torticolis*. Thèse de doct. de Paris, 1869.
(2) GUYON, art. TORTICOLIS. *Dict. encycl. des sc. méd.*, 3e série, t. XVII, p. 670.
(3) JEANNEL, *Encycl. intern. de chir.*, t. V, p. 777.
(4) DIEFFENBACH, *Berl. klin. Zeitung*, 1838, n° 27, traduit par Bouvier, *Expérience*, 1838, p. 272.

de distinguer, d'après l'origine de l'affection, un *torticolis congénital* et un *torticolis acquis*.

L'existence du torticolis congénital a été mise en doute par nombre d'auteurs, qui, avec Stromeyer [1], pensent que l'affection n'est pas le résultat d'une lésion intra-utérine, d'un véritable vice de conformation analogue au pied-bot par exemple, mais qu'elle est due à un traumatisme subi pendant les manœuvres de l'accouchement (*torticolis obstétrical*).

Il est certain que, le plus souvent, les petits malades ne sont observés qu'à un âge plus ou moins avancé et que la notion de congénitalité ne s'appuie que sur les renseignements fournis par les parents. De plus, comme le fait remarquer Guyon, dans les relevés de Chaussier, à la Maternité, relevés qui portent sur cinq années et comprennent 23 293 enfants, on ne trouve pas signalé un seul cas de torticolis.

Cependant le torticolis congénital existe réellement. Petersen [2] en rapporte deux observations au moment même de l'accouchement; Meinhardt Schmidt [3] a récemment observé un cas fort intéressant de torticolis avec atrophie faciale; l'hérédité signalée dans quelques cas, ainsi que l'existence d'autres vices de conformation (Fischer) [4] plaident encore en faveur de la congénitalité. Si la constatation directe n'en est pas faite plus souvent, c'est que peut être l'affection, très peu accentuée au moment de la naissance, passe inaperçue.

Pour expliquer la cause première de la maladie, nous retrouvons ici les théories pathogéniques communes aux autres vices de conformation :

1° Théorie mécanique, position anormale du fœtus ou pressions subies par le fœtus dans l'utérus, théorie à laquelle s'attachent les noms d'Hippocrate, d'Ambroise Paré, de Cruveillier, de Malgaigne, de Dieffenbach, etc.;

2° Théorie musculaire ou musculo-nerveuse. État pathologique des muscles dû le plus souvent à des lésions des centres nerveux (théorie soutenue par Rudolphe, Béclard et surtout J. Guérin);

3° Théorie de l'arrêt de développement de Bouvier; un côté de la face et de la tête se serait arrêté à un moment donné dans son évolution.

Quoi qu'il en soit, l'accord est loin d'être fait sur l'origine du torticolis des enfants et l'influence du traumatisme obstétrical semble devoir être, sinon toujours, comme le veulent la plupart des chirurgiens allemands [5], du moins très souvent admise.

Dieffenbach croyait à une lésion musculaire produite par une branche de forceps; Stromeyer invoquait l'attrition des nerfs du muscle dans les mêmes conditions; mais le forceps ne porte pas sur le cou ainsi que le fait observer

(1) STROMEYER, *Operat. orthop. Chirurgie*, t. II, p. 425.

(2) PETERSEN, *Caput obstipum*. (Ætiol. und Behandl.). *Arch. für klin. Chir.*, 1884, t. XXX, p. 781.

(3) MEINHARDT SCHMIDT, *Pathogénie du torticolis congénitale. Centralblatt f. Gynæk.*, 1890, n° 30, p. 570. — Voici le résumé de cette observation : fille née en présentation du siège, première position. Pas de trace d'hématome du sterno-mastoïdien; torticolis droit avec atrophie crânienne du même côté. Torticolis et atrophie ont guéri spontanément. Analysé in *Gaz. hebd.*, 1890, n° 33, p. 391.)

(4) FISCHER, *Caput obstipum. Deutsche Chir.*, 1880, Lief. 34.

(5) STROMEYER, *loc. cit.* — VOLKMANN, in *Pitha et Billroth*, Bd. II, Abt. II, H. 11, 1872. — DIEFFENBACH, *Durchschneidung der Sehnen und Muskeln*, p. 23. — BOHN, *Deutsche Klinik*, 1864, p. 207 et 507.

De Saint-Germain. Blachez (1), Volkmann, Billroth incriminent d'autre part les tractions effectuées sur le sterno-mastoïdien pendant le dégagement de la tête dans l'accouchement par le siège.

On ne peut invoquer dans ces cas la rupture complète du sterno-mastoïdien qui aboutirait à l'allongement et non à la rétraction du muscle suivant la remarque de Petersen (2) et de Jeannel (3).

Les contusions et les ruptures partielles qui se traduisent par la trachélhématome guérissent le plus souvent sans provoquer de rétraction musculaire; mais Volkmann (4) cite deux observations dans lesquelles il a pu suivre l'évolution de l'hématome du sterno-mastoïdien au torticolis.

On doit donc admettre que dans certains cas l'attrition ou la rupture partielle du muscle produit une myosite qui aboutit à la rétraction; le fait a été constaté non seulement pour le sterno-mastoïdien mais pour les muscles de l'avant-bras ou de la jambe. Volkmann et Kirmisson (5) en citent des exemples incontestables.

Certains faits, observés à un âge plus avancé, dans lesquels un torticolis permanent succéda nettement à un effort violent (Amussat (6), Eiselsberg (7)), confirment cette théorie.

La rétraction du muscle dans le torticolis acquis proprement dit, peut être due à une myosite suppurée consécutive à un abcès de la gaine du sterno-mastoïdien (Dolbeau) (8) ou à la fonte de ganglions tuberculeux (De Saint-Germain) (9) à des gommes du sterno-mastoïdien (Ricord).

Nous avons déjà vu que le torticolis aigu rhumatismal peut aboutir aussi à la rétraction. Il en est de même de quelques contractures réflexes provoquées par une angine, une arthrite vertébrale, une petite plaie, une simple piqûre de sangsue dans un cas rapporté par Guérin.

Une simple mention suffit aux contractures du sterno-mastoïdien rarement observées dans les affections du système nerveux central ou des nerfs du muscle.

Le torticolis par rétraction peut succéder, dans certains cas, à des attitudes vicieuses habituelles volontaires ou involontaires, que quelques auteurs ont désignés du nom de *torticolis physiologiques*.

Le type du *torticolis volontaire* est l'attitude inclinée de la tête, connu sous le nom de *torticolis des petits maîtres*.

(1) Blachez, *Gaz. hebd.*, 17 mai 1876, et *Bull. de la Soc. méd. des hôp.*, 1884, p. 358.
(2) Petersen, *Caput obstipum. Loc. cit.*
(3) Jeannel, *Torticolis. Encycl. intern. de chir.*, t. V, p. 777.
(4) Volkmann, *Das sogenannte angeborene Caput obstipum und die offene Durchschneidung des musculus sterno-cleido-mastoides. Centralbl. f. Chir.*, 1885, n° 14, p. 233.
(5) Kirmisson, *Leçons cliniques sur les maladies de l'appareil locomoteur du torticolis*, p. 241.
(6) Amussat, *Gaz. méd.*, 1834, p. 820, cité par Guyon.
(7) Eiselsberg, *Torticolis traumatique*. Société império-royale des médecins de Vienne, 10 février 1888. *Semaine méd.*, 1888, p. 58. — Une jeune fille de douze ans portait sur la tête un tonneau qu'elle empêcha de tomber en faisant un effort brusque. Elle éprouva une vive douleur dans le sterno-mastoïdien droit. Le lendemain il y avait un léger gonflement qui cédait, de même que la douleur, au bout de quelques jours. Dans le cours des deux années suivantes, on vit survenir une inclinaison vicieuse de la tête sur l'épaule droite et une asymétrie du visage.
(8) Dolbeau, *Gaz. des hôp.*, 1860, cité par Guyon.
(9) De Saint-Germain, *Chirurgie orthopédique*, 1883, p. 203.

Les positions vicieuses *involontaires* dont l'influence a été surtout invoquée par Andry (1) n'ont pas toutes la même valeur. La façon de porter les enfants, de les placer dans leur berceau, ne semble guère avoir l'importance que lui attribue Andry.

Mellet (2) raconte qu'à l'âge de neuf ans, il avait pris instinctivement l'habitude d'incliner la tête vers l'épaule droite, par suite d'une céphalalgie violente qui n'était calmée que par cette attitude vicieuse. Au bout de deux ans, quand les maux de tête diminuèrent, cette position anormale était devenue permanente et il fallut un traitement de longue durée pour obtenir le redressement.

Certaines affections oculaires, la diplopie, l'astigmatisme, l'amblyopie peuvent, par l'attitude vicieuse de la tête qu'elle nécessitent, amener la rétraction définitive du sterno-mastoïdien. Cuignet (3) a groupé ces faits sous le nom de *torticolis oculaire* (4), et Maubrac a bien montré les relations qui existent entre les mouvements des yeux et ceux du sterno-mastoïdien (5).

Anatomie pathologique. — Les examens anatomiques de torticolis sont extrêmement rares. Fischer cite 2 faits, l'un de Bündell (6), l'autre de Heusinger (7), dans lesquels, chez des nouveau-nés, le muscle sterno-mastoïdien était raccourci et transformé en tissu d'apparence tendineuse.

Bouvier a disséqué le muscle chez une jeune fille de vingt-deux ans affectée de torticolis depuis son enfance (8) ; Robert (9), Marchessaux (10), Contesse et Guyon (11) ont pu recueillir des pièces analogues chez des sujets très âgés dont l'affection remontait à l'enfance.

Mais depuis quelques années, le procédé de section directe, à ciel ouvert, du sterno-mastoïdien a permis de réséquer de petits fragments de ce muscle et a fourni un certain nombre d'intéressants documents : Volkmann le premier (12) a fait connaître les résultats de ces recherches. Tout récemment Vollert (13) les confirmait par de nouvelles observations.

Les lésions du sterno-mastoïdien seules ont été étudiées, soit dans les rares autopsies que nous avons mentionnées, soit dans les résections de fragments de muscle au cours de la ténotomie à ciel ouvert.

Dans tous les cas, le muscle sterno-mastoïdien est raccourci. Bouvier a trouvé 3 pouces de différence entre le muscle du côté sain et le muscle malade. Guyon et Contesse n'ont eu à leur disposition que le muscle droit malade ; il

(1) ANDRY, *L'orthopédie*, t. I, p. 83.

(2) MELLET, *Manuel pratique d'orthopédie*. Paris, 1841, cité par WEISS, art. TORTICOLIS du *Dict. de méd. et de chir. prat.*, t. XXV, p. 645.

(3) CUIGNET (de Lille), *Des attitudes dans les maladies des yeux et du torticolis oculaire. Rec. d'ophthalmologie*, 2e série, avril 1874, p. 190.

(4) LANDOLT, *Torticolis oculaire. Bull. méd.*, 1890, p. 573. — BRADFORT, *Torticolis par insuffisance de la vue. Transact. of amer. orthop. Assoc.*, 1889, p. 46.

(5) MAUBRAC, *Anatomie et physiologie du muscle sterno-mastoïdien*. Thèse de Bordeaux, 1885.

(6) BUNDELL, *Vogel's neue med. Bibl.*, 1762, V, p. 189.

(7) HEUSINGER, *Bericht von der antrop. Anstalt*. Würtzburg, 1826, p. 42.

(8) BOUVIER, *Académie de méd.*, 1836, cité par Guyon.

(9) ROBERT, *Gazette des hôpit.*, 1846, p. 174.

(10) Cité par FLEURY, *Arch. gén. de méd.*, 1838, 3e série, t. II, p. 78.

(11) CONTESSE, *Bull. de la Soc. anat.*, 4e série, 1862, t. VII, p. 2.

(12) VOLKMANN, *loc. cit.*

(13) VOLLERT, *Zur Operation und pathologischen Anatomie des kongenitalen Caput obstipum. Centralbl. für Chir.*, 1890, n° 38, p. 713.

mesurait 9 centimètres de l'apophyse mastoïde au sternum, 8 du même point à la clavicule, ce qui équivaut à une diminution de longueur de moitié environ. En même temps, on trouve noté un rétrécissement, un amincissement du corps musculaire qui n'a rien perdu pourtant de sa résistance.

Il est au contraire plus ferme et parfois induré, d'apparence fibreuse ou tendineuse.

Cette altération, cette transformation fibreuse, peut porter sur toute l'étendue du muscle, comme dans le cas de Guyon et Contesse; sur les deux tiers ou les trois quarts inférieurs (observations de Robert et de Marchessaux). Les examens de Volkmann sur le vivant lui ont montré, le plus souvent, que l'induration se présente sous forme d'un noyau allongé, d'une hauteur variable.

La gaine aponévrotique est aussi épaissie et rétractée, et la même induration, la même sclérose peuvent exister jusque sur la gaine des vaisseaux.

Dans les cas où se rencontrent ces noyaux scléreux, l'examen histologique a révélé des lésions graves de myosite fibreuse. La substance musculaire, étouffée par les faisceaux fibreux, peut faire complètement défaut à la partie moyenne de l'induration (Volkmann, Vollert). Ce sont là des traces évidentes de processus inflammatoires consécutifs aux traumatismes obstétricaux.

Les lésions sont parfois plus diffuses et moins accentuées. Enfin dans certains cas, il n'existe aucune altération du muscle ni des tissus environnants; ce sont peut être là des exemples de véritable torticolis congénital (Jeannel).

Jamais Volkmann ni Vollert n'ont rencontré de trace de dégénérescence graisseuse des fibres musculaires, dans aucune des formes de l'affection.

Des deux sterno-mastoïdiens, le droit est, de beaucoup, le plus fréquemment atteint; 44 fois sur 60 cas, d'après Dieffenbach, 18 fois sur 27 d'après Bouvier. Cette prédilection de l'affection pour le côté droit a été attribuée tantôt à la congénitalité, puisque c'est à droite que siègent le plus souvent les lésions congénitales proprement dites, tantôt, avec Philips(¹), à la position la plus ordinaire de la tête pendant l'accouchement; la première position, en effet, expose plus particulièrement le côté droit aux violences extérieures (Guyon).

Un autre fait important est l'inégale distribution des lésions dans les deux faisceaux du sterno-mastoïdien. Le faisceau sternal serait seul rétracté dans la pluralité des cas, disent les classiques; Richter(²) le premier signala le fait et émit l'idée que la section de ce seul faisceau permettrait le redressement de la tête; plus tard Stromeyer, Dieffenbach, Bouvier et surtout J. Guérin(³) insistèrent sur cette fréquence de la rétraction du faisceau sternal qui, 3 fois sur 4, serait seul atteint. Sans doute cette proportion est exagérée et il est aujourd'hui démontré que le faisceau claviculaire est aussi raccourci, dans bon nombre de cas; mais, lorsque les deux faisceaux sont atteints, le sternal est toujours, ou presque toujours, le plus fortement rétracté. S'agit-il là d'un simple raccourcissement d'adaptation du faisceau claviculaire? Le fait est possible mais non constant, car la sclérose de ce faisceau a été anatomiquement constatée (Guyon et Contesse) et, de plus, la section des deux faisceaux est souvent nécessaire pour obtenir le redressement de la tête, tandis que le raccourcissement d'adap-

(¹) Philips, *De la ténotomie sous-cutanée*. Paris, 1841, p. 100.
(²) Richter, *Anfangsgründe der Wundarzneikunst*, vol. IV, ch. II, p. 271.
(³) J. Guérin, *Gaz. méd.*, 1838, p. 209.

tation des autres muscles congénères cède, assez facilement, aux manœuvres de redressement faites après la ténotomie du sterno-mastoïdien.

Des exemples de rétraction primitive du seul faisceau claviculaire ont été cités par Malgaigne [1], Bouvier, Philips, J. Guérin [2], etc. Mais ce sont là des cas exceptionnels et il est légitime d'accepter la conclusion de Guyon que « la rétraction isolée d'un faisceau est l'exception et non la règle pour le chef sternal comme pour le chef claviculaire ».

La position anormale permanente, maintenue par la rétraction du sterno-mastoïdien, entraîne des déformations du squelette et des parties molles du cou et de la face.

On ne possède que peu de renseignements anatomiques précis sur l'état des vertèbres cervicales et des articulations qui les unissent. Dans l'autopsie célèbre de Bouvier, que nous avons déjà citée, cet auteur ne trouva comme lésions osseuses qu'un amincissement du corps de l'axis, et le torticolis datait de vingt-deux ans. Il n'existait pas non plus de lésions osseuses, dans les cas de Robert et de Marchessaux.

Il est donc démontré que, malgré une fort longue durée de l'affection, les vertèbres peuvent être intactes et les résultats fournis par le redressement, après la ténotomie, en sont la preuve clinique. Cependant, on sait que la courbure de la colonne cervicale et la courbure de compensation dorsale, qui existe dans les déviations très accentuées, ne disparaissent pas brusquement après la ténotomie et qu'un traitement orthopédique est nécessaire pour amener, dans ces cas, le redressement complet. Mais ces déviations secondaires sont-elles dues à des lésions osseuses ou articulaires, déformation des corps vertébraux, raccourcissement des ligaments, ou simplement au raccourcissement d'adaptation des muscles du côté malade? Il est très vraisemblable que ces deux dernières causes combinent leurs effets pour maintenir une légère déviation, qui cède assez rapidement au traitement orthopédique.

D'autre part, il existe, dans quelques cas, des lésions osseuses très accentuées. Contesse et Guyon ont rencontré une ankylose des vertèbres cervicales; Bouvier a trouvé, dans un cas de torticolis ancien, une soudure complète des lames gauches de l'axis et des trois vertèbres cervicales sous-jacentes, par une production osseuse irrégulière qui envoyait un prolongement vers l'apophyse transverse de la troisième cervicale, disposition qui rendait impossibles les mouvements de rotation de la tête.

Dubrueil cherchait à expliquer la dissemblance de ces lésions vertébrales par la position variable des vertèbres cervicales. Dans certains cas en effet, la colonne cervicale garde sa rectitude; dans d'autres elle est plus ou moins incurvée et cette incurvation amènerait la déformation des corps vertébraux et l'ankylose. Mais comme le fait remarquer Weiss [3], il faut peut-être faire intervenir ici un autre facteur, une inflammation des articulations cervicales, analogue à ces arthrites occipito-atloïdiennes décrites par Dally [4], qui reproduisent, à s'y méprendre, le type du torticolis musculaire et aboutissent rapide-

(1) MALGAIGNE, *Gaz. méd.*, 1832, p. 827.
(2) J. GUÉRIN, *Gaz. méd.*, 1841, p. 357.
(3) WEISS, art. TORTICOLIS. *Dict. de méd. et de chir. prat.*, t. XXXV, p. 649.
(4) DALLY, *Du torticolis occipito atloïdien. Bull. gén. de thérap.*, 1875, t. LXXXIX, p. 354.

ment au glissement de l'occipital sur l'atlas et à l'ankylose en position vicieuse.

En effet, le redressement obtenu plus ou moins rapidement après la téno tomie alors même que la courbure de la colonne cervicale est très accentuée, serait impossible s'il existait des lésions osseuses ou articulaires avancées. Gross [1], cite même un cas dans lequel la tête était inclinée à 45 degrés sur l'épaule droite et absolument fixe dans cette position. La colonne cervicale formait une courbure très accentuée à concavité droite, la colonne dorsale une scoliose de compensation à concavité gauche. Après la ténotomie et l'extension continue, pratiquée pendant un mois, la tête et le rachis étaient parfaitement et définitivement redressés.

On peut donc dire, que dans le torticolis musculaire, les lésions du squelette sont absolument exceptionnelles.

Il est très fréquent d'observer une atrophie de la face et du crâne du côté malade; cette asymétrie faciale et crânienne, décrite par Dieffenbach, signalée par tous les observateurs et bien étudiée par Broca, Bouvier, J. Guérin [2], a été attribuée : 1° à la courbure et à la compression de la carotide par la flexion latérale du cou; 2° au développement inégal des deux carotides (Bouvier); 3° à la traction exercée sur l'apophyse mastoïde qui aurait pour effet de diminuer la courbure de l'hémisphère correspondant du crâne (Greffié) [3]; 4° à l'hyperextension des muscles du côté sain (Witzel) [4]; 5° à la contraction active permanente des muscles du côté sain (Falkenberg) [5].

De toutes ces hypothèses, la plus généralement acceptée est celle de l'insuffisance de la nutrition, par suite de la déviation ou de la diminution de calibre de la carotide, lésions constatées à l'autopsie. Bouvier [6], a montré, en effet, que l'asymétrie peut succéder, et assez rapidement, à des inclinaisons permanentes dues à une autre cause qu'à la contracture musculaire ou à la rétraction. Nous avons déjà vu que, d'après les examens anatomiques de Volkmann, la gaine des vaisseaux peut être épaissie sclérosée; c'est encore là, peut-être, une cause de compression de la carotide dans certains cas.

L'asymétrie crânio-faciale existe dans le torticolis acquis, aussi bien que dans le torticolis congénital; c'est donc bien une lésion secondaire, un trouble de nutrition. Cependant elle peut être véritablement congénitale et due alors, comme le torticolis lui-même, à un arrêt de développement d'un côté du cou et de la face; nous avons déjà cité l'observation de Meinhardt Schmidt, qui put constater chez un enfant, au moment même de la naissance, un torticolis avec atrophie du crâne et de la face.

L'atrophie de l'hémisphère cérébral correspondant a été indiquée par Broca.

(1) GROSS, *Ténotomie sous-cutanée et ténotomie à ciel ouvert pour torticolis musculaire. Semaine méd.*, 1890. n° 42, p. 355.

(2) J. GUÉRIN, *Déformations de la face et du crâne dans le torticolis ancien. Bull. de l'Acad. de méd.*, 2e série t. IX, 1880, n° 3, p. 27.

(3) GREFFIÉ, *Torticolis et asymétrie du crâne et de la face. Montpellier médical*, 1890, n° 10, p. 453.

(4) WITZEL, *Contribution à l'étude des modifications secondaires des parties molles et du squelette dans les cas de torticolis musculaire. Deutsche Zeitschrift für Chir.*, t. XVIII, 1883, p. 534.

(5) FALKENBERG, *Étude des causes des déformations secondaires dans le torticolis musculaire. Deutsche Zeitschr. f. Chir.*, t. XIX, 1885, p. 338.

(6) BOUVIER, *Bull. de l'Acad. de méd.*, 1852, et *Leçons sur l'appareil locomoteur*, p. 78.

Nous venons de décrire les lésions observées dans le type classique du torticolis, torticolis par rétraction du sterno-mastoïdien.

Dans quelques cas exceptionnels, d'autres muscles peuvent être lésés, de façon à reproduire l'attitude du torticolis. On connaît des torticolis par contracture du trapèze [1], du splénius [2], de l'angulaire de l'omoplate, des scalènes [3], du peaucier [4].

Delore [5] a décrit, sous le nom de *torticolis postérieur*, la rétraction des muscles de la nuque; cette forme serait, d'après cet auteur, beaucoup plus fréquente que la forme classique, car elle a été constatée 18 fois sur 22 observations. Mais il s'agit, sans doute, dans nombre de ces cas, de contractures d'origine rhumatismale, de torticolis réflexes, ou peut être d'arthrites vertébrales rhumatismales.

Symptômes. — L'attitude de la tête et du cou constitue la partie essentielle et caractéristique des signes du torticolis musculaire.

Ici encore, nous prendrons pour type le torticolis par rétraction du sterno-mastoïdien, nous réservant d'indiquer ensuite les diverses variétés cliniques, qui peuvent résulter de la lésion d'autres muscles.

La tête est d'ordinaire inclinée à droite, la face plus ou moins tournée à gauche. Au début, l'inclinaison de la tête est légère, les mouvements sont à peine gênés; progressivement, l'inclinaison augmente, la torsion se produit et ces deux déviations s'accentuent simultanément; l'oreille droite tend à se rapprocher de l'épaule correspondante, le menton se dirige en sens inverse, dépasse la ligne médiane et tend à regarder l'épaule gauche, en même temps que le mouvement de bascule de la tête le porte en avant. La déformation peut arriver à ce point que la tête vienne se mettre en contact avec l'épaule droite.

A droite, le cou est raccourci, la peau forme des plis transversaux très accentués; la moitié gauche du cou est au contraire saillante, tendue et semble allongée.

L'épaule droite est élevée; l'épaule gauche abaissée semble plus courte, la base du cou étant rejetée de son côté. Le thorax bombe en arrière du côté gauche, en avant du côté droit.

La colonne vertébrale est déformée par une ou par plusieurs déviations latérales; la colonne cervicale peut être seule déviée; mais si le torticolis est accentué, une courbure de compensation s'établit à la région cervico-dorsale et, à un degré plus avancé, la région dorso-lombaire elle-même peut subir une inflexion corrélative.

L'examen du cou et de la face révèle les signes les plus importants. Le sterno-mastoïdien rétracté fait d'ordinaire saillie sous les téguments et semble

(1) DUCHENNE, *Électric. local.*, p. 880. — DUVAL, *Mémoire sur le torticolis ancien. Revue des spécialités*, 1843, p. 5.

(2) DUCHENNE, *Deux cas de contracture du splénius et de l'angulaire. Loc. cit.*

(3) DUBREUIL, *Torticolis dû à la rétraction des scalènes. Gaz. hebd. des sc. méd. de Montpellier*, 1886, n° 39, p. 457.

(4) GOOCH, *Cases and pratical remarks on surgery*, t. II; p. 83. — GOURDAN, art. TORTICOLIS. *Dict. des sc. méd.* — DIEFFENBACH, Thèse d'agrég. de Depaul, p. 25, 1844.

(5) DELORE, *Du torticolis postérieur. Bull. de la Soc. des sc. méd. de Lyon*, 30 décembre 1877, p. 632, et *Gaz. hebd.*, 15 mars 1878.

porté en avant. La palpation montre le muscle dur et tendu, et cette tension et cette dureté semblent augmenter encore quand on cherche à redresser la tête. Le faisceau sternal seul fait le plus souvent un relief très accusé. D'après Volkmann, on pourrait assez souvent sentir un épaississement localisé, une sorte de « callosité », qui répond à ce noyau qui a été décrit, nous l'avons vu, comme le centre des lésions de sclérose du muscle. Parfois les deux faisceaux sont également saillants, l'interne épais et arrondi, l'externe étalé en nappe et

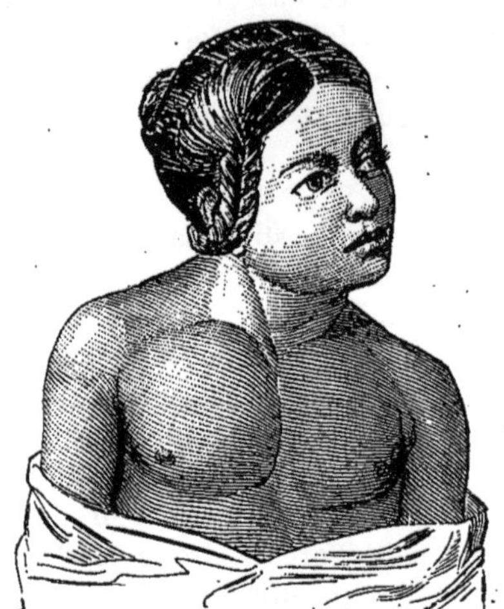
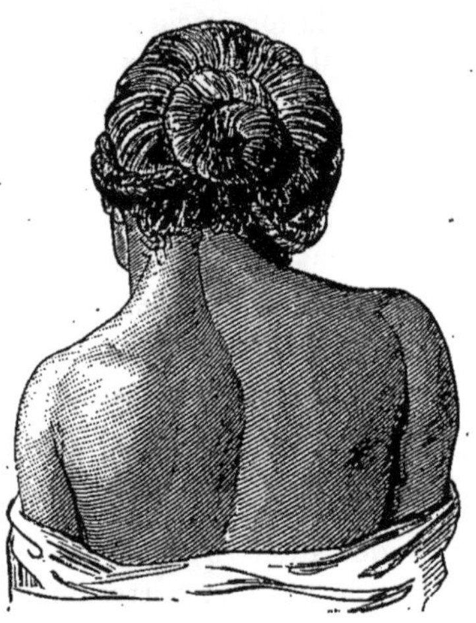

Fig. 161. — Attitude de la tête et du cou dans le torticolis (D'après Duplay.).

séparé du précédent par une dépression plus ou moins accentuée en forme de V renversé. Enfin dans quelques cas exceptionnels, le chef claviculaire paraît seul raccourci.

Mais il ne faudrait pas conclure des résultats de cet examen clinique à la localisation exacte des lésions. Ainsi que l'a fait très justement remarquer J. Guérin, la rétraction très accentuée d'un faisceau peut masquer une rétraction moindre du faisceau voisin, et ce n'est qu'après la section du faisceau le plus tendu que devient évidente la tension du second.

Enfin Duval a pu constater que, malgré la rétraction de ses deux faisceaux, le muscle peut ne faire aucun relief et ne devenir saillant que si l'on cherche à redresser la tête.

La réaction électrique du muscle est diminuée, d'après Fischer.

Les autres muscles du côté atteint sont souvent raccourcis, un peu tendus, mais aucun deux n'offre la dureté et la tension du sterno-mastoïdien.

Les muscles du côté sain semblent, au contraire, allongés et le sterno-mastoïdien notamment, porté en arrière, est étalé et élargi.

Les déformations de la face, que J. Guérin a décrites avec beaucoup de détails, tiennent à l'atrophie de la moitié de la face et du crâne du côté lésé, et, en même temps, à l'abaissement, à une sorte de tiraillement, suivant une direction oblique de haut en bas et de dedans en dehors. Ainsi, dans le torticolis droit, la déformation est caractérisée par l'aplatissement de la moitié droite du front et de la pommette correspondante, le raccourcissement de la joue, l'abaissement et quelquefois l'obliquité accentuée du sourcil, le tiraillement de la commissure labiale; le nez est souvent dévié et décrit une courbe à convexité gauche. L'œil est abaissé lui aussi, mais l'angle externe tend à se redresser au lieu de s'incliner obliquement comme les autres organes, de sorte que les axes transversaux des deux yeux restent parallèles; mais ils sont à des hauteurs différentes « en escalier » (J. Guérin).

Il y a souvent du strabisme et des troubles de la vision; ces accidents consécutifs doivent être distingués de ceux qui provoquent, comme nous l'avons vu, le torticolis oculaire décrit par Cuignet.

La déformation du crâne consiste en un aplatissement de la région pariétale, d'où résulte, comme l'a dit Dubrueil, une forme oblique ovalaire, analogue à celle du bassin du même nom. La diminution de l'intelligence, consécutive à l'atrophie du crâne et de l'hémisphère correspondant, a été signalée par Broca, et quelquefois notée par de Saint-Germain.

C'est à cette atrophie crânio-cérébrale et à l'inégale nutrition des deux moitiés du cou et de la face qu'il faut attribuer les résultats fournis par l'exploration de la température locale. La température du côté malade est, de quatre dixièmes de degré environ, inférieure à celle du côté sain (Weiss).

Les symptômes fonctionnels sont, en général, peu accusés. La douleur n'existe pas au repos et n'a jamais existé à aucune période de l'évolution de la maladie; on ne la retrouve, dans les commémoratifs, que si le torticolis permanent a succédé à une contracture rhumatismale ou à une contracture réflexe. Elle ne se manifeste que dans les mouvements spontanés ou provoqués qui tendent à corriger la déformation.

Le redressement de la tête est en effet impossible, on ne peut corriger ni l'inclinaison, ni la rotation. Il est au contraire facile d'exagérer la position vicieuse, preuve que l'obstacle siège en dehors des articulations vertébrales et que la déviation est bien maintenue par la rétraction musculaire. De même les mouvements de flexion et d'extension de la tête sont conservés.

Quand le torticolis est très accentué, la déglutition peut être gênée; les mouvements du larynx sont très limités, ce qui provoque des troubles dans les grands efforts de la voix et dans le chant (¹).

Variétés cliniques. — Nous avons déjà parlé de la *rétraction isolée du faisceau claviculaire*. Malgaigne (²) pense qu'en pareil cas, l'inclinaison simple de la tête et l'élévation de l'épaule constitueraient la seule déformation possible, le faisceau sternal seul pouvant entraîner le mouvement de rotation.

Cependant J. Guérin, Bouvier, Philips avaient cité des exemples de lésion limitée au faisceau claviculaire avec rotation de la face du côté opposé à l'inclinaison; et Philips par la section de ce faisceau claviculaire seul obtint le redressement complet. Guyon (³) pour expliquer ces cas, pense que la rotation, mouvement de compensation, deviendrait nécessaire par le seul fait de l'inclinaison de la tête vers l'une ou l'autre épaule; de sorte que l'inclinaison latérale simple n'existerait presque jamais.

(¹) Couillard Labonnotte, Thèse citée.
(²) Malgaigne, *Leçons d'orthopédie*.
(³) Guyon, *loc. cit.*, p. 680.

L'opinion de Malgaigne reposait tout entière sur la physiologie des deux faisceaux du sterno-mastoïdien. Or, Maubrac ([1]) a bien montré que le faisceau claviculaire, non seulemant incline la tête, mais contribue aussi au mouvement de rotation, surtout par sa portion superficielle (chef cléido-occipital).

La *rétraction simultanée des deux sterno-mastoïdiens*, signalée par Guérin et Bouvier, est absolument exceptionnelle. Dans les trois cas de torticolis antérieur rapportés par Bouvier, l'existence d'arthrites cervicales où la possibilité de redresser la tête avec les mains éloignent l'idée de rétraction musculaire. Dans un cas de Guérin, la lésion existait des deux côtés, mais prédominait à gauche, de sorte que la difformité ne présentait aucun caractère spécial.

La *contracture* ou la *rétraction du peaucier*, le plus souvent associées à la lésion d'autres muscles, se traduisent par l'inflexion de la tête avec légère rotation de la face du côté atteint; le muscle forme sous la peau une série de brides saillantes superficielles. Cette variété est aussi extrêmement rare.

Plus fréquents sont les torticolis dus à des *lésions des muscles de la nuque*.

Nous avons déjà signalé les lésions isolées du *trapèze*. La contracture porte ordinairement sur la portion claviculaire du *trapèze* et détermine une inclinaison de la tête du côté malade, avec rotation de la face du côté opposé, mais, de plus, avec un renversement marqué de la tête en arrière (Duchenne). Parfois le trapèze est atteint en même temps que le sterno-mastoïdien du même côté. Duval, enfin, a cité un cas de rétraction de la moitié supérieure des deux trapèzes, avec un renversement complet de la tête en arrière.

On observe quelquefois la rigidité simultanée du trapèze et de l'*angulaire* ou du *rhomboïde*.

La rétraction du *splénius*, qui aurait pour effet d'incliner la tête de son côté et de tourner la face du même côté, n'existe pas isolément, car c'est là une déviation qui ne se rencontre pas dans le torticolis. Mais les lésions des muscles de la nuque (splénius, angulaire, etc.), qui constituent le *torticolis postérieur* ([2]), s'accompagnent toujours d'une contracture du sterno-mastoïdien qui imprime à la déviation les caractères du torticolis classique par raccourcissement du sterno-mastoïdien. L'examen pendant le sommeil anesthésique permet de constater que la résistance du sterno-mastoïdien a cédé, tandis que les muscles postérieurs sont encore durs et tendus.

B. — TORTICOLIS PERMANENT PAR PARALYSIE

L'étude du torticolis paralytique ne mérite pas de nous arrêter longtemps. Son existence même, admise par de Saint-Germain, est très contestée par d'autres auteurs (Guyon, Duplay).

([1]) MAUBRAC, *Action des deux portions du faisceau claviculaire*. Thèse citée, p. 43. — « Le cléido-mastoïdien détermine un *mouvement de rotation* moins accentué que celui du sterno-mastoïdien et un mouvement d'inclinaison latérale très prononcé. Quant au cléido-occipital (portion superficielle du faisceau claviculaire) il agit *comme rotateur* en même temps qu'il incline latéralement la tête ».

([2]) DELORE, *loc. cit.* — BOBICHON, *Du torticolis postérieur d'origine musculaire*. Thèse de doct. de Lyon, 1886, 1re série, n° 319.

L'observation de Winslow [1], qui a servi à étayer la description clinique, n'est rien moins que probante, ainsi que le montre Guyon [2]; il en est de même des faits de Bootius et de Rivière, cités par Winslow.

On ne saurait regarder comme un véritable torticolis l'inclinaison du cou du côté opposé à la paralysie, chez les hémiplégiques, accident assez peu fréquent du reste, et dont trois cas ont été observés par Duval. Le sterno-mastoïdien du côté sain entraîne alors la tête et lui imprime, par sa seule tonicité, la déviation du torticolis habituel; mais il n'existe pas de rétraction ni de contracture, du muscle, et il est facile de redresser complètement la tête qui retombe aussitôt qu'elle est abandonnée à elle même. La position vicieuse pourrait à la longue cependant amener la rétraction du sterno-mastoïdien du côté sain et déterminer, par suite, un véritable torticolis.

Diagnostic du torticolis permanent. — Le diagnostic du torticolis musculaire permanent comprend trois points; il s'agit en effet de déterminer :

1° Si le torticolis est bien dû à une lésion d'un muscle;

2° Quelle est la variété ou la nature de ce torticolis musculaire;

3° Quel muscle est atteint.

Nous examinerons donc successivement ces différentes questions, nécessaires à résoudre pour arriver à un diagnostic précis.

1° *Le torticolis est-il produit par le racourcissement d'un muscle?* Il est facile de reconnaître, à première vue, le torticolis produit par la rétraction de brides cicatricielles ou encore par la présence d'une tumeur volumineuse, péri-pharyngienne, vertébrale ou autre.

Les commémoratifs suffisent à éliminer aussi toutes les variétés de torticolis aigu, torticolis rhumatismal, réflexe, etc. Ils fourniront parfois un précieux élément de diagnostic, en révélant, par exemple, que le torticolis chronique a succédé à une ou à plusieurs attaques de torticolis aigu, ou bien à un traumatisme, ou encore, le plus souvent, que l'affection remonte à la première enfance.

Après la facile élimination des difformités cicatricielles et des torticolis aigus, il faut différencier le torticolis permanent musculaire, du torticolis osseux ou articulaire, diagnostic qui ne peut être établi parfois qu'après l'exploration la plus minutieuse.

Toutes les variétés d'arthrites ou d'ostéo-arthrites cervicales peuvent prêter à la confusion.

L'*ostéo-arthrite tuberculeuse*, le *mal sous-occipital*, entraîne rarement une déformation analogue à celle du torticolis musculaire. La tête est ordinairement portée directement soit en avant, soit en arrière, et, dans ces cas, on ne pourrait guère songer qu'à ces très rares variétés de torticolis par rétraction des deux trapèzes ou des deux sterno-mastoïdiens; il serait, du reste, facile de les éliminer, en cherchant les autres déformations du mal sous-occipital, qui ne manquent pas alors, déplacement de l'atlas sur l'axis appréciable dans le pharynx et à la nuque, etc. Lorsque le mal sous-occipital s'accompagne d'in-

(1) WINSLOW, *Sur une contorsion involontaire du cou. Hist. de l'Acad. roy. des sciences*, 1735, p. 299.

(2) GUYON, *loc. cit.*, p. 683.

clinaison latérale de la tête, cette inclinaison est assez souvent directe ou accompagnée d'un mouvement de rotation de la face du même côté. Cependant, des observations incontestables ont montré que, dans certains cas, l'inclinaison de la tête peut s'accompagner de rotation de la face du côté opposé et simuler d'autant mieux le torticolis musculaire que le sterno-mastoïdien est, en même temps, contracturé. Ce sont précisément ces formes qui nous intéressent ici.

Or, lorsqu'il est complètement développé, le mal sous-occipital est caractérisé par un certain nombre de signes qui ne permettent guère l'hésitation : tuméfaction de la partie supérieure de la colonne cervicale, douleur vive, spontanée ou à la pression, signes de pachyméningite, de compression ou d'irritation des racines rachidiennes correspondantes, etc.

La confusion ne peut donc être faite qu'au début ou bien à une période beaucoup plus avancée, alors que les lésions vertébrales sont en voie de réparation ou même complètement guéries.

Au début, la localisation, soigneusement recherchée, de la douleur sur les premières vertèbres, permettra de différentier le mal sous-occipital d'un torticolis musculaire aigu, simulé par la contracture réflexe du sterno-mastoïdien.

Mais, lorsque les lésions vertébrales sont guéries, lorsque la douleur à la pression et la tuméfaction ont disparu, et qu'une véritable rétraction a succédé à la contracture prolongée du sterno-mastoïdien, alors le diagnostic présente les plus grandes difficultés. C'est à un cas de ce genre que se rapporte la célèbre observation de Bouvier (1), partout citée comme preuve de l'obscurité du diagnostic ; l'enfant observée par Bouvier avait huit ans et demi ; l'affection remontait à l'âge de cinq mois et présentait tous les caractères d'un torticolis par rétraction du sterno-mastoïdien droit, avec rotation de la face à gauche ; Bouvier s'apprêtait à faire la ténotomie, lorsque l'enfant fut atteinte de fièvre typhoïde et mourut. L'autopsie montra que les premières vertèbres étaient ankylosées et, en partie, détruites, le condyle droit de l'atlas avait glissé en avant de l'axis, de manière à imprimer à la tête un mouvement de rotation de 25 degrés.

Dans de pareils cas, le diagnostic devra s'appuyer sur l'*examen attentif des mouvements communiqués* et sur l'*exploration des premières vertèbres cervicales*. Dans le torticolis musculaire, nous l'avons dit, la mobilité des vertèbres cervicales est limitée, mais conservée. On ne peut corriger la déformation mais il est facile de l'accentuer ; non seulement les mouvements de flexion et d'extension sont conservés, mais on peut accentuer l'inclinaison latérale, et, signe capital, accentuer *la rotation* elle-même. Cette conservation des mouvements de rotation suffit pour faire rejeter tout soupçon d'ancienne arthrite occipito-vertébrale, car, dans les cas où la lésion guérie peut simuler le torticolis, les articulations de la tête avec le rachis sont immobilisées par une ankylose définitive.

L'exploration des premières vertèbres, toujours difficile, fera quelquefois découvrir un changement de rapports entre les saillies osseuses. Le doigt introduit dans le pharynx permettra d'apprécier les changements de

(1) BOUVIER, Observation citée dans la thèse de Depaul, p. 34. Pièce déposée au Musée Dupuytren, n° 614 a.

rapports entre les vertèbres. Il faudra aussi rechercher, avec grand soin, la position de l'apophyse épineuse de l'axis par rapport à la protubérance occipitale.

Les mêmes règles serviront à distinguer les autres *variétés d'arthrite cervicale*, et notamment le *torticolis occipito-atloïdien*, décrit par Dally ; dans cette dernière variété, qui semble être de nature rhumatismale, la déformation est celle du torticolis musculaire ; elle est produite par une subluxation de l'occipital sur l'atlas, rapidement suivie d'ankylose dans cette position vicieuse. Les muscles cervicaux subissent un raccourcissement d'adaptation très prononcé.

C'est encore la détermination des rapports des saillies osseuses et l'exploration des mouvements qui permettront d'établir ici le diagnostic. Dans les cas douteux, d'examen très difficile, on pourra, pendant le sommeil chloroformique, se rendre exactement compte de la mobilité des articulations vertébrales. Nous reviendrons, du reste, dans un instant sur l'utilité de ce mode d'exploration.

L'examen ayant permis d'établir l'existence d'un torticolis musculaire, il est nécessaire de rechercher les deux derniers points ;

2° *Quelle est la variété ou la nature de ce torticolis musculaire?*

3° *Quel muscle est atteint ?*

La forme de la déviation, la rigidité particulière des muscles atteints permettent de répondre à la dernière question ; nous avons suffisamment insisté sur les signes fournis par les lésions des divers muscles ou groupes musculaires, pour n'avoir plus à y revenir ici. Il faudra toujours se rappeler « que souvent la difformité est produite par l'action synergique de plusieurs muscles et que, d'autre part, les muscles profonds peuvent être atteints, sans que nos moyens d'exploration nous permettent de le reconnaître » (Weiss).

La détermination de la variété du torticolis se fera d'après l'étude de l'état du muscle. Le muscle contracturé conserve sa forme et sa contractilité ; la consistance seule est exagérée ; mais elle n'atteint pas la dureté particulière du muscle rétracté qui semble ramassé en un seul faisceau tendineux.

Il est cependant très difficile, dans beaucoup de cas, de distinguer la contracture de la rétraction ; ici encore c'est l'anesthésie chloroformique qui décidera : aussi peut-on dire, avec de Saint-Germain, que le chloroforme est le meilleur moyen de diagnostic entre les diverses variétés de torticolis : le redressement facile sous le chloroforme caractérise la contracture ; la persistance d'une corde musculaire tendue et dure répond à la rétraction ; l'immobilité absolue de la tête sur la colonne vertébrale établit l'existence de lésions articulaires ; enfin, si la tête, après avoir été redressée, retombait immédiatement, il s'agirait d'un torticolis paralytique.

Il nous suffira de signaler le *torticolis simulé*, facile à reconnaître à la contraction simultanée des deux sterno-mastoïdiens.

La cause même, la nature du torticolis seront recherchées par l'étude attentive des commémoratifs et de la marche de l'affection.

Pronostic. — Le pronostic du torticolis musculaire est absolument bénin. Mais la difformité tend toujours à s'accentuer ; elle finit par entraîner des déviations vertébrales, des déformations thoraciques, enfin l'hémiatrophie du crâne et de la face.

Il ne faudra donc jamais abandonner l'affection à elle-même, bien qu'elle ne menace pas directement la vie. L'opération est inoffensive et elle est d'autant plus efficace, le traitement consécutif est d'autant moins long que l'on intervient plus tôt.

Traitement. — Tout traitement du torticolis comprend deux indications :

1° Redresser la tête et la placer dans sa position normale ;

2° Maintenir le redressement ; ce second résultat, qui mérite toute l'attention du chirurgien, est souvent plus difficile à obtenir que le premier.

Le mode de traitement varie suivant la forme du torticolis, et il est bien évident que les indications thérapeutiques sont absolument différentes suivant que l'on est en présence d'une paralysie musculaire, ou d'une contracture ou enfin d'une véritable rétraction.

1° Dans le *torticolis paralytique*, les seuls moyens à essayer consistent dans des frictions excitantes, dans l'emploi de courants électriques soit continus, soit interrompus ; si ces moyens restent sans résultats, il ne reste qu'à appliquer un appareil de soutien et d'immoblisation dans une bonne position. La rétraction, très rare mais possible des muscles antagonistes peut rendre nécessaire la ténotomie pour arriver à redresser complètement la tête, avant d'appliquer l'appareil.

2° Le torticolis par *contracture musculaire* doit nous arrêter plus longtemps. Nous avons déjà rapidement indiqué le traitement du torticolis aigu, passager. Mais la contracture peut persister, devenir permanente et présenter, nous l'avons vu, tous les caractères du véritable torticolis par rétraction. Il est pourtant nécessaire d'établir ici un diagnostic précis, car le torticolis par contracture guérit d'ordinaire sans opération, tandis que la ténotomie est presque toujours indispensable dans le traitement du torticolis par rétraction.

La chloroformisation est ici le plus sûr et quelquefois le seul moyen de diagnostic ; elle est, en même temps, un élément important du traitement. Sous l'influence du sommeil anesthésique poussé jusqu'à résolution complète, les muscles contracturés se relâchent peu à peu, et il est facile, par une traction douce et régulière, d'arriver à redresser complètement la tête.

La tête redressée, il faut la maintenir ; nous indiquerons plus loin les divers appareils employés après le redressement par la ténotomie.

Dans le cas de contracture, il est possible encore d'agir sur le muscle lui-même par d'autres moyens tels que le massage, l'électricité.

L'électricité peut être employée, soit sous forme de courants interrompus appliqués sur les muscles antagonistes (méthode de Duchenne de Boulogne) ; soit sous forme de courants continus ; il faut alors se servir de courants descendants (le pôle positif placé sur la colonne vertébrale, le pôle négatif sur le muscle), méthode recommandée par Hamilton (1) qui en a obtenu d'excellents résultats (2).

(1) Mac Lane Hamilton, *Traitement du torticolis par l'électricité galvanique. New-York med. Journ.*, février 1880, p. 140.

(2) Bouland, *Torticolis articulaire avec contracture du trapèze et de l'angulaire droits. Gué-*

Dans les contractures qui durent depuis longtemps ou dans certaines formes telles que le torticolis postérieur, le sommeil chloroformique ne suffit pas à redresser la tête; soit qu'il y ait réellement un commencement de rétraction des muscles profonds de la nuque, soit que des brides fibreuses péri-articulaires ou que des raideurs des articulations maintiennent la déformation, on ne peut, par des manœuvres de douceur, ramener la tête dans sa position normale. C'est, dans ces cas, au *massage forcé* que Delore a eu recours. L'opérateur, d'après la description que Delore a donnée de son procédé, doit faire exécuter doucement et progressivement à la tête des mouvements de rotation et d'inclinaison en sens inverse de la déviation. Des craquements indiquent la rupture des brides fibreuses; il faut en général de cinq à dix minutes, pour obtenir le redressement complet; un appareil silicaté doit être immédiatement appliqué pour maintenir le redressement. Cette méthode a donné à Delore 16 succès sur 16 cas, et Bradford en a obtenu aussi de bons résultats (¹). Elle est cependant loin d'être acceptée par tous les chirurgiens, à cause des dangers que semble entraîner cette mobilisation forcée qui agit, un peu à l'aveugle, sur les articulations aussi bien que sur les muscles ou les ligaments.

Il est donc, en général, assez facile, dans la simple contracture des muscles, d'obtenir le redressement. Toute la difficulté consiste à maintenir la tête en bonne position et à vaincre la contracture, soit par des appareils appliqués d'une façon permanente, soit par l'extension continue, soit par des colliers ou des minerves enlevés chaque jour pour permettre l'emploi des massages, de l'électricité, etc.

3° Lorsque l'irréductibilité de la déviation, avec persistance de la corde musculaire dure et tendue pendant le sommeil chloroformique, a montré qu'il s'agissait bien d'une *rétraction*, on ne peut songer à redresser la tête que par la ténotomie. Toutes les tentatives, même longtemps prolongées, faites à l'aide d'appareils variés pour redresser le torticolis par rétraction, n'ont jamais donné de résultat et n'ont même jamais pu enrayer la marche progressive de la maladie.

La *ténotomie* (²) au contraire, procédé simple, efficace et inoffensif, permet d'obtenir immédiatement d'ordinaire le redressement de la tête, même dans les cas de torticolis très ancien. En tout cas si le redressement n'est pas complet

rison. France méd., 1879, p. 666. (Frictions massages, courants descendants, appareil de soutien.)

(¹) Bradford, *Torticolis postérieur traité avec succès par la méthode de Delore. New-York med. Journ.*, janvier 1880, p. 24.

(²) L'histoire de la ténotomie du sterno-mastoïdien constitue un des chapitres les plus intéressants de l'étude du torticolis.

Nous ne pouvons mieux faire que de reproduire ici les lignes suivantes que Guyon (*loc. cit.*, p. 689) a consacrées à la première partie de cet historique :

« Le plus ancien exemple connu de section du sterno-mastoïdien est celui qui nous a été transmis par *Tulpius* (obs. méd., 6ᵉ éd., p. 378). Il semble qu'elle fût dès lors complètement entrée dans la pratique chirurgicale, car, d'après le dire de Tulpius, elle avait été déjà faite avec succès par *Isaac Minnius*. C'est l'extrémité inférieure du sterno-cleido-mastoïdien qui était divisée tout entière au-dessus de la clavicule; c'était toujours à travers une large plaie faite soit avec le bistouri, soit avec le caustique, que les fibres musculaires étaient coupées avec précaution. On se servait ordinairement du bistouri dans ce dernier temps de l'opération, d'autres fois des ciseaux, comme *Flurianus*. Déjà d'ailleurs, Tulpius avait

du premier coup, il devient facile d'agir par le massage, les manœuvres progressives de réduction, l'extension continue, les appareils, etc.

La ténotomie n'est faite que sur le sterno-mastoïdien; dans des cas tout à fait exceptionnels, on a coupé le trapèze, le peaucier, mais nous n'avons pas à nous occuper ici de ces opérations aujourd'hui abandonnées et qui ne répondraient, du reste, qu'à des indications toutes spéciales.

On peut couper le seul faisceau sternal du muscle, ou bien attaquer immédiatement ou consécutivement le chef claviculaire. Ici les indications varient naturellement suivant l'état de ce chef claviculaire. Souvent, comme nous l'avons vu, sa rétraction ne peut être mise en évidence qu'après la section du chef sternal.

Si la ténotomie est la méthode par excellence dans les rétractions du seul muscle sterno-mastoïdien, elle peut encore rendre de grands services dans les torticolis postérieurs; les muscles de la nuque, en effet, n'étant plus soutenus par le sterno-mastoïdien raccourci, cèdent plus facilement aux tentatives de redressement (de Saint-Germain).

Manuel opératoire de la ténotomie. — Deux méthodes sont actuellement employées : 1° la ténotomie sous-cutanée, méthode classique; 2° la ténotomie à ciel ouvert.

conseillé d'abandonner le caustique et de faire l'opération tout entière en une seule séance; il insistait sur les précautions à prendre pour inciser le muscle. C'était donner à cette méthode à peu près tous les perfectionnements dont elle était susceptible; sauf quelques variantes dans l'exécution, ils furent définitivement acquis à l'opération. Il semble d'ailleurs que le traitement consécutif ait été négligé par les chirurgiens hollandais. *Roonhuysen* veut, il est vrai, que l'on cherche à obtenir une cicatrice aussi large que possible, mais il compte pour cela sur l'huile d'hypericum ou le baume de copahu et n'indique pas l'application d'un bandage contentif ou redresseur de la tête, sur la nécessité duquel nous voyons plus tard Heister insister avec raison ».

« Telle était la méthode opératoire exclusivement suivie au XVIIe et au XVIIIe siècle; elle fut seule employée jusqu'en 1821, époque à laquelle *Dupuytren* y eut encore recours; mais dès l'année suivante le célèbre chirurgien y substituait une opération entièrement nouvelle. Ayant à opérer une jeune fille, il fit, tout près du bord interne et de l'attache inférieure du sterno-mastoïdien, une ponction à travers laquelle il introduisit, à plat sur la face postérieure du muscle, un bistouri boutonné, dont il conduisit l'extrémité jusqu'au delà du bord externe du faisceau cléido-mastoïdien, puis tournant le tranchant de l'instrument vers le muscle, il le coupa d'arrière en avant sans diviser la peau. Le muscle tout entier avait donc été coupé par l'incision sous-cutanée. La tête put reprendre aussitôt sa position naturelle. Un bandage fut appliqué pendant treize jours et la malade sortit guérie le vingt-troisième jour ».

Ammon puis *Froriep* et *Michaëlis* firent connaître ce fait en Allemagne, *Averibe* le publia en Angleterre. Cependant *Amussat* (1834), *Roux* et *Magendie* (1837) faisaient encore la section à ciel ouvert. *Bouvier* (1836) et *J. Guérin* (1837) reprirent et réhabilitèrent en France l'opération de Dupuytren qui avait été déjà adoptée et régularisée à l'étranger par *Stromeyer* et *Dieffenbach* (1824 à 1836) et par *Syme* (1833).

La section du faisceau sternal seul (J. Guérin) fut nombre de fois pratiquée en France; les résultats n'ayant pas toujours été suffisants, on y ajouta la section du faisceau claviculaire, préconisée par *Dieffenbach* et *Malgaigne*. Les difficultés de redressement dans certains cas amenèrent à faire le section du corps même du muscle (Bonnet), ou d'autres muscles cervicaux, trapèze (Stromeyer), peaucier (Dieffenbach).

Peu à peu il fut enfin démontré que la ténotomie ne peut souvent, à elle seule, suffire à amener le redressement complet et qu'il faut y joindre l'emploi d'appareils, l'usage du massage, de l'extension, etc.

La ténotomie sous-cutanée, partout acceptée et largement pratiquée, est donc devenue la méthode classique de traitement du torticolis par rétraction.

1° *Ténotomie sous-cutanée.* — Pour faire la section du faisceau sternal, le malade étant couché sur le dos, le cou soigneusement désinfecté, la tête maintenue par un aide de façon à bien faire saillir le muscle, on détermine le point d'élection, situé à 15 ou 20 millimètres au-dessus du sternum, et on cherche à reconnaître le siège de la jugulaire antérieure et de la jugulaire externe.

La section du tendon peut être faite de la superficie vers la profondeur (méthode sus-tendineuse préconisée par J. Guérin), ou bien au contraire de la profondeur vers la superficie (méthode sous-tendineuse recommandée par Duval).

Pour couper le tendon d'avant en arrière, au côté externe du tendon on fait à la peau un pli vertical à la base duquel est introduit un ténotome pointu; l'instrument est introduit à plat au-devant du tendon jusqu'au bord interne, puis retourné à angle droit, le tranchant en arrière; le muscle est alors coupé par de petits mouvements de scie bien limités, de façon à éviter toute échappée. La section se traduit par un bruit caractéristique (cri de l'étain), puis par le redressement brusque de la tête toujours maintenue par l'aide. Le ténotome retiré, une petite dépression de la peau indique l'écartement des deux bouts. Si le redressement n'est pas complet, il faut imprimer à la tête un mouvement en sens inverse de la rotation (ce que Duval appelait le coup du malin) pour rompre les tractus fibreux et la gaine épaissie et rétractée. La tête redressée, on éponge les gouttelettes de sang qui suintent à l'orifice de la ponction et l'on fait l'occlusion avec du collodion iodoformé ou salolé.

Au lieu de pratiquer toute l'opération avec le même instrument, on peut faire la ponction avec un ténotome pointu et la section avec un ténotome mousse.

La méthode sous-tendineuse de Duval, consiste à pincer et à soulever de la main gauche le tendon, puis à passer l'instrument au-dessous et à couper d'arrière en avant.

Ce procédé, plus brillant, garantit mieux contre la blessure des parties profondes, mais expose à sectionner la peau si l'effort n'est pas bien mesuré.

Les deux procédés précédents sont applicables à la section du chef claviculaire; mais la section d'avant en arrière permet d'éviter plus sûrement la blessure de la jugulaire externe (Dubreuil).

2° *Ténotomie à ciel ouvert*(1). — La section du sterno-mastoïdien à ciel ouvert n'a point de manuel opératoire spécial. On peut mettre le muscle à découvert par une incision longitudinale pratiquée sur son bord interne, comme

(1) Volkmann, mécontent des résultats que lui avait fournis dans certains cas la ténotomie sous-cutanée, mit à nu le sterno-mastoïdien par une large incision, réséqua la portion la plus indurée du muscle, sectionna la gaine épaissie; en six ans il fit une douzaine de ces opérations; les résultats opératoires et thérapeutiques furent toujours excellents (*Centralblatt für Chirurgie*, 1885, XII, p. 233). Billroth, Lorenz (*Allgem. Wiener med. Zeitung*, 1886, XXXI, p. 354), Heincke, Bradford (*Boston med. and surg. Journal*, 1888, vol. CXVIII, n° 12, p. 285), Keetley, adoptèrent la méthode de Volkmann qui est aujourd'hui presque exclusivement employée par les chirurgiens allemands. En France, Levrat, Lannelongue, Kirmisson, Lucas-Championnière, bientôt suivis par d'autres opérateurs, firent la section à ciel ouvert et les résultats furent assez remarquables pour que, dans une récente discussion à la Société de chirurgie (25 juin et 2 juillet 1890), Kirmisson soutînt que cette méthode est un véritable progrès, et que Lucas-Championnière pût conseiller de l'employer d'une façon systématique dans tout torticolis où la section de l'un ou l'autre des chefs du sterno-mastoïdien, ou des deux chefs à la fois, est indiquée.

l'a fait Volkmann. Il est alors facile, en faisant écarter la lèvre externe de l'incision, non seulement de sectionner le muscle, mais encore d'en réséquer une partie; c'est ainsi que Volkmann avait coutume d'enlever toute la portion la plus indurée « la callosité ».

Une incision horizontale, à un travers de doigt au-dessus de la clavicule, permet de mettre largement à nu et de couper sous ses yeux toute la portion sternale et la portion claviculaire. C'est cette dernière incision qui est la plus ordinairement employée aujourd'hui.

Tout récemment, Lorenz [1] a préconisé une incision placée entre les deux chefs du muscle; il suffit de faire bâiller les deux lèvres pour couper facilement les deux chefs, et surtout la cicatrice ainsi placée est moins apparente.

La ténotomie à ciel ouvert a pour avantages [2] d'être plus facile et d'exposer à moins d'accidents que la ténotomie sous-cutanée; la section des brides fibreuses de la gaine épaissie est pratiquée très aisément, d'une façon plus large, plus efficace, de sorte que le redressement peut être fait presque immédiatement dans des cas où il n'aurait pu être obtenu que par un long traitement orthopédique, après la section sous-cutanée.

L'immense avantage de la méthode sous-cutanée [3] était autrefois de mettre, presque sûrement, à l'abri des complications dues à l'infection de la plaie opératoire; l'emploi de l'antisepsie lui a enlevé ce privilège. Il ne peut donc aujourd'hui entrer en ligne de compte dans un parallèle entre les deux méthodes.

Les veines peuvent être blessées par l'incision sous-cutanée. Robert coupa la jugulaire externe, Volkmann blessa la jugulaire interne. Il est évident que ces accidents sont moins à redouter dans la section à ciel ouvert, conduite avec précaution. Pendant la section des brides fibreuses profondes, il faut faire grande attention pour ne pas intéresser les veines; mais, si pareil accident se produisait, il serait beaucoup plus facile que dans l'incision sous-cutanée d'arrêter immédiatement l'hémorrhagie.

Tout semble donc plaider en faveur de cette dernière méthode et de fait il semble aujourd'hui qu'elle serait partout acceptée si elle n'exposait pas à un inconvénient important, la cicatrice. Cette cicatrice toujours visible, même après la réunion parfaite, peut, chez certains sujets, devenir exubérante [4], chéloïdienne. Aussi Volkmann lui-même n'employa-t-il sa méthode que chez des garçons.

On doit donc conserver [5] la ténotomie sous-cutanée, au moins pour le chef sternal; elle offre plus de dangers pour le chef claviculaire qui présente des

(1) Lorenz, *Pathologie et traitement du torticolis musculaire.* Soc. des méd. de Vienne 20 févr. 1891. *Mercredi médical*, 1891, n° 9, p. 112.

(2) Ducurtil, *De la ténotomie à ciel ouvert comme traitement du torticolis musculaire chronique, consécutif à une rétraction du sterno-mastoïdien.* Thèse de doct. de Paris, 1889, n° 143. — Kirmisson, *Maladies de l'appareil locomoteur*, p. 257, et *Bull. de la Soc. de chir.*, 1889, t. XV, p. 171. — Levrat, *Province méd.*, 1888, n° 43, p. 609.

(3) Verneuil, *De la méthode sous-cutanée. Mémoires de chir.*, t. I, p. 311.

(4) Jalaguier, *Ténotomie chez une petite fille de quinze mois, cicatrice légèrement exubérante. Bull. de la Soc. de chir.*, 1890, t. XVI, p. 495.

(5) Gross, *Ténotomie sous-cutanée et ténotomie à ciel ouvert pour torticolis musculaire. Semaine méd.*, 1890, n° 42, p. 355.

expansions aponévrotiques mal connues, et qui s'opposent souvent à une correction complète de la déviation [1].

Si, au cours de l'opération, on craint de blesser une veine irrégulièrement placée (cas de Jalaguier), ou bien si des brides fibreuses résistantes empêchent la réduction après la section du tendon, il ne faut pas hésiter à inciser la peau et à débrider à ciel ouvert les couches fibreuses.

Traitement consécutif. — Le redressement obtenu doit être maintenu ou achevé par un traitement orthopédique consécutif. On a souvent conseillé de ne faire le redressement qu'au bout de quelques jours et d'attendre la cicatrisation de la petite plaie opératoire avant d'appliquer l'appareil. Depuis longtemps, Tillaux a préconisé l'application immédiate de l'appareil [2], et cette pratique est aujourd'hui généralement adoptée.

On peut employer pour maintenir le redressement, des colliers en cuir moulés; mais ils sont souvent insuffisants et mal supportés. Les minerves, composées d'une portion pelvienne et thoracique destinée à servir de point d'appui, et d'une portion céphalique qui emboîte la tête, permettent d'agir plus efficacement, surtout sur la rotation, toujours difficile à corriger.

Depuis quelques années, beaucoup de chirurgiens ont adopté, comme appareil de choix, l'appareil de Sayre [3], très simple et très efficace : « On com-

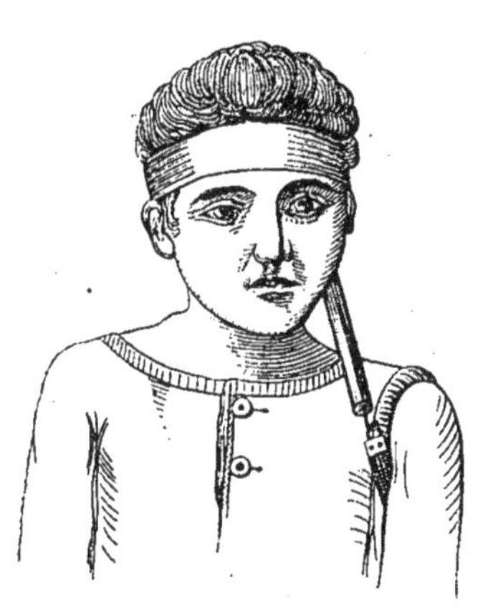

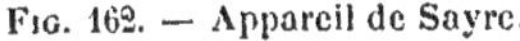

Fig. 162. — Appareil de Sayre.

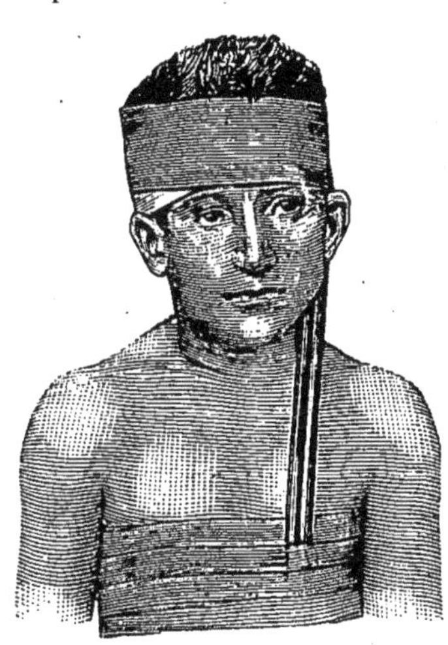

Fig. 163. — Appareil de Kirmisson.

mence, dit l'auteur, par placer sur le front une large bande de diachylon pour prévenir tout glissement. A chaque bout, on coud une bande de mousseline qui entoure la tête, et on fixe à ce bandeau, du côté sain, une courroie élastique en anse dont le plein répond à l'aisselle. La longueur de cette courroie doit être juste suffisante pour retenir la tête dans son attitude normale. »

Kirmisson a encore simplifié cet appareil en entourant la tête et le thorax

(1) Verneuil, *Bull. de la Soc. de chir.*, séance du 25 juin 1890, t. XVI, p. 483.

(2) Tillaux, *Bull. de la Soc. de chir.*, 1890, t. XVI, p. 483.

(3) Sayre, *Leçons cliniques sur la chirurgie orthopédique*, traduct. Thorens. Paris, 1887, p. 468.

de deux larges bandes de diachylon; ces bandes sont rapprochées à l'aide d'un tube de caoutchouc qui maintient la tête constamment inclinée sur le côté opposé à la difformité.

La méthode de l'extension continue [1], préconisée par Volkmann et la plupart des chirurgiens allemands, donne aussi d'excellents résultats. L'extension est maintenue complète pendant dix à quinze jours en moyenne; après ce temps, on permet aux opérés de s'asseoir pour prendre leurs repas; plus tard on n'applique plus l'appareil que pendant la nuit.

Gross (de Nancy) rapporte un cas de torticolis congénital extrêmement prononcé (tête inclinée à 45 degrés sur l'épaule) qui fut guéri en un mois par ce traitement, après section sous-cutanée des deux chefs du sterno-mastoïdien.

Le massage, la gymnastique peuvent très utilement aider l'extension continue dans les cas où la colonne vertébrale présente des courbures accentuées et difficiles à redresser (Lorenz).

III. — DU TORTICOLIS INTERMITTENT

La déviation passagère de la tête et du cou est le caractère commun aux accidents variés que l'on a réunis sous le nom de *torticolis intermittent*, de *torticolis spasmodique*.

Les faits de torticolis intermittent se rapportent en effet, tantôt à de véritables *convulsions épileptiformes*, tantôt à des *spasmes cloniques*, *tics convulsifs*, quelquefois périodiques, tantôt à des *spasmes toniques*. Enfin, dans une variété plus rare, que Vulpian [2] appelait *torticolis fonctionnel*, et à laquelle Tillaux [3] donne le nom de *torticolis par action dynamique*, la déviation semble être le résultat d'un défaut de synergie musculaire.

Nous laisserons de côté les faits qui n'appartiennent qu'à la pathologie médicale, pour nous occuper seulement de ceux dans lesquels on peut être conduit à intervenir chirurgicalement.

La forme habituelle, celle qu'on retrouve décrite dans la plupart des obser-

(1) Nous ne pouvons indiquer ici tous les appareils à extension continue, à suspension, qui ont été préconisés dans le traitement consécutif du torticolis. Voici la méthode recommandée par Gross dans le travail que nous avons cité plus haut :

« Pour notre part nous préférons avoir recours à l'extension continue, d'après la méthode de Volkmann, et voici l'appareil que nous employons : l'opéré est couché dans son lit, un petit collier en cuir moulé, dit fronde de Glisson, emboîte le menton et est fermé à la nuque ou mieux sur le côté, au moyen d'une boucle. A ce collier se trouvent fixées de chaque côté deux petites lanières en cuir, réunies à leur extrémité libre par un anneau. Les anneaux qui à droite et à gauche terminent ces lanières, s'accrochent aux extrémités d'un petit arc en fer qui les maintient écartés et les empêche ainsi de comprimer les oreilles et les côtés de la tête. En son milieu l'arc métallique porte un troisième crochet auquel est attachée une corde passant sur une poulie fixée à la tête du lit. A l'extrémité de la corde se trouvent fixés les poids extenseurs. La force extensive varie de 500 grammes à 1 kilogramme pour les enfants, de 1 à 3 kilogrammes chez les jeunes gens et les adultes. La contre-extension est obtenue par le poids du corps. Pour cela il suffit de relever les pieds de tête du lit d'une hauteur de 30 à 40 centimètres. L'appareil ainsi disposé est parfaitement supporté même par les enfants; les opérés auxquels nous l'avons appliqué, n'en ont jamais éprouvé d'inconvénients ».

(2) VULPIAN, cité par Tillaux, *Bull. de la Soc. de chir.*, 1886, t. XII, p. 810.

(3) TILLAUX, *Traité de chirurgie clinique*, t. I, fasc. 2, p. 516.

vations de *torticolis spasmodique*, consiste dans l'existence de spasmes cloniques, revenant par accès plus ou moins fréquents, suivis parfois d'une contracture qui dure plus ou moins longtemps et peut arriver à occuper tout l'intervalle des accès, à devenir en réalité permanente. L'affection arrivée à ce degré constitue le torticolis appelé quelquefois tonico-clonique (¹).

La forme de l'accès est très variable suivant les cas ; tantôt il y a un véritable spasme, une contraction régulière, graduelle, persistant plus ou moins longtemps, tantôt plusieurs secousses répétées coup sur coup et s'accompagnant d'ordinaire d'une douleur fort vive (²).

Le spasme est, dans certains cas, limité au sterno-mastoïdien ; d'autres fois le trapèze, plus rarement le splénius ou d'autres muscles participent à la convulsion ou à la contracture.

Rien n'est plus variable que la manière dont apparaissent les accès (tantôt à heure fixe, tantôt à l'occasion d'un mouvement déterminé, d'une position particulière, d'une émotion, etc.), ou que la durée et la forme de ces accès chez les différents malades.

Le *torticolis par action dynamique* a une physionomie toute spéciale. Nous ne pouvons mieux faire que de reproduire la description donnée par Tillaux, d'après le cas qu'il a observé : « Voici comment se produisent les phénomènes chez un sujet type. Le malade est, je suppose, couché, et la tête repose à plat sur l'oreiller ; il n'existe alors aucune déviation. Vient-il à s'asseoir de telle sorte que la tête ne soit plus soutenue, celle-ci perd aussitôt son équilibre ; on la voit d'abord s'incliner latéralement et se porter ensuite en rotation. Ces mouvements s'exécutent d'une manière lente et graduelle, sans secousse. L'attitude vicieuse persiste tant que la tête n'est pas ramenée à sa position normale, et on l'y ramène facilement, sans effort, pour la voir retomber aussitôt qu'on l'abandonne. Il s'agit donc bien là d'un défaut de synergie musculaire ».

L'étude de la pathogénie de ces diverses formes de torticolis intermittent appartient tout entière à la neuropathologie et ne doit pas nous arrêter ici.

Beaucoup plus importante pour nous est la question du traitement, car, depuis quelques années, des interventions chirurgicales ont été pratiquées, souvent avec succès, dans ces cas.

(¹) BENEDIKT, *Torticolis tonico-clonique*. Coll. med. de Vienne. *Semaine médicale*, 1888, n° 48, p. 455.

(²) Voici les principales indications des faits de torticolis intermittent que nous avons pu relever (moins les cas d'intervention qui seront rapportés plus loin) : DEBOUT, *Torticolis par contracture, guéri par l'électrisation des muscles sains. Bull. de la Soc. de chir.*, 1854, t. V, p. 200. — RILLIET et BARTHEZ, *Traités des maladies des enfants*, t. II, p. 488. — STROMEYER, *Casper's Wochenschr.*, 1837, p. 682, cité par Guyon. — DIEFFENBACH, Thèse d'agrég. de Depaul, p. 218. — LEGOUEST, *Torticolis intermittent. Bull. de la Soc. de chir.*, 1861, t. II, p. 234. — MILLS, *Sur quelques cas de torticolis spasmodique. Amer. Journ. of med. sc.*, octobre 1877, p. 425. — DESNOS, *Spasme fonctionnel du muscle sterno-mastoïdien. Union méd.*, 16 mars 1880, p. 422. — WAHLTUCH, *Un cas de spasme clonique du sterno-mastoïdien gauche. British med. Journ.*, 1er mai 1880, p. 662. — ORMSBY, *Torticolis clonique. The Dublin Journ. of med. sc.*, sept. 1882, p. 248. — SEVESTRE, *Un cas de spasme fonctionnel du sterno-mastoïdien. Union méd.*, 3 sept. 1882. — NÈGRE, *Du torticolis fonctionnel.* Thèse de doct. de Montpellier, 1883, n° 37. — SINKLER, *Spasme du spinal accessoire. Med. News.*, 19 avril 1884, p. 453. — GAUTIER, *Des spasmes du cou.* Thèse de doct. de Paris, 1884, n° 95. — POORE, *Torticolis spasmodique par lésion cérébrale. Soc. clin. de Londres*, mai 1887, t. XX, p. 226. — FORSCHHEIMER, *Du torticolis intermittent. Arch. de pædiatrice*, février, 1887. — RIVERS, *Spasme des muscles du cou amenant l'affaissement de la tête. Saint-Barthol. hosp. rep.*, XXIV, 1888.

Le *traitement* doit consister tout d'abord dans l'emploi de l'électricité, du massage, d'appareils. Il doit être varié suivant la cause présumée de l'affection. Si tous les moyens employés restent impuissants, l'intervention est indiquée et on peut faire alors soit la section du muscle, aujourd'hui abandonnée à cause de ses insuccès, soit l'*élongation* ou la *résection* du *nerf spinal*.

Morgan fit le premier, en 1861, la résection du spinal. L'opération, répétée à de rares intervalles à l'étranger, fut pratiquée pour la première fois en France, en 1882, par Tillaux (¹), qui donna, à ce sujet, un manuel opératoire devenu classique.

Schwartz (²), dans un intéressant mémoire, réunissait en 1886 les 9 faits connus d'élongation ou de résection du spinal (³). Sur ces 9 faits, 5 résections du nerf fournirent 2 guérisons et 3 améliorations; 2 élongations donnèrent 1 guérison et 1 insuccès complet; enfin la résection fut pratiquée 2 fois après l'élongation, dans un cas avec un succès complet, dans l'autre avec une très notable amélioration.

Nous pouvons ajouter aujourd'hui à la statistique de Schwartz : 6 cas de résection (Sands (⁴), Ballance (⁵), Southam) (⁶), avec 5 succès, 1 cas d'élongation (Benedikt) (⁷), avec amélioration; ensuite guérison par l'électrisation; enfin 1 cas de ligature (Collier (⁸) donna aussi un bon résultat.

Ces nouvelles observations ne peuvent qu'appuyer les conclusions de Schwartz, qui regarde la résection du spinal « comme l'opération de choix, indiquée dans tous les cas de torticolis spasmodiques dits essentiels, lorsque les muscles surtout atteints sont ceux innervés principalement par la branche externe du spinal ».

Enfin on a aussi tenté de couper d'autres nerfs, et Terrillon (⁹) a reséqué le filet du facial qui se distribue au peaucier, après avoir déjà coupé le spinal.

La résection du spinal produit une amélioration, presque toujours, assez rapide, mais la guérison n'arrive qu'après un temps plus ou moins long; la paralysie partielle du sterno-mastoïdien et du trapèze persiste aussi un temps variable après l'opération.

(¹) TILLAUX, *Torticolis fonctionnel, résection du nerf spinal. Bull. de l'Acad. de méd.*, 1882, 31 janv. p. 84.

(²) SCHWARTZ, *De l'élongation combinée à la résection du nerf spinal appliquée au traitement du torticolis spasmodique. Bull. de la Soc. de chir.*, 1886, t. XII, p. 811.

(³) Voici les observations rapportées par Schwartz : MORGAN, *British and Foreign medico-chirurg. Review*, juillet 1861, et *Lancet*, 3 août 1867 (2 cas). — RIVINGTON, *Lancet*, 1879, vol. I, p. 213. — ANNANDALE, *Lancet*, 1879, vol. I, p. 555. — MOSETIG MOORHOF, *Wiener med. Presse*, 1881, n° 27, p. 853. — TILLAUX, *Bull. de l'Acad. de méd.*, 31 janvier 1882, p. 84. — NICOLADONI, *Wiener med. Presse*, 1882, n° 29, p. 921. — TERRILLON, cas inédit. — SCHWARTZ, observation personnelle.

(⁴) SANDS, *Résection du spinal pour torticolis. Annals of anat. and surg.*, vol. VIII, 1883, p. 276. 2 cas, 1 succès.

(⁵) BALLANCE, *Torticolis spasmodique. Résection du nerf spinal accessoire. Saint-Thomas hosp. reports*, XIV, p. 95.

(⁶) SOUTHAM, *Traitement du torticolis spasmodique par la section du spinal. British med. Journ.*, 31 janvier 1891, p. 222. — 3 cas. 2 succès complets confirmés, 1 succès encore trop récent pour pouvoir être affirmé.

(⁷) BENEDIKT, *Pathologie et traitement du torticolis. Wiener med. Presse*, 1889, n° 4, p. 129. — 1 cas d'élongation.

(⁸) COLLIER, *Torticolis spasmodique traité par la ligature du nerf; guérison. Lancet*, 1890, 21 juin, p. 1354.

(⁹) Observation citée par Schwartz.

Le manuel opératoire conseillé par Tillaux est le suivant : faire le long du bord postérieur du sterno-mastoïdien une incision de 6 centimètres environ, comprise entre deux lignes horizontales passant l'une par l'angle de la mâchoire, l'autre par le bord supérieur du cartilage thyroïde ; après section de la peau, du peaucier et de la gaine du sterno-mastoïdien, dégager et soulever le bord postérieur du muscle ; le spinal, alors mis à nu, doit être coupé le plus haut possible, afin qu'on puisse être certain d'atteindre la branche du trapèze.

CHAPITRE V

CICATRICES DIFFORMES ET VICIEUSES [1]

Les cicatrices du cou présentent un réel intérêt pour le chirurgien. *Difformes*, elles constituent une infirmité choquante, dans une région toujours en partie découverte ; *vicieuses*, elles entraînent des troubles fonctionnels qui nécessitent souvent une intervention opératoire.

Etiologie. — Toutes les cicatrices du cou, quelle que soit leur cause, plaie contuse avec perte de substance étendue, plaies opératoires, abcès, anthrax, ulcérations diverses, etc., peuvent devenir difformes et quelquefois vicieuses. Les cicatrices vicieuses succèdent beaucoup plus souvent à des brûlures étendues, brûlures par le feu, les charbons ardents, les liquides bouillants ; aussi les observe-t-on d'ordinaire chez les enfants, les épileptiques, les alcooliques. La projection de liquides caustiques, d'acide sulfurique surtout, est devenue, depuis quelques années, une cause fréquente de brûlures étendues de la face et du cou.

(1) MERLE, *Des cicatrices du cou et de leur traitement*. Thèse de doct. de Paris, 1869. — FOLLIN et DUPLAY, *Pathologie externe*, t. V, p. 72. — GILLETTE, art. Cou du *Dict. encycl. des sc. méd.*, 1re série, t. XXI, p. 358. — SPENCER WATSON, *Rétraction cicatricielle après une brûlure du cou. The Practicioner*, décembre 1873, p. 417. — VERNEUIL, *Autoplastie. Mémoires de chir.*, t. I, p. 70, 1877. — CROUZET, *Contribution à l'étude des cicatrices*. Thèse de doct. de Paris, 1879, n° 137. — QUINLAIN, *Procédé à employer pour éviter les cicatrices consécutives aux abcès du cou. Lancet*, 1883, t. I, p. 94. — MONOD, *Chéloïde cicatricielle du cou. Bull. de la Soc. de chir.* Paris, 1885, p. 324. Discussion, suite de l'observation, guérison après extirpation. *Ibid.*, 1885, p. 716. — MORTON, *Chéloïde envahissante amenant une déformation considérable de la face et du cou. Philad. med. Times*, 17 janv. 1885. — GUYARD, *Du traitement des chéloïdes*. Thèse de doct. de Paris, 1886. — VON HACKER, *Manière de combler les vastes pertes de substances de la peau avec des lambeaux frais, à un ou à deux pédicules, pris sur des parties éloignées du corps. Arch. f. klin. Chir.*, 1888, t. XXXVII, fc. I, p. 91. — QUINQUAUD, *Chéloïdes datant de dix-huit mois disparues en quinze jours par des douches sulfureuses chaudes. Ann. de dermat.*, 1889, n° 2, p. 110. — TRIPIER, *Dépression cicatricielle en forme d'amphore de la fossette sus-sternale*. Observation recueillie et publiée par Dalard et Tellier. *Progrès méd.*, 1889, n° 15, p. 229. — CROFT, *Opérations plastiques sur le cou et les bras pour difformités cicatricielles par brûlures. Med. chir. Transact.*, 1889, t. LXXII, p. 349. — BERGER, *Sur un procédé autoplastique destiné à remédier aux cicatrices vicieuses du cou (autoplastie en cravate). Bull. de la Soc. de chir.*, 1890, t. XVI, p. 170.

Symptômes. — Nous n'avons rien à dire des cicatrices difformes qui ont déjà été étudiées dans cet ouvrage (voy. t. I, p. 288); seules les cicatrices vicieuses doivent nous arrêter, parce que les accidents qu'elles provoquent sont particuliers à la région.

Rarement, une seule bride cicatricielle, de largeur variable, s'étend sur une plus ou moins grande hauteur; ordinairement plusieurs brides saillantes sont groupées irrégulièrement en un faisceau saillant, ou bien se dessinent à la surface d'une large nappe de tissu cicatriciel.

Rien n'est évidemment plus variable que le siège et l'étendue de ces lésions; toute la partie antérieure du cou peut être ainsi transformée en une large cicatrice; d'autres fois les cicatrices n'occupent qu'un côté du cou, produisant alors un torticolis spécial.

Un point important pour le traitement est que, très souvent, les brûlures ne sont pas limitées au cou, que les cicatrices empiètent plus ou moins loin sur la face ou le thorax.

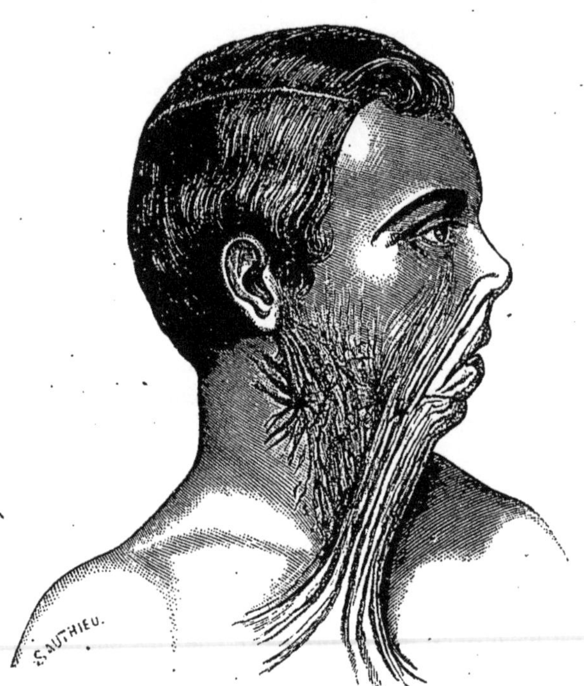

Fig. 164. — Cicatrice vicieuse à la suite d'une brûlure. (D'après Gillette.)

Les brides qui siègent sur la partie antérieure du cou provoquent souvent des désordres très accentués. La tête est fléchie en avant, la saillie du menton plus ou moins effacée, la lèvre inférieure, attirée en bas et renversée, découvre les dents qui s'altèrent; il résulte de ces déformations un écoulement incessant de la salive, une grande gêne dans les mouvements de mastication, de déglutition, dans la parole; la limitation des mouvements de la mâchoire inférieure peut être assez prononcée pour entraver l'alimentation.

Lorsque les brûlures, plus profondes, ont en partie détruit des muscles, des nerfs, etc., on observe des troubles particuliers de l'innervation, de la circulation, etc. (Gross). Les adhérences à l'os hyoïde, au cartilage thyroïde, à la trachée, qu'on rencontre parfois dans ces cicatrices de brûlures profondes, provoquent des troubles plus ou moins graves de la phonation et de la respiration.

La situation vicieuse permanente de la tête entraîne, chez les enfants, des atrophies, des déformations secondaires de la face, variables suivant le sens de l'inclinaison, et analogues à celles qui surviennent dans le torticolis musculaire.

Traitement. — Le traitement peut être préventif ou curatif.

Le traitement *préventif* a ici la plus grande importance. Le chirurgien doit toujours avoir présent à l'esprit que toute cicatrice du cou peut devenir difforme ; aussi devra-t-on toujours, à moins d'indications pressantes, et cela surtout chez les femmes, chercher le procédé qui laisse la cicatrice la plus petite ; pour les abcès par exemple, éviter l'ouverture spontanée, faire de petites incisions, peut-être une simple ponction ; dans les larges incisions pour ablation de tumeurs, faire avec le plus grand soin la réunion pour obtenir une simple cicatrice linéaire, etc. Nous avons déjà vu que, dans le traitement du torticolis musculaire, cette seule crainte de la cicatrice faisait préférer, par beaucoup de chirurgiens, la ténotomie sous-cutanée à la ténotomie à ciel ouvert, au moins chez les filles.

Bien plus important encore est le traitement préventif des cicatrices vicieuses. Par le soin qu'on apportera dans les pansements des vastes brûlures du cou, par l'immobilisation de la tête dans une bonne position pendant toute la durée de la cicatrisation, par l'application de greffes épidermiques, ou de greffes cutanées, etc., on pourra éviter, au moins en partie, les accidents dus à la rétraction.

Traitement curatif. — Le traitement des cicatrices en général a été complètement exposé dans le premier volume. Les cicatrices difformes ne présentent au cou aucune indication thérapeutique spéciale.

Le traitement des cicatrices vicieuses mérite au contraire quelques détails ; non pas que nous voulions revenir ici sur l'étude des différentes méthodes si clairement décrites par Reclus, mais nous devons montrer dans quelles conditions ces méthodes sont applicables aux cicatrices du cou.

Lorsque les cicatrices sont récentes, en voie de rétraction, l'emploi d'appareils redresseurs, de minerves, pourra rendre de grands services. Les frictions, les massages, les douches aideront en même temps à combattre la rétraction. Ce traitement devra être très longtemps prolongé et la tête sera maintenue en bonne position jusqu'à ce que la rétractilité de la cicatrice soit épuisée.

Lorsque les cicatrices sont anciennes, dures, fibreuses, complètement rétractées, le redressement n'est plus d'aucune utilité et la difformité ne peut être corrigée que par une opération.

L'*incision* simple, applicable aux brides peu étendues, ne donne de résultat que si la tête est maintenue ensuite par un appareil extenseur. Les incisions multiples, employées quelquefois dans les cicatrices plus larges, n'ont guère donné de succès et elles exposent à la formation de cicatrices plus vicieuses encore (Gross).

Les *coupes ondulées* (Decès, Skey), incisions en zigzag de la bride, doivent être suivies de la suture des bords de la plaie, après allongement de la cicatrice.

L'*excision* a surtout été employée pour les brides isolées ; après l'excision de la bride, les deux lèvres de la plaie sont suturées. L'application des greffes dermo-épidermiques par la méthode de Thiersh-Ollier, permet aujourd'hui d'exciser des cicatrices plus larges, la perte de substance pouvant être comblée par ces greffes. Mais si les lésions sont très étendues, c'est à l'autoplastie qu'on aura recours.

L'*autoplastie* a été appliquée dans ses différentes formes à cette réparation.

La méthode par glissement, qui consiste simplement à circonscrire la cicatrice par une incision et à mobiliser le lambeau ainsi tracé, a donné quelques beaux résultats. La forme, la disposition des incisions ont varié, de façon à tailler un lambeau arrondi, carré, triangulaire, etc. Duplay en rapporte un très bel exemple emprunté à Rynd[1]. Mais, dans certains cas, on n'a pu éviter la récidive, malgré l'usage de l'extension.

Aussi est-il d'un usage général, de combler la large perte de substance qui

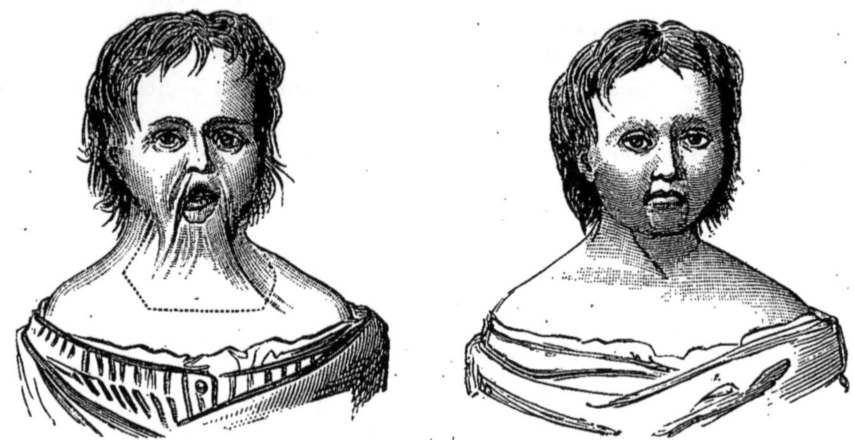

Fig. 165. — Cicatrice vicieuse. — Opération. (D'après Rynd.)

résulte de la dissection des cicatrices étendues, avec un lambeau emprunté aux régions voisines, soit au thorax, comme l'a fait Teale[2] dans plusieurs cas, soit aux parties latérales du cou, procédé employé pour la première fois par Carden[3], soit même à la face[4]. Enfin la peau peut être prise encore plus loin, au bras par exemple.

Berger a récemment présenté à la Société de chirurgie[5] les remarquables résultats que lui a donnés l'emprunt d'un lambeau à la partie postérieure du cou. Dans ce procédé, les brides cicatricielles sont divisées transversalement à la partie moyenne du cou par une incision demi-circulaire; puis chaque lèvre de l'incision est soigneusement et lentement disséquée jusqu'aux tissus normaux sur lesquels empiète la dissection; la mobilisation, la dissection de ces deux valves de la cicatrice a été facilitée par deux petits débridements perpendiculaires aux extrémités (incision en H). On taille alors un vaste lambeau quadrilatère, allongé, partant de la nuque et descendant obliquement en bas et en dehors sur la région scapulaire. Ce lambeau, disséqué et maintenu seulement par le pédicule que forme son extrémité postéro-supérieure, est ramené en manière de demi-cravate sur la perte de substance à combler, *autoplastie en*

(1) Rynd, *The Dublin quart. Journ.*, 1866, t. XXII.

(2) Teale, *Med. Times and Gaz.*, 1857, p. 501.

(3) Carden (de Worcester), *Opérations des cicatrices du cou. Transact. of the provincial med. and surg. Assoc.*, vol. XII, 1839 (cité par Merle).

(4) Un cas de Richet cité par Gillette, *loc. cit.*, p. 366.

(5) Berger, *Procédé autoplastique destiné à remédier aux cicatrices vicieuses du cou (autoplastie en cravate). Bull. de la Soc. de chir.*, 1890, t. XVI, p. 170.

cravate. Lorsque ce lambeau n'est pas suffisant, Berger lui ajoute d'autres lambeaux empruntés au thorax ou au bras. L'irrégularité de la surface et la mobilité de la région nécessitent une application très minutieuse du lambeau et un pansement très bien fait, car il faut absolument rechercher et obtenir l'adhésion en surface encore plus que la réunion des bords (Berger).

Mutter (1), dans les cas de flexion très prononcée de la tête, faisait une incision du tissu de cicatrice près du sternum, puis coupait les muscles sterno-mastoïdiens jusqu'au redressement complet de la tête. La large perte de substance due à l'écartement des tissus était comblée par un lambeau thoracique. Malgré le succès qu'il a donné à Hancock (2), ce procédé est aujourd'hui abandonné et la dissection large de toute la nappe cicatricielle permet presque toujours le redressement sans qu'il soit besoin de couper de muscle; si cela était nécessaire, en cas de cicatrices profondes, les muscles seraient divisés après dissection des couches superficielles.

Enfin, dans certains cas, des brides adhérentes remontant à la face peuvent avoir immobilisé le maxillaire inférieur et nécessiter une opération particulière pour cette complication.

CHAPITRE VI

ANÉVRYSMES

I

ANÉVRYSMES DE LA CAROTIDE PRIMITIVE

Ces anévrysmes peuvent être *traumatiques* ou *spontanés*. Les anévrysmes traumatiques circonscrits (anévrysmes faux consécutifs) doivent seuls être étudiés ici; leurs caractères cliniques sont en tout semblables à ceux des anévrysmes spontanés, et ils sont justiciables du même traitement. A la blessure simultanée de la carotide et de la jugulaire peuvent succéder des *anévrysmes artério-veineux* qui doivent être décrits séparément (3).

a. — ANÉVRYSMES ARTÉRIELS

Étiologie. — Les anévrysmes *faux consécutifs* se montrent un temps variable après la blessure de l'artère, ils sont relativement rares.

Dans l'étiologie des anévrysmes dits *spontanés* on a parfois incriminé un

(1) Mutter, *British and foreign med. chir. rev.*, 1845, t. XIX.
(2) Hancock, *Lancet*, 1865, t. I, p. 608.
(3) Richet, art. Carotide, *Dict. de méd. et de chir. prat.*, t. VI, p. 389. — Le Fort, art. Carotide, *Dict. encycl. des sc. méd.*, 1re série, t. XII, p. 625.

effort [1], une contusion [2], une tentative de strangulation [3]. Les lésions des artères produites par la strangulation (voy. *Contusions du cou*) suffisent à expliquer la formation d'un anévrysme.

Mais, le plus souvent, l'anévrysme carotidien se développe sous l'influence des causes pathogéniques (artérites infectieuses, syphilis, alcoolisme, etc.), communes à la formation de tous les anévrysmes et qui ne présentent ici rien de particulier.

Moins *fréquents* que ceux de la poplitée, de la fémorale et du tronc brachio céphalique (Le Fort), les anévrysmes de la carotide sont plus souvent observés que ceux de la sous-clavière ou de l'axillaire. La statistique de Crisp donne, sur un total de 551 cas, 137 anévrysmes pour la poplitée, 66 pour la fémorale, 20 pour le tronc brachio-céphalique, 25 pour les carotides, 23 pour les sous-clavières et 18 pour l'axillaire.

La carotide primitive est beaucoup plus fréquemment atteinte que la carotide interne ou que l'externe. La carotide externe est affectée dans 7 pour 100 des cas d'anévrysmes carotidiens, la carotide interne dans 5,75 pour 100. La proportion énorme de 87,35 pour 100 appartient au tronc primitif [4].

L'influence du *sexe* est moins appréciable ici que pour les autres anévrysmes. Il n'est pas exact de dire, avec beaucoup d'auteurs, que l'anévrysme carotidien est plus fréquent chez la femme que chez l'homme, puisque les tableaux de Pilz [5] nous indiquent la proportion de 55 hommes et de 28 femmes, pour 88 cas (dans 5 cas le sexe n'est pas indiqué) ; mais du moins cette proportion est bien différente de celle qu'indiquent les auteurs pour les autres anévrysmes, et qui est en moyenne de 8 pour 1 (Crisp, Le Fort).

L'anévrysme carotidien a été assez souvent observé chez des *sujets jeunes* (25 ans, 18 ans et même 10 ans) (Hodgson) et diffère en cela des anévrysmes des autres artères.

Anatomie pathologique. — Le *siège* de l'anévrysme est variable; Hodgson [6] indique comme lieu d'élection la partie supérieure de l'artère au niveau de sa bifurcation. Robert [7] pense au contraire que l'anévrysme se développe le plus souvent à l'origine même de la carotide.

Il est incontestable, en effet, que si la tumeur peut apparaître en un point quelconque de l'artère, elle est plus fréquente aux extrémités, surtout à l'extrémité supérieure; de là deux variétés absolument différentes au point de vue de la symptomatologie et surtout du traitement.

[1] DROPSY et BURNOTTE, *Anévrysme spontané de la carotide. Gaz. méd. de Paris*, 1856, n° 15. — Une fille de vingt-cinq ans éprouva pendant un effort de vomissement une sensation analogue à celle d'un coup de fouet au-dessous de l'os hyoïde à gauche; six semaines après, un anévrysme carotidien se développa en ce point.

[2] MYERS pense que la fréquence relative de l'anévrysme carotidien chez les soldats de l'armée de terre est dû au frottement du col trop serré; les exercices musculaires sont plus violents en effet chez les marins, la syphilis au moins aussi fréquente, et cependant l'anévrysme est treize fois et demi plus fréquent chez les soldats que chez les matelots (*Lancet*, 20 février 1869).

[3] DECÈS, *Gaz. des hôp.*, 1856, n° 67.

[4] BARWELL, *Anévrysme carotidien. Encycl. intern. de chir.*, t. III, p. 627.

[5] PILZ, *Archives de Langenbeck*, 1857, t. IX, p. 257.

[6] HODGSON, t. II, p. 23.

[7] ROBERT, *Des anévrysmes sus-claviculaires*. Thèse de concours, 1842, p. 51.

La carotide droite est plus souvent atteinte que la gauche, et cela est vrai surtout pour les anévrysmes inférieurs.

Le *volume* de la tumeur est, en général, peu considérable; on a vu cependant des anévrysmes occuper tout l'espace compris entre le maxillaire et la clavicule.

Rapports. — La tumeur, recouverte par le sterno-mastoïdien, est, le plus souvent, ovoïde, allongée, suivant la direction de l'artère; elle est moins étendue dans le sens transversal et il est extrêmement rare de la voir, comme dans un cas de Decès (1), dépasser la ligne médiane et envahir le côté opposé. Dans un cas de Syme (2), l'anévrysme, se développant en haut en bas, s'engageait sous la clavicule.

Les nombreux organes qui sont en rapport avec la carotide primitive subissent une compression, des altérations variables suivant le volume de la tumeur. Mais les parties molles seules éprouvent les effets de cette compression; jamais les vertèbres ne sont atteintes, comme dans les anévrysmes de l'aorte par exemple. La tumeur, se développant en avant, en soulevant le sterno-mastoïdien, refoule l'œsophage, le conduit laryngo-trachéal qu'elle peut arriver à ulcérer, à perforer, comprime les nerfs voisins, pneumogastrique, grand sympathique, phrénique, branches du plexus brachial. Ces nerfs sont aplatis, allongés, tiraillés, ou bien, entourés par l'anévrysme, ils peuvent finir par faire saillie dans l'intérieur du sac, recouverts seulement d'une mince membrane (3). La jugulaire, souvent aplatie au niveau de l'anévrysme, présente, au-dessus du point comprimé, une forte dilatation.

La crosse de l'aorte, le tronc brachio-céphalique, beaucoup plus rarement la carotide du côté opposé, peuvent être simultanément le siège d'anévrysmes.

Symptômes. — Les signes physiques n'offrent aucun caractère particulier; ils sont en général très nets, grâce à la situation superficielle de la tumeur, appuyée en arrière sur un plan résistant.

Le pouls de la temporale et de la faciale est diminué. Une dilatation souvent considérable des veines superficielles, et même du tronc thyro-linguo-facial, dénote la compression de la jugulaire interne. On attribue souvent à cette stase veineuse les accidents cérébraux et les troubles oculaires particuliers de l'anévrysme carotidien. Cette interprétation semble au moins exagérée; si la stase veineuse entre pour une part dans la production de ces accidents, elle ne peut à elle seule les provoquer. La ligature de la jugulaire n'entraîne en effet rien de pareil; sur 36 cas de ligature, 2 fois seulement on observa un peu de céphalalgie et une hémiplégie incomplète et passagère (voy. *Plaies de la jugulaire interne*).

Le début de l'anévrysme est souvent marqué par des élancements douloureux dans le cou et dans la tête, parfois de l'hyperesthésie du cuir chevelu (A. Cooper), des douleurs pulsatiles dans le côté correspondant de la tête.

Dès que la tumeur a acquis un certain volume, on observe des accidents

(1) DECÈS, *Gaz. des hôp.*, 1856, n° 67.

(2) SYME, *Edinburgh med. Journ.*, août 1857 vol. III, p. 105.

(3) FOLLIN, *Traité de pathol. externe*, t. II, p. 394.

dus aux modifications de la circulation cérébrale déterminées par la présence de l'anévrysme, vertiges, tendance à la syncope, insomnie, cauchemars, somnolence, état de stupeur plus ou moins accentué, etc.

La compression des nerfs qui entourent l'anévrysme donne lieu à des troubles très variés : douleurs lancinantes dans le cou et le bras, par compression des branches du plexus cervical et du plexus brachial, troubles oculo-pupillaires par compression du grand sympathique, raucité de la voix, dyspnée, accès de suffocation par compression du récurrent, du pneumo-gastrique, du phrénique, etc.

A ces troubles nerveux, viennent s'ajouter les accidents dus à la compression directe de l'œsophage et de la trachée; cette dernière est refoulée et aplatie ; on observe parfois en même temps de l'œdème de la glotte. Les complications qui résultent de ces lésions peuvent être assez graves pour entraîner la mort par asphyxie (Bell). Dans un cas, les accidents dyspnéiques étaient si intenses, que Duncan [1] dut faire la trachéotomie avant de pratiquer la ligature de la carotide.

Diagnostic. — Les signes physiques sont en général assez nets pour permettre de reconnaître facilement la nature de la tumeur. Mais, comme le prouvent un certain nombre d'observations [2], on a pu, malgré l'examen le plus attentif, prendre pour un anévrysme carotidien une tumeur de la région, ou bien commettre l'erreur inverse, incomparablement plus grave, méconnaître l'anévrysme.

Des ganglions carotidiens hypertrophiés, soulevés par les battements de l'artère, ne prêtent guère à la confusion; cependant si la masse déborde l'artère en avant et en arrière, en même temps qu'elle lui adhère, comme dans certaines adénopathies cancéreuses, le double soulèvement de la tumeur pourra simuler, jusqu'à un certain point, l'expansion d'un anévrysme; la similitude sera encore plus grande s'il s'agit de ganglions ramollis, d'une collection purulente développée autour du vaisseau. « Il faut alors consulter les commémoratifs, éloigner si l'on peut, la tumeur de la position qu'elle occupe, soit avec les doigts, soit en faisant varier la position du malade ; la disparition des battements, lorsque ces tumeurs cessent d'être en contact avec l'artère, éclaircira le plus souvent tous les doutes » (Le Fort). Enfin l'absence de souffle éloignera encore l'idée d'un anévrysme. La marche ultérieure de l'affection fera du reste cesser toute hésitation.

Beaucoup plus difficiles à reconnaître, sont certains goîtres vasculaires anévrysmatiques, animés de battements, formant une tumeur bien circonscrite, en rapport avec la carotide ; Breschet et Dupuytren, au dire de Bérard [3], hésitèrent longtemps avant de faire le diagnostic d'une semblable tumeur. On rencontre parfois les mêmes difficultés à reconnaître certains kystes sanguins du corps thyroïde, d'autant plus que la ponction de ces tumeurs donne

(1) DUNCAN, *Edinburgh med. and surg. Journal*, t. LXII, p. 117.

carotide.

(2) La plupart de ces observations, que nous rapportons plus loin, sont empruntées à l'article de Le Fort.

(3) BÉRARD, art. CAROTIDE, *Dict. en 30 vol.*

issue d'abord à un liquide rougeâtre, puis à du sang artériel pur ; on peut d'autant mieux croire à un anévrysme qu'après la ponction, la poche se remplit et les battements reparaissent ([1]). Mais ces tumeurs thyroïdiennes suivent les mouvements d'ascension du larynx.

On comprend l'extrême difficulté du diagnostic en présence de tumeurs encéphaloïdes ramollies, très vasculaires, présentant du souffle et des battements. Lisfranc, croyant à un anévrysme, lia la carotide, pour une tumeur de cette nature ; le diagnostic ne fut fait qu'à l'autopsie ([2]).

Dans un autre ordre de faits, l'anévrysme a été méconnu et pris pour un abcès. Scarpa rapporte l'histoire d'un charlatan qui plongea ainsi son bistouri dans un anévrysme, et fit périr le malade d'hémorrhagie. Le cas célèbre de Liston semble plus douteux; l'incision d'une tumeur prise pour un abcès amena immédiatement une hémorrhagie carotidienne ; Liston pratiqua sur le champ la ligature de la carotide, mais le malade mourut avant la chute du fil; l'autopsie montra qu'il s'agissait très probablement de l'ulcération de l'artère par un foyer purulent ([3]).

L'anévrysme peut coïncider avec d'autres tumeurs, le diagnostic est alors extrêmement difficile; Hamilton ([4]) raconte qu'il passa six semaines à reconnaître un anévrysme de la carotide chez un sujet syphilitique, qui portait d'énormes tumeurs ganglionnaires au cou.

L'anévrysme étant reconnu, il n'y a guère de difficulté, à la partie moyenne du cou, à en déterminer le siège. Cependant des anévrysmes du tronc brachio-céphalique peuvent remonter assez haut dans le cou pour faire croire à une tumeur carotidienne. Genest ([5]) a rapporté un cas dans lequel la tumeur, dépendant du tronc innominé, remontait jusqu'à la mâchoire. Mais ces faits sont exceptionnels et, en général, le diagnostic ne rencontre de sérieuses difficultés qu'à la base du cou. Ici en effet, la confusion peut être faite entre les anévrysmes de l'origine de la carotide, ceux de la sous-clavière et ceux du tronc brachio-céphalique ou même de la crosse de l'aorte.

Un certain nombre de caractères différentiels devront être étudiés avec grand soin pour arriver à une notion précise du siège de la tumeur :

L'anévrysme carotidien est caractérisé par une tumeur allongée dans le sens vertical, située entre les deux faisceaux du sterno-mastoïdien; le souffle se propage seulement du côté du cou; le pouls de la temporale seul est modifié.

Le siège de la tumeur en dehors du sterno-mastoïdien, dans le creux sus-claviculaire, sa forme allongée transversalement, la propagation du souffle du côté de l'aisselle, les modifications du pouls de la radiale sont les signes de l'anévrysme de la sous-clavière.

Dans l'anévrysme du tronc innominé, la tumeur fait saillie dans la fossette sus-sternale, en dedans du sterno-mastoïdien, le souffle se propage à la fois dans la carotide et dans la sous-clavière, le pouls est modifié à la temporale et à la radiale.

(1) ROBERT, Thèse citée, p. 42.
(2) *Arch. génér. de méd.*, 1827, t. XIV, p. 112.
(3) LISTON, *Brit. and Foreign med. Rew.*, 1843, t. XV, p. 155.
(4) HAMILTON, *Dublin quarterly Journal*, 1846, vol. II, p. 539.
(5) GENEST, *Arch. génér. de méd.*, 1831, t. XXVI, p. 215.

Tous ces caractères, surtout la forme et le siège de la tumeur, sont variables ; dans les cas douteux, l'exploration sphygmographique rend les plus grands services. Franck[1] a très nettement exposé les indications fournies par les modifications du pouls : « La diminution d'amplitude du pouls radial droit constitue, le plus souvent, un bon signe de l'anévrysme du tronc brachio-céphalique ; mais ce signe peut manquer et être remplacé par une amplitude exagérée du pouls. L'augmentation du retard du pouls radial droit, au contraire, est un phénomène constant qui n'est point, comme le précédent, susceptible d'être modifié par des influences étrangères à l'anévrysme. Dans l'anévrysme de la portion ascendante de la crosse de l'aorte, l'inégalité d'amplitude des deux pouls radiaux est très fréquente, et la diminution s'observe tantôt à droite, tantôt à gauche ; si l'on tient compte du retard du pouls, on trouve ce retard exagéré des deux côtés, dans l'anévrysme de la portion ascendante de la crosse de l'aorte, du côté droit seulement dans l'anévrysme du tronc brachio-céphalique. » Ce retard exagéré du pouls s'observe en même temps sur la radiale et sur la carotide dans l'anévrysme innominé, sur la radiale seulement dans l'anévrysme sous-clavier. Le *retard exagéré du pouls temporal seul* est caractéristique de l'anévrysme carotidien.

Marche et pronostic. — Le développement de l'anévrysme carotidien est parfois très lent. La tumeur peut rester plusieurs années stationnaire, sans provoquer d'accident sérieux. Un anévrysme observé par Portes ne nécessita la ligature qu'au bout de quinze ans. Follin cite encore des cas de Burns [2], de Chélius [3], d'Erichsen [4], dans lesquels des tumeurs limitées de la carotide, près de sa bifurcation, gardèrent pendant longtemps leur volume primitif.

Mais Barwell [5] insiste longuement sur la dilatation de la carotide près de sa bifurcation, dilatation qui se montre surtout chez la femme, qui peut, avec l'âge, devenir visible, soit en raison d'un réel accroissement, soit par suite de l'amaigrissement. « Il ne faut donc pas, dit-il, d'emblée considérer, et encore moins traiter comme un anévrysme une tumeur pulsatile de cette région du cou chez la femme, surtout si la malade a reconnu son existence par hasard, à la vue ou au toucher, ou encore si cette découverte a été faite par une tierce personne, la malade n'éprouvant ni gêne ni douleur ». La règle est alors de surveiller attentivement la marche de la tumeur ; si elle demeure stationnaire et qu'il ne se manifeste aucun symptôme de compression, toute intervention chirurgicale est inutile ou, du moins, peut être retardée [6].

(1) François-Franck, *Gaz. hebd.*, 1878, n° 34, p. 539.
(2) Burns, *Observat. on the surgical anatomy of head and neck.* Glasgow, 1824.
(3) Chélius, *Handbuch der Chirurgie*, 7e édit., t. I, p. 105.
(4) Erichsen, *Observat. on aneurysme selectid.*, etc. *Sydenham Society*, 1844, p. 528.
(5) Barwell, *loc. cit.*, p. 628.
(6) Barwell rapporte la très intéressante observation d'une dame de soixante-deux ans pour laquelle il fut consulté en 1878. Il constata l'existence d'une dilatation carotidienne au niveau de la bifurcation ; la tumeur avait la grosseur d'un œuf de pigeon ; Barwell l'observa très attentivement pendant un an, sans constater la moindre augmentation de volume. Il apprit alors que la malade portait déjà cette tumeur à l'âge de dix-neuf ans ; après son mariage à l'âge de vingt ans, elle avait considérablement engraissé et l'embonpoint avait dissimulé les battements de la tumeur ; cette dernière était redevenue apparente quand la malade commença à maigrir, peu de temps avant de consulter Barwell.

La *guérison* spontanée de l'anévrysme carotidien est absolument exceptionnelle([1]). D'ordinaire la marche est progressive et le plus souvent assez rapide. La *mort* est due, soit aux troubles fonctionnels, asphyxie, accidents cérébraux, soit à la rupture de la poche qui peut s'ouvrir à l'extérieur ou dans la trachée, dans l'œsophage, ou encore dans la plèvre.

Traitement. — 1° Le *traitement médical* ne consiste guère que dans l'administration de l'*iodure de potassium*. A moins d'accidents pressants, il doit toujours être essayé pendant un certain temps; s'il est inefficace, si la tumeur grossit, il ne reste de ressources que dans le traitement chirurgical.

La *méthode de Valsalva* est en effet d'une application toujours très difficile, le plus souvent impossible; elle exige un traitement si long et si pénible qu'elle ne peut être tentée que dans des conditions tout à fait exceptionnelles. Dans les cas où elle a pu être employée, elle a donné de bons résultats; Hecker ([2]) a rapporté un cas de guérison constatée après deux ans, et Ciniselli ([3]) a vérifié l'absence de toute tumeur chez un homme qui, trente-trois ans auparavant, avait été traité par Solizzoli.

2° *Traitement chirurgical.* — La *malaxation* doit être absolument proscrite. Esmarch ([4]) a vu périr un malade chez lequel on avait, par des pressions répétées, essayé de réduire un anévrysme carotidien; l'autopsie montra une oblitération de l'artère par des caillots et un ramollissement cérébral. Fritz ([5]) a rassemblé un certain nombre de faits de ce genre.

Tout aussi dangereuses sont les *injections coagulantes* (1 observation, mort) ([6]) et la *galvano-puncture* (3 cas, 2 morts, 1 insuccès) ([7]).

La *compression directe* tentée autrefois par Verduc ([8]) a donné un succès à Ciniselli ([9]).

La *compression indirecte* a été faite avec des appareils plus ou moins compliqués; tous sont d'une application très difficile; ils provoquent des douleurs intolérables, si la compression est suffisante et bien dirigée sur les apophyses transverses des vertèbres cervicales, qui fournissent naturellement le point d'appui. Cependant Follin cite les bons résultats obtenus par Edwards ([10]) et par Acrel ([11]) qui a pu ramener à son volume normal une carotide affectée d'une dilatation considérable.

La compression digitale agit avec beaucoup plus de précision et d'efficacité.

([1]) Ant. Petit en a rapporté un exemple partout cité. Le diagnostic fut confirmé par l'autopsie, le malade étant mort sept ans après d'apoplexie. On trouva l'anévrysme guéri, l'artère complètement oblitérée. (*Mémoires de l'Acad. des sc.*, 1765.)

([2]) Hecker, *American Journal*, 1829, t. IV, p. 240.

([3]) Ciniselli, *Bull. de la Soc. de chir.* Paris, 1867, p. 13.

([4]) Esmarch, *Arch. f. path. Anat. und Phys.*, t. XI, et *Arch. gén. de méd.*; 5e série, t. X, p. 601.

([5]) Fritz, *Ramollissement cérébral par oblitération artérielle. Gaz. hebd.*, 1857, p. 911.

([6]) Dufour, *Journal de méd. et de chir. prat.*, 1853, t. XXIV, p. 290.

([7]) Hamilton, *Dublin quart. Journ.*, 1846, t. II, p. 529. — Ciniselli (cité par Broca), *Traité des anévrysmes*, p. 343. — Keate (cité par Le Fort), *loc. cit.*, p. 641.

([8]) Verduc (cité par Le Fort), *Les opérations de la chirurgie*, 1695, t. I, p. 303.

([9]) Ciniselli, *Anévrysme de la carotide guéri par la compression directe. Bull. de la Soc. de chir.* Paris, 1868, 2e série, t. VIII, p. 112.

([10]) Edwards, *Lancet*, 9 janvier 1858.

([11]) Acrel, Chelius *Handbuch der Chirurgie*, t. I, p. 1045.

Sheppard (¹) a obtenu une guérison rapide chez un homme qui faisait lui-même, chaque jour, une séance de compression d'une demi-heure, en appliquant son pouce sur l'artère, les autres doigts prenant leur point d'appui sur la nuque. Mais dans ce cas, l'anévrysme siégeait probablement sur la carotide externe et non sur la primitive. Delore (²) a tenté de faire la compression digitale sur le tubercule de Chassaignac; après deux séances, le malade se refusa à continuer le traitement, à cause de l'intensité des douleurs dues à cette compression.

Rouge (de Lausanne) (³) a imaginé de pincer la carotide et le sterno-mastoïdien entre le pouce, placé en avant de l'artère, et les deux ou trois doigts suivants, appliqués en arrière sur la face postérieure du vaisseau que l'on serre ainsi en l'isolant facilement de la jugulaire et du pneumogastrique. Ce procédé lui a donné un succès complet chez un homme de soixante-huit ans.

Dans 5 autres cas rassemblés par Delbet, la compression digitale a donné 3 guérisons; 2 fois la tumeur est restée stationnaire (⁴). Mais, comme le fait justement remarquer Barwell, il est absolument impossible de connaître le nombre des faits dans lesquels la compression a été employée et a échoué, et par suite on ne saurait établir la proportion de ses succès.

Ligature de la carotide. — La ligature a été faite le plus souvent au-dessous du sac par la méthode d'Anel. Pour les anévrysmes de la partie inférieure de l'artère, on a eu quelquefois recours à la ligature au-dessus du sac, suivant la méthode de Brasdor, seule possible.

a. *Ligature par la méthode d'Anel.* — Appliquée pour la première fois au traitement de l'anévrysme carotidien en 1805, puis en 1808 par A. Cooper (⁵), cette opération a été souvent pratiquée depuis. Le Fort (⁶), réunissant les statistiques de Norris, de Velpeau, d'Ehrmann et de Pilz, donne un total de 47 observations avec 21 morts, soit 44 pour 100 de mortalité. Delbet (⁷) rapporte 4 cas nouveaux (depuis 1875) avec 1 mort. Enfin nous avons pu recueillir 5 autres observations (⁸) avec 1 seul cas suivi de mort.

(¹) SHEPPARD, *Medical Times*, 1863, vol. II, p. 703.

(²) DELORE, *Gaz. des hôpitaux*, 1860, p. 716, et *Bull. de la Soc. de chir.* Paris, 1861, 2ᵉ série, t. I, p. 485.

(³) ROUGE, *Anévrysme de la carotide primitive droite, guérison par la compression digitale indirecte. Bull. de la Soc. méd. de la Suisse rom.* Lausanne, 1869, t. III, p. 9, et *Bull. de la Soc. de chir.* Paris, 1869, 2ᵉ série, t. IX, p. 478.

(⁴) DELBET, *Du traitement des anévrysmes externes.* Paris, 1889, cite : — JACOBSON, *Guy's hosp. reports*, 1880-1881, p. 464. — RUBIO, *Bull. génér. de thérap.*, 1879, p. 287. — BELLAMY, *Lancet*, avril 1885. — PARADA SANTIN, *Medical Record*, 1881, t. II, p. 416. — MACKINSTOSH, *Lancet*, 15 août 1885, t. II, p. 288.

(⁵) A. COOPER, *London med.-chir. Trans.*, 1805, t. I, p. 1. — *Ibid.*, 1808, t. I, p. 224.

(⁶) LE FORT, *loc. cit.*, p. 631.

(⁷) Voici les 4 cas cités par Delbet : 1° MACEWEN, *British med. Journal*, 1878, t. II, p. 359. 2° PORCHER, *Amer. Journ. of med. sc.*, octobre 1878 (mort par hémorrhagie). 3° RIEGNER, *Centralblatt f. Chir.*, 1884, p. 26 (deux anévrysmes carotidiens chez le même sujet, ligature des deux carotides, guérison.

(⁸) Les 5 observations que nous ajoutons sont les suivantes : 1° FLEMING, *Anévrysme spontané de la carotide primitive gauche. Ligature à la partie inférieure de l'artère, guérison. Dublin Journal of med. sc.*, août 1873, p. 97. 2° MAC GILL, *Anévrysme de la carotide primitive. Ligature, guérison. Med. Times*, 1885, t. I, p. 711. 3° FORT, *Anévrysme de la carotide primitive gauche. Ligature, guérison. Gaz. des hôp.*, 1882, 8 août. 4° JORDAN LLOYD, *Anévrysme carotidien guéri par la ligature.* Société méd. de Midland, 12 mars 1890, *Mercredi méd.*, 1890, n° 13, p. 155. 5° VIRDIA, dans une discussion de la Société italienne de chirurgie, à

Ces 9 dernières observations avec 2 morts, fournissent donc une mortalité de 22,2 pour 100, au lieu de 44 pour 100; l'emploi de l'antisepsie modifie notablement le pronostic, comme pour les autres ligatures.

Les accidents notés à la suite de la ligature de la carotide, doivent être divisés en deux groupes : les uns, communs à toutes les ligatures pour anévrysmes, sont l'inflammation, la suppuration du sac, sa rupture, la suppuration du foyer opératoire et l'hémorrhagie à la chute du fil (voy. t. II, *Anévrysmes*) et ne présentent ici rien de particulier.

Mais d'autres accidents sont spéciaux à la ligature de la carotide primitive; ils sont dus, pour la plupart, aux modifications de la circulation cérébrale. Le moment de leur apparition, leur évolution, leur durée sont très variables. Ehrmann[1] les a notés 22 fois sur 100 ligatures de la carotide, et Norris [2] leur attribue une mortalité de 12 pour 100 après la ligature.

Des *vertiges*, avec *engourdissement* dans les membres du côté opposé à la ligature, des *syncopes*, se produisant immédiatement après la striction du fil, peuvent être des accidents passagers, ne laissant que des troubles légers, vite dissipés.

Le *coma*, qui peut survenir presque immédiatement ou au bout de quelques jours, se termine assez rapidement par la mort.

Le *délire*, qu'on n'observe que quelques jours après la ligature, est un très fâcheux symptôme (Le Fort).

Il en est de même des *convulsions* qui se montrent soit immédiatement, soit plusieurs jours après la ligature, avec des formes cliniques très variables.

Mais l'accident le plus fréquent et un des plus graves est l'*hémiplégie*. Dans un tableau dressé par Le Fort, pour indiquer le moment de l'apparition de l'hémiplégie, nous voyons qu'elle s'est manifestée 3 fois immédiatement, 3 fois dans le courant de la première journée, 10 fois le second jour, 4 fois le troisième; sa fréquence va ensuite en diminuant, mais on l'a encore observée au bout de vingt-huit jours, de quarante-trois jours, de quatre mois. Elle est presque toujours mortelle, et Le Fort ne rapporte que 5 cas de guérison.

L'hémiplégie des membres affecte le côté opposé à la ligature; elle est totale le plus souvent. Dans deux cas, on a observé une paralysie limitée à la face et siégeant du côté de la ligature.

A côté de ces accidents cérébraux, il convient de placer les *troubles oculaires* (contraction de la pupille, troubles passagers de la vue, convulsions des muscles de l'orbite, et quelquefois consécutivement suppuration et perte de l'œil) et les *troubles laryngés* et *pulmonaires* (aphonie, dyspnée, accès de suffocation) dus à des lésions de pneumo-gastrique, bien plutôt qu'à des troubles cérébraux.

Tous les accidents cérébraux ne reconnaissent pas la même origine. L'anémie cérébrale subite qui résulte de la ligature peut entraîner une syncope, des vertiges, une hémiplégie passagère. Mais les hémiplégies qui surviennent plus

propos d'une observation d'anévrysme de la carotide interne, présentée par Clementi, cite un cas de ligature pour anévrysme de la carotide primitive, cas observé dans le service du professeur Ambrosio (de Naples). Mort par suppuration et infection. *Sem. méd.*, 1890, n° 15, p. 114.

(1) EHRMANN, *Recherches sur l'anémie cérébrale*. Thèse de Strasbourg, 1858.

(2) NORRIS, *Statistic of the mortality following the operat. of tymy the carotid arteries and arteria innominata. Amer. Journ.*, 1847, vol. XIV, p. 13.

tard ne sauraient être rattachées à la même cause; il est très logique d'admettre avec Le Fort, le développement d'une thrombose artérielle qui, partant du point lié, remonte pour oblitérer d'abord l'ophthalmique, puis la sylvienne, et enfin là cérébrale antérieure. Cette hypothèse trouve une confirmation dans les cas où l'on a constaté un ramollissement de l'hémisphère du côté lésé.

Si la ligature de la carotide entraîne de pareils dangers, l'artère, dépourvue de collatérales n'en est pas moins bien disposée pour la cure de l'anévrysme, et sur les 47 cas cités par Le Fort, 2 fois seulement la récidive est notée. Il y eut 24 guérisons et, comme nous l'avons déjà dit, 21 morts. Les causes de la mort furent : 5 fois des accidents cérébraux, 3 fois de la dyspnée et des accès de suffocation, 1 fois des accidents pulmonaires tardifs, 2 fois l'affaiblissement graduel, 1 fois un phlegmon du cou, 7 fois l'hémorrhagie; dans 2 cas, la cause de la mort n'est pas précisée. Sur les 9 observations que nous avons ajoutées, les 2 morts sont dues l'une à l'hémorrhagie, l'autre à la suppuration et à l'infection.

Ligature par la méthode de Brasdor. — Cette méthode, seule applicable aux anévrysmes carotidiens inférieurs, fut faite pour la première fois par Wardrop en 1825(1). Le Fort en a relevé 9 observations avec 4 morts. Delbet cite un cas de Dittel (2) suivi de mort par hémorrhagie. Nous devons y ajouter une observation de Delens (3), dans laquelle la ligature procura une amélioration (il ne s'agit ici, bien entendu, que d'anévrysme de la carotide primitive sans anévrysme du tronc brachio-céphalique). Nous trouvons donc 5 morts pour 11 opérations, soit 45,4 pour 100 de mortalité; cette proportion est à peu près la même que celle fournie par la statistique de Le Fort pour la méthode d'Anel; mais il faut tenir compte de ce fait que la ligature au-dessus du sac n'est pratiquée le plus souvent que pour des cas graves d'anévrysmes inaccessibles. 3 fois seulement, dans les observations de Le Fort, la guérison a été complète, 2 fois elle n'était pas encore achevée au moment de la publication de l'observation. Enfin, dans le cas publié par Delens, il y eut seulement amélioration.

Incision du sac. — Morel (4), à la fin du XVIIe siècle, fit l'incision du sac pour un anévrysme de la carotide ; le malade mourut d'hémorrhagie pendant l'opération.

Sisco (5) fit en 1829 la ligature et l'incision pour un anévrysme traumatique, et obtint la guérison.

Le cas le plus célèbre est celui de Syme (6) (1857), qui ouvrit le sac volumineux d'un anévrysme traumatique, ne croyant pas possible de reconnaître l'artère au-dessous du sac, au milieu de tissus enflammés. Il enfonça le bistouri dans la tumeur, plongea le doigt dans la poche pour arrêter l'hémorrhagie,

(1) WARDROP, *On aneurysm*, p. 24.
(2) DITTEL, *Wiener med. Woch.*, 1877, n° 4 (cité par Delbet), *loc. cit.*, p. 153.
(3) DELENS, *Anévrysme de la carotide primitive gauche à son origine. Ligature de l'artère au-dessus du muscle omo-hyoïdien. Bull. de la Soc. de chir.*, 1879, p. 828, séance du 5 nov. — Ligature par la méthode de Brasdor, la tumeur diminue un peu, puis au bout de quelques jours reprend son volume primitif. Le seul résultat est donc la disparition des douleurs très vives qui existaient avant l'opération. Le malade quitte l'hôpital au bout d'un mois.
(4) MOREL (cité par Broca), *Traité des anévrysmes*, p. 214.
(5) SISCO, *Bull. de Férussac*, t. XXII, p. 446.
(6) SYME, *Edinburgh med. Journ.*, 1857, p. 105.

puis, débridant en haut et en bas, et coupant le sterno-mastoïdien qui le gênait, put lier l'artère au-dessous et au-dessus. Le malade guérit sans complication.

Le Fort cite encore le succès qu'obtint en 1829 un chirurgien de Leeds(1), en traitant un anévrysme traumatique par la ligature au-dessous, puis par l'incision du sac.

Delbet rapporte 2 cas opérés avec succès, suivant la même méthode, par Frothingham(2) et Saltzmann(3).

L'incision primitive du sac, telle que la pratiqua Syme, est trop périlleuse pour être conseillée; le malade peut périr immédiatement d'hémorrhagie, comme dans le cas de Morel.

La ligature au-dessous du sac, suivie de l'ouverture immédiate du sac, qui est débarrassé des caillots, et de la ligature du bout supérieur, a donné au contraire les meilleurs résultats (4 succès sur 4 opérations). Elle évite les accidents les plus fréquents et les plus désastreux après la ligature (en laissant de côté les accidents cérébraux) : l'inflammation et la rupture du sac.

Quant à l'*extirpation du sac* préconisée aujourd'hui pour la cure d'autres anévrysmes, elle n'a jamais été, croyons-nous, pratiquée pour des anévrysmes carotidiens et ne leur semble guère applicable, à cause de la difficulté de la dissection dans une région où il y a tant d'organes importants à ménager (Delbet).

Telles sont les différentes méthodes de traitement des anévrysmes de la carotide primitive; elles ne sont pas indifféremment applicables à tous les cas.

Le traitement médical, repos, administration d'iodure de potassium, suivant la méthode de Bouillaud, suffisent souvent, sinon à guérir l'anévrysme, du moins à arrêter ou à retarder son évolution(4).

La tumeur augmente-t-elle, les accidents de compression deviennent-ils menaçants, on devra agir d'une façon différente suivant le siège de l'anévrysme.

Aux anévrysmes de la partie inférieure de l'artère, à tous ceux qui occupent la base du cou, on ne peut opposer que la compression directe, et, dans le cas où elle échoue, la ligature par la méthode de Brasdor, ou bien encore la compression au-dessus de l'anévrysme (Tillaux).

La tumeur siège-t-elle au contraire assez haut pour qu'on puisse agir au-dessous d'elle sur la carotide, on pourra essayer d'abord la compression indirecte, digitale, par le procédé de Rouge; si la compression ne donne pas de résultat ou si elle est mal tolérée par le malade, il faut pratiquer la ligature au-dessous du sac, puis, toutes les fois que cela sera possible, mettre un autre fil au-dessus de la tumeur, enfin inciser largement le sac et enlever les caillots.

b. *Anévrysmes artério-veineux*(5). — Ces anévrymes sont presque toujours

(1) *London med. Gaz.*, 1829. t. I, p. 821.

(2) FROTHINGHAM, *Amer. Journ. of med. sc.*, 1877, p. 433.

(3) SALTZMANN, *Finska Lakaresallsk förh*, 1883, t. XXIV, p. 56.

(4) Le professeur Verneuil a eu l'obligeance de nous communiquer l'observation d'une malade qu'il traite depuis dix-huit mois pour un anévrysme de la carotide primitive droite, avec dilatation du tronc brachio-céphalique et de la sous-clavière. Cette femme vient de temps en temps à l'hôpital; sous l'influence du repos et du traitement ioduré l'état s'améliore et elle peut retourner à son travail.

(5) ROBERT, Thèse citée. — RICHET, *loc. cit.*, p. 591. — LE FORT, *loc. cit.*, p. 614. — LEWIS A. STIMSON, *Amer. Journ. of med. sc.*, avril 1884, p. 325. — L.-H. PETIT, *Revue de chirurgie*, 1885, p. 239. — PLUYETTE, *Rev. de chir.*, 1886, p. 275. — DELBET, *loc. cit.*, p. 260.

traumatiques. Dans un seul cas observé par Queirel (1), l'affection s'était développée spontanément sans aucune cause appréciable.

L'anévrysme artério-veineux jugulo-carotidien n'a été observé que chez l'homme; il est provoqué dans presque tous les cas, par une plaie par instrument piquant ou tranchant (fleuret, épée, canif, paillette de fer, éclat de verre), Sur 12 cas dont l'étiologie est nettement indiquée, 5 fois il s'agissait d'un coup d'épée reçu dans un duel, ce qui explique la plus grande fréquence de l'affection à droite (Pluyette); 2 fois seulement l'affection s'est montrée à la suite d'une plaie par arme à feu, cas de Verneuil (2) et cas de David Prince (3).

Les *signes* de la phlébartérie peuvent être constatés immédiatement après l'accident, mais le plus souvent, ce n'est qu'au bout de quelques jours qu'ils apparaissent, quelquefois plus tard (deux mois dans un cas de Stimson).

Le plus souvent, il semble y avoir communication directe entre la veine et l'artère sans sac intermédiaire ; cependant un sac de petit volume est noté dans quelques observations.

L'anévrysme artério-veineux présente ici ses signes ordinaires. Comme caractères particuliers, Follin a noté l'affaissement de la tumeur dans les grandes inspirations, sous l'influence de l'aspiration thoracique. Le bruit de souffle est perçu par le malade lui-même sous forme de bruit de rouet, de bruit de vapeur, etc., et cette sensation, souvent très pénible, est modifiée dans certaines positions de la tête.

La dilatation des veines du cou et de la face, souvent peu appréciable au début, s'accentue au bout d'un certain temps.

Les modifications de la circulation cérébrale provoquent des vertiges, des étourdissements, des troubles de la vue, etc.

La *marche* de l'affection est très lente; la tumeur n'augmente guère de volume, et les symptômes fonctionnels ne s'aggravent qu'au bout de plusieurs années. Cependant il faut savoir que la maladie ne guérit pas spontanément et que son développement, quoique très lent, n'en est pas moins réel; chez le malade de Verneuil, dont nous avons cité l'observation, les accidents cérébraux, les troubles oculaires, la dilatation des veines de la face s'étaient notablement accentués en quinze ans.

La lenteur extrême de l'évolution de la maladie, son état souvent stationnaire pendant plusieurs années, écartent presque toujours l'idée d'une intervention. Aussi l'*abstention* est-elle formellement conseillée par tous les auteurs.

Delbet a relevé 1 seul cas de guérison par compression (4); 4 tentatives de ligature par la méthode d'Anel ont donné 2 morts (5) et 2 guérisons (6), mais avec échec thérapeutique complet. La double ligature de l'artère et de la veine, avec ou sans extirpation du sac, n'a jamais été tentée au cou.

(1) QUEIREL, *Marseille méd.*, 1872, p. 95 et 354.

(2) VERNEUIL, *Bull. de la Soc. de chir.*, 1869, 2e série, t. X, p. 487. Suite de l'observation dans le mémoire de L.-H. Petit. *Rev. de chir.*, 1876, p. 239.

(3) DAVID PRINCE, *A. S. sanitary com. surg. mem.*, vol. I, p. 147.

(4) MEDINI, *Centralblatt für Dhir.*, 1876, p. 158.

(5) PRINCE, *loc. cit.* — RANDOLPHE, in MORRIS, *American Journal of medical sciences*, 1847, t. XIII.

(6) LEWIS A STIMSON, *loc. cit.* — DU MÊME, *New-York med. Journ.*, 1888, p. 214.

II

ANÉVRYSMES DE LA CAROTIDE EXTERNE

I. — ANÉVRYSMES ARTÉRIELS

Les anévrysmes du tronc si court de la carotide externe sont plus rares que ceux qui se développent sur les branches collatérales. Il est, du reste, presque impossible, en clinique, de préciser le siège exact de la tumeur. Dans le plus grand nombre des observations, l'anévrysme était de cause traumatique.

Le traitement le plus souvent employé a été la ligature de la carotide primitive. Le Fort en rapporte 12 cas, avec 2 morts par accidents cérébraux, Delbet 5 cas, avec 1 mort (plus un cas où la carotide primitive fut liée pour un anévrysme siégeant à la fois sur cette artère et sur la carotide externe, et qui ne saurait par conséquent être compté ici).

La ligature de la carotide externe n'a été faite que très rarement (2 cas rapportés par Le Fort, 1 récidive, 1 cas rapporté par Delbet, mort).

Le volume de la tumeur ne permet pas, en général, de faire cette ligature de la carotide externe, qui aurait l'avantage de ne pas exposer aux accidents cérébraux.

Delbet cite encore 1 cas de guérison par la compression digitale et 2 cas, l'un d'extirpation et l'autre d'incision du sac, suivis aussi de guérison.

Pour les anévrysmes des branches, facilement accessibles, l'extirpation a donné d'excellents résultats (4 extirpations d'anévrysmes de la temporale, 4 guérisons).

Mais, en réalité, pour les anévrysmes du tronc lui-même, ou de l'origine des branches, on est le plus souvent réduit à employer la compression digitale et, si elle échoue, la ligature soit de la carotide externe si elle est praticable, soit de la carotide primitive.

II. — ANÉVRYSMES ARTÉRIO-VEINEUX

Ces anévrysmes sont tout à fait exceptionnels. Sur 3 cas, que Delbet a pu relever, 2 fois on a pratiqué la ligature au-dessus et au-dessous du sac (1 insuccès, 1 mort par hémorrhagie). Par contre, les anévrysmes artério-veineux temporaux sont plus fréquents. La ligature de la carotide primitive faite 3 fois sur les 11 cas rapportés par Delbet, n'a pas amené la guérison et il a fallu 2 fois recourir secondairement à l'incision ou à l'extirpation. Ces deux dernières méthodes appliquées dans 6 cas ont donné un bon résultat.

III

ANÉVRYSMES DE LA CAROTIDE INTERNE

I. — ANÉVRYSMES ARTÉRIELS

Nous n'avons en vue ici que les anévrysmes de la portion extra-crânienne de l'artère. Ces anévrysmes font saillie le plus souvent dans le pharynx et ont pu être confondus avec des abcès latéro-pharyngiens, ou des abcès de l'amygdale, ou même avec une tumeur du voile du palais (voy. *Pharynx et amygdales*).

Ils donnent lieu à des accidents de compression des nerfs nombreux qui se trouvent en rapport avec le sac (pneumogastrique, spinal, glosso-pharyngien, grand hypoglosse).

La ligature de la carotide primitive, pratiquée dans 7 cas (dont 2, cités par Le Fort, et 5 par Delbet) a donné 1 seule guérison.

II. — ANÉVRYSMES ARTÉRIO-VÉINEUX

Les anévrysmes artério-veineux extra-crâniens sont extrêmement rares. Dans un cas de Giraldès [1], le malade avait reçu un coup de feu, il mourut 44 jours après d'un anthrax, on trouva la balle dans le sac intermédiaire à la veine et à l'artère; dans un autre cas de Joret [2], le blessé (il s'agissait encore d'un coup de feu) mourut au bout de dix-huit mois avec des accidents épileptiformes, on retrouva la balle dans la jugulaire.

IV

ANÉVRYSMES DU TRONC BRACHIO-CÉPHALIQUE

Les observations d'anévrysmes de l'innominée, rares autrefois, sont, depuis quelques années, beaucoup plus fréquentes, ce qui tient au nombre croissant d'interventions chirurgicales entreprises contre ces tumeurs. Tandis que Le Fort, en 1869 [3], en relevait seulement 80 cas, Poinsot, en 1882 [4], pouvait en réunir 117. Depuis 1882, nous avons trouvé 24 faits nouveaux, ce qui porte le nombre total des observations à 141.

L'**étiologie** ne présente pas ici les mêmes particularités que pour les anévrysmes carotidiens; nous retrouvons tous les caractères habituels des

(1) GIRALDÈS, *Bull. de la Soc. anat.*, 1854, t. V, p. 20.
(2) JORET (de Vannes), *Gaz. méd. de Paris*, 1840, p. 457.
(3) LE FORT, art. BRACHIO-CÉPHALIQUE. *Dict. encyclop. des sc. méd.*, 1re s., t. X, p. 452.
(4) POINSOT, art. SOUS-CLAVIÈRE-INNOMINÉE. *Dict. de méd. et de chir. prat.*, t. XXXIII, p. 381.

autres anévrysmes : développement à un âge assez avancé, plus grande fréquence chez l'homme, avec les causes étiologiques communes, toujours invoquées, efforts violents, syphilis, alcoolisme, athérome, endartérite infectieuse.

L'anatomie pathologique offre, au contraire, quelques points intéressants.

On peut, avec Le Fort, diviser ces anévrysmes en quatre variétés suivant leur *siège* :

1° Exceptionnellement la tumeur est limitée à la partie moyenne de l'artère.

2° L'anévrysme peut absorber tout le tronc brachio-céphalique, mais rester limité à ce tronc, sans empiéter sur les vaisseaux voisins, disposition que Holmes croit plus fréquente qu'on ne l'admet généralement. Dans un cas rapporté par Silver [1], on avait pu croire à un anévrysme simultané de la carotide, alors que la tumeur siégeait uniquement sur l'innominée ; mais celle-ci montait jusqu'au niveau du cartilage thyroïde et s'incurvait ensuite pour redescendre vers la clavicule.

3° Plus souvent, l'anévrysme se développe aux dépens de l'extrémité supérieure de l'innominée et empiète sur la carotide ou la sous-clavière, ou sur les deux branches à la fois.

4° Enfin, dans le plus grand nombre des cas, l'anévrysme siège à l'origine même de l'artère et, souvent alors, n'est qu'un prolongement, qu'une extension d'un anévrysme de la crosse aortique.

Il est fréquent d'observer la coïncidence d'autres anévrysmes siégeant sur l'aorte, sur la sous-clavière, sur la carotide.

L'anévrysme innominé est d'ordinaire *sacciforme*. Poinsot [2] cite quelques cas d'anévrysmes *fusiformes* empruntés à Cockles, Porta, Hayden, Hope.

Le *volume* de la tumeur est très variable et peut atteindre des dimensions considérables en se développant soit à la base du cou, soit dans le thorax. Dans un cas de Hampeis [3] l'anévrysme s'étendait du larynx jusqu'à l'épigastre.

Quand l'anévrysme remonte au-dessus de la fourchette sternale, il présente à ce niveau un étranglement ; au cou la tumeur a une forme assez irrégulière et peut présenter des prolongements, des diverticules ; Follin cite une observation de Wardrop dans laquelle le sac envoyait un prolongement le long de la trachée, un autre qui suivait la direction de la clavicule, et enfin un troisième qui se dirigeait en haut et en dehors jusqu'au trapèze.

La multiplicité des *rapports* du tronc brachio-céphalique rend compte des désordres variés qui résultent du développement de l'anévrysme. Quand la tumeur est encore contenue dans le thorax, elle comprime l'aorte, la veine cave supérieure et les troncs veineux innominés, le cœur lui-même ; en se développant à la base du cou, elle atteint, refoule et déplace la veine jugulaire, la carotide et la sous-clavière.

(1) SILVER, *Un common disposition of the innominata artery. The Lancet*, 1877, vol. II, p. 727.
(2) POINSOT, *loc. cit.*, p. 382.
(3) HAMPEIS, *Medicin. Jahrb. des k. k. österr. Staates*, janvier 1845, p. 19.

Les veines comprimées peuvent être oblitérées ; les observations d'oblitération isolée de chacune des grosses veines de la base du cou sont assez fréquents ; les lésions sont parfois plus complexes, il nous suffira de citer le cas observé par Watson (1), cas dans lequel les deux jugulaires, les deux sous-clavières, les deux troncs brachio-céphaliques, étaient oblitérés, le canal thoracique lui-même l'était dans une étendue de 8 centimètres.

Beaucoup plus importante est l'oblitération des artères qui naissent du tronc brachio-céphalique, car elle a pu amener, dans des cas, il est vrai exceptionnels, la guérison de l'anévrysme. C'est tantôt la carotide seule qui est oblitérée (Dubreuil, Luke) (2), tantôt la sous-clavière (Auchincloss, Budd, Heath) (3), tantôt les deux troncs simultanément (Stokes, Mazet, Wishart) (4) ; enfin, dans quelques cas, c'est sur les vaisseaux du côté gauche que porte l'oblitération, et, dans une observation de Hughes (5), la carotide et la sous-clavière gauche étaient imperméables, la circulation ne se faisait plus que par l'avévrysme seul.

L'oblitération de la carotide droite seule (cas de Ogle) (6), de la carotide et de la sous-clavière droites, semble pouvoir amener la guérison de l'anévrysme. Le fait a été constaté à l'autopsie, le malade ayant succombé à une autre affection (cas de Mazet (7) et de Wishart) (8).

Les lésions de compression se manifestent aussi sur la trachée et l'œsophage qui, toujours refoulés, ont pu être parfois ulcérés et perforés, et sur les nerfs voisins, pneumogastrique, phrénique, grand sympathique, plexus brachial ; mais de tous les nerfs le plus souvent atteint est le récurrent droit ; on a attribué souvent à la compression de la trachée, les broncho-pneumonies ou les congestions hypostatiques (Barwell, Pearson, Irvine, Weis et Hutchinson) ; on doit aussi en rechercher la cause dans les lésions du pneumogastrique ; Talamon (9) a rapporté un bel exemple de broncho-pneumonie suppurée, due à la compression du pneumogastrique par un anévrysme innominé.

Les altérations du squelette sont très fréquentes : le sternum, les premières côtes, la clavicule, les vertèbres elles-mêmes sont usés, érodés ; le sternum peut être perforé, la clavicule luxée. Dans un cas, partout cité, observé par Laugier, et présenté par Boinet à la Société anatomique (10), le sternum, l'extrémité interne de la clavicule, les trois premières côtes droites étaient en partie détruits ; la seconde et la troisième vertèbres dorsales étaient érodées, les caillots étaient directement en contact avec les os. La clavicule peut être luxée (Val. Mott) (11) ; Budd (12) l'a vue complètement détachée et flottante.

Symptômes. — Marche. — Terminaisons. — L'anévrysme innominé

(1) Watson, *London med. Gaz.*, 1840, p. 518.
(2), (3), (4) (Cas cités par Le Fort) *Loc. cit.*, p. 457-458.
(5) Hughes, *London med. Gaz.*, 1838, p. 205.
(6) Ogle, *Trans. of path. Soc. of London*, vol. I, p. 167.
(7) Mazet, *Bull. de la Soc. anat.*, 1838, p. 49.
(8) Wishart, *Monthly Journ. of med. sc.*, 1848, p. 496.
(9) Talamon, *Compression du pneumo-gastrique droit par un anévrysme du tronc brachio-céphalique. Broncho pneumonie suppurée du poumon droit. Progrès méd.*, 1880, n° 25, p. 487.
(10) Boinet, *Bull. de la Soc. anat.*, 1836, p. 47.
(11) Val. Mott, *Amer. Journ.*, février 1830.
(12) Budd, *London med. Gaz.*, 1840, p. 518.

peut évoluer sans provoquer aucun accident de compression et rester latent; un malade, observé par Valleix, mourut d'une pleuro-pneumonie chronique; à l'autopsie on trouva un anévrysme de l'innominée, qui n'avait donné lieu à aucun trouble capable d'attirer l'attention.

Il est rare que l'affection puisse évoluer aussi silencieusement; le plus souvent, alors même qu'il n'existe pas de signes physiques évidents, les accidents de compression font songer à une tumeur du médiastin; la percussion et l'auscultation permettent alors d'établir le diagnostic.

Pendant toute une première période, en effet, la tumeur est intra-thoracique; peu à peu elle s'élève et finit par déborder le sternum ; dès lors accessible à l'exploration directe, elle se présente avec les caractères très nets de l'anévrysme artériel, et ce n'est guère sur la nature même de la tumeur que peut hésiter le diagnostic, mais seulement sur son siège précis.

Pendant son évolution intra-thoracique, l'anévrysme est caractérisé par une *matité* siégeant sous le bord droit du sternum, dans le premier espace intercostal et sous la première côte ; parfois on peut constater une *voussure* plus ou moins accusée au niveau de l'extrémité supérieure du sternum, de la clavicule et du premier cartilage costal. L'exploration pratiquée alors avec le doigt enfoncé au-dessus du sternum et recourbé en crochet, permet, dans quelques cas, de sentir l'extrémité supérieure de la tumeur.

Lorsque la tumeur a débordé le sternum, ou bien l'a perforé, lorsque les signes physiques de l'anévrysme existent tous, cette symptomatologie ne présente rien de particulier qui doive nous arrêter; nous devons dire cependant qu'on peut percevoir à l'auscultation, outre le *souffle* ordinaire de l'anévrysme, un *double bruit* qui paraît se produire sous l'oreille et qui est absolument analogue aux deux bruits du cœur (double bruit prenant son origine dans le sac pour les uns, pour d'autres dû à la propagation jusqu'au sac des bruits du cœur).

Outre ce double bruit, Gendrin a signalé *deux chocs impulsifs* correspondant l'un à la diastole artérielle, et l'autre à la systole; enfin le premier bruit est souvent accompagné d'un *frottement* rugueux, sec, parfois sibilant, se prolongeant vers les vaisseaux du cou, mais non vers l'aorte.

Les signes de compression sont fort nombreux et fort variables, que la tumeur siège encore dans le thorax ou qu'elle ait envahi le cou; ils sont les mêmes que pour toutes les tumeurs du médiastin ou du cou; *dysphagie*, *dyspnée*, par compression directe ou par compression nerveuse, *raucité de la voix*, due aussi soit au refoulement du larynx, soit à l'altération du récurrent; *toux* souvent quinteuse et présentant parfois, comme dans l'observation de Talamon, quelque ressemblance avec la quinte de coqueluche, mais sans la grande inspiration de reprise; *troubles circulatoires*, *œdème*, se manifestant au cou et à la face ou au bras, par compression des grosses veines, sous-clavière, jugulaire, etc. ; enfin *douleurs*, *paralysies* par compression du plexus brachial.

La prédominance ou l'existence exclusive d'un groupe de ces accidents de compression donne à la symptomatologie autant de formes particulières, sur lesquelles il nous est inutile d'insister.

La *marche* de l'affection est toujours progressive; on ne connaît que bien peu de cas, soit d'état stationnaire, soit de guérison spontanée. La *mort* est due à des complications pulmonaires, ou à l'inanition par compression de l'œsophage, mais le plus souvent à la rupture du sac, qui s'ouvre soit dans la plèvre ou le poumon, soit dans la trachée ou l'œsophage, soit à l'extérieur.

Diagnostic. — L'anévrysme innominé peut être facilement confondu avec un anévrysme carotidien inférieur, un anévrysme sous-clavier ou un anévrysme aortique. Nous avons déjà indiqué les caractères différentiels des anévrysmes de la base du cou. Il est souvent beaucoup plus difficile de reconnaître si la tumeur appartient au tronc brachio-céphalique ou à la crosse de l'aorte.

Dans l'anévrysme aortique, les phénomènes de compression sur les nerfs du plexus brachial ou sur les veines se montrent d'abord à gauche, et n'atteignent que consécutivement, et assez rarement, le côté droit.

L'anévrysme aortique à moins tendance à envahir la région cervicale et, s'il le fait, il se développe moins franchement à droite que l'anévrysme innominé.

Quand l'anévrysme siège sur la portion ascendante de la crosse, au-dessous de l'origine du tronc brachio-céphalique, les signes physiques sont d'autant plus trompeurs que la poche peut se développer en remontant au-devant du tronc brachio-céphalique. Le seul caractère qui permette alors d'établir le diagnostic est la modification des caractères du pouls soigneusement étudiés sur les différentes artères qui naissent de la crosse. La diminution d'amplitude du pouls n'a pas, nous l'avons vu plus haut, une valeur réelle et, seule, l'augmentation du retard de la pulsation permet, d'après Frank, d'affirmer le siège de l'anévrysme.

Enfin le diagnostic ne doit pas s'arrêter à la simple constatation de l'existence et du siège de la tumeur; il est aussi indispensable de s'assurer de l'état des artères voisines, de l'aorte surtout, de rechercher s'il n'existe aucune lésion cardiaque; tous ces points ont la plus grande importance pour la détermination des indications thérapeutiques.

Traitement. — a. *Traitement médical.* — La méthode de Valsalva a donné un succès à Luke (1); Head a guéri un anévrysme innominé par le régime recommandé par Tufnell (2) : repos absolu, diète rigoureuse, réduction des boissons au minimum, mais sans saignées; enfin l'emploi de l'iodure de potassium, combiné au repos, a aussi donné un bon résultat à De Renzi (3).

b. *Traitement chirurgical.* — L'*injection coagulante* essayée une seule fois par Barrier (4), a donné un déplorable résultat.

Les *injections d'ergotine* autour de la tumeur, restées inefficaces dans un cas de Holmes, ont amené une amélioration considérable sinon la guérison absolue dans un cas fort complexe (anévrysme de l'innominé de l'aorte de la carotide et de la sous-clavière), observé par Angelini Arnoldo (5).

(1) LUKE, *Dublin quart. Journ.*, 1852, t. XIII, p. 78.

(2) HEAD et TUFNELL, *Anévrysme du tronc brachio-céphalique guéri par la méthode de Valsalva modifiée. The Dublin Journ. of med. sc.*, juin 1878, p. 545. — TUFNELL, *Coagulation spontanée d'un anévrysme du tronc brachio-céphalique. The Dublin Journ. of med. sc.*, janvier 1879, p. 5.

(3) DE RENZI, *Anévrysme du tronc brachio-céphalique et de la sous-clavière, guéri par le repos et l'iodure de potassium. Rev. clin.*, mars 1884.

(4) BARRIER (cité par Poinsot), *loc. cit.*, p. 388.

(5) ANGELINI ARNOLDO, *Anévrysme brachio-céphalique, guéri par l'ergotine. Annali univers.*, vol. CCLXII, p. 306. *Revue de chir.*, 1884, p. 105.

La *galvano-puncture*, sur 12 faits rassemblés par Poinsot [1], a donné 2 fois une amélioration très notable; 4 fois, une amélioration temporaire; 3 fois le résultat a été nul, 3 fois il a été mauvais (augmentation de volume du sac dans 2 cas, inflammation dans 1 cas).

L'application du courant galvanique sur la surface de la tumeur a amené, dans un cas de Gallozzi [2], une très grande amélioration pendant quelques mois.

L'*introduction de corps étrangers* dans le sac est aujourd'hui rejetée par presque tous les chirurgiens.

Dans deux cas [3], la *compression indirecte* a été faite sur la carotide; l'un des malades, après une sensible amélioration, mourut au bout d'un an par rupture du sac; l'autre mourut d'hémiplégie au cinquième jour.

Ligature. — 1° *Méthode d'Anel*. — Dans trois tentatives de ligatures du tronc brachio-céphalique, citées par Le Fort [4], l'opération ne put être achevée; il s'agissait d'anévrysmes de la partie terminale de l'innominée et de l'origine de la sous-clavière. Un des malades (celui de Porter) semble cependant avoir guéri.

2° *Méthode de Brasdor*. — La ligature entre le sac et les capillaires est seule applicable au traitement de l'anévrysme innominé. Mais différentes applications de cette méthode ont été ici mises en usage: 1° ligature de la sous-clavière ou même de l'axillaire; 2° ligature de la carotide primitive seule; 3° ligatures successives de la carotide et de la sous-clavière; 4° ligatures simultanées de ces deux artères.

1° *Ligature de la sous-clavière seule*. — Faite pour la première fois, par Wardrop, le 6 juillet 1827 [5], elle a été répétée par Broca et par Bryant. Dans ces trois cas, les résultats immédiats furent bons [6].

2° *Ligature de l'axillaire*. — Il n'en existe qu'une seule observation due à Laugier [7], la tumeur durcit et diminua de moitié, mais les accidents de suffocation persistèrent et le malade mourut au bout d'un mois.

3° *Ligature de la carotide* [8]. — Le Fort en a réuni 14 observations;

(1) Poinsot, *loc. cit.*, p. 589.

(2) Gallozzi, *Anévrysme du tronc brachio-céphalique traité par le courant galvanique, appliqué à la surface de la tumeur. Il Morgagni*, septembre 1876.

(3) Cas cités par Poinsot, p. 391.

(4) Le Fort, *loc. cit.*, p. 464 (cas de Key, de Porter et de Post).

(5) Wardrop, *The Lancet*, 1826-1827, t. II, p. 471, et 1828-1829, t. II, p. 783 (cité par Le Fort). La guérison s'était bien maintenue quatorze mois après l'opération; la malade succomba deux ans après l'opération à de l'anévrysme. La tumeur pulsatile avait reparu depuis un an; au centre de la tumeur presque solide on trouve une petite cavité anévrysmale.

(6) La guérison se maintenait au bout d'un an chez le malade de Bryant. L'opéré de Broca succomba sept mois après l'opération à une gangrène pulmonaire. On voit le sac en grande partie rempli de caillots fibrineux. Du reste tous les accidents avaient disparu rapidement après la ligature. La carotide que Broca avait cru oblitérée avant de pratiquer l'opération, était seulement aplatie et comprimée par la tumeur. (Le Fort, *loc. cit.*, p. 565.)

(7) Boinet, *Bull. de la Soc. anat.*, 1836, p. 47.

(8) Cette ligature a été faite pour la première fois par Evans le 28 juillet 1828. Le malade guérit et l'anévrysme, après avoir, pendant quelques jours, augmenté de volume, durcit, et les battements cessèrent. La sous-clavière et les artères du bras étaient oblitérées et au bout de trois mois seulement la circulation du bras fut rétablie par les collatérales. En avril 1829 se forma un petit abcès du sac qui s'ouvrit et se cicatrisa assez rapidement. La guérison se maintenait toujours neuf ans après. (Wardrop, art. Anévrysme, app. p. 96, et art. Anévrysme. *Cyclopedia of pratical surgery*, vol. I, p. 233.)

Wyeth (1) en a ajouté 9 et Poinsot 2. Sur ces 25 faits, 6 fois, il s'agissait d'un anévrysme innominé intéressant en même temps l'aorte. Les 6 opérés moururent assez rapidement; dans un cas de Key (2), l'opération a provoqué la mort, à cause de l'oblitération de la carotide gauche.

Dans 13 cas, l'innominée était seule intéressée : 4 morts par hémorrhagie ou accidents cérébraux; 5 morts par évolution de l'affection sans que les accidents soient imputables à la ligature; 2 fois la cause de la mort n'est pas indiquée; enfin 2 améliorations temporaires (7 mois, 2 mois).

Dans 6 cas, l'anévrysme avait envahi la bifurcation de l'innominée; 4 morts, 2 guérisons (1 durant encore après neuf ans, cas d'Evans, 1 maintenue pendant vingt mois, cas de Morrisson).

4° *Ligatures successives de la carotide et de la sous-clavière* (3). — Sur 6 observations rassemblées par Le Fort et Poinsot, on trouve 2 guérisons complètes de l'anévrysme, constatées à l'autopsie (cas de Fearn et de Watt), les malades étant morts d'autres affections. Dans les 2 autres cas, la tumeur continua à grossir et les malades moururent de rupture du sac (Wickham, Bickersteth).

Wharton, dans une statistique sur ces ligatures (4), compte pour 8 cas, 3 guérisons et 5 morts.

5° *Ligatures successives de la carotide et de l'axillaire.* — Un cas de Malgaigne, n'a donné aucun résultat; le malade étant mort d'érysipèle le vingtième jour (5). Dans une intéressante observation de Martel (de Saint-Malo), l'anévrysme avait été traité déjà sans résultat par l'électrolyse. La double ligature n'amena aucune modification; la poche continua à se développer et le malade mourut au bout de deux mois de rupture du sac (6).

6° *Ligatures simultanées de la carotide et de la sous-clavière.* — Proposée en 1842 par Diday, exécutée pour la première fois, en 1844, par Rossi (7), cette opération a été pratiquée un assez grand nombre de fois depuis quelques années.

Tandis que Le Fort, en 1869, n'en relevait que 3 observations, Poinsot pouvait, en 1882, en réunir 23 et Wharton, en 1887, dans le travail que nous avons cité plus haut, arrivait à 32 cas.

Les ligatures périphériques ont été appliqués aussi au traitement des anévrysmes de l'aorte et Rosenstirn (8), a donné, dans une statistique générale, les résultats de ces opérations.

En ne comprenant que les opérations pour anévrysme innominé, nous avons réuni un total de 35 observations (9). Sur ses 23 observations, Poinsot comptait

(1) Wyeth, *Amer. Journal of med. sc.*, janvier, 1881, nouv. série, t. LXXI, p. 155.

(2) Key, *London med. Gas.*, 1830, vol. VI, p. 704.

(3) Faites par Fearn le 30 août 1836 (carotide) et le 28 juillet 1838 (sous-clavière). L'anévrysme parut guéri; la malade mourut quatre mois après de pleurésie. L'autopsie permit de constater la guérison. (Le Fort, *loc. cit.*, p. 466.)

(4) Wharton, *Journ. of Amer. med. Assoc.* Chicago, 23 avril 1887, t. VIII, p. 457.

(5) *Bull. de la Soc. anat.*, t. XXIII, p. 291.

(6) Martel (de Saint-Malo), *Anévrysme du tronc brachio-céphalique. Premier Congrès français de chirurgie*, 1885, p. 616.

(7) *Lancet*, 1844-1845, t. I, p. 310.

(8) Rosenstirn, *Opérations de Brasdor pour les anévrysmes de la crosse de l'aorte et du tronc innominé. Arch. für klin. Chir.*, 1886, t. XXXIV, p. 1.

(9) Voici les observations que nous avons pu ajouter à celles citées par Poinsot (1882) : Wyeth, *Ligature simultanée de la carotide primitive et de la sous-clavière droites dans un cas*

4 guérisons vérifiées à l'autopsie, le malade étant mort ultérieurement d'une autre affection, 4 améliorations considérables ou guérisons, 5 améliorations passagères, 3 morts rapides, 2 morts par hémorrhagie secondaire; en résumé 8 guérisons sur 23, soit 37,4 pour 100. Wharton trouve 12 guérisons sur 32 cas, soit encore 37,4 pour 100. Sur notre total de 35 cas, nous voyons 14 guérisons, soit 40 pour 100.

Mais, si nous ne tenons compte que des opérations faites depuis 1882, c'est-à-dire postérieures à la statistique de Poinsot, nous voyons que, sur les 12 cas dont nous avons donné les indications, presque toujours le résultat a été bon; la guérison complète semble avoir été parfois obtenue, en tout cas presque toujours une très notable amélioration, puisque dans un cas, seulement la tumeur a continué à évoluer, et dans un autre cas, le malade mourut un an après, avec une hémiplégie consécutive à la ligature : les 10 autres faits sont favorables; sans doute beaucoup n'ont pas été suffisamment suivis pour qu'on puisse affirmer soit la guérison, soit même une amélioration de longue durée, mais toujours les accidents les plus pressants ont été conjurés, la tumeur a diminué de volume, les accidents de compression se sont amendés.

7° Un cas de *ligature simultanée de la carotide et de l'axillaire*, n'a pas donné de résultat favorable [1].

En résumé, à moins d'accidents pressants, on doit toujours commencer par essayer du traitement médical, repos, alimentation réglée, administration d'iodure de potassium.

Si la tumeur augmente, si les accidents de compression sont menaçants, c'est à la ligature qu'il faut recourir. Holmes et Le Fort, conseillent de faire d'abord la ligature de la carotide primitive et, si elle ne suffit pas, de lier ensuite la sous-clavière. Les dernières statistiques de Rosenstirn et de Wharton sembleraient plutôt plaider en faveur de la double ligature simultanée, dont l'antisepsie a sensiblement diminué aujourd'hui la gravité, comme nous l'avons montré plus haut, et qui paraît donner de bons résultats thérapeutiques, lorsque l'anévrysme est bien limité au tronc innominé [2].

de tumeur anévrysmale de la région sterno-claviculaire droite; guérison. Philadelphie, 1882, in-8°. — Von Bergmann, *Ligature de la carotide et de la sous-clavière pour anévrysme brachio-céphalique. Berliner klin. Wochenschrift*, 14 mai 1883, p. 306. Résultat : amélioration, diminution de la tumeur, des douleurs et des pulsations. — Langley Browne, *Id.; guérison. Medico-chir. Transact.*, LXV, p. 21, 1884. — Beancy, *Id.; guérison. Australian med. Journ.*, juillet 1884, et *Med. News*, 11 oct. 1884. — Barwell, *Id.; resultat très satisfaisant, diminution considérable de la tumeur. Medico-chir. Transact.*, 1885, LXVIII, p. 123. — Ashurst. *Id.; guérison, plus d'expansion, tumeur dure. Semaine méd.*, 1886, n° 52, p. 528. Relation d'une opération faite à l'hôpital de l'Université de Pensylvanie, le 6 nov. 1886. — Præger. *Id.; hémiplégie gauche, mort un an après l'opération. Brit. med. Journal*, mars 1887, p. 509. — Mac Burney, *Id., diminution de la poche. New-York surg. Society*, 12 janvier 1887, et *Annals of surgery*. St-Louis, 1887, t. V, p. 539. — Wharton, *Id.; amélioration, peut-être guérison. Loc. cit.*, p. 457. — J.-A. Wells, *Id.; guérison. New-York med. Journal*, 1888, 6 oct., p. 373. — Percival, *Id.; arrêt de l'évolution. Brit. med. Journ.*, 2 juin 1888, p. 1101. — Heath, *Id.; amélioration considérable. Lancet*, 14 avril 1888.

(1) Bonn May, *Anévrysme sacciforme du tronc brachio-céphalique; ligature simultanée de la carotide primitive et de l'axillaire, mort. Lancet*, 14 juin 1884, p. 1060.

(2) Barwell, dans l'excellent article que nous avons cité, donne les règles opératoires suivantes : « 1° Si l'anévrysme occupe avec l'extrémité supérieure de l'innominée, l'origine soit de la carotide, soit de la sous-clavière, sans que ces deux vaisseaux soient affectés à la fois, on peut lier respectivement l'une ou l'autre. 2° S'il existe seulement un faible degré d'insuffisance aortique, qui pourrait rendre dangereuse la double ligature simultanée, le

V

ANÉVRYSMES DE LA SOUS-CLAVIÈRE [1]

I. — ANÉVRYSMES ARTÉRIELS

Étiologie. — Les anévrysmes *traumatiques* sont rares. Poinsot en rapporte 7 cas, 3 consécutifs à une plaie par instrument tranchant (Bonnet, Cuvellier et Le Fort, Thiersh), 2 à une plaie par arme à feu (Sinks, Mac Kinnon), 2 sans plaie extérieure, par rupture de l'artère (Auvert, Mitchel Banks). Twynam [2] a récemment observé un anévrysme consécutif à une fracture de la clavicule.

L'étiologie des anévrysmes *spontanés* ne présente rien de spécial; nous ne pouvons que renvoyer à ce que nous avons dit des causes des anévrysmes de la carotide et du tronc brachio-céphalique.

La seule cause particulière à la région est l'existence d'une côte cervicale surnuméraire. Hillefeld [3] a insisté sur cette disposition; l'artère, soulevée par la côte anormale, est constamment exposée aux traumatismes, aux pressions, aux frottements, et peut être atteinte d'artérite, puis d'anévrysme, comme dans trois cas observés par Baum, Poland et Adams.

Les anévrysmes sous-claviers sont beaucoup plus fréquents chez l'homme (30 hommes, 2 femmes) (Erichsen); on les observe trois fois plus souvent à droite qu'à gauche.

Anatomie pathologique. — La tumeur se développe soit sur la première portion de l'artère, soit sur la troisième. Les anévrysmes de la *première portion* ne s'observent guère qu'à droite. Barwell en a vu un seul cas à gauche et le malade était gaucher. Ces anévrysmes s'accompagnent très souvent d'altérations analogues du tronc brachio-céphalique. Le développement de la tumeur, d'habitude sacciforme, bridée en dehors par les scalènes, se fait comme celui de l'anévrysme innominé, avec les mêmes accidents de compression sur les vaisseaux, les nerfs, la plèvre et le poumon, les os, etc.

chirurgien doit rechercher avec soin si l'étendue de la lésion contre-indique aussi la ligature isolée de l'un des vaisseaux. 3° La dilatation de l'aorte peut être de nature à permettre sans danger la ligature isolée de l'un des vaisseaux, mais non la ligature simultanée des deux. 4° Les signes, indiquant avec une grande probabilité une altération de la carotide ou de la vertébrale gauche, contre-indiqueraient la ligature de la carotide droite, mais non celle de la sous-clavière dans sa troisième partie. 5° Dans tous les cas, à l'exception du dernier, l'opportunité de la ligature consécutive de l'autre vaisseau peut se déduire de la façon suivant laquelle la première opération a été supportée, de l'importance de l'amélioration obtenue, des modifications produites dans la marche de la tumeur anévrysmale. 6° Quand il n'existe aucune contre-indication, et que l'anévrysme de l'innominée ne gagne pas sur une branche à l'exclusion de l'autre, il faut lier les deux vaisseaux. »

[1] Follin et Duplay, *Path. ext.*, t. II, p. 424. — Le Fort, art. Sous-clavière du *Diction. encycl. des sc. méd.*, 3e série, t. X, p. 671. — Poinsot, art. Sous-clavière du *Dict. de méd. et de chir. prat.*, t. XXXIII, p. 419. — Barwell, *Encycl. intern. de chir.*, t. III, p. 637.

[2] Twynam, *Lancet*, 21 juin 1890, t. I, p. 1352.

[3] Hillefeld, *Ueber die Spontanheilung eines Anevrysma der Arteria sus-clavia bei bestehender Halsrippe.* Diss. inaug., Göttingen, 1872.

Les anévrysmes de la *troisième portion* se développent dans le creux sus-claviculaire, se prolongent parfois sur l'axillaire ; les accidents de compression ne se font guère sentir au début que sur le plexus brachial, les veines superficielles du cou et les vaisseaux du membre supérieur. Le développement de la tumeur amène d'autres désordres analogues à ceux que nous avons déjà signalés pour les gros anévrysmes carotidiens inférieurs ou les anévrysmes innominés.

L'anévrysme de la *seconde portion* de l'artère est absolument exceptionnel. On ne l'observe guère que dans les cas très rares où toute l'artère est dilatée.

Le *volume* de l'anévrysme est, en général, assez petit, égal à celui d'un œuf de poule (Le Fort) ; mais parfois il peut acquérir des dimensions considérables ; dans un cas, cité par Boucher(1), la tumeur soulevait la clavicule et l'omoplate, et la clavicule était luxée dans ses deux articulations. Le Fort rapporte encore un cas de Velpeau, dans lequel la tumeur avait envahi toute l'aisselle, le sommet de la poitrine et la base du cou, s'élevant jusqu'à l'angle de la mâchoire et débordant en arrière les apophyses transverses cervicales.

La tumeur est ordinairement globuleuse, mais souvent envoie des prolongements plus ou moins irréguliers sous la clavicule, sous l'omoplate, dans le creux de l'aisselle, sous le sterno-mastoïdien, etc.

Symptômes et marche. — Lorsque l'anévrysme siège sur la troisième portion de l'artère, les modifications de la circulation n'existent qu'au membre supérieur. Le système carotidien n'est pas atteint.

L'anévrysme de la première portion peut comprimer, au contraire, l'origine de la carotide et provoquer, par suite, une diminution d'amplitude des pulsations dans le système carotidien ; mais, comme l'a montré Franck, l'exagération du retard de la pulsation n'existe alors qu'à la radiale et pas à la carotide.

Nous n'avons pas à insister sur la symptomatologie des phénomènes de compression, déjà étudiés à propos des autres anévrysmes. L'anévrysme sous-clavier provoque surtout des troubles dans le membre supérieur, œdème, douleurs, fourmillements, paralysie d'un groupe de muscles animés par les branches du plexus brachial.

La *marche* est le plus souvent progressive, mais peut être très lente ; la terminaison la plus fréquente est la rupture du sac à l'extérieur ou même dans la plèvre ou les bronches.

La *guérison spontanée* a été observée dans des cas de tumeur sacciforme latérale. Poinsot en cite 8 cas.

Diagnostic. — Diverses tumeurs de la région sus-claviculaire : abcès froids, affections ganglionnaires, lipomes, kystes, soulevés par les battements de l'artère, peuvent en imposer pour un anévrysme ; par contre, un anévrysme peut être méconnu et pris pour une de ces tumeurs. Nous avons suffisamment insisté sur le diagnostic des anévrysmes carotidiens pour n'avoir pas à revenir ici sur les différents caractères qui permettent d'établir le diagnostic, expansion, souffle, et surtout modifications du pouls.

(1) BOUCHER, *Journal de méd. de Vandermonde*, 1761, vol. XIV (cité par Le Fort).

C'est encore par l'étude des modifications du pouls qu'il sera possible, comme nous l'avons déjà dit (voy. *Anévrysmes de la carotide*), de déterminer le siège exact de l'anévrysme.

Pronostic. — Le pronostic est extrêmement sombre, d'autant plus que, dans un grand nombre de cas, l'intervention chirurgicale est absolument impuissante ou dangereuse. La durée de survie, en dehors de toute intervention, a été indiquée dans 11 observations relevées par Poinsot : elle a été 1 fois de huit ans (Guattani), 1 fois de deux ans et huit mois (Ogle); dans les autres cas, elle a varié de cinq mois à deux ans.

Traitement. — Toutes les méthodes de traitement ont été appliquées aux anévrysmes sous-claviers.

Le *traitement médical* sous ses différentes formes, repos, diète et saignées (Valsalva), diète sans saignées (Tuffnell), iodure de potassium (Bouillaud), a donné quelques guérisons. Poinsot en a recueilli 7 cas. Nous pouvons ajouter 1 cas de Milne (1), dans lequel le repos et l'administration de l'iodure de potassium ont amené une guérison complète.

Traitement chirurgical. — La *compression indirecte* est le plus souvent impossible à appliquer au-dessus de l'anévrysme. La compression au-dessous, essayée dans deux cas, n'a produit aucun résultat.

La *compression directe*, d'une application très difficile et d'ordinaire mal supportée, a donné trois succès à Warren et à Corner (2); dans d'autres cas, elle a été employée comme adjuvant du traitement médical.

Nous ne ferons que signaler la *compression immédiate* à l'aide d'une pince placée directement sur l'artère (innominée ou première portion de la sous-clavière).

La *malaxation*, inaugurée par Fergusson, a donné deux succès sur 4 cas (Le Fort). Mais cette méthode, très dangereuse, ne saurait être appliquée aux anévrysmes siégeant en dedans des scalènes. De plus, elle expose à l'oblitération de la vertébrale.

La *galvano-puncture* expose à l'inflammation et à la gangrène du sac; Abeille (3) a obtenu par ce moyen une guérison durable. Oliver (4) a vu aussi un malade guérir, mais après des accidents redoutables de gangrène du sac.

(1) MILNE, *Anévrysme de la sous-clavière diagnostiqué à sa première période. Lancet*, 15 juil. 1882, p. 50.

(2) POINSOT, *loc. cit.*, p. 451.

(3) ABEILLE, *Archives générales de médecine*, 1849, t. XX, p. 491.

(4) OLIVER, *Guérison d'un anévrysme sous-clavière par l'élimination gangréneuse du sac.* Soc. méd. du Northumberland, séance du 9 octobre 1890, in *Semaine méd.*, 1890, n° 48, p. 407. — Voici cette observation : « Il y a deux ans, le malade, atteint d'un anévrysme de la sous-clavière droite, a été traité par l'iodure de potassium qui a amené une amélioration temporaire; au bout de quelque temps il revint à l'hôpital où on fit la galvano-puncture; l'anévrysme devint dur et cessa de battre, mais peu après survint une paralysie du bras droit. Quelques mois plus tard on ramena le malade à l'hôpital dans un état pitoyable; le sac s'était rompu sous la peau et il s'était formé une énorme tumeur bleuâtre non pulsatile; par une petite ouverture de la peau on voyait s'écouler du sang goutte à goutte; on ferma cette ouverture avec du collodion et on attendit les événements. La tumeur qui était grosse comme une tête d'enfant finit par être éliminée spontanément, sans hémorrhagie et le malade guérit ».

L'application de courants galvaniques à la surface de la tumeur, moins dangereuse, n'a pas encore été suffisamment expérimentée. Valladarès lui a dû récemment un succès (1).

Les *injections coagulantes*, l'*introduction de corps étrangers* dans le sac, ont donné des résultats désastreux et doivent être absolument rejetés (2).

La destruction de la tumeur par les *caustiques* a réussi, dans un cas, entre les mains de Bonnet (3) (de Lyon), qui employa la pâte de Canquoin.

Ligature par la méthode ancienne. Ouverture du sac. — Cette méthode a été une seule fois employée par Syme (d'Édimbourg), avec un succès complet. L'opération, bien que théoriquement la plus rationnelle, ne saurait être recommandée à cause des difficultés opératoires et du danger de mort immédiate par hémorrhagie.

Ligature par la méthode d'Anel. — Pour les anévrysmes siégeant en dedans des scalènes, on a fait la ligature du tronc brachio-céphalique, avec ou sans ligature de la carotide; pour ceux de la troisième portion, on a lié la sous-clavière en dedans ou en dehors des scalènes.

Le Fort a rassemblé 13 cas de *ligature de l'innominée* pour anévrysmes de la sous-clavière, ayant donné 12 morts. Smith (1864) seul avait obtenu la guérison, après avoir dû lier plus tard la vertébrale, pour des hémorrhagies secondaires répétées. Durante (4) a présenté un nouveau succès au Congrès des chirurgiens italiens, en 1887. Il avait lié, en même temps, l'innominée et la vertébrale. Le seizième jour, la plaie était absolument réunie, le malade semblait guéri.

La *ligature simultanée de la carotide et de la première portion de la sous-clavière* (Liston, Cuvellier, Parker) n'a donné que des insuccès; tous les malades sont morts d'hémorrhagie par le bout périphérique de l'artère; Parker avait cependant mis en pratique le principe, établi par Le Fort, de *lier en même temps la vertébrale.*

Twynam (5) a fait la *ligature simultanée de la carotide et du tronc brachio-céphalique.* L'opéré mourut, en quelques heures, d'accidents cérébraux.

Le Fort a rassemblé 8 cas de *ligature de la sous-clavière seule en dedans des scalènes*, Poinsot y a ajouté 2 cas nouveaux. Les 10 opérés sont morts.

La *ligature en dehors des scalènes* (6), ou même *entre les scalènes*, est très rarement praticable. Sur 10 cas, Poinsot a relevé 4 guérisons.

(1) VALLADARES, *Observation d'anévrysme de l'artère sous-clavière gauche, traité par les courants continus.* Rapport de Nélaton. *Bull. de la Soc. de chir.*, 1889, t. XV, p. 115.

(2) Les dernières observations publiées ne font que confirmer les résultats déjà signalés par Le Fort et par Poinsot : RICHARDSON, Anévrysme de la sous-clavière. Repos, compression; introduction de fines aiguilles, ligature de l'axillaire, injection de perchlorure de fer; mort. *American surg. Assoc.*, 12 mai 1887. — ROBERT ABBE, Anévrysme de la sous-clavière. Ponction, introduction de 100 pieds de catgut, pas de douleurs, application de glace; le troisième jour les pulsations ont diminué, le neuvième jour, introduction de 150 pieds de fil d'acier fin par lequel on fait passer un courant de 50 milliampères; mort deux jours après par ouverture de l'anévrysme dans la trachée. *Med. News*, 9 avril 1887.

(3) BONNET (de Lyon), *Bull. de la Soc. de chir.*, t. III, p. 608.

(4) DURANTE, Ligature de l'artère innominée pour anévrysme de la sous-clavière, guérison. Congrès des chirurgiens italiens. *Semaine méd.*, 1887, n° 15, p. 142.

(5) TWYNAM, Anévrysme traumatique de la sous-clavière; ligature de la carotide et du tronc brachio-céphalique, mort. *Lancet*, 21 juin 1890, t. I, p. 1352.

(6) Il existe de nombreuses observations de ligature de la sous-clavière en dehors des scalènes pour anévrysme. Mais il s'agit alors presque toujours d'anévrysmes de l'axillaire sous la clavicule.

Ligature par la méthode de Brasdor. — La ligature au-dessous du sac a été faite sur la *sous-clavière* (1 cas de Seutin) et sur l'*axillaire* (5 cas). Un seul malade paraît avoir bénéficié de l'opération.

C'est pour assurer plus complètement l'arrêt du sang dans la tumeur, en supprimant la circulation collatérale, que Fergusson avait proposé de faire la *désarticulation de l'épaule*. Cette opération a été pratiquée par Spence (1864), par Holden, Smith et Heath[1]. Dans ces 4 cas, l'amputation n'a eu aucune influence sur l'anévrysme qui a continué à grossir.

Les résultats peu encourageants de ces différentes méthodes doivent engager à insister surtout sur le traitement médical, particulièrement sur l'emploi de l'iodure de potassium. Si la tumeur grossit, on pourra essayer l'application de courants galvaniques à la surface de la tumeur; « la malaxation, l'électro-puncture et, en cas d'échec, la ligature de l'axillaire sont, dit Le Fort, les seuls moyens que l'on peut conseiller dans la thérapeutique des anévrysmes de la sous-clavière. Tous les autres sont inapplicables, ou inefficaces, ou dangereux, ou même, quelques-uns, à peu près sûrement mortels ».

II. — ANÉVRYSMES ARTÉRIO-VEINEUX

Les anévrysmes artério-veineux, très rares, ne présentent guère d'intérêt chirurgical. Dans les 6 observations relevées par Poinsot, 3 fois la lésion des vaisseaux avait été produite par un coup de feu (Robert, Watmann, Letenneur); 3 fois par un instrument tranchant (Bérard, Larrey, Posada Arango).

L'anévrysme artério-veineux se présente ici avec tous ses signes habituels, thrill, souffle continu, etc., qui ne permettent guère d'hésitation dans le diagnostic.

Ces anévrysmes ne grossissent pas, ou, du moins, leur accroissement est si lent que le pronostic doit être regardé comme peu grave. C'est sans doute pour cela qu'on a considéré la formation de l'anévrysme artério-veineux comme une terminaison heureuse des plaies de l'artère et de la veine sous-clavière.

Le traitement devra consister simplement à protéger la tumeur contre les violences extérieures. L'abstention opératoire est ici une règle absolue.

(1) HEATH, *Anévrysme de la sous-clavière traité par l'amputation de l'épaule et l'introduction d'aiguilles dans le sac.* Société royale de médecine et de clinique de Londres. *Brit. med. Journ.*, 1880, t. I, p. 205. — Anévrysme consécutif à un traumatisme (fracture de côtes), désarticulation du bras; l'anévrysme continue à augmenter, introduction de 6 fines aiguilles en croix laissées pendant quatre jours, l'anévrysme durcit. Le malade étant mort de bronchite intercurrente, on trouva le sac presque rempli de caillots fibrineux et ne communiquant avec l'artère que par un petit orifice situé au voisinage de la 1re côte fracturée.

CHAPITRE VII

TUMEURS

I

TUMEURS SOLIDES

La plupart des tumeurs solides du cou ont déjà été décrites, tumeurs du corps thyroïde, de la glande sous-maxillaire, des ganglions, etc. Nous ne parlerons pas des tumeurs de la peau, kystes sébacés, molluscums, nœvi, etc., qui ne présentent aucun caractère particulier. Il ne nous reste donc à étudier que quelques tumeurs pouvant se développer dans les couches celluleuses ou aux dépens du squelette de la région.

A. Lipomes. — Les lipomes ne sont pas rares au cou. Ils sont superficiels ou profonds. Superficiels, ils peuvent siéger partout : région sus-hyoïdienne, région sus-claviculaire ; mais la nuque est pour eux un siège d'élection. Les frottements répétés, la pression habituelle de lourds fardeaux paraît ici comme dans les autres régions jouer un rôle important dans leur développement. Verneuil (1) a signalé la fréquence des lipomes de la nuque chez les porteurs des halles; Lardier (2) a vu souvent des lipomes du creux sus-claviculaire chez les meuniers qui portent sur l'épaule leurs sacs de farine.

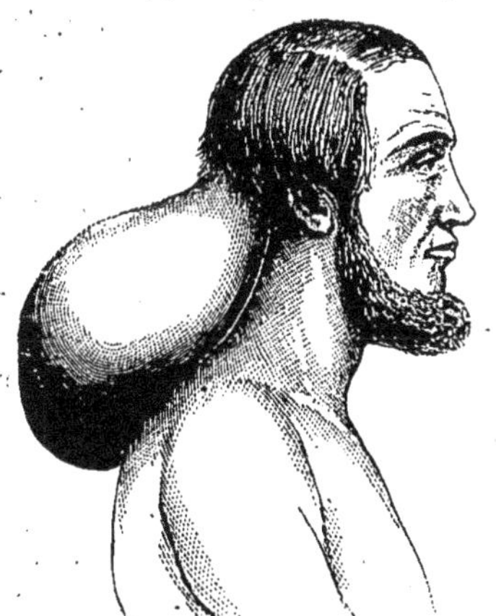

Fig. 166. — Lipome pédiculé. (D'après Littlewood.)

Les lipomes profonds ont été observés au voisinage des gros vaisseaux (Michaux (3), Nélaton) (4), à la région carotidienne ou au creux sus-claviculaire, ou dans le tissu cellulaire péri-pharyngien (Taylor) (5).

Il existe enfin des lipomes congénitaux diffus, parfois adhérents au périoste des os de la région.

Quelles que soient leur origine et leur profondeur, les lipomes du cou peuvent acquérir des proportions considérables, et à mesure qu'ils se développent, leur forme se modifie; tantôt la tumeur, bien limitée, tend à se pédiculiser en grossissant, tantôt, largement étalée, elle arrive à retomber comme une pèlerine sur le dos, sur la poitrine,

(1) Verneuil, Thèse de Leclerc, 1883.
(2) Lardier, *Revue méd. de l'Est*, 1884 (cité par Quénu, *Traité de chir.*, t. I, p. 434).
(3) Michaux (de Louvain), *Bull. de la Soc. de chir.*, t. III, p. 563.
(4) Nélaton, *Journ. de méd. et de chir. prat.*, juin 1859 (cité par Gillette, *loc. cit.*, p. 338).
(5) Taylor, *Med. Times and Gaz.*, 1876, vol. II, p. 610.

ou même sur toute la circonférence du thorax. Gillette ([1]) a rassemblé un certain nombre d'observations de ces lipomes énormes dont quelques-uns atteignaient le poids de 29 livres.

Les lipomes peuvent être diffus ou encapsulés, distinction importante pour l'intervention chirurgicale. Les lipomes diffus s'observent surtout à la nuque et gagnent peu à peu les parties voisines, jusqu'à faire tout le tour du cou. Bryck ([2]), Oldmann ([3]) ont rapporté de beaux exemples de ces lipomes diffus envahissant tout le cou.

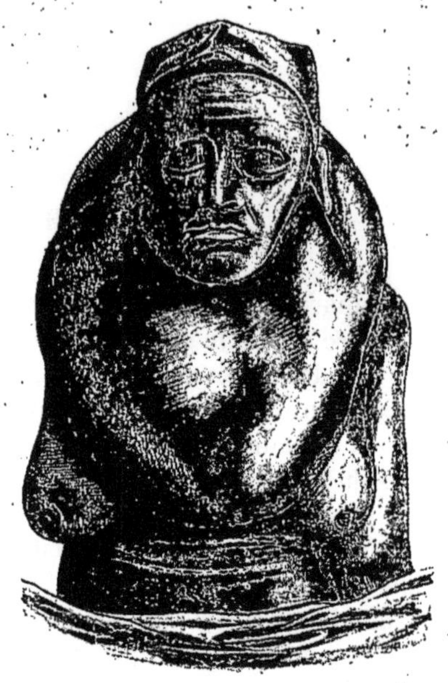

Fig. 167. — Lipome énorme du cou. D'après Jeannel.)

Ces tumeurs sont souvent symétriques, et, depuis quelques années, on tend à leur donner une origine névropathique. Israel et Küster l'ont soutenu au 59e Congrès des médecins et naturalistes allemands, à propos d'une communication de Madelung ([4]). Certains faits semblent plaider en faveur de cette théorie ([5]).

L'extirpation est le seul traitement des lipomes du cou. L'ablation des lipomes diffus présente quelquefois de grandes difficultés, déjà signalées par Lisfranc ([6]) ; ces tumeurs ne peuvent être enlevées que par une dissection laborieuse et en les morcelant progressivement.

Les contre-indications à l'opération sont tirées de l'âge et de l'état général du sujet, en même temps que des connexions profondes que peut affecter la tumeur.

Pseudo-lipomes sus-claviculaires. — Verneuil a attiré, depuis 1879, l'attention sur ces tumeurs, observées le plus souvent chez les femmes, à partir de quarante ans, et dont le développement paraît lié à l'arthritisme et au diabète. Ces masses graisseuses, diffuses, font saillie entre le sterno-mastoïdien et le trapèze, déterminent parfois quelque compression sur les branches du plexus brachial ou sur les vaisseaux et peuvent, comme l'a indiqué Potain, se prolonger jusque dans le médiastin. Les accidents de compression seuls peuvent, dans quelques cas exceptionnels, nécessiter une intervention chirurgicale ([7]).

([1]) GILLETTE, *loc. cit.*, p. 338 et suiv.

([2]) BRYCK, *Arch. für klin. Chir.*, 1874, t. XVII, fc. IV, p. 548.

([3]) OLDMANN, *Lancet*, 31 mai 1873, t. I, p. 768.

([4]) MADELUNG, *Lipomes diffus du cou.* 59e Congrès des médecins et naturalistes allemands. *Centr. für Chir.*, 1886, n° 44.

([5]) MAC CORMAC, *Quatre cas de lipomes symétriques de la nuque. St.-Thoma's hosp. report*, 1885, vol. XIII, p. 287. — MATHIEU, *Lipomes symétriques d'origine névropathique. Gaz. des hôpit.*, 8 juillet 1890.

([6]) LISFRANC, *Gaz. des hôp.*, 14 sept. 1844.

([7]) VERNEUIL, *Du pseudo-lipome sus-claviculaire. Gazette hebd.*, 1879, p. 745, et 1882, p. 762 et 782. — S. GAMGEE, *Lipome sus-claviculaire. Lancet*, 1880, vol. I, p. 127. — POTAIN, *Œdème rhumatismal et pseudo-lipome sus-claviculaire.* Acad. de méd., séance du 17 oct. 1882, et *Gaz.*

B. Fibromes. — Les fibromes profonds du cou, peu fréquents, naissent des organes fibreux de la région. Guyon assigne comme origine à bon nombre d'entre eux les lames aponévrotiques de la nuque (1); d'autres prennent leur insertion sur le périoste des vertèbres, de l'omoplate, de la première côte, de la clavicule, ou encore de l'occipital ou de l'apophyse mastoïde (2). Il en est enfin qui semblent se développer dans la gaîne des vaisseaux; on a leur parfois attribué une origine embryonnaire (3).

Ces tumeurs peuvent acquérir un volume considérable (cas de Partridge, de Maisonneuve, de Richard). Elles forment des masses allongées ou arrondies, régulières ou lobulées, de consistance ferme, élastique, présentant en un mot tous les caractères cliniques du fibrome dur. Des troubles fonctionnels, parfois très accusés, résultent de la compression produite par ces grosses tumeurs sur les nerfs ou les vaisseaux, quelquefois même sur l'appareil laryngo-trachéal (Maisonneuve).

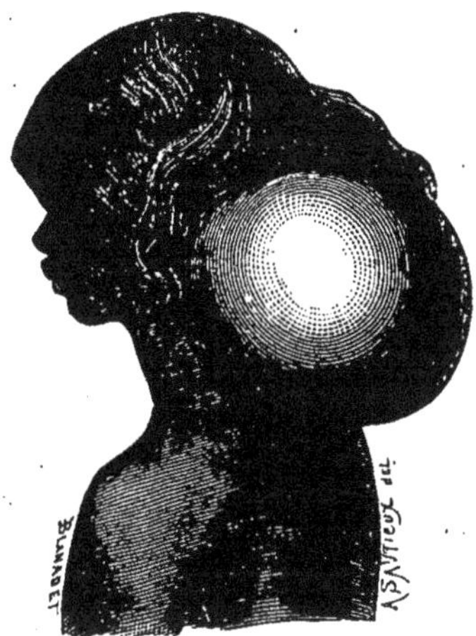

Fig. 168. — Fibrome de la nuque. (D'après Gillette.)

Le diagnostic doit déterminer, non seulement la nature de la tumeur, mais aussi, et surtout, ses connexions et ses attaches profondes.

L'extirpation, en effet, qui est le seul traitement, est plus ou moins difficile, suivant la nature et l'étendue de ces insertions sur les os, et suivant l'extension de la tumeur aux régions voisines (4).

C. Enchondromes. — Les observations de chondromes indépendants de la parotide ou de la glande sous-maxillaire sont très rares.

Nous ne parlerons pas ici des petites productions cartilagineuses pédiculées qu'on rencontre à la partie supérieure du cou et dans la région pré-auriculaire. Elles ont été décrites avec les tumeurs congénitales provenant des arcs bran-

hebd., 1882, p. 681 et 687. — L.-H. Petit, *Ibid. Gaz. hebdom.*, 1883, p. 4, 57 et 836 et 1884, p. 55. — Laffon, *Lipome de la région sus-claviculaire. Journal de méd. de Bordeaux*, 23 août 1885. — Dieu, *Du pseudo-lipome.* Thèse de doct. de Paris, 1885. — Liégeois, *Histoire d'un malade atteint de pseudo-lipome. Gaz. hebd.*, 1886, p. 651. — Pousson, *Pseudo-lipome sus-claviculaire. Journal de méd. de Bordeaux*, 16 oct. 1887. — Albertin, *Du pseudo-lipome du creux sus-claviculaire. Province méd.*, 21 juillet 1888. — Arnozan et Régis, *Crétinisme sporadique et pseudo-lipome symétrique sus-claviculaire. Journal de méd. de Bordeaux*, 10 août 1888. — Boucher, *Note sur un cas de pseudo-lipome. France méd.*, 8 juin 1889.

(1) Guyon, *Étude sur les fibromes aponévrotiques intrapariétaux et en particulier ceux de la région cervico-dorsale. Bull. de l'Acad. de méd.*, 1877, t. VI, n° 21.

(2) Des exemples de ces fibromes implantés sur les os par un plus ou moins large pédicule parfois ossifié ont été rapportés par Patrridge (*Med. Times*, 1867, t. II, p. 318), Huguier (Société de chir., 5 nov. 1852), Maisonneuve (Acad de méd., 8 août 1854), Lebert (*Physiol. pathol.*, t. II, p. 170), Richard (Société de chir., 5 nov. 1862). Cités par Gillette (*loc. cit.*, p. 344).

(3) Henry Freemann, *Sur les fibromes récurrents du cou et leurs relations avec les arcs branchiaux. British med. Journ.*, juin 1884, p. 1083

(4) Butcher, *Fibrome très volumineux développé depuis près de vingt ans sur le côté gauche du cou et de la face. Extirpation de la tumeur et guérison presque sans difformité. Dublin Journ. of med. sc.*, mai 1877, p. 417.

chiaux. Il en est de même des aiguilles cartilagineuses qui s'étendent le long du sterno-mastoïdien jusqu'à l'articulation sterno-claviculaire et qui accompagnent parfois des fistules congénitales.

L'étiologie des volumineux chondromes du cou est très obscure. Dans un cas de Trélat(1), la tumeur était implantée sur les parties latérales de la colonne cervicale. Dans d'autres faits, l'absence d'adhérences aux os a fait penser qu'il s'agissait du développement de débris cartilagineux des arcs branchiaux.

Quoi qu'il en soit, ces tumeurs, qui ne tardent pas à produire des accidents de compression, adhèrent souvent si intimement à la gaîne des vaisseaux (Bœckel) (2), au cul-de-sac de la plèvre (Trélat), que l'extirpation peut offrir des dangers.

D. Tumeurs osseuses. — Des tumeurs osseuses, occupant le creux sus-claviculaire, peuvent dépendre de la clavicule, de la première côte ou de l'apophyse transverse de la septième vertèbre cervicale. Mesnard rapporte dans sa thèse (1884) 7 cas d'exostoses du creux sus-claviculaire, 5 de la première côte, 1 de la clavicule, 1 de la septième vertèbre cervicale. Un certain nombre des faits enregistrés sous l'étiquette d'exostoses de la première côte doivent être rattachés, avec les exostoses dépendant de la septième vertèbre, à l'existence anomale d'une *côte cervicale*(3). Cette anomalie n'a pas seulement un intérêt anatomique; elle détermine quelquefois des troubles fonctionnels qui ont rendu nécessaire une intervention sanglante. Il est donc utile pour le chirurgien de connaître les différents types de l'anomalie et aussi les rapports qu'affecte l'exostose avec les organes importants du creux sus-claviculaire.

La côte cervicale est constituée par le développement exagéré et indépendant d'un point osseux supplémentaire, qui existe normalement, à la base et à la face antérieure de l'apophyse transverse de la septième vertèbre cervicale, véritable point costal, qu'on ne retrouve pas aux autres vertèbres cervicales, sauf, dans quelques cas, à la sixième.

(1) Trélat, *Gaz. des hôp.*, 1868, p. 264.

(2) Bœckel, *Gaz. méd. de Strasbourg*, 1862, p. 72.

(3) A. Cooper, *Exostose de la 7e vertèbre cervicale comprimant la sous-clavière. Surgical Essais*, p. 173. — Rognetta, *Ibid., compression du plexus brachial et œdème du bras. Gazette méd.*, 1885, p. 708. — Boinet, *Côtes cervicales. Bull. de la Soc. anat.*, 1836, p. 10. — Chassaignac, *Côtes cervicales. Bull. de la Soc. anat.*, 1837, p. 296. — Pascal, *Côte cervicale chez l'homme. Recueil de mémoires de méd. et de chir. milit.*, 2e série, t. IV, p. 175. — Verneuil, *Exostose de la 1re côte. Bull. de la Soc. anat.*, 1855, p. 80. — Halberstma, *Côte supplémentaire. Rapports avec les vaisseaux. Gaz. hebd.*, 1857, p. 651. — Holmes Coote, *Exostose de l'apophyse transverse gauche de la 7e vertèbre cervicale. Rapports avec les vaisseaux et les nerfs. Opération, guérison. Med. Times and Gaz.*, 1861, t. II, p. 108. — W. Grüber, *Sur la côte cervicale de l'homme. Mém. de l'Acad. impér. des sc. de Saint-Pétersbourg*, 1869, 7e série, t. XIII, n° 2. — Paget, *Id. Journal of anat. and physiol.*, 1869, p. 130. — Poland, *Id. Med. chir. Transact.*, t. LII, p. 278. — Struthers, *Id. Journal of anat. and physiol.*, novembre 1874. — Fischer, *Id. Deutsche Chir.*, 1880, fasc. 34, p. 24. — Shepherd, *Trois exemples des côtes cervicales. Amer. Journ. of med. sc.*, 1883, p. 112. — Albrecht, *Ibid. Liv. jubil. de la Soc. de Gand*, 1884. — Mesnard, *Des exostoses du creux sus-claviculaire*. Thèse de doct. de Paris, 1884, n° 350. — Leboucq, *Id. Ann. de la Soc. de méd. de Gand*, 1885. — R. Blanchard, *La 7e côte cervicale de l'homme. Revue scientifique*, 1885, t. I, p. 724. — Thomas Durght, *Description de deux colonnes vertébrales aux côtes cervicales. Journ. of anat. and physiol.*, 1887, vol. XXI, p. 4. — Jeannel, *Encycl. internat. de chir.*, t. V, p. 775. — Périer, *Résection de l'apophyse transverse de la 7e vertèbre cervicale développée en côte supplémentaire et comprimant le plexus brachial. Bull. de l'Acad. de méd.*, 1890, t. XXIII, p. 236. — Planet, *Tumeurs osseuses du cou. La 7e côte cervicale*. Thèse de doct. de Paris, 1890, n° 106.

Ce qu'il est essentiel de savoir, c'est que : 1° la côte cervicale anormale peut être complètement développée, attachée, d'une part, à l'apophyse transverse, d'autre part, au sternum ; 2° le cartilage de la côte cervicale peut être fusionné avec celui de la première côte thoracique ; 3° dans quelques cas, la partie moyenne de la côte anomale fait défaut; elle n'est plus représentée que par les deux extrémités réunies par un trousseau fibreux ; 4° les deux extrémités peuvent être même complètement indépendantes, par suite de l'absence de ce trousseau fibreux ; 5° enfin, l'extrémité de la côte anomale peu développée se soude parfois à la première côte thoracique qui semble ainsi bifurquée à son extrémité postérieure. Ces différentes dispositions correspondent à des types très nets dans la série animale ; il est très vraisemblable que plusieurs des cas d'exostose de la première côte ne sont que des exemples de segmentation de la côte cervicale.

Lorsque la côte cervicale atteint une longueur de 5 à 6 centimètres, ou davantage, l'artère sous-clavière passe au-dessus d'elle, dans une dépression bordée en avant par l'insertion du scalène. Au contraire, l'artère sous-clavière garde sa disposition et ses rapports habituels lorsque la côte cervicale a moins de 5 centimètres (Halberstma).

Le cul-de-sac pleural remonte parfois jusqu'à la côte cervicale et adhère intimement à sa face inférieure (cas de Périer).

Les accidents produits par ces tumeurs osseuses sont la compression et même l'oblitération de l'artère sous-clavière, et la compression du plexus brachial. Il en résulte de l'engourdissement, des fourmillements dans le bras, des douleurs souvent atroces, une atrophie musculaire très accentuée.

Le seul traitement indiqué, dans les cas où se produisent ces accidents, est la résection de l'exostose. Holmes Coote en 1861, Périer en 1890 ont réséqué ainsi une côte insérée sur la septième vertèbre cervicale. Verneuil, en 1884, a enlevé une exostose ostéogénique de la première côte développée au niveau du tubercule du scalène postérieur. Ces opérations doivent être conduites avec la plus grande attention pour ménager l'artère sous-clavière et ses branches et les nerfs du plexus brachial. Dans le cas de Périer, la plèvre, adhérente à la face inférieure de la côte cervicale, fut ouverte, sans qu'il en soit résulté, du reste, aucun accident ; le malade était guéri au bout de huit jours.

SARCOMES. — CARCINOMES. — Les *sarcomes* ne présentent au cou aucun caractère particulier. Ils peuvent se développer dans toutes les couches de la région depuis les téguments jusqu'au squelette, et particulièrement dans la gaîne des vaisseaux ; ils se combinent assez souvent avec d'autres tumeurs, fibrome, myxome, etc.

Les *carcinomes* primitifs du cou (indépendants du larynx, du pharynx ou des glandes) sont très-rares. Il en existe cependant un certain nombre d'observations. Quelques-uns se développent probablement dans les lobes aberrants du corps thyroïde, car ils ont les caractères des carcinomes thyroïdiens (Kœnig).

Volkmann [1] a montré que des carcinomes peuvent se développer aux dépens de débris épithéliaux profondément enclavés au moment de la réunion des arcs branchiaux (carcinomes branchiogènes). Cette opinion a été confirmée par les

(1) VOLKMANN, *Le carcinome profond branchiogène du cou. Centralblatt für Chirurgie*, 1882, n° 4, p. 49.

recherches ultérieures de Treuberg [1], de Bruns [2], de Reverdin et Mayor [3]; Samter [4], dans un travail sur un cas de généralisation d'une tumeur épithéliale polykystique du cou, a cherché à montrer les relations de diverses tumeurs d'origine branchiale, cystome proliférant, enchondrome, épithéliome, carcinome.

Ces carcinomes profonds, situés près des gros vaisseaux auxquels ils adhèrent souvent, sont très difficiles à enlever; l'extirpation ne peut être faite parfois qu'au prix de la résection de la jugulaire et de la carotide; l'importance et l'étendue des délabrements nécessaires pour l'ablation large de la tumeur sont très souvent des contre-indications à toute intervention.

Névromes. — Outre le névrome cutané plexiforme qui siège souvent au cou, on peut observer, sur les nerfs si nombreux de la région, ou des névromes multiples, ou des névromes isolés. Ces derniers, qui seuls intéressent le chirurgien, peuvent se développer soit sur les branches du plexus cervical ou du plexus brachial, soit sur le grand sympathique. Ils offrent du reste leurs caractères cliniques habituels.

II

TUMEURS LIQUIDES

Ces tumeurs comprennent les kystes et les angiomes.

Les kystes doivent être divisés en deux grandes classes, *kystes congénitaux*, *kystes acquis* ou d'une origine congénitale douteuse.

Les kystes congénitaux eux-mêmes sont séparés en *kystes branchiaux* (*dermoïdes* ou *mucoïdes*) et *kystes séreux*. Les premiers ont déjà été décrits dans ce volume.

Il ne nous reste donc à étudier ici que :

1° Les *kystes séreux congénitaux;*

2° Les *kystes séreux acquis;*

3° Les *kystes hydatiques;*

4° Les *tumeurs sanguines, angiomes, kystes sanguins.*

I. — KYSTES SÉREUX CONGÉNITAUX

Les kystes séreux congénitaux ne sont connus que depuis une cinquantaine d'années. César Hawkins [5], en 1839, appela l'attention sur ces tumeurs étudiées,

(1) Treuberg, *Id. Wratch*, 1883, n° 9.

(2) Bruns, *Id. Bruns Mittheilungen*, 1884, p. 369.

(3) Reverdin et Mayor, *Épithélioma pavimenteux branchiogène. Extirpation, récidive, mort. Rev. méd. de la Suisse rom.*, 1888, t. VIII, p. 162.

(4) Samter, *Contribution à l'étude dts tumeurs des fentes branchiales. Arch. für path. Anat.*, 1888, vol. CXII, fasc. 1.

(5) César Hawkins, *On a peculiar form of congenital tumours of the neck. Medico-chir. Transact.*, mai 1839, t. XXII, p. 231.

après lui, surtout par Wernher[1]. Gilles[2], Virlet[3], Lorain[4]. Les travaux de ces auteurs et un certain nombre d'observations ultérieures fournirent les éléments de la thèse importante de Boucher[5]. La description macroscopique et l'étude clinique des kystes séreux congénitaux étaient dès lors établies.

Depuis quelques années, toute l'attention s'est portée sur la structure et sur la pathogénie de ces tumeurs et, parmi de nombreux et importants mémoires, il convient de citer surtout ceux de Wegner[6] et de Middeldorpf[7].

Enfin en 1886, dans un *Traité des kystes congénitaux*, Lannelongue et Achard[8] ont consacré à ces kystes du cou un long et important chapitre, dans lequel la description anatomique et clinique, et les discussions pathogéniques sont appuyées sur 27 observations personnelles. Nous retrouvons dans le *Traité des affections congénitales*, publié il y a quelques jours par Lannelongue et Ménard[9], une nouvelle étude de ces kystes.

C'est à ces deux derniers ouvrages que nous avons surtout emprunté les éléments de notre description.

Divisions. — Étiologie. — La division classique des kystes séreux congénitaux en kystes *simples*, ou *uniloculaires*, et en kystes *composés*, ou *multiloculaires*, importante en clinique, et au point de vue des indications thérapeutiques, n'est justifiée anatomiquement par aucune différence de structure suffisante. Les deux sortes de tumeurs semblent répondre à deux états, à deux degrés différents d'une même espèce pathologique (Lannelongue). Le plus souvent, en effet, un kyste uniloculaire en apparence présente, en un point de la paroi, une masse de petits kystes, analogue au gâteau des kystes de l'ovaire.

L'*origine congénitale* de ces tumeurs est la seule notion étiologique bien précise. Il est rare qu'elles ne soient découvertes qu'un certain temps après la naissance; d'ordinaire assez volumineuses, elles attirent immédiatement l'attention; c'est dire qu'elles se développent pendant la vie intra-utérine; on les a rencontrées sur des fœtus de cinq mois (Després et Lelong), de quatre mois et demi (Guillaumet), de quatre mois (Morgan et Lorain).

Le *sexe*, l'*hérédité*, les *accidents de la grossesse*, l'*état de santé des parents* n'ont aucune influence déterminée dans cette étiologie.

La *coïncidence* avec des *vices de conformation divers* n'a ici rien de spécial; mais certaines anomalies moins graves des parties voisines, angiomes, hyper-

(1) Wernher, *Die angeborenen Kystenhygrome und die ihnen verwandten Geschwülste.* Dissert. inaug., Giessen, 1843.

(2) Gilles, *De hygromaticis cysticis congenitis etc.* Bonn, 1852, anal. in *Arch. gén. de méd.*, 1853, p. 82.

(3) Virlet, *Des kystes congénitaux du cou.* Thèse de doct. de Paris, 1854, n° 150.

(4) Lorain, *Id. Comptes rendus de la Soc. de biol.*, mai 1853, p. 62, et *Mém. de la Soc. de biol.*, 1854, p. 133.

(5) Boucher, *Étude sur les kystes congenitaux du cou.* Thèse de doctor. de Paris, 1868, n° 213.

(6) Wegner, *Ueber Lymphangiome. Langenbeck's Arch. f. klin. Chir.*, 1877, t. XX, p. 641.

(7) Middeldorpf, *Ueber lymphangioma cavernosum. Langenbeck's Arch. f. klin. Chir.*, 1885, t. XXXI, p. 590.

(8) Lannelongue et Achard, *Traité des kystes congénitaux.* Paris, 1886, p. 279 à 404.

(9) Lannelongue et Ménard, *Affections congénitales.* Paris, 1891, vol. I (tête et cou), p. 652 à 679.

trophies congénitales, états éléphantiasiques par ectasies lymphatiques, offrent un intérêt tout particulier pour la détermination de la pathogénie de ces kystes.

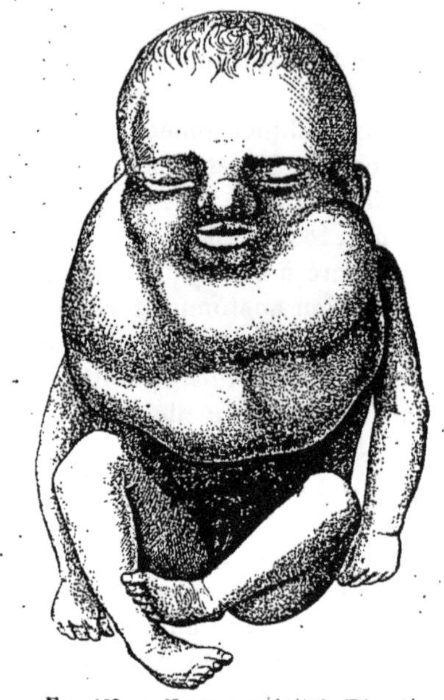

Fig. 169. — Kyste congénital. (D'après Lannelongue.)

Anatomie pathologique. — Les kystes multiloculaires peuvent siéger sur tous les points du cou; ils sont fréquents sur la face antérieure et les faces latérales, plus rares à la nuque. On a souvent attribué aux kystes uniloculaires un siège d'élection exclusif sur la partie antérieure et du côté gauche, mais cette localisation n'a rien d'absolu puisqu'on en a observé à la nuque (observ. de Fifield). Quoi qu'il en soit, tous les kystes qui occupent la *partie antérieure* ou les *parties latérales* du cou ont été divisés en *médians* et en *unilatéraux*. Ces derniers, qui dépassent parfois le volume d'une orange ou même du poing, n'atteignent jamais cependant les dimensions considérables que peuvent acquérir certains kystes médians.

Les kystes médians peuvent occuper à la fois les deux côtés du cou et former une tumeur irrégulière, plus développée d'un côté que de l'autre, ou, au contraire, s'étaler au-devant du cou en une masse régulière symétrique qui parfois remonte jusqu'à la mâchoire inférieure et retombe sur le thorax comme une besace. Nous empruntons à Lannelongue une planche qui montre un bel exemple de ces énormes tumeurs.

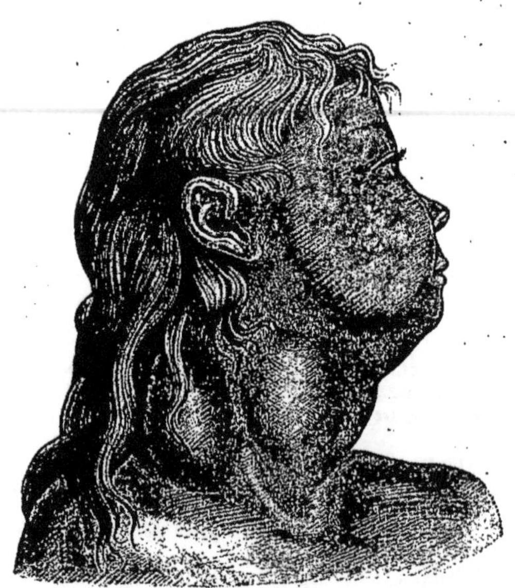

Fig. 170. — Kyste congénital. (D'après Lannelongue.)

La tumeur polykystique peut dépasser en haut la limite habituelle que lui marque le bord saillant du maxillaire inférieur. Elle vient faire profondément saillie au plancher de la bouche, ou bien empiète sur la joue, entraînant des difformités plus ou moins accentuées : effacement de la courbe du maxillaire et de la saillie du menton, déviation de la bouche, déformation du pavillon de l'oreille; mais jamais elle ne s'élève, d'après Lannelongue, au-dessus de la ligne qui réunit la commissure labiale à l'oreille.

En dehors la tumeur soulève souvent le sterno-mastoïdien et vient faire saillie dans la région sus-claviculaire; elle peut descendre jusque dans le creux de l'aisselle et sur la face latérale du thorax. Profondément, elle peu adhérer plus ou moins aux gros vaisseaux du cou, aux troncs nerveux et émet des prolongements irréguliers, qui pénètrent entre les muscles, parfois s'infiltrent au-devant de la colonne cervicale en entourant la trachée et le pharynx.

Plus rarement ces prolongements, formés d'une masse de petits kystes agglomérés, descendent dans le médiastin le long des gros vaisseaux et de la trachée; Lannelongue les a vus pénétrer jusque dans la cavité du péricarde. Dans une fort curieuse observation du même auteur, la tumeur volumineuse « qui occupait toute une moitié latérale du cou, plongeait inférieurement dans l'intérieur de la poitrine et reparaissait à la superficie du côté opposé sous forme d'une saillie marronnée située au niveau de la partie externe de la clavicule ».

A la nuque, les kystes sont aussi *médians*, à cheval sur la colonne cervicale, ou *latéraux*, étendus du rachis à l'acromion; ordinairement limités à la ligne courbe occipitale, ils peuvent la dépasser et atteindre la fontanelle postérieure (observation de Morgan et Lorain, observation de Després et Lelong); en bas ils s'étendent parfois jusqu'à l'angle inférieur de l'omoplate (Guillaumet).

Disséqués, ces kystes offrent un *aspect* très variable suivant les cas. Tantôt ils sont constitués par une masse plus ou moins irrégulière de petits kystes arrondis de dimensions inégales, les uns blancs, nacrés, les autres, plus gros, bleuâtres, formant une sorte de grappe; en quelques points de très petits kystes blancs sont agglomérés, semblables à des œufs de poisson. Tantôt une seule poche a acquis un développement prépondérant, et un gâteau de petits kystes est appliqué à la paroi de cette grande cavité.

Une *coupe* à travers la tumeur montre la disposition de ces cavités accolées. Les cloisons qui les séparent, d'épaisseur très variable, forment, à leurs points d'intersection, des noyaux fibreux plus ou moins épais, contenant parfois de petites masses cartilagineuses ou même osseuses. Entre les cloisons s'infiltrent, en certains points, des pelotons adipeux, qui parfois forment un véritable fibro-lipome, dans une portion plus ou moins étendue de la masse polykystique.

Une grande poche peut être segmentée de cloisons incomplètes, de travées, de brides irrégulières formant une vaste tumeur d'aspect caverneux.

La paroi de ces cavités est lisse, blanchâtre, parfois presque nacrée, offrant tous les caractères d'une membrane séreuse. Quelquefois elle est rose, semble dépolie et irrégulière, ce qui est dû à l'inflammation de la poche.

Le *contenu* est d'ordinaire une sérosité limpide, d'un jaune ambré ou légèrement verdâtre, onctueuse au toucher plutôt que filante. Du sang peut être mélangé à ce liquide et, suivant la proportion, lui donne une couleur roussâtre ou bien plus ou moins noire; à un degré plus avancé le contenu de la poche est un véritable caillot ou une boue de couleur brun chocolat. Dans quelques cas, le kyste renferme une masse coagulée, comme mucilagineuse, semblable à de la gelée de groseilles. Enfin on peut rencontrer dans les cavités du pus plus ou moins homogène.

Dans une même tumeur, le contenu des différentes loges est très variable, fait important « car il donne la preuve de l'indépendance des loges et il montre encore l'impossibilité d'une classification de ces tumeurs fondée sur les caractères tirés des parties qu'elles renferment » (Lannelongue).

Le liquide des kystes ne renferme, comme éléments figurés, que quelques hématies et quelques leucocytes en proportion fort variable, parfois des plaques épithéliales, enfin des cristaux d'hématoïdine et de cholestérine. L'analyse chimique y décèle une notable proportion d'albumine (4 à 11 pour 100), du chlorure de sodium et des sels alcalins (carbonate et phosphate de soude).

La *structure* des parois est fort importante à étudier. Toute la surface des cavités est revêtue d'une couche de cellules endothéliales, mises en évidence par le nitrate d'argent, cellules à contours irréguliers, mais sans les dentelures caractéristiques de l'endothélium lymphatique. Dans les anfractuosités des loges, les cellules peuvent êtres épaisses, au point de simuler un épithélium cubique.

Le stroma est formé par un tissu conjonctif qui peut offrir tous les degrés de développement, depuis l'accumulation de jeunes cellules donnant une apparence de sarcome, jusqu'au véritable tissu fibreux. Il contient souvent de nombreuses fibres élastiques et des fibres musculaires fort irrégulièrement disposées.

On observe souvent à la surface de la cavité soit des végétations papillaires sessiles ou pédiculées, soit au contraire des anfractuosités, des diverticules qui s'invaginent dans la paroi.

De nombreux vaisseaux sanguins volumineux rampent dans les cloisons et envoient des rameaux très superficiels, jusque sous l'endothélium; on les rencontre souvent en voie d'évolution avec des cellules endothéliales volumineuses et des parois embryonnaires. Lannelongue et Achard décrivent aussi, dans le stroma, des lymphatiques gorgés de leucocytes et des nerfs, ordinairement en petit nombre. Enfin, dans quelques cas, la présence de cavités mucoïdes, ou revêtues d'épithélium cylindrique, doit faire admettre la coïncidence d'un kyste branchial mucoïde, englobé dans le kyste séreux.

L'extrême variabilité de la structure non seulement d'une tumeur à l'autre, mais encore entre les différentes parties de la même tumeur, rend impossible la division de ces kystes en « variétés anatomiques correspondant à des formes spéciales de tumeurs ou à des stades successifs, d'une même production. En général, l'état jeune du stroma conjonctif, l'existence de nombreux diverticules des cavités kystiques qui s'enfoncent profondément dans la paroi et déterminent au milieu du stroma une sorte de clivage, la présence de végétations très découpées et formées d'un tissu conjonctif embryonnaire, indiquent une tumeur en voie d'accroissement. Au contraire l'abondance du tissu fibreux, la forme aplatie des cavités réduites à l'état de fentes étoilées, l'existence de gros bourgeons de tissu conjonctif adulte qui tendent à combler les cavités, seront des indices de l'état stationnaire ou même de la régression de la tumeur » (Lannelongue et Achard).

L'*évolution* de ces tumeurs est en général assez lente, l'accroissement se fait, non par l'augmentation de volume des poches kystiques, mais la formation de nouveaux petits kystes. En se développant ces masses polykystiques envahissent les organes voisins, pénètrent dans les glandes, dans les muscles, s'accolent et adhèrent parfois intimement aux gros vaisseaux, disposition fort importante à connaître au point de vue de l'intervention.

La *guérison* pourrait exceptionnellement se produire par ouverture spontanée des kystes à la surface de la peau amincie et évacuation du contenu (Wernher).

Un autre mode de guérison plus fréquent est la transformation de la tumeur en lipome, par suite du développement exagéré de ces petites masses lipomateuses que nous avons signalées dans les cloisons.

Pathogénie. — Plusieurs théories pathogéniques ont été autrefois proposées : 1° développement des kystes aux dépens des glandes salivaires (Redenbacher, Blachez) ; 2° aux dépens des organes à vésicules closes, ganglion inter-carotidien d'Arnold (ou glande de Luscka pour les kystes coccygiens). Ces hypothèses ne peuvent être soutenues puisqu'elles ne sont pas applicables aux tumeurs observées dans d'autres régions.

Les tumeurs siègent et s'accroissent dans le tissu conjonctif, et c'est dans les éléments de ce tissu qu'il est naturel de chercher l'origine des cavités kystiques. L'existence de cavités séreuses accidentelles (hygromas kystiques congénitaux) ne saurait être admise pour expliquer la formation des tumeurs polykystiques, avec des cavités à parois épaisses, renfermant des fibres musculaires, etc. Peut-être cependant faudrait-il accepter, comme le fait remarquer Lannelongue, une relation entre les kystes congénitaux et le système formé par les cavités séreuses, le tissu conjonctif et les lymphatiques, si la nature lymphatique des espaces conjonctifs était absolument démontrée.

Mais actuellement, deux théories surtout sont défendues, l'une faisant naître les kystes aux dépens des vaisseaux sanguins ; l'autre leur attribuant les lymphatiques pour origine. La théorie vasculaire sanguine, soutenue par Holmes Coote, par Cruveilhier et par Broca, attribue le développement des kystes à la transformation d'une tumeur érectile.

La présence de kystes parfois constatée dans un angiome, la nature hématique du contenu de certaines cavités kystiques, sont les principaux arguments en faveur de cette théorie. Mais, d'une part, dans nombre de cas, rien ne prouve qu'un angiome ait précédé la tumeur polykystique, d'autre part, il est certain que les communications des vaisseaux avec les cavités kystiques peuvent être secondaires (Busch). Aussi Virchow admit que souvent la transformation kystique des angiomes peut être rapportée à une combinaison de ces tumeurs avec des kystes séreux, ou bien à une association d'angiomes sanguins et d'angiomes lymphatiques.

La théorie de l'origine lymphatique des kystes a été défendue surtout par Wegner, Middeldorpf, et fort minutieusement discutée par Lannelongue et Achard. Après avoir établi qu'il n'existe aucune preuve matérielle, concluante en faveur de cette théorie, ils tirent l'argument le plus important des relations qui semblent exister entre les tumeurs kystiques congénitales et d'autres productions anormales développées aux dépens du système lymphatique. Le lymphangiome simple, le lymphangiome caverneux et le lymphangiome kystique formeraient, dans une classification théorique, les différents degrés, les formes anatomiques de ces tumeurs lymphatiques.

Les kystes congénitaux, *lymphangiomes kystiques*, constitueraient donc le dernier terme d'une série d'affections congénitales attribuées à des dilatations lymphatiques, macroglossie, macrocheilie, hypertrophies congénitales des joues et des membres avec état éléphantiasique, etc.

Cette théorie séduisante, fondée sur des analogies, manque encore de preuves certaines.

Symptômes. — L'aspect de ces tumeurs varie avec leur situation; nous avons suffisamment insisté sur ces différents sièges pour n'avoir plus à y revenir (kystes postérieurs, antéro-latéraux, médians, etc.).

La tumeur se présente, en général, sous forme d'une masse plus ou moins volumineuse, bosselée, comme lobulée ou, au contraire, arrondie et régulière, suivant que plusieurs kystes sont agglomérés à la surface, ou qu'un grand kyste forme la plus grande partie de la tumeur. Dans les tumeurs bosselées, irrégulières, les limites sont mal accentuées et la tumeur semble se perdre insensiblement par de plus petits lobules dans les régions voisines.

La peau est normale, mobile, avec de grosses veines sous-cutanées dilatées; elle peut être amincie, tendue par une tumeur volumineuse. Dans un cas observé par Lannelongue elle était adhérente, amincie, envahie par la tumeur, prête à se rompre. Elle peut, dans d'autres cas, être indurée, colorée en brun par une inflammation chronique. Souvent on peut constater la transparence de quelques bosselures.

La consistance est d'ordinaire mollasse et spongieuse, parfois rénitente. Elle varie du reste en différents points de la même tumeur. La fluctuation, toujours assez difficile à rechercher, se trouve en certains endroits, pas en d'autres.

On sent encore à la palpation des inégalités, des bosselures, des brides fibreuses, ou des noyaux durs, de consistance cartilagineuse.

La compression de la tumeur donne souvent une fausse sensation de réductibilité par refoulement dans la profondeur.

Les troubles fonctionnels ne consistent guère que dans des phénomènes de compression lorsque la tumeur est très volumineuse, enflammée à la suite d'une ponction par exemple, ou encore lorsqu'elle envoie des prolongements profonds dans le plancher de la bouche, autour de la trachée, etc. On observe alors de la gêne de la déglutition, de la respiration, des vomissements (attribués à la compression du pneumogastrique). On a encore signalé des accès d'apnée complète avec état de mort apparente, coloration violacée de la face et persistance des battements cardiaques (Parrot).

Diagnostic. — Les *grenouillettes*, les *tumeurs kystiques du corps thyroïde*, les *méningocèles*, qui ont été parfois confondues avec des kystes congénitaux, seront en général assez faciles à distinguer.

Les kystes *dermoïdes* ou *muqueux* peuvent être pris pour des kystes séreux uniloculaires, erreur peu importante du reste.

C'est avec les *angiomes profonds* et avec les *lipomes diffus congénitaux* que la confusion est surtout facile.

Les angiomes caverneux à grandes loges vasculaires forment, comme certains kystes multiloculaires, une tumeur diffuse, mollasse, avec fausse apparence de fluctuation; de plus cette tumeur peut n'être pas complètement réductible et, dans ces cas, d'un diagnostic difficile, la ponction exploratrice seule peut lever les doutes; encore un kyste peut-il fournir du sang, mais alors l'écoulement s'arrête une fois la poche vidée, au lieu de continuer comme dans le cas d'un angiome.

Les lipomes diffus congénitaux sont en général plus consistants, plus homogènes, nulle part on ne rencontre dans leur masse de bosselure fluctuante. Enfin on peut trouver des caractères associés des deux tumeurs, si le kyste a subi une transformation lipomateuse partielle.

Dans tous les cas douteux, la ponction exploratrice, rigoureusement aseptique, rendra les plus grands services.

La nature de la tumeur établie, il est encore nécessaire de rechercher les adhérences profondes, les prolongements au cou, dans le thorax. Cette recherche est toujours difficile, souvent infructueuse. Il est en effet presque impossible de savoir à quel point la tumeur adhère aux gros vaisseaux. Le soulèvement périphérique par compression du centre de la masse peut indiquer, dans certains cas, dans quel sens se développent les prolongements profonds. La pénétration dans le médiastin, si importante à connaître, peut se révéler par les signes suivants : 1° disparition presque complète ou diminution considérable d'une tumeur de la base du cou par la compression exercée à sa surface, sans qu'on puisse apercevoir, en aucun point voisin, un soulèvement qui indique un déplacement du kyste ; 2° affaissement de la tumeur pendant l'inspiration, expansion pendant l'expiration, les cris, les efforts (Lannelongue et Achard).

Pronostic. — Les kystes congénitaux, de nature essentiellement bénigne, peuvent rester indéfiniment stationnaires. Nous avons noté la guérison spontanée, exceptionnelle, par ouverture à la peau, et la transformation en lipome.

L'augmentation rapide du volume de ces tumeurs provoque assez rarement, du reste, des accidents de compression d'un pronostic très grave.

Le plus souvent, la gravité du pronostic est due à l'état de débilité qu'entraîne le développement excessif de la tumeur.

Traitement. — L'opportunité et la nature même de l'intervention doivent être établies d'après l'âge et l'état de santé de l'enfant, le volume de la tumeur, les accidents qu'elle détermine.

En l'absence d'accidents graves, il est bon d'attendre que l'enfant soit en âge et en état de supporter sans danger l'opération ; le volume de la tumeur doit être aussi pris en considération, car s'il est possible d'enlever sans crainte un kyste peu volumineux à la fin de la première année, l'extirpation d'un très gros kyste, à prolongements profonds, est une opération laborieuse qui devra être retardée, surtout si l'enfant n'est pas très vigoureux.

L'intervention peut être hâtée par suite du développement rapide de la tumeur; des accidents de compression peuvent forcer à opérer d'urgence [1].

Différentes méthodes ont été employées dans le traitement des kystes du cou.

La *ponction simple*, répétée à diverses reprises en différents points de la tumeur, a donné des succès à César Hawkins, à Follin, à Devalz, à Gosselin. Elle ne reste le plus souvent qu'une méthode palliative, destinée à combattre des accidents de compression, en diminuant le volume de la tumeur. Elle doit être toujours rigoureusement aseptique, pour éviter l'infection si facile de ces kystes.

Les *injections de teinture d'iode*, applicables aux kystes uniloculaires ou pauciloculaires, ont amené la guérison dans des cas rapportés par Fano, par Tillaux, par Thibierge, par Trendelenburg. Mais elles peuvent provoquer des accidents (Sédillot), de même que l'injection de chlorure de zinc employée par Pinner.

Nous ne parlerons que pour mémoire de la *discision sous-cutanée*, proposée par Jules Roux, pour détruire les cloisons des kystes multiloculaires et permettre de faire l'injection iodée; le *séton*, le *drainage*, sont aussi des procédés dangereux à cause des accidents d'infection qu'ils peuvent provoquer.

L'*ouverture simple*, l'*excision partielle des parois* précédée de leur affrontement et de leur suture à la base de la tumeur (Nélaton), doivent être aussi rejetées comme des moyens insuffisants et dangereux (Lannelongue).

L'*extirpation* est la méthode de choix. Elle peut être rendue très difficile par la présence de prolongements profonds multiples et par les adhérences aux gros vaisseaux. Elle doit donc être conduite avec la plus grande prudence, par une dissection minutieuse. Si l'extirpation totale est absolument impraticable, Lannelongue conseille l'extirpation partielle, la *récision* de la tumeur, car on peut espérer, après l'ablation de la plus grande partie de la masse, la régression des prolongements que l'on n'aura pu enlever.

L'*électrolyse* enfin qui semble avoir donné un résultat encourageant, dans un cas de grosse tumeur inopérable, peut être essayée avec précaution, mais les faits ne sont pas assez nombreux pour permettre de juger cette méthode.

II. — KYSTES ACQUIS

Il n'est question ici d'aucune des tumeurs kystiques qui se développent dans les glandes salivaires, le corps thyroïde, etc.

L'étude plus complète des kystes congénitaux enlève chaque jour quelque

[1] Nous avons dû opérer ainsi l'année dernière, à l'hôpital Saint-Antoine, une petite fille de six mois, atteinte d'un gros kyste congénital occupant toute la région sterno-mastoïdienne gauche. Une ponction, pratiquée en ville un mois auparavant, avait déterminé l'inflammation de la tumeur qui présentait le volume d'une tête de fœtus à terme, quand l'enfant fut apportée à l'hôpital. La dyspnée extrême, l'impossibilité absolue de la déglutition depuis deux jours, des convulsions incessantes, l'état presque comateux, nous obligèrent à pratiquer sur le champ l'extirpation de la tumeur, qui adhérait dans toute sa hauteur à la jugulaire interne. Immédiatement après l'opération, tous les accidents disparurent et l'enfant guérit. (Pièce présentée à la Soc. anat. par HÉLARY, *Bull. de la Soc. anat.*. 1890, fasc. 18, p. 459.)

élément au chapitre des kystes acquis. La plupart des kystes observés même à l'âge adulte ne paraissent être que des kystes d'origine congénitale à évolution plus ou moins retardée.

Il en est ainsi des *kystes multiloculaires* quelquefois observés chez l'adulte. Nombre de *kystes séreux simples, uniloculaires* (*hydrocèles du cou*), doivent aussi être rattachés à la même origine. Ces kystes siégeant sur les parties latérales du cou, au voisinage des gros vaisseaux, possédant un revêtement épithélial, semblent résulter de l'évolution de débris épithéliaux profonds.

Quant aux *kystes sanguins* (*hématocèles du cou*), leur origine est plus obscure. Quelques-uns ont semblé succéder à l'enkystement d'un hématome traumatique ; d'autres ne sont que des sarcomes avec prédominance d'une poche kystique qui forme à elle seule presque toute la tumeur, dont on ne retrouve les caractères qu'en certains points de la paroi.

Certains kystes sanguins résultent manifestement d'hémorrhagies dans la cavité de kystes congénitaux. Enfin, nous étudierons plus loin avec les angiomes toute une série de tumeurs sanguines qui ont une communication plus ou moins évidente avec les grosses veines du cou.

Richard [1] et Muron [2] ont signalé des *kystes* développés dans les *ganglions lymphatiques*. Cette origine, fort contestée par beaucoup d'auteurs, semble bien nette dans le cas de Muron.

Les kystes développés dans les bourses séreuses, *hygromas du cou*, ont été surtout décrit à la région sous-hyoïdienne, soit en avant du cartilage thyroïde (Duplay), hygroma préthyroïdien, soit au niveau de l'espace thyro-hyoïdien (Boyer, Malgaigne). Ces kystes se présentent sous l'aspect d'une tumeur médiane, située au-dessous de la base de l'os hyoïde, d'ordinaire peu volumineuse, ne dépassant guère les dimensions d'une petite noix, tumeur arrondie, lisse, tendue et fluctuante, suivant exactement les mouvements du larynx. Le kyste, longtemps indolent, peut s'enflammer et suppurer.

L'incision, pratiquée avant toute poussée inflammatoire, donne issue à un liquide transparent, visqueux, muqueux. « La nature de ce liquide, dit Duplay [3], peut faire soupçonner qu'il ne provient pas d'une séreuse, mais d'une cavité kystique tapissée par une membrane muqueuse, et par conséquent que ces kystes pourraient bien être encore d'origine branchiale. » De plus, introduit dans cette cavité, le stylet s'enfonce profondément derrière l'os hyoïde, jusque vers la base de l'épiglotte. Ces deux caractères avaient conduit Nélaton à placer le siège de ces kystes, non pas dans la bourse thyro-hyoïdienne, mais dans les follicules sous-muqueux placés entre la membrane thyro-hyoïdienne et l'épiglotte.

Sans nier la possibilité de l'existence d'hygromas thyro-hyoïdiens, nous savons aujourd'hui que la plupart des kystes de cette région ne sont que des kystes d'origine branchiale, des kystes mucoïdes (voy. *Kystes branchiaux*).

(1) RICHARD, *Note sur la dissection d'un hydrocèle du cou. Bull. et mém. de la Soc. de chir.*, t. III, p. 38.
(2) MURON, *Comptes rendus de la Soc. de biol.*, 5e série, t. II, p. 149.
(3) DUPLAY, *Pathol. externe*, t. V, p. 156.

III. — KYSTES HYDATIQUES

Ces kystes sont rares, Riedel[1] en a réuni 15 cas. Vieusse a rapporté à la Société de chirurgie, en 1883, une observation de kyste hydatique de la région parotidienne, mais il s'agissait d'un kyste hydatique développé dans la glande elle-même ; nous n'avons donc pas à nous en occuper ici, non plus que de ceux qu'on a observés dans le corps thyroïde. Aux 15 cas de Riedel nous pouvons en ajouter un, que nous avons eu l'occasion d'examiner récemment [2].

Ces kystes se développent le plus souvent au voisinage des gros vaisseaux, sous le sterno-mastoïdien ; la tumeur, en grossissant, envahit le creux sus-claviculaire et peut prendre une forme bilobée ; souvent elle comprime les vaisseaux et les nerfs. Dixon a observé l'oblitération de la sous-clavière ; elle existait également chez le malade de Tillaux, car le pouls radial n'a pas reparu après l'évacuation de la poche. Dixon a aussi noté l'usure des vertèbres par la tumeur, Cloquet la subluxation de la clavicule.

La tumeur est, d'ordinaire, arrondie ou ovoïde, régulière, rénitente, fluctuante, parfois transparente ; il est exceptionnel de constater le frémissement hydatique.

Les signes fonctionnels sont entièrement fournis par les accidents de compression, engourdissements, fourmillements, douleurs plus ou moins intenses, irradiées du creux sus-claviculaire au bras correspondant ; enfin diminution ou disparition du pouls radial.

Le diagnostic est parfois impossible et la ponction exploratrice permet seule, en pareil cas, de distinguer le kyste hydatique d'un kyste séreux simple, d'un abcès froid, ou même d'un lipome ou d'un sarcome.

Le pronostic est d'ordinaire bénin. Cependant une érosion artérielle a pu entraîner la mort par hémorrhagie (Körte).

Le traitement comprend 3 méthodes : 1° simple ponction avec ou sans injection ; 2° extirpation de la poche ; 3° incision large et drainage ou tamponnement.

La ponction exploratrice doit être en même temps évacuatrice, et si la tumeur ne se reproduit, l'incision large avec drainage ou tamponnement nous semble préférable à l'extirpation à cause des adhérences profondes de la poche.

(1) Kœnig et Riedel, *Deutsche Chir.*, 1882, fasc. 36, p. 16.

(2) Il s'agit d'un malade admis à l'Hôtel-Dieu, dans le service de notre maître, le professeur Tillaux. La tumeur, soulevant le sterno-mastoïdien gauche, faisait saillie dans le creux sus-claviculaire et se présentait avec tous les caractères d'une poche très tendue, mais manifestement fluctuante. Douleurs très vives spontanées au niveau même de la tumeur avec irradiations dans le bras. Compression de l'artère sous-clavière ; absence de pulsations dans la radiale et l'humérale. M. Tillaux pratiqua une ponction exploratrice qui donna issue à un liquide « eau de roche ». La poche fut alors complètement vidée. Immédiatement les phénomènes douloureux disparurent, mais l'absence de pouls radial et de pouls huméral persistant encore trois jours après la ponction permit d'affirmer l'oblitération de l'artère sous-clavière.

IV. — TUMEURS SANGUINES. — ANGIOMES, KYSTES SANGUINS

Les *angiomes superficiels* ne présentent au cou rien de particulier.

Les *angiomes profonds* caverneux sont au contraire variables dans leur forme et leur disposition.

Enfin on a confondu sous le nom de *kystes sanguins* des tumeurs fort différentes [1]; les unes sont uniquement constituées par un kyste séreux qu'une communication secondaire avec les vaisseaux sanguins a rempli de sang; les autres doivent être rattachées aux angiomes.

Nous avons déjà dit qu'un angiome profond peut coïncider, peut se mélanger, pour ainsi dire, avec un kyste séreux multiloculaire (Lücke [2], Virchow [3], Volkmann) [4]. Nous n'avons pas à insister ici sur cette variété qui n'offre d'intérêt que pour la pathogénie des kystes séreux.

Les cas assez nombreux de kystes séreux à contenu hématique ne nous arrêteront pas non plus.

Les tumeurs sanguines proprement dites présentent elles-mêmes plusieurs types plus ou moins nettement séparés. Elles ont été depuis quelques années l'objet de travaux nombreux [5].

Tantôt elles sont formées par une seule veine volumineuse s'ouvrant directement dans la jugulaire (Desprès). Tantôt c'est une poche unique, plus ou moins développée, communiquant avec la veine par une série d'orifices. Tantôt ces orifices de la jugulaire interne donnent accès dans une poche caverneuse, entourée d'une zone plus ou moins large d'autres cavités d'angiome (Castex).

« Le cou est, à ce point de vue, un siège tout spécial, où l'on rencontre beaucoup plus souvent qu'ailleurs des dilatations veineuses ampullaires, formant de véritables cavités au milieu d'un tissu érectile à espaces étroits » (Lannelongue et Ménard).

Enfin, dans quelques cas, des kystes sanguins complètement isolés et clos ont été trouvés sur le trajet des grosses veines absentes (Hueter, Koch), faits qui ont été attribués à une malformation contemporaine de l'apparition des vaisseaux chez l'embryon. A la place des veines se seraient formés des espaces lacunaires participant au développement ultérieur des sujets.

(1) LANNELONGUE et MÉNARD, *Affections congénitales*. Paris, 1891, vol. I, p. 648.

(2) LÜCKE, *Virchow's Arch.*, t. XXXIII, p. 336.

(3) VIRCHOW, *Traité des tumeurs*, t. IV, p. 76.

(4) VOLKMANN, *Kystes sanguins et angiomes caverneux. Arch. für klin. Chir.*, 1873, vol. XV, fasc. 3, p. 568.

(5) HUETER, *Kyste sanguin de la région latérale du cou*. Sixième Congrès des chirurgiens allemands. *Berliner klin. Wochenschrift*, 1877, n° 32, p. 466. — KOCH, *Arch. für klin. Chir.*, vol. XX, p. 651. — GUNTHER, *Deutsche Zeitschrift für Chir.*, 1877, t. VIII, p. 445. — RECLUS, *Angiome caverneux communiquant directement avec la jugulaire interne*. Rapport de Farabeuf. Société de chir. Paris, 3 mai 1882, et *Clinique et critique chir.* Paris, 1884, p. 290. — DESPRÈS, *Ibid.*, 3 mai 1882. — CASTEX, in RECLUS, *Clinique et critique chirurgicales*, p. 303. — J. WOLFF. *Kyste sanguin du cou communiquant avec la jugulaire. Berl. klin. Wochenschr.*, 1884, n° 4, p. 60. — GLÜCK, *Kyste sanguin de la région latérale du cou. Berl. klin. Wochenschr.*, 1885, n° 52, p. 863. — OTTO VÖLKER et FELIX FRANKE, *Trois cas d'affections de la région latérale du cou. Deutsche Zeitschrift f. Chir.*, 1888, t. XXVIII, fasc. 4 et 5, p. 411. — MEYER, *Des kystes sanguins du cou*. Thèse de doct. de Wurtzbourg, 1889.

Toutes les autres variétés que nous avons citées doivent être rapportées soit à des angiomes développés dans les parois mêmes de la jugulaire (Virchow), soit à des malformations, des dilatations veineuses, à des varices de la jugulaire.

Quoi qu'il en soit des interprétations d'une pathogénie fort obscure, les dispositions anatomiques que nous avons signalées sont seules importantes à connaître pour le diagnostic et les indications thérapeutiques.

Les *caractères cliniques* sont ceux des angiomes caverneux profonds, mais, un caractère important, la brusque et complète réductibilité, témoigne, dans certains cas, d'une large communication avec une grosse veine, la jugulaire le plus souvent.

Le *traitement* des tumeurs sanguines doit être absolument différent suivant les cas.

Les angiomes superficiels cutanés sont justiciables des procédés d'ordinaire employés pour toutes les tumeurs érectiles.

Les kystes hématiques bien développés, à cavité close, ont pu être traités avec succès par les ponctions et même les injections.

Mais dès que la réductibilité permet de croire à une communication vasculaire, la seule intervention possible, en cas d'indication, est l'extirpation. Glück mentionne 6 cas heureux d'extirpation par la méthode proposée par Hueter, découverte de la tumeur, série de ligatures de catgut en chaîne sur la portion adhérente à la jugulaire, puis résection de la tumeur. Lannelongue a extirpé aussi avec succès un angiome à grande cavité kystique de la région sus-hyoïdienne.

FIN DU TOME V

TABLE DES MATIÈRES

du tome V.

TROISIÈME PARTIE

MALADIES DES RÉGIONS (*SUITE*)

VICES DE DÉVELOPPEMENT DE LA FACE ET DU COU

(M. A. Broca.)

MACHOIRES

(M. Albert Heydenreich.)

FACE, LÈVRES, CAVITÉ BUCCALE, GENCIVES, LANGUE PALAIS ET PHARYNX

(**M. A. Broca.**)

PLANCHER BUCCAL. — GLANDES SALIVAIRES. — ŒSOPHAGE ET LARYNX

(**M. Henri Hartmann.**)

CORPS THYROIDE

(**M. A. Broca.**)

MALADIES DU COU

(**M. Charles Walther.**)

21948. — Imprimerie LAHURE, 9, rue de Fleurus, à Paris.

www.ingramcontent.com/pod-product-compliance
Ingram Content Group UK Ltd.
Pitfield, Milton Keynes, MK11 3LW, UK
UKHW031043260726
13965UKWH00006B/34